MANUAL de MASTOLOGÍA
Carrera Universitaria del Hospital de "Clínicas José de San Martín", UBA

Cortese, Gustavo
Manual de mastología UBA / Gustavo Cortese ; Ana María Pedro. - 1a ed. -
Ciudad
Autónoma de Buenos Aires : Ascune, 2024.
590 p. ; 26 x 18 cm.
ISBN 978-631-90239-1-6

1. Mastología. I. Pedro, Ana María. II. Título.
CDD 618.19

Diseño y foto de tapa: Violeta Cortese

EDITORIAL ASCUNE

Impreso en Argentina 2024
Printed in Argentina 2024

UBA
Universidad de Buenos Aires

Hospital de Clínicas
José de San Martín

MANUAL de MASTOLOGÍA

Carrera Universitaria del Hospital de "Clínicas José de San Martín", UBA

Gustavo E. Cortese

Ana María Pedro

Gabriela Ofelia Avendaño

Javier Ortiz

Coordinadoras:

Desirée Trama Figueras,

Mariela Fonseca

EDITORIAL ASCUNE

ÍNDICE

UNIDAD II: CÁNCER DE MAMA

COLABORADORES

ACHA, AGUSTINA
Médica. Especialista en Diagnóstico por Imágenes con acreditación en Imagenología Mamaria.
Jefa del Departamento de Imágenes Mamarias en TCba.

ADAUTO, MAITE ANAHI
Médica. Especialista en Cirugía General.
Especialidad Universitario en Mastología. Hospital de Clínicas "José de San Martín" UBA.
Médica de Planta. Servicio Cirugia General "HIGA Vicente López y Planes" de General Rodríguez, Argentina.

ALVAREZ CASELLAS, FERNANDO
Médico. Especialista en Ginecología y Obstetricia. Servicio de Ginecología Hospital de Clínicas "José de San Martín". UBA.

ALFIE, MARGARITA
Médica. Especialista en Ginecología y Oncología Clínica. Médica de Planta Hospital Bernardino Rivadavia. Miembro de las Sociedades Científicas AAOC, ASCO y ESMO.

ANGRIGIANI, CLAUDIO
Médico. Especialista en Cirugía Plástica. Consultor en Cirugía Reconstructiva. División Cirugía Plástica Hospital de Clínicas "José De San Martín". UBA.

AVENDAÑO, GABRIELA OFELIA
Médica. Especialista Universitario en Tocoginecología. UBA. Especialista en Oncología. USAL. Médica de la Sección Patología Mamaria. Servicio de Ginecología. Hospital de Clínicas "José de San Martín". UBA. Asesoramiento Genético - Oncológico. USAL. Miembro de la red RACAF. Instituto Nacional del Cáncer.

BAYAS CAJAPE, KARLA
Médica. Especialista en Ginecología y Obstetricia. Máster en Ginecología Oncológica TECH Universidad Tecnológica. Especialista Universitario en Mastología "Hospital de Clínicas José de San Martín". UBA. Médica de Planta del Hospital Solca Manabí, Núcleo Portoviejo, Ecuador.

BOU, MARCELO
Cirujano Plástico. Jefe de División Cirugía Plástica del Hospital Escuela "José de San Martín". Facultad de Ciencias Médicas, UBA. Docente Adscripto de Cirugía General. Docente del Programa de Cirugía Oncoplástica de Mama. Departamento de Cirugía. Hospital de Clínicas "José de San Martín" UBA.

BUGARIN, JOSE MARIA
Médico. Especialista en Ginecología y Obstetricia. Médico Consultor de la Sección Patología Mamaria del Hospital de Clínicas" José de San Martín" UBA.

BRITOS, CARLA A.
Médica. Especialista en Ginecología y Obstetricia. Servicio de Ginecología Hospital de Clínicas "José de San Martín". UBA.

BUTTO, CARLOS DANTE
Médico. Especialista en Cirugía General. Especialista Universitario en Cirugía Plástica. Médico de Planta. División Cirugía Plástica. Hospital de Clínicas "José de San Martín". UBA.

CARDINAL, LUCÍA
Doctora en Medicina. Docente autorizada. UBA. Jefe División Patología Ginecológica del Departamento de Patología. Hospital de Clínicas "José de San Martín" UBA. Ex presidente Sociedad Argentina de Patología. Ex presidente de la Sociedad Argentina de Citología.

CARDOZO, MÓNICA ELIZABETH
Médica. Especialista en Diagnóstico por Imágenes UBA. Hospital de clínicas "José de San Martín". Médica de Planta en Diagnóstico por Imágenes Mamarias en Hospital de Clínicas "José de San Martín". Fellowship en Imagenología Mamaria. CERIM. Diplomatura de especialización en radiología de la mama. Universidad de Barcelona. Docente honoraria en UBA. Hospital de Clínicas.

CHAPARRO, FLAVIA J.
Médica. Especialista en Ginecología y Obstetricia. Especialista Universitario en Mastología. Hospital de Clínicas "José de San Martín ". UBA.

COLOMBO, JULIA RENATA
Médica. Especialista en Diagnóstico por Imágenes. Fellow en Diagnóstico Mamario. Médica de planta en el Departamento de Diagnóstico Mamario de TCba.

CORTESE, GUSTAVO E.
Médico. Especialista en Ginecología y Oncología. Jefe de Sección Patología Mamaria. División ginecología del Hospital de Clínicas ¨José de San Martín¨. Especialista certificado por el Consejo de Profesionales Médicos de la Academia Nacional de Medicina. Docente Adscripto. Director de la Carrera de Médico Especialista Universitario en Mastología. Facultad de Ciencias Médicas. UBA

COSSU, MARÍA PIA
Médica. Especialista en Ginecología y Obstetricia. Servicio de Ginecología, Hospital de Clínicas "José de San Martín". UBA.

CUERO PONCE, CARMEN ELENA
Médica universidad santiago de Cali - Colombia. Tocoginecologa Universidad de Buenos Aires. Especialista en Mastologia. Universidad de Buenos Aires. Tocoginecologa y Mastologa en Clinica Boedo Lomas de Zamora.

DIAZ, LILI
Profesora Adjunta de Patología. UBA. Ex jefe del departamento de Patología. Hospital de Clínicas "José de San Martín" UBA. Ex Presidente de la Sociedad Argentina de Citología. Ex presidente de la Academia Internacional Patología. División Argentina.

DORR, JULIO
Cirujano Plástico. Staff Programa de Cirugía Oncoplástica. Hospital de Clínicas "José de San Martín". UBA.

EIBEN, MARIANA
Médica. Especialista en Anatomía Patológica por Ministerio de Salud de la Nación con certificación en citopatología (SAC). Médica de Planta en Hospital de Clínicas "José de San Martín", con especialización en Gineco Patología y oftalmo-patología. Médica Staff de CEMIC. Docente Honoraria en Universidad de Buenos Aires. Docente JTP en Universidad Católica Argentina.

EWE, INÉS
Médica. Especialista en Ginecología y Obstetricia. Servicio de Ginecología Hospital de Clínicas "José de San Martín". UBA

FALCÓN, FLORENCIA
Médica UBA Diploma de Honor. Ex Residente y Jefa de Residentes del Hospital de Clínicas "José de San Martín", UBA. Ex Instructora de residentes Hospital de Clínicas José de San Martín. Médica de Planta División Patología Ginecológica del Hospital de Clínicas "José de San Martín". Docente adscrita del departamento de Patología UBA. Miembro SAP, SAC, IAP.

FONSECA, MARIELA AURORA
Médica. Especialista en Ginecología y Obstetricia. Especialista Universitario en Mastología. Hospital de Clínicas "José de San Martín". UBA. Experto Universitario en Genética Médica y Genómica. UCAM. Murcia. España.

GARCIA KAMERMANN, FLORENCIA
Médica. Especialista Universitaria en Patología. UBA.
Medica planta de la División ginecopatologia del Departamento de patología. Hospital de Clínicas " José de San Martín". Médica Citóloga. Sociedad Argentina de Citología. Docente adscripta de Patología. UBA. Docente Carrera de Especialista en Anatomía Patológica. UBA y Maimonides. Docente de la Carrera de Especialista En Tracto Genital Inferior y Colposcopia. UBA. Docente de la Carrera Universitaria en Mastología. UBA. Médica consultora en Patología Ginecológica y Mamaria.

HAUS, CECILIA
Médica. Especialista en Medicina Reproductiva, UBA. Médica de Planta de División Ginecología, Sección Fertilidad. Hospital de Clínicas "José de San Martín", UBA.

IGUACEL, FLORENCIA
Médica. Especialista en Mastología. Sección Patología Mamaria, División Ginecología, Hospital de Clínicas. "José de San Martín". Miembro de la sociedad científica SOGIBA.

LANGE, JIMENA
Médica. Especialista en Ginecología y Obstetricia. Especialista en Ginecología Oncológica. Hospital de Clínicas "José de San Martín". UBA.

LAMAS MAJEK, EUGENIA MARCELA
Médica. Especialista en Ginecología y Obstetricia. Especialista en Endocrinología Ginecológica. Hospital de Clínicas "José de San Martín", UBA. Ayudante Docente del Departamento de Tocoginecología. Orientación en Ginecología. Hospital de Clínicas "José de San Martín". UBA.

LEVIT, CLAUDIO
Médico Ginecólogo Especialista en Mastología. Ex residente y Jefe de Residentes de la 1° Cátedra de Ginecología. Hospital de Clínicas "José de San Martín", UBA. Miembro de la Sociedad Argentina de Mastología
Ex fellow del Instituto Europeo de Oncología. Milán – Italia. Jefe de servicio de Ginecología, OSECAC. Jefe de Departamento Quirúrgico. OSECAC.

MALTAGLIATTI, DANIELA
Médica. Mastóloga, UBA. Médica de planta Servicio Patología Mamaria Hospital Municipal de Oncología Maria Curie. Miembro Sociedad Argentina de Mastología.

MARTINEZ BATISTA, MARIA AGOSTINA
Médica. Servicio de Ginecología. Hospital de Clínicas "José de San Martín", UBA.

MONSALVO, VALERIA
Médica. Especialista en Ginecología y Obstetricia. Docente Adscripto a Ginecología - Facultad de Ciencias Médicas. Médica Sección Fertilidad. División Ginecología Hospital de Clínicas "José de San Martín", UBA.

NORESE, GABRIELA
Médica. Especialista en Ginecología y Oncología. Jefe de Sección Cánceres Hereditarios. División Ginecología del Hospital de Clínicas "José de San Martín", UBA. Miembro de la red RACAF. Instituto Nacional del Cáncer.

ORTIZ, JAVIER
Profesor Adjunto de Ginecología. Jefe de la División Ginecología del Hospital de Clínicas "José de San Martín". UBA.

PEDRO, ANA MARÍA
Médica. Especialista en Ginecología y Obstetricia. Médica de planta de la Sección Patología Mamaria. Hospital de Clínicas" José de San Martín". UBA. Docente libre Carrera Especialista Universitaria Mastología, UBA. Miembro Sociedad Argentina Mastología.

PERI CRUZADO, SAMANTA

Médica. Especialista en Ginecología y Obstetricia. Especialista en Endocrinología Ginecológica por la Universidad Favaloro. Médica de planta del Servicio de Ginecología del Hospital J. A. Fernández. Médica de la Sección de Endocrinología Ginecológica del Hospital de Clínicas "José de San Martín", UBA. Docente de Ginecología de la Universidad de Buenos Aires y de la Universidad Barceló.

PUERTA, JAZMÍN

Médica. Servicio de Ginecología Hospital de Clínicas "José de San Martín", UBA.

RANCATI, ALBERTO

Prof. Adjunto de Cirugía. Director Programa Cirugía Oncoplástica. Hospital de Clínicas "José de San Martín", UBA.

REINOSO QUINATOA, MARILÚ

Médica y Especialista en Ginecología y Obstetricia de la Universidad Central del Ecuador. Quito - Ecuador.
Diplomado en Gerencia en Salud para el Desarrollo Local. Universidad Técnica Particular de Loja - Ecuador
Especialista Universitario en Mastología "Hospital de Clínicas "José de San Martín". UBA. Miembro de la Sociedad Ecuatoriana de Patología Mamaria.

RIAT, AGOSTINA

Médica. Servicio de Ginecología Hospital de Clínicas "José de San Martín", UBA.

ROMÁN, MARÍA AGUSTINA

Médica. Servicio de Ginecología. Hospital de Clínicas "José de San Martín", UBA.

SARDI, MABEL EDITH

Directora de la Carrera de Médicos Especialistas en Radioterapia UBA. Unidad Académica Hospital Italiano de Buenos Aires. Jefa del Servicio de Terapia Radiante del Hospital Italiano. Directora Médica Mevaterapia Oncología Radiante.

SCHENONE, GUSTAVO

Doctor en Medicina, UBA. Médico España. Médico Cirujano - M.A.C.C. - AMA - SCPBA – SACPER – ASPS – ISAPS – FILACP. Especialista Universitario en Cirugía Plástica, UBA. Recertificado SACPER. Sub-director de la Carrera de Especialistas en Cirugía Plástica, UBA. Especialista Universitario en Gestión y Dirección de Centros de Salud, Universidad Austral. Director Médico Grupo Médico SG. Docente Autorizado de la Facultad de Ciencias Médicas, UBA.

SCIACCALUGA, DOLORES

Médica recibida de la Universidad de Buenos Aires (UBA). Especialista en Anatomía Patológica por Ministerio de Salud de la Nación con certificación de la SAP y Citopatología (SAC). Médica de planta en Hospital de Clínicas "José de San Martín", con especialización en Gineco Patología y Hematopatología. Médica Staff del Sanatorio Mater Dei. Docente Honoraria UBA.

TRAMA FIGUERAS, DESIRÉE
Médica. Especialista en Ginecología y Obstetricia. Máster en Ginecología regenerativa y funcional, SAEME. Máster en Medicina y Ginecología cosmética, estética y del Envejecimiento Fisiológico, Universidad de Barcelona. Máster Reiki, Alianza Argentina de Maestros de Reiki.

VALDERRUTEN PARRA, MARIO
Médico. Especialista en Ginecología y Obstetricia. Especialista Universitario en Mastología. Hospital de Clínicas "José de San Martín", UBA.

VILLAR, KARIN
Médica. Universidad Industrial de Santander (UIS). Especialista en Ginecología y Obstetricia, UBA.
Especialista Universitario en Mastología, UBA - Hospital de Clínicas "José de San Martín". Médica del servicio de Mastología Hospital de Trauma Federico Abette. Médica del Servicio de Mastología, región sanitaria VII - Hospital Interzonal Vicente López y Planes.

ZURITA, JUDDY
Médica. Especialista en Ginecología y Obstetricia. Médica de guardia en Clinica Bazterrica.

ZEITLER, ELENA
Médica Ginecóloga. Especialista en Medicina Reproductiva. Médica de planta de la Sección Fertilidad del Hospital de Clínicas "José de San Martín", UBA. Subdirectora de la Carrera de Médico especialista en Medicina Reproductiva de la UBA. Jefa de Trabajos Prácticos de la materia Ginecología de la Unidad Académica Clínicas. Facultad de Ciencias Médicas, UBA.

PRÓLOGO

Representa para mí una enorme distinción y un gran desafío que profesionales expertos en el tema me hayan propuesto realizar el prólogo de este libro, desde ya mi agradecimiento por tan inmerecida mención.

En estos tiempos tomar la iniciativa de escribir sobre este tema para formar profesionales, demuestra un esfuerzo y entrega desinteresada.

Al experimentar la lectura de este texto podremos comprobar que recorre todos los temas de la mastología actual, de lectura ágil y comprensible, pudiendo transformarse en un libro de consulta para la práctica diaria de esta especialidad.

El cáncer de mama constituye uno de los tumores más frecuentes entre la población del mundo occidental y resulta la primera causa de muerte en mujeres por motivos oncológicos.

Esta patología, siendo mortal, depende mucho de su histología, de su biología molecular y del estadio al momento del diagnóstico.

El tamizaje en mujeres asintomáticas ha evidenciado que disminuye la mortalidad, debido el diagnóstico temprano, posibilitando un tratamiento menos invasivo.

Durante la lectura pormenorizada de los capítulos veremos que el tratamiento va depender del estadio, metástasis ganglionar y la inmunohistoquímica, la disminución de la mortalidad se logra con el diagnóstico oportuno y el tratamiento con diferentes estrategias que involucran a la cirugía, radioterapia, quimioterapia y hormonoterapia. Contando con otras alternativas como son los cuidados paliativos cuando la cura no es posible.

Cómo se transmite a lo largo de este libro, es una enfermedad multifactorial, entendiendo que la genética, el medio ambiente y los hábitos de vida pueden intervenir en su desarrollo.

Según la Organización Mundial de la Salud, en el año 2030 podría haber 12 millones de muertes por cáncer, esto repercutirá directamente sobre los costos sanitarios, sociales y económicos.

¿Cuáles son los retos hacia el futuro?:

Conocer mejor el rol de la genética y epigenética sobre la incidencia en el cáncer de mama.

Aprender más datos sobre el comportamiento biológico del tumor para definir una terapéutica basada en la medicina de precisión.

Esperamos que sea útil al lector y que podamos transmitirle la inquietud y motivación que tuvimos nosotros cuando planteamos su realización.

El cáncer de mama sigue y seguirá siendo un desafío hasta no descubrir su fisiopatología y comportamiento por completo. El tratamiento ha logrado disminuir las tasas de mortalidad, todavía no ha logrado el éxito definitivo. Seguirá siendo recomendado el tamizaje temprano de la enfermedad en mujeres asintomáticas, con o sin autoexamen de mama, para el diagnóstico oportuno de la patología.

Por último, quiero destacar que al publicar esta obra le queremos hacer un homenaje a quien fue uno de nuestros grandes maestros, el Profesor Doctor Jorge Hugo Itala, quien falleció el 24 de abril del 2017.

Siempre comprometido con la formación médica, participó asiduamente para el desarrollo profesional.

Dentro de sus innumerables actividades Asistenciales y Académicas, cabe mencionar su cargo de Profesor Titular en Ginecología y posteriormente Profesor Titular Consulto de la UBA.

En su actividad laboral, se desempeñó como Jefe de la Sección de Patología Mamaria del Hospital de Clínicas. Fue especialista en Ginecología y Mastología.

Director Asociado del Hospital de Clínicas 1994-1998.UBA. Director General del Hospital de Clínicas 1998-1999.UBA.

Fue premiado en múltiples oportunidades, por sus trabajos presentados relacionados con su especialidad.

Fue Presidente de la Sociedad de Obstetricia y Ginecología de Buenos Aires, SOGIBA, durante el período 1998-1999.

Director de múltiples Cursos, cabe mencionar el de Director de la Carrera Universitaria para Médicos Especialistas en Mastología. Facultad de Medicina UBA, desde el año 2005 al 2014.

Tuve el honor de poder conocerlo al ingresar a la Residencia de Ginecología en el Hospital de Clínicas "José de San Martin", UBA, en el año 1984. Fue designado Director de nuestra Residencia durante el período 1988-1990.

Con su presencia nos transmitió valores que nos fueron imprescindibles para encontrar nuestro norte, nos enseñó a saber cuándo actuar y cuándo callar, estando siempre presente tanto en los buenos como los malos momentos. Ha sido un modelo de conducta y punto de referencia para construir nuestro futuro como residentes, siempre cordial y con trato respetuoso, destacándose por su prudencia.

"La mayoría de nosotros no tenemos más de cinco o seis personas que nos recuerden. Los maestros tienen miles de personas que los recuerdan por el resto de sus vidas."

Andy Rooney.

Sus enseñanzas y ejemplo de vida siguen vivos en nuestra memoria.

Les recomiendo la lectura de este libro a todos los médicos encaminados en la especialidad.

Ningún concepto en la materia quedó fuera de este escrito, con un contenido muy didáctico y una escritura que hace fácil su lectura.

Que con fundamentos claros y prácticos nos sumergen en el entendimiento de esta terrible enfermedad y nos da los recursos necesarios, para poder realizarles a nuestras pacientes la mejor prevención, el mejor diagnóstico y el tratamiento adecuado.

Mis felicitaciones a todos los autores por esta brillante obra y apuesto al éxito de la misma.

Dr. Javier Ortiz.

Profesor Adjunto de Ginecología UBA. Jefe de la División Ginecología del Hospital de Clínicas "José de San Martín". UBA.

UNIDAD I

GENERALIDADES Y PATOLOGÍA MAMARIA BENIGNA

CAPÍTULO 01

Anatomía quirúrgica de la mama

Cortese Gustavo, Fonseca Mariela

Generalidades

La glándula mamaria es uno de los rasgos característicos de los mamíferos. De hecho, el término "mamífero" deriva del latín *mamma*.

Está presente en ambos sexos. Es rudimentario en los varones; en cambio, en la mujer se encuentra subdesarrollada hasta la pubertad, pero luego presenta un crecimiento considerable y una diferenciación que es particularmente marcada durante el embarazo y la lactancia.

Se asientan sobre la cara anterior del tórax. Son glándulas de secreción externa cubiertas por una envoltura cutánea adiposa. Usualmente, son asimétricas, tanto en tamaño y forma como en orientación del complejo areola-pezón.

Entre ambas se configura un espacio, el valle intermamario o "seno" propiamente dicho, muy variable dependiendo del volumen, caída y separación de ambas mamas.

Topografìa

En la mujer adulta, se extiende desde la tercera hasta la sexta o séptima costilla, y en ancho, desde la línea paraesternal hasta la línea axilar anterior. Emite una prolongación supero-externa (prolongación axilar) que rodea el borde inferior del pectoral mayor e invade el hueco de la axilar, conocida como "cola axilar o de Spence"

Se puede dividir, para su descripción, en cuadrantes a través de una línea vertical y horizontal que pasa a través del pezón. Tenemos, entonces, dos cuadrantes superiores e inferiores, internos y externos, respectivamente, en relación con la línea media; predomina la mayor cantidad de tejido en el cuadrante superior y externo, que, en paralelo, es también un lugar de asiento frecuente de patologías (Figura 1)

Figura 1. Topografía. División por cuadrantes.

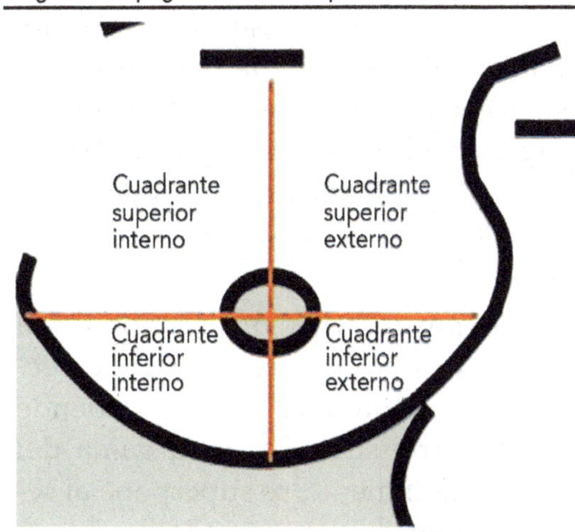

Sus medidas son muy variables, dependiendo esto mayormente de la etnia, raza y el biotipo constitucional. Por supuesto, en el transcurso de la vida tendrán influencia la paridad, la lactancia y el estado hormonal.

La forma, también variable, puede presentarse como hemiesferas aplanadas o cónicas. Estas formas pueden sufrir deformaciones: la más común es la ptosis o caída (mama péndula), muy frecuente en la postmenopausia. También, la piel suele modificarse con los cambios de peso; por ejemplo, luego de un aumento brusco, se produce la rotura de las fibras elásticas de la piel, que condiciona la aparición de estrías, hecho sumamente frecuente luego del parto y la lactancia.

El diámetro de las areolas también suele aumentar después del parto, el cual queda, en algunos casos, con un marcado deterioro estético. El surco submamario está presente casi siempre con la paciente sentada o de pie; es más marcado cuanto más péndula es la mama. En el momento de la inspección, se debe tener en cuenta elevar el volumen mamario con una maniobra manual para que no pase desapercibida alguna lesión en el surco submamario. De cualquier modo, en el momento de realizar la palpación con la paciente acostada, la mama se aplana sobre el tórax, que recibe, en esta situación la denominación de "torta mamaria", y el surco submamario desaparece.

Aproximadamente dos tercios de la glándula descansa sobre el músculo pectoral mayor. Inferiormente, se extiende sobre la parte superior de la vaina del recto y, lateralmente, se superpone al serrato anterior.

En la parte central de la superficie mamaria se asienta el complejo areola-pezón. En la mujer nulípara, se proyecta sobre la cuarta costilla o cuarto espacio intercostal.

La areola mide entre 3 y 6 cm de diámetro. Contiene varias pequeñas protuberancias, que no son más que glándulas sebáceas denominadas tubérculos de Morgagni. Durante el embarazo se hacen evidentes otras formaciones papilares de 2 a 3 mm de diámetro, conocidas como tubérculos de Montgomery, que corresponden a pequeñas glándulas mamarias accesorias.

La areola está constituida por piel de mayor espesor que la que cubre el resto de la mama. El color, al igual que el del pezón, es variable: oscila entre el rosado claro (en las mujeres rubias) y el pardo oscuro en las morenas (Figura 2).

En estas últimas, es frecuente la presencia de folículos pilosos apenas por fuera de la circunferencia de la areola, con la presencia de pelos oscuros, sobre todo en los casos de hiperandrogenismo. También puede existir acné y desarrollo piloso en el seno intermamario.

En el pezón o mamila desembocan entre 10 y 25 conductos galactóforos a través de los poros lactíferos, difíciles de observar a simple vista y a través de los cuales fluye la leche materna durante la lactancia, favorecida por la succión del neonato. Entre los conductos, se disponen algunas fibras musculares lisas provenientes del músculo areolar, que suelen contraerse con los cambios de temperatura induciendo una seudo-erección o telotismo del pezón. También, la forma del mismo presenta diversas variantes. Existen los de diámetro de hasta 2 cm, que hacen un importante relieve;

Figura 2. Configuración externa. Adaptado de Sobotta (2000).

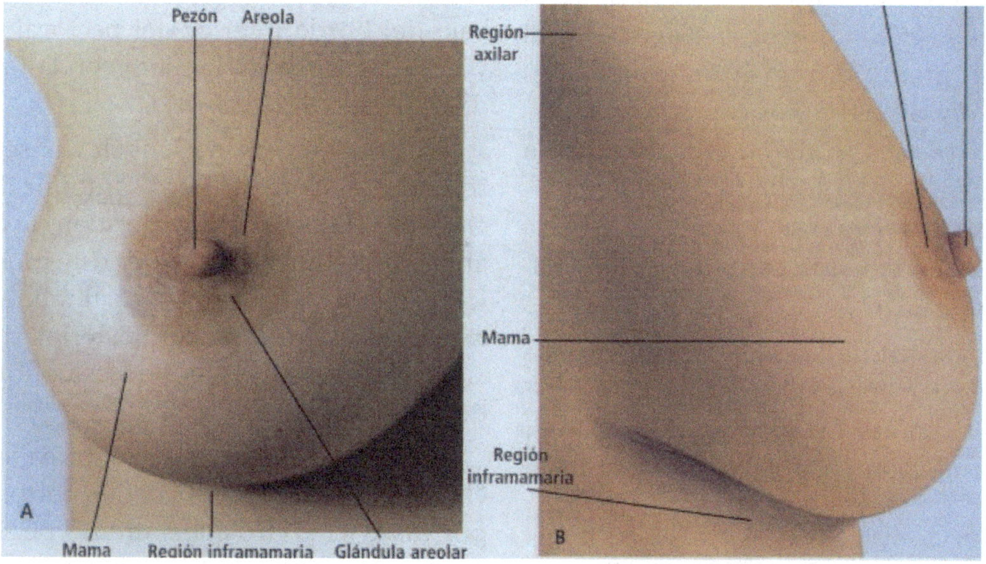

los cónicos con relieve más o menos marcado; y los planos casi sin relieve, levemente umbilicados, a veces, en forma unilateral.

Hay mujeres que sufren umbilicación bilateral marcada y que pueden tener serias dificultades para amamantar.

El pezón está revestido por un epitelio escamoso estratificado queratinizado. Mientras que el extremo del pezón contiene numerosas terminaciones sensoriales libres y corpúsculos de Meissner en las papilas dérmicas, la areola contiene un número mucho menor de esas estructuras.

La rica inervación sensorial de las mamas, sobre todo del pezón y la areola, reviste una gran importancia funcional, dado que la succión desencadena una serie de mecanismos nerviosos y neurohumorales que traen como consecuencia la liberación de la leche y el mantenimiento de una diferenciación glandular esencial para que continúe la lactancia.

Configuración de la glándula mamaria

Por debajo de la piel se encuentra la fascia superficial de la pared anterior del tórax, que se continúa con la fascia abdominal superficial de Camper. Por debajo de ella, el tejido adiposo subcutáneo y la glándula mamaria.

En la cara anterior de la glándula mamaria, se observan numerosas depresiones separadas por unas crestas fibroglandulares, conocidas como "crestas de Duret", que se insertan en unas bandas de tejido conectivo denso proveniente de la cara profunda de la dermis. Se denominan "ligamentos suspensorios de Cooper", mediante los cuales la mama está fija en su cara anterior. Son francamente visibles en mamografías de alta definición. Dividen el tejido graso preglandular en espacios conocidos como "celdas adiposas de Duret". Esto toma importancia, ya que ante cualquier proceso que suponga un acortamiento de estos ligamentos se manifestará como una depresión o umbilicación del tejido cutáneo. El plano celuloadiposo ubicado entre la glándula y la aponeurosis del pectoral mayor (grasa profunda o retromamaria) están divididos en dos capas por la *"fascia superficialis"*: una en contacto con la glándula y otra profunda de tejido celular laxo, en el cual se describe una bolsa serosa denominada espacio retromamario o retromama.

La existencia de este espacio virtual y de los ligamentos suspensorios de Cooper permitirían que la glándula se movilice libremente sobre la pared torácica (Figura 3).

Figura 3. Corte Sagital de la glándula mamaria. Modificado de Netter (1997).

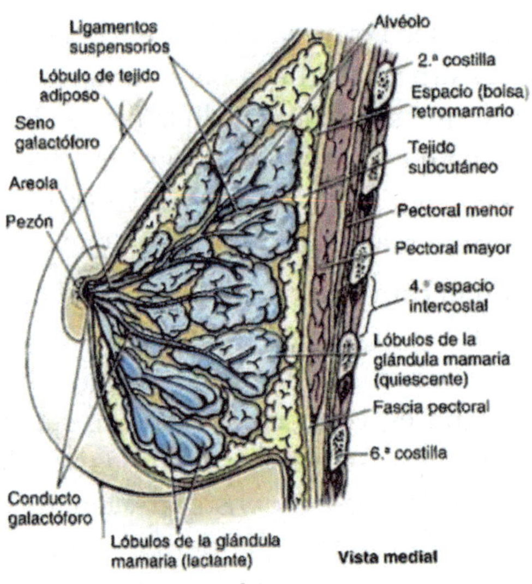

Como mencionamos, la glándula se asienta sobre el músculo pectoral mayor. La aponeurosis del músculo pectoral mayor es una fina fascia que envuelve, a manera de estuche, al músculo. Por arriba, se fija en la clavícula; por afuera, recubre el espacio delto-pectoral y se continúa con la fascia deltoidea. En la línea media, a nivel del esternón, hace lo propio con la fascia del pectoral contralateral. Por debajo del borde inferior del pectoral mayor, se continúa hacia fuera con la fascia del músculo dorsal ancho.

La aponeurosis del subclavio se inserta por delante del borde anterior de la clavícula. Luego, desciende sobre la cara anterior del subclavio, rodea este músculo de delante hacia atrás y va, finalmente, a insertarse en el borde posterior de la clavícula (vaina de cubierta osteofibrosa del subclavio).

La aponeurosis clavicoracoaxilar o clavipectoroaxilar de Richet es perforada por vasos y nervios que nutren al pectoral mayor y sus tegumentos, se fija por arriba en la vaina del subclavio y en la apófisis coracoides. De allí hacia abajo cubre todo el triángulo (clavipectoral), que separa el músculo subclavio del borde superior del pectoral menor. Luego, se divide en dos hojas: una anterior y otra posterior, que envuelven hacia abajo a este músculo, formando la vaina del pectoral menor.

Estas dos delgadas hojas se reúnen por debajo del pectoral menor en una sola hoja. Esta aponeurosis así reconstituida continúa su trayecto descendente terminando en parte en la aponeurosis de la piel del hueco de la axila y, en parte, en la aponeurosis braquial a nivel del músculo coracobraquial. Se denomina a esta última porción de aponeurosis como "ligamento suspensorio de la axila"; a su implantación en la profundidad de la piel del hueco axilar se debe que esta región conserve su concavidad.

De suma importancia semiológica es este punto, donde examinaremos, a través del examen físico, la presencia de adenopatías palpables.

La mama adulta está compuesta por 15 a 20 (o más) lóbulos de glándulas tubuloalveolares ramificadas. Estos, separados por bandas fibrosas de tejido conectivo, irradian desde el pezón para dividirse luego en numerosos lobulillos. Las firmes bandas fibrosas que se conectan con la dermis reciben el nombre de ligamentos suspensorios de Cooper. Hay alrededor de 15 o 20 grandes conductos que terminan en el pezón. Son los sitios presuntos del origen de diversas patologías que afectan a la mama y que están ilustradas en esta figura (ver Figura 4).

Figura 4. Diagrama interno de la glándula. Adaptado de Hayes (1995).

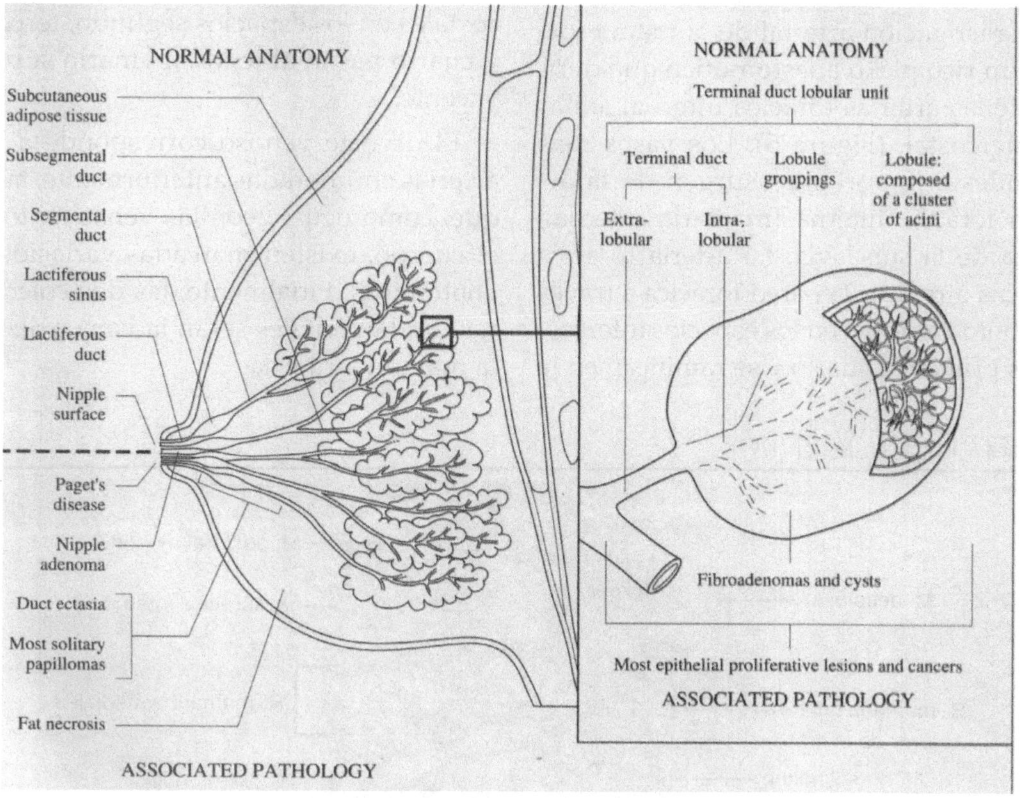

Cada lóbulo de la glándula mamaria finaliza en un conducto galactóforo con un calibre de 2 a 4 mm de diámetro, que desemboca a través de un estrecho orificio (0,4 a 0,7 mm de diámetro) en la superficie del pezón. Poco antes de drenar cada conducto, posee una porción levemente dilatada denominada "seno galactóforo" (que se describe como ectasias ductales en los estudios ecográficos). Se encuentran revestidos por epitelio escamoso estratificado.

El revestimiento epitelial de los conductos muestra una transición gradual hasta resultar en dos capas de células cúbicas en el seno galactóforo y convertirse, luego, en una única capa de células cilíndricas o cúbicas en todo el resto del sistema canalicular.

Las células mioepiteliales se ubican en el interior del conducto, entre las células epiteliales superficiales y la lámina basal. Se observan más claramente en los de mayor diámetro, contienen miofibrillas y, citológicamente, son muy similares a las células musculares lisas.

Irrigación

La irrigación arterial de la mama forma un rico plexo anastomótico que deriva de las arterias torácica interna, axilar e intercostal. (Figura 5). Los vasos más grandes e importantes surgen de la arteria torácica interna (mamaria interna), rama de la subclavia. La arteria toracica interna atraviesa la pared torácica a través del borde esternal en los espacios intercostales primero a cuarto y se ramifican en la cara anterior y posterior de la glándula, atravesando el músculo pectoral mayor. En su extremo distal, termina anastomosándose con la arteria hipogástrica.

La mamaria externa o torácica inferior, rama colateral de la axilar, envía ramificaciones a la porción superoexterna de la mama.

Pequeñas ramas de las arterias intercostales en los espacios segundo, tercero y cuarto pasan al tejido mamario suprayacente.

El drenaje venoso corresponde a las arterias enumeradas anteriormente, aunque, como ocurre con las venas en todo el cuerpo, existen marcadas variaciones anatómicas. Finalmente, las dos colectoras fundamentales serán la vena axilar y la mamaria interna.

Figura 4. Irrigación. Netter (1997).

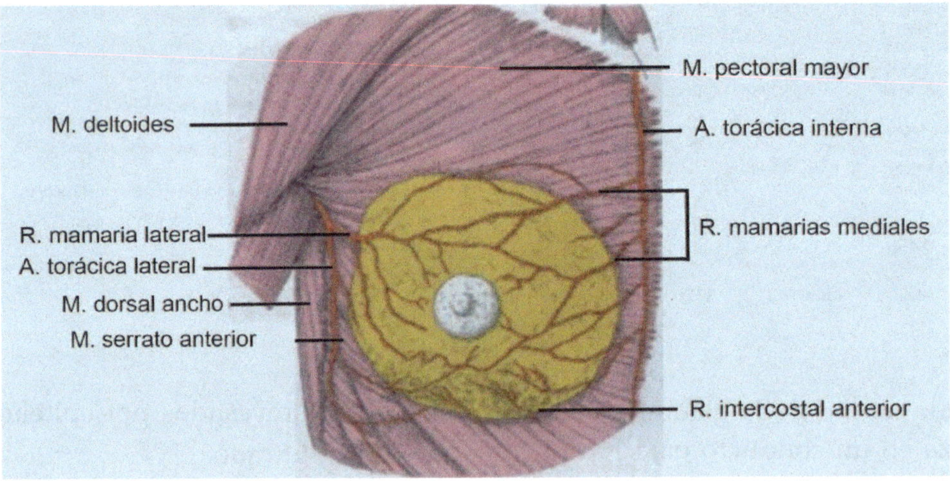

Inervación

Se considera que el sistema simpático inerva la mama por medio de las fibras que acompañan a los vasos.

Los nervios mamarios proceden:

1- De las ramas perforantes de los pares intercostales 2º a 6º.

2- De la rama supraclavicular del plexo braquial (zona del complejo areola-pezón).

3- De las ramas que emite el plexo braquial hacia la pared torácica.

Lesiones nerviosas en la cirugía mamaria

Nervio toracodorsal

El nervio toracodorsal (subescapular medio) surge del cordón posterior del plexo braquial e inerva el músculo dorsal ancho. La lesión de este no provocará deformidad, pero la rotación interna y la aducción del brazo se debilitará si se corta el nervio. El nervio y sus vasos asociados pueden ubicarse mejor cerca del borde medial del musculo dorsal ancho, unos 5 cm por encima de un plano, que pasa por la tercera unión condroesternal. El haz neurovascular, cuando se encuentra, debe estar marcado. Ante el compromiso evidente de los ganglios linfáticos alrededor del nervio, se requerirá su extirpación.

Nervio torácico largo

El nervio torácico largo inerva y descansa sobre el músculo serrato anterior en la línea medioaxilar. La sección del nervio da como resultado la deformidad en "escápula alada". Este nervio debe, por lo tanto, ser preservado a menos que esté realmente invadido por el cáncer. El punto en el que la vena axilar pasa sobre la segunda costilla identifica la ubicación del nervio. La disección cuidadosa de esta área revelará que desciende sobre la segunda costilla posterior a la vena axilar.

Nervios torácicos anteriores

El nervio pectoral medial surge del cordón medial del plexo braquial, profundo al pectoral menor. Después de recibir una anastomosis del nervio pectoral lateral, pasa a través del pectoral menor, lo inerva y, luego, termina dentro de la parte esternal del pectoral mayor.

El nervio pectoral lateral surge del cordón lateral del plexo braquial. Una rama de este nervio pasa directamente a la cabeza clavicular del pectoral mayor, al que inerva únicamente. La parte restante del nervio pectoral lateral se comunica con el nervio pectoral medial.

La lesión del nervio pectoral lateral dará lugar a la atrofia de la porción clavicular del pectoral mayor, acompañada de una severa deformidad cosmética justo debajo de la clavícula. La lesión de las ramas del nervio pectoral medial dará como resultado la atrofia de las partes esternal y costal de los músculos pectoral mayor y pectoral menor. Los nervios deben extirparse si los pocos ganglios linfáticos del grupo interpectoral están involucrados y se fijan con estos nervios.

Plexo braquial

La mayoría de las lesiones del plexo son el resultado del estiramiento de los nervios durante cirugía, aunque la lesión directa es posible.

La axila

Es un compartimiento piramidal entre el brazo y la pared torácica. Se lo describe compuesto por cuatro paredes, un vértice y una base.

La base curva está constituida por la fascia axilar. En su parte externa, el hueco axilar posee una configuración en forma de cúpula que se cubre de vello a partir de la pubertad.

El vértice de axila es una abertura que se extiende hacia el interior del triángulo posterior del cuello a través del canal cérvico axilar, que está limitado, por delante, por la clavícula; por detrás, por la escápula; y por dentro, por la primera costilla.

La pared anterior consta de tres músculos: el pectoral mayor, el pectoral menor y el subclavio, junto con las fascias que envuelven estos músculos y llenan el espacio entre ellos. La pared posterior está compuesta por la escápula y tres músculos: el subescapular, el dorsal ancho y el redondo mayor. El músculo dorsal ancho presenta, en algunos casos, una variante anatómica conocida como "arco axilar de Langer" o músculo axilopectoral. Se trata de una banda muscular proveniente del dorsal y que se fija en el borde latero-posterior del pectoral mayor. De ese modo, dificulta la disección axilar o la técnica de ganglio centinela en el 1º nivel de Berg (Figuras 5 y 6).

Figura 5. Boileau (1962).

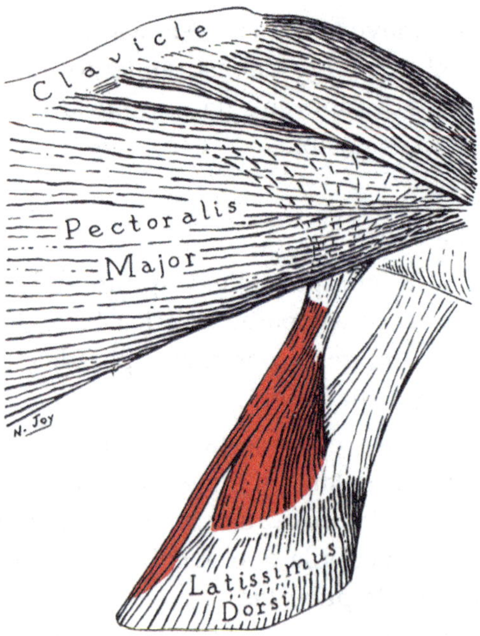

Por último, la pared medial está formada por la pared torácica lateral, que incluye la segunda a la sexta costilla y el músculo serrato anterior. La pared lateral, la pared más estrecha, está formada por el surco bicipital del húmero.

Figura 6. Linfadenectomía axilar izquierda. Arco axilar de Langer. Gentileza de la Dra. Avendaño.

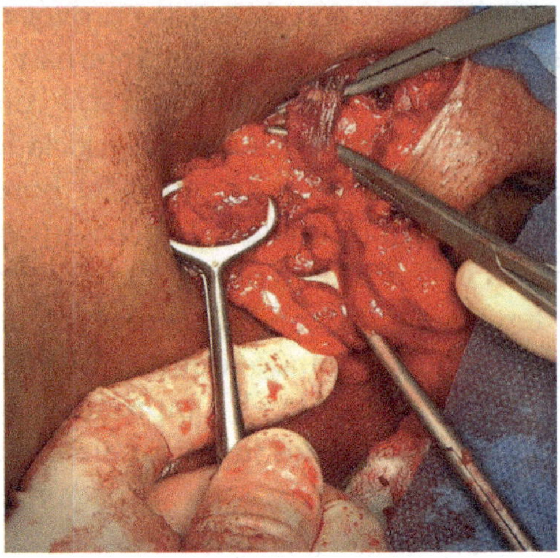

Contenido

La axila contiene los grandes vasos y los nervios de la extremidad superior, rodeados por tejido conectivo laxo y recubiertos por una capa aponeurótica, la vaina axilar. La vía principal de drenaje linfático mamario tiene lugar a través de los grupos ganglionares linfáticos de la axila.

Drenaje linfático de la mama

Los linfáticos nacidos del tejido conectivo de los lobulillos y de los conductos galactóforos se comunican con un plexo subareolar alrededor del pezón (plexo subareolar de Sappey). Forman plexos superficiales y profundos con múltiples conexiones que, por medio de los troncos colectores, conducen la linfa a diversos grupos ganglionares.

Los colectores de los sectores externos de la mama se agrupan en dos pedículos:

uno superficial, que sigue el borde inferoexterno del músculo pectoral mayor y termina en los ganglios de la axila, y otro profundo o retroglandular, que acompaña a los vasos acromio-torácicos, constituidos a su vez por otros tres pedículos de menos calibre:

a) Transpectoral.

b) Interpectoral o de Rotter.

c) Pectoroaxilar, que terminan en los ganglios de la cadena infraclavicular, también denominada vértice de axila.

Tres cuartas partes de todo el drenaje linfático de la mama pasa a los ganglios axilares; el resto drena, principalmente, al grupo mamario interno. Cualquier parte de la mama puede drenar a cualquiera de los dos grupos, aunque hay una mayor tendencia para los tumores en la parte medial de la mama que se diseminan hacia el interior ganglios torácicos, que para los tumores laterales.

La participación de los ganglios supraclaviculares en la diseminación del cáncer de mama generalmente representa la propagación retrógrada a lo largo de los canales linfáticos bloqueados cuando los ganglios apicales están muy afectados. Sin embargo, los canales eferentes sí pasan directamente de estos ganglios a la cadena cervical profunda inferior, de modo que la afectación de los ganglios cervicales puede ocurrir a través de esta vía linfática.

Normalmente, no hay paso a los vasos linfáticos del lado opuesto del cuerpo. Sin embargo, en tumores muy avanzados, el bloqueo extenso de los vasos

Figura 7. Sistema linfático de la glándula mamaria. Modificado de Netter (1997-9

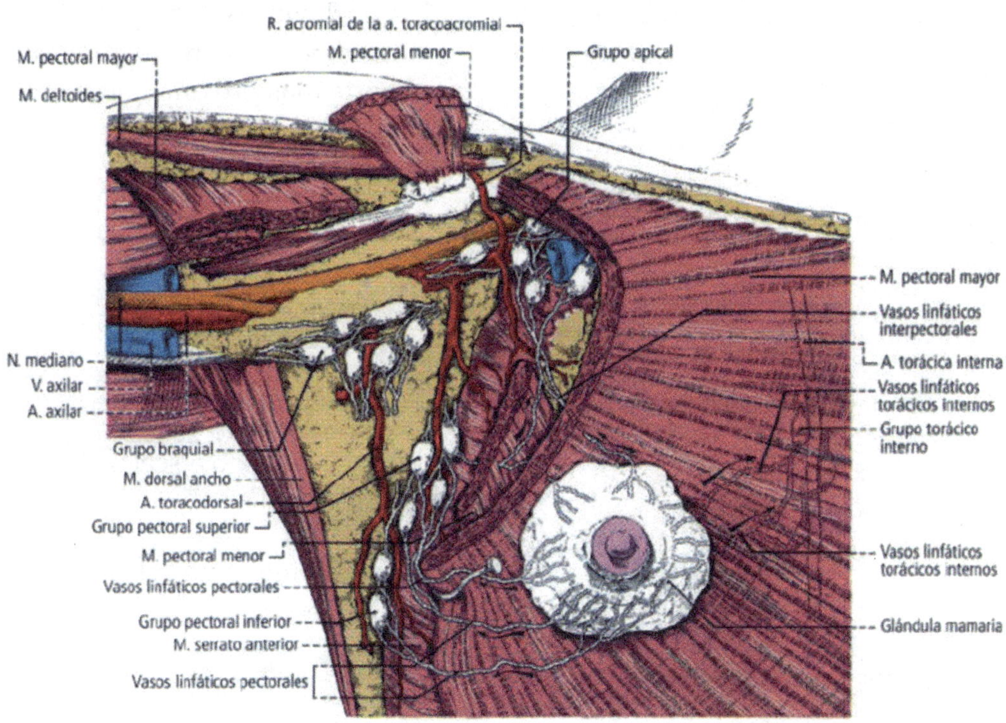

linfáticos permite que la permeación linfática subcutánea ocurra al lado opuesto (ver Figura 7).

Regiones ganglionares de la axila

Son los ganglios de la axila los que resumen la linfa del 90 % de la glándula mamaria, con una cantidad no menor a 10 ganglios y con un máximo de 30, en raras ocasiones, hasta 40.

En relación con el músculo pectoral menor, están dispuestos en 3 niveles, conocidos como niveles de Berg: nivel I, por fuera de este músculo (también conocidos como ganglios de la base de axila); nivel II, por detrás del pectoral menor (tal vez el grupo más numeroso); y, finalmente, el nivel III, por dentro del borde medial de este mismo músculo, generalmente, los menos numerosos y de menor diámetro.

También existe otra clasificación en 5 grupos, según localización y el número de ellos (Figura 8).

1- Grupo de la vena axilar formado por 3 (1 a 7 ganglios) situados a lo largo de la parte distal de la vena axilar.
2- Mamario externo, constituido por 5 a 7 elementos ubicados a lo largo de la arteria mamaria externa (rama de la torácica externa) sobre las digitaciones del músculo serrato, desde la segunda a la sexta costilla.
3- Subescapular: son 4 o 5 ganglios (2 a 12) más voluminosos que los de los grupos anteriores, ubicados a lo largo de los vasos subescapulares.
4- Central: situados en el centro de la axila, incluidos en la grasa laxa y a lo largo de los nervios intercostobraquiales. Pueden ser voluminosos, habitualmente de 2 a 6, y pueden llegar hasta 10.
5- Subclavio: son muy variables en número y están situados sobre la parte más proximal de la vena axi-

Figura 8. Grupos ganglionares axilares. Netter (1997).

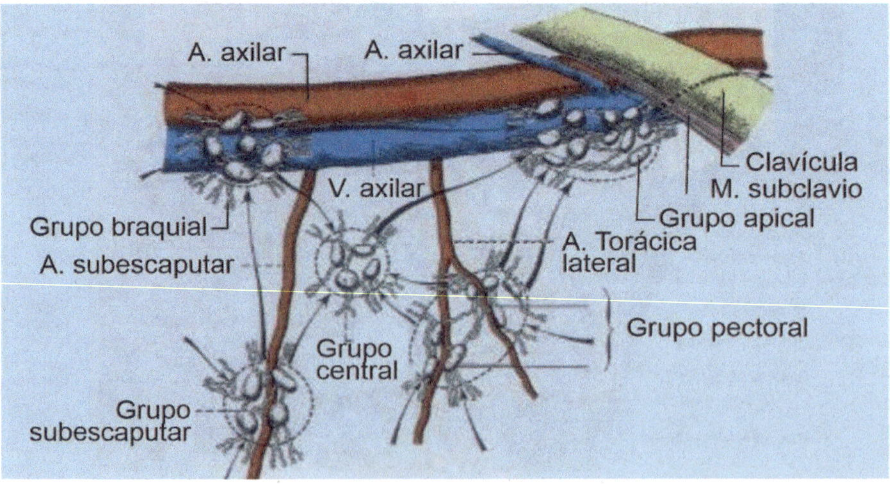

lar a la altura del origen de los vasos acromio torácicos. A este grupo van a parar los linfáticos eferentes de los restantes grupos de axila, es decir, resume toda la circulación linfática y su colector o tronco linfático, pasa por debajo de la clavícula y culmina en el conducto torácico o vena linfática, o desemboca aisladamente en el conducto torácico (principal colector linfático), o, directamente, en el sistema venoso. Excepcionalmente, los linfáticos de la vena axilar pueden drenar directamente a un ganglio supraclavicular.

Consideramos, luego de esta minuciosa descripción anatómica, que la mejor forma de dominar la anatomía de la mama y la axila es realizando el tratamiento quirúrgico del cáncer de mama, y juntando la mayor cantidad de "horas de quirófano". Siempre se deben recordar y repasar los conceptos básicos y claves para nuestro desempeño en beneficio del paciente.

Bibliografía

1. Giacometti L, Montagna W: The nipple and areola of the human female breast. Anat Rec 144 19-197, 1962
2. Bland K, Copeland III E: La mama. Editorial Médica Panamericana. 14, 1993.
3. Montagna W, Macpherson E A: Some neglected aspects of the anatomy of the human breasts. J Invest Dermatol 63: 10-16, 1974.
4. Cathcart E P, Gairns F W, Garven H S D: The innervation of the human quiscent nipple, with notes on pigmentation, erection and hiperneury. Trans R Soc Edinb. 61; 699, 1948
5. Bland K, Copeland III E: La mama. Editorial Médica Panamericana. 48, 1993.
6. Hayes D, Henderson I: Atlas of Breast Cancer. Mosby-Year Book Europe Limited. 3.2, 1993.
7. Radnor C J P: Myoephitelium in the prelactating and lactating mammary glands of the rat. J Anat (London) 112. 337-353, 1972
8. Handley R J: The surgical anatomy of the breast. Lewison E F: Breast Cancer. Ed Williams and Wilkins Co Baltimore, 1955.
9. Sykes P A: The nerve supply of the human nipple. J Anat (London) 105: 201, 1969
10. Itala J, Provenzano S. Anatomía quirúrgica en el tratamiento conservador del cáncer de mama. Editorial Universitaria. 36, 1990.
11. H. Ellis 1, G L Colborn, J E Skandalakis .Surgical embryology and anatomy of the breast and its related anatomy . Surg Clin North Am . 1993 Aug;73(4):611-32

CAPÍTULO 02

Embriología de la glándula mamaria

Agustina Riat - Carla Britos

Introducción

Las glándulas mamarias son glándulas sudoríparas modificadas y altamente especializadas. Son un apéndice epidérmico que comienza a formarse durante la embriogénesis, pero cuyo desarrollo sólo se completa durante el embarazo y la lactancia. Cada glándula mamaria comienza como una invaginación del ectodermo superficial, que luego da lugar a un sistema de conductos simple al nacer.

La mama humana consta de parénquima y estroma, que se originan a partir de elementos ectodérmicos y mesodérmicos, respectivamente.

Conocer la embriogénesis de la glándula constituye uno de los pilares básicos para comprender las distintas patologías que se pueden presentar en ella.

Desarrollo de la glándula mamaria

A partir de la cuarta y hasta la sexta semana de gestación, se pueden observar células progenitoras mamarias específicas. Durante este periodo, se produce la proliferación de áreas pareadas de células epiteliales en la epidermis de la región torácica. Estas áreas se extienden en una línea entre la axila fetal y la región inguinal, y forman dos crestas llamadas crestas o líneas mamarias (Figura 1).

Figura 1. Crestas Mamarias. Revista Adventista de España (2023)

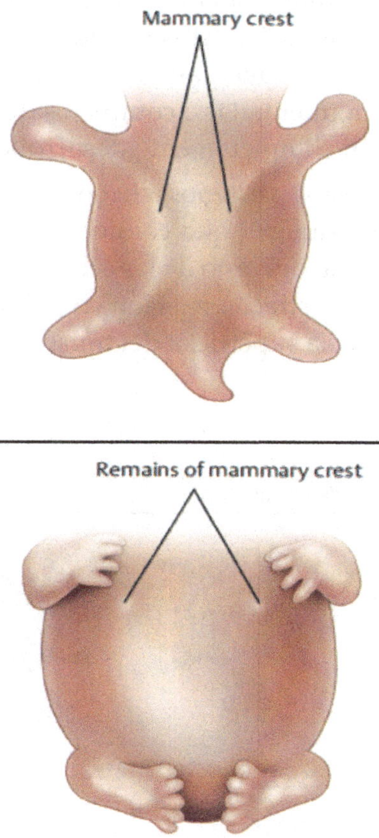

El ectodermo engrosado de las crestas mamarias sufre una fragmentación y posterior atrofia, y las áreas remanentes forman el primordio de las glándulas mamarias en la región pectoral en el cuarto espacio intercostal.

Tanto el nivel craneocaudal como la extensión a lo largo de las crestas mamarias sobre la que se desarrolla el tejido mamario cambian en las distintas especies. Esto varía en los mamíferos. Puede ser caudal, a lo largo de toda la cresta mamaria, o en la región pectoral, como en los humanos (4to esbozo mamario)

Los pezones supernumerarios (politelios) ocurren en 2 a 5 % de los humanos en una posición desde la ingle hasta la axila, lo que respalda la existencia de la cresta mamaria. Estos pezones supernumerarios pueden parecer similares a máculas pigmentadas o complejos de areola y pezón completamente desarrollados.

En estos vestigios encontramos acúmulos celulares que comienzan su diferenciación del resto de las células ectodérmicas en estrecha relación con el vestigio de la fascia superficial del músculo pectoral mayor.

La formación del esbozo mamario se produce a través de distintos fenómenos de migración celular y debido a cambios en la forma de las células epiteliales.

Hacia el final del primer trimestre, las yemas mamarias primarias comienzan a crecer hacia abajo en el mesénquima subyacente, bajo una influencia inductiva de factores reguladores secretados por el mesénquima. Luego, la yema mamaria primaria se agranda y se mueve de una posición más dorsal a la ventral. Aparecen muescas a lo largo de su margen basolateral, que se convierten en sitios para las futuras excrecencias mamarias secundarias. Este núcleo de células continúa evaginándose hacia el estroma subyacente y queda rodeado por una zona más celular de células similares a fibroblastos dentro de un mesénquima colágeno (Figura 2).

Al final del primer trimestre del embarazo se puede observar un brote mamario bien definido que penetra en la dermis superior. Se pueden identificar dos poblaciones distintas de células epiteliales (central y basal). Al mismo tiempo, las células mesenquimales se diferencian para formar fibroblastos, células

Figura 2. Yemas primarias.

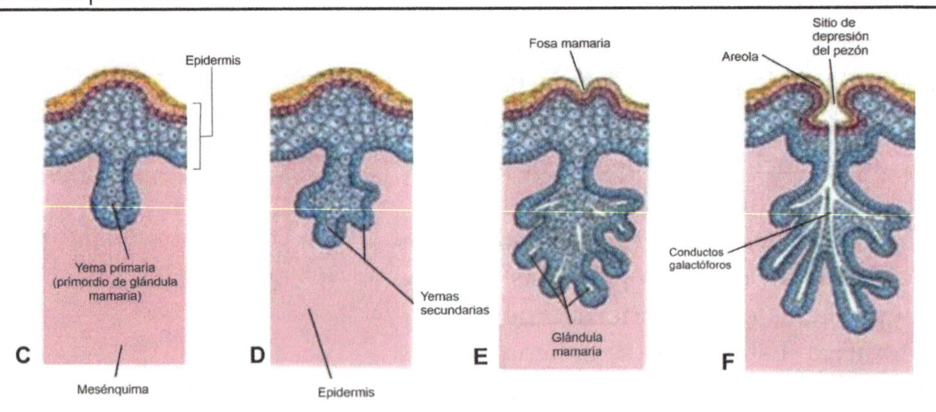

de músculo liso, células endoteliales capilares y adipocitos.

Las yemas epiteliales secundarias aparecen a partir de las indentaciones en la yema mamaria principal. Cada yema epitelial secundaria crece verticalmente en el mesénquima que rodea la yema primaria y tiene un tallo delgado y un extremo bulboso. Los brotes epiteliales secundarios se canalizan y coalescen formando yemas secundarias que dan origen a los conductos galactóforos. Las células epiteliales que recubren los conductos galactóforos están dispuestas en dos capas, con la capa adyacente a la luz ganando función secretora mientras que la capa basal se diferencia en células mioepiteliales.

A los 6 meses de edad gestacional, se establece el marco básico de la glándula. En esta etapa, se observa una arquitectura tubular bien definida en un lecho de estroma de tejido fibroconectivo denso. Es, en este momento, en que el tejido mamario puede ser evidente tanto en niños como en niñas.

La ramificación repetida de las yemas epiteliales secundarias y la canalización ocurren en el tercer trimestre.

Durante las últimas semanas de gestación, el estroma de tejido fibroconectivo laxo aumenta en vascularidad. Debido a una interacción compleja entre las hormonas fetales, placentarias y maternas, puede ocurrir una actividad secretora limitada en el feto tardío y el recién nacido. El hecho de que los recién nacidos prematuros no desarrollan nódulos mamarios o secreten leche después del nacimiento indica que el ambiente intrauterino es esencial para el desarrollo mamario.

Al término, se han formado aproximadamente de 15 a 20 lóbulos de tejido glandular, cada uno de los cuales contiene un conducto galactóforo que desemboca en la superficie mamaria a través de la fosa mamaria.

El desarrollo de glándula mamaria finaliza cuando cada conducto primario y sus ramificaciones quedan rodeados por tejido conectivo vascular, constituyendo el lóbulo glandular que será la unidad funcional de la glándula.

Desarrollo del complejo areola - pezón

El proceso de morfogénesis del pezón varía según la especie. En el caso del ser humano, ocurre por proliferación mesenquimal.

El tejido conectivo adiposo de la zona donde se ubicará el pezón causará el engrosamiento de la dermis, que propulsa la piel hacia fuera y dará lugar a un abultamiento hemisférico con depresión central en el punto de confluencia de todos los conductos galactóforos principales, constituyendo el pezón.

Cuando el embrión mide de 150 a 220 mm, se empieza a visualizar la areola primaria a modo de un área discoidea deprimida que rodea al pezón. En el quinto mes de gestación, aparecen invaginaciones sebáceas con ocasionales estructuras pilosas y glándulas apocrinas, que constituirán posteriormente las glándulas de Montgomery.

Durante el desarrollo embrionario de la mama, en el área correspondiente al pezón se forma una excavación denominada fóvea mamaria que persiste hasta el momento del nacimiento, de tal forma que, en el recién nacido, el pezón se encuentra deprimido y, luego, se eleva durante la infancia. El fallo en este proceso da origen a pezones invertidos.

El desarrollo intrauterino de la mama es igual en el embrión y feto masculino que en el femenino.

Regulación hormonal

Las primeras etapas del desarrollo mamario no dependen de la estimulación hormonal, pero hacia la semana 15 comienza un proceso de sensibilización a la testosterona. Esta actúa sobre el mesénquima que se condensa alrededor de zonas cordonales epiteliales que crecen hacia el mesodermo, por lo que queda desarrollado el esbozo mamario.

El desarrollo de la glándula mamaria está influido por hormonas lactógenas y mamotróficas. Los andrógenos producen un efecto regresivo en la glándula. La insulina, la prolactina y la aldosterona influyen en el crecimiento ductal, la ramificación y la síntesis de proteínas lácteas. El efecto de los estrógenos radicaría en las células mesenquimatosas, pues, en las células epiteliales, los receptores estrogénicos no se detectan hasta después del nacimiento.

Otras hormonas implicadas pero no aclaradas por completo en el desarrollo mamario prenatal y puberal son la progesterona, la hormona del crecimiento, los factores de crecimiento similares a la insulina, el estrógeno, la prolactina, los corticoides suprarrenales y la triyodotironina.

En la última semana de gestación e incluso en los primeros momentos de vida, la parte terminal de los túbulos mamarios comienza a desarrollar su estructura alveolar como consecuencia de la intensa estimulación hormonal transplacentaria.

Sin embargo, luego del nacimiento, el cese brusco de dicha estimulación produce, en primer lugar, actividad secretoria capaz de manifestarse por el pezón, para luego involucionar y adoptar nuevamente su estructura tubular en fondo ciego, típica de la infancia.

A lo largo de la vida en la mujer, el tejido mamario pasa por muchas modificaciones; la función principal de las mamas es sintetizar, secretar y liberar leche para el recién nacido, además de ser un órgano importante para la imagen corporal y símbolo de feminidad.

Bibliografía

1. Asma Javed, MBBS and Aida Lteif, MD. (2013) Development of the Human Breast. *National Library of Medicine.* https://www.ncbi.nlm.nih.gov/pmc/articles/PMC3706056/
2. Bruce M. Carlson Embriología humana y biología del desarrollo. 5º ed. Elsevier 2014
3. Elena Spina, Pamela Cowin. (2021) Seminars in Cell & Developmental Biology: Embryonic mammary gland development. *Elsevier, Science Direct Journals and books.* https://www.sciencedirect.com/science/article/pii/S1084952120302068
4. Keith L. Moore Embriología Clínica 9º ed. Elsevier 2013
5. Langman. Embriología médica con orientación clínica 8º ed. Editorial médica Panamericana 2005

CAPÍTULO 03

Glándula mamaria: fisiología, fisiopatología y anomalías del desarrollo

Lange Jimena, Martinez Batista Maria Agostina

Introducción

El principal objetivo de este capítulo es describir cambios morfológicos, hormonales, paracrinos y funcionales del tejido mamario en las diferentes etapas de la vida del ser humano para comprender la íntima relación estructural y funcional con el desarrollo mamario.

A su vez, se exponen las malformaciones mamarias adquiridas, manifestaciones clínicas y su probable fisiopatología.

Generalidades

Las glándulas mamarias son órganos estructuralmente dinámicos. Son glándulas pares y simétricas, semi esferoidales, de aproximadamente 150-500 g, situadas en la pared torácica anterior, a nivel de las costillas II- III a VI- VII, desde el esternón a la línea axilar media. Puede existir una prolongación o cola que se extiende hacia el hueco axilar.

Está compuesta por un sistema epitelial de ductos y unidades lóbulo-alveolares excretoras inmersas en un mesénquima de tejido fibroadiposo.

La génesis y el desarrollo de las estructuras epiteliales de la mama ocurren en diferentes etapas y está íntimamente relacionada con los cambios hormonales característicos de cada una de ellas, que pueden ser afectadas por mutaciones genéticas. Cada etapa del desarrollo epitelial mamario se encuentra influenciada tanto por el sistema hormonal sistémico como por el paracrino a través de los factores de crecimiento y otros productos reguladores producidos por el mismo estroma.

Hasta la pubertad, no existen diferencias significativas en las características histológicas de las mamas de ambos sexos. Al comenzar la pubertad en los varones, la testosterona actúa sobre las células mesenquimatosas para inhibir el crecimiento, mientras que, en la mujer, como consecuencia del estímulo hormonal cíclico de esta etapa, la mama sufrirá variaciones estructurales periódicas que acompañarán dichos ciclos, observándose su máxima expresión durante el embarazo y la lactancia, hasta dar paso a la involución mamaria en la menopausia debido al cese del estímulo hormonal fisiológico.

Durante la gestación, la glándula mamaria presentará marcada proliferación del parénquima glandular, del tejido conjuntivo pericanalicular y la grasa circundante, acompañado de cambios a nivel del complejo aréola-pezón. Adquiere así la maduración morfológica y funcional completa en respuesta a los estrógenos y progesterona secretados inicialmente por el cuerpo lúteo y, más tarde, por la placenta, la prolactina de la hipófisis y los gonadocorticoides sintetizados en la corteza suprarrenal.

Fisiología de la mama

En la especie humana, las mamas tienen doble función: como órgano sexual secundario, con un rol importante en la sexualidad y el erotismo, y como órgano específico de la lactancia.

El desarrollo de la mama está influenciado por factores genéticos, hormonales, nutritivos, metabólicos y nerviosos. Es el factor hormonal de primordial importancia en el desarrollo y la fisiología mamaria, que actúa a través de la producción sistémica y local de factores de crecimiento tanto epiteliales como estromales de acción paracrina sobre la glándula mamaria.

Los estrógenos producen el crecimiento del sistema canalicular y la formación de brotes lobulillares, los cuales completan su diferenciación por acción de la progesterona. Adquieren su función secretora gracias a la acción de la prolactina.

Por lo tanto, resulta imprescindible la acción complementaria de los estrógenos y la prolactina, los corticoides, la hormona de crecimiento (GH) y las hormonas tiroideas para estimular el crecimiento ductal, así como de la progesterona y las gonadotrofinas para lograr el desarrollo ductolobulillar completo. En conjunto, determinan el desarrollo puberal de la mama, el mantenimiento de la glándula durante la etapa de ciclos sexuales conservados y su forma activa durante la gestación y lactancia.

La progesterona es sintetizada en el cuerpo lúteo ovárico, la glándula suprarrenal y la placenta. Su función la cumple completando el crecimiento mamario y el desarrollo lóbulo-alveolar iniciado por los estrógenos.

Los andrógenos, situando a la testosterona en el primer lugar y a la androsterona en el último, poseen una acción a nivel canalicular, estimulando su desarrollo. A dicha propiedad corresponde la tumefacción mamaria fisiológica, que puede presentarse en la pubertad masculina, en el hipergonadismo masculino y en la cirrosis hepática.

La participación de la hipófisis en el desarrollo y funcionamiento de la glándula mamaria se debe, principalmente, a la pars distalis, cuyo mecanismo de acción es múltiple y complejo. Actúa a través de las gonadotrofinas, la tirotrofina y la adrenocorticotrofina. Se acepta la existencia de una acción directa de los factores hipofisarios sobre la mama.

Las gonadotrofinas (hormona foliculoestimulante, hormona luteinizante y la prolactina) desarrollan y mantienen la función ovárica y del cuerpo lúteo, así como el crecimiento de la mama y la secreción láctea.

La prolactina cumple un rol principal en el desarrollo y funcionalidad mamaria, sintetizada por las células eosinófilas del lóbulo anterior de la hipófisis. Junto a los estrógenos y la progesterona, estimula el desarrollo lóbulo alveolar, cumpliendo sus funciones luteotrófica, mamotrófica y lactogénica; dichas funciones son reforzadas indirectamente por la tirotrofina, la somatotrofina y la adrenocorticotrofina. La prolactina también actúa indirectamente en el desarrollo mamario y aumenta la sensibilidad de los receptores a la progesterona. Además, posee una acción inhibitoria sobre la enzima de degradación de dicha hormona; también estimula al cuerpo lúteo en la secreción de progesterona.

La ausencia o insuficiencia hipofisaria altera la funcionalidad gonadal, adrenal y tiroidea, así como también altera el estado nutricional. Como consecuencia, genera una alteración en el desarrollo y la funcionalidad mamaria.

Regímenes alimentarios estrictos, así como patologías de la conducta alimentaria, alteran el componente graso de la glándula y su desarrollo fisiológico. Llegan a causar alteraciones estructurales y funcionales, que conducen a la regresión de la glándula.

También la glándula suprarrenal participa en el desarrollo y funcionalidad mamaria mediante dos mecanismos: uno indirecto a través de la regulación del metabolismo celular, el mantenimiento del equilibrio hidroelectrolítico del medio interno y la pigmentogénesis y un mecanismo directo, mediante la secreción de esteroides.

La desoxicorticosterona posee una acción símil progesterona, se encuentra exacerbada en hombres y niñas portadoras de tumores de las glándulas suprarrenales quienes desarrollan ginecomastia y desarrollo sexual precoz.

Al igual que la anterior, la glándula tiroides participa del desarrollo y funcionalidad mamaria a través de su rol en el metabolismo sistémico y en el metabolismo de los esteroides sexuales. Se puede observar, en mujeres hipotiroideas, un desarrollo mamario tardío que se soluciona al alcanzar el eutiroidismo.

La hormona del crecimiento (GH) ejerce su acción a través del estímulo de las células del estroma mamario a sintetizar factor de crecimiento símil insulina tipo I (IGF- I), el cual posee una acción anabólica y participa, junto con los estrógenos, en la elongación y crecimiento de los brotes lobulillares.

La insulina colabora con el desarrollo y funcionalidad mamaria al unirse a los receptores de IGF- I y contribuir al desarrollo ducto alveolar.

A nivel paracrino, el fibroblasto del estroma mamario secreta un factor de crecimiento de hepatocitos (HGF, también llamado factor de scatter), que estimula la proliferación y diferenciación de las células epiteliales de los ductos. Además, se ha aislado su receptor específico, c- met, localizado en la membrana de la célula epitelial, desencadenando la mitosis y la morfogénesis, ilustrando el mecanismo de acción paracrino. Constituye, su desregulación, un evento importante en el desarrollo y proliferación tumoral y un potencial blanco terapéutico.

Durante el embarazo, la placenta es la principal fuente de gonadotrofinas coriónicas y estrógenos, y, en menor medida de progesterona. En menores proporciones, también produce prolactina, adrenocorticotrofina y andrógenos. A causa de lo que antes se ha dicho, ante la supresión hipofisaria y/o gonadal, la placenta mantendrá el desarrollo mamario y la secreción láctea.

La inhibición o ausencia de estímulo hormonal en la mujer prepuberal impide el desarrollo de la mama adulta. En el caso de una mujer adulta con desarrollo mamario presente, producirá la atrofia de la glándula.

Puede existir desarrollo mamario mediante la administración exógena de esteroides, ya sea vía oral, a través de la manipulación de ellos por personal de laboratorio o debido al pasaje transplacentario de esteroides maternos al feto, que produce la tumefacción mamaria transitoria del recién nacido.

Fisiología mamaria en las distintas etapas de la vida

Correlación clínica del desarrollo y la función mamaria

Recién nacido

Estructuralmente, la mama es igual en ambos sexos. Histológicamente, en la mama inactiva del recién nacido se reconocen conductos galactóforos ramificados, cuya pared se compone de una doble capa de células epiteliales no secretoras sin disposición alveolar, rodeados por tejido conectivo compuesto por fibras elásticas, fibroblastos, linfocitos e histiocitos.

Debido al paso transplacentario de la prolactina y hormonas sexuales maternas, puede observarse, en el 80-90 % de los recién nacidos, una leve sobreelevación del complejo aréola-pezón acompañada de secreción mamaria bilateral, blanquecina y espontánea, llamada "leche de brujas", compuesta por agua, grasa, y detritus, e, histológicamente, caracterizada por hipertrofia celular y actividad secretora canalicular. Su regresión será espontánea luego de las 3 o 4 semanas. La conducta debe ser expectante. Nunca se debe exprimir, el pezón ya que dicha maniobra predispone a las infecciones y podría causar la lesión de la estructura canalicular de la mama.

En caso de obliterarse algún conducto y producirse la retención de la secreción, estaríamos en presencia de un lactocele, el cual, en la mayoría de los casos, se resolverá espontáneamente con el paso del tiempo.

Infancia

Durante este período, la mama al igual que el eje hipotálamo-hipófiso-gonadal, permanece quiescente hasta la pubertad, etapa en la cual la respuesta al estímulo estrogénico será diferente en las niñas y niños. Entre estos años, no se observarán cambios a nivel estructural.

Pubertad y adolescencia

Se presentan modificaciones especialmente en la glándula mamaria femenina debido al estímulo estrogénico, donde se observa el desarrollo del árbol canalicular, el aumento del tejido fibroso y adiposo, nuevas ramificaciones a partir de los conductos lobulillares formados por dos capas de células epiteliales y una capa externa de células mioepiteliales, rodeadas por un tejido conjuntivo laxo y mucoide, el cual se vuelve más denso en la periferia del lobulillo. Con la madurez sexual, se produce la diferenciación de las estructuras alveolares a partir de los brotes lobulares.

La telarca es el inicio del desarrollo de la mama adulta. En la mayoría de las mujeres de raza blanca, ocurre alrededor de los 10 años y marca el comienzo de la pubertad; por el contrario, en la raza negra, ocurre alrededor de los 8,9 años de edad, y es precedida por el vello pubiano (pubarca).

Los cambios en el contorno de la mama y las características del complejo aréola-pezón son paulatinos y cumplen una secuencia descripta en los estadios de Marshall y Tanner (ver Figura 1).

Existe, en primer lugar, una fase de elongación y crecimiento ductal, donde se observa el adelgazamiento del epitelio y un aumento del tejido conectivo periductal. Le sigue la fase de crecimiento lobuloalveolar, caracterizada por el desarrollo dicotómico y la formación de los brotes alveolares mamarios. Debido al estímulo hormonal, estos brotes darán origen a los lóbulos tipo 1, los cuales sufrirán nuevas divisiones y se diferenciarán en lóbulos tipo 2, los que serán de menor tamaño pero 4 veces más numerosos, y tomarán el nombre de "alvéolos mamarios".

Figura 1. Estadios de Marshall y Tanner.

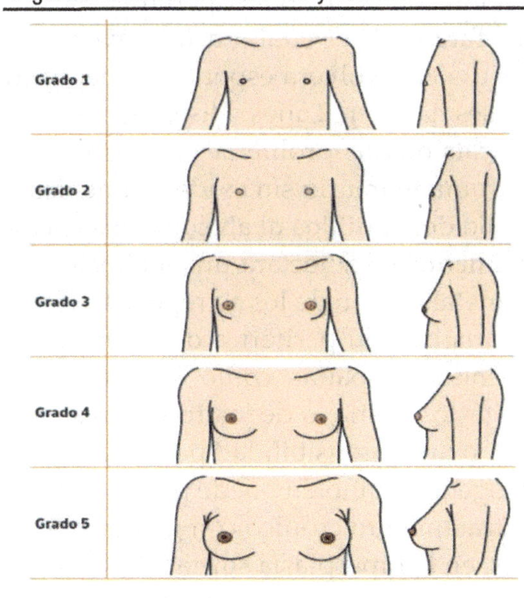

Si el desarrollo mamario ocurre antes de los 8 años de edad, en ausencia de otro signo puberal, se denomina telarca precoz. Puede deberse a la persistencia de tejido mamario presente en el momento del nacimiento, estimulado por niveles elevados de FSH, LH, y estradiol en el infante. Frecuentemente es unilateral y se presenta antes de los 2 años de vida. Se resuelve espontáneamente entre los 3 y 5 años sin mayores complicaciones.

Un segundo período de telarca precoz puede presentarse luego de los 6 años de edad y su causa no es aún clara, aunque se lo relaciona con niveles levemente elevados de andrógenos, estrógenos y FSH. El tejido mamario desarrollado puede persistir hasta la pubertad o regresar espontáneamente, sin modificar el inicio y desarrollo normal de la pubertad. El único estudio complementario necesario es el control del desarrollo óseo, con el fin de descartar una pubertad precoz, cuyo origen es idiopático en la mayoría de los casos, pero deben descartarse otras causas como infecciones del sistema nervioso central o enfermedades granulomatosas y tumorales, como el hamartoma hipotalámico, que interrumpirían la inhibición de GnRH causando el desarrollo de una pubertad precoz.

La pubertad precoz periférica se debe al estímulo estrogénico, como en el caso de su administración exógena, o secreción por un tumor ovárico, o el síndrome de Mc Cune-Albright, caracterizado por la activación precoz de la función ovárica y la pubertad precoz consecuente. Esta se caracteriza por las manchas café con leche y displasia ósea de los huesos largos.

Deben dosarse en sangre las gonadotrofinas y hormonas sexuales para arribar al diagnóstico de pubertad precoz. La resonancia magnética o la tomografía computada de cerebro se efectuarán con el fin de diagnosticar alguna lesión a nivel del sistema nervioso central. Se acompaña de una radiografía de mano y muñeca izquierda a fin de evaluar la edad ósea y correlacionarla con los cambios puberales.

El desarrollo mamario frecuentemente es asimétrico al inicio, sin necesidad de realizar ningún estudio complementario, a medida que avanza el desarrollo mamario el proceso se hace bilateral.

La asimetría mamaria en la mujer adulta, es una variante fisiológica. Generalmente, la mama de mayor tamaño es homolateral al hemicuerpo de mayor habilidad.

En la hipertrofia mamaria juvenil luego del desarrollo mamario de la pubertad, la glándula continúa su crecimiento en forma uni o bilateral, dependiendo de factores locales y/o sistémicos. Por eso, se justifica el estudio del perfil hormonal y una ecografía mamaria con el fin de evaluar la arquitectura de la glándula y posibles lesiones locales; incluso, puede ser útil la resonancia magnética nuclear para detectar patología oculta.

Una alternativa de tratamiento es la cirugía mamaria reductora, con la posibilidad de recidiva mediante la hipertrofia de la glándula remanente, siendo necesaria en este caso la mastectomía seguida de reconstrucción plástica. Existe muy poca experiencia en el tratamiento farmacológico de esta patología con drogas como la bromocriptina, el tamoxifeno, el danazol y la medroxiprogesterona.

Ante el escaso o la ausencia de desarrollo mamario, debe pensarse en una falla en la producción de estrógenos relacionada tanto con una insuficiencia ovárica prematura, injurias locales o a la torsión del ovario. También, en algún síndrome genético o en la ausencia gonadal.

La causa más frecuente de falla ovárica primaria es el síndrome de Turner. Con el fin de evitar la osteopenia y paliar el infantilismo sexual, se debe implementar una terapia hormonal cíclica con estrógenos.

Otra posibilidad etiopatogénica es el hipogonadismo hipogonadotrófico. Puede corresponder a una entidad aislada o consecuencia de tumores cerebrales, patologías de origen genético, malnutrición, bajo peso u otras patologías crónicas como la diabetes, el síndrome de Cushing, el hipotiroidismo o la hiperprolactinemia.

En el hombre, el 70 % de los adolescentes presentarán algún grado de ginecomastia uni o bilateral alrededor de los 14 años de edad. No superan el estadio de Tanner 2, el cual, en la mayoría de los casos, resolverá espontáneamente en meses hasta en 2 años. Histológicamente se trata de una proliferación ductal y del estroma mamario sin evidencia de desarrollo de lobulillos ni alvéolos. Excepcionalmente, se detectará una alteración en el metabolismo de los estrógenos, o en la aromatización periférica de los mismos, o endocrinopatías como la deficiencia de testosterona, o de los receptores para LH, o una insensibilidad parcial a los andrógenos. También puede presentarse en el tratamiento crónico con glucocorticoides, en la hiperplasia suprarrenal congénita y en el consumo de anabólicos.

La marihuana puede causar ginecomastia transitoria debido a los fitoestrógenos presentes en algunas preparaciones, la cuales regresan al suspenderse su consumo. La obesidad puede simular ginecomastia, tratándose, en realidad, de un cuadro de lipomatosis por sustitución.

Lo primordial es un adecuado examen físico, seguido de una ecografía mamaria y el estudio del eje hormonal sexual, la prolactina y la función tiroidea. Deben descartarse los tumores gonadales cuya primera manifestación clínica puede ser el aumento del volumen mamario, los lipomas mamarios, los neurofibromas y, por supuesto, el carcinoma.

La conducta quirúrgica con fines estéticos se llevará a cabo luego de descartar cualquier causa orgánica subyacente.

Mama adulta y los ciclos sexuales

La mama es un órgano diana de las fluctuaciones cíclicas de gonadotrofinas, esteroides sexuales y PRL. La relación estrógenos-progesterona durante el ciclo sexual de la mujer es dinámica, razón por la cual podemos observar diferentes manifestaciones clínicas e histopatológicas a través del mismo, Pueden reconocerse 5 fases histológicas en el tejido mamario: la fase folicular temprana, la fase folicular, la fase lútea, la fase secretoria y la fase menstrual.

Al comienzo de la fase folicular, el estroma intralobulillar es menos denso y los conductillos terminales parecen cordones de células epiteliales con forma cúbica y poca luz o sin ella. Durante la fase lútea, la altura de las células epiteliales aumenta y en los conductos aparece una luz cada vez mayor, conforme se acumulan pequeñas cantidades de secreciones. Los estrógenos estimulan el desarrollo tanto del tejido epitelial como del tejido conjuntivo pericanalicular, y la progesterona provoca el aumento del colágeno y la vascularización mamaria. En consecuencia, en la etapa premenstrual, las mamas presentan nodularidad, aumento de la sensibilidad, del tamaño y de la consistencia debido a la hiperemia y al edema, lo cual cede espontáneamente luego de la menstruación con una abrupta involución y apoptosis celular.

Embarazo

En las primeras semanas suele haber hipersensibilidad y hormigueo. Después del primer trimestre de gestación, las mamas aumentan de tamaño y se tornan nodulares como resultado de la hipertrofia de los alvéolos mamarios. Las modificaciones de los pezones y las areolas son aún más características: los primeros crecen considerablemente, muestran una pigmentación más intensa y se tornan más eréctiles. Después de los primeros meses, mediante un suave masaje de los pezones, puede exprimirse un líquido espeso y amarillento, el calostro.

Las areolas aumentan de diámetro y muestran una pigmentación más profunda. Dispersas por toda la aréola hay varias elevaciones pequeñas, las llamadas glándulas de Montgomery, que son glándulas sebáceas hipertróficas. Si las mamas aumentan mucho de tamaño, pueden verse estrías cutáneas.

La glándula mamaria sufre un proceso de hipertrofia e hiperplasia. Sus estructuras tubulares adquieren un aspecto túbulo glandular, los extremos distales de dichos túbulos se dilatan y se forman los alvéolos, compuestos por una capa de células epiteliales cúbicas secretoras, de citoplasma granuloso con múltiples mitocondrias, y núcleos en mitosis. Están rodeadas de escaso tejido conectivo.

En el interior de los conductos, se puede observar una sustancia acidófila, homogénea y con células descamadas cuyo citoplasma contiene finas gotas de lípidos. En este período, existe una actividad conjunta de los estrógenos, la progesterona y la prolactina en virtud de preparar a la glándula mamaria para la lactancia. El incremento de los niveles de prolactina desde la octava semana de gestación continúa hasta el postparto.

Los estrógenos sufren un aumento paralelo al de la prolactina. Poseen un efecto directo e indirecto sobre la secreción de dicha hormona, que estimula la diferenciación de las células lactotropas de la hipófisis anterior y mediante la activación génica, aumentando la síntesis de dicha hormona.

La progesterona tiene la capacidad de inhibir la lactogénesis. Disminuye la afinidad de la prolactina por su receptor y antagoniza sus efectos.

Existen dos etapas en el desarrollo mamario durante la gestación: la primera comienza durante el primer trimestre y consta del desarrollo de los lobulillos tipo 3 y 4, y de los alvéolos mamarios. Durante la segunda mitad de la gestación, se llevará a cabo la diferenciación y maduración de dichas estructuras, su transformación en unidades secretoras y los alvéolos se transformarán en acinos. Hacia el final de embarazo, las células epiteliales se encuentran llenas de vacuolas lipídicas, los acinos están distendidos por el calostro y el tejido adiposo y conectivo ha sido reemplazado casi en su totalidad por tejido glandular secretante.

La hipertrofia gravídica representa el desarrollo masivo de la glándula mamaria durante la gestación, clínica e, histológicamente, resulta idéntica a la hiperplasia juvenil antes descripta.

Se ha demostrado un efecto protector de la maternidad temprana sobre el cáncer de mama. Esto se debe a la diferenciación de los lobulillos tipo 1 de la glándula mamaria en lobulillos tipo 2, 3 y 4, perdiendo su pluripotencialidad y disminuyendo tanto su capacidad mitótica como la cantidad de receptores para progesterona y estrógenos. A la vez, torna a la célula menos susceptible a factores carcinogénicos.

Lactancia

La alimentación ideal para los recién nacidos es la leche materna, aunque parezca al principio insuficiente, llegará a ser adecuada si se continúa con el amamantamiento. Además de fomentar una interacción materno-filial, la lactancia natural satisface por sí sola las necesidades nutricionales del niño durante los primeros 6 meses de vida y tiene una eficiencia media del 95% (Frigerio y cols, 1991). También, acelera la involución uterina a través de la secreción de oxitocina estimulada por la succión repetida del pezón.

Hacia fines de la gestación, las mamas se ponen más tensas y dolorosas, la proliferación epitelial cesa y, luego del parto, comienza la etapa secretora de la glándula mamaria en la cual intervienen procesos de secreción merocrina y apocrina.

En los primeros días después del parto aparece el calostro, formado por células epiteliales o lactógenas provenientes de los acinos con citoplasma abundante, homogéneo, finamente granular y núcleo intensamente basófilo. Además, se hallan lactoblastos propiamente dichos, cuyo citoplasma es más granuloso y contiene pequeñas gotas de grasa, y lactoblastos en sus diferentes estadios: prelactocito con regular cantidad de vacuolas de grasa y lactocito (segundo estadio) llenos de grasa y núcleo más pálido. Finalmente, debido al aumento del contenido de grasa citoplasmática, la célula adquiere aspecto de mora, conformando el corpúsculo muriforme o cuerpos de Donne o corpúsculo del calostro de Henle, cuyo núcleo es poco visible. También se observan, en el calostro, cuerpos butirosos cuyo núcleo es bien periférico y lactites o células degeneradas, las cuales han liberado los acúmulos de lípidos y leucocitos. La secreción se acumula dentro de los alvéolos y los conductos, aplanando el epitelio e inhibiendo su actividad funcional. Como consecuencia del crecimiento ininterrumpido de los lobulillos, el tejido conectivo interlobulillar queda reducido a tabiques finos.

Al inicio de la secreción láctea se la llama lactogénesis, que necesita de un tejido mamario normalmente desarrollado, y al mantenimiento de dicha función, lactopoyesis. El rol principal en el control de la producción y secreción láctea lo cumple el sistema hormonal y nervioso; también, existe una íntima relación con el estado nutricional y el metabolismo interno de cada individuo.

La primera fase de la lactogénesis representa la síntesis de los diferentes componentes de la leche materna, acompañada de cambios morfológicos de las células epiteliales alveolares con aumento de los organoides relacionados con la síntesis proteica (retículo endoplásmico rugoso, mitocondrias, aparato de Golgi). Dicha secreción se mantiene dentro de las células con escaso pasaje y acumulación en la luz alveolar, y comienza entre la semana 15 y 20 de gestación.

Durante la segunda fase de la lactogénesis, se inicia la producción y secreción de leche hacia la luz alveolar.

El producto inicial es el calostro, un líquido de color amarillento, alcalino secretado por las glándulas durante los primeros 5 días posteriores al parto. En comparación con la leche madura, el calostro contiene más minerales y proteínas, gran parte de ellas globulinas, pero con menos cantidad de hidratos de carbono y lípidos. Su conversión gradual a leche madura se llevará a cabo durante las 4 semanas siguientes.

Los componentes principales de la leche son proteínas (α- lactoalbúmina, β-lactoglobulina y caseína), lactosa, agua y grasa. La leche es isotónica respecto al plasma. El suero de la leche humana contiene grandes cantidades de interleucina 6.

Durante la lactancia, existe un aumento significativo de la red de vasos linfáticos, lo que mejora el intercambio de sustratos y el clearence mamario.

Regulación hormonal de la lactancia

El papel fundamental de la hipófisis se lleva a cabo a través de la acción coordinada y conjunta de las hormonas sintetizadas en la pars distalis, fundamentalmente la prolactina, que interviene en el desarrollo y maduración de la glándula mamaria, destacando su función lactogénica y lactopoyética. Los niveles plasmáticos de prolactina se incrementan considerablemente después del parto, alcanzando los máximos valores entre el segundo y quinto día postparto. Estos se mantendrán mientras continúe la lactancia.

Durante la gestación los esteroides sexuales inhiben la síntesis y secreción de prolactina, y desensibilizan a las células de la glándula mamaria a su acción. Por lo tanto, luego del nacimiento, debido a la abrupta disminución de dichos esteroides, cesa la señal inhibitoria, se manifiesta el efecto estimulante que ellos poseen en concentraciones menores y, entonces, la prolactina cumple con su función de lactogénesis, al mismo tiempo que aumenta la sensibilidad de las células mamarias a su acción. También se elimina la influencia inhibitoria subcelular de la progesterona sobre la producción de α-lactoalbúmina por el retículo endoplásmico rugoso de las células alveolares.

El aumento de α- lactoalbúmina estimula la lactosa- sintetasa, produciendo un incremento de lactosa en la leche. La supresión de la progesterona permite, asimismo, que la prolactina actúe sin oposición en la estimulación de la producción de α- lactoalbúmina.

La síntesis extrapituitaria de prolactina se lleva a cabo en la propia glándula mamaria y contribuye a mantener adecuados niveles locales y sistémicos.

Se reconocen varias sustancias que estimulan la secreción de prolactina, como los estrógenos, los péptidos hipotalámicos, la hormona liberadora de tirotropina (TRH), el péptido vasoactivo intestinal (VIP) y los factores de crecimiento que actúan con función paracrina como el Factor de crecimiento epidérmico (EGF) y el Factor de Crecimiento de fibroblastos (FGF).

La prolactina, la somatostatina y la hormona lactógeno-placentaria poseen una estructura proteica similar, por lo que tendrían funciones sinérgicas y similares.

El lóbulo posterior de la hipófisis participa a través de la síntesis y secreción de oxitocina; existe una importante intervención del sistema nervioso en la lactancia, específicamente en la exteriorización de la leche. La succión y la manipulación de la mama pueden estimular tanto el desarrollo mamario como la secreción láctea a través de un reflejo que se inicia en la glándula mamaria y llega al hipotálamo. Este estímulo originado a nivel del complejo aréola-pezón es conducido por las vías aferentes T4, T5 y T6 hasta el SNC al lóbulo posterior de la hipófisis mediante la excitación del tractus supraóptico, lo que provoca la secreción de factores lactopoyéticos. Dicha hormona estimula la contracción de las células mioepiteliales que rodean a los alvéolos, lobulillos y conductillos mamarios con el fin de lograr la exteriorización de la leche. Este constituye el llamado reflejo neuroendocrino eyecto lácteo.

Por lo previamente mencionado, resulta fundamental el estímulo de la succión para la iniciación y el mantenimiento de la lactancia, la suspensión de la succión de una mama provoca su involución, aunque la otra se mantenga activa.

Los diferentes estados emocionales influyen directamente en la secreción láctea, observándose un cese en la lactopoyesis si existe angustia, miedo o excitación, ya que dificultan el pasaje del estímulo del hipotálamo. Así también estímulos como la presencia del lactante o su llanto pueden favorecer la lactopoyesis.

La tirotrofina, al igual que la tiroxina, estimula la lactopoyesis, mediante el aumento de la vascularización de la glándula mamaria y la regulación del metabolismo sistémico. La tiroidectomía no impide el desarrollo mamario ni produce el cese de la lactancia, aunque disminuye la cantidad de leche.

La parathormona cumple un rol importante en la lactancia debido a su participación en el metabolismo del calcio.

La interacción intercelular contribuye a la regulación del desarrollo lóbulo alveolar mamario y la lactopoyesis, y podrían verse severamente afectados si existiera una alteración en la expresión de E- caderinas por parte de las células epiteliales, y/o de P- cadherinas en las células mioepiteliales. Se ha observado que la cantidad de leche producida no es igual en ambas mamas y se sugiere la participación de factores moduladores locales, ya que las sustancias sistémicas como la prolactina no intervienen en la cantidad de leche sintetizada.

Después del parto, la concentración basal de la secreción de prolactina vuelve en unas semanas al valor previo al embarazo. Sin embargo, cada vez que la madre amamanta al niño, las señales nerviosas que viajan desde los pezones al hipotálamo producen una oleada de prolactina, cuya secreción aumenta 10-20 veces sobre su valor normal y que dura alrededor de 1 h. Esta prolactina, a su vez, actúa nuevamente sobre las mamas y estas mantienen la secreción láctea en sus alvéolos con destino a los períodos de lactancia siguientes. Si esta oleada de prolactina falta o es bloqueada por una lesión hipotalámica o hipofisaria, o si la lactancia al pecho no continúa, las mamas perderán su capacidad de producir leche en un plazo de alrededor de 1 semana. Sin embargo, la producción de leche podrá continuar durante varios años si el niño sigue succionando, aunque, en condiciones normales, la cuantía de la formación de leche desciende de forma considerable pasados 7 a 9 meses.

Finalizada la lactancia, la glándula mamaria involuciona debido a la disminución de tamaño de los lobulillos y a la disminución del número de alvéolos por lobulillo.

Existe una primera fase que se caracteriza por su reversibilidad y es regulada por cambios físicos en las células del epitelio alveolar o por la acumulación de factores inductores de la apoptosis en la leche. Durante la primera fase, se observa un aumento en la expresión del gen SGP-2, Stat 3, anti-gen Fas, WDNM1 y TIMPs; y una disminución en la expresión de las proteínas lácteas, STAT5a y STAT5b.

En la segunda fase existe una remodelación activa del tejido mamario, con destrucción de las membranas basales y de estructuras alveolares, y pérdida de la función secretora de la glándula mamaria. Durante esta fase, se observa un aumento en la expresión de los genes MMPs, gelatinasa A, lisina estromal-1 y el activador del plasminógeno proteasa sérica de tipo urokinasa; y una disminución en la expresión del inhibidor TIMP-1 y activador de proteinasa.

La secreción de prolactina por parte del lóbulo anterior de la hipófisis está regulada casi en su totalidad por un factor inhibidor que se forma en el hipotálamo y pasa a través del sistema porta hipotálamo-hipofisario, denominado hormona inhibidora de la prolactina o dopamina, una catecolamina capaz de unirse a los receptores D2 ubicados en las células lactotropas ejerciendo su efecto inhibitorio. También se atribuye este efecto a otros neurotransmisores, como el ácido gamma aminobutírico (GABA) y la somatostatina.

Nutrición y metabolismo

Durante la lactancia existe un aumento en los requerimientos nutricionales diarios debido a la intensa actividad del tejido glandular mamario, especialmente proteínas, glúcidos, lípidos, vitaminas B, C y D; calcio, fósforo y hierro. En general, la carencia vitamínica altera en mayor proporción la calidad de la leche y no su cantidad.

La limitación en la ingesta de agua puede disminuir la cantidad de leche producida. Por tal razón, deficiencias en la alimentación provocarán un subdesarrollo mamario y una alteración tanto en la cantidad como en la calidad de la secreción láctea.

Menopausia

A medida que la mujer se acerca a la menopausia, disminuyen los niveles séricos de las hormonas de origen ovárico y aumentan los andrógenos como la testosterona, androstenediona y dehidroepiandrostenediona. La glándula mamaria aumenta el porcentaje de lobulillos tipo 1 y disminuye la cantidad de lobulillos tipo 2 y 3, llegando a los 50 años con mayoría franca de lobulillos tipo 1.

La mujer nulípara, durante la vida adulta, posee entre 65 y 80 % de lobulillos tipo 1, 10-35 % de lobulillos tipo 2 y 0-5 % de lobulillos tipo 3. En cambio, la multípara posee 70-90 % lobulillos tipo 3, los cuales poseen menor potencial mitótico.

La progresión a la menopausia se presenta en todas las mujeres de similar manera. Debido al cese del estímulo hormonal cíclico, la glándula mamaria sufre una involución fisiológica, se observa una disminución del epitelio glandular debido al proceso de apoptosis, reducción del tejido conectivo, de la vascularización y de la red de vasos linfáticos mamarios. Normalmente, disminuye gradualmente el tejido conjuntivo y se torna homogéneo en toda la glándula, siendo reemplazado por tejido adiposo. Además, se atrofian las estructuras glandulares y desaparecen los alvéolos hasta alcanzar un estado de reposo. Cabe destacar que, en algunos casos, puede observarse una hipertrofia transitoria perimenopausia.

En la etapa posmenopáusica, la atrofia glandular se acentúa. Existe una disminución en el número de ductos y lobulillos, y un aumento del tejido adiposo y fibroso circundante. El tejido conectivo forma una masa homogénea, fibrosa, obliterando los conductos, razón por la cual es frecuente de observar la presencia de conductos dilatados con epitelio aplanado, atrófico y formaciones quísticas.

La edad se relaciona directamente con el riesgo de desarrollar cáncer de mama. El gran índice proliferativo de los lobulillos tipo 1, en especial de aquellos presentes en la mama de la mujer nulípara, explicaría el riesgo elevado de padecer esta neoplasia.

Microbiota de la glándula mamaria

Existen microorganismos que colonizan y forman comunidades en el cuerpo humano. Estos se encuentran en diversos sitios del cuerpo, como la piel, boca, ojos, vías respiratorias, intestino, vías urinarias y genitales externos. Todas las comunidades del cuerpo reciben el nombre de microbioma, que es considerado un segundo genoma o un nuevo órgano.

El microbioma no es igual en todas las personas, ya que varía en cada uno y la colonización se hace durante toda la vida. Así, la flora de un recién nacido es diferente a la de un adulto y anciano, e influyen los hábitos, dieta, vida sexual y niveles hormonales.

La glándula mamaria humana contiene una microbiota específica, la cual difiere de otros sitios anatómicos y puede variar dependiendo de algunos factores como el historial de embarazos, presencia de tumores malignos, edad, país de residencia, entre otros.

Aún existen diversas incógnitas sobre el establecimiento del microbiota en la glándula mamaria. Se han propuesto diversas teorías, como el flujo retrógrado de la saliva al pezón durante la lactancia y/o las relaciones sexuales, así como la vía entero-mamaria, donde se considera que existe translocación bacteriana del intestino a la glándula mamaria.

En esta última, las células dendríticas se consideran protagónicas en el transporte de bacterias del intestino a la glándula mamaria. Asociado a esto, las bacterias también podrían translocar de intestino a nódulos linfáticos mesentéricos e hígado. La disbiosis intestinal puede debilitar la barrera intestinal y propiciar la permeabilidad de microbios a los nódulos linfáticos y posteriormente a la circulación sistémica.

La microbiota de la glándula mamaria también puede tener un efecto protector para el desarrollo del cáncer de mama.

Mastitis como alteración de la microbiota

La mastitis es una disbiosis del bacterioma caracterizada por un rápido crecimiento de bacterias patógenas oportunistas que incluyen miembros de *Staphylococcus* y/o *Streptococcus*, *Corynebacterium* y el agotamiento de bacterias comensales (*Lactococcus* y *Lactobacillus*).

La mastitis se define como la inflamación del seno y comprende un grupo complejo de enfermedades inflamatorias de la mama, con un diagnóstico difícil por su similitud en la clínica, a la vez que debe excluirse la malignidad. Se puede clasificar como mastitis infecciosa (dividida a su vez en lactacional o puerperal, y no lactacional o no puerperal). Por su parte, la mastitis no infecciosa puede ser por inflamación granulomatosa o secundaria a necrosis o trauma, entre otros. De acuerdo con el tiempo, en su presentación clínica puede ser aguda o crónica.

La mastitis no infecciosa puede ser el resultado de una ectasia del conducto subyacente y mastitis periductal. La mastitis no puerperal tiene una variedad de presentación clínica, según la evolución de la enfermedad y la sobre infección. La ectasia ductal es un trastorno que precede el cuadro clínico y consiste en la dilatación de los conductos galactóforos en la región subareolar y fibrosis e inflamación periductal.

La sobreinfección bacteriana en la mastitis infecciosa y los abscesos mamarios son causados predominantemente por bacterias que colonizan la piel.

Pueden presentarse desde la adolescencia hasta los 80 años, con incidencia máxima a los 40 años. Se han reportado algunos casos en varones. Son más comunes en pacientes obesos y hay fuerte correlación con el tabaquismo: alrededor del 90 % de las mujeres con esta entidad fuman en comparación con el 38 % en la población general.

Alteraciones funcionales y anomalías del desarrollo de la glándula mamaria

Alteraciones funcionales en relación con la lactancia

Algunos de los factores que podrían estar relacionados con la alteración o la demora en la lactogénesis son: la ausencia del estímulo de succión del neonato; la cesárea en pretérmino; la obesidad; restos placentarios intrauterinos en el postparto, los cuales continuarán secretando progesterona con su consecuente actividad inhibitoria sobre la síntesis láctea; la diabetes tipo 1; tumores pituitarios y/o lesiones hipotalámicas; y la hiperprolactinemia idiopática, entre otros.

Las mamas pequeñas no son motivo de alteración en la lactogénesis. Puede que posean menor capacidad de almacenamiento, por lo que, simplemente, deberán aumentar la frecuencia de amamantamiento y llegarán al vaciado de la glándula con mayor facilidad.

Aquellas mamas que no se han desarrollado lo suficiente durante el embarazo pueden compensarlo durante el primer mes postparto, sin alteración de la lactancia.

La falla en la lactancia puede ser la forma de presentación del síndrome de Sheehan, caracterizado por el infarto de la hipófisis con su consecuente disminución de la secreción de prolactina.

En aquellos casos de lactogénesis deficiente debido a bajos niveles séricos de prolactina, puede intentarse el tratamiento con metoclopramida, la cual logra aumentar los niveles de dicha hormona.

Galactorrea

La galactorrea es la secreción láctea fuera de la gestación o luego de 6 meses de suspendida la lactancia. Puede ser en cantidades pequeñas o abundantes, espontánea o provocada ante la expresión de pezón. Puede presentarse asociada a amenorrea y, probablemente debida a causas endocrinas u otras.

El estrés debido a ejercicio extremo, cirugías o alteraciones del sueño, entre otras, pueden inhibir la secreción del factor inhibidor de prolactina (PIF), y desencadenar hiperprolactinemia.

Algunas drogas pueden estimular a las células lactotropas o inhibir la acción de la dopamina generando hiperprolactinemia, situación que debería revertirse a los 3- 6 meses de suspendida la droga.

Tumores pituitarios o hipotalámicos pueden dar origen a la galactorrea.

El hipotiroidismo, con su consecuente aumento de TRH, puede estimular la secreción de prolactina y producir galactorrea, al igual que el síndrome de Cushing, la insuficiencia suprarrenal, la acromegalia y la falla renal. Los tumores pulmonares o renales pueden ser productores de prolactina.

El estudio de la paciente con galactorrea debe comenzar con un exhaustivo interrogatorio, un examen físico adecuado y el dosaje sérico de prolactina. Si dichos niveles se encuentran elevados, se deben descartar causas fisiológicas y farmacológicas en primer término, evaluar del perfil tiroideo y, eventualmente, descartar patología tumoral mediante una resonancia magnética nuclear cerebral.

En aquellas pacientes con galactorrea y niveles séricos de prolactina menores a 100 ng/ml, con ausencia de neoplasias, el tratamiento no es estrictamente necesario, Sólo en aquellas mujeres con deseo de embarazo o deseo de cesar la secreción, puede implementarse tratamiento farmacológico.

Telarca prematura

Se denomina telarca prematura al desarrollo mamario en niñas menores de 8 años de edad, en ausencia de otro signo de maduración sexual. Se podría explicar el desarrollo mamario temprano debido a un aumento en la sensibilidad de los receptores de estrógeno; ya que se han descripto niveles normales o levemente aumentados de estradiol plasmático y gonadotrofinas basales, que no alcanzan para ser los responsables de dicho desarrollo.

A su vez, se han comprobado niveles normales de prolactina plasmáticos basales y en respuesta al estímulo de TRH, en niñas con telarca prematura. Por lo tanto, se deduce que la prolactina no tendría un rol protagónico en la génesis de esta entidad.

Mediante el test de LHRH en pacientes con telarca precoz, la LH presentó una respuesta similar a aquella de las niñas control. En cambio, los niveles de FSH fueron mayores en las niñas que presentaban el desarrollo mamario precoz. Por ende, luego de varios estudios, se concluye que la telarca precoz podría ser considerada una patología con activación prematura y parcial del eje diencéfalo-hipofisario-gonadal, a expensas de una alteración en la sensibilidad del hipotálamo a las hormonas sexuales, con aumento de los niveles séricos de FSH.

El test de LHRH resulta de utilidad para el diagnóstico diferencial entre telarca prematura y pubertad precoz.

Estudios comparativos han concluido que la telarca prematura no se relaciona con eventos obstétricos maternos tales como exposición a medicamentos, dietas o infecciones prenatales.

Si la telarca prematura se presenta en niñas menores de 2 años, generalmente el cuadro regresa a la condición basal inicial espontáneamente. En cambio, luego de los 2 años de edad, el cuadro se torna generalmente permanente y suele representar el primer signo del desarrollo puberal.

En las pacientes con diagnóstico de telarca prematura, debe ser evaluado el eje hormonal en la vida adulta con el objetivo de controlar la función reproductiva.

Hipertrofia mamaria juvenil

La hipertrofia mamaria juvenil es una patología benigna de la mama que se presenta en mujeres adolescentes luego del desarrollo puberal normal. Se caracteriza por el crecimiento rápido, continuo e incesante de la glándula mamaria, aun durante las etapas de madurez sexual. En la mayoría de los casos, su presentación es bilateral y simétrica, aunque existen casos cuya presentación es unilateral.

Histológicamente, el tejido mamario muestra diferentes grados de hiperplasia ductal y del estroma, a menudo con dilatación de los conductos. Los cambios estromales incluyen, típicamente, fibrosis, colagenización y degeneración mixoide; además, son característicos el edema intersticial y periductal, acompañados, algunas veces, de degeneración quística y dilatación linfática.

Los síntomas reportados para la gigantomastia juvenil son: dolor mamario, dolor de la columna cervical y/o dorsal, cambios posturales, dificultades higiénicas y lesiones del surco submamario.

En situaciones extremas, el peso mamario puede producir necrosis de piel. Son frecuentes, tanto para la familia como para la paciente, las secuelas psicológicas y sociales.

Clínicamente, la mama afectada posee apariencia péndula, con pezones y areola aumentados de tamaño; la red venosa superficial, a menudo, se encuentra dilatada y existen cambios cutáneos como ulceración y necrosis, secundarios al compromiso en la irrigación y a la tensión en la piel. La paciente puede presentar alteraciones posturales secundarias al peso excesivo (cifosis, lordosis lumbar compensatoria y escoliosis en casos asimétricos).

En el diagnóstico diferencial, se incluyen los de fibroadenoma, tumor Phyllodes, hipertrofia gravídica de la mama, hipertrofia mamaria secundaria a desórdenes endocrinos, pseudo-gigantomastia asociada con la obesidad y neoplasias malignas, sobre todo, hemangiosarcoma.

La etiología de la hipertrofia mamaria juvenil, o también llamada macromastia, ha sido adjudicada en un primer momento, al aumento de los niveles de estrona y estradiol circulantes. Sin embargo, varios trabajos de investigación han demostrado que el nivel plasmático de las hormonas mamotróficas no se correlaciona con el crecimiento exagerado de la glándula mamaria. Inclusive, se ha demostrado un descenso en los niveles séricos de progesterona en aquellas pacientes que padecen hipertrofia mamaria juvenil acompañado de niveles normales de estrógenos y somatostatina (GH).

Los estudios de imagen tienen un valor limitado en la gigantomastia juvenil: la mamografía es difícil de ser interpretada debido a la alta densidad del tejido mamario. Cuando esta se puede interpretar, los hallazgos son de benignidad, tal como "densidad homogénea" o "mastopatía", el ultrasonido rara vez provee información útil en estos pacientes y sólo está indicado para determinar, en grandes masas, si la lesión es sólida o quística. La resonancia magnética se puede utilizar en mayor grado para definir la arquitectura mamaria y patología oculta.

En el tratamiento de la gigantomastia juvenil se ha empleado la terapia hormonal, sola o en forma adyuvante a la reducción mamaria, con la finalidad de evitar una mastectomía.

La medroxiprogesterona, dihidroprogesterona y citrato de tamoxifeno han demostrado alguna utilidad en el retraso del desarrollo mamario. La medroxiprogesterona, hormona inhibidora de la hormona luteinizante con efecto antiestrogénico, ha sido utilizada satisfactoriamente en el tratamiento de la pubertad precoz y en la regresión del crecimiento mamario; sin embargo, puede acompañarse de amenorrea, incluso después de haber suspendido el tratamiento, y de la formación de nódulos de naturaleza benigna. La misma indicación podrá tener el empleo del citrato de tamoxifeno, un antiestrógeno que ofrece la ventaja de que puede detener y revertir el crecimiento mamario.

El tratamiento quirúrgico incluye una escisión local amplia y cirugía de reducción mamaria con o sin terapia hormonal asociada. En ocasiones, la mama, luego de la cirugía, continúa su crecimiento, por lo que se requiere de intervenciones quirúrgicas posteriores que pueden llevar a una mastectomía con reconstrucción.(Figura 2 y 3).

Figura 2. Casos de hipertrofia mamaria juvenil. A) frente, B) perfil. Gentileza del Dr. Rancati.

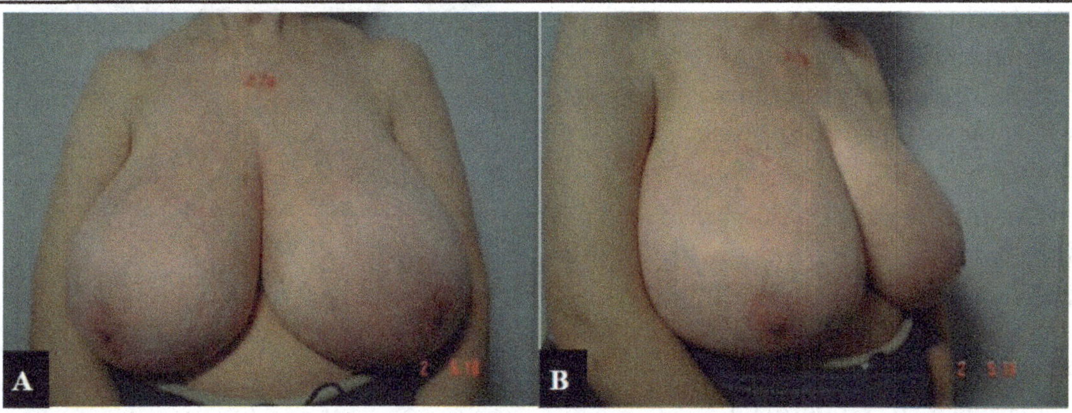

Figura 3. Casos de hipertrofia mamaria juvenil postreconstrucción. A) frente, B) perfil. Gentileza del Dr. Rancati.

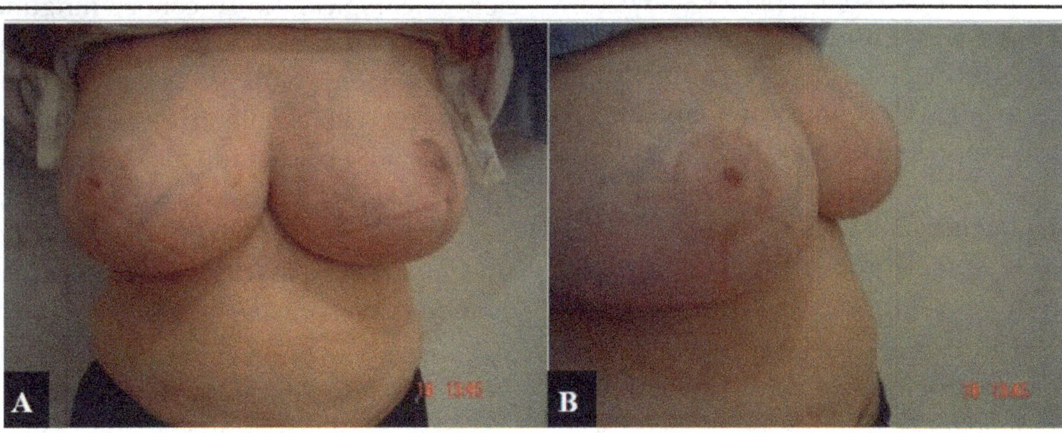

Hipertrofia mamaria durante el embarazo

Se trata de una patología poco frecuente, cuya etiología aún se desconoce. Se presenta generalmente en el primer trimestre de la gestación y se caracteriza por un crecimiento uni o bilateral, gradual, continuo e incesante de la glándula mamaria. La mama multiplica varias veces su tamaño y su peso original. La piel se edematiza y aumenta su consistencia, aumenta la vascularización del tejido subcutáneo y adquiere un aspecto de piel de naranja como consecuencia del rápido crecimiento mamario, del estiramiento de la piel, de la insuficiencia vascular pueden presentarse ulceraciones cutáneas, necrosis, infecciones y/o hemorragias.

Durante la etapa de puerperio la glándula mamaria hipertrofiada durante la gestación vuelve espontáneamente a su tamaño normal, aunque persiste una predisposición a que se repita el evento en los sucesivos embarazos.

Aún no ha sido establecida la etiología de esta patología, pero existen teorías que afirman que la hipertrofia mamaria gestacional se debe al aumento de las hormonas mamotróficas circulantes. Otros autores postulan un aumento de la sensibilidad de los receptores de la glándula mamaria a niveles hormonales normales, lo que produciría una respuesta exagerada por parte de la mama.

En la mayoría de los casos, se trata de una patología autolimitada que no se acompañará de ulceraciones ni necrosis.

La paciente debe ser aconsejada respecto de medidas higiénicas y una nutrición adecuada. Cualquier tratamiento invasivo/ quirúrgico será reservado a aquellas pacientes que presenten severo dolor, infección masiva o abscesos mamarios, necrosis, ulceraciones o hemorragia.

También puede presentarse hipertrofia de un lóbulo aberrante unilateral (Figura 4).

Figura 4. Hipertrofia de lóbulo aberrante.

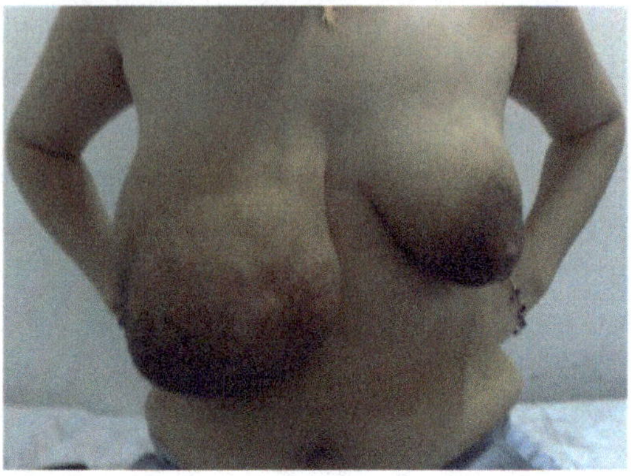

Mamas tuberosas

La mama tuberosa constituye una anomalía congénita de la mama que afecta uni o bilateralmente a las mujeres adolescentes, causando una gran afectación psicológica. No se conoce ninguna etiología para este síndrome que se presenta solamente en mujeres y que se manifiesta con el crecimiento de la mama en la pubertad. En su grado más desarrollado, es una deformidad grave que afecta de una forma importante la estabilidad emocional de la paciente, alterando su vida de relación.

Fue descrita por primera vez en 1976 por Rees y Aston, y su incidencia no está bien establecida. Existe una amplia nomenclatura para describir esta deformidad como mama tuberosa, mama tubular, mama caprina, hernia areolar, hipoplasia del polo inferior o mama constreñida. La esencia de la deformidad es deficiencia en las dimensiones horizontal y vertical de la mama, constricción de la base mamaria, hipoplasia parenquimatosa, deficiencia de piel del polo inferior, malposición superior del surco submamario, hernia areolar y asimetría, traduciéndose en una falta de desarrollo de la mama y en la herniación del tejido glandular dentro de la areola, con hipertrofia de ella.

Se trata de una deformidad habitualmente bilateral y muy variable en su grado de presentación. La mama está contenida en la fascia superficial, que se continúa con la fascia abdominal o fascia de Camper, tiene dos capas: la superficial y la profunda. Entre la capa superficial y la profunda de la fascia, existen unos tractos fibrosos (ligamentos suspensorios de Cooper) que unen ambas capas y que se extienden hasta la dermis de la piel que recubre la mama. En las mamas tuberosas, existe una ausencia de la capa superficial de esta fascia en la zona situada bajo la areola, junto con un engrosamiento de la fascia superficial especialmente en el polo inferior de la mama; también, se observa una banda de constricción en la periferia del complejo areola-pezón, que altera el normal desarrollo de la mama. El resultado final de todo ello es que la mama no puede desarrollarse hacia el polo inferior y, al tener un punto de menor resistencia a nivel de la areola por la falta de esta capa fascial, la glándula en crecimiento se hernia hacia el complejo areola-pezón.

La malformación varía desde un ligero subdesarrollo del cuadrante ínfero-interno, con una mama casi normal, hasta una gran hipoplasia de los cuatro cuadrantes, con diferente grado de herniación de la glándula en el complejo areola-pezón. La clasificación de Grolleau y cols divide la mama en cuatro cuadrantes y determina 3 grados de deformidad.

- Grado I. Corresponde a un 56 % de los casos. La alteración del desarrollo se limita al cuadrante ínfero-interno. La areola se encuentra desviada hacia abajo y adentro, siendo el volumen de la mama normal o hipertrófico.

- Grado II. Corresponde a un 26 % de los casos. Los dos cuadrantes inferiores son deficientes en su desarrollo. En estos casos la areola está desviada mirando hacia abajo.

- Grado III. Corresponde a un 18% de los casos. Todos los cuadrantes están afectados, la base mamaria se encuentra retraída. La mama tiene un aspecto de tubérculo o caprino.

El tratamiento quirúrgico a emplear varía dependiendo de la clasificación y de la severidad de la deformidad e incluye procedimientos tales como: remodelación glandular, mamoplastia de aumento, mastopexia o combinación de ambas.

En las mamas tuberosas de grado I, dado que el volumen glandular es suficiente, el tratamiento consistirá en la redistribución de este mediante colgajos glandulares para aumentar el volumen en el cuadrante ínfero-interno de la mama. En los grados II y III el volumen es deficiente en diferente grado; en estos casos, se precisa la remodelación de la areola y de la glándula, así como la colocación de una prótesis para aumentar su volumen. Con la simple colocación de una prótesis detrás de la mama malformada, sólo consiguen acentuar la deformidad en lugar de corregirla, ya que se marca claramente el nivel hasta dónde llega la glándula, que resulta, en la mayoría de los casos, una mama con doble pliegue submamario (signo de doble burbuja).

Todo ello nos demuestra que la banda de constricción causante de esta deformidad no se encuentra a nivel cutáneo (ya que esta piel es laxa), sino a nivel glandular. Por ello, el tratamiento se basa en la remodelación de la glándula para distribuirla lo más uniformemente posible y conseguir un aspecto natural de la mama.

La técnica descripta rompe la banda de constricción, corrige en muchos casos la herniación del tejido glandular en la areola, desciende el surco submamario a su nivel correcto y rellena los cuadrantes mamarios inferiores sin perjuicio de los superiores (Figura 5).

Figura 5. Mama tuberosa. A) antes de cirugía reparadora y B) luego de cirugía reparadora.

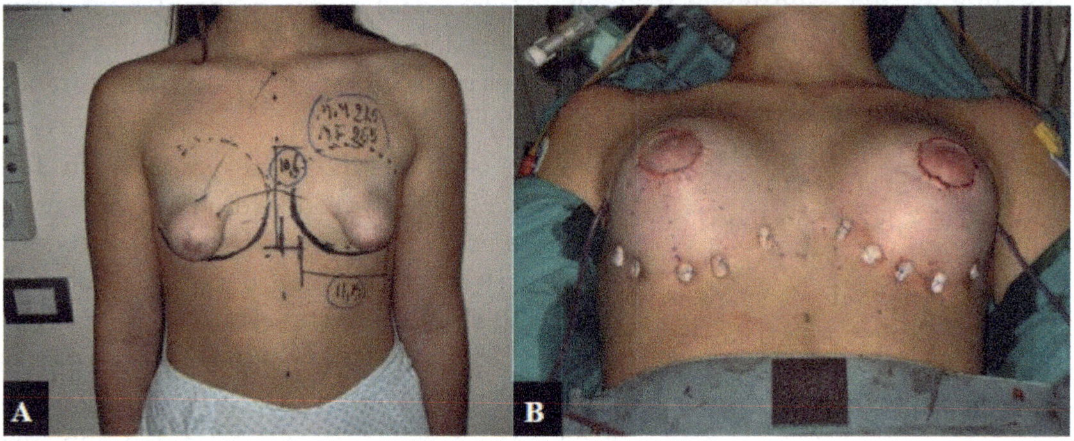

Gigantomastia inducida por drogas

Este síndrome puede presentarse en pacientes adolescentes o en la mujer adulta. La D- penicilamina es responsable del crecimiento continuo e incesante de la glándula mamaria, aunque su mecanismo resulta aún hoy desconocido. Algunos autores como Desai han sugerido la adhesión de dicha droga a la proteína transportadora de esteroides, que causan un aumento de la fracción libre de estrógenos que sería la responsable del aumento de tamaño de la glándula. Otros autores como Taylor, Cumming y Corenblum respaldan la teoría de la acción a nivel local de la D- penicilamina sobre la glándula mamaria, ya que no se acompaña la gigantomastia de trastornos del ciclo sexual femenino.

Factores iatrogénicos relacionados con la hipomastia

La hipoplasia mamaria puede ser de origen primario, debido a una falla en el desarrollo glandular, o secundario a la manipulación terapéutica o injuria del tejido glandular, durante la infancia o el intervalo prepuberal.

Por ende, los traumatismos, las incisiones, los abscesos o lesiones infectadas, así como el tratamiento radiante, entre otros, originarán un daño irreversible en el brote mamario que conducirá a una alteración en el desarrollo de dicha glándula mamaria. Ante la necesidad de realizar alguna biopsia de la mama o drenaje de alguna lesión en dicho órgano, previo a completar el desarrollo mamario puberal, debe cuidarse exhaustivamente la técnica del procedimiento a realizar, así como la necesidad o urgencia de realizar la práctica.

Bibliografía

1. Badve S, Sloane JP. Pseudoangiomatous hyperplasia of male breast. Histopathology. 1995; 26:463-6.
2. Cardoso de Castro C. Subcutaneous mastectomy for gigantomastia in an adolescent girl. Plast Reconstr Surg. 1977; 59:575-8.
3. Cohen MA, Morris EA, Rosen PP, et al. Pseudoangiomatous stromal hyperplasia: mammographic, sonographic, and clinical patterns. Radiology. 1996; 198:117-20.
4. Colan M Ho-Yen, J Louise Jones, and Stephanie Kermorgant.The clinical and functional significance of c-Met in breast cancer: a review. Breast Cancer Res. 2015; 17(1): 52.
5. De Saint Aubain, Somerhausen N, Larsimont D, et al. Pseudoangiomatous hyperplasia of mammary stroma in an HIV patient. Gen Diagn Pathol. 1997; 143:251-4.
6. *Fernández-Cid A:* Patología mamaria infanto-juvenil. 1989. Salvat Editores 1989.
7. Fisher W, Smith JW. Macromastia during puberty. Plast Reconstr Surg. 1971; 47:445-51.
8. Neinstein LS. Breast disease in adolescents and young women. Pediatr Clin North Am. 1999; 46:607-29.
9. *Goldstein D:* The breast Examination and lesions. En Emans J, Laufer M, Goldstein D. Pediatric and Adolescent Gynecology. Philadelphia, New York, Lippincot-Raven Publishers
10. 1998: 587-609.
11. Griffith JR. Virginal breast hypertrophy. J Adolesc Health Care 1989; 10:423-32.
12. Histología de HAM, novena edición. David H. Cormack.
13. Johnson, M.; Koukoulis, G.; Matsumoto, K.; Nakamura, T.; Iyer, A. (1993-06). «Hepatocyte growth factor induces proliferation and morphogenesis in nonparenchymal epithelial liver cells». Hepatology (Baltimore, Md.) 17 (6): 1052-1061. ISSN 0270-9139. PMID 8514254.
14. Kupfer D, Dingman D, Broadbent R. Juvenile breast hypertrophy: report of a familial pattern and review of the literature. Plast Reconstr Surg. 1992; 90:3039.
15. La mama, tomo 1, volumen 2". J. V. Uriburu y col. 1996.
16. La mama, manejo multidisciplinario de las enfermedades benignas y malignas. Kirby Bland
17. Edward Copeland 2007. Editorial Medica Panamericana.
18. Lewis MT: Homeobox genes in mamary gland development and neoplasia, Breast Cancer Res 2:158, 2000.
19. Meites, J. Turner, C. Studies concerning the mechanism controlling the initiation of lactation at parturition. Can estrogen suppress the lactogenic hormone of the pituitary. Endocrinology. Volumen 30.
20. Medical Embryology, sixth Edition. Langman´s. T.W. Sadler, Ph. D.
21. Nelson KG: premature thelarche in children born prematurely, J. pediatr, 1983.
22. Netscher DT, Mosharrafa AM, Laucirica R. Massive asymmetric virginal breast hypertrophy. South Med J. 1996; 89:434-7.
23. OROZ, J.; PELAY, M. J. y ESCUDERO, F. J. Reconstrucción de la mama tuberosa. *Anales*
24. Ryan RF, Pernoll ML. Virginal hypertrophy. Plast Reconstr Surg. 1985; 75:737-42.
25. Ramakart D, Jacob G, Arun K. Ethionamide and gynecomastia. J Pharmacol Pharmacother. 2012;3(2):196-9.
26. Revista Argentina De Cirugía Plástica 2018;24(2):88-94.
27. Samuelov R, Siplovich L. Juvenile gigantomastia. J Pediatr Surg. 1988; 23:1014.
28. *Sis San Navarra* [online]. 2005, vol.28, suppl.2, pp. 101-108. ISSN 1137-6627.
29. Ship AG, Shulman J. Virginal and gravid mammary gigantism: recurrence after reduction mammaplasty. Br J Plast Surg. 1971; 24:396-401.
30. Williams Obstetricia, cuarta edición. Cunningham, Mac Donald, Gant, col.

CAPÍTULO 04

Malformaciones congénitas de la mama

Riat Agostina, Britos Carla

Introducción

Las alteraciones congénitas de la mama son aquellas malformaciones originadas por defectos en el desarrollo embrionario. Muchas de ellas sólo serán evidentes durante la pubertad, una vez iniciado el desarrollo de la mama. Otras serán más evidentes en el embarazo o la lactancia.

Como resultado de una alteración en los mecanismos que regulan el desarrollo de la glándula mamaria durante su organogénesis, se han descrito diversas alteraciones en su morfología y estructura. Estas pueden ser uni o bilaterales, y afectar la mama o el pezón, ya sea por exceso o por defecto.

Las asimetrías pueden ser consecuencia de alteraciones de número (agenesia, mamas supernumerarias), alteraciones de situación (distinto nivel de implantación) y también por ausencia parcial (amastia o falta de glándula con complejo areola pezón respetado; es diferente de la agenesia, que ocurre cuando faltan todas las estructuras mamarias).

Las alteraciones del desarrollo mamario, por lo que respecta al número se producen o por exceso o por defecto, pueden afectar la mama o exclusivamente el pezón. En el siguiente apartado, se resume la clasificación de las malformaciones congénitas de la glándula mamaria.

Alteraciones en número por defecto

Agenesia mamaria

Faltan todos los componentes de la mama. En su lugar, tan sólo se halla la piel torácica normal. Puede ocurrir que falte una o ambas mamas.

Este fenómeno se explica por presentarse una involución completa de todos los elementos del primordio mamario, esto es, de los derivados del epiblasto, de los conductos glandulares y del mesénquima adyacente. Esta circunstancia sólo se puede resolver con cirugía estética, con colgajos miocutáneos o implantes protésicos, y creando unas areolas y pezones artificiales de forma adecuada y armónica, con piel de la cara anterior de los muslos o de los labios menores de la vulva.

Amastia

Es una de las anomalías congénitas de la mama menos frecuente. Consiste en la ausencia total de una o de ambas glándulas, con presencia de areola y pezón.

Cuando es unilateral, generalmente se acompaña también de la carencia del músculo pectoral mayor y del menor, además de otro grupo de malformaciones. Constituye así lo que se conoce como síndrome de Poland.

La agenesia mamaria se explica por una involución completa de todos los elementos del primordio mamario y abarca la más grave de todas las malformaciones. La ausencia unilateral de la mama es más frecuente que la amastia bilateral. Generalmente, cuando la amastia es unilateral, coincide con anomalías del hemotórax de ese lado, sobre todo, atrofia del músculo pectoral.

Síndrome de Poland

Está caracterizado por defectos unilaterales congénitos de la glándula mamaria con anomalías asociadas de la pared torácica y la musculatura homolateral, y braquisindactilia (Figura 1).

Figura 1. Ausencia del músculo pectoral. Braquisindactilia de mano derecha. Case Reports (2018).

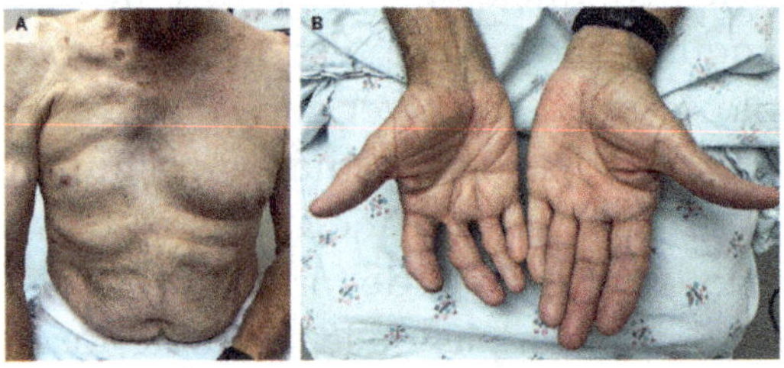

Se presenta una falta de músculo pectoral mayor y menor, de la cintura escapular y malformaciones del miembro superior homolateral, así como hipoplasia o ausencia completa de la mama o pezón homolateral, defectos de los cartílagos costales y de las 2°,3° y 4° o 3°,4° y 5° costillas, acompañados de hipoplasia de los tejidos subcutáneos de la pared del tórax y braquisindactilia. Se pueden presentar parcialmente o en su totalidad.

El síndrome de Poland es unilateral, más frecuente en la mujer que en el hombre y en el lado derecho. No es hereditario y su tratamiento varía de acuerdo con las malformaciones y el aspecto físico de la paciente.

En presencia de un defecto evidente de la pared torácica (de las costillas y/o los cartílagos costales) generalmente se observa una profunda concavidad durante la espiración y una hernia pulmonar durante la inspiración. El lado derecho está más comúnmente más afectado que el izquierdo.

El síndrome de Poland ha sido asociado con leucemia, al igual que otras raras anomalías congénitas. Se han observado defectos similares asociados con la exposición materna a drogas, por ejemplo, a la talidomida.

Solamente en casos extremos, como ocurre en la ausencia total del cartílago costal o de segmentos de las costillas anteriores, estos pacientes se encuentran físicamente discapacitados. El tratamiento de estos pacientes depende de la cantidad de anomalías presentes y de su expresión física. El tratamiento es la cirugía plástica reparadora.

Se han publicado numerosas descripciones de correcciones quirúrgicas, pero ninguna logró corregir casos severos. La lipomodelación mamaria es un gran paso en el tratamiento de estas deformidades y debe considerarse como tratamiento de primera línea si los depósitos de grasa son suficientes. En caso contrario, o en el joven delgado, se deben utilizar técnicas compuestas con implante de silicona.

Incluso existen diversos procedimientos quirúrgicos destinados a corregir las deformaciones de la pared torácica mediante injertos costales óseos o implantes metálicos, así como colgajos miocutáneos del músculo dorsal ancho para aumentar el tamaño de la glándula mamaria hipoplásica y mejorar simultáneamente el contorno de la pared torácica.

Atelia

Consiste en la ausencia del pezón y es la menos común de todas las anomalías de la mama. Hay una falta de desarrollo de la areola y el pezón, a pesar que persiste el crecimiento del botón. Por lo tanto, la persona tendrá una glándula más o menos rudimentaria, con ausencia de pezón y areola. En el examen clínico, se encuentra un nódulo subcutáneo constituido por tejido conectivo o adiposo.

Aunque la etiología exacta se desconoce, se entiende que la involución anormal de la cresta mamaria es el mecanismo por el cual se produce. Se cree que el déficit de hormona paratiroidea lleva a la falta de proliferación del mesénquima que forma el complejo areola-pezón.

La mayoría de los informes de atelia se relacionan con la displasia ectodérmica. Esta enfermedad hereditaria se caracteriza por defectos del desarrollo ectodérmico. La piel y sus apéndices se ven afectados principalmente.

La atelia se observa, en general, en el nacimiento o poco después; es congénita, lo que la distingue de la destrucción traumática o iatrogénica del pezón.

El tratamiento será de tipo estético, con la creación de pezones artificiales. Debe tenerse en cuenta que, en caso de embarazo, se debe inhibir la lactancia inmediatamente después del parto.

Alteraciones en número por exceso

Polimastia

Se utiliza el término "polimastia" para describir la existencia de más de dos glándulas mamarias. Se ha descrito entre 0,4 y 6 % de la población general. A menudo, no es observada hasta la pubertad, cuando el tejido mamario ectópico está sujeto a influencias hormonales.

Las mamas accesorias son frecuentemente consideradas como un problema meramente cosmético. Sin embargo, en esas estructuras, como en cualquier otro tejido mamario, pueden surgir alteraciones variadas, tanto benignas como malignas.

La polimastia tiene lugar cuando el surco embrionario mamario no experimenta una regresión normal, de la cual se desconocen los factores causales.

Los términos "tejido mamario ectópico" y "polimastia", a menudo, se usan indistintamente.

Tales estructuras se sitúan a lo largo de la línea láctea embriológica, es decir, desde la axila, siguiendo la línea mamilar hasta la región inguinal e, incluso, hasta la parte superior interna del muslo, la región glútea, la parte posterior del cuello, cara, brazo hombro y línea media dorsal, estas últimas explicables por una prolongación dorsal de la cresta mamaria. La ubicación más frecuente es en la línea axilar.

El tejido mamario ectópico está sujeto a las mismas patologías que el tejido mamario ortotópico. Por lo tanto, los pacientes pueden desarrollar enfermedad fibroquística, mastitis, fibroadenomas, tumores phyllodes o cáncer en la mama supernumeraria. Por esta razón, así como el tejido mamario supernumerario es eliminado por razones estéticas, se recomienda la resección completa en los pacientes sintomáticos.

Se las puede clasificar teniendo en cuenta el lugar de ubicación en:

1. Mamas accesorias: cuando aparecen implantadas en cualquier punto de la cresta mamaria, es decir, desde la axila, por la línea mamilar, hasta la ingle. Solamente se manifiesta durante la pubertad o después de ella, y cuando el desarrollo más acelerado ha sido durante el embarazo. Incluso pueden secretar leche cuando se acompañan de pezón. En muchas ocasiones, el descubrimiento de tejido mamario accesorio tiene lugar durante el primer embarazo, como consecuencia de los cambios secundarios desencadenados por la estimulación hormonal del estradiol ovárico y el estradiol placentario.
2. Mamas ectópicas: Cuando se encuentran fuera de la cresta mamilar, aunque cerca de ella, en sus vecindades. Es bastante frecuente, lo es menos que las mamas accesorias y más que la presencia de mamas aberrantes. Tienen una presentación clínica variable, por lo que son diagnosticadas erróneamente como lesiones tumorales, quísticas, hernias o infecciones. El diagnóstico de certeza se obtiene mediante el estudio histopatológico del tejido.
3. 3) Mamas aberrantes: están situadas a distancia de la línea mamilar o cresta mamaria. Estas mamas parecerían tener mayor predisposición a la degeneración maligna, alrededor de un 7 %.

A su vez, según los componentes mamarios que aparezcan en su constitución, se distinguen los siguientes tipos de mamas supernumerarias:

1. Completas: cuando se hallan todos los componentes de la glándula mamaria. Esto es: pezón-areola, conductos galactóforos y estroma. Estas mamas pueden tener volumen, estructura y función normales.
2. Mamilares: se forma la arborización canalicular, el estroma y un pezón. Falta la areola.
3. Areolares: se presenta arborización canalicular, estroma y areola, sin hallarse pezón.
4. Glandulares: se produce desarrollo de la arborización galactófora y de estroma conectivo adiposo, que incluye los conductos glandulares, a veces muy escasos, pero faltan la areola y el pezón.

Politelia

La politelia o pezón supernumerario es la presencia de múltiples pezones sin relación anatómica de estructuras glandulares, siendo el resultado de un remanente de ectodermo. Es la malformación más frecuente del tejido mamario accesorio.

Los pezones supernumerarios pueden aparecer en la línea inferomedial axilar hasta la región inguinal y terminar en la superficie media superior del muslo, con una frecuencia que oscila de 0,2 % al 5,6 %, dependiendo del género, raza y origen geográfico, con mayor índice de frecuencia en raza negra, asiáticos y judíos en comparación con los europeos caucásicos. La mayoría ocurren de forma esporádica, aunque se han descrito distintos patrones de herencia (Figura 2).

Figura 2. Politelia Bilateral. Case Reports (2017)

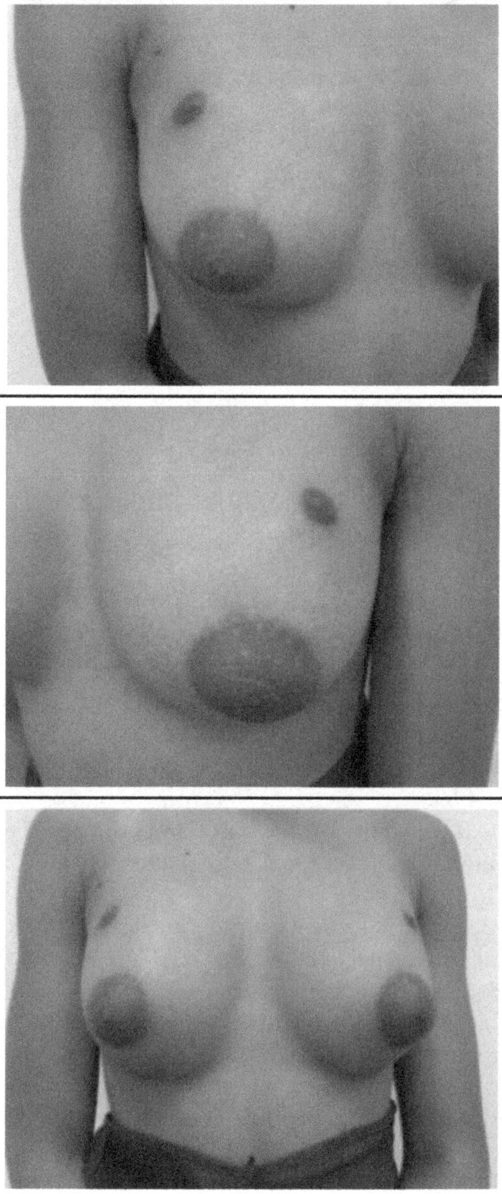

La politelia, generalmente, es asintomática, pero la literatura reporta asociaciones de malformaciones uronefrológicas como calectasias, riñón poliquístico, doble sistema excretor, entre otras, pero la conducta quirúrgica está dirigida más a fines cosméticos

La presencia de pezones supernumerarios es una condición benigna fácilmente tratada desde un punto de vista cosmético. Pero, como ya se especificó, tiene asociaciones importantes con anormalidades renales.

Según su localización se los puede clasificar en:

1. Pezones accesorios: cuando se sitúan en la areola.
2. Pezones ectópicos: cuando se encuentran por fuera de ellas, pero en sus vecindades.
3. Pezones aberrantes: cuando están lejos de dicha área.

Según los componentes que aparezcan en su constitución, se distinguirán los siguientes tipos de pezones supernumerarios:

1. Completos: existe un pezón y una areola, que pueden ser rudimentarios.
2. Mamilares: sólo se desarrolla el pezón.
3. Areolares: caracterizados por la presencia de una areola, sin que se forme el pezón.
4. Pilosos: se desarrolla un grupo de folículos en lugar de la areola.

Sinmastia

Consiste en la confluencia medial de las mamas. Es una rara anomalía clínica que se caracteriza por la presencia de una membrana que atraviesa la línea media y une mamas por lo general simétricas. La piel se une en la línea media con mayor o menor cantidad de tejido glandular. Siempre el tratamiento es cirugía plástica (Figura 3).

Figura 3. Sinmastia. Case Reports (2020).

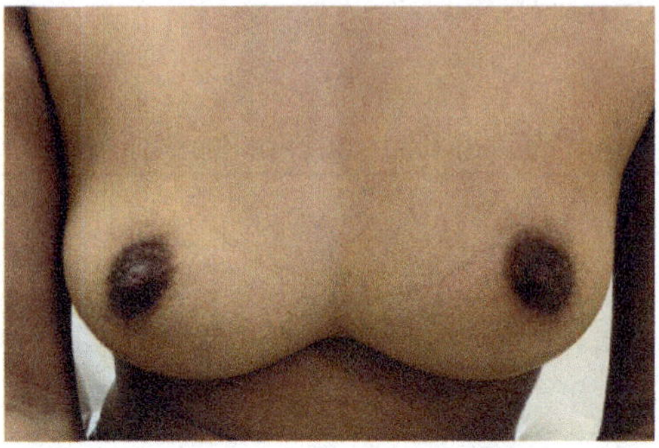

Bibliografía

1. E Delay 1, H Nachaoui 2, P Frobert 2 (2022 Nov). Poland's syndrome. *Pub Med.National Library of Medicine.* https://pubmed.ncbi.nlm.nih.gov/35995703/
2. Gastón Berman. Monografía. Anomalías de la mama. Revista Argentina de Mastología 2010; 29(103): 141-158.
3. Guerra Cabrera, Juan Miguel; Antelo Gordillo, María Elena. Mama supernumeraria. Presentación de un caso. Cuba. MediSur, vol. 8, núm. 3, 2010, pp. 54-57.
4. L H Ishida 1, H R N Alves, A M Munhoz, C Kaimoto, L C Ishida, F L Saito, R Gemperlli, M C Ferreira. (2005). Athelia: case report and review of the literature. *Pub Med.National Library of Medicine.* https://pubmed.ncbi.nlm.nih.gov/15950955/
5. Lidia Torres Aja1 Neylín Caballero Aja. Síndrome de Poland. Presentación de un caso y revisión de la literatura. (23-12-2016). Cuba. Hospital General Universitario Dr. Gustavo Aldereguía Lima. Cienfuegos. http://scielo.sld.cu/pdf/ms/v13n6/ms10613.pdf
6. Milvis P Fleitas-Moreno , Luis D Alemán-Frías , Carlos E Muñoz-Medina , Angelique M Bookaman-Salazar , Milgaris P Fleitas-Moreno. Politelia: reporte de un caso. 2018. Revista Hispanoamericana de Ciencias de la Salud.
7. Kelsey R Kennedy , Apphia L Wang. Poland Syndrome. Case Reports N Engl J Med. 2018 Jan 4;378(1):72. doi: 10.1056/nejmicm1709713.
8. H Halleland, E Balling, T Tei, S Arcieri, H Mertz, M Mele.Polythelia in a 13-year old girl. Case Reports G Chir. 2017 May-Jun;38
9. Neha Jain , Uthraa Thambiran , Leena Jain , Siddharth Prakash , Shrirang Purohit , Samir Kumta. Congenital Symmastia: A Four-Step, Minimally Invasive Approach. Case Reports Indian J Plast Surg. . 2020 Mar;53(1):140-143.

CAPÍTULO 05

Mastalgia

Valderruten Mario

Introducción

Históricamente, el dolor mamario no recibió mucha atención hasta el siglo XIX. En 1829, Astley Cooper acuñó el término "mastalgia" y lo atribuy**ó** a una predisposición nerviosa (mujeres nulíparas, frustradas e infelices). Entrado el siglo, Haagensen **aún abonaba esta teoría insistiendo en que aparecía en pacientes inestables, hipocondriacas y francamente psicóticas. Afortunadamente**, a partir de la segunda mitad del siglo XX se empieza a estudiar el dolor mamario de manera estructurada.

A través de la historia, esta enfermedad ha recibido múltiples denominaciones hasta llegar al término actual de "mastalgia"; dentro de dichas denominaciones están: enfermedad fibroquística, displasia mamaria cíclica (Uriburu, 1974), desórdenes o enfermedades benignas de la mama (Hughes, 1983) y aberración del desarrollo normal y la involución (ANDI por sus siglas en inglés) (Hughes, 1987). No son procesos inflamatorios ni tumorales, sino alteraciones clínico-patológicas de la glándula mamaria provocadas por un desequilibrio en la relación estrógeno-progesterona.

La mastalgia, o a veces mal llamada mastodinia, es una afección frecuente en la consulta ginecológica o de patología mamaria. Se presenta entre un 70 al 90 % a lo largo de las etapas de la vida de la mujer, constituye el 50% del total de consultas. Afecta a las mujeres en periodo reproductivo entre la segunda y tercera década de la vida. Por lo general, se siente en la parte central de la mama y varía entre tensión, incomodidad o dolor real. Se puede dividir en dolor cíclico y no cíclico, dependiendo si el dolor mamario se presenta en el periodo premenstrual o no.

Etiopatogenia

Existen cuatro teorías para explicar el desarrollo de la mastalgia:

1. Teoría endocrina: basada en la alteración de la relación de estrógenos y progesterona, que bien puede estar dada por un aumento real de los estrógenos o por disminución de los valores circulantes de progesterona. Al presentarse dicha alteración, actúa sobre el lobulillo genéticamente predispuesto y desencadena tanto cambios histológicos como la sintomatología. Se ha propuesto que el dolor mamario durante la fase lútea puede deberse a valores séricos más altos de estrógeno que progesterona. Esto puede estar más relacionado con una insuficiencia de progesterona que con un exceso de estrógeno.

2. Teoría neuroendocrina: algunos estudios han demostrado una hiperreactividad de la prolactina a la estimulación de la hormona liberadora de tirotropina, mientras que otros han sugerido niveles elevados o anomalías en el metabolismo de los lípidos.
3. Teoría bioquímica: el exceso de metilxantinas (té, café, chocolate, bebidas colas), nicotina y tiraminas (carnes procesadas, hongos, quesos fermentados, vino) inhiben la enzima fosfodiesterasa y aumenta la concentración de AMP cíclico en las células mamarias en respuesta a la mayor liberación de catecolaminas que estimulan la proliferación epitelial, produciendo dolor.
4. Teoría anatómica: esta teoría se basa en la arquitectura sensorial de la mama. Existe una densidad de receptores sensitivos de la piel mamaria, superior a la piel normal, con un gran predominio de la sensibilidad a la presión y frío-calor de la zona de pezón y areola. En los galactóforos terminales, también se identifican este tipo de receptores. Un estudio reciente investigó las estructuras morfológicas mediante ecografía de 335 mujeres en Alemania, 212 de las cuales tenían dolor mamario. La intensidad del dolor mostró una relación significativamente positiva con el ancho de los conductos galactóforos, lo que sugiere una asociación entre la ectasia del conducto y la mastalgia.

Clasificación

La mastalgia tiene varias clasificaciones, pero se ha propuesto la de Cardiff Mastalgia Clinic, que divide el dolor mamario en 4 grupos: mastalgia cíclica, mastalgia no cíclica, mastalgia extramamaria y mixta (coexisten dos o más causas).

Mastalgia cíclica

Hay una asociación temporal con el ciclo menstrual. El dolor comienza característicamente en los días previos a la menstruación, se va incrementando gradualmente y tiende a disminuir una vez que ha comenzado la menstruación, desapareciendo unos días después. Dicho dolor suele sentirse de forma difusa y bilateral con algo de irradiación en la parte superior del brazo y la axila. El dolor en estas mujeres suele disminuir después de la menopausia.

Se divide en 3 estadios evolutivos que pueden cumplirse o no, los cuales son: mastodinia, adenosis y enfermedad fibroquística.

1) Mastodinia: es más frecuente entre los 18 y 25 años. Se caracteriza por un dolor cíclico uni o bilateral, sin nódulos ni secreción por el pezón, que se exacerba en los días premenstruales. Su ubicación, generalmente, es en el cuadrante superior y externo con irradiación hacia la región axilar y cervical. En muchas de las pacientes jóvenes, a través de los años, las crisis suelen desaparecer de manera espontánea y otras no consultan por considerar normal dicha sintomatología. El adecuado diagnóstico se logra mediante una correcta anamnesis y examen mamario; semiológicamente, la inspección es negativa y a la palpación se reconoce aumento de la consistencia. El diagnóstico diferencial se realiza con situaciones o casos que producen dolor mamario o

extramamario: dolor premenstrual, neuralgias intercostales, condritis, osteocondritis, etc.

2) Adenosis (enfermedad de Schimmelbusch): en su evolución, es una etapa posterior a la mastodinia. El dolor puede ser de las mismas características, pero de menor intensidad; se presenta en mujeres con edad entre 25 y 40 años. Al examen físico se presentan numerosos nodulillos de diferente tamaño distribuidos presencialmente en el cuadrante supero externo, cuyos diámetros oscilan de 1 mm a 1 cm. Otra forma de presentación es como un nódulo dominante de forma irregular, bordes indefinidos sin movilidad dentro de la glándula, no adherido a planos profundos ni a la piel. Dadas estas características, es frecuente la utilización de biopsias para establecer el diagnóstico diferencial con cáncer, además de fibroadenoma, quistes, ectasia de los conductillos y la necrosis grasa. uede ser útil el estudio del eje hipotálamo-hipófisis-gonadal.

El diagnóstico es clínico, aunque la ecografía y la mamografía bilateral digital pueden utilizarse eventualmente para un diagnóstico certero en determinados casos. Anatomopatológicamente, la adenosis puede presentar aspectos distintos como la hiperplasia lobulillar, hiperplasia de células mioepiteliales y adenosis esclerosante.

3) Enfermedad fibroquística (enfermedad de Reclus): entidad clínico-patológica crónica no maligna que se evidencia como una zona dura debido a la proliferación del tejido conectivo, del epitelial y a la presencia de quistes de forma focal o difusa. Es más frecuente entre los 40 a 55 años. Representa la alteración más común evidenciada en la mama de la mujer durante la madurez sexual. Clínicamente, se evidencia con molestias en una o ambas mamas y con dolor a la palpación. Otros síntomas son nodularidad y/o induración de forma variable, y secreción por pezón la cual es serosa y en los quistes simples suele ser bilateral o pluriorificial.

Pueden distinguirse dos formas clínicas: quiste único o macroquístico de rápido crecimiento, de forma redondeada con bordes netos de consistencia variable que aumentan en el periodo premenstrual y disminuyen en el periodo posmenstrual; y quistes múltiples o micropoliquisticos, donde se aprecian quistes de diferentes tamaños en una o ambas mamas.

El diagnóstico se presume por clínica y se complementa con estudios de imágenes (mamografía y ecografía) y si es necesario punción de los quistes para estudio citológico. A nivel ecográfico la mastopatía fibroquística se divide en:

1. Tipo I (de pequeñas formaciones): son tumoraciones quísticas de <0,5 cm de diámetro.
2. Tipo II (de medianas formaciones) entre 0,5 – 2 cm.
3. Tipo III (de grandes formaciones) > 2 cm.[13]

Tratamiento

En primer lugar, se recomienda clasificar el tipo de dolor y focalizar según su posible causa. El examen clínico es muy útil en algunos casos con masa palpable, arañas vasculares y puntos gatillo en la pared torácica, pero, en la mayoría de los casos, tendrá un examen mamario normal que junto con un examen imagenológico (ecografía o mamografía normal). La posibilidad de malignidad mamaria no detectada es inferior al 5 %. Esto puede calmar a muchas pacientes (85 %) y no requerirá tratamiento.

En general, el 92 % de las pacientes con mastalgias **cíclicas pueden obtener alivio del dolor con tratamiento convencional. Es importante saber que el 20** % de las mujeres con mastalgia responden al placebo y el 20 % de las mastalgias son resistentes a cualquier tratamiento.

Es así c**ó**mo, de esta manera, el tratamiento se divide en farmacológico y no farmacológico.

Tratamiento no farmacológico

Además de dar tranquilidad a la paciente, se debe considerar otros ajustes simples en el estilo de vida que pueden beneficiar la mastalgia, principalmente, si es cíclica. El descartar cáncer y explicar a la paciente que se trata de un proceso benigno por sí mismo puede mejorar el cuadro hasta un 85 % de los casos. El segundo elemento es aconsejar un correcto uso del sujetador que ajuste bien, que no comprima en exceso ni deje la mama demasiado suelta, es decir, que no se clave ni deforme la mama; es una medida de eficacia probada que puede mejorar el dolor en la mayoría de los casos. La aplicación de calor y frío da efectos antiinflamatorios y descongestionantes; tiene efectividad en episodios agudos. El uso de kinesiología, homeopatía y otras medicinas alternativas goza hoy de gran aceptación y prestigio, pero la ausencia de ensayos clínicos pone en duda la efectividad real de su efecto sobre el dolor mamario. La modificación de la dieta reduciendo o aumentando la proporción de determinados nutrientes (eliminación de metilxantinas e ingesta de suplementos de vitamina E, B1 y B6) ha sido otro aspecto atractivo para el tratamiento. Sin embargo, los ensayos controlados con placebo no demuestran beneficio de ninguno de ellos.

Además de esto, algunas modificaciones como la reducción de la dosis de terapia de reemplazo hormonal y modificaciones del uso de anticonceptivos orales deben aplicarse en las pacientes con dolor mamario de moderada a gran intensidad, que afectan su calidad de vida. En aquellas que rechazan la orientación verbal, la conducta farmacológica debe ser considerada.

Tratamiento farmacológico

Dada su etiopatogenia variada y polémica, existen numerosas posibilidades terapéuticas sin destacar ninguna de ellas. Al hablar de tratamientos farmacológicos, es justo hablar de los antiinflamatorios (AINEs) en primer lugar. Su uso tiene aún poco predicamento, pero han demostrado eficacia hasta en el 80 % de casos, aunque su utilidad, a menudo, se subestima. Existe un estudio no controlado con Nimesulida oral que ha demostrado que, tras dos semanas, todas las mujeres mejoran su dolor. El problema de los AINEs son los efectos secundarios; por ese motivo, se ha estudiado su aplicación tópica (diclofenaco y piroxicam), que, en varios estudios, han demostrado alta eficacia tanto en el dolor cíclico como en el no cíclico.

1. Progesterona: es uno de los tratamientos clásicos de la escuela france-

sa, pensando en un exceso de estrógenos a nivel local como causa del dolor. Por vía tópica, existen varios estudios no controlados que demuestran su eficacia.

2. Danazol: es, probablemente, el tratamiento con el que hay más estudios disponibles y es el único fármaco aprobado por la FDA para el tratamiento del dolor mamario. Es un derivado sintético de la testosterona. Actúa bloqueando la secreción de gonadotropinas, evita el pico de LH e inhibe a nivel ovárico la síntesis de esteroides. La dosis de tratamiento es de 100 a 200 mg/día durante 3 meses. Los efectos secundarios comunes son crecimiento del vello, aumento de peso y irregularidades menstruales; por lo tanto, su uso debe reservarse para casos de mastalgias severas, además de estar contraindicado en el embarazo.
3. Agonistas dopaminérgicos: entre este grupo están la bromocriptina y, **más recientemente**, la Quinagolida y la Lisurida. Su uso se fundamenta en las alteraciones encontradas en la secreción de la prolactina, pero su efectividad no es tan alta como la del Danazol; tiene un perfil de efectos secundarios molestos (náuseas, vómitos, mareos), por lo que su uso está bastante limitado a pesar de publicaciones que demuestran su eficacia. Se administra a una dosis de 2,5 mg dos veces al día por un periodo de dos meses.
4. Tamoxifeno: objeto de numerosas publicaciones. Ha demostrado efectividad similar a la del Danazol en el control del dolor mamario, con la ventaja de su potencial disminución del riesgo de cáncer de mama en mujeres de riesgo y un perfil de efectos secundarios más tolerable (sofocos, irregularidad menstrual, aumento de peso, sequedad vaginal y náuseas), y, de modo menos frecuente, tromboembolismo y cáncer de endometrio. Se usa en dosis bajas de 10 mg/día por 3 meses en fase lútea.
5. Antihistamínicos: Clorferinamina, Descloferinamina, en mastalgia cíclica con componente vascular congestivo. Dado su perfil de efectos secundarios mucho más leves (somnolencia), permite indicar su uso en casos seleccionados aceptando que se necesitan más estudios.
6. Agonistas del GnRH: Goserelina y Buserelina. Son un método de alta efectividad, pero con importantes contraprestaciones por su bloqueo completo del eje hipófisis-gonadal, con caída de todos los niveles hormonales y causando menopausia química. Hay pocos estudios hasta la fecha y no son controlados, pero demuestran una efectividad del 56 hasta el 100 % tras fracasos de otros tratamientos como Danazol y Tamoxifeno.

Tratamiento quirúrgico

El papel de la cirugía es extremadamente limitado y no existe demostración en que pueda mejorar el dolor mamario. La excepción sería una enfermedad fibroquística o nódulo dominante en el que se deba recurrir a la extirpación quirúrgica para su estudio histológico.

Mastalgia no cíclica

La mastalgia no cíclica se describe como un dolor constante o intermitente que no está asociado con el ciclo menstrual. Es usualmente unilateral y localizada en un cuadrante específico; el dolor es difuso y con irradiación a axilas. Las pacientes citan como dolor tipo quemazón. Su duración es variable desde minutos a varios días. En algunos casos, el dolor es muy localizado y se desencadena por la presión de un punto en concreto (*trigger point* o punto-gatillo), normalmente relacionadas con etiologías concretas: traumatismo previo, cicatriz, proceso inflamatorio, etc. La mayoría de las mujeres refieren el inicio de los síntomas entre los 40 y 50 años, o después de la perimenopausia. Es menos común que la mastalgia cíclica, 31 % de los casos presentan dolor mamario. La mayoría de los casos surgen por razones desconocidas y se acredita que son causas más anatómicas que hormonales. Una excepción son los casos asociados al uso de medicamentos.

Tabla 1. Obtenida de Medline y Micromedex.

Medicación asociada a dolor mamario	
Hormonas - Estrógenos -Progesterona Combinación de medicación -Anticonceptivos orales -TRH Dietilbestrol Clomifeno Ciproterona Antidepresivos, antipsicóticos y ansiolíticos -Sertralina (y otros inhibidores de la serotonina) -Venlafaxina -Mirtazapina -Clordiazepóxido -Amitriptilina -Doxepina** -Holoperidol (y otros antipsicóticos)	Antihipertensivos y mediación cardiológica -Espironolactona ** -Metildopa -Minoxidil -Digoxina** -Reserpina** Antimicrobianos -Ketoconazol** -Metronidazol** Miscelánea: -Cimetidina, famotidina, ranitidina y omeprazol -Ciclosporina -Domperidona -Penicilamina -Metadona** -Carboprostona, dinoprostona y otras prostaglandinas.

** Medicación que causa galactorrea, ginecomastia y dolor mamario

Las mastalgias no cíclicas representan un grupo de alteraciones que afecta a la mujer desde la pubertad hasta la menopausia. Dentro de ellas, se encuentran: el fibroadenoma, la hiperplasia lobulillar simple, la hipertrofia virginal, la displasia proliferativa juvenil focalizada, la ectasia ductal, la fibrosis, la papilomatosis displásica y el adenoma del pezón.

Mamas grandes y ptósicas

Pueden causar dolor mamario por estiramiento de los ligamentos de Cooper. Suele asociarse con dolor en el cuello, espalda, hombro y cefalea, así como una erupción en el surco submamario, secundario a eczema de contacto con sobreinfección por hongos o potenciado por un sujetador inadecuado.

Fibroadenoma

Tumor benigno más frecuente de la mama. Está formado por una proliferación de elementos epiteliales y mesenquimatosos bien diferenciados y predomina su carácter fibroso frente al glandular, suele aparecer durante la adolescencia, aunque puede surgir a cualquier edad, siendo más frecuente en mujeres entre los 20 a 35 años. Se trata de una lesión estrógeno-dependiente, por lo que sufre cambios con relación al embarazo, lactancia, toma de anticonceptivos orales e incluso con terapia de reemplazo hormonal. Puede, incluso, involucionar en mujeres posmenopáusicas.

En la exploración física, se manifiesta como nódulos duros o elásticos, bien delimitados, muy móviles, no fijos ni a la piel ni a planos profundos, y, generalmente, no dolorosos. La mayoría mide entre 1 y 3 cm, únicos, aunque en un 20 % son múltiples y, en un 15 %, son bilaterales.

Pruebas diagnósticas:

1. Mamografía: está indicada en pacientes mayores de 35 años o menores pertenecientes a grupos de riesgo. Puede haber un aumento de densidad focal o se puede presentar como una imagen nodular indistinguible de un quiste, excepto si este está calcificado, con márgenes circunscritos o parcialmente circunscriptos, con morfología ovalada o lobulada con una densidad igual o inferior a la del tejido fibroglandular. Al involucionar, presenta calcificaciones groseras típicas (en palomitas de maíz). Como el crecimiento es por expansión, puede observarse un halo de densidad grasa alrededor de la tumoración (margen de seguridad de Gross).
2. Ecografía mamaria: es la técnica de elección, ya que permite identificar y caracterizar la o las lesiones, no sólo para diferenciar entre sólida o líquida, sino también entre nódulo sólido benigno o maligno. Está indicado como guía para punción, biopsias percutáneas y, también, en el control evolutivo de su tamaño y detección de nuevos nódulos. Se presenta como un nódulo hipoecogénico de ecoestructura por lo general homogénea, con márgenes circunscritos de morfología ovalada o lobulada, con el diámetro mayor paralelo a la superficie cutánea y presenta una correcta transmisión sónica. En ocasiones, puede observarse una pseudocápsula. En caso de vascularización, esta será periférica e interlobular.
3. Biopsia: en análisis histológico de los fibroadenomas, es el método definitivo. La biopsia con aguja gruesa está indicada en casos de discordancia entre las manifestaciones clínicas y las técnicas de imagen, en pacientes pertenecientes a grupos de riesgo.

Tipos de fibroadenomas:

1. Fibroadenoma: puede presentarse en todas las edades, pero es más frecuente su aparición antes de los 30 años, no sobrepasa los 3 a 4 cm.
2. Fibroadenoma juvenil: aparece en adolescentes, puede tener crecimiento más rápido y presenta una histología de hiperplasia florida con una mayor celularidad del estroma.
3. Fibroadenoma gigante: aparece gene-

ralmente en edades jóvenes, tiene un tamaño superior a los 5 cm y la histología es igual a la de los fibroadenomas convencionales.

Diagnóstico diferencial

Deberá establecerse con adenoma, fibroadenolipoma, tumor phyllodes y carcinomas circunscriptos. Es necesario recurrir a la biopsia percutánea para su diagnóstico definitivo.

Tratamiento

Los fibroadenomas no requieren ser extirpados salvo que provoquen ansiedad, dolor o alteración de la estética. Solo requieren un control cada 6 meses en los primeros años tras su descubrimiento, con la intención de detectar un crecimiento significativo. La técnica quirúrgica consiste en el acceso al tumor mediante disección roma y apertura de la pseudocápsula y posterior enucleación tumoral. Al tener un crecimiento expansivo, no requiere la sutura del parénquima.

Enfermedad de Mondor

Descrita por Henry Mondor, es una afección de incidencia baja (0,5-0,8 %) que afecta a mujeres con una edad media de 45 años. Es una tromboflebitis superficial de la vena toraco-epigástrica o torácica lateral, caracterizada por un cordón subcutáneo con retracción cutánea que afecta a la mama y a la pared abdominal. Generalmente se presenta sin causa aparente, aunque se han descrito asociaciones con traumatismo local, intervención quirúrgica previa, proceso inflamatorio o cáncer de mama. El diagnóstico diferencial se hace con estudios de imágenes, mamografía, ecografía y Doppler, donde se identifica la vena afectada con el trombo en el interior.

Hiperplasia lobulillar simple

Aparece entre los 20 y 25 años como un nódulo o zona dura localizada en la mama. Consiste en un crecimiento hiperplásico del parénquima mamario típico. Clínicamente no tiene presentación patognomónica. Es una entidad poco frecuente de un 1,4 % y su tratamiento es quirúrgico.[2]

Hipertrofia virginal

Aparece como consecuencia de un crecimiento excesivo de la mama (macromastia) en respuesta al estímulo hormonal. Se desarrolla en la pubertad con la aparición de las primeras menstruaciones, observándose una mama de mayor tamaño que la otra. Puede recurrirse a una cirugía correctora.

Displasia proliferativa juvenil localizada

Es un cuadro que afecta a mujeres jóvenes de entre 15 y 25 años. Aparece como un nódulo duro de 2 a 4 cm de diámetro próximo a la areola, que puede ocasionar eliminación de líquido por pezón. Con la resección quirúrgica, se logra la curación.

Ectasia ductal

Es una condición clínica común caracterizada por una dilatación excesiva de los conductos galactóforos con una inflamación crónica y fibrosis. Afecta a una o ambas mamas; las pacientes pueden ser completamente asintomáticas o tener mastalgia o secreción por pezón, la cual, usualmente, es pluriorificial, aunque puede ser uniorificial. Es una entidad clínica que puede pasar por distintas fases evolutivas. Ha recibido diferentes denominaciones, como mastitis plasmocitaria, comedomastitis, mastitis obliterante y ectasia ductal galactofórica, término descrito por Haagensen y el más empleado en la actualidad.

Fases de la enfermedad:

Fase oculta

Muy frecuente, debido a la descamación del epitelio proximal del pezón, que se acumula en la luz de los conductos y provoca su dilatación.

Fase clínica

Menos frecuente, se caracteriza por derrame espontáneo e intermitente seroso o gris verdoso.

La edad media de presentación varía entre los 40 y 55 años. Casi el 80 % de las pacientes presenta secreción gris verdosa a través del pezón y, en casos complicados, se ve retracción del pezón, induración areolar y otros signos inflamatorios localizados en la zona paraareolar.

El diagnóstico es por estudio citológico en el que se ve un fondo de carácter albuminoso y lipídico, puede haber algunos hematíes y leucocitos además de presencia de células espumosas y numerosos detritos. En fases complicadas, existen procesos inflamatorios agudos y crónicos. La galactografía es de elección, observándose la dilatación de los conductos principales. Por ecografía, se observan conductos como imágenes tubulares en dirección al pezón. Por ductoscopía, se observan los conductos de calibre mayor.

Su tratamiento será sintomático cuando aparezcan complicaciones infecciosas y abscesos

Fibrosis

Es un cuadro que se presenta en mujeres entre 35 y 45 años, de forma nodular única muy dura y con un tamaño que oscila entre los 2 a 5 cm de diámetro, o bien en forma difusa bilateral. El tratamiento para la forma nodular es la resección seguida del estudio histopatológico. Para la forma difusa, es preferentemente el tratamiento hormonal.

Papilomatosis displásica

Es una entidad poco frecuente; el componente papilar es de tal magnitud que representa todo el componente histológico. Se manifiesta por nódulo e induración focalizada de 2 a 3 cm en cualquier lugar de la mama y derrame por el pezón. Su tratamiento es siempre quirúrgico.

Adenoma del pezón

La importancia de reconocer esta enfermedad benigna es evitar la confusión clínica o histológica con la enfermedad de Paget. Es también conocida como papilomatosis subareolar, papilomatosis florida del pezón o adenomatosis erosiva, adenoma intraductal benigno, adenoma papilar o adenomatosis papilar superficial. Su frecuencia es del 1 al 2 %, es evolución benigna y lenta, y se presenta mayoritariamente en mujeres entre 40 y 50 años, aunque puede aparecer en cualquier edad.[1,17]

Clínica: discreta induración subareolar, pezón agrandado, enrojecido y en la parte central, en ocasiones, zona erosiva superficial. Secreción sanguinolenta a través del pezón a veces pluriorificial, pueden surgir pequeños fragmentos papilares.

El diagnóstico es clínico, por imágenes (mamografía y ecografía) y el confirmatorio, por anatomía patológica.

Anatomopatológicamente, es un tumor caracterizado por hiperplasia epitelial florida que nace de los galactóforos; histológicamente, se caracteriza por un crecimiento papilar y/o adenomatoso. Existen 4 patrones histológicos:

1. Patrón de papilomatosis esclerosante: se presenta como una masa con secreción serosa. Con frecuencia, tiene áreas focales de necrosis en los ductos hiperplásicos; puede llevar a la confusión con un carcinoma.
2. Patrón de papilomatosis: se presenta como una erosión cutánea y secreción hemorrágica en la zona indurada del pezón. Es clínicamente similar a la enfermedad de Paget.
3. Patrón de adenosis: se suele presentar con secreción hemorrágica o serosa. Histológicamente, puede confundirse con un carcinoma.
4. Patrón mixto: constituye una combinación de los patrones anteriores.

Su tratamiento es la escisión quirúrgica convencional que, usualmente, requiere extirpación del pezón.

Dolor toráxico o extramamario

Es un dolor que se localiza en la mama, pero no pertenece a ella; aparece y es referido inicialmente por la paciente como dolor mamario. Después de la evaluación, es sencillo diferenciar entre dolor mamario y no mamario. El origen del dolor puede ser difícil de detectar.

Una clasificación más amplia de los dolores torácicos sería:

Condrocostal

El síndrome de Tietze es la inflamación costocondral **más** frecuente, que aparece en el segundo o tercer cartílago y del lado izquierdo. Puede notarse una tumefacción que a veces se confunde con un nódulo mamario doloroso. Es fundamental la exploración para desplazar el tejido mamario por delante de la lesión. El examen radiológico del tórax no muestra ninguna anomalía, aunque, en casos dudosos, la gammagrafía ósea puede ser diagnóstica. Las condritis de origen infeccioso (muy raras), las de origen traumático (por esguinces a este nivel) se exploran en el examen físico con la maniobra de desplazar la costilla hacia arriba o hacia abajo con el dedo pulgar introducido en el espacio intercostal (esta maniobra sostenida durante 4 o 5 movimiento respiratorio a veces solucionar el problema). Las condritis de origen tumoral (muy poco frecuentes) pueden darse en este nivel y deben tenerse en cuenta en el diagnóstico diferencial.

Musculares

Se ha descrito la mialgia del pectoral mayor, que se explora pinzando el músculo. A veces se palpa un cordón indurado con uno o dos puntos electivamente dolorosos. El dolor es referido muchas veces a una amplia zona de la mama que sobrepasa incluso el cuadrante superior externo. Su origen puede ser muscular, generalmente, de origen mecánico, y posiblemente con alguna ruptura fibrilar o también de origen radicular.

Cutáneos

Sería llamada celulalgia. Forma parte de un síndrome de paniculitis general o localizado. Se explora con la maniobra de pinzamiento a nivel subcutáneo que detecta un engrosamiento doloroso.

De origen raquídeo

Serían las auténticas neuralgias de origen cervical o dorsal alto que, generalmente, se acompañan de una clínica con una afectación segmentaria bastante clara. Muchas veces, la radiología de la columna no aclara la etología. Se ha descrito una disminución de la cifosis dorsal.

Dolores referidos

De origen esofágico, pleural, biliar, etc.

Dolor de comportamiento

El interés de este grupo es resaltar que pueden coexistir varias causas de dolor mamario en la mujer. Las causas coexistentes más habitualmente son: radiculopatías cervicales, fuentes exógenas de actividad estrogénica (yatrogenia y fito/xenoestrógenos) y alteraciones emocionales. Reconocer que el dolor mamario puede obedecer a más de una causa y que la interacción de varios mecanismos potencia la sensación dolorosa ayuda a elegir el mejor tratamiento de inicio.

Otros tipos de dolor mamario

La mastalgia en el varón

Muchas veces relacionada con las fases de crecimiento de la ginecomastia, por lo que puede ser motivo de consulta incluso antes de que el aumento de volumen mamario sea evidente.

Dolor en pacientes portadoras de prótesis

En muchas de las complicaciones de los implantes mamarios estará presente el dolor como un signo más del cuadro clínico, pero también puede ser el único motivo de consulta. El dolor tras el aumento mamario con prótesis se puede relacionar con los siguientes aspectos: volumen aumentado (a mayor extensión de la cirugía, **más probabilidad de dolor**; la contractura capsular puede ser indolora en fases iniciales) mastodinia preoperatoria, que puede aumentar tras la cirugía de aumento por la relativa compresión en que se encuentra la glándula (aspectos psicosomáticos).

La mama fantasma

Se define como una sensación que la paciente percibe como si la mama resecada aún estuviera presente. A veces es simplemente la sensación propioceptiva de seguir teniendo mama, pero otras veces es una sensación molesta que puede cursar con escozor, quemazón, sensación de estrujamiento o de pellizco, pinchazos, etc., llegando, en algunos casos aislados, a ser francamente un dolor intenso.

Conclusiones

La principal preocupación de las pacientes con mastalgia es el miedo de tener cáncer de mama. Raramente la neoplasia mamaria se presenta de esta manera. Revisar la historia clínica con anamnesis exhaustiva, la exploración física completa y la tranquilización a la paciente, además de orientar sobre medidas generales como sujetadores adecuados, especialmente para pacientes con mamas voluminosas y con ptosis acentuadas, son medidas que mejoran aproximadamente el 85 % de los casos.

Es necesario descartar siempre la malignidad mediante estudio de imagen complementario. Para los casos que se torna necesario el uso de medicamentos, la opción a iniciar es con AINEs **tópicos tanto para la mastalgia cíclica como la no cíclica**. En casos de mastalgia severa, el uso de Danazol está indicado y aprobado, pero siempre deben tenerse en cuenta la tolerabilidad y los efectos colaterales.

El manejo del dolor mamario puede ser sintetizado en 3 ítems: excluir el cáncer, orientar y tranquilizar y medicar un mínimo.

Bibliografía

1. Domínguez Fernando. CAPÍTULO 15: Dolor Mamario. In: *GUÍAS CLÍNICAS DE LA ASOCIACIÓN ESPAÑOLA DE CIRUJANOS CIRUGÍA DE LA MAMA*. Vol 2da. ; 2017:202-219.
2. Virginia Mur E, Ernesto Cocco J, Liliana Tost Romero K, Rodrigo Alderete Dra Adriana Benitez de Mozzatti J. *DISPLASIA MAMARIA-REVISION*.; 2003.
3. Mohammed AA. Evaluation of mastalgia in patients presented to the breast clinic in Duhok city, Iraq: Cross sectional study. *Annals of Medicine and Surgery*. 2020;52:31-35. doi:10.1016/j.amsu.2020.02.012
4. Ortiz-Mendoza Carlos Manuel * Olvera-Mancilla Mónica **. Efectividad del danazol en el control de la mastalgia moderada a severa. *Academia Mexicana de Cirugía*. 2004;72:479-482.
5. Kataria K, Dhar A, Srivastava A, Kumar S, Goyal A. A Systematic Review of Current Understanding and Management of Mastalgia. *Indian Journal of Surgery*. 2014;76(3):217-222. doi:10.1007/s12262-013-0813-8.
6. Ricardo Ramirez JM. Displasia mamaria, manifestaciones clínicas y algunos aspectos de su tratamiento actual. *MEDISAN*. Published online 2014.
7. Rosolowich V, Saettler E, Szuck B, et al. Mastalgia. *Journal of Obstetrics and Gynaecology Canada*. 2006;28(1):49-57. doi:10.1016/S1701-2163(16)32027-8.
8. Eren T, Aslan A, Ozemir IA, et al. Factors effecting mastalgia. *Breast Care*. 2016;11(3):188-193. doi:10.1159/000444359.
9. Nunes AR, Marques Conde D, Antônio De Sousa J. Mastalgia cíclica: abordagem clínica Cyclic mastalgia: clinical approach. *Rev Brasilera Mastologia*. 2011;21(3):135-139.
10. Gumm R, Cunnick GH, Mokbel K. Evidence for the management of mastalgia. *Current Medical Research and Opinion*. 2004;20(5):681-684. doi:10.1185/030079904125003377
11. Ortiz-Mendoza CM. *Enfoque Práctico Para El Diagnóstico y El Tratamiento de La Mastalgia Problema Clínico*.; 2009. www.jano.es
12. Pesantez Mejía MG, Sarmiento Machuca MA. Mastopatía fibroquística en pacientes en edad fértil. Diagnóstico diferecial por ecografía, signos, síntomas y tratamiento. *Revista Científica de Investigación actualización del mundo de las Ciencias*. 2019;3(2).
13. Gallo Vallejo JL, Mas Masats MP, Vico Zúñiga I, Aibar Villán L. Fibrocystic breast disease. Controversial aspects. *Clinica e Investigacion en Ginecologia y Obstetricia*. 2013;40(6):269-276. doi:10.1016/j.gine.2013.02.006.
14. Bonilla Sepulveda Oscar Alejandro GSDC. Mastodynia. *Obstetrics and Gynecology Clinics of North America*. 2019;33(2):111-118. doi:10.21615/cesmedicina.33.2.4
15. Hafiz SP, Barnes NLP, Kirwan CC. Clinical management of idiopathic mastalgia: A systematic review. *Journal of Primary Health Care*. 2018;10(4):312-323. doi:10.1071/HC18026.
16. Menke CH, Delazeri GJ. REVISÃO SISTEMATIZADA Dor mamária: propedêutica e terapêutica Breast pain: propaedeutic and therapeutic.
17. Fundación Española de Senologia y Patología mamaria. Capitulo 9: Dolor mamario. In: *Sociedad Española de Senología y Patología Mamaria*. Vol 4ta Edición. ; 2019:75-84.
18. Santen RJ, Mansel R. *Benign Breast Disorders*. Vol 353.; 2005. www.nejm.org
19. Mohammed AA. Mammary duct ectasia in adult females; risk factors for the disease, a case control study. *Annals of Medicine and Surgery*. 2021;62:140-144. doi:10.1016/j.amsu.2021.01.023

CAPÍTULO 06

Enfermedades inflamatorias e infecciosas de la glándula mamaria

Fonseca Mariela

Introducción

La patología inflamatoria e infecciosa de la glándula mamaria comprende un grupo de entidades que, si bien son afecciones benignas frecuentes en la práctica diaria, en determinadas circunstancias pueden llegar a ser recurrentes y prolongarse en el tiempo.

El manejo de pacientes en cada caso comprende características únicas que requieren familiaridad en el conocimiento y manejo por parte del médico tratante. En este capítulo, trataremos de abordar las diferentes presentaciones a modo de facilitar su comprensión y manejo en la práctica diaria.

Mastitis y abscesos mamarios

La mastitis es una infección del parénquima de la glándula mamaria que se presenta clínicamente con síntomas locales como dolor, enrojecimiento, inflamación y edema. Cuando cursa de manera desapercibida y no es tratada rápidamente, el cuadro clínico puede eventualmente convertirse en un "absceso". El absceso mamario es la infección aguda que se presenta con: eritema de la piel, nódulo palpable, aumento de la sensibilidad y/o dolor, y síntomas sistémicos como fiebre, cefalea y artromialgias. Puede clasificarse según su ubicación en la mama (retroareolar, central, periférico) o por su etiología (puerperales y no puerperales).

La infección mamaria puede resultar secundaria a una cirugía mamaria reciente, tatuajes o perforaciones en el pezón, pero, en la mayoría de los casos, se desconoce la causa que lo origina. La incidencia de infección mamaria asociada con la cirugía es del 5 % al 10 % pero con la perforación del pezón se estimó que puede ser más alta (10% a 20%) en los meses posteriores al procedimiento.

Los abscesos mamarios pueden presentarse en mayor frecuencia entre los 20 y 50 años, siendo más frecuente en el entorno de lactancia. Sin embargo, también están descritos con menor frecuencia en hombres y niños.

Por lo general, se ubican en el cuadrante superior externo, donde se localiza la mayor parte del tejido mamario y suelen ser unilaterales.

Métodos de estudio

Posterior a la anamnesis y al examen físico mamario, el diagnóstico de mastitis es clínico (Figura 1). La ecografía es la modalidad elegida para evaluar la presencia o no de un absceso subyacente. Además, puede ayudar a identificar el tamaño y la profundidad de la cavidad, así como la presencia de múltiples loculaciones que pueden no apreciarse en el examen físico.

De realizarse una mamografía de rutina en una paciente, no se recomienda en esta situación; por el dolor secundario a la compresión y al aumento de sensibilidad mamaria; se presentan hallazgos anormales inespecíficos, como son: asimetría focal, densidad asimétrica difusa, masa circunscrita o distorsión arquitectónica. Estas los hallazgos en el entorno agudo pueden ser difíciles de diferenciar de aquellos hallazgos asociados con malignidad.

Es por lo que, en el caso de una clínica de presentación atípica, o que la paciente presente recurrencia, o que no mejore la sintomatología después de iniciado el tratamiento, se debe realizar una mamografía para descartar cáncer de mama inflamatorio (Figura 2).

Figura 1. Mastitis.

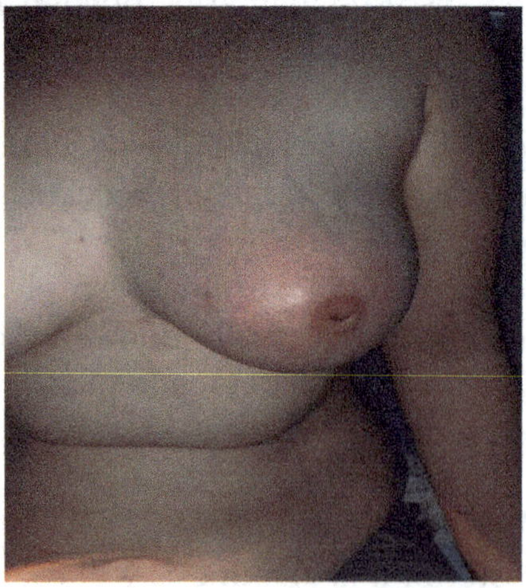

Figura 2. Cáncer de mama inflamatorio.

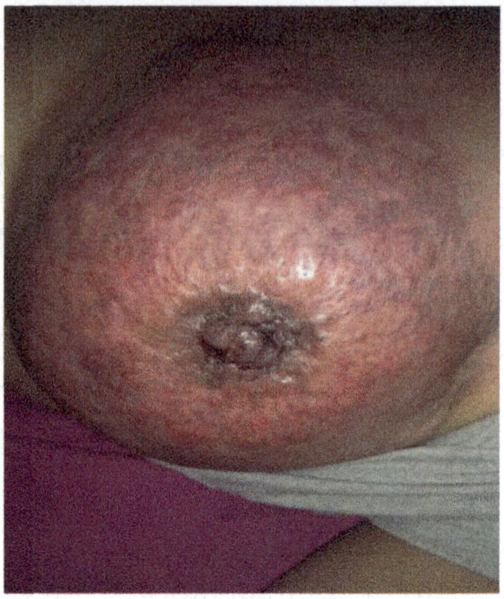

Microbiología

En el tratamiento del absceso mamario, la obtención de cultivos para identificar patógenos específicos debe ser siempre realizada. El *Staphylococcus aureus* es el germen más frecuentemente aislado. Recientemente, existe un aumento marcado en *S. aureus* meticilino resistente en la comunidad.

Otras causas comúnmente reportadas como agentes causales son: *Staphylococcus epidermidis, Pseudomonas aeruginosa, Proteus, Serratia, Bacteroides* y *Kelbsiella.* Sin embargo, hasta un 40 % de los abscesos mamarios presentan cultivos negativos.

El cigarrillo se ha asociado con mayores tasas de anaeróbico en infecciones mamarias y aumento de las tasas de abscesos mamarios recurrentes.

Las infecciones necrotizantes de los tejidos blandos y la gangrena de la mama se han asociado con el tratamiento anticoagulante, traumatismos, y en el puerperio.

Administración de antibióticos

La elección inicial de antibióticos está mejor dirigida para cubrir el patógeno más común S. aureus. Se inicia empíricamente a la espera de los resultados de cultivo. Las recomendaciones incluyen:

- Cefalexina 500 mg cuatro veces al día
- Clindamicina 300 mg cuatro veces al día, con la adición opcional de metronidazol 500 mg tres veces al día.

La duración del tratamiento debe ser de 7 a 10 días. Ante su fracaso, se debe impulsar una nueva evaluación adicional con ecografía para la detección de una colección de líquido intramamaria, que requiere una alteración en la estrategia de gestión.

En algunos casos, puede ser necesaria una biopsia de tejido para descartar malignidad o mastitis crónica. La paciente debe ser programada para seguimientos regulares hasta que el proceso infeccioso se haya resuelto por completo.

Intervencionismo

El enfoque tradicional de tratamiento inicial con el drenaje quirúrgico ha sido reemplazado por aspiración a través de intervencionismo mamario. Numerosos autores han sugerido la aspiración de abscesos mamarios tanto para el manejo de los asociados a la lactancia materna como para los que no están relacionados en manejo inicial.

El material aspirado siempre debe enviarse para análisis microbiológico, para permitir ajuste en el régimen del antibiótico posteriormente. Durante el procedimiento, puede realizarse una biopsia de tejido mamario si hay sospecha de mayor patología o inflamación crónica. Las compresas tibias posteriores colocadas sobre el absceso son recomendadas para mejorar la comodidad de la paciente.

Los beneficios de esta estrategia incluyen mejores resultados cosméticos, no precisa anestesia general, su costo es reducido entre otros. Los distintos trabajos informan una tasa de éxito de entre el 54 al 85 % de todos los casos.

Se utiliza una aguja de calibre 16 Gauge (o más grande, si es necesario) con aspiración de la cavidad a través de un área donde la piel se encuentre sana bajo normas de asepsia y antisepsia, y con el uso de anestésicos locales. No se ha demostrado el beneficio de enviar líquido del absceso para citología para excluir malignidad, así como tampoco la instalación de antibióticos o irrigación salina en solución en la cavidad del absceso. Algunos autores han abogado por la colocación de un drenaje permanente en el momento de aspiración, pero esto tampoco se recomienda de forma rutinaria.

Después del tratamiento inicial, los pacientes deben someterse, como mínimo, a una reevaluación clínica quincenal para determinar la resolución del absceso o requerimiento posterior de tratamiento adicional (repetir aspiración o drenaje quirúrgico). El tiempo medio de resolución de absceso mamario con aspiración es de aproximadamente 2 semanas (rango 1-8 semanas).

Los pacientes que no mejoran con múltiples aspiraciones o cuya condición clínica se deteriora requieren incisión quirúrgica y drenaje. Los factores que se han asociado con el fracaso de la aspiración incluyen tamaño grande (>3 cm) y presencia de múltiples locuciones.

Intervención quirúrgica

Debe realizarse para el manejo y drenaje de aquellos abscesos en los que se han realizado aspiraciones repetidas que hayan resultado fallidas o ante la imposibilidad de realizar la intervención. Esta técnica se puede realizar en el ámbito ambulatorio con el uso de mínima sedación consciente o anestesia local.

Recomendamos, para que la paciente se sienta cómoda, realizar el procedimiento bajo anestesia general en el quirófano. El uso de anestésicos locales convencionales (por ejemplo, lidocaína) rara vez son efectivos para proporcionar una analgesia local adecuada para la incisión debido al Ph bajo del tejido de la piel inflamada, pero puede usarse individualizando cada caso (Figura 3).

Figura 3. Absceso mamario

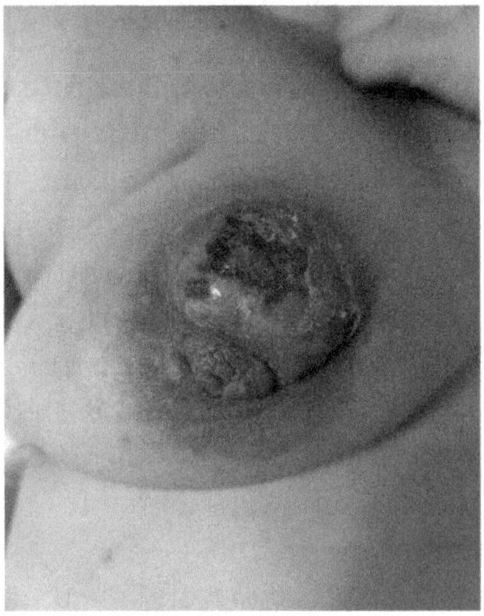

Para realizar la incisión y el drenaje, la primera debe hacerse sobre el sitio de máxima fluctuación y dentro de las líneas de Langer para un buen resultado cosmético. La cavidad del absceso debe ser explorada, así como también todos los lóculos que pudiera tener y los tabiques, se desintegran mediante la fractura de ellos con maniobras digitales de tracción o con alguna pinza hemostática. El absceso puede ser extenso o multilocular, y debe ser drenado completamente, con cuidado de no extirpar el tejido indurado circundante para no destruir tejido mamario o desfigurar la mama. El material purulento debe ser cultivado. En el grupo de edad apropiado, una biopsia se debe tomar una muestra de la pared del absceso para descartar un carcinoma.

A continuación, la cavidad del absceso debe irrigar con solución salina estéril. Puede optarse por la colocación de una lámina o drenaje en el lecho de este, si es muy extenso. Después del procedimiento, debe iniciarse el tratamiento antibiótico. El paciente debe ser programado para un seguimiento quincenal hasta que el proceso infeccioso se resuelva. El seguimiento final debe incluir una ecografía para documentar la resolución completa.

Mastitis y absceso puerperal

La describimos como una entidad aparte porque, si bien comparte varias similitudes, presenta algunas diferencias marcadas. Es una complicación de la lactancia materna. Generalmente, es de origen bacteriano. Su prevalencia oscila entre el 2-33 % de mujeres lactantes. Debuta más frecuentemente entre la 2º y 6º semana posnacimiento. Entre un 3-10 % pueden desarrollar un absceso mamario. Presenta dos formas de presentación: aguda y subaguda, que se diferencian tanto en la etiopatogenia, como en su forma clínica y manejo.

En la mastitis aguda, existe una infección de la mama procedente de las mucosas o la piel viéndose favorecida por la presencia de soluciones de continuidad (erosiones o fisuras). Puede haber estasis láctea, que se origina por un vaciado incompleto que deriva al acumulo persistente, que provoca una reacción inflamatoria en la mama (mastitis no infecciosa o galactoforitis) y, posiblemente, una infección bacteriana secundaria (mastitis infecciosa).

La mastitis subaguda representa una disbiosis de la microbiota de la mama que se produce en los conductos galactóforos formando un biofilm que genera obstrucción. Comparten los mismos agentes etiológicos que las no puerperales, pero el tratamiento es diferente. La mastitis aguda se maneja de forma ambulatoria. El 50 % de las mastitis se resuelven con las siguientes recomendaciones sin necesidad de antibioterapia.

- Mantener la lactancia y el vaciado adecuado del pecho mediante extracción de la leche restante tras las tomas como tratamiento inicial durante 24 h. Es preferible la técnica manual, ya que no está contraindicado el uso de extractores.
- Reafirmar a la madre la seguridad de mantener la lactancia materna y el beneficio del vaciado de la mama.
- Puede utilizarse calor local húmedo únicamente justo antes de la toma o la extracción (ducha, baño caliente del pecho o bolsa caliente) para facilitar la salida de leche, ya que el uso de calor más continuado puede favorecer la vasodilatación.
- Frío local tras la toma/extracción para control de dolor/inflamación.
- Analgésicos: Ibuprofeno 400 mg/4-6 h.
- Reposo, hidratación y descanso.
- Si se identifican dificultades en la lactancia materna, se puede remitir a la paciente a los circuitos específicos de asesoramiento de la lactancia.

En aquellas mujeres con signos clínicos de mastitis aguda de > 24 h de evolución o que presentan afectación del estado general o alteración de los parámetros de laboratorio, se iniciará tratamiento antibiótico. Si no hubiera respuesta o alguna de las siguientes condiciones, se plantea el ingreso hospitalario:

- Persistencia de fiebre ≥ 38ºC y malestar general tras 48 h de tratamiento antibiótico empírico oral.
- Clínicos o laboratorio sugestivos de sepsis o shock séptico (leucopenia, alteración de la coagulación, malestar general con hipotensión y taquicardia).
- Presencia de infección necrotizante.
- Intolerancia al tratamiento oral.

De realizarse el ingreso hospitalario, se tomará cultivo de leche materna o de la colección antes de inicio de antibioterapia. El procedimiento nos ayudará a individualizar el tratamiento. Se puede realizar frotis nasal para determinar la presencia de SARM si se sospecha este germen.

Administrar analgesia endovenosa de elección con AINES por su efecto antiinflamatorio. La antibioterapia se ajustará la pauta antibiótica (oral o endovenosa) según la sensibilidad del germen aislado.

Como primera opción, se puede optar por cefalotina 1g cada 8 hs o cefadroxilo 1gr cada 12 hs por vía endovenosa. La segunda opción (en caso de fracaso antibiótico previo, alergia a penicilinas, colonización previa por SARM o sospecha de infección por gérmenes Gram negativos) Clindamicina 300 mg c/8 hs ó Trimetoprima/Sulfametoxazol 800/160 mg c/12h vía endovenoso durante 7-10 días. El régimen inicial será endovenoso y luego se completara vía oral ante la mejoría de los síntomas.

Los antibióticos administrados no deben ser tóxicos para un bebé, porque estos se pueden pasar a través de la leche.

Si la madre requiere antibióticos, que no son seguros para un bebé lactante, la madre debe recibir instrucciones de "extraer y descartar" el producto de leche materna hasta que ella ha completado el tratamiento antibiótico.

La fístula de leche es una condición poco común, que puede ocurrir como complicación después de una aspiración con aguja. Es más común después de la incisión y drenaje de un absceso mamario en una mujer lactante.

En esta situación, se forma un trayecto de fístula entre la superficie de la piel y el conducto en el seno, lo que resulta en el drenaje espontáneo de la leche de este camino de menor resistencia. La mayoría de las fístulas de leche se cerrarán fundamentalmente con el tiempo, sin necesidad de intervención quirúrgica. En raras ocasiones, la madre necesitará dejar de amamantar para permitir que la fístula se cure.

Infección necrotizante

Los principios del manejo de la infección necrosante de tejidos blandos de la mama son similares a los de otros tejidos blandos de otras áreas e incluyen diagnóstico temprano, cirugía temprana y agresiva, tratamiento médico y antibióticos sistémicos. Debido a que las infecciones tisulares de tejidos blandos son más comúnmente polimicrobianas en etiología, los antibióticos de amplio espectro representan la mejor elección de la cobertura antimicrobiana.

Absceso periductal/crónico: absceso retroareolar

En 1951, Zuska y cols describieron la asociación de una infección de la glándula mamaria periareolar recurrente y crónica con formación de un absceso, y una fístula de drenaje asociada. A menudo, se la conoce como enfermedad de Zuska o mastitis periductal.

Patogenia

El mecanismo molecular a través de los cuales fumar induce la metaplasia escamosa aún no se ha podido identificar, aunque su asociación es fuerte, particularmente en fumadores (más de 10 cigarrillos al día).

La metaplasia escamosa produce la obstrucción de los conductos galactóforos que podrían haber sido dañados por la acumulación de secreciones y restos celulares. Existe una inflamación subaguda o crónica, conductos dilatados con restos amorfos y/o formación de conductos con revestimiento de epitelio escamoso y tapón de queratina. Los conductos galactóforos obstruidos se expanden continuamente y se dañan debido a la acumulación de secreciones y restos celulares. Estos conductos se rompen con invasión aerobia y anaerobia. Surge una inflamación que se disemina al tejido intersticial alrededor del conducto y, finalmente, se desarrolla una masa inflamatoria y abscesos con o sin fístula debido a la invasión bacteriana

Presentación

La mayoría de los pacientes que se presentan son mujeres de 20 a 58 años con antecedentes de recurrencias múltiples infecciones de una de las mamas, siempre periareolar, con formación de absceso en el mismo lugar, con la presencia recurrente de una fístula supurante crónica en el borde de la areola. En ocasiones, se observa secreción del pezón asociada o inversión del pezón. El diagnóstico se realiza por motivos clínicos basados en la presentación e historial de recurrencias.

En el examen físico, los rasgos característicos son la presencia de un absceso subareolar mamario agudo con acompañamiento sensibilidad local, hinchazón, eritema e induración. El absceso se localiza característicamente en el borde de la areola, generalmente, con un trayecto sinusal de drenaje asociado ubicado en el borde de la areola

En el examen, la prueba dedo-pulgar se puede realizar para la evaluación de una masa retroareolar, secreción por pezón o a través de la fístula.

La secreción intermitente del pezón ocurre en 8 % a 84 % de pacientes. La mamografía y la ecografía son útiles para detectar signos de conductos mamarios retroareolares dilatados y descartar una masa o malignidad subyacente (Figura 4).

Hasta que se identifique la causa subyacente, todo el conducto debe ser resecado por completo. Son comunes los episodios repetidos de infección y rara vez son autolimitados. Varios autores han informado de una asociación entre el tabaquismo, la deficiencia de vitamina A o desequilibrios hormonales.

Los principales organismos cultivados con mayor frecuencia son flora mixta de aerobios y anaerobios que consisten en S. aureus, estafilococos coagulasa negativos, estreptococos y anaerobios.

Figura 4. Fístula.

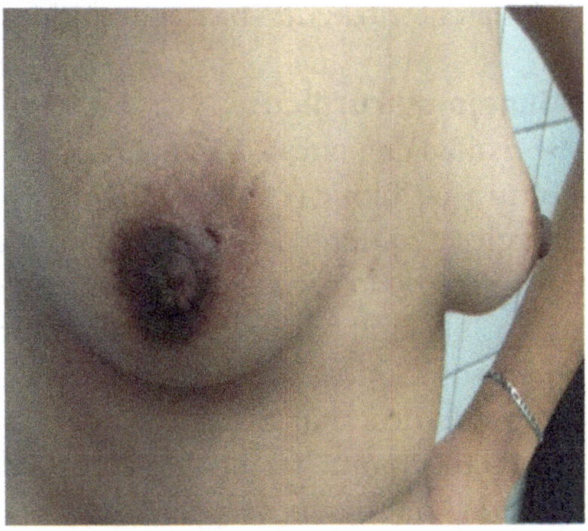

Plan de tratamiento

Se debe aconsejar dejar de fumar, determinar el grado de inflamación y la existencia de fístula concomitante. Para una infección aguda con formación de abscesos, el tratamiento inicial con antibióticos y la aspiración con aguja, o la incisión y el drenaje, son apropiados para despejar la infección purulenta. Para iniciar tratamiento antibiótico empírico, se debe considerar una amplia cobertura para cubrir anaerobios y organismos aeróbicos. Una opción es usar tanta cefalexina 500 mg cuatro veces al día y metronidazol 500 mg por vía oral tres veces un día durante 10 días. Otras opciones incluyen amoxicilina/clavulánico 875/125 mg dos veces al día, ciprofloxacina 500 mg dos veces al día diariamente o sulfametoxazol/trimetoprima 800/160 mg dos veces al día.

Se estima que la infección mejorará, pero la recurrencia debe esperarse, porque el proceso de la enfermedad subyacente no ha sido erradicado.

El tratamiento quirúrgico definitivo del absceso y el conducto asociado debe planificarse para 4 a 6 semanas después el proceso inflamatorio agudo ha disminuido.

Manejo quirúrgico

Se realiza con anestesia general y con cobertura antibiótica continua. El manejo quirúrgico requiere la escisión completa del trayecto de la fístula, el conducto enfermo y el tejido inflamado alrededor. Numerosas técnicas quirúrgicas diferentes han sido descritas.

La fistulectomía, técnica de Hadfield, implica la colocación de una sonda acanalada o sonda lagrimal en la abertura de la fístula para definir el trayecto. Esto identifica la conexión entre el conducto de descarga en el pezón y el drenaje de la mama en el borde de la areola. Alternativamente, la inyección del trayecto fistuloso con azul de metileno al 1 % antes del inicio de la disección es, a menudo, útil en la identificación del conducto principal correspondiente.

Se realiza una incisión periareolar y elíptica para incluir la piel del pezón y areola suprayacente, incluido todo el conducto afectado y el trayecto de la fístula, así como el tejido inflamado, incluyendo tejido normal (Figuras 5 y 6).

La incisión elíptica se realiza a partir de la mitad del pezón y extendiéndose lateralmente a través de la areola y el borde. Después de que toda la porción enferma del conducto y los alrededores se extrae el tejido blando, se extrae cuidadosamente el complejo areolar del pezón reconstruido, colocando material de sutura reabsorbible 3-0 o 4-0 subcutánea-neamente en tres sitios críticos: (1) el borde circunferencial del vértice del pezón, (2) la base del pezón y (3) el borde de la areola.

Figuras 5 y 6. Fístulas del conducto mamario: clasificación y tratamiento. Royal Australian College of Surgeons (2006).

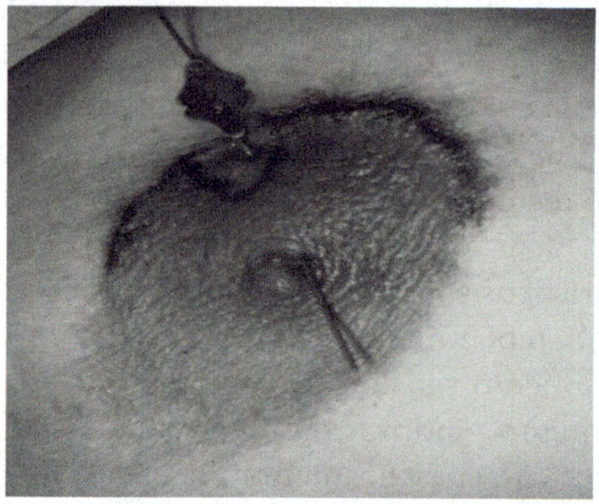

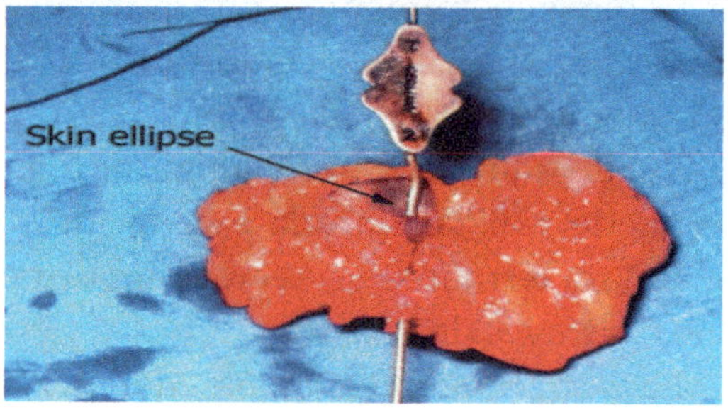

En pacientes que presentan con inversión del pezón o retracción secundario a un drenaje previo, se revierte el pezón y se realiza una cuarta, sutura que consiste en una bolsa de tabaco que se coloca dentro de la base del pezón para evitar que se colapse. Se debe evaluar colocación de drenaje.

Resección de conductos mamarios mayores

Cuando están involucrados múltiples conductos, o el absceso subareolar vuelve a ocurrir a pesar de una fistulectomía,se debe realizar una resección de todos los principales conductos mamarios. Para esta técnica quirúrgica, se puede utilizar una incisión radial similar a la descrita anteriormente.

Técnica quirúrgica (Urban)

Puede usarse una incisión periareolar, pero, generalmente, se prefiere una incisión radial que abarque una losange de piel y se extienda desde la base del pezón hacia el área de máxima afectación del sistema de conductos (Figura 1). En algunos casos como pezón invertido, extensión de lesiones intraductales en el pezón o con marcada dilatación y estasis, que producen tapones similares a comedones en el centro del pezón, deben ser estos incluidos en la incisión cutánea inicial.

La disección se lleva a cabo a través del tejido celular subcutáneo hasta el parénquima subyacente. Se aísla todo el sistema de conductos principales y se incluye con el centro del pezón, o se secciona desde el interior del pezón mediante inversión de este. Se lleva a cabo una disección cortante, que se extiende por debajo de la piel y el tejido areolar, y abarca todo el sistema de conductos principales hasta una profundidad de, aproximadamente, 5 cm del pezón.

Parte del parénquima mamario adyacente al sistema de conductos se extrae con la muestra. A medida que se lleva a cabo la disección, los tejidos cortados se examinan cuidadosamente en busca de evidencia de conductos involucrados que se extiendan más allá de la muestra. Si estos se cortan inadvertidamente, se realiza una disección adicional de esta área, de modo que finalmente se extirpa en bloque todo el sistema de conductos, incluidos todos los conductos gravemente afectados. Esto da, como resultado, un defecto ovoide que se encuentra debajo de la areola. Este defecto se oblitera aproximando las partes blandas adyacentes con suturas de catgut y/o vicryl continua y, finalmente, construyendo una plataforma de tejido de soporte debajo de la areola y el pezón. Si la parte central del pezón se ha incluido en la escisión de la piel, se coloca una fina sutura en bolsa de tabaco de catgut cromado y/o vicryl debajo de la esquina de la incisión en el centro de la areola, frunciendo los tejidos para formar un seudopezón. El defecto de la herida se cierra ahora con varias capas de suturas catgut crómico y/o vicryl puntos separados y finalmente se aproxima la piel con nylon. Puede dejarse un drenaje a través de su ángulo exterior. Si se utiliza drenaje, debe retirarse dentro de las 24 horas. La operación se realiza con cobertura antibiótica y se continúa con los antibióticos después de la operación

Figura 7.

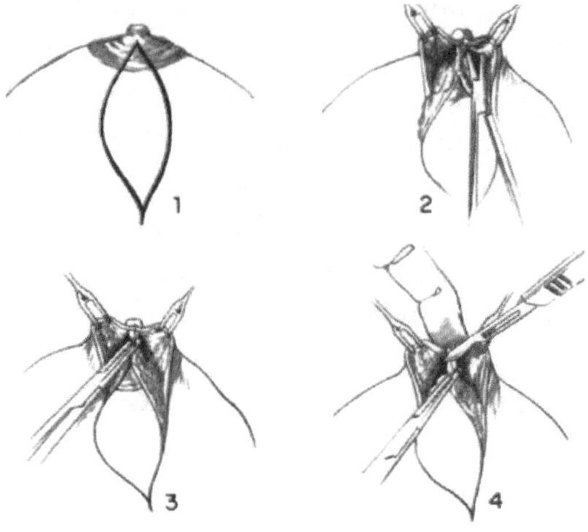

En algunos casos, cuando se realizan escisiones más extensas, en ocasiones es preferible drenar la herida a través de una incisión punzante colocada de forma dependiente y separada del área operada. La principal ventaja de una incisión radial es la comodidad para reparar un defecto más grande de lo que se había contemplado antes de la operación. En tal caso, se recortan los márgenes de la piel y se obtiene una reparación adecuada con un cierre satisfactorio más fácil de lo que podría lograrse con una incisión periareolar. La herida operatoria se cubre con gasa estéril aplicada con adhesivo elástico. La muestra operatoria se envía al laboratorio de patología. El cierre adecuado de la herida, generalmente, da como resultado una apariencia estética satisfactoria.

Se debe advertir a los pacientes que se someten a cirugía del potencial para problemas recurrentes y posible pérdida de la sensibilidad del pezón. La necrosis del pezón es una complicación poco común pero potencial de cirugía repetida. Las razones del fracaso de la cirugía incluyen inadecuada extirpación del tejido del conducto principal, ya sea de la base del pezón o del propio disco mamario

Se ha informado que, en algunos casos de recurrencias repetidas (es decir, más de tres), se debe considerar, para la curación definitiva, la resección de todo el pezón y los conductos.

Mastitis granulomatosa idiopática

La mastitis granulomatosa idiopática (MGI), también llamada mastitis lobulillar granulomatosa (MLG), es una afección benigna, rara, crónica, inflamatoria y recidivante de la mama con etiología desconocida. Descrita por primera vez en 1971, Miller y colaboradores propusieron el concepto de mastitis granulomatosa (MG), que se presenta como un conjunto de lóbulos mamarios infiltrados con exudado inflamatorio agudo y crónico con una masa de cuerpo extraño de células gigantes.

Con una morbilidad en rápido aumento en las últimas dos décadas, está descrita una mayor incidencia en población hispana y de Medio Oriente. La MG puede dividirse en primaria (idiopática) y secundaria (infecciosa y no infecciosa).

1) Mastitis granulomatosa primaria (idiopática): no se puede identificar una causa subyacente, detectada por el examen patológico. Es un diagnóstico por exclusión de otras formas de mastitis granulomatosa con etiologías definidas.

2) Mastitis granulomatosa secundaria: infecciosa: mediante examen etiológico, se pueden detectar microorganismos patógenos, como tuberculosis, actinomicetos, parásitos, hongos e histoplasma, etc.

3) Mastitis granulomatosa no infecciosa: no se puede detectar ningún patógeno. Debido a la afectación mamaria por enfermedad autoinmune o respuesta de rechazo inmune a material exógeno, la mastitis granulomatosa no infecciosa tiende a ser una enfermedad mamaria benigna concomitante con cambios granulomatosos. Esto incluye la mastitis granulomatosa de Wegener, la mastitis por arteritis de células gigantes, la inflamación linfogranulomatosa esclerosante de la mama, la granulomatosis por cuerpo extraño, la sarcoidosis y la necrosis grasa, etc.

Actualmente, no existen pautas internacionales unificadas para el diagnóstico y tratamiento de esta afección por lo que la evaluación y el manejo de estos pacientes sigue siendo un desafío clínico. Reconocer la entidad clínica evita diagnósticos erróneos y, de esa forma, el tratamiento antibiótico prolongado, y numerosos procedimientos quirúrgicos

Patogenia

Suele presentarse en mujeres en edad fértil mediana de 39 años (rango de edad entre 20 a 50 años) con un curso prolongado y recurrente. El antecedente próximo de embarazo (presente en 90 % de casos) y lactancia (presente en 80 %) dentro de los últimos 5 años suele estar presente.

Los trastornos de la lactancia que resultan en estasis de la leche, la hiperprolactinemia y traumatismo cerrado de la mama son factores predisponentes. Mientras que la permeabilidad de los conductos mamarios aumenta, la sustancia inmunogénica (leche retenida) ingresa al mesénquima lobulillar de la mama, que provoca una respuesta inmune mediada por células T y la formación de granulomas. Los linfocitos CD3, CD4 y CD8 están presentes de forma difusa en la lesión, lo que indica que la inmunidad mediada por células está involucrada en el desarrollo.

Existen varias publicaciones que asocian la presencia de Corynebacterium al desarrollo de MG. Sin embargo, como parte de la flora normal de la piel, la presencia de Corynebacterium puede ser colonización. Hay tres hipótesis para explicar la patogenia de MG en relación con Corynebacterium.

Factor primario: como factor inmunogénico independiente, *Corynebacterium* ingresa al mesénquima lobulillar de la mama a través del aumento de la permeabilidad de los conductos mamarios, lo que induce una respuesta autoinmune.

Cofactor: *Corynebacterium* y factores inmunológicos como la leche retenida ingresan al mesénquima lobulillar a través del aumento de la permeabilidad de los conductos mamarios e inducen una respuesta autoinmune.

Factor irrelevante: *Corynebacterium* participa en el proceso de respuesta autoinmune. Otros factores inmunogénicos que actúan como antígenos entran en el mesénquima lobulillar a través del aumento de la permeabilidad de los conductos mamarios. La disminución de la resistencia inmunitaria local produce una infección secundaria por Corynebacterium exacerban los síntomas clínicos.

La presencia de manifestaciones extramamarias, que incluyen artritis inflamatoria, artralgias, epiescleritis y eritema nodoso, sugiere un proceso inmunitario subyacente.

Clínica

La presentación clínica más común es un nódulo palpable en la mama que varía en tamaño de 1 a más de 5 cm, inicialmente indoloras y sin cambios cutáneos. Progresivamente, va manifestándose induración de la piel, sensibilidad, eritema, formación de trayectos fistulosos con drenaje supurado o edema mamario que clínicamente puede simular un absceso bacteriano o un cáncer de mama. Suelen no desarrollar fiebre.

Puede presentarse en cualquier cuadrante mamario, pero el cuadrante superior externo es el más común. A menudo es unilateral, pero puede ser bilateral. Puede ocurrir la inversión o retracción del pezón debido a la inflamación de los ligamentos de Cooper, así como la palpación de adenopatías axilares reactivas. Los ganglios linfáticos se identifican en el 13 % al 40 % de las mujeres.

Figuras 8 y 9. Mastitis granulomatosa.

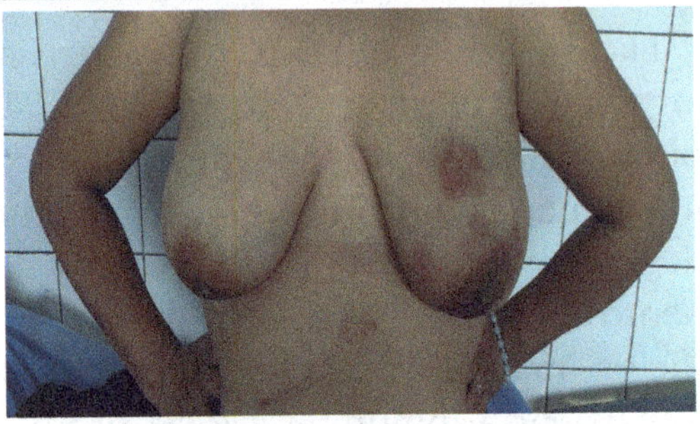

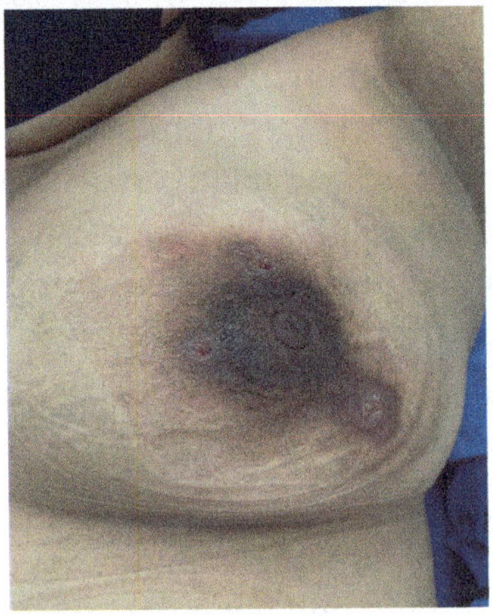

Imágenes

En la mamografía, se presenta como una densidad mal definida (asimetrías focales) con márgenes espiculados y engrosamiento de la piel asociado.

La ecografía demuestra una masa hipoecoica o formación de abscesos con dilatación tubular y puede mostrar ganglios linfáticos agrandados con engrosamiento cortical concéntrico leve y preservación del hilio. En resonancia magnética, aparece como una masa o masas con anillo o realce nodular.

Diagnóstico

Los exámenes de laboratorio deben incluir análisis de sangre de rutina para descartar una etiología autoinmunitaria. Se pueden realizar análisis de sangre para detectar proteína C reactiva, anticuerpo antinuclear (ANA), factor reumatoide y alfa-1-antitripsina, eritrosedimentación, prueba de derivado de proteína purificada (PPD), y prolactina sérica. Se debe realizar una biopsia con aguja gruesa de la pared de la masa formada o biopsia por escisión.

Histológicamente, se manifiesta típicamente como lesiones granulomatosas no caseificantes con histiocitos epitelioides monocitos, linfocitos, neutrófilos y células gigantes multinucleadas, ubicadas en el centro de los lóbulos mamarios.

Todos los abscesos deben ser drenados, preferiblemente por aspiración con aguja, y con toma de cultivos para evaluarse en busca de microorganismos (Gram), infección fúngica (ácido peryódico de Schiff) y ácido resistente bacilos (Zeihl-Neelsen) para excluir una etiología infecciosa. Adicionalmente, se deben descartar otras infecciones, incluidas las micobacterias, micóticos o parasitarios, así como causas autoinmunes como sarcoidosis o material extraño.

Tratamiento

El manejo de pacientes debe ser multidisciplinario. Puede ser un desafío a largo plazo, por lo que numerosos enfoques terapéuticos y diferentes tratamientos se han descrito; estos incluyen desde el seguimiento clínico, la terapia antibiótica, la escisión quirúrgica local, el uso de esteroides sistémicos, inmunosupresores e incluso la mastectomía.

Las estrategias de tratamiento inicial son controvertidas y, dentro de los artículos publicados en la literatura, se encuentran reportes de casos o series institucionales con diversos algoritmos de manejo propuestos.

El tratamiento recomendado depende del tamaño de las lesiones, la gravedad de los síntomas y la salud general del paciente, así como la experiencia del cirujano y la preferencia de tratamiento. No existe un tratamiento estándar y las tasas de recurrencia y recaída son altas durante el período de tiempo, con reportes de hasta 20 % a 50 %.

Independientemente del tipo de tratamiento, la mayoría de los informes muestran que, con el tiempo, la enfermedad tiende a ser autolimitante.

Tratamiento expectante

La literatura ha demostrado que, eventualmente, es una enfermedad autolimitada y que aproximadamente la mitad de todos los casos mejorarán y se resolverán generalmente dentro de los 2 a 24 meses del inicio, independientemente del tratamiento. Puede ofrecerse a pacientes con masas pequeñas (1 a 2 cm) y/o asintomáticas.

Sin embargo, la mayoría de las mujeres presentan una masa dolorosa similar a un absceso, por lo que la sola observación inicial en la mayoría casos es insuficiente.

Tratamiento médico

Antibióticos: descartar una causa infecciosa piógena subyacente debido a abscesos bacterianos son más comunes que MGI. En la presentación inicial, todos los abscesos deben tratarse con aspiración percutánea. Después de la aspiración del absceso, el inicio profiláctico de un antibiótico de elección puede incluir amoxicilina/ ácido clavulánico, trimetoprima/sulfametoxazol o metronidazol. Ajustar antibiótico de acuerdo con resultado de cultivo.

Corticoides: se recomienda para lesiones grandes antes de la cirugía. El tiempo de tratamiento debe ajustarse de acuerdo con la progresión de la enfermedad. Las pacientes con cambios en la piel o que sufrieron efectos secundarios de los corticosteroides orales pueden tratarse con esteroides tópicos (recomendación débil, evidencia de calidad moderada).

Las dosis de esteroides orales varían dentro de un rango descrito entre 10 y 60 mg/día de prednisona o 30 a 60 mg/día de prednisolona, con una disminución gradual durante semanas hasta meses. Las opciones adicionales descritas incluyen prednisona (1 mg/ kg) durante 3 semanas o 16 mg de prednisolona dos veces al día durante 2 semanas, entre otros.

A pesar de las altas tasas de resolución de los esteroides orales, muchos pacientes y médicos son reacios a usar esteroides en dosis altas debido a los efectos secundarios como la intolerancia a la glucosa, rasgos cushingoides e insomnio. Desafortunadamente, cerca de la mitad de los pacientes tratados con esteroides orales pueden tener potencialmente una recaída de 1 a 2 meses después de suspender el tratamiento inicial.

En estos casos, se puede prescribir un segundo curso de esteroides. El uso de esteroides con prednisolona sólo reporta un 10 % tiene una recaída.

Moduladores inmunológicos: el metotrexato también se ha utilizado con éxito con resultados variables para tratar esta enfermedad como una alternativa para los pacientes que no responden a la terapia con esteroides. La dosis sugerida de metotrexato es de 5 a 15 mg/semana durante 6 o 24 meses. Los efectos secundarios que necesitan ser monitoreados y pueden ser las causas de interrupción incluyen alopecia y enzimas hepáticas elevadas (seguimiento con hepatograma bisemanal).

La combinación de metotrexato y corticoides tiene un efecto sinérgico en el control de la progresión de la enfermedad, mientras que la dosis de corticoides puede reducirse. Los pacientes que reciben metotrexato deben recibir dos dosis de ácido fólico por semana. Para las mujeres en edad reproductiva, se debe proporcionar anticoncepción.

Tratamiento quirúrgico

Indicaciones: cuando los pacientes no son sensibles a los corticosteroides y la terapia con antibióticos, o no pueden tolerar los efectos secundarios de los corticosteroides. También, se recomienda para pacientes que recurren después del tratamiento con corticosteroides o quirúrgico. Las lesiones se distribuyen extensamente en tres cuadrantes de la mama. Lesiones complicadas con manifestaciones agudas y crónicas como abscesos, senos, formación de fístulas e infección persistente de la herida (úlceras cutáneas y pus). Pacientes con un largo curso de la enfermedad combinado con manifestaciones sistémicas como eritema nudoso y poliartritis de las extremidades.

Contraindicaciones relativas para la cirugía: pacientes con síntomas de infección aguda o en etapa avanzada de la enfermedad. Lesiones extensas con compromiso de más de 2/3 de la mama, área amplia de lesiones cutáneas, dificultades para garantizar una recuperación satisfactoria después de la cirugía. Pacientes embarazadas.

No hay métodos quirúrgicos unificados, dependen principalmente de la extensión quirúrgica y la ubicación de la lesión.

Los enfoques quirúrgicos informados incluyen drenaje de abscesos, cirugía de escisión quirúrgica hasta mastectomía. Las tasas de recurrencia en un rango de serie más grande del 5 % al 50 %.

La escisión incluye toda el área involucrada, incluida la piel suprayacente afectada, el trayecto de la fístula, y la obtención de una lesión margen libre de 5 a 10 mm. También han sido reportados retrasos en la cicatrización de heridas, formación de fístulas y pobres resultados cosméticos. Esto se debe tener en cuenta para evitar intervenciones quirúrgicas repetidas debido a múltiples recurrencias, que pueden causar la desfiguración o la eliminación de la mama.

El entendimiento en el manejo de cada caso es único. Hay una necesidad de una combinación con espera vigilante, antibióticos, inmunosupresores y la intervención quirúrgica.

Bibliografía

1. Elagili F, Abdullah N, Fong L, Pei T. Aspiration of breast abscess under ultrasound guidance: outcome obtained and factors affecting success. Asian J Surg. 2007;30:40-44.
2. Holly S. Mason Mastitis and breast abscess. BMJ Best Practice Jan 2019. https://bestpractice.bmj.com/topics/en-gb/1084 Last accessed 26 April 2019'09
3. Qian-Qian Yuan. Management of granulomatous lobular mastitis: an international multidisciplinary consensus (2021 edition) Mil Med Res. 2022; 9: 20.
4. Protocolo. Mastitis Aguda y Absceso Puerperal. Clinic Barcelona Hospital Universitario
5. Cristina krogerus 1, Erika Wernheden , Lone Bak Hansen. Mastitis. Ugeskr Laeger. 18 de noviembre de 2019; 181 (47): V07190396.
6. Huiying Xu 1, Ruidong Liu 2, Treatments for Periductal Mastitis: Systematic Review and Meta-Analysis. Breast Care (Basel) 2022 Feb;17(1):55-62. doi: 10.1159/000514419. Epub 2021 Feb 18.
7. J A URBAN. Excision of the major duct system of the breast. Cancer 1963 Apr;16:516-20. doi: 10.1002/1097-0142(196304)16:4<516::aid-cncr2820160413>3.0.co;2-0.
8. Jamal K Almasad. Mammary duct fistulae: classification and management
9. Copeland. 5 ª Edicion.

CAPÍTULO 07

Lesiones benignas, de alto riesgo y premalignas

Reinoso Marilú

Introducción

El cáncer de mama sigue siendo el cáncer más comúnmente diagnosticado en mujeres. La introducción de la mamografía a los programas de detección del cáncer de mama ha aumentado dramáticamente la detección de indicadores de riesgo y lesiones premalignas y preinvasivas.

Las lesiones histológicas mamarias de alto riesgo (LHAR) son, en su mayoría, proliferaciones epiteliales que afectan la unidad lobulillar del conducto terminal. Se asocian a un alto riesgo de desarrollar un cáncer posterior, aunque con frecuencias diferentes según la entidad. La incidencia global oscila entre el 3 y el 12 % de las biopsias de mama con una media del 6 %.

Identificar correctamente las lesiones mamarias de alto riesgo es un reto importante para el patólogo en el manejo adecuado de las pacientes. Para interpretar correctamente una biopsia de mama, el patólogo requiere información clínica y radiológica sobre la lesión.

Para un correcto diagnóstico histológico, es necesario estandarizar los criterios patológicos es útil la clasificación del Royal College of Pathologists. Las lesiones de potencial maligno incierto o de alto riesgo se incluyen en la categoría B3, que también incluye otras lesiones proliferativas no epiteliales (Tabla 1). Posteriormente, se han establecido dos subcategorías, B3a y B3b, en función de la presencia o ausencia de atipia asociada (Tabla 2). La subestimación de malignidad en estas lesiones en la biopsia de mama oscila entre el 9 y el 35% según las distintas entidades. La presencia de atipia aumenta el riesgo de malignidad.

Las lesiones histológicas de alto riesgo o lesiones categoría B3 de la clasificación patológica de Ellis, se diagnostican en el 5-10 % de las biopsias con aguja gruesa. Son lesiones con riesgo aumentado de asociación a malignidad.

Tabla 1. Características diagnósticas de las biopsias de mama. (Soler Monsó et al, 2022).

Informe anatomopatológico de biopsias de mama	
B1	Tejido normal o insatisfactorio para el diagnóstico
B2	Lesión benigna: cambios en las células columnares, hiperplasia de las células columnares, fibroadenoma, hiperplasia ductal habitual, ectasia ductal, adenosis esclerosante, metaplasia apocrina, esteatonecrosis, absceso.
B3	Lesión de potencial maligno incierto: Cicatriz radial, lesión papilar, lesión fibroepitelial, atipia epitelial plana, neoplasia lobulillar, hiperplasia ductal atípica, mucocele, lesión vascular indeterminada, otras lesiones infrecuentes.
B4	Lesión atípica sospechosa de malignidad
B5a	Carcinoma intraductal
B5b	Carcinoma invasivo
B5c	Carcinoma: in situ/invasivo no evaluable

Tabla 2. Lesiones histológicas de alto riesgo o lesiones categoría B3.

Lesiones B3a: son lesiones especialmente benignas sin atipia epitelial	Lesiones B3b: son lesiones con atipia epitelial, tiene mayor riesgo de desarrollar cáncer. Son lesiones que se consideran premalignas
-Lesiones papilares sin atipia (Papiloma intraductal) -Cicatriz radiada/lesión esclerosante compleja -Lesiones mucinosas tipo mucocele -Lesiones fibroepiteliales con estroma Celular (tumor phyllodes benigno y borderline)	-Proliferaciones intraductales epiteliales atípicas: hiperplasia ductal Atípica y atipia epitelial plana -Neoplasia Lobulillar: hiperplasia lobulillar atípica y carcinoma lobulillar in situ en su variante clásica

Fuente: Alonso Roca S. Torres Tabanera (2014)

Algunas lesiones B3 tienen un alto riesgo de malignidad, mientras que otras tienen un riesgo mucho menor (Tabla 3).

Tabla 3. Implicancia clínica y características inmunofenotípicas de las lesiones mamarias proliferativas. (Soler Monsó et al, 2022).

Lesión	Riesgo Relativo de Ca de mama Invasivo	RE	RP	HER 2
Metaplasia apocrina	No conocido	-	-	-
Adenosis esclerosante	1.5-2			-
Cicatriz radiada	1.5-2.2			-
Lesión de células columnares/Atipia epitelial plana (LCC/ AEP)	1.5-2	+	+	-
Hiperplasia de tipo usual	1.5-2			-
Hiperplasia ductal atípica (HDA)	3-5	+	+	-
Hiperplasia lobulillar atípica (HLA)	4-5	+	+	-
Carcinoma lobulillar in situ (CLIS)	8-10	+	+	-
Carcinoma lobulillar in situ pleomórfico (CLIS-P)	No conocido	Baja expresión / negativo	Baja expresión / negativo	+/-
Carcinoma ductal in situ de bajo grado (CDIS -BG)	8-10	+	+	-
Carcinoma ductal in situ de alto grado (CDIS -AG)	8-10	+/-	+/-	+/-
Adenosis microglandular	No conocido	-	-	-

RE: receptor de estrógeno. RP: receptor de progesterona. HER 2: receptor 2 del factor de crecimiento epidérmico humano.

Las lesiones mamarias B3 generalmente se identifican en imágenes como áreas de calcificación o masas pequeñas, y en su mayoría son asintomáticas. Son identificadas en mamografías de detección en mujeres sanas, aunque también se pueden encontrar en mujeres que acuden con alguna sintomatología (Tabla 4).

Tabla 4. Resumen de las características imagenológicas más comunes de las lesiones de alto riesgo (Catanzariti et al, 2021).

Lesión de alto riesgo	Hallazgos imagenológicos
Neoplasia Lobulillar	Microcalcificaciones amorfas, y distribución agrupada
Proliferación epitelial intraductal atípica	Microcalcificaciones pleomórficas finas y distribución lineal o segmentaria. Pequeñas masas hipoecoicas de forma irregular con bordes microlobulados
Atipia epitelial plana	Microcalcificaciones agrupadas
Lesión papilar	Una masa sólida y redonda con bordes bien definidos, una masa intraquística o una masa hipoecoica bien definida en un conducto dilatado con tallo vascular interno y con o sin microcalcificaciones
Tumor Phyllodes	Masa ovoide de alta densidad con bordes irregulares y generalmente lubulada y grande
Cicatriz radiada	Distorsión arquitectónica radiolúcida con o sin calcificaciones

Formular una estrategia de tratamiento sólida cuando el riesgo publicado de malignidad de una lesión B3 puede oscilar entre el 0 % y el 79 % es un desafío (Tabla 5). Las tasas generales de subestimación no deberían exceder el 5 % para Carcinoma Infiltrante (CI) y el 10 % para CDIS.

Tabla 5. Tasas de subestimación para lesiones de alto riesgo (Catanzariti et al, 2021).

Lesión de alto riesgo	Tasa de subestimación de malignidad	Tasa de subestimación de malignidad con Biopsia Core (BC)/ Biopsia asitida al Vacío (BAV)
Atipia epitelial plana	11 %	BC (14G) 10-21 % BAV (11G) 6 %
Lesión papilar sin atipia con atipia	12 % 7 % 32 %	13,2 % BC (14G) 3,9 % (0-20 %) VAB (11G) 7,7 % (0-18,3 %) BC (14G) 46,7 % (6,7-71,4 %) VAB (11G) 33 % (0-71 %)
Cicatriz radiada/ lesión esclerosante compleja sin atipia con atipia	8 % 6 % 18 %	BC (14G) 9 % (1-28 %) BAV (11G) 1% (0-10 %) BC (14G) 33% BAV (11G) 2% (0-18%)
Hiperplasia ductal atípica	28%	BC (14G) 31 % BAV (14G) 24 % y (11G) 19%
Neoplasia lobulillar	17 %	Rango general 0-40 %
Hiperplasia lobulillar atípica	12 %	BC (14G) 16 % BAV (9G): 6-25,4 % para HLA y CLIS
Carcinoma lobulillar in situ	22 %	BC (14G) 25 % BAV: 6-25,4 % para HLA y CLIS

Las lesiones de categoría B3 son objeto de gran interés, precisamente por su incierto potencial maligno y la falta de un consenso definitivo sobre cómo deben ser manejadas una vez diagnosticadas. Actualmente, existe un consenso internacional aceptado con respecto al manejo definitivo de tales lesiones después de su identificación (Tabla 6).

Tabla 6. Recomendaciones de Consenso para el Manejo de las Lesiones B3 (Rageth et al, 2019).

Neoplasia lobulillar	Escisión quirúrgica o EAV Si tras BAV se ha extirpado radiológicamente la lesión, se recomienda seguimiento por imagen
Hiperplasia ductal atípica (proliferación epitelial intraductal atípica)	Escisión quirúrgica o EAV Se sugiere EAV en HDA unifocal en lesiones pequeñas Si la lesión se ha extirpado por completo y sólo existe HDA focal con calcificaciones, se recomienda seguimiento por imágenes
Atipía epitelial plana	EAV Si tras BAV se ha extirpado radiológicamente la lesión, seguimiento por imagen
Lesión papilar Con atipia Sin atipia	 Escisión quirúrgica y seguimiento por imágenes EAV
Cicatriz Radiada Con atipia Sin atipia	 EAV y seguimiento imagenológico EAV
Tumor phyllodes	Escisión quirúrgica

EAV: exéresis asistida al vacío.

Hiperplasia ductal atípica

La hiperplasia ductal atípica (HDA) es una de las lesiones B3 más frecuentes de la mama y la que presenta mayor riesgo de transformación maligna. Además, presenta el mayor riesgo de subestimación entre todos los tipos de lesiones de alto riesgo. Los factores de riesgo para la subestimación de la malignidad incluyen la multifocalidad con más de 2 focos de HDA en la BC y la necrosis celular individual asociada. Por lo tanto, se considera un precursor no obligado del cáncer invasivo, así como un factor de riesgo independiente para el cáncer de mama. La HDA representa una lesión proliferativa intraductal similar a la hiperplasia ductal habitual y al CDIS de bajo grado.

La HDA se diagnostica en el 12-17 % de las biopsias percutáneas en pacientes de un amplio rango de edad, desde la adolescencia hasta la vejez.

Histopatología

La HDA se define por una proliferación epitelial atípica restringida a una unidad terminal ductal-lobulillar (UTDL) de ≤ 2 mm en extensión máxima, de no más de dos espacios delimitados por la membrana (Figura 3). No se puede diagnosticar definitivamente sobre CDIS de bajo grado en una biopsia percutánea, por lo que algunos autores recomiendan utilizar el término de proliferación epitelial intraductal atípica (AIDEP).

Inmunoperfil

La biología molecular de la HDA demuestra su gran similitud con el CDIS de bajo grado: las células son positivas para RE, pero negativas para citoqueratinas de alto peso molecular. Hay un bajo grado de anomalías cromosómicas, con una pérdida constante de 16q y ganancia de 1q.

Pronóstico

La HDA se asocia con un mayor riesgo de cáncer de mama invasor en comparación con el resto de la población.

Diagnóstico

Los hallazgos de imagen no son específicos. Se puede encontrar HDA en la periferia de una lesión papilar e incluso en el interior de un fibroadenoma. En la mamografía, la HDA puede verse como microcalcificaciones, principalmente amorfas con distribución agrupada, lineal o regional, pero también como una masa con o sin microcalcificaciones (Figura 1). Rara vez se detecta HDA en la ecografía y, en caso de detectarse, aparece como una pequeña lesión hipoecoica sin masa o incluso con forma de masa de forma irregular con bordes microlobulados, sin características acústicas posteriores y con una orientación paralela al parénquima mamario. De manera similar, las características de la imagen por resonancia magnética (RNM) de la HDA no son específicas; sin embargo, un realce no masa es la presentación más frecuente (Figura 2).

Figura 1. Mamografía. Cúmulo de microcalcificaciones amorfas y lineales finas (círculo).

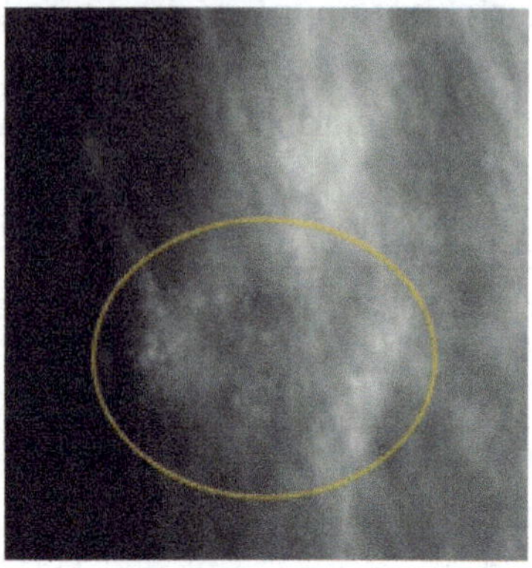

Figura 2. El RNM realce con distribución focal en empedrado, que coinciden con microcalcificaciones sospechosas (flecha).

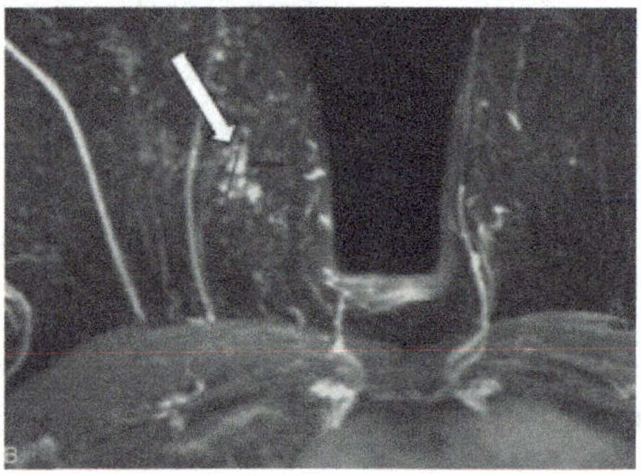

Figura 3. Histopatología: Hiperplasia ductal con atipias. Patrón de crecimiento cribiforme con calcificaciones (hematoxilina-eosina ×40, aumento original)

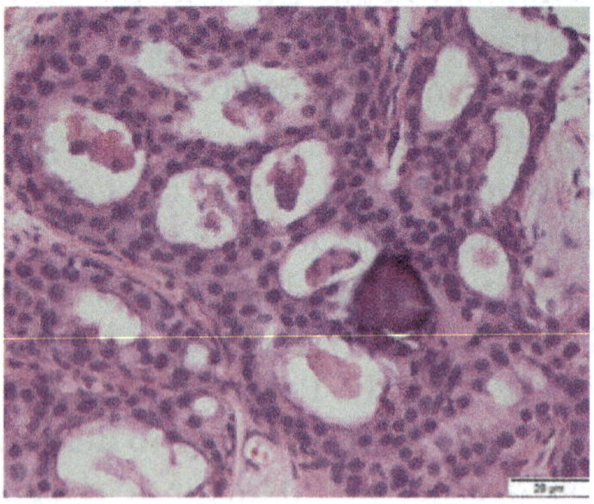

Manejo

Se recomienda realizar la biopsia radioquirúrgica en este tipo de lesiones, dado que hay un 15-30 % de posibilidad de que en dicha lesión se encuentre CDIS o carcinoma invasor. Acerca del compromiso del margen, actualmente es un tema controversial.

Como son lesiones consideradas de alto riesgo, son pacientes que se beneficiarían de quimioprevención.

Neoplasia lobulillar

La neoplasia lobulillar (NL) se considera tanto un indicador de riesgo como un precursor no obligado del cáncer de mama. La NL se encuentra en el 0,5-4 % de las biopsias mamarias benignas y puede verse a cualquier edad, pero es más frecuente en mujeres pre menopáusicas. La lesión es multicéntrica en el 85 % de los casos y bilateral hasta en un 67 %. Se considera un factor de riesgo para el posterior desarrollo de carcinoma invasivo en cualquiera de las mamas.

Clasificación

La quinta edición 2019 de la Clasificación de tumores de La Organización Mundial de la Salud (OMS) fomenta la siguiente clasificación (Gráfico 1)

Gráfico 1. Clasificación de la neoplasia lobulillar según la OMS 2012 y cambios de la OMS, 2019 (Lakhani et al, 2012).

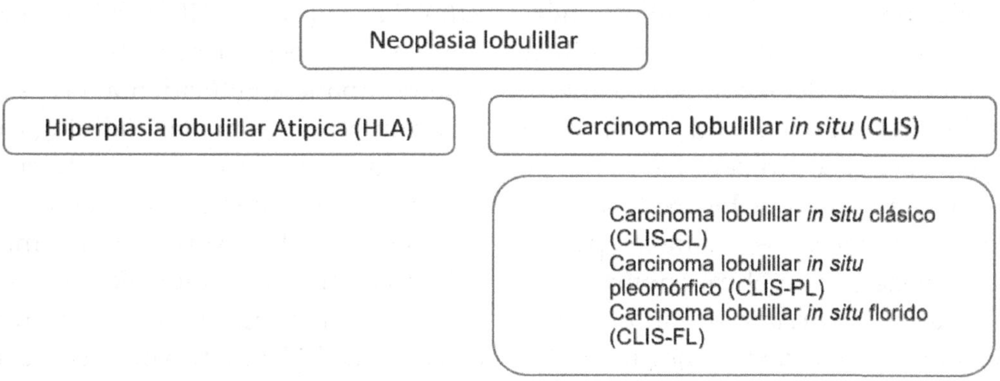

La importancia pronóstica hacia la malignidad para HLA y CLIS no está respaldada por evidencia hasta la fecha. Por lo tanto, tanto en las muestras de BC como de BAV se clasifican como lesiones B3, mientras que las NL pleomórficos o floridos se clasifican como lesiones B5 (malignas). La NL también puede estar asociada con otras lesiones, como adenosis esclerosante, cicatrices radiadas, lesiones papilares y fibroadenomas.

Histopatología

El término neoplasia lobulillar se utiliza para representar lesiones epiteliales atípicas caracterizadas por la proliferación de células monomórficas pobremente unidas debido a la falta de expresión de E-cadherina, con posible difusión pagetoide hacia los conductos galactóforos. La diferenciación entre la HLA y el CLIS se basa en la extensión de las unidades lobulillares que están involucradas en la lesión. Mientras que la HLA compromete menos del 50 %, el CLIS compromete más del 50 % de los acinos de la unidad terminal ducto lobulillar (UTDL) (Figura 6-8).

Inmunoperfil

Los estudios de inmunofenotípicos y citogenéticos muestran similitudes entre la NL y el carcinoma lobulillar invasivo, así como el CDIS de bajo grado, entre ellos, alta expresión del RE y RP, bajo Ki-67 y perfil de citoqueratina bien diferenciado (CK5- y CK18+).

El consenso actual es considerar a la NL clásica como un marcador de riesgo para el cáncer de mama en lugar de un precursor del cáncer de mama invasor. Por el contrario, la variante pleomórfica es negativa para RE pero es positiva para el receptor 2 del factor de crecimiento epidérmico humano (HER2), así como para p53 y el índice proliferativo Ki67. Por esta razón, aunque no se han realizado estudios epidemiológicos, y también por su fuerte asociación con el carcinoma lobulillar invasor, la variante pleomórfica generalmente se considera un precursor del cáncer de mama invasor.

La falta de expresión de E-cadherina puede ser útil para diferenciar CLIS de CDIS o para clasificar una lesión como indeterminada.

Pronóstico

El riesgo relativo de desarrollar cáncer de mama es de 4 a 12 veces mayor para mujeres con diagnóstico de CLIS en comparación con mujeres sin NL, y de 4 a 5 veces mayor para mujeres con HLA en comparación con mujeres sin NL. La tasa de subestimación después de la escisión quirúrgica varía ampliamente de 0 a 40%. Un criterio de inclusión principal debe ser la concordancia anatomo-radiológica.

Después del diagnóstico de NL, el riesgo relativo de desarrollar cáncer es de 1 a 2 % después de un año, de 15 a 17 % después de 15 años y de 35 % después de 35 años, con tasas relativamente iguales de cáncer de mama ipsi y contralateral (8,7 y 6,7%, respectivamente). El riesgo se duplica aún más cuando la presencia de lesiones proliferantes de alto riesgo se acompaña de antecedentes familiares de cáncer de mama.

Diagnóstico

La NL no tiene manifestaciones radiológicas o clínicas típicas. Por lo general, se descubre fortuitamente en tejido mamario biopsiado por otras razones, o como una lesión incidental en asociación con otras anomalías radiológicas.

En la mamografía, los NL suelen pasar desapercibidos, pero cuando se detectan pueden verse como microcalcificaciones, con morfología amorfa y distribución agrupada. Con menos frecuencia, LN puede verse como una masa, una distorsión arquitectónica o una asimetría (Figura 4). En la ecografía, el NL puede aparecer como una masa sombreada, avascular, irregular e hipoecoica (Figura 5). En la RMN con contraste, la evidencia es limitada, pero algunos autores han sugerido que el CLIS puede presentarse como un realce no masa (Figura 7).

Manejo

Actualmente, se recomienda la biopsia radioquirúrgica en las neoplasias lobulillares. Sin embargo, se encuentran en la bibliografía algunos estudios que recomendarían sólo la BAV en la NL clásica.

En las mujeres diagnosticadas con NL, se debe considerar un seguimiento estrecho por imágenes con RMN, especialmente si hay otros factores de riesgo presentes.

Figura 4. Mamografía magnificada muestra calcificaciones agrupadas gruesas y heterogéneas (flecha).

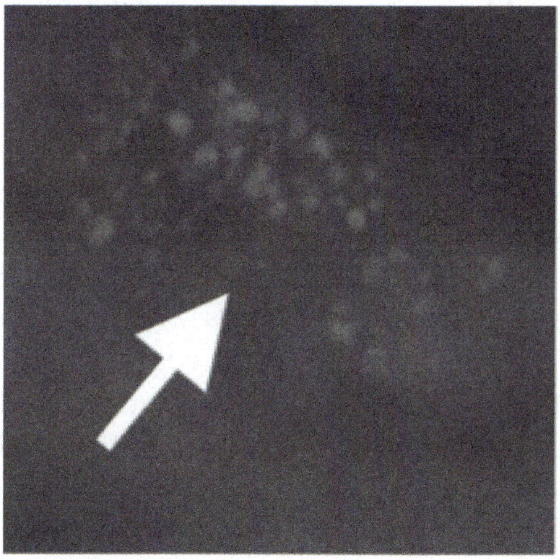

Figura 5. Ecografía (neoplasia lobulillar).

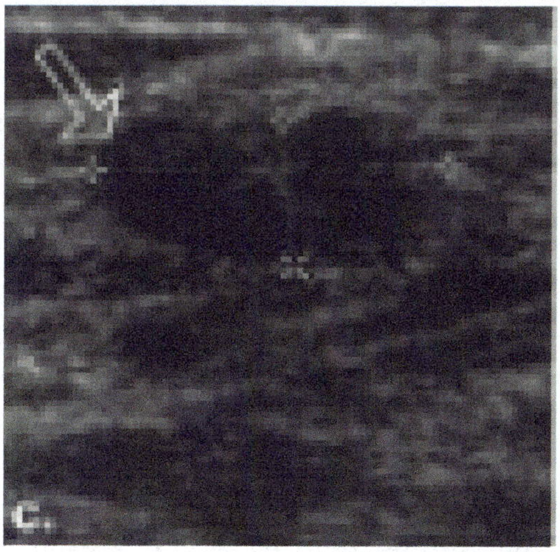

Figura 6. Histopatología. Hiperplasia lobulillar con atipias. Lobulillo con menos del 50% del epitelio glandular reemplazado por células atípicas (hematoxilina-eosina ×40, aumento original).

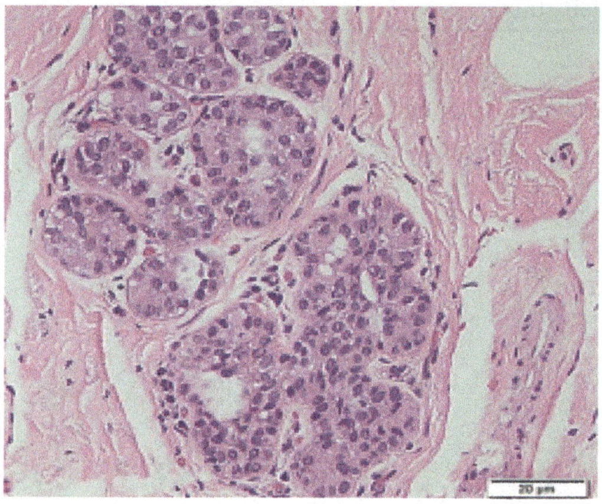

Figura 7. Resonancia magnética de neoplasia lobulillar.

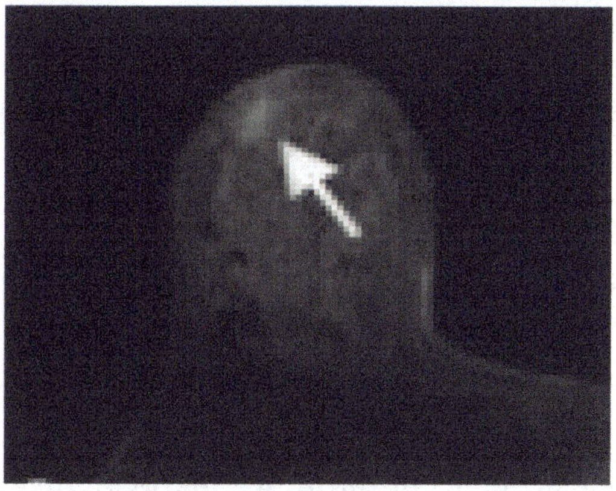

En el CLIS clásico no se recomienda realizar resección con márgenes. Sin embargo, en el pleomórfico, y por presentar comportamiento similar el CDIS, se recomienda realizar la escisión con márgenes de al menos 2 mm.

Figura 8. Histopatología: Carcinoma lobular in situ, tipo clásico Los acinos se expanden mediante células discohesivas. monomórficas, espaciadas uniformemente con atipia nuclear de bajo grado. Ampliación 200x.

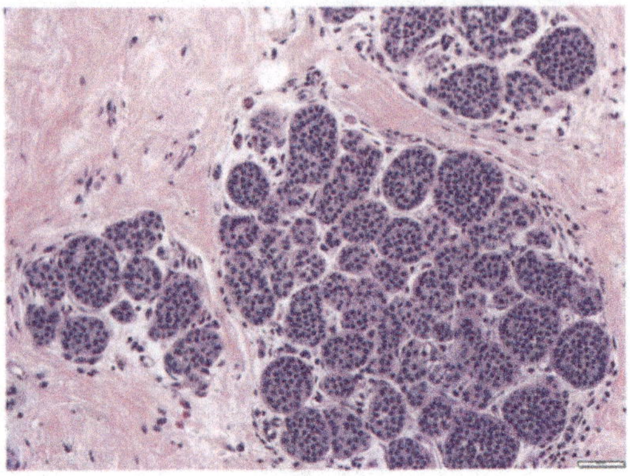

Atipia epitelial plana

La atipia epitelial plana (AEP), también conocido como cambios de células columnares con atipia o hiperplasia celular con atipia, es una lesión atípica no maligna de la mama.

La OMS define a la AEP como una alteración intraductal neoplásica. La incidencia de la AEP pura es aproximadamente del 1 al 2 % de las biopsias mamarias benignas. Con frecuencia, se descubre secundaria a microcalcificaciones sospechosas. Además, la AEP, a menudo, se encuentra en asociación con otras lesiones de alto riesgo de la mama, como la HDA o NL, aunque actualmente se la menciona cada vez más como un precursor de esta última alteración; también se considera, junto con la HDA y CDIS, como un precursor no obligatorio de carcinoma invasor. Además, la AEP puede coexistir in situ o en cánceres de mama invasores, más típicamente carcinoma tubular.

Histopatología

En la AEP, las células luminales normales son reemplazadas por una o tres a cinco capas de células columnares y la UTDL muestra un bajo grado de atipia. La morfología celular puede variar desde el aspecto cuboide o columnar, pero, por lo general, los puentes y las formaciones micropapilares están ausentes, de ahí el nombre de "plano". Los acinos de las UTDL implicadas se distienden de forma variable a partir de un material secretor con micro calcificaciones (Figura 10).

Inmunoperfil

Los estudios de inmunofenotipo muestran una correlación entre AEP, CDIS y cáncer de mama invasivo. De hecho, los tipos celulares AEP son fuertes y ampliamente positivos para RE y RP, y negativos para citoqueratina de bajo peso molecular, con un índice Ki-67 bajo. Además, los estudios citogenéticos de la AEP asociadas con CDIS y carcinoma invasivo muestran cambios similares en su perfil molecular genético.

Pronóstico

La AEP es de gran interés científico, ya que el espectro morfológico de las proliferaciones intraductales de AEP a HDA y CDIS de bajo grado parece tener una secuencia. Representa el primer paso en la vía de la carcinogénesis. Parece estar asociada con un aumento muy leve del riesgo de cáncer de mama (1 a 2 veces).

Forester et al, en su metanálisis, demostraron que la tasa de subestimación a malignidad para las lesiones de AEP es del 11 %.

Diagnóstico

Como estas lesiones producen secreciones intraluminales, comúnmente se presentan mamográficamente como finas micro calcificaciones amorfas o ramificadas con una marcada dilatación del conducto asociada (Figura 9). Los datos en la ecografía son escasos, pero puede detectarse como una masa inespecífica con o sin microcalcificaciones. Hasta ahora, no se ha encontrado que las características morfológicas o de señal de la resonancia magnética sean útiles en la identificación de AEP.

Figura 9. Mamografía digital. Microcalcificiones agrupadas pleomórficas, visibles a nivel retroareolar

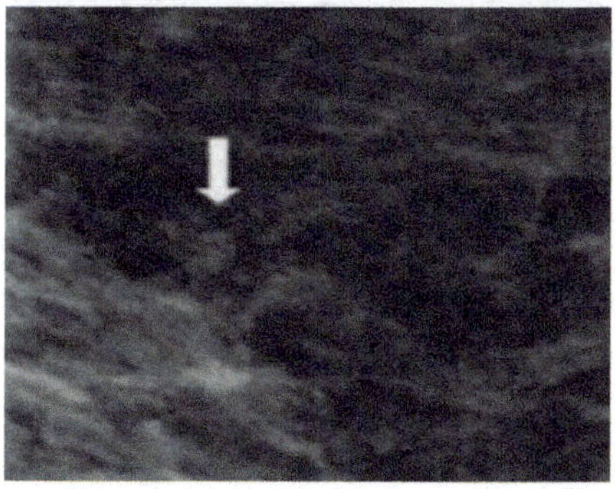

Figura 10. Histopatología: Biopsia por esterotaxia y sistema de vacío con aguja 11 Gauge. Hematoxilina-eosina 40×. Atipia epitelial plana con células que muestran proyecciones apicales (flecha).

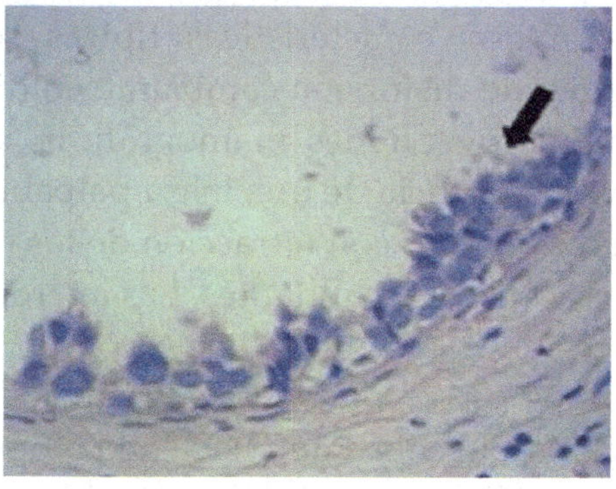

Manejo

De acuerdo con las pautas de AGO (Grupo Alemán de Oncología Ginecológica), cuando se encuentra AEP en BC o BAV, la cirugía puede evitarse en caso de lesión pequeña (< 2 UTDL involucradas en BAV) y/o resolución parcial o completa en la imagen. Por el contrario, la intervención quirúrgica es obligatoria si la lesión se detecta como una amplia zona de micro calcificaciones o en caso de discrepancia radio-patológica.

Cicatriz radiada y lesión esclerosante compleja

La cicatriz radiada (CR) es una lesión mamaria que puede simular un carcinoma invasivo debido a su configuración estrellada. La CR es un foco de menos de 10 mm, mientras que la lesión esclerosante compleja (LEC) se refiere a una lesión de más de 10 mm y que tiene características más complejas. La CR y la LEC son clásicamente no palpables. Se desconoce la patogenia, pero, entre las causas posibles, se incluyen una reacción inflamatoria localizada y una isquemia crónica con un infarto lento subsiguiente. Tampoco debe confundirse con cicatrices mamarias explicables que se producen después de una cirugía, un absceso o un traumatismo cerrado. Las cicatrices radiadas son poco comunes en mujeres menores de 30 años y se observan con mayor frecuencia en mujeres de 30 a 60 años.

Histopatología

La CR y la LEC se caracterizan por un núcleo fibroelástico central, que está rodeado de fibras elásticas y que contienen de uno a varios conductos que muestran una mastopatía obliterada. Además, otros conductos convergen en el área similar a una cicatriz de forma estrellada. El epitelio que recubre estos últimos conductos puede presentar una gran variedad de cambios, siendo el epitelioide benigno el más frecuente (habitual hiperplasia ductal). El área central similar a una cicatriz junto con la apariencia estrellada de los conductos externos imita fácilmente el carcinoma invasivo tanto radiológica como histológicamente (Figura 13).

Figura 11. Imagen de tomosíntesis mamaria digital craneocaudal muestra masa espiculada (flecha) con centro radio lucido y espículas delgadas prominentes que irradian hacia afuera. El recuadro muestra la ampliación fotográfica.

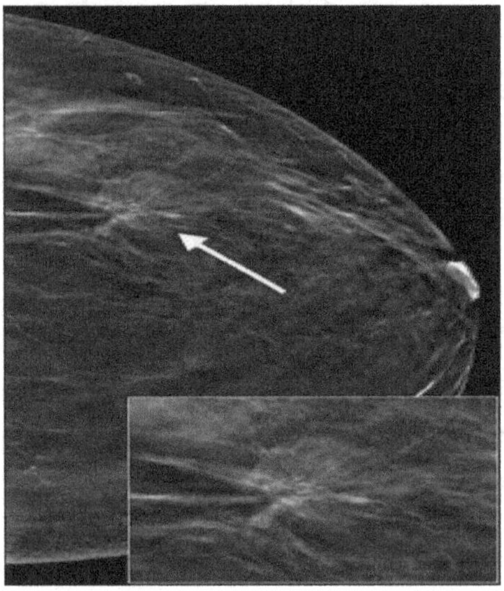

Pronóstico

La CR y la LEC son lesiones proliferativas que se asocian con frecuencia con otras lesiones de alto riesgo y lesiones proliferativas con atipia. El pronóstico de CR/LEC depende de la presencia de atipia asociada. Estudios previos han demostrado que los cánceres, a menudo, se encuentran en la periferia de la CR/LEC; esta ubicación excéntrica puede conducir a un error de muestreo al realizar la BC. El riesgo de cáncer de mama subsiguiente asociado con CR encontrado en patología con y sin atipia varía de 1,1 a 3,0, a 2,8 a 6,7 %, respectivamente. La subestimación depende de la presencia o no de atipia.

Figura 12. Ecografía. La imagen del ultrasonido muestra una masa hipoecoica irregular con sombra acústica posterior.

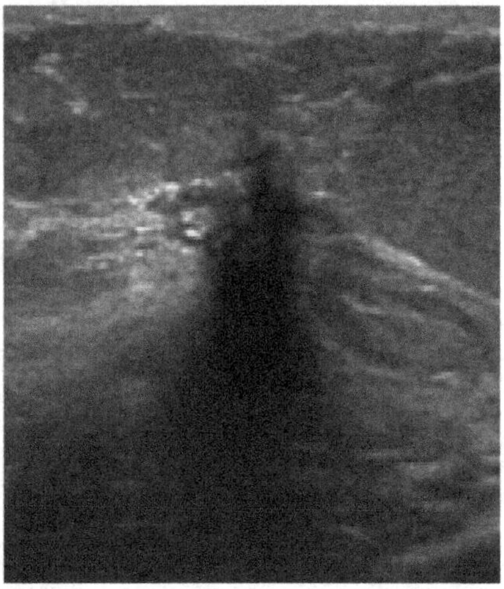

Diagnóstico

La apariencia mamográfica de un CR/LEC típicamente consiste en una lesión radiolúcida en forma de estrella, que puede confundirse con una forma de presentación de carcinoma invasivo. Otras características típicas son: imagen de distorsión cambiante en diferentes proyecciones mamográficas, asimetría, ausencia de una masa palpable y engrosamiento con retracción de los planos cutáneos circundantes. Las microcalcificaciones son un hallazgo común; en algunos casos, pueden ser el único hallazgo sospechoso que lleva a la biopsia. Hoy en día, el uso de técnicas de tomosíntesis digital de mama recientemente desarrolladas ha cobrado impulso debido a su visualización, caracterización e identificación más precisas de la distorsión arquitectónica (Figura 11). Aún no se han descubierto hallazgos ecográficos patognomónicos para CR/LEC. La apariencia ecográfica de la CR es variable, desde una correlación no clara hasta una masa irregular hipoecoica con márgenes indistintos o un área focal de sombreado sin masa asociada (Figura 12). En algunos casos, la CR puede mostrarse, en la elastografía, como rigidez inherente. La apariencia de RMN de CS/LEC es igualmente variable.

Figura 13. Histopatología. Cicatriz radial con elastosis central (rosa brillante), glándulas atrapadas y conductos periféricos dilatados (línea discontinua) que irradian hacia el exterior (flechas).

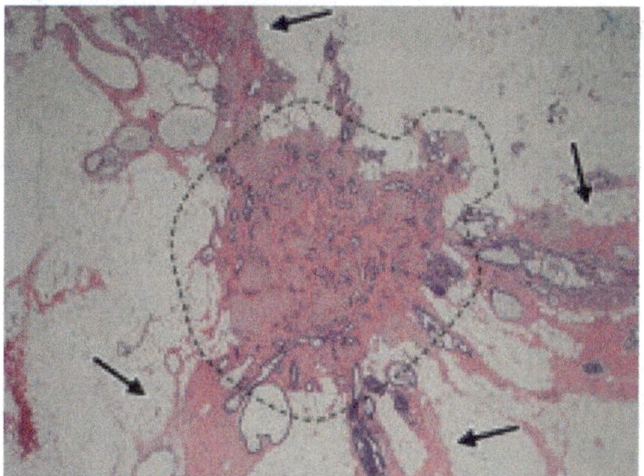

Manejo

Actualmente, se recomienda la resección quirúrgica de este tipo de lesiones en nuestro medio.

Lesiones papilares

Las lesiones papilares incluyen un gran número de lesiones mamarias, que representan aproximadamente el 3 % de todos los tumores malignos de mama. Se ven con mayor frecuencia en mujeres de 30 a 50 años.

Histopatología

Las lesiones papilares están compuestas por frondas papilares que se adhieren a la pared ductal mamaria interna a través de un núcleo fibrovascular y que se extienden hacia la luz del conducto. Las células mioepiteliales y epiteliales ductales recubren el núcleo fibrovascular, y son estas células epiteliales las que pueden sufrir grados de metaplasia apocrina (Figura 16).

Figura 16. Histopatología. Papiloma atípico. Hematoxilina-eosina 4×. Punción con aguja gruesa.

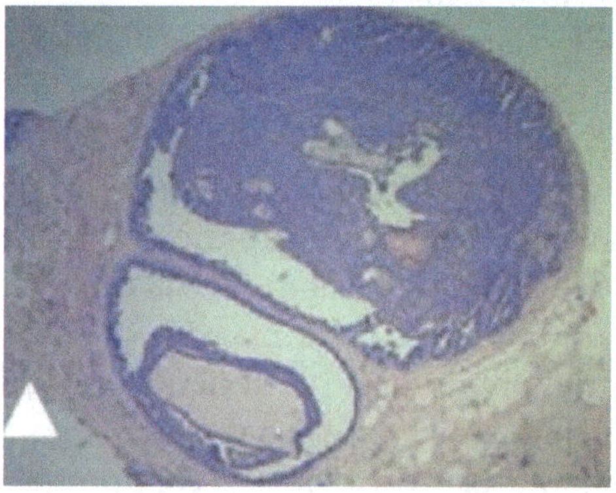

Desde el punto de vista histológico, las lesiones papilares son un grupo heterogéneo de lesiones, clasificadas por la OMS:

1. Papiloma sin atipia.
2. Papiloma con atipia (HDA o NL clásica), ambos pertenecientes a la categoría B3 (los papilomas solitarios pequeños (< 2 mm) pueden categorizarse como lesión B2, si la lesión está completamente rodeada por una estructura de conducto).
3. Papiloma con CDIS o papiloma completamente afectado por CDIS más

extenso (carcinoma papilar encapsulado) B5.
4. Carcinoma papilar sólido perteneciente a la categoría B4 o B5.

Habitualmente, las lesiones papilares se pueden dividir según su localización en dos grandes grupos: centrales (generalmente aisladas), es decir, que surgen de los conductos de la región subareolar respetando la UTDL son los más comunes. Los periféricos son más pequeños (generalmente, múltiples y asintomáticos), es decir, que se originan en UTDL tras la participación de los conductos galactóforos.

Pronóstico

El riesgo de aparición de cáncer invasivo es dos veces mayor que el de la población normal para la forma central y tres veces para la forma periférica, con un mayor riesgo de aparición de cáncer invasivo de hasta un 7,5% en el caso de papiloma con atipia. El diagnóstico de papilomas periféricos múltiples (las llamadas "papilomatosis") en la BC aumenta el riesgo de un carcinoma de mama invasivo o CDIS hasta en un 30 % (si hay atipia).

Es importante tener en cuenta que las tasas de subestimación para las lesiones papilares varían ampliamente en la literatura. Estas pueden ser tan bajas como el 3,1% para los papilomas solitarios. Las microcalcificaciones (identificadas histológicamente), el tamaño de la lesión (al menos > 1 cm), la edad del paciente mayor y ciertas características histológicas se encuentran entre los factores que más predicen la evolución a malignidad.

Diagnóstico

Los papilomas pueden ser asintomáticos y detectarse en un examen de mama de rutina. Sin embargo, cuando son sintomáticos, pueden presentarse como una masa palpable cerca del pezón o con secreción sanguinolenta del pezón, hasta en un 20-50 % de los casos, debido a la torsión del pedículo. En la mamografía, los hallazgos están limitados y son inespecíficos, pero, cuando son visibles, están representados por áreas asimétricas de mayor densidad, conductos dilatados o lesiones solitarias con microcalcificaciones asociadas (Figura 14). La ecografía mamaria puede mostrar una masa sólida y redonda, una masa con bordes bien definidos, una masa intraquística o una masa hipoecoica bien definida en un conducto dilatado. El tallo fibrovascular de los papilomas se puede evaluar con ecografía Doppler a color o power angio (Figura 15). La elastografía puede mostrar una mayor rigidez del área dentro del conducto, lo que aumenta el grado de sospecha de malignidad; puede ser útil en el diagnóstico diferencial.

La RMN es útil para determinar la extensión de la enfermedad y permite una evaluación integral que incluye la identificación de conexiones con el sistema ductal.

Manejo

Se recomienda la escisión quirúrgica de este tipo de lesiones. Hay consensos que recomiendan la EAV. Sin embargo, no se encuentra disponible en nuestro medio.

Lesiones de células fusiformes de aspecto blando

Las lesiones de células fusiformes de aspecto blando abarcan un grupo heterogéneo de entidades similares a tumores, que van desde neoplasias reactivas benignas hasta neoplasias malignas de bajo grado con potencial metastásico. Las lesiones de células fusiformes más frecuentes que se encuentran en la mama son el carcinoma metaplásico de células fusiformes, que es una lesión maligna; el miofibroblastoma, la hiperplasia estromal pseudoangiomatosa (PASH) y la fibromatosis, que son lesiones benignas; y tumor phyllodes, que se considera, histológicamente, una lesión B3.

A los fines de esta revisión, entraremos en detalles sólo para los tumores phyllodes.

Figura 17. Mamografía proyección MLO de mama izquierda. Gran masa isodensa, con calcificaciones groseras, en CSE de mama izquierda., en relación con tumor phyllodes Benigno.

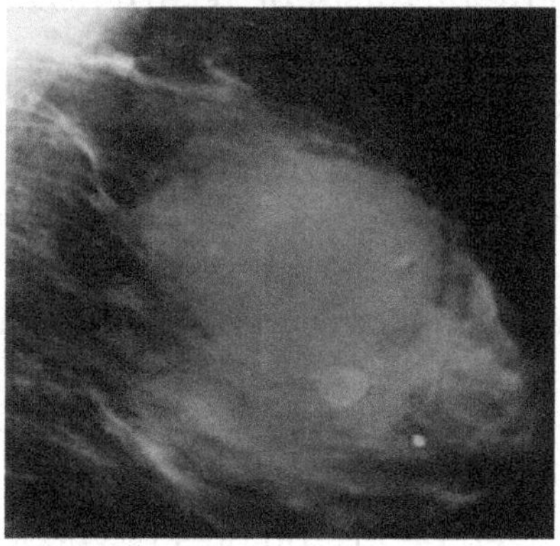

Tumor phyllodes

El tumor phyllodes de mama es un tumor raro que representa menos del 1 % de todos los tumores de mama y del 2 al 3 % de las neoplasias fibroepiteliales. Aunque a menudo se caracteriza por un tamaño grande y/o un crecimiento rápido, puede mostrar un patrón de crecimiento lento. Por lo general, este tumor se presenta en mujeres de 40 a 51 años, aunque en los países asiáticos, la edad promedio de aparición es de 25 a 30 años.

Figura 18. Ecografía: Nódulo lobulado, heterogéneamente hipoecoico con reforzamiento acústico posterior. Se realiza biopsia con aguja de corte, que reporta tumor phyllodes de grado intermedio.

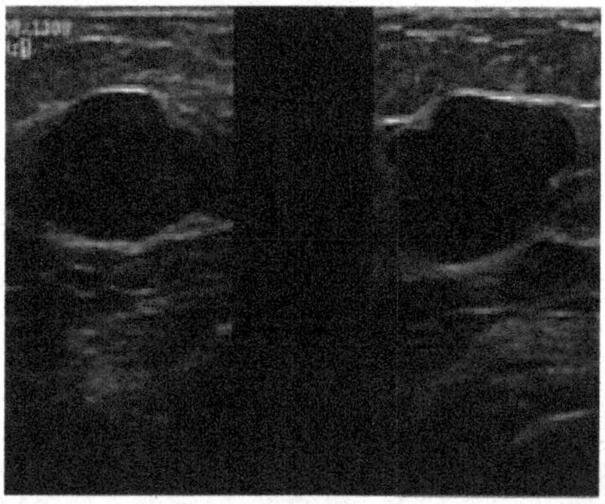

Histopatología

El tumor phyllodes, por su naturaleza, crece radialmente, comprime el parénquima mamario y crea una pseudocápsula a través de la cual sobresalen lengüetas. El examen del tejido conectivo en secciones múltiples es obligatorio, ya que el phyllodes maligno puede estar presente solamente en una porción del tumor.

Microscópicamente, el epitelio se compone de células epiteliales más que de células mioepiteliales y puede también presentar cambios hiperplásicos y displásicos. El epitelio cuboidal alínea los pequeños canales que aparecen como espacios ductales. Las salientes papilares alineadas del tejido fino conectivo estromal se extienden en áreas enquistadas que forman estructuras con características de hoja. El tumor de phyllodes histológicamente se asemeja a elementos epiteliales y del mesénquima de un fibroadenoma, pero se diferencia por el potencial de crecimiento y celularidad del estroma. Sin embargo, se ha observado que los fragmentos del estroma hipercelular también aparecen en fibroadenomas, así que no puede utilizarse esta condición como criterio único para el diagnóstico (Figura 19).

Figura 19. Histopatología. Microscopía de biopsia de corte, donde se observó la presencia de doble componente (estromal y epitelial). B) Microscopía de pieza quirúrgica con presencia de folias en el estroma. C) La imagen muestra estroma hipercelular, así como desplazamiento del tejido adiposo circundante sin datos de infiltración. D) Presencia de mitosis en el componente estromal.

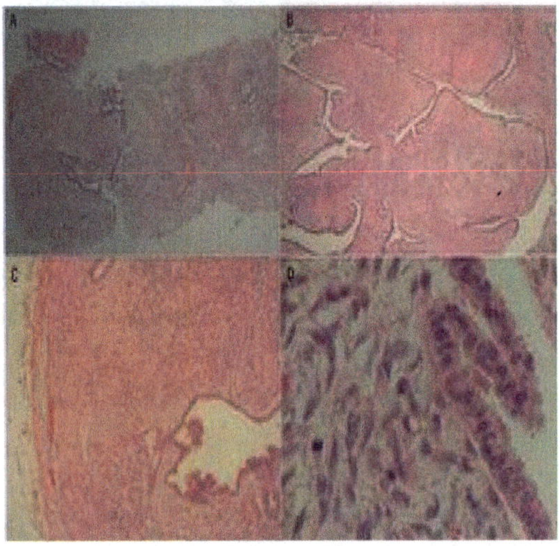

Los tumores phyllodes son lesiones fibroepiteliales mamarias raras y similares a los fibroadenomas y hamartomas, y pueden variar desde formas benignas hasta formas borderline o claramente malignas desde el punto de vista histológico. En algunos casos, la distinción entre el fibroadenoma típico y el tumor phyllodes puede ser un desafío.

En la clasificación histológica, tanto los tumores phyllodes benignos como los borderline se consideran lesiones B3 de la mama, mientras que los tumores phyllodes malignos se incluyen en la categoría B5b. Las lesiones B3, especialmente los tumores phyllodes benignos, son los detectados con mayor frecuencia, mientras que solo el 20% son borderline o malignos.

Pronóstico

La mayoría de los tumores phyllodes tienen un comportamiento benigno, con un riesgo de recurrencia de aproximadamente un 10-20% para los considerados benignos y hasta un 30 % para borderline o malignos. La capacidad metastásica depende de la histología, con un 15-20 % para los tumores phyllodes malignos. Varios estudios también confirmaron que los márgenes involucrados son un fuerte predictor de recurrencia.

Diagnóstico

La apariencia típica de un tumor phyllodes es una masa unilateral, frecuentemente sintomática (palpable) y móvil (no fijada a tejidos profundos); como un gran tumor palpable, estira la piel con distensión de la vena superficial, con un tamaño que varía de 2 a 5 cm. Las características de imagen de los tumores phyllodes, generalmente, se superponen con las características de imagen más comunes de los fibroadenomas, con un crecimiento rápido como característica patognomónica.

En la mamografía, aparecen como una gran masa ovoide de alta opacidad con bordes irregulares y generalmente lobulada. Rara vez se detectan calcificaciones gruesas debido a su rápido crecimiento, mientras que es posible encontrar contenido graso como un halo lúcido de los márgenes. Por lo tanto, la tomosíntesis mamaria digital puede ser útil, ya que puede permitir una detección más precisa de dicho componente (Figura 17). Los hallazgos ecográficos son variables. Pueden tener bordes tanto circunscritos como no circunscritos, ecos internos levemente hipoecoicos, un patrón de eco interno heterogéneo y una sombra acústica posterior, presentándose esta última con frecuencia en variantes malignas (Figura 18). Hay una falta de datos con respecto a la evaluación del phyllodes usando RMN.

Manejo

Al realizarse diagnóstico de tumor phyllodes, se recomienda una extirpación quirúrgica abierta con márgenes libres. Si se encuentra accidentalmente en BAV sin ningún hallazgo de imagen correspondiente, se justifica la vigilancia de un tumor phyllodes benigno, mientras que los tumores phyllodes malignos y borderline requieren una nueva escisión para obtener márgenes libres. En caso de cambios rápidos en el tamaño de una lesión previamente biopsiada como fibroadenoma, se debe realizar una escisión quirúrgica.

Quimioprevención en las lesiones B3

Las mujeres con HDA y carcinoma lobulillar o ductal in situ (CLIS/CDIS) tienen un mayor riesgo de desarrollar cáncer de mama invasivo. Por lo tanto, la quimioprevención con moduladores selectivos de los receptores de estrógeno (SERM) o inhibidores de la aromatasa (IA) puede reducir dicho riesgo.

El tamoxifeno administrado durante 5 años a 20 mg/d es eficaz en el tratamiento y la prevención del cáncer de mama, pero la toxicidad ha limitado su amplio uso.

El tratamiento con una dosis baja de tamoxifeno (5 mg/día durante 3 años) redujo el riesgo de recurrencia o una nueva enfermedad en un 52 % en las mujeres que habían sido tratadas con cirugía después de un diagnóstico de HDA, CLIS, CDIS de mama hormonosensibles en comparación con placebo, sin presentar efectos adversos graves. Además, el tamoxifeno en dosis bajas disminuyó en un 75 % la aparición de un cáncer de mama contralateral, lo que indica un potencial efecto preventivo primario, y disminuyó el cáncer invasivo en más de un 40 %.

El anastrozol es un inhibidor de la aromatasa, eficaz para reducir la incidencia de cáncer de mama en mujeres posmenopáusicas. También el exemestano, como publicado en el MAP.3, redujo la incidencia del cáncer invasor en un 63 %. Se han evidenciado mejores resultados en la prevención del cáncer de mama con la utilización de los IA que la observada con el tamoxifeno.

Las recomendaciones actuales por NCCN incluyen:

Postmenopáusicas:

Tamoxifeno 20 mg/día durante 5 años.
Raloxifeno 60 mg/día durante 5 años.
Exemestano 25 mg/día durante 5 años.
Anastrozole 1 mg/día durante 5 años.
Premenopáusicas (de 35 años o más):
Tamoxifeno 20 mg/día durante 5 años.

La indicación de bajas dosis de Tamoxifeno (5 mg/día) se reserva en la actualidad para pacientes con sintomatología severa frente a la dosis estándar.

Bibliografía

1. Ellis IO, Humphries S, Michell M, Pinder SE, Wells CA, Zakhour HD. Guidelines for Non-operative Diagnostic Procedures And Reporting In Breast Cancer Screening. The Royal College of Pathologists 2021;1:1-84.
2. Maria Teresa Soler Monsó, Andrea Feu Llauradó, Anna Petit Montserrat, et al. Diagnostic problems in high-risk breast lesions. Current Topics in Breast Pathology 2022; 35: 32-42.
3. Forester ND, Lowes S, Mitchell E, Twiddy M (2019) High Risk (B3) Breast Lesions: What Is The Incidence Of Malignancy For Individual Lesion Subtypes? A Systematic Review And Meta-Analysis. Eur J Surg Oncol 2018;45:519–527.
4. Alonso Roca S. Torres Tabanera M. Lesiones Mamarias Histológicas De Alto Riesgo, Un Dilema Aristotélico: Actualización Respecto A Su Manejo – Controversias. Sociedad Europea de Radiología. 2014;56:528.
5. Soler Monsó Maria Teresa, Feu Llauradó Andrea, Petit Montserrat Anna, et al. Diagnostic problems in high-risk breast lesions. Revista de Senología y Patología Mamaria - Journal of Breast Science. 2022 ;2:32-42.
6. Lieske B, Ravichandran D, Alvi A, Lawrence DAS, Wright DJ. Screen-detected breast lesions with an indeterminate (B3) core needle biopsy should be excised. Eur J Surg Oncol: J Europ Soc Surg Oncol British Assoc Surg Oncol 2008;34:1293- 8.
7. Catanzariti Francesca , Avendano Daly , Cicero Giuseppe, et al. High-risk lesions of the breast: concurrent diagnostic tools and management recommendations. Insights Imaging; 2021:12-63.
8. Rageth Christoph J., O'Flynn Elizabeth A. Pinker Katja . et al. Second International Consensus Conference on lesions of uncertain malignant potential in the breast (B3 lesions. Breast Cancer Research and Treatment (2019) 174:279–296.
9. Brem RF. Management of breast atypical ductal hyperplasia: now and the future. Radiology 2019; 294:87–88.
10. Lakhani S R, Collins N, Stratton M R, et al. Atypical ductal hyperplasia of the breast: clonal proliferation with loss of heterozygosity on chromosomes 16q and 17p. J7 Clin Pathol 1995;48:611-615.
11. Lewin AA, Mercado CL (2020) Atypical ductal hyperplasia and lobular neoplasia: update and easing of guidelines. AJR Am J Roentgenol 214:265–275.
12. Lakhani S, Ellis I, Schnitt S, et al. WHO Classification of Tumours of the Breast. 4th. Lyon: IARC Press; 2012.International Agency for Research on Cancer, Lyon.
13. Grippo C, Jagmohan P, Clauser P et al. External validation of a risk stratifcation score for B3 breast lesions detected at ultrasound core needle biopsy. Diagnostics. 2020; 10: 181.
14. Lopez García M.A. et al. Breast cáncer precursors revisited: molecular features and progression athways. Histopathology 2010, 57, 71–192.
15. Clauser P, Marino MA, Baltzer PAT, et al. Management of atypical lobular hyperplasia, atypical ductal hyperplasia, and lobular carcinoma in situ. Expert Rev Anticancer Ther 2016; 16:335–346.
16. Mesurolle B, Perez JCH, Azzumea F et al. Atypical ductal hiperplasia diagnosed at sonographically guided core needle biopsy: frequency, fnal surgical outcome, and factors associated with underestimation. AJR Am J Roentgenol. 2014;202:1389–1394.
17. Heller SL, Elias K, Gupta A, Greenwood HI, Mercado CL, Moy L. Outcome of high-risk lesions at MRI-guided 9-gauge vacuum-assisted breast biopsy. AJR Am J Roentgenol 2014;202:237–245.
18. Pinder SE, Shaaban A, Deb R et al. NHS breast screening multidis ciplinary working group guidelines for the diagnosis and management of breast lesions of uncertain malignant potential on core biopsy (B3 lesions). Clin Radiol 2018; 73:682–692.
19. Monticciolo DL, Newell MS, Moy L, Niell B, Monsees B, Sickles EA Breast cancer screening in women at higher-than-average risk: recom mendations from the ACR. J Am Coll Radiol. 2018; 15:408–414.
20. Hannah Y Wen, MD, PhD and Edi Brogi, MD, PhD, Lobular Carcinoma in Situ, Surg Pathol Clin. 2018; 11: 123–145.
21. Puay Hoon Tan, Ian Ellis,Kimberly Allison, Edi Brogi, et al. WHO Classification of Tumours Editorial Board. The 2019 World Health Organization classification of tumours of the breast. Histopathology. 2020;77:181- 185.
22. Ditsch N, Untch M, Thill M et al AGO recommendations for the diagnosis and treatment of patients

with early breast cancer: update 2019. Breast Care (Basel). 2019; 14:224–245.
23. Maluf HM, Swanson PE, Koerner FC. Solid low-grade in situ carcinoma of the breast: role of associated lesions and E-cadherin in differential diagnosis. Am J Surg Pathol 2001;25:237–244.
24. Malhaire C, El Khoury C, Thibault F et al. Vacuum-assisted biopsies under MR guidance: results of 72 procedures. Eur Radiol. 2010; 20:1554–1562.
25. Fasola CE, Chen JJ, Jensen KC, Allison KH, Horst KC. Characteristics and clinical outcomes of pleomorphic lobular carcinoma in situ of the breast. Breast J.2018; 24:66–69.
26. Atkins KA, Cohen MA, Nicholson B, Rao S. Atypical lobular hyperplasia and lobular carcinoma in situ at core breast biopsy: use of careful radiologic-pathologic correlation to recommend excision or observation. Radiology. 2013;269:340–347.
27. Heller SL, Elias K, Gupta A, Greenwood HI, Mercado CL, Moy L. Outcome of high-risk lesions at MRI-guided 9-gauge vacuum-assisted breast biopsy. AJR Am J Roentgenol. 2014; 202:237–245.
28. Rageth CJ, Flynn EA, Comstock C et al. First international consensus conference on lesions of uncertain malignant potential in the breast (B3 lesions). Breast Cancer Res Treat. 2016;159:203–213
29. Chou WYY, Veis DJ, Aft R. Radial scar on image-guided breast biopsy: is surgical excision necessary? Breast Cancer Res Treat. 2018;170:313– 320.
30. Cohen MA, Newell MS. Radial scars of the breast encountered at core biopsy: review of histologic, imaging, and management considera tions. Am J Roentgenol 2017;209:1168–1177.
31. Skaane P. Breast cancer screening with digital breast tomosynthesis. Breast Cancer. 2017;24:32–41.
32. Shetty MK. Radial scars of the breast: sonographic fndings. Ultrasound Q. 2002;18:203–207.
33. Ha SM, Cha JH, Shin HJ et al. Radial scars/complex sclerosing lesions of the breast: radiologic and clinicopathologic correlation. BMC Med Imaging 2018;18:39.
34. Mooney KL, Bassett LW, Apple SK. Upgrade rates of high-risk breast lesions diagnosed on core needle biopsy: a single-institution experience and literature review. Mod Pathol.2016; 29:1471–1484.
35. Schiafno S, Gristina L, Villa A et al. Flat epithelial atypia: con servative management of patients without residual microcalcifcations post-vacuum-assisted breast biopsy. Br J Radio. 2018;91:1081.
36. Rudin AV, Hoskin TL, Fahy A et al. Flat epithelial atypia on core biopsy and upgrade to cancer: a systematic review and metaanalysis. Ann Surg Oncol. 2017;24:3549–3558.
37. Crystal P, Sadaf A, Bukhanov K, McCready D, O'Malley F, Helbich TH. High- risk lesions diagnosed at MRI-guided vacuum-assisted breast biopsy: can underestimation be predicted? Eur Radiol. 2011;21:582–589.
38. Heller SL, Moy L.Imaging features and management of high-risk lesions on contrast-enhanced dynamic breast MRI. Am J Roentgenol. 2012; 198:249–255.
39. Lavinia P Middleton, 1 Nour Sneige, 1 Robin Coyne. Most lobular carcinoma in situ and atypical lobular hyperplasia diagnosed on core needle biopsy can be managed clinically with radiologic follow-up in a multidisciplinary setting. Cancer Med. 2014; 3: 492–499.
40. Collins LC, Schnitt SJ. Papillary lesions of the breast: selected diagnostic and management issues. Histopathology 2008; 52:20–29.
41. Janina Kulka, Lilla Madaras, Giuseppe Floris, et al.. Papillary lesions of the breast. Virchows Archiv. 2022; 480:65–84.
42. Nakhlis F. How do we approach benign proliferative lesions? Curr Oncol Rep 2018;34. 20:34
43. Yamaguchi R, Tanaka M, Tse GM et al. Management of breast papillary lesions diagnosed in ultrasound-guided vacuum-assisted and core needle biopsies. Histopathology. 2015;66:565–576.
44. Boufelli G, Giannotti MA, Ruiz CA et al. Papillomas of the breast: factors associated with underestimation. Eur J Cancer. 2018;27:310–314.
45. Hong YR, Song BJ, Jung SS, Kang BJ, Kim SH, Chae BJ. Predictive factors for upgrading patients with benign breast papillary lesions using a core needle biopsy. J Breast Cancer. 2016;19:410–416.
46. Pujara AC, Hui J, Wang LC. Architectural distortion in the era of digital breast tomosynthesis: outcomes and implications for manage ment. Clin Imaging 2019;54:133–137.
47. Ballesio L, Maggi C, Savelli S et al. Adjunctive diagnostic value of ultrasonography evaluation in patients with suspected ductal breast disease. Radiol Med. 2007;112:354–365.
48. Hirose M, Nobusawa H, Gokan T. MR ductography: comparison with conventional ductography as a diagnostic method in patients with nipple discharge. Radiogr Rev. Publ Radiol Soc N Am Inc 2007; 27:S183–S196.

49. Magro G, Salvatorelli L, Puzzo L et al. Practical approach to diag nosis of bland-looking spindle cell lesions of the breast. Pathologica 2019;111:344–360.
50. Parker S J, Harries S A. Phyllodes tumours. Postgrad Med J 2001;77:428–435.
51. Otterbach F, Bankfalvi A, Bergner S, Decker T, Krech R, Boecker W. Cytokeratin 5/6 immunohistochemistry assists the diferential diagnosis of atypical proliferations of the breast. Histopathology 2000; 37:232–240.
52. Yufan Wei , Yanying Yu, Yashuang Ji, et al. Gland Surg Surgical management in phyllodes tumors of the breast: a systematic review and meta-analysis. 2022;11:513-523.
53. Sevinç Aİ, Aksoy SÖ, Güray Durak M, Balcı P. Is the extent of surgi cal resection important in patient outcome in benign and borderline phyllodes tumors of the breast? Turk J Med Sci 2018; 48:28–33.
54. Tan BY, Acs G, Apple SK et al. Phyllodes tumours of the breast: a consensus review. Histopathology 2016; 68:5–21.
55. Plaza MJ, Swintelski C, Yaziji H, Torres-Salichs M, Esserman LE. Phyllodes tumor: review of key imaging characteristics. Breast Dis. 2015;35:79–86.
56. McCarthy E, Kavanagh J, O'Donoghue Y. Phyllodes tumours of the breast: radiological presentation, management and follow-up. Br J. Radiol. 2014;87: 20140239.
57. Kalambo Megan, Adrada Beatriz E., Adeyefa Modupe M.. Phyllodes Tumor of the Breast: Ultrasound-Pathology Correlation. American Journal of Roentgenology. 2018;210:173-179.
58. Ouyang Q, Li S, Tan C et al. Benign phyllodes tumor of the breast diagnosed after ultrasound-guided vacuum-assisted biopsy: surgical excision or wait-and-watch? Ann Surg Oncol. 2016;23:1129–1134.
59. Brittany Bychkovsky, Alison Laws, Fisher Katlin. Et al. Initiation and tolerance of chemoprevention among women with highrisk breast lesions: the potential of lowdose tamoxifen. Breast Cancer Research and Treatment 2022;193:417–427.
60. Fisher B, Costantino JP, Wickerham DL, et al. Tamoxifen for prevention of breast cancer: current status of the National Surgical Adjuvant Breast and Bowel Project P-1 Study. J Natl Cancer Inst. 2005;97:1652–1662.
61. Decensi A, Robertson C, Viale G, et al: A randomized trial of low-dose tamoxifen on breast cancer proliferation and blood estrogenic biomarkers. J. Natl Cancer Inst. 2003; 95:779-790.
62. Simpson pt, gale t, fulford lg, et al. The diagnosis and management of pre-invasive breast disease: pathology of atypical lobular hyperplasia and lobular carcinoma in situ. Breast cáncer res 2003;5:258-62
63. Decensi A, Gandini S, Serrano D, et al: Randomized dose-ranging trial of tamoxifen at low doses in hormone replacement therapy users. J Clin Oncol. 2007;25:4201-4209.
64. Guerrieri-Gonzaga A, Sestak I, Lazzeroni M, et al: Benefit of low-dose. tamoxifen in a large observational cohort of high risk ER positive breast DCIS. Int J Cancer. 2016;139:2127-2134.
65. 64. Trivedi Meghna S, Coe Austin M , Vanegas Alejandro, et al. Chemoprevention Uptake among Women with Atypical Hyperplasia and Lobular and Ductal Carcinoma In Situ. Cancer Prev Res (Phila) 2017;10:434-441.
66. Coopey SB, Mazzola E, Buckley JM, et al. The role of chemoprevention in modifying the risk of breast cancer in women with atypical breast lesions. Breast Cancer Res Treat. 2012;136:627–633.
67. DeCensi A; Puntoni Matteo, Guerrieri-Gonzaga Aliana. Et al. Randomized Placebo Controlled Trial of Low-Dose Tamoxifen to Prevent Local and Contralateral Recurrence in Breast Intraepithelial Neoplasia. Journal of Clinical Oncology 2019; 37:1629-1637.
68. Cuzick Jack, Sestak Ivana, Forbes John F., et al. Use of anastrozole for breast cancer prevention (IBIS-II): long-term results of a randomised controlled trial. Lancet. 2020;395:117-122.
69. Noonan S, Pasa A, Fontana V, et al: A survey among breast cancer specialists on the low uptake of therapeutic prevention with tamoxifen or raloxifene. Cancer Prev Res (Phila). 2018;11:38-43
70. Goss PE, Ingle JN, Ales-Martinez JE, et al. Exemestane for breast-cancer prevention in postmenopausal women. N Engl J Med. 2011;364:2381–2391.

CAPÍTULO 08

Ginecomastia

Bayas Cajape Karla Lucienne

Introducción

Aunque la glándula mamaria es un símbolo femenino, no es un atributo exclusivo. Cuando un hombre tiene excesivo desarrollo mamario, es motivo de preocupación, vergüenza y ridículo, lo que puede causar serios problemas psicológicos. Se define "ginecomastia" como la proliferación excesiva del tejido mamario en el hombre.

El término se deriva del griego *"gyneka"* (mujer) y *"mastos"* (pecho). Es una patología benigna relativamente frecuente, con una incidencia que varía entre el 32 y 65 %. La debemos de diferenciar de la lipomastia, en la que el aumento del tamaño de la mama es a expensas del tejido adiposo y no del tejido glandular.

Puede presentarse como unilateral o bilateral. Además, es posible que sea primario o secundario a un estímulo extramario, así como también, dependiendo de la edad de aparición podemos hablar de una presentación neonatal, puberal o senil. La ginecomastia puberal es la presentación más frecuente (60-70 %) de los adolescentes entre la edad de 12 a 15 años, y se estima que ocurre, en promedio, 18 meses después del agrandamiento testicular. Sus causas entonces van desde procesos fisiológicos benignos hasta neoplasias raras.

Existe un equilibrio entre los factores hormonales implicados en el desarrollo mamario (estrógeno y los andrógenos en los hombres). Sin embargo, cualquier enfermedad o medicamento que pueda alterar este equilibrio puede inducir ginecomastia.

Fisiopatogenia

Sabemos que el tejido mamario responde a las hormonas sexuales de manera similar en ambos sexos. Según la intensidad y la duración del estímulo hormonal será la magnitud del crecimiento mamario.

Los mecanismos para que se desarrolle la ginecomastia no están claros, pero se podría explicar por:

1) Un aumento en la producción de estrógenos.
2) Disminución de la produccion de andrógenos.
3) Una mayor disponibilidad de precursores de estrógenos para la conversión periférica.

El bloqueo del receptor de andrógenos y la disminución de la producción de testosterona libre debido al aumento de la unión de andrógenos a la proteína fijadora de hormonas sexuales (SHBG) pueden ser también otros mecanismos implicados.

Figura 1. Sistema endocrino: eje hormonal masculino.

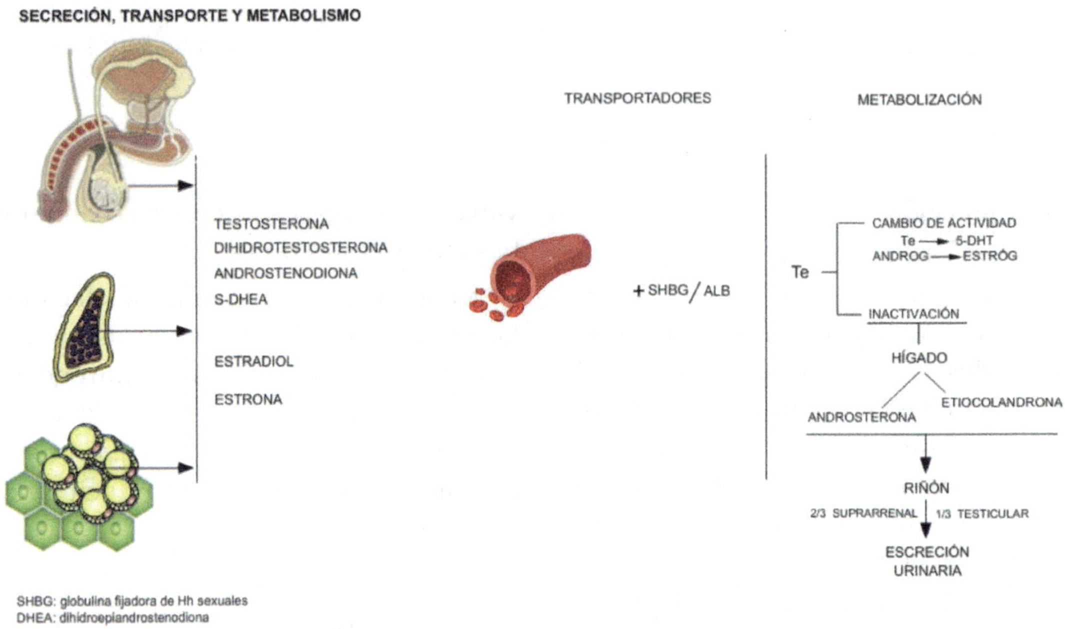

Etiología

Ginecomastias fisiológicas

1) Ginecomastia neonatal: se puede observar en hasta en un 70 % de los recién nacidos, ya que es el resultado de los estrógenos maternos al finalizar el embarazo. Es independiente del sexo del bebe, tiende a ocurrir en la primera semana y desaparece en dos o tres semanas. En algunos casos, se puede observar una ginecomastia neonatal gigante indolora de consistencia firme, no secretante, que igual desaparece en pocas semanas. Rara vez persiste por periodos prolongados.

2) Ginecomastia puberal: el segundo pico de aparición de la ginecomastia ocurre en la pubertad, pues se puede observar hasta en 60 % de jóvenes a los 14 años con etapas de Tanner entre II y III. Generalmente, se observa como bilateral. A menudo, es asimétrica, pero puede ser unilateral. Usualmente habrá desaparecido dentro de los 3 años siguientes. El mecanismo fisiopatológico involucrado es, ya sea una producción disminuida de andrógenos o un aumento en la aromatización de los andrógenos circulantes, lo que termina generando un aumento en la relación estrógeno/andrógeno. Además, los adolescentes pueden también presentar ginecomastia no fisiológica si consumen alucinógenos, suplementos como anabólicos o ciertos fármacos que posteriormente serán citados.

3) Ginecomastia senil: la prevalencia informada en hombres adultos varía ampliamente, pudiendo llegar a 36-57%. Suele verse en mayores de 60 años como resultado de aumento de la aromatasa periférica por exceso de grasa o por un ligero hipogonadismo presente en los adultos mayores. La edad también puede generar un aumento de la aromatasa en el tejido graso y se observa además un aumento de la SHBG en este grupo etario. La testosterona (T) se fija mejor a la SHBG, no así los estrógenos, que son menos afines y originan un aumento de los estrógenos libres ante el aumento de la SHBG. Al igual que ocurre en los adolescentes, en los adultos mayores puede observarse una ginecomastia patológica, particularmente, por la ingesta de múltiples fármacos.

Ginecomastias patológicas

Este grupo constituye una minoría, puede ser de origen multifactorial y depende de la patología subyacente, si la hay. Se la podría dividir en dos grupos debido al mecanismo de acción.

Incremento en la concentración sérica o de la acción de los estrógenos

1.1 *Origen tumoral*

1.1.1 Tumores de las células de Leydig y Sertoli: productores de estrógenos. Son tumores testiculares benignos poco frecuentes que secretan cantidades excesivas de T y 17b- estradiol (E2), que determinan un aumento de la aromatización de los precursores estrogénicos. La T se aromatiza aún más en el tejido adiposo en E2, que tiene una menor afinidad por la SHBG, lo que conduce a un aumento de la relación E2/T libre. Los tumores de células de Sertoli surgen típicamente en síndromes como el complejo de Peutz-Jeghers y Carney.

1.1.2 Tumores feminizantes de las glándulas suprarrenales: generalmente indiferenciados, productores de estrógenos o de DHEA, que se aromatizan en tejidos periféricos transformándose en estrona. Son los tumores de células germinales (coriocarcinoma, seminoma, teratoma y carcinoma de células embrionarias).

1.1.3 Cáncer de células germinales: los tumores de células germinales (testiculares o extratesticulares), particularmente aquellos que contienen componentes de coriocarcinoma. Secretan gonadotropina coriónica humana, que estimula las células de Leydig. Esta estimulación conduce tanto a la producción de T como al aumento de la actividad de la aromatasa, lo que da como resultado una concentración de E2 relativamente mayor.

Incremento de la aromatización de los andrógenos a estrógenos

2.1 Hipertiroidismo e hipotiroidismo: se ha informado de ginecomastia en el 40% o más de los hombres con hipertiroidismo. Las concentraciones de hormona tiroidea conducen a una mayor producción de SHBG, que, a su vez, aumenta la unión de T. En consecuencia, la secreción de LH aumenta para mantener concentraciones estables de testosterona libre. Esta respuesta favorece la aromatización de andrógenos a estrógenos, lo que, eventualmente, altera la proporción de estrógeno y de testosterona libre. En el estado de hipotiroidismo, los mecanismos relativos incluyen concentraciones reducidas de testosterona, muy probablemente debido a una elevación de la prolactina, como resultado de una mayor estimulación de la hormona liberadora de tiroides (TRH).

2.2 Tumores suprarrenales: principalmente, son carcinomas (0.5-2.0 por millón). Pueden secretar estrógenos y grandes cantidades de andrógenos suprarrenales, que aromatizan a estrógenos. En este caso, la ginecomastia suele ser de aparición reciente y progresa rápidamente.

2.3 Enfermedades hepáticas: se observa una alteración de los valores hormonales de estrógenos, testosterona, androstenediona y cortisol. El aumento de la estrona y, en menos proporción, de estradiol, altera la relación de sustancia estrogénicas en relación con la testosterona. A su vez, se encuentra fuertemente unida a la SHBG, lo que explica la ginecomastia, la cual se desarrolla comúnmente en pacientes con cirrosis hepática por aumento de las concentraciones de SHBG, que resulta en menor testosterona libre, y el uso de medicamentos para la cirrosis hepática con acción antiandrogénica.

2.4 Síndrome de Klinefelter: además de la deficiente secreción de andrógenos por disfunción testicular, se ha comunicado un incremento de la actividad aromatasa. Este síndrome tiene un riesgo hasta 20 veces mayor de padecer cáncer de mama con respecto a los individuos normales. Es por eso que se debe tratar quirúrgicamente.

2.5 Síndrome de exceso de aromatasa de herencia autosómica dominante: es debido a una mutación con ganancia de función en el gen de la aromatasa, que se caracteriza por niveles incrementados de estrona con normales de 17-B estradiol (los de testosterona suelen estar algo bajos) y que puede manifestarse como ginecomastia prepuberal y moderado hipogonadismo en el hombre.

2.6 Enfermedades crónicas: las que se cursan con malnutrición (fibrosis quística, colitis ulcerosa, enfermedades hepáticas, insuficiencia renal crónica) han sido asociadas a ginecomastia. Se cree que el mecanismo involucrado está probablemente relacionado con la disminución de la síntesis de gonadotrofinas, como consecuencia de la falta de proteínas. La disfunción hepática generada durante el periodo de desnutrición dificulta la degradación de los estrógenos, lo que produce un aumento del ratio estrógeno/andrógeno.

2.7 Hermafroditismo verdadero: aquellos casos en los que se encuentran presentes ambos tejidos gonadales, tanto ovárico como testicular, o bien un tejido gonadal de características mixtas.

Disminución de la concentración o de la acción de los andrógenos

3.1 Hipogonadismo: primario: insuficiencia testicular con alteraciones congénita o adquirida, con niveles bajos o ausentes de secreción de testosterona y con consecuente aumento de la LH que pueda incrementar la secreción de estradiol por las células de Leydig (síndrome de klinefelter XXY, síndrome de Reifenstein XY, o defectos de enzimas testiculares como 17 cetosteroide reductasa). Secundario: en los hipogonadismos centrales o secundarios, se produce una disminución global de los esteroides gonadales, tanto andrógenos como estrógenos, no siendo por ello tan habitual la ginecomastia, aunque puede aparecer por persistente la aromatización de los precursores androgénicos de la glándula suprarrenal.

3.2 Síndrome de insensibilidad parcial o completa de los andrógenos: ocurre raramente al afectar a 1/20000 hombres. Es un defecto genético de herencia ligada al X que se debe a defectos en la estructura en el receptor de andrógenos. Conduce a una disminución de la sensibilidad para testosterona los niveles en sangre son altos, pero sin capacidad de ejercer su acción inhibitoria en el tejido mamario.

En los pacientes con síndrome de insensibilidad a los andrógenos completos (CAIS), el fenotipo que nace es de las niñas normales. Los pacientes con síndrome de insensibilidad a los andrógenos parcial (PAIS) muestran signos de subvirilización en diversos grados, hipospadias, testículos no descendidos o escroto bífido al nacer. La ginecomastia se desarrolla en la mayoría de los pacientes durante la pubertad y no retrocede espontáneamente.

3.3 Sindrome de Kennedy: prevalencia en 1 de cada 40000 hombres. Es causado por un aumento en el número de repeticiones CAG (poliglutamina) en el gen del receptor de andrógenos, lo que resulta en una menor sensibilidad del receptor. Aunque existe una variabilidad fenotípica, en el fenotipo clásico, los signos clínicos de deficiencia leve de andrógenos como ginecomastia se combinan con concentraciones altas de T y LH, lo que implica una resistencia parcial a los andrógenos. Los problemas neuromusculares (debilidad muscular, atrofia, fasciculación) generalmente surgen después de la resistencia a los andrógenos entre los 40 y 50 años de edad.

3.4. Receptores para la LH y HCG: cualquier situación que determine un incremento en suero de estas moléculas, como es el caso del incremento de la LH en hipogonadismos primarios o de la HCG en procesos tumorales, pueden determinar un estímulo de los mencionados receptores. Contribuyen juntos al desbalance estrógeno/andrógeno y en generar la aparición de la ginecomastia.

Ginecomastias farmacológicas

Muchas veces, la causa de ginecomastia en adultos se debe al uso de fármacos. No sabemos si en todos los casos de medicamentos en los que se ha informado una ginecomastia asociada realmente exista una causa-efecto. Cuando se presenta esta asociación, generalmente se inicia como una mastodinia unilateral seguida de crecimiento de dicha mama. Sólo ocasionalmente una etiología hormonal puede estar implicada. En cierto tiempo, la sintomatología y la ginecomastia se van reduciendo hasta desaparecer por completo, incluso sin haber suspendido el medicamento, en caso de que sea necesario continuarlo.

Otras causas

1) Traumatismo: poco frecuentes. Se han hallado algunos casos de ginecomastia unilateral y menos frecuente bilateral. Se ha vinculado a casos de golpes bruscos sobre la pared torácica.

2) Idiopática: en relación con la ginecomastia, no menos de 20 enfermedades y 30 medicamentos han sido implicados. Sin embargo, la etiología sólo

se conoce de manera limitada, por lo que muchos casos pueden no tener una causa obvia. Es posible que en estos pacientes juegue algún papel la exposición a un medio ambiente contaminado por disruptores endocrinos con efecto estrogénico. Es decir, puede ser consecuencia del aumento de la secreción de GnRH o disminución de testosterona y por lo tanto un estado de deficiencia androgénica.

Figura 2. Medicamentos asociados a ginecomastia. Ginecomastia. ¿Cómo estudiarla? Revista Colombiana de Endocrinología, Diabetes y Metabolismo. (Roca Alfredo. 2017)

Hormonas	Andrógenos, esteroides anabólicos, estrógenos, agonistas estrogénicos, hCG
Antiandrógenos/ inhibidores de la síntesis androgénica	Bicalutamida, flutamida, nilutamida, ciproterona, agonistas de GnRH (leuprolida y goserelina)
Antibióticos	Metronidazol, ketoconazol, (antimicótico) minociclina, isoniazida (antituberculoso)
Antiulcerosos	Cimetidina, ranitidina y omeprazol
Quimioterápicos	Metotrexate, agentes alquilantes, alcaloides de la vinca
Drogas cardiovasculares	Digoxina, IECAs (captopril, enalapril), calcioantagonistas (diltiazem, nifedipino, verapamilo), amiodarona, metildopa, espironolactona, estatinas, fibratos, reserpina y minoxidil
Agentes psicoactivos	Ansiolíticos (diazepam), antidepresivos, fenotiazinas, haloperidol, antipsicóticos atípicos
Misceláneos	Terapia con antirretrovirales altamente activos, fenitoína, metoclopramida, penicilamina, sulindac, teofilina

Relacionadas con el sistema nervioso central

1) Adenoma pituitario: los macroadenomas secretores de prolactina (prolactinomas) de la glándula pituitaria se asocian con ginecomastia, la cual resuelve al comenzar el tratamiento con bromocriptina.

2) Psicológicas: existen ciertos casos de ginecomastia asociada con situaciones de estrés, donde se estudiaron niveles de hormonas sexuales y se observó el descenso en los niveles de testosterona secundario al aumento de la secreción suprarrenal.

3) Síndrome de inmunodeficiencia adquirido: se trata de un cuadro transitorio en el que los valores plasmáticos de testosterona, estradiol, estrona y prolactina permanecen dentro de valores normales. Se cree que probablemente sea un efecto secundario a los antirretrovirales de alta potencia (HAART), especialmente, Estavudina, Didanosina y Efavirenz. El inicio de ginecomastia en estos pacientes ocurre luego 2 años o más después de iniciada la HAART.

Abordaje diagnóstico

Historia clínica

Indagar sobre la duración de los síntomas, presencia de dolor o sensibilidad, secreción por el pezón o cambios dérmicos, datos sobre virilización o masas, aumento de tamaño testiculares, y pérdida reciente de peso. Historia de criptorquidia, paperas, enfermedad renal o hepática, fármacos utilizados en los últimos meses. Antecedentes familiares: síndrome hiperaromatosa, cáncer de mama BRCA2 positiva. Además, sobre la influencia de la ginecomastia en la autoestima del paciente. Recuento detallado de ingesta de medicamentos, suplementos de venta libre, marihuana u otras drogas adictivas, esteroides anabólicos.

La mayoría de las ginecomastias son asintomáticas. El cuadro clínico suele comenzar con un sutil entumecimiento mamario, generalmente unilateral. El dolor y la sensibilidad en los adolescentes es más evidente; ocurre comúnmente en los primeros 6 meses de la ginecomastia durante la proliferación del tejido glandular. La secreción del pezón es poco común.

Evaluación clínica

Tomar medidas antropométricas, peso, talla, examinar signos de virilización y definir Tanner. El examen físico se inicia con la inspección que puede realizarse con el paciente sentado. La palpación mamaria se realiza apretando la mama entre el pulgar e índice del examinador (Figura 2). El objetivo es encontrar el borde que distingue los límites externos de la glándula para evaluar su tamaño. Se finaliza con el paciente en posición supina con las manos cruzadas debajo de la cabeza, que facilita la palpación de las regiones axilares. La sensibilidad en los senos es un signo de estimulación hormonal reciente. En los hombres obesos, en ocasiones puede ser difícil distinguir entre tejido glandular y tejido adiposo (pseudoginecomastia). El tejido glandular, a menudo, es bilateral, y se siente como una masa de tejido suave, elástica o firme; en la mayoría de los casos, está concéntricamente ubicado detrás de la areola.

Figura 3. Técnica y hallazgos en la palpación mamaria (Braunstein, 2007).

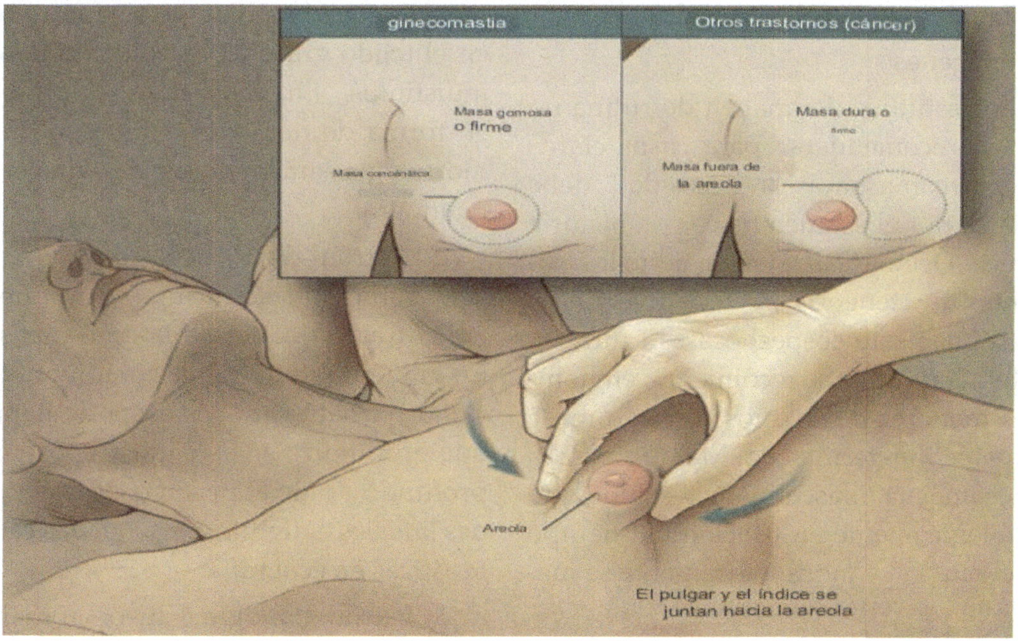

Se recomienda incluir el examen testicular para descartar la presencia de un tumor testicular palpable y atrofia.

Para la evaluación del tamaño de la ginecomastia, hay varias clasificaciones morfológicas las más utilizadas son las etapas mamarias descritas por Tanner. La etapa 1 corresponde a la mama masculina normal, mientras que el estadio 5 representa la mama madura de una mujer adulta. También se puede usar la clasificación clínica de Cordova y Moschella (Figura 4)

Figura 4. Estadios. Ginecomastia: fisiopatología, evaluación y tratamiento (Barros, A.C.2012)

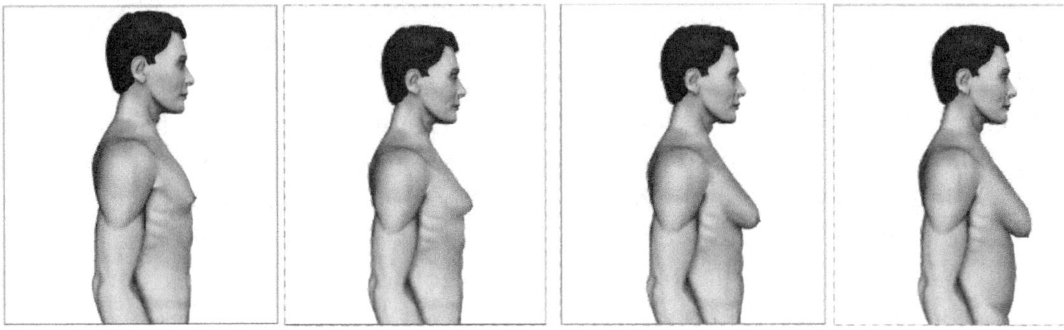

Exámenes complementarios

Imágenes

Los estudios de imagen de rutina no suelen recomendarse para casos claros de ginecomastia y la necesidad debe guiarse por el examen físico y la historia clínica. Deben realizarse en aquellos pacientes que tengan características físicas cuestionables o sospechosas. El ultrasonido diagnóstico se recomienda en hombres menores de 25 años con una masa palpable indeterminada. Mamografía: la ginecomastia masculina va cambiando histológicamente en función del tiempo de evolución y morfológicamente se manifiesta con 3 patrones:

1) Patrón nodular: tiene lugar a la fase inicial, menos de un año de evolución. Es reversible. En la mamografía se manifiesta como un aumento de densidad retroareolar "en forma de abanico" o de morfología triangular, que se introduce en el tejido graso adyacente con bordes indistintos. En ecografía, se presenta en forma de nodulación hipoecoica, de morfología similar a las descrita en la mamografía.

2) Patrón dendrítico: representa la fase crónica quiescente que se produce si no se trata la causa de la ginecomastia. En la mamografía, se ve como una densidad retroareolar "en forma de llama", que profundiza en el tejido adiposo más profundo desde el pezón con proyecciones lineales o digitiformes. Iguales características en ecografía.

3) Patrón glándula difuso: en mamografía, las mamas se presentan densas de forma heterogénea y consta de ambos componentes, nodular y dendrítico similar a la mama femenina. En ecografía, se observa un nódulo retroareolar, hipoe-

cogénico y de los bordes mal definidos, rodeado por tejido hiperecogénico que extiende a los planos profundos.

Laboratorios

La evaluación debe incluir parámetros hormonales y marcadores tumorales como:

1) Testosterona.
2) Estradiol.
3) SHBG.
4) LH y FSH.
5) TSH y prolactina.
6) HCG, alfa-feto proteína (AFP).
7) Pruebas de función hepática y renal.

Anatomía patológica

Se aceptan tres patrones histológicos en ginecomastia:

1) Tipo florido: se produce un aumento de tejido mamario propiamente dicho con aumento del número y longitud de ductos, proliferación del epitelio intraductal y gran celularidad en el estroma, hiperplasia y edema intersticial.

2) Tipo fibroso: existe un desarrollo más importante del tejido conjuntivo con abundante estroma más hialinizado fibrótico y acelular, ductos dilatados y con escasa proliferación epitelial

3) Tipo intermedio: es más frecuente en ginecomastias de corta evolución, siendo el fibroso más frecuente en aquellas con un desarrollo superior al año. Es por esto que algunos autores consideran a los diferentes tipos histológicos simplemente como diferentes fases evolutivas. Una vez alcanzado el tipo fibroso la ginecomastia no regresa espontáneamente, aunque se suprima el factor desencadenante.

Evaluación clínica y bioquímica de hombres adultos que presentan desarrollo mamario. Guías de práctica clínica de la EAA: evaluación y tratamiento de la ginecomastia. (GA Kanakis, 2019)

Tratamiento

El tratamiento debe basarse en la enfermedad endocrinológica o sistémica subyacente. De pensarse en alguna causa medicamentosa, debe suspenderse o modificarse de ser posible. La mayoría de los pacientes no requieren un tratamiento y un alto porcentaje retrógrado de forma espontánea el 90 % de los casos, especialmente en la pubertad por lo que se puede intentar una conducta expectante. El tiempo de evolución de la ginecomastia es uno de los factores para valorar el tipo de tratamiento, siendo mayor las chances del retroceso mientras más precoz sea el inicio.

Tratamiento médico

No existe un consenso claro sobre el fármaco de elección o la duración óptima del tratamiento. Se puede plantear un tratamiento farmacológico si la magnitud de la ginecomastia es de 4 cm, de reciente aparición, si hay afectación psicológica en el adolescente, si se asocia a sintomatología como dolor o tensión persistente en el tiempo, o se interfiere en las actividades de adolescente.

Para el tratamiento clínico, existen tres grupos de medicación a la causa: los andrógenos (testosterona) fueron utilizados en los casos de hipogonadismo con buenos resultados; inhibidores de la

Figura 5. Algoritmo diagnóstico de ginecomastia.

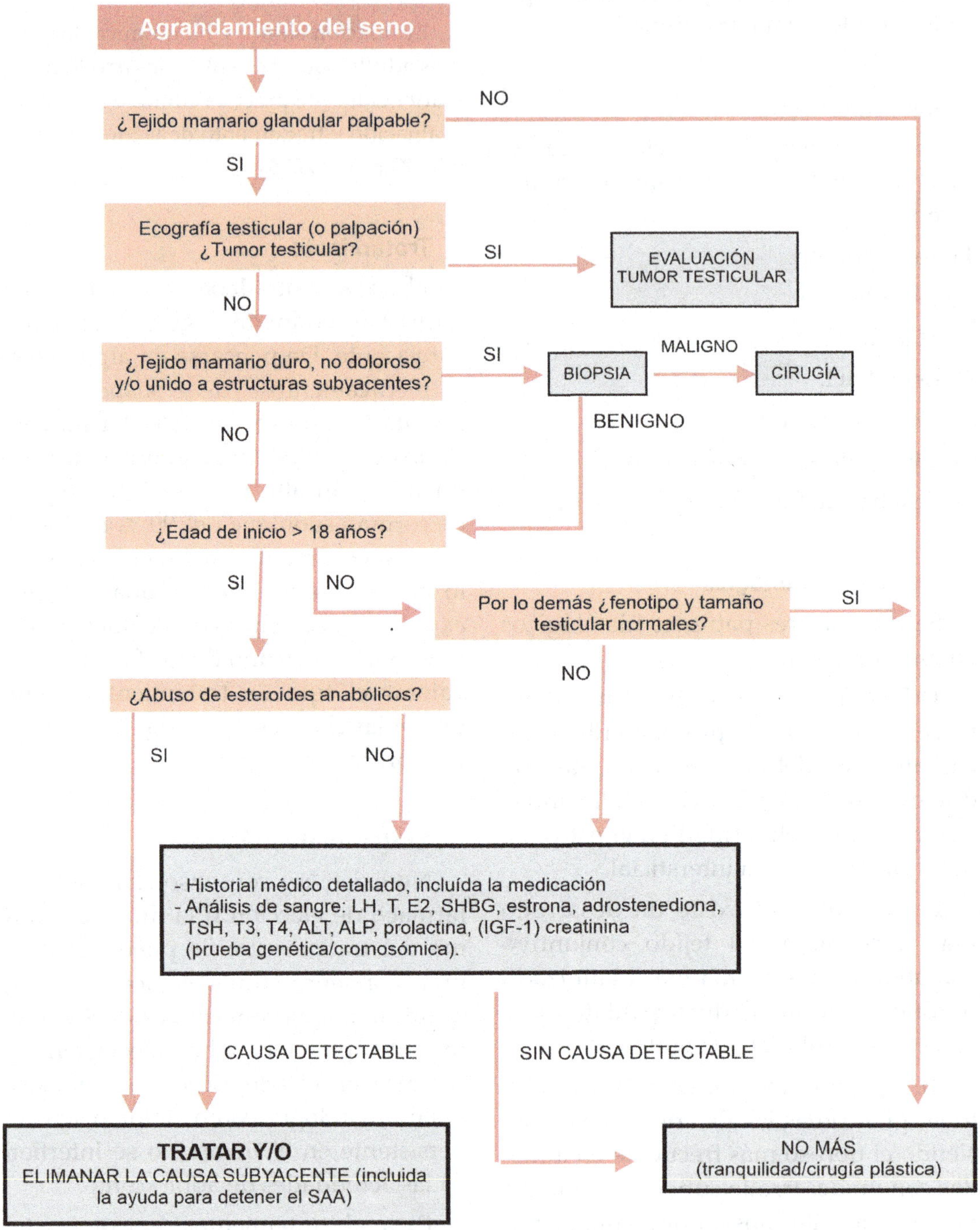

AAS: esteroide androgénico anabólico; ALP: fosfatasa alcalina;ALT: alanina aminotransferasa; E2: estradiol; IGF-1: factor de crecimiento similar a la insulina-1, LH: hormona luteinizante; SHBG: globulina fijadora de hormonas sexuales; T: testosterona; T3: triyodotironina; T4: tiroxina; TSH: hormona estimulante de la tiroides.

aromatasa, fármacos que inhiben la aromatización periférica de lo andrógenos (anastrozol dosis 1mg/día); y los antiestrogénicos, que actúan bloqueando los receptores de los tejidos sensibles a los estrógenos (tamoxifeno con dosis entre 10 y 40 mg/día durante 2 a 4 meses, clomifeno, raloxifeno 60 mg/día durante 3 a 9 meses). Estos últimos lograron una remisión parcial con buenos resultados en el manejo del dolor.

Tratamiento quirúrgico

El tratamiento quirúrgico de la ginecomastia no es una terapia de primera línea, por lo general, cuando los tratamientos médicos conservadores fracasan, particularmente en casos de ginecomastia de larga data (mayor a un año después de tratada la causa subyacente), o cuando la ginecomastia interfiere con las actividades cotidianas de la paciente, o cuando hay sospecha de malignidad de la mama. Entonces, la terapia quirúrgica es apropiada. El objetivo es restaurar la imagen corporal ideal del paciente y minimizar las cicatrices. Se debe realizar un asesoramiento preoperatorio completo para dilucidar las expectativas del paciente y ayudar al cirujano a determinar el tratamiento quirúrgico óptimo. Este va a depender del grado de ginecomastia y de la cantidad de tejido adiposo asociado.

Implica la extirpación del tejido glandular retroareolar hipertrófico. Se presta atención al contorno del tórax, la eliminación del pliegue inframamario, la corrección de la posición del complejo areola del pezón, la eliminación de la piel redundante y la creación de simetría. Existe una variedad de enfoques para el manejo quirúrgico de la ginecomastia que incluye opciones mínimamente invasivas, una variedad de técnicas de adenomectomía o una combinación de enfoques (adenectomía simple, liposucción simple adenectomía más liposucción, adenectomía más resección cutánea, lipoaspiración ultrasónica).

Los casos leves de ginecomastia se pueden realizar la adenomastectomía con incisión periareolar; la ginecomastia moderada, a menudo, se trata con incisión vertical. En casos de ginecomastia severa, se realiza mastopexia de patrón y un abordaje inframario para la escisión glandular con un complejo areola pezón pediculado o injerto. La liposucción suele ser eficaz para el tratamiento de la adiposidad asociada a la pseudoginecomastia.

Bibliografía

1. Roca AJ. Ginecomastia: ¿cuándo estudiarla? Published online 2017:25-32.
2. Barrantes Rodríguez K. Revisión bibliográfica ginecomastia: manifestaciones, etiología, aboRdaje diagnóstico y tratamiento. *Medicina Legal de Costa Rica*. 2016;33(1).
3. Hernandez Muñoz GA, Gómez R. Á, Paredes H. R. Ginecomastia. In: *Patologías Mamarias Benignas*. 2012:Capítulo 27.
4. Costanzo PR, Suárez S, Aszpis SM, et al. Ginecomastia: Aspectos clínicos y etiológicos. Estudio retrospectivo y multicéntrico. *Revista Argentina de Endocrinología y Metabolismo*. 2015;52(1):22-28.
5. Kanakis GA, Nordkap L, Bang AK, et al. EAA clinical practice guidelines—gynecomastia evaluation and management. *Andrology*. 2019;7(6):778-793. doi:10.1111/andr.12636
6. Laimon W, El-Hawary A, Aboelenin H, et al. Prepubertal gynecomastia is not always idiopathic: case series and review of the literature. *European Journal of Pediatrics*. 2021;180(3):977-982. doi:10.1007/s00431-020-03799-x
7. Ronald S Swerdloff, MD, MACP and Chiu Ming Ng FHKAM. *Gynecomastia: Etiology, Diagnosis, and Treatment*.; 2019. Accessed August 31, 2019. http://www.ncbi.nlm.nih.gov/pubmed/25905330
8. Longás JILAEMDÁF. *GINECOMASTIA | Tratado de Endocrinología Pediátrica, 4e | AccessMedicina | McGraw-Hill Medical*. 4th ed. (McGRAW-HILL / INTERAMERICANA DE ESPAÑA SAU, ed.).; 2009. Accessed August 31, 2019. https://accessmedicina.mhmedical.com/content.aspx?bookid=1508&sectionid=102970313
9. Rodríguez FJN, Artola Aizalde E, Cancela Muñiz V, Fernández Ramos C, Palacios JR. *Revisión Ginecomastia. Fisiopatología y Actualización de Las Opciones Terapéuticas*. Vol 50.; 2010.
10. Cuhaci N, Polat SB, Evranos B, Ersoy R, Cakir B. Gynecomastia: Clinical evaluation and management. *Indian Journal of Endocrinology and Metabolism*. 2014;18(2):150-158. doi:10.4103/2230-8210.129104
11. Devoto C E, Madariaga A M, Aravena L, Lioi C X. Etiología de la ginecomastía: Importancia de no subdiagnosticar una ginecomastia patológica. *Revista médica de Chile*. 2007;135(2). doi:10.4067/S0034-98872007000200007
12. Baumgarten L, Dabaja AA. Diagnosis and Management of Gynecomastia for Urologists. *Current Urology Reports*. 2018;19(7):1-4. doi:10.1007/s11934-018-0796-x
13. Waltho D, Hatchell A, Thoma A. Gynecomastia Classification for Surgical Management: A Systematic Review and Novel Classification System. *Plastic and Reconstructive Surgery*. 2017;139(3):638e-648e. doi:10.1097/PRS.0000000000003059
14. Sharp NE, Bleicher RJ. Gynecomastia. 2021;(7). doi:10.21037/abs-20-124
15. Barros ACSD de, Sampaio M de CM. Gynecomastia: physiopathology, evaluation and treatment. *Sao Paulo Medical Journal*. 2012;130(3):187-197. doi:10.1590/s1516-31802012000300009
16. Ruiz Alonso ME, Alonso Peña D, Araya Gutiérrez E, EstefaníaDíez M, Pérez Hernández M, Casado Pérez C. Un paciente con ginecomastia. *Medicina Integral*. 2000;35(9):398-404. Accessed September 1, 2019. http://www.elsevier.es/es-revista-medicina-integral-63-articulo-un-paciente-con-ginecomastia-11676
17. Millán AB. Ginecomastia. *An Pediatr Contin*. Published online 2012:183-191.
18. Thiruchelvam P, Walker JV RK. Ginecomastia. *Intramed*. 2016;2:1-9.
19. Sciuto Varela P, Martínez Láuz M. PATOLOGÍA BENIGNA DE MAMA. *Clínicas Quirúrgicas Facultad de Medicina Universidad de la República Uruguay*. Published online 2018.
20. Soliman AT, de Sanctis V, Yassin M. Management of Adolescent Gynecomastia: An Update. *Acta Biomed*. 2017;88(2):204-213. doi:10.23750/abm.v88i2.6665
21. Sharonda A Taylor MD. Gynecomastia in children and adolescents - UpToDate. uptodate. Published 2018. Accessed September 1, 2019. https://www.uptodate.com/contents/gynecomastia-in-children-and-adolescents?search=ginecomastia&source=search_result&selectedTitle=2~119&usage_type=default&display_rank=2
22. Muñoz Calvo MT. Actitud a seguir ante una Ginecomastia puberal. *Revista de Formación Continuada de la Sociedad Española de Medicina de la Adolescencia*. 2013;XXII(tabla 2):32-35.
23. Araujo Herrera O. Ginecomastia fisiológica puberal. *Revista Cubana de Pediatria*. 2014;86(4):495-501.
24. al Alwan I, al Azkawi H, Badri M, Tamim H, al Dubayee M, Tamimi W. Hormonal, anthropometric and lipid factors associated with idiopathic pubertal gynecomastia. *Annals of Saudi Medicine*. 2013;33(6):579-583. doi:10.5144/0256-4947.2013.579
25. Glenn DB, Bradley DA. Clinical features, diagnosis, and evaluation of gynecomastia in adults - UpToDate. uptodate. Published 2019. Accessed September 1, 2019. https://www.uptodate.com/contents/clinical-features-diagnosis-and-evaluation-of-gynecomastia-in-adults
26. Costanzo PR, Pacenza NA, Aszpis SM, et al. Clinical and Etiological Aspects of Gynecomastia in Adult Males: A Multicenter Study. *BioMed Research International*. 2018;2018. doi:10.1155/2018/8364824
27. Costanzo PR, Pacenza NA, Aszpis SM, et al. Clinical and Etiological Aspects of Gynecomastia in Adult

Males: A Multicenter Study. *BioMed Research International*. 2018;2018. doi:10.1155/2018/8364824

28. Polat AV, Öztürk M, Çamlıdağ İ, Akyüz B. Is gynecomastia related to the disease characteristics and prognosis in testicular germ cell tumor patients? *Diagnostic and Interventional Radiology*. 2019;25(3):189-194. doi:10.5152/dir.2019.18297
29. Nuttall FQ, Warrier RS, Gannon MC. Gynecomastia and drugs: A critical evaluation of the literature. *European Journal of Clinical Pharmacology*. 2015;71(5):569-578. doi:10.1007/s00228-015-1835-x
30. Ibáñez Quintana A, Fariña Rey L, Casal A. Guía clínica de Ginecomastia. Fistierra. Published 2017. Accessed August 31, 2019. https://www.fisterra.com/guias-clinicas/ginecomastia/
31. Bailey SH, Guenther D, Constantine F, Rohrich RJ. Gynecomastia management: An evolution and refinement in technique at UT southwestern medical center. *Plastic and Reconstructive Surgery - Global Open*. 2016;4(6):1-8. doi:10.1097/GOX.0000000000000675
32. Sepúlveda S, Hernandez GN, Martorell B. Ginecomastía : aproximación clínica y terapeútica. *Revista Hospital Clinico Universidad de Chile*. 2005;16(1):117-123.
33. Canhaço EE, Elias S, Pinto Nazário AC. Gynecomastia I Ginecomastia. *FMC Formacion Medica Continuada en Atencion Primaria*. 2015;43(5). doi:10.1016/S1134-2072(13)70526-7
34. Kenny J, Doerholt K, Gibb DM, Judd A. Who gets severe gynecomastia among HIV-infected children in the United Kingdom and Ireland? *Pediatric Infectious Disease Journal*. 2017;36(3):307-310. doi:10.1097/INF.0000000000001424
35. Telegrafo M, Introna T, Coi L, et al. Breast US as primary imaging modality for diagnosing gynecomastia. *Giornale di Chirurgia*. 2016;37(3):118-122. doi:10.11138/gchir/2016.37.3.118
36. Klinger M, Bandi V, Giannasi S, et al. Gynecomastia: Ultrasound-Confirmed Classification Pertainent to Surgical Correction. *Aesthetic Plastic Surgery*. 2021;45(4):1397-1403. doi:10.1007/s00266-021-02187-6
37. Murad MH, Johnson, Kermott. Gynecomastia – evaluation and current treatment options. *Therapeutics and Clinical Risk Management*. Published online 2011:145. doi:10.2147/tcrm.s10181
38. Sansone A, Romanelli F, Sansone M, Lenzi A, di Luigi L. Gynecomastia and hormones. *Endocrine*. 2017;55(1):37-44. doi:10.1007/s12020-016-0975-9
39. Sankowicz S. Ginecomastia. *OSECAC*. Published online 2012:57–77.
40. Ghadjar P, Aebersold DM, Albrecht C, et al. Treatment strategies to prevent and reduce gynecomastia and/or breast pain caused by antiandrogen therapy for prostate cancer: Statement from the DEGRO working group prostate cancer. *Strahlentherapie und Onkologie*. 2020;196(7):589-597. doi:10.1007/s00066-020-01598-9
41. Godoy GM, Guillermina P. Tratamiento quirúrgico de la ginecomastia. Nuestra experiencia institucional. *Revista Argentina de Mastología*. 2015;34:32-41.
42. Estors Sastre B, Bragagnini Rodríguez P, Silva Bueno M, et al. Ginecomastia puberal: comparación entre el abordaje periareolar inferior y el de doble anillo cutáneo. *Cirugía pediátrica : organo oficial de la Sociedad Española de Cirugía Pediátrica*. 2013;26(1):129-134. http://www.scopus.com/inward/record.url?eid=2-s2.0-84897019411&partnerID=MN8TOARS
43. Palmieri A, González JA, Guardo LL, Palmieri AM, Hernández LA. Gynecomastia: Medical and surgical considerations in general surgery. *Revista Colombiana de Cirugía*. 2021;36(3):499-513. doi:10.30944/20117582.750
44. Baumann K. Gynecomastia-Conservative and Surgical Management. *Breast Care*. 2018;13(6):419-424. doi:10.1159/000494276
45. Copetti JM, Copetti FVS, Nunes AG. Doença de Mondor associada à cirurgia de ginecomastia e do mamilo. *Revista Brasileira de Cirurgia Plástica*. 2012;27(4):648-650. doi:10.1590/s1983-51752012000400032
46. https://www.webfisio.es

CAPÍTULO 09

Masopatía por inyección de siliconas y aceites

Schenone Gustavo

Introducción

La sintomatología y el compromiso clínico mamario por la inyección de siliconas líquidas varían ampliamente. La experiencia muestra que en forma inmediata o tardía aparecerán complicaciones. El intervalo asintomático se encuentra entre un mes y 24 años según las series consultadas, con un promedio de entre cinco y nueve años.

Hoy en día, nuestra demandante sociedad determina ciertos patrones de belleza y el culto a una figura esbelta, voluptuosa y proporcionada. Esto ha llevado a la proliferación de tratamientos estéticos. Algunas veces, se utilizan la inyección de productos ilegales, sin permiso sanitario, denominados erróneamente como "biopolímeros". Sus efectores son, principalmente, personas ajenas al sistema de la salud, ocasionando nefastas consecuencias en la salud de los afectados.

La inyección de silicona se popularizó en la década de 1940 y se ha utilizado con el fin de modificar el contorno corporal en diversas partes del mundo. Es empleada primordialmente y con fines estéticos en la región facial, mamaria y glútea, pero también en miembros inferiores, manos y región genital. Sin embargo, fue Jons Berzelius quien, en 1822, introdujo el término "polímeros", del griego polymeres, "compuesto de varias partes". En 1863, Friedel y Crafts fueron los primeros en sintetizar la unión entre el silicio y el oxígeno, que, con el tiempo, dio lugar a la producción de los primeros polímeros de silicona. Las primeras descripciones acerca de las reacciones provocadas por la aplicación de cuerpos extraños con fines estéticos se registraron en 1886, cuando Balzar describió nódulos cutáneos producidos por aceites y sustancias oleosas, y fue Gersuny en 1899 quien inyectó parafina en el escroto de un niño con orquiectomía bilateral. En 1964, Miyoshi y cols emplearon el término "enfermedad humana por adyuvantes" para referirse a la reacción inmunológica asociada con la enfermedad inflamatoria ocasionada tras la inyección de sustancias con fines modelantes. En 2008, Felipe Coiffman acuñó el término "alogenosis iatrogénica" para referirse a la enfermedad producida por la inyección de sustancias extrañas por personal médico o afines a la salud.

La cronología histórica del uso de sustancias modelantes recoge el uso de parafina, derivados de la silicona, mezcla de sustancias (fórmula Sakurai: mezcla de veneno de cobra con silicona), aceite mineral, polimetacrilato y biopolímeros.

En un alto porcentaje, se trata de silicona líquida de grado no médico asociada o no con otros productos como el PMMA (polimetilmetacrilato), pero también se ha empleado el aceite mineral, aceites comestibles, aceite industrial y poliacrilamidas.

La silicona es un polímero inorgánico derivado del polisiloxano, constituido por una serie de átomos de oxígeno y silicio alternados. Estos productos no tienen autorización sanitaria para ser inyectados, no son estériles, no se reabsorben ni son biodegradables. Una vez inyectados, van a producir una serie de reacciones adversas que se manifiestan de diversas formas clínicas locales y sistémicas, constituyendo una verdadera enfermedad inmunológica.

En 1969, la FDA (Food and Drugs Administration) de los Estados Unidos prohibió el uso de la silicona inyectada como respuesta sanitaria ante la presencia de una desatendida y gravísima situación de salud pública mundial que afecta a varios millones de personas. Ocasiona un importante impacto social, ya que incapacita a un gran número de personas en la edad más productiva de sus vidas.

Es importante remarcar que las enfermedades producidas por la inyección de siliconas, parafinas u otras sustancias para modificar el contorno corporal se encuadran dentro de las enfermedades evitables y prevenibles. Es a través de la educación que se informa a la población sobre las consecuencias sobre la salud que tiene su inyección en el organismo, debido a que se está en presencia de una de las pocas enfermedades erradicables. Como médicos, tenemos el compromiso y la oportunidad de contribuir a la salud pública a través de acciones de prevención, la cual es sinónimo de educación.

Desde octubre de 2022, existe el primer consenso internacional con respecto a la conducta de estudio y tratamiento con nivel de evidencia científica 5b - Terapéutico, producto de más de 22 años de investigación en el ámbito de la Universidad de Buenos Aires de la mano del autor del presente capítulo junto con mastólogos, cirujanos oncólogos, reumatólogos, inmunólogos, especialistas en Imágenes, especialistas en salud mental y asistentes sociales. El trabajo fue aceptado por las comunidades científicas SACPER (Sociedad Argentina de Cirugía Plástica), FILACP (Federación IberoLatinoamericana de Cirugía Plástica), entre otras. Durante dicho año, hemos discutido intensamente en el Grupo de Trabajo Internacional Task Force FILACP 2022, formado por un grupo de expertos internacionales de distintas disciplinas médicas, todos con más de 20 años de experiencia en el tratamiento de enfermedades producidas por la inyección de sustancias sintéticas permanentes ilegales. Los consensos a los que hemos arribado fueron plasmados en un trabajo que fue presentado en Nuevo Vallarta, México, durante las sesiones del XXIV Congreso Iberolatinoamericano de Cirugía Plástica FILACP. Posteriormente, se publicaron en la revista Cirugía Plástica Ibero-Latinoamericana.

Muchas de las patologías que enfrenta el mastólogo conllevan una resolución que merece pocas o ninguna discusión. No ocurre lo mismo cuando la paciente consulta, con sintomatología o sin ella, por haber permitido (primero solicitado) que se le inyectaran siliconas líquidas o aceites en sus mamas. Como lo señalara Prats Esteve hace más de una década, todavía rigen tres preguntas fundamentales frente al hecho consumado:

1) ¿Cómo es posible que haya sucedido esto?
2) ¿Cuáles son los riesgos de estas mujeres?
3) ¿Cuál es la actuación recomendable?

El mastólogo debe ir más allá de este planteo de base, pues las variables son múltiples. Comienzan con el estado emocional de la propia paciente. A pesar de que la FDA nunca autorizó el uso de siliconas líquidas en Mastología, en la práctica se sigue haciendo.

A manera de orientación pedagógica, analizaremos los siguientes aspectos:

1) Los motivos reales de la consulta.
2) Los antecedentes de la inyección de siliconas.
3) Los hallazgos semiológicos.
4) El aporte de las imágenes.
5) El plan terapéutico.
6) Las expectativas del cirujano.
7) Las expectativas de la paciente.
8) La realidad futura.

Los motivos reales de la consulta

Al no ser uniforme, con el correr del tiempo, la reacción de la glándula mamaria frente al cuerpo extraño inyectado, la paciente puede consultar aunque sus mamas sean aparentemente "normales" al examen clínico (Figura 1), o bien con marcadas alteraciones aun frente a la sola inspección (Figura 2). Se trata de un motivo claro en esta última circunstancia (necesidad de tratar una patología que puede llegar a ser invalidante), pero no sucede lo mismo ante la primera. Aun así, el profesional debe indagar fundamentalmente sobre por qué se presenta una situación que, si bien es patológica en sí desde el punto de vista médico, se mantiene asintomática.

Figura 1. Paciente asintomática.

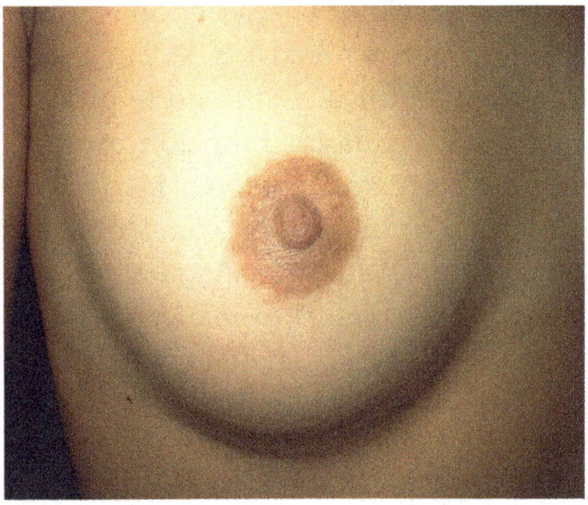

Figura 2. Compromiso cutáneo grave. Siliconomas en coraza.

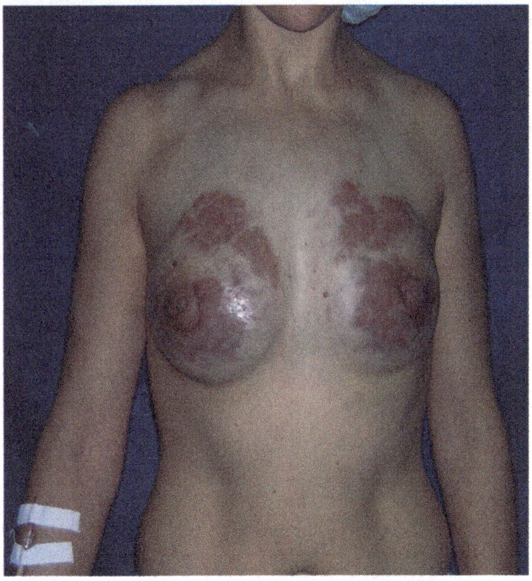

Puede que las verdaderas connotaciones no lleguen al médico, aunque la paciente asegure que consulta porque "le dijeron" que lo que ha hecho puede traer problemas serios en la mama. El estado emocional que rodea la determinación de intentar mejorar el aspecto de sus mamas con la inyección de una sustancia extraña puede estar potenciado al querer "tratarse" esa anomalía. El verdadero fin, tal vez, es cambiar el primitivo intento de mejorar la estética en el marco de una práctica no admitida por las sociedades científicas y que no le produce síntomas por una intervención profesional que logre sus objetivos intrínsecos. Su desconformidad por cómo está hoy se puede trasladar al mañana a pesar de que el cirujano no sólo realice una cirugía correcta en función de la patología de base, sino que también haya logrado un resultado estético satisfactorio.

Cuando la sintomatología mamaria es evidente, no caben dudas de que el motivo de la consulta es obvio y de que el profesional debe abocarse a toda la mama en su cirugía, en ocasiones, sacrificando areola y pezón, y tal vez hasta la axila. A futuro, la paciente siempre va a valorar positivamente la "curación" de su patología, pero tal vez no la del resultado estético, que empezó a buscar varios años atrás y está potenciada ahora por su inestabilidad emocional. Aquí comienza el trabajo en equipo, pues siempre es prudente la interconsulta con Psicología para determinar que la paciente comprendió la real dimensión de su estado y de la cronicidad de su enfermedad a pesar de las buenas prácticas adoptadas por el equipo tratante.

Los antecedentes de la inyección de siliconas

Es interesante describir los comienzos de su empleo. En 1943, Dow Corning Corporation y Corning Glass se unieron en los Estados Unidos para desarrollar productos de silicona para uso militar durante la Segunda Guerra Mundial (preparar grasa y aceites para aviones, impermeabilizar superficies y como aislante de transformadores eléctricos). Cuando terminó la guerra, Dow Corning redireccionó sus esfuerzos en busca una silicona de uso médico, que recién en 1960 estuvo disponible.

Mientras tanto, en Japón, luego de terminada la guerra, desaparecen misteriosamente los barriles de silicona industrial de los muelles. Esta era empleada para las prostitutas, para inyectarla en la mama, ya que el volumen mamario pequeño, propio de la mujer asiática, no era bien visto por los occidentales. Para su inyección, crearon una técnica en la cual la silicona fluida era mezclada con un agente inflamatorio, aceites de origen vegetal o animal (veneno de cobra-fórmula Sakurai)[5] para favorecer la fijación en los tejidos y evitar la migración de la sustancia, que puede ser causa de complicaciones importantes.

La aplicación de esta técnica se extendió al sudeste asiático y en parte a los Estados Unidos, donde, aunque nunca fue aprobada por la FDA, tuvo amplia difusión y fue utilizada por médicos y "no médicos".

En los años sesenta en Las Vegas, bajo falsos pretextos (tratamiento de heridas de caballos de carrera, preparación de fertilizantes) se obtuvieron grandes cantidades de silicona líquida, que fueron empleadas por médicos inescrupulosos en el negocio del entretenimiento. Las inyectaban a gran presión dentro de la mama para lograr el aumento del volumen. El procedimiento se llamaba "Cleopratra's Needle". Sólo dos médicos lo hicieron a partir de los años sesenta y se cree que inyectaron a unas diez mil mujeres a lo largo de diez años. No existen historias clínicas de ninguna de esas pacientes. En 1969, la FDA explícitamente prohibió la inyección de silicona para el aumento del volumen mamario y, en 1991, el comisionado a cargo determinó que la inyección de silicona para borrar las arrugas era ilegal.

En Australia, la importación de siliconas líquidas nunca fue autorizada (sin importar el propósito). Sin embargo, la Therapeutic Goods Administration recibió denuncias por su uso tanto por médicos como por cosmetólogas. La sustancia o bien habría ingresado en forma ilegal o bien era aspirada de los implantes mamarios de silicona.

Aunque inicialmente se decía que no causaba complicaciones, con el transcurso de los años fueron aumentando las publicaciones al respecto y se comprobó que la inyección de silicona se asociaba a numerosas complicaciones. Algunas de ellas son necrosis tisular (escaras), formación de granulomas (siliconomas), infecciones crónicas, deformaciones del contorno mamario, ulceraciones, signos y síntomas similares a las enfermedades del colágeno por fenómenos autoinmunes, esclerosis y embolias pulmonares (por diseminación hematógena). Varias de estas complicaciones fueron causa de muerte del paciente.

Las técnicas empleadas eran dos: la inyección de un único bolo o bien inyecciones múltiples con escaso volumen. En el primer caso, se hacía a través del surco submamario en la región retromamaria de manera tal que proyectaba la mama hacia adelante. Dentro de lo malo, este método era mejor que el de las múltiples inyecciones en la mama, ya que estas tienen más complicaciones e interfieren mucho más con las imágenes mamográficas.

La silicona inyectada se mantiene en estado líquido y, en teoría, los tejidos circundantes le forman una cápsula. Se ha descrito que, con el tiempo, el volumen puede disminuir debido a la migración de la substancia (que puede ser linfática o hematógena). Para evitar esta complicación, como ya se ha mencionado, se la asociaba a otros agentes químicos para producir esclerosis o fibrosis local (fórmula de Sakurai).

Si bien las complicaciones locales mencionadas son importantes, existen dos aspectos que son aún más trascendentes: la eventual carcinogénesis y el retraso en el diagnóstico precoz del cáncer de mama.

Carcinogénesis

En referencia al primero, existen algunos trabajos publicados que han pretendido demostrar la asociación entre silicona y cáncer de mama. Sin embargo, de su lectura cuidadosa es difícil llegar a esa conclusión. En publicaciones experimentales con roedores, se demostró que la inyección intraperitoneal o subcutánea de siliconas libres generaba sarcomas (no adenocarcinomas). A la fecha, no hay pruebas que determinen que la silicona es carcinógena en el ser humano.

Diagnóstico temprano

El segundo aspecto es, sin duda, el más preocupante. Los siliconomas intramamarios por su densidad generan opacidades que interfieren con el diagnóstico por imágenes de dos maneras, o bien pueden simular un carcinoma (algunas presentan bordes espiculados), o bien, simplemente, impiden la detección precoz por superposición.

Resulta paradójico que, en el contexto del esfuerzo científico y económico que se realiza en todo el mundo para llevar a cero la mortalidad por cáncer de mama a través del diagnóstico temprano y de nuevos tratamientos, exista un grupo de mujeres que optan por las inyecciones de silicona libre como recurso para el aumento del volumen mamario. La falta de ética de los operadores (médicos y no médicos), la falta de información en las mujeres, la "simplicidad" de su aplicación y su menor costo (comparado con los implantes) son algunos de los argumentos que explican esta conducta.

Se debe tener presente que la mayoría de estos procedimientos se realizaron y realizan en forma clandestina, de manera que es imposible conocer su verdadera incidencia. La recolección de datos al respecto se hace sobre la base de las consultas, que, en su mayoría, se deben a complicaciones del procedimiento. En algunos casos, el motivo es la incertidumbre sobre los riesgos de cáncer de mama.

Los antecedentes sobre la inyección de siliconas en las mamas adquieren real valor con fines médico-legales. Es importante conocer el tipo de siliconas (líquidas de uso médico o industriales), si la inyección estuvo a cargo de un médico o de personal no médico, y el lugar físico donde fue realizada la inyección (casa o consultorio), pues, cuando el antecedente es de muy corta data y la paciente está asintomática, es difícil decidir una conducta (mucho va a depender de la extensión de los granulomas en las imágenes). Pero si ya hay signos inflamatorios y hasta de infección, se impone la cirugía después del tratamiento médico a cargo del inmunólogo clínico y/o infectólogo.

Como, en general, las reacciones a la inyección de siliconas líquidas son tardías, en estas circunstancias tienen poco significado los antecedentes de la inyección. Prima el estado actual de las mamas, motivo de consulta.

De acuerdo con la información recabada durante mi investigación para tesis doctoral (UBA), las consultas se realizaron, en promedio, ocho años luego de la inyección. La edad de las mujeres que recurrieron a esta técnica es variable. No es sólo patrimonio de las más jóvenes; la edad promedio al momento de la inyección de silicona fue de 31 años y, los extremos, 17 y 49. Si bien el objetivo siempre fue el aumento del volumen mamario y mejorar la imagen corporal, queda claro que las motivaciones fueron diferentes según la edad de la mujer.

En la serie mencionada, la mayoría de estas inyecciones fueron realizadas en la década del noventa. Teniendo en cuenta que para ese entonces las mujeres tenían, en promedio, 31 años, en la actualidad tienen en promedio más de 50 y, por lo tanto, mayor riesgo de padecer un cáncer de mama, ya que es sabido que la edad es un factor de riesgo por sí mismo.

En el cáncer de mama, salvo en aquellas pacientes con alteraciones genéticas conocidas, por ahora no existe la prevención primaria. Los mayores esfuerzos están orientados hacia la prevención secundaria, que, en otras palabras, no es más que el diagnóstico precoz. Cuanto más temprana sea la detección, mejores serán los resultados terapéuticos. La constante innovación y los progresos del conocimiento en el diagnóstico por imágenes constituyen un pilar fundamental para lograr ese objetivo.

Hasta el advenimiento de la mamografía, el diagnóstico del cáncer de mama se limitaba a un cuidadoso examen físico para detectar anormalidades (inspección y palpación). El diagnóstico por imágenes permite la detección de la enfermedad en la etapa preclínica (a veces, puede ser muy extensa hasta ocho años). Con sus distintos recursos, ha cambiado la historia del cáncer de mama. Cabe destacar que todos estos beneficios se encuentran sin utilidad en las pacientes con siliconomas.

La ecografía, que por sí sola tiene una capacidad diagnóstica del 3 %, no cumple función alguna. Los informes dicen "parénquima no evaluable", "áreas de ruido ecogénico que impiden la visualización del parénquima mamario", "regiones axilares con ganglios de tamaño conservado con componente siliconado" e "imágenes hipoecogénicas mal definidas de pequeño tamaño".

La mamografía, aun la digital, tiene sus propios falsos negativos, que pueden rondar entre un 10 % y 15%, en especial cuando se trata de carcinomas lobulillares infiltrantes. Cuando hubo inyección de silicona libre, los informes dicen: "La silicona, por su elevada densidad, impide la evaluación del parénquima mamario", "se reconocen numerosos nódulos correspondientes a siliconomas. No es posible hacer el diagnóstico diferencial", "siliconomas que impiden reconocer microcalcificaciones o estructuras anárquicas", etc.

La RM es un estudio por imágenes de suma utilidad en las mujeres con implantes mamarios, ya que, por medio del gadolinio como método de contraste, permite una evaluación dinámica de todo el parénquima mamario. Sus indicaciones son precisas y uno de sus inconvenientes es el falso positivo. En el caso de los siliconomas, informan que el estudio no es concluyente por los artefactos producidos por la silicona o que se observan múltiples imágenes redondeadas hiperintensas e isointensas que hacen difícil descartar imágenes subyacentes y otras características.

Queda claro que las imágenes, en la mujer que padece los siliconomas, tienen un valor muy acotado en la detección temprana del cáncer de mama. En este contexto, es muy probable que el diagnóstico se realice cuando existen evidencias clínicas de la enfermedad. Para ello, el mastólogo sólo contará con una cuidadosa historia clínica y un meticuloso examen físico. Sin embargo, este tampoco ayuda, ya que, en muchas ocasiones, la sintomatología generada por la silicona inyectada "simula" todos los signos y síntomas de un cáncer de mamas avanzado.

No existe evidencia que la silicona inyectada pueda generar un cáncer de mama. Algunos autores plantean que podría existir una facilitación de la diseminación tumoral debido a la apertura anormal de los canales linfáticos por la mastopatía generada por la silicona líquida o por alguna alteración inmunológica asociada a la granulomatosis inducida por la silicona.

Los hallazgos semiológicos

Las maniobras semiológicas de las pacientes que consultan con el antecedente de inyección de siliconas no difieren en nada con las normas establecidas para la mama y las estaciones ganglionares regionales, sin olvidar que las siliconas, por tener la capacidad de migrar mucho más allá de las mamas, pueden ser motivo de enfermedades intercurrentes. El profesional debe tener siempre presente la posibilidad de que en esa mama exista un cáncer, que le será de diagnóstico imposible a la palpación. Si palpa nódulos por silicona, su dureza y fijación se asemejan a la de los cánceres. No olvidar nunca que, en Mastología, si se piensa en cáncer, es más fácil descartar después frente a las imágenes. Si no se piensa en cáncer, es más fácil "no verlo" frente a las imágenes.

La axila misma se presta a confusiones, pues los procesos inflamatorios crónicos pueden provocar reacciones ganglionares con clínica similar a la de los cánceres de mama. Tanto la inspección como la palpación de las mamas pueden ser normales, pues algunas inyecciones de siliconas que todavía no han producido reacciones inflamatorias suelen pasar inadvertidas, aunque las manifieste la paciente (Figura 1).

Otras veces el cuadro es múltiple: dolor, fiebre, deformidad, aumento de volumen de las mamas, eritema y úlceras, tal vez fístulas (Figura 2) y ganglios axilares palpables y dolorosos. Si no se conoce el antecedente o si no se ha hecho una prolija anamnesis en evolución y tiempo, el cirujano puede pensar en un cáncer de mama avanzado o en un tumor filodes ulcerado cuando el cuadro es unilateral. El diagnóstico por imágenes lo sacará de dudas, pero le traerá la preocupación de no "palpar" un cáncer entre la diversidad de nódulos o no "verlo" por la densidad radiológica de los granulomas.

Figura 3. Mamografía. Inyección de siliconas: múltiples imágenes nodulares densas bilaterales correspondientes a siliconomas, que impiden la evaluación del parénquima.

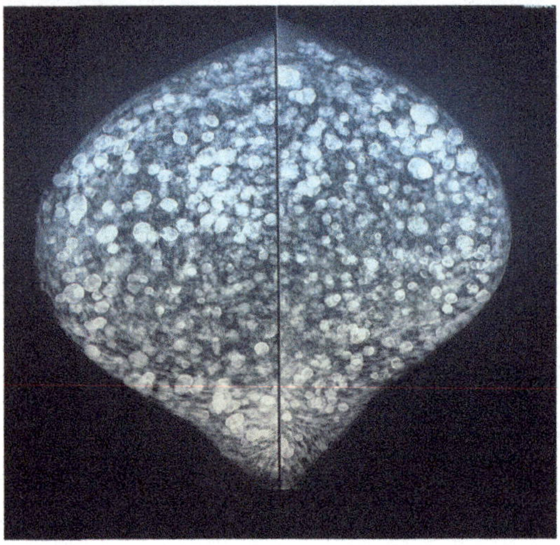

El aporte de las imágenes

Como ya ha sido mencionado, las imágenes no son determinantes cuando existen siliconas libres en la mama, pero, tanto por inyección de siliconas como por rotura de prótesis mamaria, las siliconas pueden migrar más allá de la axila y tomar otras áreas ganglionares como las del mediastino.

Ante la presencia de siliconomas, para nosotros y para Wang y cols, ni la mamografía ni la ecografía permiten hacer un estudio profundo de la arquitectura de la mama. Por lo general, la mamografía muestra acúmulos hiperdensos en forma de opacidades nodulares de distinto tamaño en toda la playa mamaria (Figura 3) y, en ocasiones, hasta pequeños rastros de la sustancia en ganglios axilares. No obstante, esa misma "facilidad" para confirmar un diagnóstico clínico (si se conocen o no los antecedentes de la inyección de siliconas) puede actuar como verdadera pantalla de ocultamiento de un presunto grupo de microcalcificaciones sospechosas de malignidad y hasta de opacidad neoplásica.

La ecografía mamaria presenta similares dificultades ante una glándula mamaria con siliconomas por inyección. Estos se muestran como nódulos de distinto tamaño y se reconoce a veces el signo de la "tormenta de nieve" o "televisor descompuesto" (Figura 4), y hasta la infiltración de silicona en los ganglios (Figura 5).

Figura 4. Ecografía. Siliconomas nódulo y "tormenta de nieve". Gentileza del Dr. Rostagno.

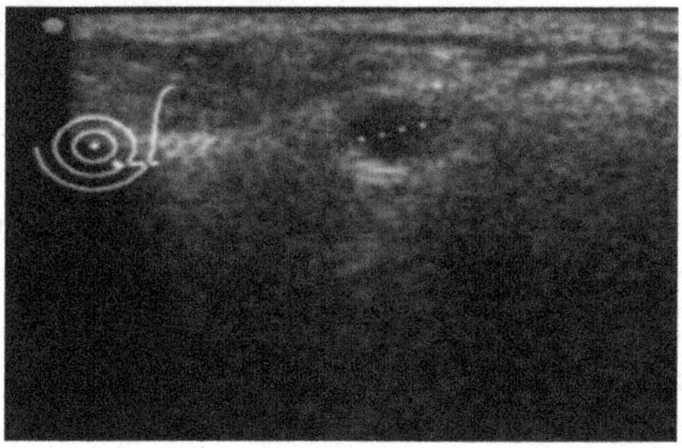

Scaranelo y de Fátima Ribeiro Maia[21] clasifican los hallazgos por ecografía de la siguiente manera:

1) Macronodular.
2) Micronodular.
3) Mixta.
4) Tormenta de nieve.

Figura 5. Ecografía. Ganglio axilar con infiltración de silicona en el hilio. Gentileza del Dr. Rostagno.

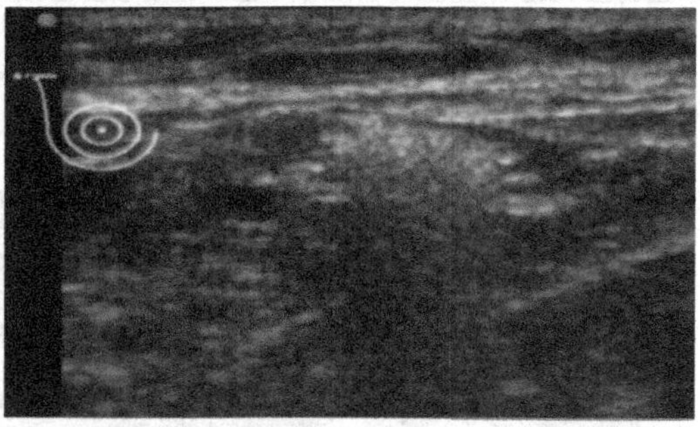

Las formas nodulares son las más frecuentes.

En la práctica, el ecografista tiene pocas alternativas para discernir las diferencias entre un nódulo por siliconoma y otro por cáncer. En estas circunstancias, queda para el mastólogo un tercer recurso, la resonancia magnética (RM) con Gadolinio y la técnica de supresión de siliconas.

Youk y cols, sobre 62 pacientes con inyecciones de siliconas en las mamas y sometidas todas ellas a estudio por RM, encontraron seis con cáncer de mama, en las cuales la resonancia fue clasificada como BI-RADS 4 o 5. Cheung y cols hallaron cuatro cánceres en dieciséis enfermas que habían recibido inyecciones previas; Peng HL y cols describieron dos pacientes en condiciones similares. El uso de la RM permite, además, conocer la real extensión y situación de la infiltración de las siliconas, inyectadas o por escape de la prótesis (Figura 6). La realidad es que, aunque la RM sea de gran calidad y muy bien informada, el porcentaje de falsos negativos es incalculable.

El estudio F-FDG PET/TC que se emplea para rastrear cánceres de mama no tiene un uso específico y puede dar falso positivo tanto para cáncer de mama como para una adenopatía axilar.

Figura 6. Resonancia magnética. Presencia de múltiples siliconomas hiperintensos en el parénquima, el surco intermamario y la pared torácica.

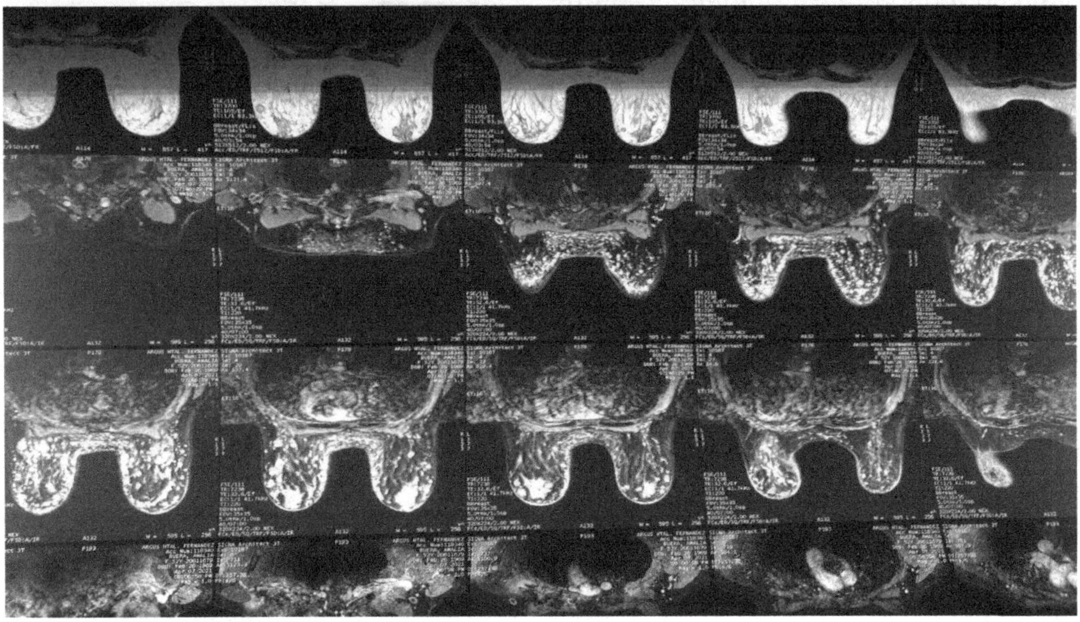

Factores de riesgo y cáncer de mama

El motivo de este capítulo es señalar los recursos médicos disponibles para la prevención del cáncer de mama en estas pacientes. Para ello, es importante separar a las pacientes que tienen alto riesgo de padecerlo, de aquellas que tienen riesgo "estándar o habitual", pues es sobre esa base que planificaremos nuestra estrategia.

Los factores de riesgo pueden dividirse en aquellos que se pueden controlar y los que no. En el primer grupo, se destacan el exceso de peso, la vida sedentaria, la ingesta de alcohol y el empleo de estrógenos exógenos, especialmente lo correspondiente a la terapia de reemplazo en las mujeres posmenopáusicas. A propósito de esto, el estudio Women's Health Initiative, publicado en 2002, fue concluyente: con terapia combinada de estrógenos y progesterona, el aumento del riesgo es del 53%, y con estrógenos, solamente es del 35 %, especialmente si han sido empleados por más de cinco años. El mecanismo para explicar este aumento de la incidencia sería doble. Por un lado, por la acción per se de los estrógenos y, por otro, por el aumento de la densidad mamaria que disminuye la capacidad diagnóstica de los estudios por imágenes. Este último punto sería aún más grave en las pacientes con siliconomas.

Los factores de riesgo que no pueden controlarse son la edad, la historia familiar de cáncer de mama u ovario, la irradiación en la niñez o adolescencia de las regiones mamarias, y la existencia de una biopsia de mama previa, cuya histología corresponde a una cicatriz radiada, hiperplasias atípicas, hiperplasia epitelial plana o neoplasia lobulillar.

En cuanto al factor hereditario, este sólo está presente entre el 5 % y 10 % de las mujeres con carcinomas de mama. Se sospecha cuando se manifiesta en varias generaciones o si se presenta en edades tempranas o si son bilaterales. En este contexto, la American Society of Clinical Oncology (ASCO) recomienda realizar la prueba para buscar la mutación de los genes BCRA1 o BCRA2 cuando exista una importante historia familiar de cáncer de mama o antecedentes de edad temprana en su diagnóstico, cuando la prueba pueda ser interpretada adecuadamente y cuando los resultados obtenidos vayan a influir en el manejo médico del paciente o sus familiares.

Con la evaluación de los factores de riesgo señalados, un detenido examen físico y lo que puedan aportar las imágenes, se elaborará la mejor propuesta de tratamiento preventivo para cada paciente en particular.

El plan terapéutico: algoritmo

Habitualmente, frente a la mujer con alto riesgo de padecer cáncer de mama (sin siliconomas) se pueden ofrecer como alternativas la quimioprevención con tamoxifeno o raloxifeno por cinco años, control estricto con mamografía, ecografía y RM o la resección quirúrgica con criterio profiláctico (adenomastectomía o mastectomía simple).

En el caso de las mujeres con siliconomas, ya sean de alto o bajo riesgo, las primeras dos opciones están descartadas. Por un lado, no habrá forma de evaluar la respuesta al tratamiento médico y, por el otro, ya se ha mencionado la baja capacidad diagnóstica de los estudios por imágenes.

Por lo tanto, sólo nos queda para ofrecer el recurso quirúrgico, que, si bien puede ser eficaz, va asociado a efectos colaterales importantes.

El abordaje de este tratamiento requiere de un enfoque multidisciplinario, integrados por un psicólogo, un inmunólogo clínico, un especialista en imágenes, un mastólogo y un cirujano plástico.

La decisión con respecto al tipo de tratamiento debe ser adaptada a cada caso en particular y de acuerdo con el algoritmo terapéutico diseñado a tal efecto (Gráfico 1). De acuerdo con las normas de la bioética, deben tomarse en consideración y respetarse los deseos de la paciente después de haberla informado largamente respecto de las distintas alternativas posibles.

Las operaciones por realizar pueden ser la adenomastectomía modificada (no es un cáncer), que conserva el complejo areola-pezón o la mastectomía simple que lo reseca en continuidad con la glándula mamaria. Los resultados preventivos de estas operaciones oscilan alrededor del 90 %. El impacto psicológico de estas operaciones, en ausencia de cáncer, es importante, ya que son mutilantes y con un objetivo que es preventivo y no terapéutico. El rol del cirujano plástico y del equipo de salud mental es también trascendente, ya que deberá evaluar en cada caso la mejor estrategia para la reconstrucción simultánea.

A fin de establecer el mejor manejo terapéutico, coincidiendo con Liu y cols.,es útil dividir a las pacientes con esta patología en tres grupos:

1) Las que tienen la piel indemne.

2) Las que la tienen parcialmente alterada.

3) Las que la tienen completamente comprometida.

En el primer grupo, el método de reconstrucción más utilizado es la colocación de un implante en un bolsillo con técnica dual-plane. En el segundo, dependerá de que porcentaje de la piel se halle comprometida y que deberá ser resecada; una alternativa es la colocación de un expansor, que luego será reemplazado por la prótesis definitiva, o bien el empleo de colgajo miocutáneo de dorsal ancho para tener un bolsillo más amplio y poder colocar una prótesis definitiva. En el tercer grupo, la piel debe ser resecada completamente; ahí, el empleo de un colgajo miocutáneo es imprescindible. Podrá ser el dorsal ancho o el transversal del recto anterior del abdomen (TRAM). Este último puede ser pediculado o libre. Cuando es libre, se diseña una mínima pastilla muscular alrededor de las perforantes cutáneas paraumbilicales, lo que permite el cierre de la zona dadora sin compromiso de la pared abdominal.

Existen otras alternativas de reconstrucción de mayor envergadura, que se utilizarán cuando la resección cutánea vaya más allá de la mama. Los resultados cosméticos no siempre son los esperados, por ello se le deben explicar detalladamente todas las alternativas posibles con sus resultados y complicaciones. En este punto, la firma de un

Gráfico 1. Algoritmo terapéutico para siliconomas mamarios.

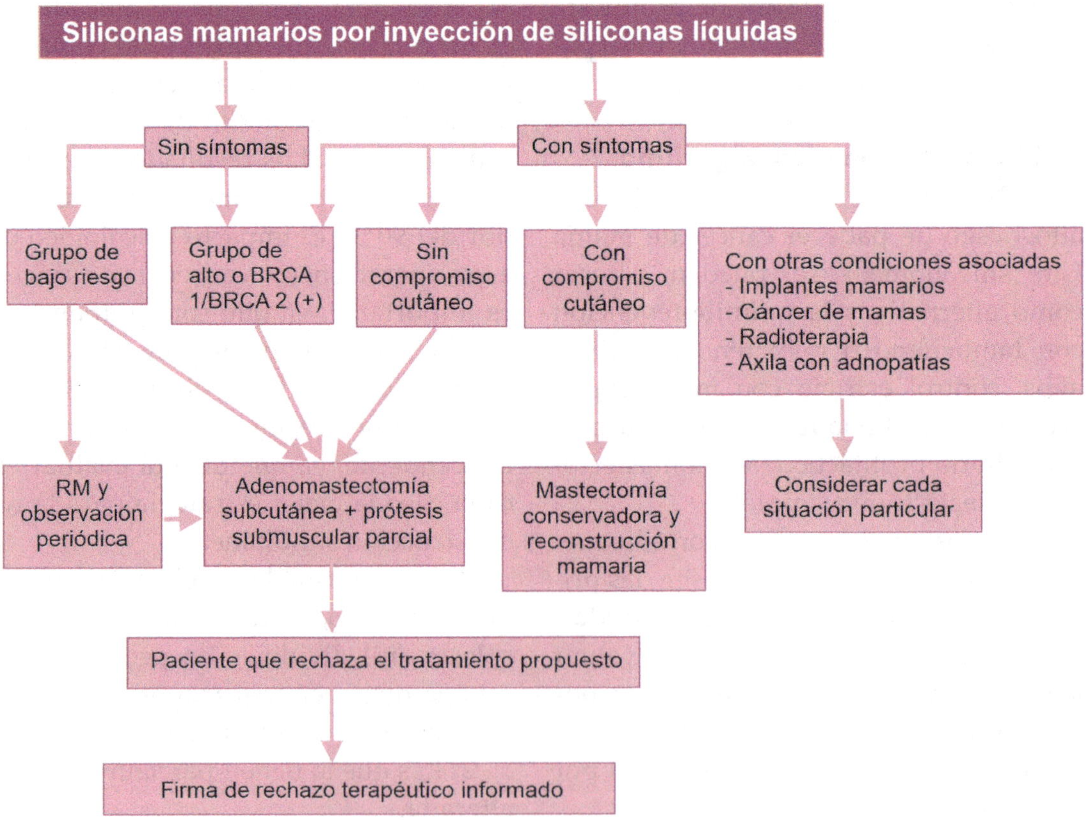

consentimiento informado es prioritaria, en particular, si se tiene en cuenta que el origen del problema fue la búsqueda de una mejor apariencia estética a través de recursos no convencionales, como son las inyecciones de silicona libre.

Como no es una cirugía por cáncer, la conservación del complejo areola-pezón in situ es lo ideal, si tiene condiciones de viabilidad. El plan, siempre quirúrgico, se inclina la mayoría de las veces por un "símil" de adenomastectomía subcutánea (con reconstrucción inmediata), pues las lesiones son difusas y, de intentar reducir la cirugía, se amplía la posibilidad de dejar mayor cantidad de granulomas en el tejido remanente. El agregado de "símil" significa lo poco que tiene de verdadera "adenomastectomía subcutánea", que reseca "toda" la glándula para dejar solo lo que haya de tejido adiposo entre los ligamentos de Cooper y la piel.

La experiencia en este tipo de cirugía para pacientes con siliconomas mamarios por inyección, nos dice que lograr la adenomastectomía subcutánea "de libro" es imposible y hasta peligroso, debido a los esfacelos posoperatorios. Con estas aclaraciones, se exponen todas las posibilidades.

Mastectomía parcial

Es una situación poco frecuente que la paciente consulte por patología mamaria bien focalizada en un sector o cuadrante de la mama, sin evidencia de siliconas fuera de dicha área para que, en caso de ser necesario se puedan utilizar colgajos locales, y estos estén indemnes. Este es el único caso en que el cirujano podrá resecar la zona y hacer un cierre directo sin tener que recurrir a colgajos, tanto glandulares de la propia mama, o bien con ayuda del músculo dorsal ancho. En la figura 7 a y b, vemos pacientes femeninas operadas por patología mamaria producida por inyección de siliconas, tratadas con resección local y colgajos de parénquima mamario.

Figura 7. a- Siliconomas mamarios con compromiso cutáneo limitado al cuadrante inferior, piel de naranja. b- Mastectomía parcial del cuadrante inferior + símil adenomastectomía subcutánea y reconstrucción inmediata con implantes dual plane.

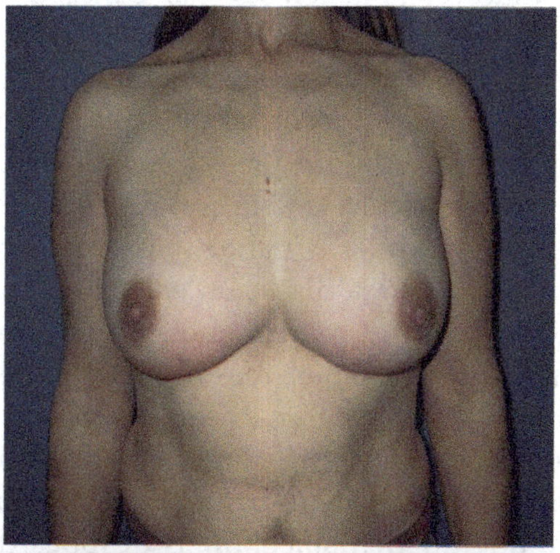

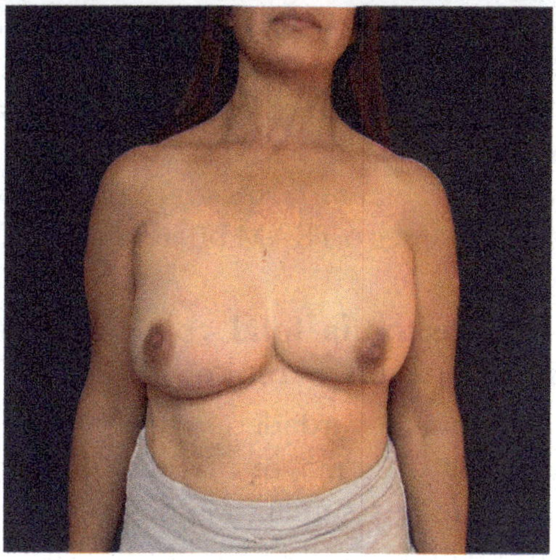

Adenomastectomía subcutánea

Es una cirugía que permite la resección de todo el tejido glandular (con las salvedades expuestas) y la conservación del complejo areola-pezón. Para su indicaciónm, es imprescindible que la piel que recubre la mama esté indemne, lo que sucede pocas veces, pues las pacientes suelen concurrir con patologías avanzadas que ya han comprometido la piel. Si el compromiso está circunscripto a un sector (el más conveniente es el inferior, como hemos podido ver), pueden adecuarse incisiones que permitan resecar esa piel y desde allí completar la adenomastectomía.

Se insiste en recordar que esta táctica quirúrgica es de difícil ejecución, pues nunca es segura la ablación del total del tejido glandular. Cuanto más se quiera ser prolijo en la disección entre el plano glandular y el celular que se interpone entre aquel y la piel, más el esfacelo posterior de piel está al acecho. En general, se opta por dejar un espesor no menor de 1.5 cm para los tegumentos, a sabiendas de que queden siliconomas después de la cirugía y la reconstrucción empleada. Nosotros, al igual que Chiu y cols, empleamos esta técnica en forma bilateral tanto con incisión periareolar, "T" invertida o inframamaria, más reconstrucción con implantes o TRAM bilateral.

Mastectomía total con conservación de pezón y areola

Aunque la verdadera operación es la resección de la mayor cantidad de glándula mamaria similar a lo descrito en el párrafo anterior, esta técnica reseca mayor cantidad de piel comprometida y necesita que el complejo areola-pezón esté indemne. Los estudios por imágenes no muestren siliconomas inmediatamente por debajo de dicho complejo, pues, de lo contrario, por querer preservar, se corre el riesgo del esfacelo del complejo.

Mastectomía total con resección de pezón y areola

Es la cirugía a la que obligan las deformidades de la glándula y el compromiso tanto de la piel de la mama como, en ocasiones, del complejo areola-pezón en los casos de morbilidad avanzada. En esta cirugía (que no es por cáncer), se puede conservar la aponeurosis de envoltura del músculo pectoral mayor, aunque otras veces, para pacientes en que toda la playa mamaria esté ocupada por siliconomas adheridos a la aponeurosis por procesos inflamatorios crónicos, tanto en forma nodular como difusa a manera de tormenta de nieve, es preferible incluirla en la pieza de resección para evitar siliconomas residuales en íntimo contacto con dicha aponeurosis. El tipo de reconstrucción de la mama queda a criterio del equipo de cirugía plástica (Figura 8).

Siliconas en axila. ¿Exploración axilar o vaciamiento? (ver algoritmo).

Aunque parezca una incongruencia (pues no estamos en presencia de un cáncer de mama, sino de una patología totalmente benigna), la clínica y los estudios por imágenes sirven a los siguientes efectos:

1) Definen la ubicación de los siliconomas (sólo mama, mama y axila).

2) La linfadenopatía por silicona, definida como la presencia de siliconas en un ganglio linfático, es un efecto colateral muy raro de la mastoplastia de aumento con implantes o por inyección

Figura 8. Siliconomas en coraza. a- Mastectomía extendida planificada. b- Mastectomía ampliada. c- Reconstrucción: colgajos dorsales bilaterales + implantes retromusculares. d- Caso terminado.

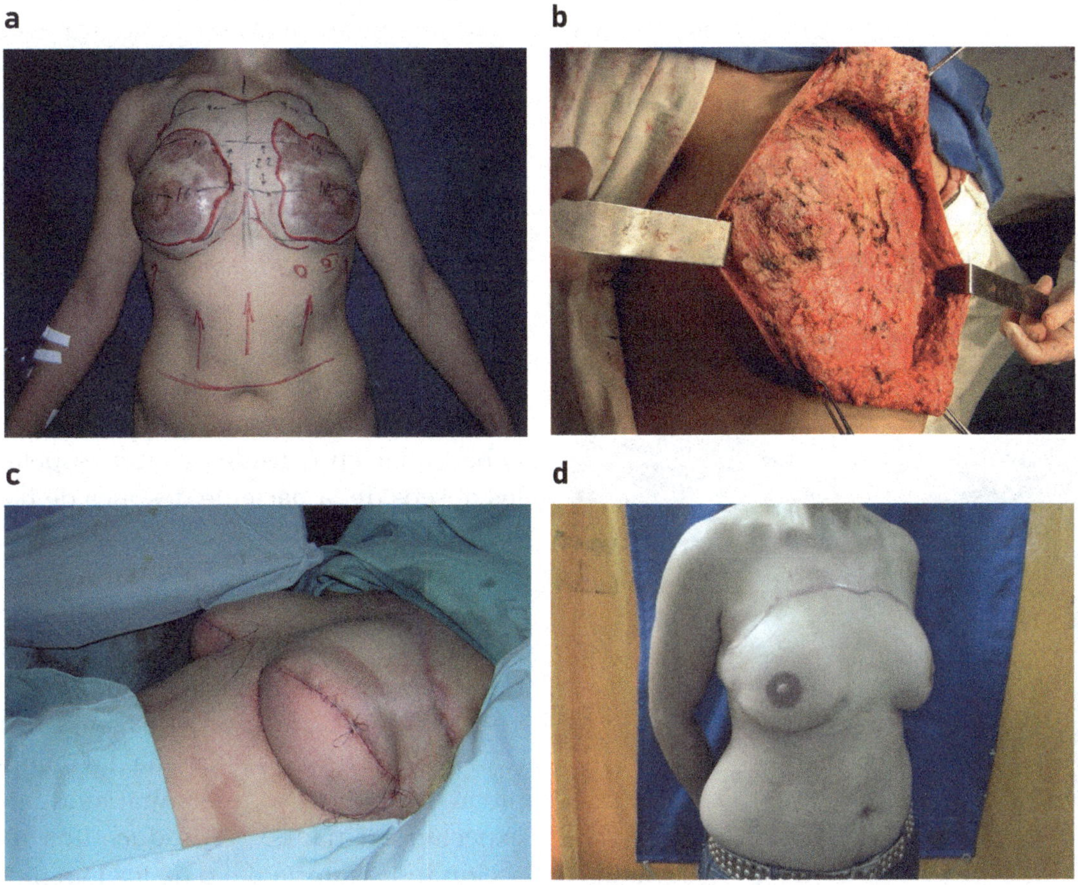

deliberada de siliconas. Es una patología benigna producida por la migración de siliconas hacia el tejido mamario que por vía linfática llega a los ganglios axilares. La linfadenopatía por siliconas se detecta de manera incidental, sin significado clínico, durante un estudio por imágenes de control mamario (Figura 9) o en la pieza de mastectomía con disección axilar por carcinoma de mama. También puede presentarse, más raramente, como una adenopatía axilar dolorosa. Desde el punto de vista patológico, la adenopatía por siliconas es un proceso que, por lo general, involucra uno o más ganglios axilares, pero no todos. En los ganglios afectados, el grado de compromiso también es ampliamente variable, desde mínimo a extenso; y, en algunos casos, detectable sólo luego de examinar todo el ganglio. Las características citológicas de los granulomas por siliconas provenientes de los implantes de gel son indistinguibles de los provenientes de la inyección de siliconas.

Relevancia clínica de la adenopatía axilar por silicona

La presencia de una adenopatía axilar clínica unilateral en una paciente adulta joven o mayor siempre debe generar la sospecha clínica de una enfermedad neoplásica primaria o metastásica, que debe ser estudiada. Una adenopatía axilar unilateral en una mujer puede ser el primer signo de un carcinoma de mama. Aunque este es el primer diagnóstico por descartar, la mayoría de las adenopatías en pacientes con implantes mamarios se deben a reacciones a cuerpo extraño.

Figura 9. Siliconomas en axila. Mamografía con mayor detalle de la región axilar. Nótese que gran parte de las axilas están ocupadas por siliconas.

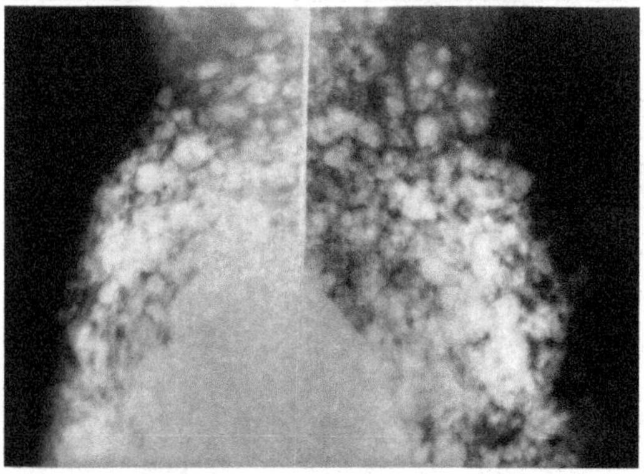

Una vez confirmado por las imágenes el número de ganglios afectados, lo prudente es contemporizar, explicar a la paciente el real valor del cuadro clínico y centrar la atención en la fuente de migración que seguramente será pasible de la corrección quirúrgica que corresponda. El abordaje conservador de esta patología es la conducta más favorable.

La situación más compleja es cuando consultan por una tumoración axilar, por lo general, mayor de 3 cm, fija, dolorosa y que pone al médico ante la disyuntiva de una metástasis de cáncer de mama. La presencia de abundante silicona en la radiología axilar acompañada de una intensa reacción fibrosa se orientará hacia un granuloma por siliconas, que siempre debe ser confirmado por la biopsia percutánea con aguja gruesa ante la posibilidad de una formación oncológica. Esta situación obliga a una conducta cruenta, que se expone a continuación.

Manejo específico de la axila (ver algoritmo).

La decisión respecto al estudio y tratamiento debe adaptarse a cada caso en particular y de acuerdo con el algoritmo diseñado a tal efecto (Gráfico 2). De acuerdo con las normas de la bioética, se debe tomar en consideración y respetar los deseos de la paciente después de haberla informado largamente respecto de las distintas alternativas posibles.

Ante una adenopatía axilar por siliconas, la conducta indicada es descartar una patología neoplásica mamaria con una punción aspiración con aguja fina (PAAF). Una vez descartada la malignidad, se puede adoptar una conducta expectante. Cuando se produce una reacción inflamatoria del o de los ganglios afectados (lo que conlleva a molestias con los movimientos del brazo, con clínica dudosa al palpar la axila), como primera medida debe descartarse la presencia de posibles metástasis a través de una biopsia percutánea (PAAF bajo guía ecográfica). Si fuera necesario, el tratamiento es sintomático con inmunomoduladores, pero nunca con cirugía en esta etapa —que debe evitarse por sus complicaciones inmediatas (seromas)— o alejadas (dolor residual, parestesias en la cara interna del brazo, etc.). Si la enferma continuara con dolor y tumoraciones en la zona axilar, inclusive con parestesias del territorio del plexo braquial; lo indicado es instaurar un plan de tratamiento médico a cargo de un especialista en inmunología clínica. Probado está su buen resultado en mejorar y hasta hacer desaparecer los síntomas de los granulomas a cuerpo extraño por siliconas. Si a pesar del tratamiento farmacológico de por lo menos seis meses, persiste el dolor o bien por manifestación de cancerofobia, puede procederse a la remoción conservadora de los siliconomas. Solamente deben resecarse los ganglios afectados, no más allá. Esta conducta se basa en el hecho de ser una patología autolimitada y benigna. Al tener siliconas en los ganglios axilares per se no es indicación de vaciamiento axilar; es una conducta coincidente con la bibliografía consultada. A pesar de esta remoción quirúrgica conservadora de los ganglios afectados macroscópicamente, puede suceder que, tiempo después, las siliconas continúen migrando por el sistema linfático y se manifiesten nuevamente. Entonces, debe dejarse transcurrir un año desde la última intervención quirúrgica axilar para permitir el fin del proceso cicatrizal en la axila y poder evaluar la real magnitud de la situación. El cirujano no debe dejarse arrastrar por la ansiedad de la enferma y volver a intervenir lo que probablemente sea una reacción fibrosa normal cicatricia, lo que conllevaría probablemente a generar un daño mayor innecesario, habida cuenta de la morbilidad que genera un vaciamiento linfático axilar. Por medio del tratamiento médico, se evita adoptar una conducta riesgosa y con una alta tasa de complicaciones postoperatorias. La posibilidad de complicaciones aumenta exponencialmente en estas pacientes cuya axila ya fue intervenida quirúrgicamente, donde se suma a los granulomas por siliconomas la fibrosis cicatricial posoperatoria normal.

Existe una diferencia importante entre que haya siliconas en los ganglios axilares a que haya un verdadero tumor por reacción granulomatosa, que, después de intentar tratamiento médico, persiste con sintomatología que disminuye la funcionalidad del miembro superior. Nadie puede discutir que, si el problema alcanza ese grado de perjuicio, después de una valoración conjunta con neurólogos, los neurocirujanos especialistas en nervios periféricos y los cirujanos vasculares explorarán quirúrgicamente esa axila con las recomendaciones que hemos planteado a la paciente, de las cuales el seroma sería la menos importante.

Es tan riesgoso el vaciamiento axilar en los casos extremos de tumores por reacción granulomatosa provocada por siliconas en los ganglios que mereció un comentario editorial en la revista Plastic and Reconstructive Surgery, de 1977: "En mi experiencia, el área donde los siliconomas tienden a ser inoperables es en la axila, donde pueden formar una masa como cemento alrededor del plexo braquial y los grandes vasos. Es probablemente mejor dejar esto así y concentrarse en remover lo más posible las masas mamarias". La presencia de siliconas dentro del nervio es preocupante. A pesar de que la silicona líquida es generalmente inerte, ocasionalmente produce una respuesta inflamatoria significativa. La silicona puede atravesar los diferentes planos de tejidos sanos e infiltrar los nervios. Los mecanismos por los cuales la silicona es nociva para los nervios son la neuropatía compresiva por reacción fibrótica, que genera una fibrosis constrictiva. Si la silicona ingresa en el nervio, puede generar efectos degenerativos por la formación de un granuloma intraneural, que da como resultado una grave disfunción nerviosa.

Estudios experimentales han mostrado que el gel de siliconas no es directamente neurotóxico, pero, sí induce a fibrosis, puede llegar a ser constrictiva sobre los nervios o vasos involucrados. Si se decide el vaciamiento axilar, tal conducta no debe ser apresurada e injustificada, ya que debe estar avalada por un equipo multidisciplinario con un conocimiento amplio por parte de la paciente de las posibles complicaciones intraoperatorias, de las inmediatas y de las secuelas.

No existe un verdadero tratamiento ante la presencia de siliconas en los ganglios axilares. Ante su hallazgo a través de una mamografía que toma la parte baja de la axila, hay que explicarle a la paciente su significado y abocarse a la fuente de origen de la migración.

La conducta indicada es descartar una patología neoplásica mamaria con una punción aspiración con aguja fina (PAAF). Una vez descartada la malignidad, se puede adoptar una conducta expectante.

Cuando se produce una reacción inflamatoria del o de los ganglios afectados lo que conlleva a molestias con los movimientos del brazo, con clínica dudosa al palpar la axila, como primera medida debe descartarse la presencia de posibles metástasis a través de una biopsia percutánea (PAAF bajo guía ecográfica)

Si fuera necesario, el tratamiento es sintomático con antiinflamatorios y analgésicos, pero nunca con cirugía en esta etapa —que debe evitarse por sus complicaciones inmediatas (seromas)— o alejadas (dolor residual, parestesias en la cara interna del brazo, etc.)

Si la enferma continuara con dolor y tumoraciones en la zona axilar, inclusive con parestesias del territorio del plexo braquial; lo indicado es instaurar un plan de tratamiento médico a cargo de un especialista en reumatología y enfermedades autoinmunes. Probado está su buen resultado en mejorar y hasta hacer desaparecer los síntomas de los granulomas a cuerpo extraño por siliconas.

Si, a pesar del tratamiento médico de por lo menos seis meses, persiste el dolor o bien por manifestación de cancerofobia, puede procederse a la remoción conservadora de los siliconomas. Solamente deben resecarse los ganglios afectados, no más allá. Esta conducta se basa en el hecho de ser una patología autolimitada y benigna. El hecho de tener siliconas en los ganglios axilares per se no es indicación de vaciamiento axilar. Conducta coincidente con la bibliografía consultada.

A pesar de esta remoción quirúrgica conservadora de los ganglios afectados macroscópicamente, puede

Si no hay evidencia de adenopatías axilares dolorosas por siliconas y está descartada la posibilidad de un carcinoma de mama oculto por los siliconomas, no hay necesidad de explorar la axila. Sin embargo, puede enfrentarse las siguientes posibilidades:

1) Una paciente de alto riesgo de cáncer de mama de acuerdo al modelo de Gail.

2) Tiene antecedentes familiares de cáncer de mama en primer grado.

3) Padece alteraciones genéticas del BRCA1 o BRCA2.

En estos casos, es recomendable, durante la cirugía, intentar la investigación del ganglio centinela axilar si la marcación previa con tecnecio 99 permite su localización, lo que es poco probable por la esclerosis de los tejidos mamarios. La embolización agregada de los vasos linfáticos por las siliconas dificulta el éxito del método. De no intentarlo (y si luego en el estudio patológico de la pieza quirúrgica se encuentra un cáncer invasor), hay que reoperar para realizar un vaciamiento axilar.

Gráfico 2. Algoritmo terapéutico para adenopatías axilares por siliconas.

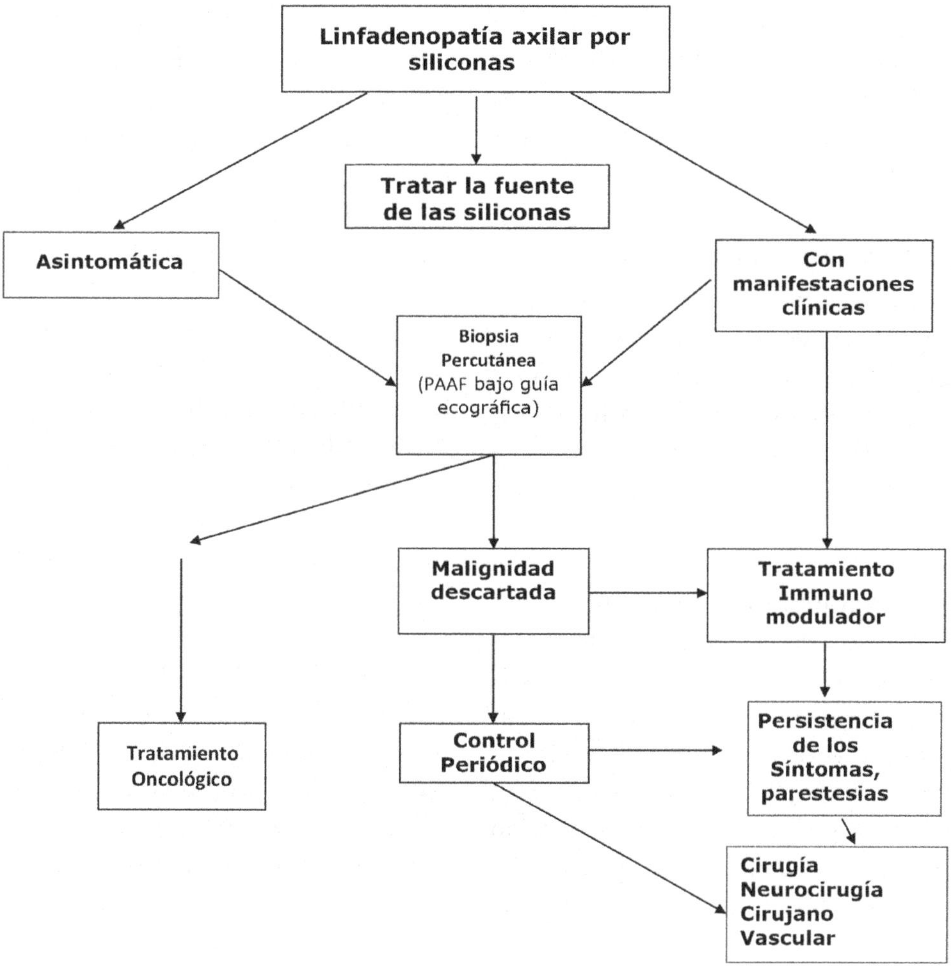

Si existen dudas sobre la presencia de un cáncer a pesar de una biopsia percutánea negativa, debe investigarse el ganglio centinela por las razones expuestas. En definitiva, en pacientes con siliconomas mamarios, la investigación del ganglio centinela es excepcional, pero si hay mutaciones genéticas, alto riesgo para cáncer de mama o sospecha de posible cáncer de mama, y si la linfocentellografía con tecnecio 99 lo reconoce, debe investigarse el ganglio centinela. El mismo esfuerzo debe hacerse si coexisten los granulomas por siliconomas por inyección con un cáncer de mama.

Opciones de reconstrucción

En líneas generales existen dos opciones principales: la colocación de implantes y la aplicación de colgajos. Como estos procedimientos son resorte del cirujano plástico, remitimos al lector a la bibliografía específica sobre el tema para no extender el presente capítulo.

Las expectativas del cirujano

El cirujano debe cumplir con la resección de todas las siliconas posibles (situación poco probable en relación con su extensión) y ofrecer un buen resultado estético. La comprobación posterior de algunos restos de siliconas no invalida ni menosprecia lo realizado, pues debe primar la "curación" de la patología que se encaró en la o las operaciones; restos de siliconas pueden no dar jamás nuevas enfermedades. Devolver a la enferma el buen estado de salud, quitarle el dolor y la preocupación de la patología de consulta es premio suficiente para el esfuerzo realizado, mejor todavía si se acompaña de un buen resultado estético.

Las expectativas de la paciente

Si se recuerda lo expuesto bajo el subtítulo "Los motivos reales de la consulta", es difícil analizar si se alcanzaron las expectativas de la paciente. El segundo fin del tratamiento —lograr un buen resultado estético (que tal vez lo ha sido para el médico)— puede no ser tal para la paciente. Las razones que motivaron que se hiciera inyectar siliconas libres para alcanzar una belleza tal vez imaginaria vuelven ahora que ya "no tiene patología", tal vez con otras representaciones más exigentes frente a un acto médico legítimo.

Es difícil para el cirujano escudriñar en la psiquis de la que fue o sigue siendo su paciente que retorna, porque no le conforma el resultado. Por eso, ya se tiene un informe de psicología antes de la cirugía si se trabaja en equipo. Hoy, dicho informe puede estar potenciado por dudas y nuevos fantasmas. El médico completó una obra, pero la interpretación que de ella hace la paciente es impredecible.

La realidad futura

La evolución de las pacientes sometidas a tratamientos quirúrgicos por la patología que conlleva la inyección de siliconas libres en las mamas es incierta, aún si los fines de la cirugía se han cumplido en lo referente a una exéresis de la mayoría o todas las siliconas, y un buen resultado estético.

La característica sociopática de esta enfermedad hace difícil, por no decir imposible, erradicar la práctica de la inyección de siliconas líquidas industriales por parte de personal no médico y, lamentablemente, a veces médico, para aumentar el volumen mamario. Reparar los daños que aparezcan en el futuro seguirá siendo una tarea penosa y hasta mal recompensada desde el punto de vista de las expectativas de la paciente. Lo lamentable es que la práctica, aunque sea en casos contados, puede llevar a patologías que pongan en peligro la vida de la paciente.

Bibliografía

1. Torres Gómez B. Medrano Ramírez G, Priego Blancas R, Peláez Ballestas I, Burgos Vargas R. Enfermedad por la infil- tración de sustancias modelantes con fines estéticos. Cir Plast. 2010; 20:124-132.
2. Fernandez J. Biopolímeros. Cirugía reconstructiva. Bogotá. Edita Ediciones. 2021
3. Torres Gómez B, Burgos Vargas R, Medrano Ramírez G, et al. Instrumento para evaluar y estadificar el daño producido por la infiltración de sustancias modelantes. Cir Plast 2010; 20 (3):105-111.
4. Coiffman F. A new disease: Iatrogenic allogenosis. Cir plast iberolatinoam. 2008; 34:1-10
5. Schenone GE. Siliconomas mamarias por inyección: clínica, diagnóstico y tratamiento. Buenos Aires. Tesis de Doctorado (UBA), 2008. (http://www.drschenone.com.ar/archivos/ TesisDoctoral.pdf.).
6. Montealegre G.et al. ASIA syndrome symptoms induced by byopolimer gluteal injections: Case-series and narrative reviews. Toxicol Reports. 2021; 8: 303-304.
7. Schenone, G.E. Siliconomas mamarios por inyección. Clínica, diagnóstico y tratamiento. Buenos Aires; Journal; 2017
8. Oliveros, C., Schenone, G. et Al. Enfermedades por Inyección de Rellenos Sintéticos Permanentes (EIRSP). Disease caused by permanent synthetic fillers FILACP Biomaterials Committee expert group recomendations. Cir. Plást. Iberolatinoam.-Vol. 48 – Nº 3; julio - septiembre 2022/Pag. 287-304.
9. Prats Esteve M. Silicona y senología... ¡Y parecía que estaba resuelto! Editorial. Rev Senología y Patol Mam 2003; 16 (2): 43-4.
10. Food and Drug Administration. Current and Useful Information on Collagen and Liquid Silicone Injections. FDA Backgrounder, Agosto de 1991. BG91-2.0.
11. Physicians to stop Injecting Silicone for Cosmetic Treatment of Wrinkles. Food and Drug Administration. Press Release 11/07/1992; 92-5.
12. Schenone, GE. Siliconomas: Therapeutic Considerations. Algorithm. Rev Arg Cir Plast. 2019; 25(2): 68-76.
13. Peters W, Fornasier V. Complications for injectable materials used for breast augmentation. Can J Plast Surg 2009; 17 (3): 89-96.
14. Papadopoulos T. The silicone-injected breast and its dilemas. The Breast 1997; 6: 51-3.
15. Tanaka J, Morishima I, Kikuchi K. Invasive micropapillary carcinomas arising 42 years after augmentation mamoplasty: A case report and literature review. W J Surg Oncol 2008; 6: 33-7.
16. Schenone, GE. Siliconomas mamarios por inyección. 1a ed. Buenos Aires: Journal, 2017; 106-116.
17. Morgenstern L. Relation of free silicone to human breast carcinoma. Arch Surg 1985; 120: 573-7.
18. Bryan Ph R, Daniels C E, Shah SS, et al. Silicone breast implant-induced lymphadenopathy: 18 Cases. Respiratory Medicine CME 2011; 4: 126-30.
19. Wang J, Shih TT, Li YW,et al. Magnetic resonance imaging characteristics of paraffinomas and siliconomas after mammoplasty. J Formos Med Assoc 2002; 101 (2): 117-23.
20. Schenone, G.E. Injection-Induced Breast Siliconomas: Clinical Implications, Evaluation and Treatment. Switzerland; Springer, 2019.
21. Scaranelo AM, de Fátima Ribeiro Maia M. Sonographic and mammographic findings of breast liquid silicone injection. J Clin Ultrasound 2006; 34 (6): 273-7.
22. Youk JH, Son EJ, Kim EK, et al. Diagnosis of breast cancer at dynamic MRI in patients with breast augmentation by paraffin or silicone injection. J Plast Reconstr Aesthet Surg 2011; 64 (6): 731-7.
23. Cheung YC, Su MY, Ng SH, et al. Lumpy silicone-injected breasts: enhanced MRI and microscopic correlation. Clin Imaging 2002; 26 (6): 397-404.

24. Peng HL, Wu CC, Choi WM, et al. Breast cancer detection using magnetic resonance imaging in breasts injected with liquid silicone. Plast Reconstr Surg 1999; 104 (7): 2116-20.
25. Grubstein A, Cohen M, Steinmetz A, et al. Siliconomas mimicking cancer. Clin Imaging 2011; 35 (3): 228-31.
26. Chen CJ, Lee BF, Yao WJ, et al. A false positive F-FDG PET/CT scan caused by breast silicone injection. Korean J Radiol 2009; 10 (2): 194-6.
27. Patel CN, Macpherson RE, Bradley KM. False-positive axillary lymphadenopathy due to silicone granuloma on FDG PET/CT. Eur J Nucl Med Mol Imaging 2010; 37 (12): 2405.
28. Chlebowski R, Hendrix S, Langer R, et al. Infleuence of estrogens plus progestin on breast cancer and mammography in healthy postmenopausal women. JAMA 2003; 289: 3243-53.
29. Euhus D, Robinson L. Genetic predisposition syndromes and their management. Surgical Clinics of North America 2013; 93 (2): 341-62.
30. Newman L, Vogel V. Breast cancer risk assessment and risk reduction. Surgical Clinics North America 2007; 87 (2): 307-16.
31. Liu S, Lim AA. Evaluation and treatment of surgical management of silicone mastitis. J Cutan Aesthet Surg 2012; 5 (3): 193-6.
32. Chiu WK, Lee TP, Chen SY, et al. Bilateral breast reconstruction with a pedicled transverse rectus abdominis myocutaneous flap after subcutaneous mastectomy for symptomatic injected breasts. J Plast Surg Hand Surg 2012; 46 (3-4): 242-7.
33. Dodd LG Sneige N, Reece GP, Fornage B. Fine-Needle Aspiration Cytology of Silicone Granulomas in the Augmented Breast. Diag Cytopath 1993; 9 (5): 498-502.
34. Schenone, GE, Bernardello E, Lema B. Linfadenopatía axilar por siliconas: Revisión. Algoritmo de estudio y tratamiento. Revista Arg de Cirugía Plástica julio – septiembre 2017; vol 23, Nº 3: 113.120.
35. Santos-Briz A, López-Ríos F, Santos-Briz A, De Agustín PP. Granulomatous Reaction to Silicone in Axillary Lymph Nodes. A case report with Cytologic Findings. Acta Cytologica 1999; 43(6): 1163-5.
36. Paplanus SH, Payne CM. Axillary lynphadenopathy 17 years after digital silicone implants: Study with x-ray microanalysis. J Hand Surg 1988; 13: 411-2.
37. Gundeslioglu AO, Hakverdi S, Erdem O, et al. Axillary lipogranuloma mimicking carcinoma metastasis after silicone breast implant rupture: a case report. J Plast Reconstr Aesthet Surg 2013; 66 (3): 72-5.
38. Tabatowski K. Silicone lymphadenopathy in a patient with mammary prosthesis. Fine needle aspiration cytology, histology and analytical electron microscopy. Acta Cytol 1990; 34: 10-4.
39. Roux SP. Unilateral Axillary Adenopathy Secondary to a Silicone Wrist Implant: Report of a Case Detected at Screening Mammography. Radiology 1996; 198: 345-6.
40. Teuber SS et al. Severe Migratory Granulomatous Reactions to Silicone Gel in 3 Patients. J Rheumatol 1999; 26: 699-704.
41. Management of the Silicone injected breast. Comentario Editorial. Plast Reconstr Surg 1977; 60 (4): 534-8.
42. Sanger RS, Matloub HS. Silicone Gel Infi ltration of a Peripheral Nerve and Constrictive Neuropathy following Rupture of a Breast Prosthesis. Plast Reconstr Surg 1992; 89: 949-52.
43. Tehrani H. Axillary lynphadenopathy secondary to tattoo pigment and silicone migration. BJPS 2008; 61 (11): 1381.
44. Gail M H, Brinton L A, Byar D P. et al. Projecting individualized probabilities of developing breast cancer for while females who are being examined annually. J Nat Cancer Inst 1989; 81 (24): 1879-86.
45. Francken AB, Schouten PC, Bleiker EM, et al. Breast cancer in women at high risk: The role of rapid genetic testing for BRCA1 and -2 mutations and the consequences for treatment strategies. Breast 2013; 22 (5): 561-8.

CAPÍTULO 10

Tumor phyllodes

Bugarin Jose Maria - Trama Figueras Desirée

Introducción

El tumor phyllodes representa menos del 1 % de todos los tumores mamarios y el 2-3 % de los tumores fibroepiteliales mamarios. Es un tumor bifásico, con proliferación epitelial y conectiva. Se presenta generalmente entre los 35-55 años. Aunque se han diagnosticado en los extremos de la vida; no guardan relación con el estado hormonal ni el uso de anticonceptivos orales. Estos tumores tienen riesgo de recurrencia.

Manifestaciones clínicas

La mayoría se presenta como un nódulo firme unilateral con rápido crecimiento, que se comprime sin infiltrar el tejido circundante y sin ulcerar la piel, aunque genera grandes distensiones. Puede generar un tinte azulado dado por la dilatación venosa superficial. El tamaño suele rondar entre 1 a 20 cm, lo que puede generar importantes asimetrías. Se encuentra más frecuentemente a nivel del cuadrante supero-externo de la mama derecha. Tienen una multicentricidad del 30 % y tienen poca frecuencia de bilateralidad. Se puede presentar en un 10-15 % de los casos con adenopatía axilar; sin embargo, la metástasis a nivel axilar es poco frecuente, presentándose en menos del 1 % de los casos.

Diagnóstico

A nivel mamográfico, se pueden presentar como masas definidas, de bordes lisos y polilobulados de alta opacidad. No se suelen encontrar microcalcificaciones asociadas debido a su rápido crecimiento.

En la ecografía puede visualizarse como un nódulo lobulado, o redondeado, de bordes definidos, con ecos internos hipoecoicos. La presencia de quistes en una masa predominantemente sólida es alta sospecha de tumor phyllodes. Los tumores phyllodes malignos suelen presentar hipoecogenicidad, sombra acústica posterior y/o bordes poco definidos. A nivel del Doppler se encontrará un aumento de la vascularización, sin embargo, se sospecha malignidad si se presenta:

1) Alto flujo de pico sistólico.

2) Índice de resistencia y pulsatilidad altos.

Aunque la RMN no se realiza de rutina, puede ser complementaria para evaluar invasión de pared en los casos de phyllodes maligno al presentar imagen lobulada de bordes bien definidos con estructura heterogénea interna de baja intensidad en T1, aunque, en caso de hemorragia interna se visualiza hiperintenso en dicha señal. Por otro lado, las características en la RMN van a ser distintas dependiendo de la atipia al presentar una curva tipo I y II en las lesiones benignas y tipo III en las malignas con fenómeno de "*wash out*".

Histología

El diagnóstico preoperatorio de esta patología continúa siendo un desafío tanto para los patológos como para los cirujanos. Sin embargo, las últimas revisiones sugieren la biopsia core como la metodología diagnóstica preoperatoria más efectiva para este tipo de tumores.

Macroscópicamente, los phyllodes de menor tamaño son blanquecinos, de consistencia duro-elástica, uniformes y lobulados (forma de hoja). Por otro lado, los de gran tamaño pueden acompañarse de zonas hemorrágicas o necróticas, además de áreas quísticas.

Microscópicamente, son tumores con alta celularidad estromal y actividad mitótica, características que lo suelen diferenciar del fibroadenoma. Presentan componente ductal elongado y epitelio con protrusiones papilares de tejido conectivo, lo cual le da su apariencia de hoja

El diagnóstico se basa en el crecimiento intracanalicular exagerado presente en este tipo de tumores. Por otro lado, suele tener un crecimiento más prominente en áreas periductales, a diferencia de los fibroadenomas, en el cual el crecimiento se da de forma uniforme (que es su principal diagnóstico diferencial).

Las guías recomiendan clasificarlo como lesión tipo B3, o "tumor fibroepitelial" en los informes histopatológicos para evitar sub diagnósticos.

La Organización Mundial de la Salud (OMS) ha dividido los tumores phyllodes en tres categorías dependiendo del grado de celularidad estromal y atipia, crecimiento estromal, cantidad de mitosis y márgenes tumorales (Tabla 1):

Tabla 1. Clasificación anatomopatológica de tumores phyllodes de la OMS (WHO, 2019).

Criterio	Benigno	Borderline	Maligno
Celularidad estromal y atipia	Mínima	Moderada	Marcada
Crecimiento estromal	Mínimo	Moderado	Marcada
Mitosis/10 cpos.	0-4	5-9	≥10
Margen tumoral	Bien circunscripto	Zona de microinvasión alrededor de los márgenes	Márgenes infiltrantes

Casi el 70 % de los tumores phyllodes son benignos y el 30 %, entre tumor phyllodes borderline y tumor phyllodes maligno.

A pesar de no realizar de rutina estudios de inmunohistoquímica, los phyllodes malignos parecerían presentar positividad de p53 y un alto Ki-67, ambos asociados con mal pronóstico.

Tratamiento

Se recomienda la escisión local con márgenes negativos. Hay controversia con respecto a cuál debería ser el margen en este tipo de tumores, ya que los borderline y malignos presentan una alta tasa de recurrencia a pesar de haber sido resecado con márgenes libres. Las guías de la NCCN recomiendan, para este tipo de tumores, por dicho motivo, realizar una escisión amplia con por lo menos 1 cm de margen. Dado que muchas veces se presenta como una voluminosa formación, puede requerir mastectomía y posterior reconstrucción de forma inmediata. Se recomienda realizar mastectomías simples en tumores voluminosos, generalmente mayores a 7-10 cm.

Si no había diagnóstico preoperatorio y se realizó la escisión sin márgenes, en el caso de diagnóstico en diferido de tumor phyllodes benigno, se puede realizar control con seguimiento estricto. Con dicha modalidad, la tasa de recurrencia local es de aproximadamente un 4 %. Por otro lado, en caso de escisión sin márgenes de tumores phyllodes borderline o malignos, se debe realizar la rescisión.

La principal vía de diseminación es hematógena, motivo por el cual no se recomendaría de rutina realizar la linfadenectomía o estudio axilar. Se realizará linfadenectomía únicamente en los casos en los que la paciente presente clínicamente adenopatía y se le realice un estudio histológico previo que informe positividad para células malignas.

La tasa de recidiva a 5 años es alrededor de 10-17 % en tumores phyllodes benignos, 14-25 % en tumores phyllodes borderline y 23-30 % en tumores phyllodes malignos.

Adyuvancia

No se recomienda realizar adyuvancia. Sin embargo, algunos estudios han encontrado beneficio con respecto a la tasa de recurrencia local al realizar radioterapia adyuvante en tumores con condiciones adversas (gran tamaño, márgenes positivos, borderline o malignos).

A pesar de que el 40 % de los tumores phyllodes tienen receptores hormonales positivos a estrógenos, no tiene indicación la adyuvancia hormonal.

Recurrencia

La recurrencia local se encuentra entre el 10 al 40 %, relacionada íntimamente con el estado de los márgenes de la primera cirugía.

El tamaño tumoral inicial no tendría asociación con el riesgo de recurrencia local, como sí lo tendría para la metástasis (en casos de tumores malignos). En casos de recurrencia de tumores malignos o borderline, se debería plantear la realización de la mastectomía. Las guías de NCCN plantean considerar la radioterapia local postoperatoria en casos de recurrencia.

Metástasis

Las localizaciones de las metástasis más frecuentes suelen ser los pulmones, huesos y sistema nervioso central. Aproximadamente el 10 % metastatizan, acción que ocurre en ¼ de todos los phyllodes malignos. El pronóstico una vez que hay enfermedad diseminada es sombrío, sin supervivencia a largo plazo.

Seguimiento

El objetivo del seguimiento es realizar un diagnóstico temprano de la recurrencia, motivo por el cual se recomienda realizar control clínico e imagenológico cada 6 meses los primeros dos años y, posteriormente, extenderlo a anual. Se debe recomendar el autoexamen mamario e informar las pautas de alarma para la consulta.

Bibliografía

1. Tremblay-LeMay R, Hogue JC, Provencher L, Poirier B, Poirier É, Laberge S, Diorio C, Desbiens C. How Wide Should Margins Be for Phyllodes Tumors of the Breast? Breast J. 2017 May;23(3):315-322. doi: 10.1111/tbj.12727. Epub 2016 Nov 30. PMID: 27901301.
2. Amer A, Ainley P, Thompson R, Mathers H. Postoperative follow-up practice of phyllodes tumour in the UK: Results from a national survey. Surgeon. 2018 Apr;16(2):74-81. doi: 10.1016/j.surge.2016.05.003. Epub 2016 Jun 28. PMID: 27363618.
3. Tan, P.H. Fibroepithelial lesions revisited: implications for diagnosis and management. Mod Pathol 34 (Suppl 1), 15–37 (2021). https://doi.org/10.1038/s41379-020-0583-3
4. Pezner RD, Schultheiss TE, Paz IB. Malignant phyllodes tumor of the breast: local control rates with surgery alone. Int J Radiat Oncol Biol Phys. 2008 Jul 01;71(3):710-3.
5. Komenaka IK, El-Tamer M, Pile-Spellman E, Hibshoosh H. Core needle biopsy as a diagnostic tool to differentiate phyllodes tumor from fibroadenoma. Archives of Surgery. 2003;138(9):987–990.
6. Jacklin RK, Ridgway PF, Ziprin P, Healy V, Hadjiminas D, Darzi A. Optimising preoperative diagnosis in phyllodes tumour of the breast. J Clin Pathol. 2006 May;59(5):454-9. doi: 10.1136/jcp.2005.025866. Epub 2006 Feb 6. PMID: 16461806; PMCID: PMC1860299.
7. Chaney AW, Pollack A, McNeese MD, Zagars GK. Adjuvant radiotherapy for phyllodes tumor of breast. Radiation Oncology Investigations. 1998;6(6):264–267.
8. Mishra SP, Tiwary SK, Mishra M, Khanna AK. Phyllodes tumor of breast: a review article. ISRN Surg. 2013;2013:361469. doi: 10.1155/2013/361469. Epub 2013 Mar 20. PMID: 23577269; PMCID: PMC3615633.
9. Breast Sarcomas, Phyllodes Tumors, and Desmoid Tumors: Epidemiology, Diagnosis, Staging, and Histology-Specific Management Considerations George Z. Li, Chandrajit P. Raut, Kelly K. Hunt, Mary Feng, and Rashmi Chugh, American Society of Clinical Oncology Educational Book 2021 :41, 390-404
10. Simpson, A., Li, P., & Dietz, J. Diagnosis and management of phyllodes tumors of the breast. *Annals Of Breast Surgery, 5.* (2021) doi:10.21037/abs-20-99

CAPÍTULO 11

El rol del patólogo en la patología mamaria

Cardinal Lucia - Díaz Lili

Introducción

El rol del patólogo como integrante del equipo médico tratante ha ido cambiando a través de los tiempos en todas las enfermedades. En la patología mamaria en especial, el papel del patólogo estaba basado, hace muchos años, en el estudio macroscópico de la pieza operatoria con una posterior confirmación somera de la histología. Antes del uso rutinario de la biopsia intraoperatoria, en nuestro hospital se estilaba extirpar el nódulo sospechoso, y rápidamente, y en forma diferida, se obtenía un resultado definitivo de benignidad o malignidad. Se completaba luego la terapéutica con cirugías muy radicales como las mastectomías ampliadas. Con el advenimiento de los tiempos, la biopsia intraoperatoria permitió ahorrar algunos pasos, aunque, en diversas situaciones, la resolución de los casos era muy difícil para el patólogo, por lo que se debe, en ocasiones, diferir el resultado.

La punción biopsia diagnóstica prequirúrgica, en conjunto con los imagenólogos, facilitó el trabajo de todos los equipos. Casi conjuntamente, los avances crecientes de la biología molecular relacionados con el diagnóstico, pronóstico y tratamiento obligaron tanto a los equipos quirúrgicos como a los patólogos a ampliar su formación para un correcto empleo e interpretación de las nuevas técnicas. Asimismo, gracias a la detección precoz debido a las imágenes y campañas de detección, las lesiones encontradas se tornaron cada vez de menor tamaño lo que se vio reflejado en cirugías más conservadoras.

La patología mamaria es un gran capítulo dentro de la patología ginecológica y los profesionales que nos dedicamos a ella debemos estar atentos a diferentes circunstancias que se nos presentan día a día. No sólo es el diagnóstico, sino que debemos supervisar la etapa preanalítica y la analítica. También debemos asegurarnos que los diagnósticos, sobre todo los que requieren tratamientos posteriores, lleguen correctamente al paciente o al médico tratante.

En este capítulo desarrollaremos los distintos aspectos de nuestra especialidad en las diferentes circunstancias a las que nos enfrentamos en patología mamaria.

Citología mamaria diagnóstica

La biopsia mamaria diagnóstica, sea por punción aspiración con aguja fina (PAAF) o por punción biopsia es el primer escalón en la patología mamaria. En muchos centros todavía se sigue utilizando la PAAF, método rápido, sencillo, económico pero que debe ser realizado por personal capacitado y diagnosticado por citopatólogos entrenados. Los extendidos pueden ser confeccionados por el imagenólogo, aunque lo ideal sería que lo realice el citopatólogo. La rápida fijación en alcohol y el procesamiento adecuado junto al análisis citológico se puede realizar en poco tiempo y es una de las mayores ventajas que tiene este método.

El Sistema de Yokohama para el diagnóstico de la citología es una clasificación novedosa que se asemeja a las demás clasificaciones en uso de otros sistemas (Bethesda para citología cervical y tiroides, Milán para orina, etc.)

Además, solemos recibir citologías provenientes de derrames por pezón los cuales pueden ser espontáneos o provocados. Para su interpretación es fundamental conocer si el derrame es bilateral o unilateral y si proviene de un poro o varios poros. También deben remitirse datos fundamentales como el estado hormonal de las pacientes y cirugías previas.

Biopsia mamaria diagnóstica

Hoy en día el gran auge se lo llevan las biopsias mamarias (con sus diferentes métodos de obtención). Son técnicas sencillas de realizar, poco dolorosas y obtienen muy buen material para diagnóstico y para realizar los factores pronósticos y técnicas moleculares necesarias. Es fundamental el trabajo en conjunto entre el patólogo y el imagenólogo. Cualquier discordancia por parte de ambos profesionales debería ser motivo de diálogo antes de la emisión del informe.

Tanto cuando nos enfrentamos a las PAAF o la punción biopsia, es fundamental tener todos los datos clínicos: lateralidad de la mama, cuadrante comprometido, ubicación dentro del cuadrante de la lesión, tamaño, firmeza, imágenes (ecografía y/o mamografía), tiempo de diagnóstico, antecedentes personales y familiares. En general, cuando nos llegan al laboratorio, es muy difícil obtener estos datos y debemos comunicarnos con el médico que pidió el estudio.

Lo más importante en las punciones biopsias es la inclusión de la totalidad del material y utilizar los cassettes de inclusión que se necesiten (Figura 1). Siempre hay que evitar que los cilindros estén muy juntos y debemos asegurarnos que el técnico corte todos los fragmentos que ingresamos. Por eso, en algunas ocasiones y basados en la descripción macroscópica de las punciones, es de buena práctica comparar el preparado histológico recibido con el taco de parafina de la biopsia (Figura 2).

Figura 1. Cilindros obtenidos por biopsia con técnica de vacío "mammotone" dispuestos en los cassettes de inclusión sin superposición.

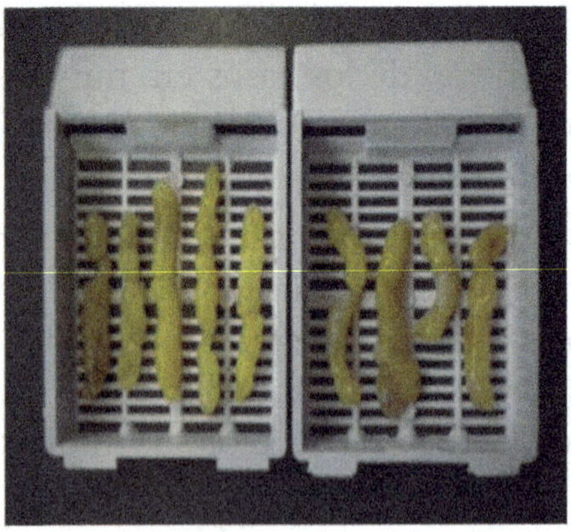

Figura 2. Correlación entre el material del taco de parafina, el preparado histológico y la imagen microscópica. En este caso, se reconoce una lesión con microcalcificaciones.

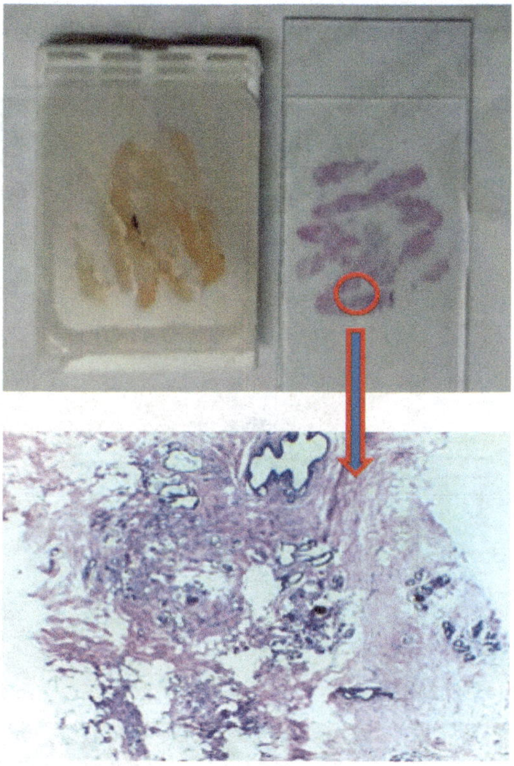

Nuestros diagnósticos se basan en la clasificación de la OMS, pero hay que ser cuidadoso, ya que son fragmentos de la lesión. No vemos la lesión en su totalidad.

En este tipo de biopsias, hay lesiones que deben ser interpretadas con mucho cuidado, por ejemplo, las lesiones papilares, los fibroadenomas y algunos carcinomas versus lesiones esclerosantes complejas. Estos son algunos ejemplos de discordancia y de sobre o subdiagnóstico al que nos enfrentamos en ciertas circunstancias.

El patólogo debe ser capaz de generar una imagen completa de la lesión muestreada, ya que, como según se dice, en las punciones biopsias se observa parte de la lesión como si mirásemos a través del ojo de una cerradura. Los patólogos muy experimentados y dedicados a la patología mamaria son capaces de visualizar, aunque no las tengan, los sectores no biopsiados.

Biopsia intraoperatoria

Las biopsias intraoperatorias de mama son una práctica diaria en nuestra especialidad. El ingreso al quirófano, poder mirar las imágenes y hablar con el cirujano hace que nuestro diagnóstico posterior sea más fácil de realizar. Siempre se debe mirar la biopsia previa y anotar sus resultados (sobre todo si es de otro profesional) para después, por diferido, poder compararlos.

La presencia del patólogo dentro del quirófano es fundamental para observar la real orientación de la pieza. En general, el cirujano aplica diferentes reparos (los más frecuentes son los hilos de sutura) en los márgenes, pero la visualización directa de la pieza ayuda a la perfecta orientación (Figura 3). Luego, nosotros debemos pintar con tinta china, cortarla en tajadas paralelas y estudiar los márgenes para pedirle al cirujano las retomas si fuera necesario.

También, es fundamental sumergir rápidamente un taco de tumor en formol *buffer* al 10% para asegurarnos su correcta fijación y poder estudiar posteriormente los biomarcadores. En la práctica diaria, tenemos bastantes problemas de fijación del material para realizar las técnicas de inmunohistoquímica. Por eso, hay que aprovechar cuando estamos en el quirófano para obtener una muestra adecuada y fijarla correctamente.

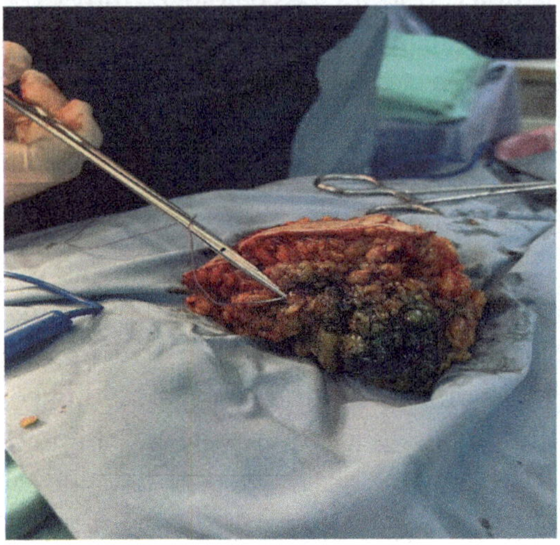

Figura 3. Orientación de la pieza quirúrgica con hilos de sutura durante el acto operatorio.

Lo que el patólogo realmente debe asegurarse en la biopsia intraoperatoria no son solamente los márgenes, sino la presencia del lecho de la punción biopsia previa, marca de carbón y/o presencia de clip metálico (Figura 4). Esto nos asegura que la zona donde se encontraba la lesión ha sido extirpada. Puede suceder que las lesiones pequeñas, ya sean benignas o malignas, hayan sido extirpadas en su totalidad en la biopsia diagnóstica, especialmente si se trata de punción biopsia por sistema de vacío (mammotone)

Después, debemos abocarnos al estudio del ganglio centinela, observar el azul (si previamente hubo inyección peritumoral del mismo) o presenciar el retiro del ganglio previamente inyectado con radioisótopos (Figura 5).

Podemos recibir hasta tres ganglios que se consideren centinela o para centinelas. La técnica de estudio del ganglio centinela está extensamente explicado en el capítulo sobre "biopsia intraoperatoria". Luego de analizarlo en el quirófano, debemos incluirlo en su totalidad y fijarlo en el momento para enviarlo para su estudio en parafina.

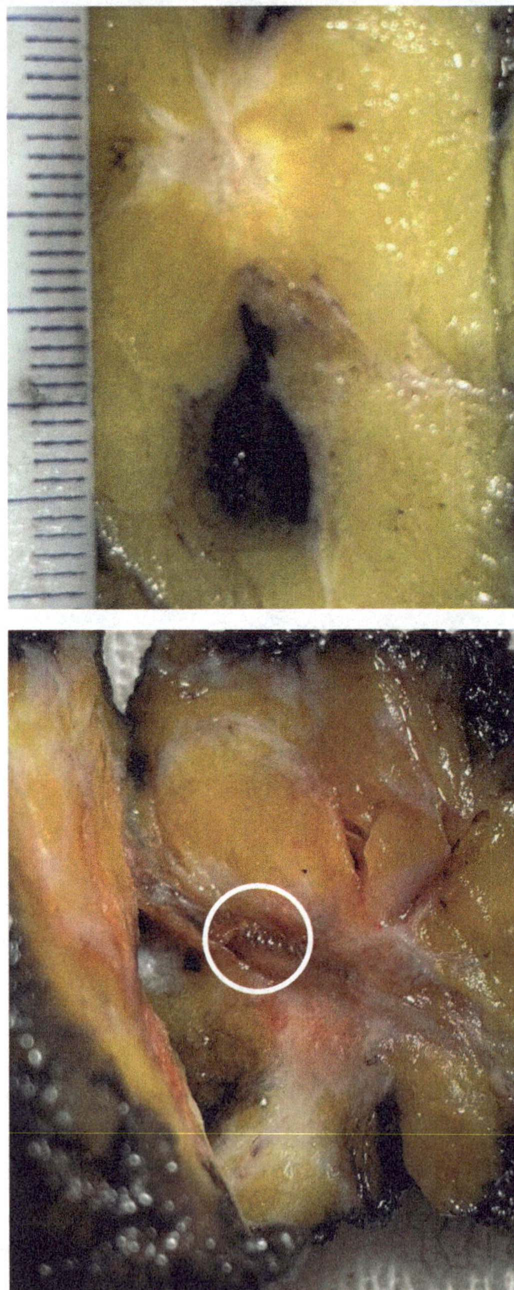

Figura 4. Presencia de marca de carbón y clip metálico.

Figura 5. Visualización del ganglio centinela marcado con azul patente.

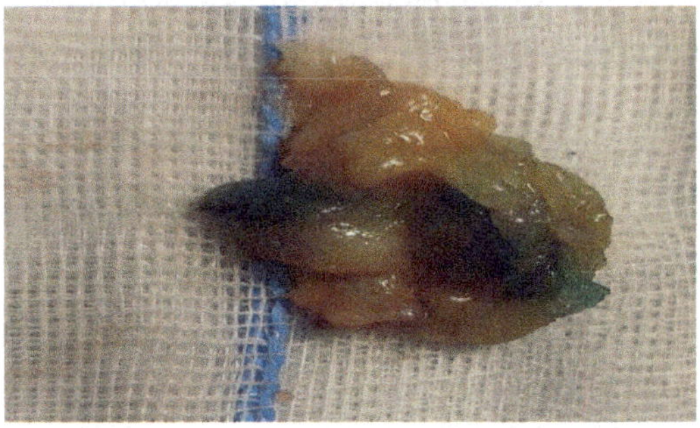

Biopsias quirúrgicas

Se reciben innumerables piezas de resecciones mamarias desde biopsias incisionales hasta mastectomías. Algunas se comenzaron a estudiar durante el acto quirúrgico y otras se hacen por diferido. Todas las resecciones deben ser bien orientadas, pintadas con tinta china, cortadas en tajadas paralelas e incluidas según su diagnóstico y macroscopía. Es muy importante tener todos los datos clínicos: si tiene biopsia previa por PAAF o punción biopsia, si está marcada con carbón o clip. Si tiene diagnóstico de microcalcificaciones, deben recibirse las mamografías de la pieza, que debe estar marcada con ganchos o hilos metálicos, así podemos orientarla correctamente e incluir el sector de ellas. Cuando esto no ocurre, debemos ingresar numerosos tacos hasta encontrarlas en la histología.

En resecciones por tumores malignos, especialmente pequeños, debemos estudiar minuciosamente el lecho, en ocasiones incluso utilizando técnicas de inmunomarcación, como citoqueratina, para detectar aislados nidos de células neoplásicas (Figura 6). Es posible que la lesión representativa haya sido totalmente extirpada y, en esos casos, debe informarse la ausencia de tumor residual y comunicárselo al médico tratante, ya que no podrá realizarse el panel pronóstico en la pieza quirúrgica.

Figura 6. Presencia de lecho de biopsia previa en pieza de cuadrantectomía.

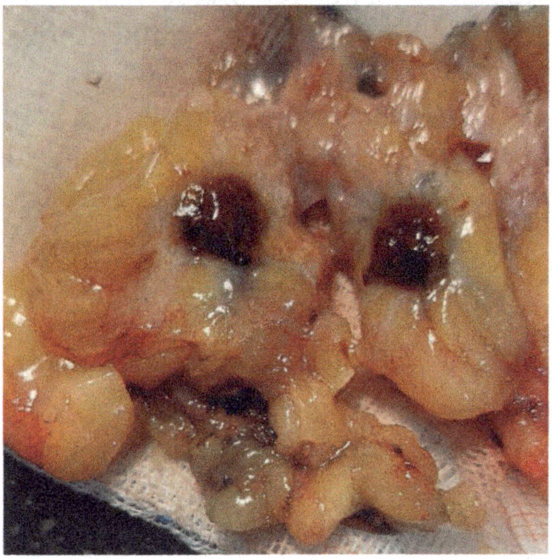

Las resecciones mamarias posquimioterapia son un verdadero desafío para el patólogo. Si el tratamiento fue exitoso, los tumores pueden tornarse inaparentes macroscópicamente o presentarse en forma de induraciones difusas lo que obliga a un exhaustivo y costoso muestreo. Conocer el tamaño y la ubicación del tumor original facilita la tarea y nos permite una evaluación microscópica correcta. Se emplean diferentes protocolos de estudio basándose en la relación entre la lesión original y la resultante del tratamiento. El más utilizado es el "Residual Cancer Burden", desarrollado por el MD Anderson Cancer Center.

Todos los diferentes tipos de resecciones deben ingresarse según protocolos de macroscopía. Nosotros nos basamos en las guías del colegio americano de Patólogos (CAP).

Debemos utilizar la clasificación de los tumores de la Organización Mundial de la Salud (OMS) y es imprescindible completar todos los ítems microscópicos que tengan injerencia en el pronóstico y tratamiento. Para no olvidarnos de algún elemento relevante, también podemos utilizar protocolos de microscopía tipo check list (listados de verificación). En nuestra experiencia nos son útiles los protocolos de microscopía de la CAP.

En nuestro país, existe un manual operativo de anatomía patológica del cáncer de mama que da conocimientos básicos y que tiene protocolos macroscópicos y microscópicos para carcinoma in situ e invasor. Estos fueron realizados por el Instituto Nacional del Cáncer en conjunto con las sociedades afines y patólogos especialistas.

Consultas

No es infrecuente que nos pidan tacos de biopsias o que recibamos casos en consulta. Idealmente, antes de efectuar el tratamiento quirúrgico definitivo, sería conveniente contar con punciones biopsias previas, si fueron realizadas por otro patólogo, para evitar futuras discordancias.

También se evalúan resecciones completas debido al cambio de institución en donde la paciente será seguida. Asimismo, recibimos punciones o piezas de resección para realizar los factores pronósticos debido a distintas limitantes (económica, falta de recursos, etc.).

En ocasiones, las pacientes o los médicos tratantes consideran efectuar una segunda consulta para confirmar el diagnóstico original o para arribar a un diagnóstico definitivo en caso de duda. En estas situaciones, es muy importante que el patólogo consultor reciba el informe previo. Si hubiera alguna discordancia, es de buena práctica compartirlo con el colega.

Factores pronósticos

Los factores pronósticos por técnica de inmunohistoquímica son una práctica rutinaria en los laboratorios de patología. No se admite, en este momento, un abordaje completo que no incluya los paneles pronósticos básicos (receptores de estrógenos y progesterona, Her2 neu y Ki67) y la posibilidad de técnicas más complejas en caso de resultados no concluyentes (Fish, Cish, etc.).

Como dijimos previamente, la presencia del patólogo en cualquier acto quirúrgico, asegura una correcta fijación de la pieza, fundamental en el periodo preanalítico. En aquellas circunstancias en las que el médico tratante extirpa la pieza sin un patólogo presente, debe asegurarse que la misma sea colocada inmediatamente en formol *buffer* al 10 %, en la cantidad de líquido adecuada. Queremos remarcar que el tiempo de isquemia fría es de una hora, luego de lo cual se desnaturalizan los elementos celulares fundamentales para el correcto funcionamiento de las técnicas. El cirujano y el personal paramédico del quirófano deben estar instruidos al respecto.

Nos basamos en las guías actualizadas que evalúan distintos porcentajes de los marcadores y que delimitan su clasificación molecular. Además, debemos asegurarnos testigos internos y externos confiables.

La heterogeneidad tumoral puede ser más evidente cuando comparamos el resultado de los paneles en la biopsia previa y la resección quirúrgica. Esto debe ser tenido en cuenta por los médicos tratantes y los patólogos intervinientes.

En este momento, la Sociedad Argentina de Patología (SAP) está implementado un control de calidad, evaluando las distintas técnicas y métodos empleados en algunos hospitales seleccionados.

El patólogo en los protocolos de investigación

Hay que recordar que, en la metodología de trabajo de cualquier patólogo, se cuenta con un archivo de tacos y bases de datos que permiten rastrear los estudios de las pacientes, los médicos tratantes, los tipos de cirugías, las fechas de realización y las características macroscópicas y microscópicas de las lesiones. Todos estos datos son necesarios para efectuar correctas estadísticas y poder analizar y comparar con otros equipos de trabajo. A la vez, el patólogo posee archivos de fotos macroscópicas y de imágenes microscópicas que avalan lo explicitado en los textos.

Por otro lado, la experiencia del patólogo interviniente en los trabajos de investigación es fundamental. La correcta selección del material a utilizar, evitando áreas de necrosis o mal preservadas, asegura el uso racional de los recursos y la interpretación adecuada de los resultados. La nomenclatura unificada a través de bases confiables como los libros de la OMS impide el empleo de terminología no avalada científicamente.

El conocimiento del patólogo basado en su experiencia a lo largo de los años o adquirido al observar un gran número de casos es primordial a la hora de clasificar correctamente los distintos tumores.

Conclusiones

Es indudable, luego de lo anteriormente dicho, que el rol del patólogo, dentro de la patología mamaria juega un papel fundamental equiparable a cualquier miembro de los equipos de trabajo.

Por eso, remarcamos la continua y fluida comunicación en el proceso del diagnóstico, estudio y tratamiento de las enfermedades de las pacientes que comienza desde la primera consulta hasta el alta definitiva de su enfermedad. La falta de interacción dificulta la tarea y es una limitante en cualquier especialidad.

Remarcamos que el patólogo no es sólo un operador que estudia macro y microscópicamente los tumores, sino que también provee a través de sus informes una innumerable cantidad de datos y elementos que gravitan sobre el pronóstico y seguimiento de las pacientes.

Bibliografía

1. College of American Pathologists. Protocol for examination of specimens from patients with breast carcinoma and biomarker reporting. Versión: 4.8.0.0. CAP; 2022.
2. Field AS, Raymond WA, Schmitt F, editores. The International Academy of Cytology Yokohama System for reporting Breast Fine Needle Aspiration Cytopathology, 1st ed. Nueva York: Springer Nature. 2020
3. Residual Cancer Burden Calculator. http:/www3.mdanderson.org
4. Viniegra María et al. Manual operativo de Anatomía Patológica del cáncer de mama, INC, 2014.
5. WHO Classification of Tumours Editorial Board ed. Who Classification of Breast tumours, 5th ed., Lyon: IARC Press, 2019

CAPÍTULO 12

Imagenología mamaria. Métodos

Fonseca Mariela

Introducción

La imagenología mamaria se ha convertido en una herramienta imprescindible para el abordaje de la patología mamaria. Los diferentes métodos de diagnóstico por imágenes, tales como mamografía, tomosíntesis mamaria, ecografía y RMN presentan características imagenológicas que facilitarán el diagnóstico y el tratamiento de la patología benigna y maligna que afecta a la glándula mamaria.

El cáncer de mama constituye el tumor maligno más frecuente en la mujer y ocupa el primer lugar como causa de muerte por cáncer. Es una enfermedad factible de ser sometida a screening ya que constituye un importante problema sanitario, presenta una historia natural conocida y un periodo subclínico detectable, siendo el tratamiento precoz más efectivo que en etapas tardías. El test empleado debe ser adecuado y aceptado por la población y ser capaz de repetirse a intervalos establecidos. Dicho test está representado en nuestro medio por la mamografía.

Los estudios por imágenes han evolucionado asociándose a sistemas de inteligencia artificial para mejorar el diagnóstico. Detallaremos los principales estudios por imágenes utilizados en nuestra práctica.

Mamografía

La mamografía evolucionó en aspectos técnicos desde las primeras radiografías de especímenes de mastectomía por Salomón (1913) hasta la reciente conversión de la mamografía convencional o analógica a la digital, junto al desarrollo de la tomosíntesis.

Es una radiografía de partes blandas, como todo método radiológico utiliza radiaciones ionizantes. Requiere alta resolución espacial y de contraste con la finalidad de detectar estructuras tan pequeñas como son las calcificaciones.

Se trata un estudio bidimensional de un órgano tridimensional, por lo que existe superposición de las diferentes estructuras de la mama. Dicha situación es un desafío para los imagenólogos y es una de las principales causas de solicitud de enfoques mamográficos complementarios y aumento de tasa de recitación.

La mamografía convencional o analógica (MA) consta de un tubo fijo de rayos X, los cuales son absorbidos por una pantalla de fósforo que emite luz y se expone en una placa, que crea una imagen (análoga). La imagen, una vez obtenida, no puede modificarse. La labilidad de la película mamográfica plantea inconvenientes en el almacenamiento a largo plazo. Sin embargo, es un sistema económico y eficaz en la producción de imágenes cuando se realiza bajo los estándares técnicos adecuados.

La MA ha sido prácticamente sustituída por la mamografía digital (MD), que es la única técnica que ha demostrado una disminución de la mortalidad y de la morbilidad por cáncer de mama. Además, es la técnica básica tanto para el screening como para el diagnóstico

Los sistemas digitales están basados en detectores que producen una imagen no continua sino constituida por pequeños elementos separados (píxeles). Utilizan una computadora para adquirir, procesar, almacenar y transferir las imágenes. La tecnología digital brinda ventajas y posibilidades tales como: archivo, teleconferencia, tomosíntesis y aplicación del CAD (detección asistida por computadora); la posibilidad de realizar la lectura directa en monitores (sin necesidad de imprimir películas) y numerosas herramientas que facilitan la lectura de las imágenes (magnificaciones con lupas electrónicas, inversión de polaridad de las imágenes), y su comparación con exámenes anteriores almacenados en la base de datos.

La sensibilidad de la mamografía o probabilidad de detectar cáncer cuando existe, obtenida en los programas de tamizaje varía entre el 70 % y el 95 %. Su especificidad o probabilidad de obtener un resultado negativo cuando no existe un cáncer de mama es superior al 90 %. Es por ello que, en el 2000, la FDA aprobó la mamografía digital en sus dos componentes (Figura 1):

1) Mamografía digital indirecta o radiologica computada (CR) que usa un lector láser y procesa la placa obtenida en un mamógrafo convencional
2) Mamografía digital directa de campo completo (DR) que usa un sistema directo, donde los equipos con sus detectores convierten directamente sus lecturas

Entre sus ventajas se cita la eliminación del procesado de la película (eliminación de artificios, tiempo). En cuanto al procesamiento luego de la exposición de las imágenes, permite optimizar el brillo y el contraste; elimina el costo de la película y su almacenamiento; aumenta la eficiencia en la labor del técnico radiólogo (no pierde tiempo en revelar las películas ni en repetir imágenes); permite la tele mamografía; etc. Es útil en las mamas radiológicamente densas, en pacientes menores de 50 años y en mujeres pre o perimenopáusicas

Metodología de trabajo

La historia clínica y el examen físico constituyen un pilar fundamental en la práctica clínica diaria de la imagenología mamaria. La mayoría de las guías recomiendan la mamografía anual o bienal entre los 40 y los 74 años para las poblaciones de riesgo intermedio

En el momento de realizar la mamografía, la/el licenciada/o en Imagenología completa una ficha donde se constatan los datos filiatorios de la paciente. Se documentará, a través de esquemas y marcas metálicas, la presencia de cicatri-

Figura 1. Comparación entre los equipos analógicos y digitales. Gentileza del Dr. Lehrer.

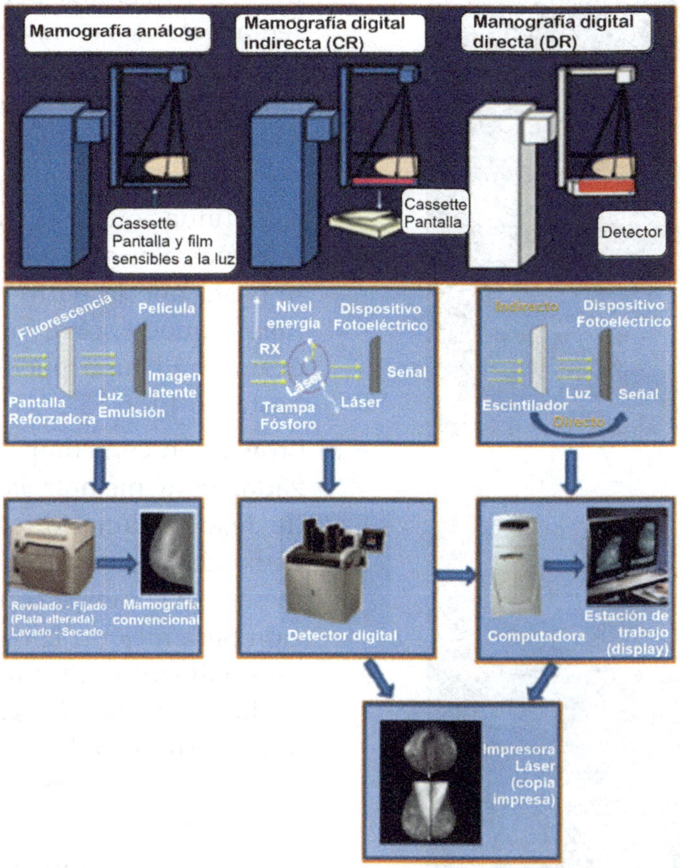

ces, cirugías, nevos, hematomas y otras alteraciones clínicas.

No es necesario el uso de protector plomado de tiroides durante la mamografía, dado que, entre otros motivos, la tiroides no está expuesta directamente al haz de rayos X, recibiendo por ello una dosis insignificante. El uso de estos protectores puede afectar la calidad de la imagen y un correcto diagnóstico, por lo que requiere, incluso, repetición de enfoques.

Proyecciones convencionales

Presenta dos incidencias habituales medio lateral oblicuo (MLO) y cráneo caudal (CC). Es el único método empleado y aceptado hoy en día en los programas de screening.

La más importante es la MLO ya que abarca la mayor cantidad de tejido mamario, desde la región axilar hasta el surco submamario (ver Figura 2).

La segunda proyección de rutina es la CC. Su importancia radica en valorar el sector interno de la mama y analizar los hallazgos en una proyección diferente a la MLO. Para las diferentes proyecciones, la mama se comprime mediante una paleta compresora. La compresión es importante, ya que evita artefactos por movimiento, separa los tejidos superpuestos, reduce la dosis de radiación y uniformiza el espesor de la mama.

Figura 2. Par Radiológico CC y MLO.

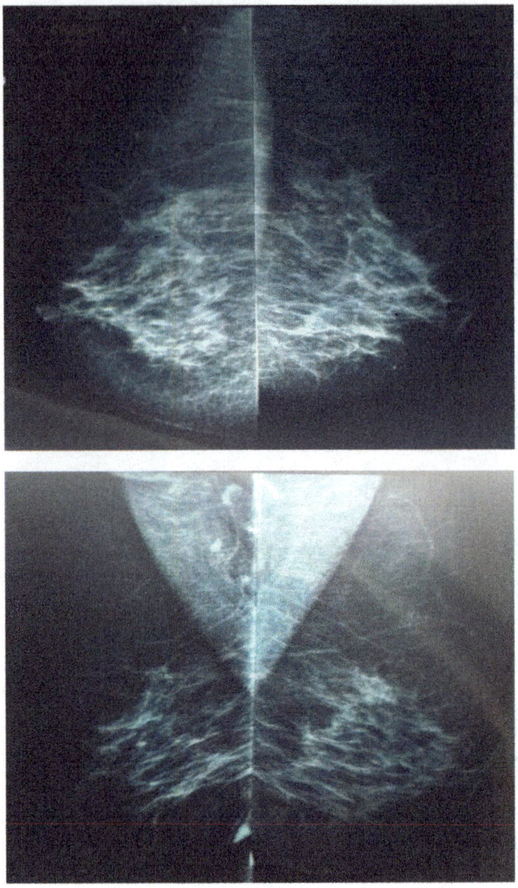

Proyecciones adicionales

Existen imágenes o lesiones que el médico radiólogo detecta en mamografía que requieren, en ocasiones, de enfoques complementarios para confirmar o descartar su existencia. También son útiles para el análisis de los márgenes de un nódulo o el análisis de las asimetrías.

1) Proyección lateral a 90°: lateromedial (para lesiones en el sector interno de la mama) y mediolateral (para lesiones en el sector externo de la mama). La proyección lateral estricta es la que se utiliza para las marcaciones prequirúrgicas.
2) Proyección cráneo-caudal extendida o exagerada: permite representar lesiones en la parte exterior (fuera de la parte central) de la mama incluyendo el tejido axilar. Se posiciona a la paciente como para un examen de rutina CC y, a continuación, se eleva el pliegue inframamario y se gira a la paciente hasta que la parte lateral de la mama quede sobre la bandeja de examen. El tubo puede inclinarse hasta los 10° o 15°.
3) Proyección con compresión focalizada: para mejorar la separación de tejido mamario, se reduce la distancia objeto-película; generalmente, se combina con magnificación para mejorar la resolución. Es especialmente útil para esclarecer dudas en zonas densas. Este método permite reducir aún más el espesor de la mama en una zona localizada.
4) Proyección con compresión focal y magnificación: permite magnificar y diferenciar masas con márgenes no definidos, o morfología, número y distribución de calcificaciones. Debe usarse siempre el foco fino. No se debe utilizar rejilla antidifusora (*bucky*) debido a que la magnificación emplea un espacio de aire que no permite a la radiación dispersa alcanzar la película.
5) Proyección tangencial (con perdigón metálico): áreas palpatorias o para el diagnóstico de calcificaciones u otras alteraciones cutáneas (por ejemplo: nevos).

En las pacientes que presentan implantes mamarios, se realizan las dos proyecciones básicas con implante incluido. Para visualizar el parénquima mamario, el implante se desplaza mediante una técnica denominada Técnica de Eklund, para, de esta manera, exponer la mayor cantidad de tejido mamario (ver Figura 3).

Figura 3. Técnica de Eklund.

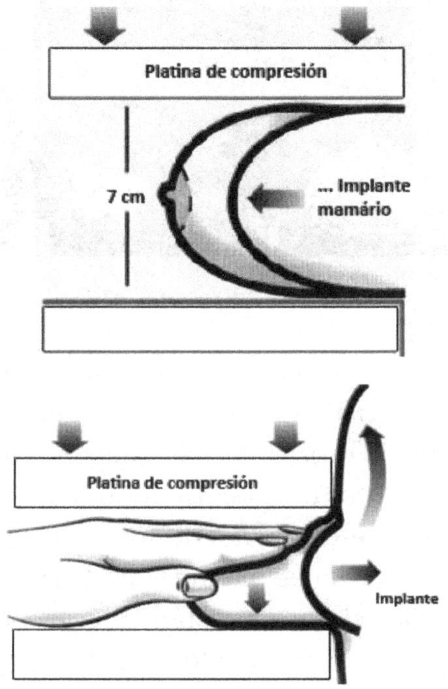

Otro factor a la hora de analizar una mamografía es el rotulado del estudio que debe incluir:

1) Tipo de proyección (MLO o CC).
2) Lateralidad.
3) Servicio.
4) Identificación de la paciente.
5) Técnico que realiza el estudio y fecha.

Hallazgos, impresión diagnóstica y categorización BI-RADS

Tomosíntesis digital de mama (TS)

Esta técnica obtuvo la certificación de Conformidad Europea (CE) en 2008 y fue aprobada por la U.S. Food and Drugs Administration (FDA) en 2011.

Es una herramienta complementaria asociada a la mamografía digital directa de campo completo y se diferencia de la mamografía convencional, ya que consta de un tubo móvil de rayos X que hace múltiples disparos de bajas dosis de radiación. Posteriormente, estos son reconstruidos con algoritmos similares a los de la tomografía en cortes de 1 mm de grosor, todas ellas paralelas al detector, que se pueden obtener en cualquiera de las proyecciones mamograficas habituales. Esta diferencia permite disminuir los artefactos de superposición, por lo que proporciona una disminución en la tasa de falsos negativos y de recitación (ver Figura 4).

Las imágenes obtenidas son reconstruidas a través de algoritmos similares a los de tomografía computarizada y se envían a la estación de trabajo, donde pueden ser visualizadas una a una, o en modo cine.

Mamografía digital con contraste (MC)

Otra técnica de diagnóstico emergente se basa en detectar un realce anormal del tejido neoplásico en comparación con el tejido mamario circundante, mediante la inyección de un agente de contraste intravenoso yodado.

Técnica

La MC utiliza la técnica de energía dual. Las imágenes de energía dual aprovechan la diferente atenuación de los rayos X del tejido mamario y el yodo. Se

Figura 4. Asimetría focal (asterisco) en mama izquierda (a y b). Tomosíntesis en proyección craneocaudal/mediolateral oblicua (a' y b') donde se evidencia un nódulo de morfología ovalada y márgenes espiculados subyacente a la asimetría por la que es remitida. Resultado: carcinoma ductal infiltrante.

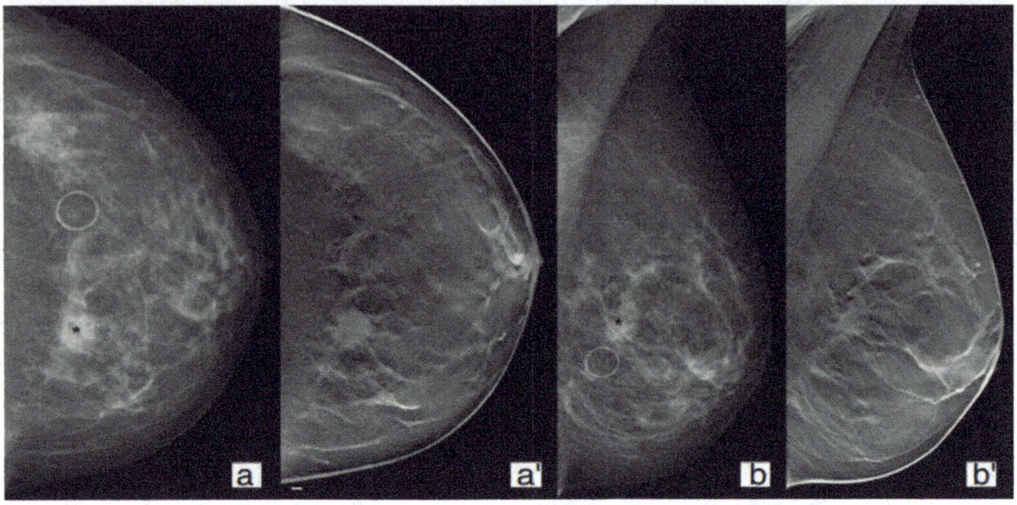

puede realizar utilizando un equipo de mamografía estándar con la adición de filtración de cobre y actualizaciones de *software* para que la unidad sea capaz de generar imágenes de energía dual.

Antes de la adquisición de la imagen, se administra por vía intravenosa un material de contraste yodado no iónico de baja osmolaridad mediante un inyector mecánico a una dosis de 1,5 ml/kg (máximo de 150 ml), a una velocidad de 3 ml/s. Dos minutos después de completar la inyección, se comprime la mama y se obtienen imágenes pareadas de baja y alta energía en las vistas estándar craneocaudal y oblicua mediolateral (ver Figura 5).

Figura. 5. Pasos de un examen de mamografía con contraste. Aproximadamente 2 minutos después de completar la inyección de contraste, se comprime la mama. Las imágenes de baja energía (LE) y alta energía (HE) se adquieren secuencialmente en las cuatro vistas mamográficas estándar en los siguientes 6 minutos.

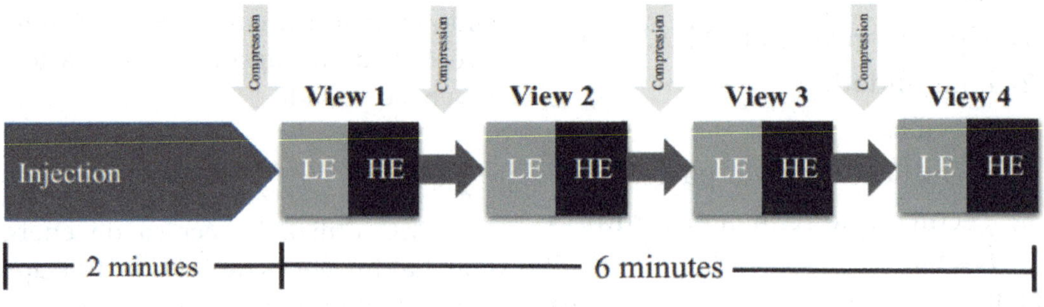

Las imágenes de baja energía se adquieren debajo del borde K del yodo a un kVp de 28 a 33 y muestran solo tejido mamario, similar a la mamografía digital de campo completo (MDCC). Los estudios han demostrado que las imágenes de baja energía son equivalentes al diagnóstico de la MDCC a pesar de la presencia de contraste intravenoso. Se adquieren imágenes de alta energía por encima del borde K del yodo a kVp de 45 a 49 y demuestran la captación de yodo y el tejido mamario, pero no son interpretables. El posprocesamiento genera imágenes recombinadas que resaltan áreas de absorción de yodo, es decir, realce, al tiempo que suprimen la señal del tejido de fondo, similar a las imágenes de proyección de intensidad máxima (MIP) sustraída en la resonancia magnética (Figura 6). La captación de yodo en la mama es una representación de la vascularización del tumor.

La ventana de imagen óptima es de 2 a 8 minutos después de la inyección. No es necesario obtener las imágenes en un orden específico, ya que las instituciones varían en su práctica. El contraste permanece presente hasta por 10 minutos, lo que permite obtener vistas adicionales mejoradas con contraste. Posteriormente, si es necesario, se pueden realizar proyecciones de diagnóstico, como compresión focalizada o magnificación, generalmente con una técnica mamográfica convencional.

Figura 6. Se adquieren imágenes craneocaudales pareadas de baja energía (A) y alta energía (B) después de la administración de contraste intravenoso. El posprocesamiento genera una imagen recombinada (C), que resalta áreas de absorción de yodo. No hay hallazgos sospechosos en la imagen recombinada que se muestra aquí; las áreas dispersas de realce son consistentes con un leve realce parenquimatoso de fondo.

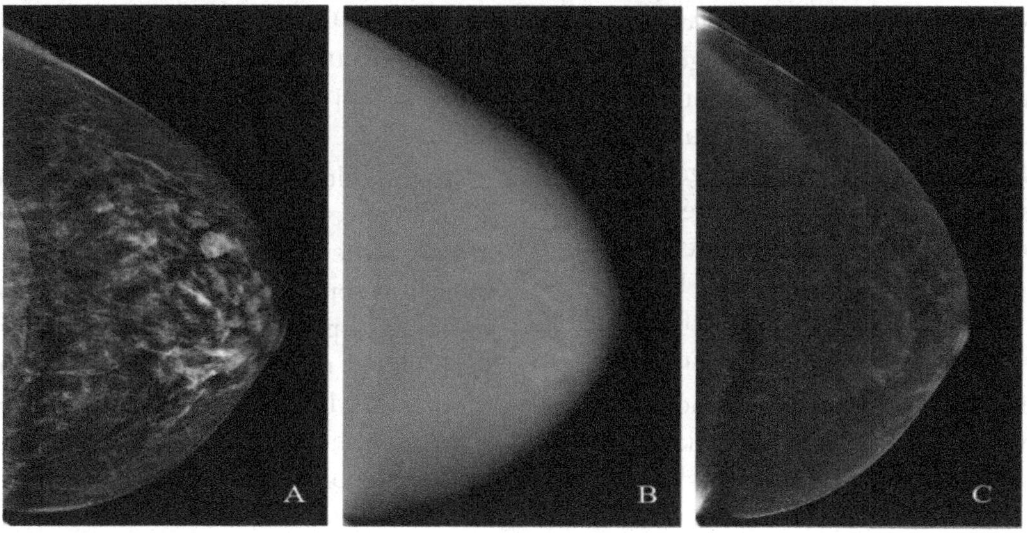

Las principales ventajas de la MC frente a la RM son los costes reducidos del equipo, que son similares a los de la mamografía convencional, la posibilidad de actualizar una mamografía digital existente con un nuevo software sin comprar una nueva máquina, el tiempo de adquisición de imágenes es reducido (7 a 10 min) y la elegibilidad para mujeres claustrofóbicas, con obesidad o con implantes metálicos. Por el contrario, tiene la desventaja de la exposición a la radiación, especialmente considerando la disponibilidad de imágenes alternativas que no utilizan radiación (como la resonancia magnética y la ecografía mamaria), y el riesgo de reacciones alérgicas a los agentes de contraste yodados.

Interpretación e informe

Actualmente, no existe un BI-RADS específico de MC para la interpretación de imágenes, pero está en desarrollo. Mientras tanto, el léxico de mamografía BI-RADS se puede utilizar para describir hallazgos morfológicos en imágenes de baja energía y el léxico de resonancia magnética BI-RADS sin cinética para describir hallazgos mejorados en imágenes recombinadas. Los informes también deben incluir una evaluación de la densidad mamaria basada en imágenes de baja energía y realce parenquimatoso de fondo (BPE) utilizando imágenes recombinadas.

Hasta la fecha, se ha demostrado que aumenta la precisión del diagnóstico y está ganando terreno constantemente. Las indicaciones más comunes son: hallazgos no concluyentes en imágenes mamarias convencionales, estadificación preoperatoria y seguimiento de la respuesta al tratamiento.

Direcciones futuras

Se necesitan estudios más amplios para evaluar el papel de MC en el screaning de cáncer, y son inminentes. En 2019, el Colegio Americano de Radiología (ACR), la Fundación para la Investigación del Cáncer de Mama y GE Healthcare anunciaron su plan para el ensayo de detección de imágenes con mamografía con contraste mejorado. Este gran ensayo multicéntrico comparará el rendimiento de MC con una combinación de tomosíntesis y ecografía de mama completa en la detección de mujeres con mamas densas.

A medida que el uso de MC está aumentando en la práctica clínica, surge la necesidad de un dispositivo de biopsia guiada por MC. En 2019, GE Healthcare reveló su sistema de biopsia guiada por CEM llamado Serena Bright. Mientras está pendiente la aprobación de la FDA en Estados Unidos, el sistema ha comenzado a utilizarse en la práctica clínica en España. GE Healthcare y ACR están planeando un ensayo clínico para comparar la biopsia CEM con otros métodos de biopsia

El auge de la medicina personalizada y los avances en imágenes médicas han anunciado el campo de la radiómica. Si bien la resonancia magnética ha sido la modalidad principal estudiada en la investigación radiómica en imágenes mamarias, la MC también puede desempeñar un papel. Un estudio inicial de 2019 realizado por Marino y cols demostraron que el análisis radiómico utilizando MC tiene el potencial de diferenciar los cánceres según el nivel de invasividad, el estado de los receptores hormonales y el grado del tumor. Encontraron precisiones de hasta 79,6-87,4 % al utilizar combinaciones de características radiómicas en MC para diferenciar los cánceres de mama invasivos y no invasivos. Se necesitarán estudios de validación más amplios para identificar biomarcadores de imágenes importantes en MC que permitan una caracterización precisa y no invasiva de los cánceres de mama.

Ecografía mamaria

La ecografía utiliza el ultrasonido como método de obtención de la imagen.

Constituye un método imagenológico complementario a la mamografía o en otros casos el primer y único método empleado. Es imprescindible saber interpretar una mamografía para realizar correctamente una ecografía mamaria complementaria.

Presenta indicaciones específicas:

1. Como complemento de un hallazgo mamográfico y/o clínico.
2. Pacientes jóvenes.1
3. Pacientes embarazadas o en lactancia.
4. Mamas radiológicamente densas.
5. Descartar o confirmar la presencia de colecciones: absceso, hematoma.
6. Valoración de la extensión lesional, ante hallazgos sospechosos o altamente sugerentes de malignidad en búsqueda de multifocalidad, multicentricidad y bilateralidad.
7. Valoración de la región axilar.
8. Guía para procedimientos invasivos.
9. Ecografía de *second look* para el análisis de hallazgos en RM.
10. Valoración de la paciente con implantes mamarios.
11. Secreción ductal sospechosa.

Cabe destacar que la ecografía aislada de control en una paciente en edad de riesgo no descarta atipia.

Sin embargo, tiene algunas desventajas importantes: requiere mucho tiempo, depende del operador y es poco reproducible.

Para superar estas limitaciones en los últimos 15 años, se han desarrollado dispositivos dedicados de ultrasonido mamario automatizado (ABUS). Frente al modo de visualización único, las características de imagen y los artefactos de ABUS, han superado los límites de ultrasonido conocido.

Los puntos fuertes del ABUS son la reproducibilidad y la eficiencia del tiempo. Además, proporciona imágenes en 3D y un campo de visión más amplio, lo que permite una mejor evaluación de las distorsiones arquitectónicas y las grandes masas mamarias en comparación con el ultrasonido convencional. Por otro lado, el ABUS no es óptimo en la visualización de microcalcificaciones y en la evaluación de mamas adiposas.

Resonancia magnética mamaria

Constituye un método imagenológico complementario a la mamografía y ecografía y ofrece información morfológica y funcional. Es un método de alta sensibilidad para la detección de cáncer (71 % al 100 %) y baja a moderada especificidad (68%) de acuerdo con el American College of Radiology

Con los avances tecnológicos (mejora en resolución espacial y de contraste) ha aumentado la especificidad (88,8 %). Su valor predictivo negativo es alto (98 %), siendo esta una de sus grandes ventajas.

Debe ser realizada bajo condiciones técnicas adecuadas, con máximo rigor en la ejecución del protocolo y con conocimiento del aporte diagnóstico de las diferentes secuencias. Su interpretación debe ser realizada en conocimiento de los resultados de la historia clínica, mamografía y ecografía.

El programa de acreditación del American College of Radiology (ACR) provee de requerimientos mínimos en la adquisición de imágenes de RM, en el equipamiento y en las imágenes clínicas, para obtener estudios de alta calidad y los criterios diagnósticos se basan en el análisis morfológico y dinámico, establecidos en el sistema BI-RADS del ACR, adicionando información celular (difusión) y molecular (espectroscopía). Entre las aplicaciones clínicas están:

1. Tamizaje de pacientes de alto riesgo.
2. Monitoreo de respuesta a quimioterapia neoadyuvante.
3. Cáncer oculto.
4. Evaluación de implantes.
5. Inyección libre de silicona.
6. Detección temprana de recidiva en la mama tratada.
7. Evaluación preoperatoria de la extensión tumoral.
8. Hallazgos no concluyentes en los métodos convencionales.
9. Tumor residual en paciente operada.
10. Secreción hemática por el pezón.

La curva de aprendizaje es larga, implica un amplio conocimiento y experiencia en imagenología mamaria, del aporte de las diferentes secuencias, de la interpretación y manejo de los resultados, con seguimiento de las pacientes, en un contexto de trabajo en equipo multidisciplinario. Presenta cuatro desventajas principales: especificidad variable, necesidad de agente de contraste, costo del equipo y tiempo prolongado del examen.

Imágenes moleculares de la mama

Mamografía por emisión de positrones, imágenes híbridas (MIB)

La principal ventaja de las imágenes mamarias con radionúclidos sobre las imágenes anatómicas convencionales es que los cambios vasculares, metabólicos y moleculares asociados con el cáncer se pueden observar antes que los morfológicos. Por lo tanto, las modalidades de imágenes funcionales están ganando aceptación como modalidades adicionales para la evaluación de subtipos de cáncer de mama difíciles de diagnosticar con imágenes convencionales, como son el carcinoma lobulillar invasivo (CLI) y el carcinoma ductal *in situ* (DCIS)

La MBI utiliza cámaras gamma dedicadas a la mama equipadas con detectores de uno o varios cabezales para producir imágenes de alta resolución en las vistas estándar craneocaudal y oblicua mediolateral, después de la inyección intravenosa de radiotrazadores emisores de gamma (de los cuales Tc-99 es el más utilizado). Tanto el ICLI como el CDI han mostrado diferentes patrones de captación e intensidad en la MBI y, aunque faltan datos en la literatura, la MBI ha demostrado una sensibilidad similar a la resonancia magnética de mama en la detección de CLI, que oscila entre el 89 % y el 93 %.

La mamografía por emisión de positrones (PEM) es un estudio nuclear;

una tomografía por emisión de positrones (PET) específica de la mama. Utiliza 18F-fluorodesoxiglucosa (18F-FDG) como radiotrazador que se administra por vía endovenosa y produce la emisión de radiación gamma que son captados por detectores específicos por arriba y debajo de la mama. La radiación gamma, se traduce en una señal eléctrica para obtener imágenes (proyecciones cráneo – caudal y oblicuo medio lateral) de las zonas mamarias con mayor actividad metabólica, detecta lesiones de hasta 1.5 mm inclusive.

Se informó que la PEM es más sensible que la PET de cuerpo entero (WBPET) o la fusión de imágenes de PET/tomografía computarizada (PET/CT) para detectar el cáncer de mama, con una sensibilidad excelente y una buena especificidad. Las indicaciones de PEM incluyen: diagnóstico y estadificación del cáncer de mama, detección de cáncer de mama contralateral y detección de recurrencias. La PEM también ha demostrado una importancia potencial creciente en la evaluación de la respuesta a la quimioterapia y en la planificación prequirúrgica.

Hoy en día, la tecnología híbrida de escáneres PET/MRI simultáneos o integrados ofrece las ventajas de combinar la alta sensibilidad de la MRI y la alta especificidad de la FDG-PET en un solo examen. Además, la PET/MRI de mama ofrece algunas ventajas potenciales en comparación con la PET/CT, como una menor dosis de radiación, una mejor alineación de las lesiones, una mayor especificidad y una mejor caracterización del tumor mediante estudios multiparamétricos. Además, el uso de parámetros cuantitativos característicos de las imágenes híbridas puede proporcionar información sobre la agresividad del tumor y el potencial metastásico.

Sin embargo, la difusión limitada de las modalidades de imágenes moleculares de la mama y la radiactividad de los trazadores restringen su aplicación clínica real a la detección de metástasis en los ganglios linfáticos centinela y la estadificación preoperatoria con escáneres PET.

Las guías de práctica oncológica actuales no recomiendan sistemáticamente la PET/CT en el cáncer de mama temprano. El uso de PET/CT, además de otras modalidades de estadificación por imágenes, generalmente no se recomienda incluso en el cáncer de mama avanzado, a menos que los resultados de las imágenes estándar sean equívocos. Un número cada vez mayor de estudios ha demostrado que la PET/MRI con 18F-FDG tiene un valor diagnóstico y de estadificación aceptable en la evaluación preoperatoria del cáncer de mama, ya que proporciona un examen potencialmente prometedor de "ventana única" para pacientes con cáncer de mama que deberían someterse a una resonancia magnética de mama para la estadificación local y a una PET WB para detectar metástasis a distancia en la estadificación TNM. Además, los parámetros cuantitativos de PET/MRI fueron marcadores pronósticos no invasivos en el cáncer de mama.

Bibliografía

1. Francesca Galati , Giuliana Moffa , Federica Pediconi. Breast imaging: Beyond the detection. PMID: 34864426 DOI: 10.1016/j.ejrad.2021.110051
2. Galati F. Marzocca F. Bassetti E. Luciani M.L. Tan S.Catalano C. Pediconi F. Added value of digital breast tomosynthesis combined with digital mammography according to reader agreement: changes in BI-RADS rate and follow-up Management. Breast Care (Basel). 2017; 12
3. CovingtoM.F. Pizzitola V.J Lorans R. Pockaj B.A.Northfelt D.W. Appleton C.M. Patel B.K. The future of contrast-enhanced mammography. AJR Am. J. Roentgenol. 2018; 210: 292-300 https://doi.org/10.2214/AJR.17.18749
4. Wenhui Ren , Mingyang Chen , Youlin Qiao , Fanghui Zhao . Global guidelines for breast cancer screening: A systematic review. PMID: 35636342 PMCID: PMC9142711 DOI: 10.1016/j.breast.2022.04.003
5. Julie Sogani , Victoria L Mango , Delia Keating , Janice Sung , Maxine Jochelson . Contrast-enhanced mammography: past, present, and future. PMID: 33032103 PMCID: PMC8494428 DOI: 10.1016/j.clinimag.2020.09.003
6. A M Rocha García , D Mera Fernández .Breast tomosynthesis: state of the art. PMID: 30808510 DOI: 10.1016/j.rx.2019.01.002
7. Manual Operativo para el uso de Mamografía en Tamizaje. Programa de Control de Cáncer de Mama

CAPÍTULO 13

Implicancias del BI-RADS

Ewe Inés - Cossu Pía - Alvarez Casellas Fernando

Introducción

BI-RADS es el acrónimo de "Breast Imaging Report and Database System". Fue creado en 1993 por el American College of Radiology. Es un sistema de categorización de lesiones mamarias que se utiliza en mamografía, ecografía y también en resonancia magnética mamaria con el objetivo de estandarizar el informe y el lenguaje imagenológico para facilitar la comunicación entre los diferentes especialistas implicados en el manejo de la patología mamaria.

En sus inicios se utilizaba en el léxico mamográfico, que se fue ampliando a los reportes ecográficos y de RMN, como se describe en su última actualización "5° Edición del año 2013". Actualmente, se considera un idioma universal en patología mamaria, además de permitir un control de calidad y una monitorización de los resultados.

Intentaremos, en forma breve, en este capítulo abordar este sistema de una forma sencilla para el lector

Mamografía

Deberá describirse inicialmente la composición general de la mama, clasificando, según su densidad, en A, B, C o D. Al ser menor en A y mayor en D, en este último caso disminuye la sensibilidad de la mamografía para la detección de lesiones y, habitualmente, será necesario la utilización de otro método por imágenes complementario.

Figura 1 A) Forma oval. B) Forma redondeada. C) Forma irregular. Clasificación BI-RADS 2013.

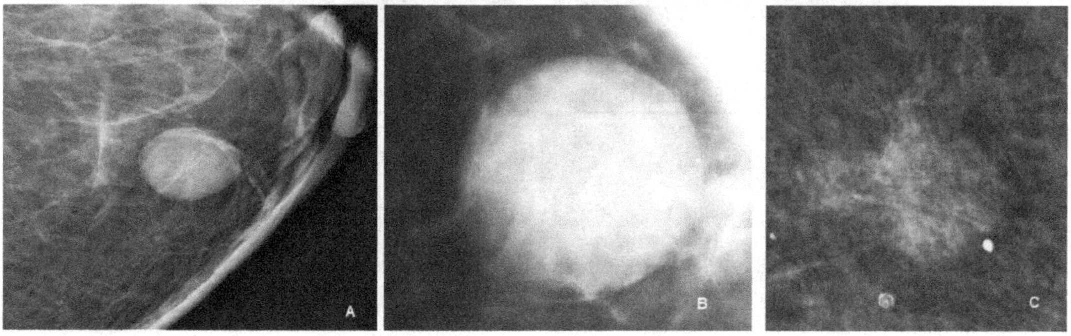

Ante el hallazgo de masas se deberá detallar la forma, las características de los márgenes y la densidad. La misma deberá visualizarse en ambas proyecciones mamográficas. La forma podrá ser oval, redonda o irregular (ver Figura 1).

Los márgenes podrán ser circunscritos, obscurecidos, microlobulados, indistintos o espiculados (ver Figura 2).

En cuanto a la densidad, se describe como alta, igual, baja o grasa. Cuando la densidad es alta, disminuye la sensibilidad para la detección de lesiones (ver Figura 3).

De acuerdo con el tamaño de las masas, se solicitarán estudios complementarios para su completa evaluación. Si la masa es pequeña, se podrá agregar mamografía focalizada compresiva; si el tamaño es intermedio o mayor, será de utilidad la ecografía mamaria.

Si se identifican calcificaciones, se describirán según tamaño en micro o macrocalcificaciones, y según morfología. Se clasificará en típicamente benignas (ver Figura 4) y con morfología sospechosa (ver Figura 5). Ante el hallazgo de microcalcificaciones, se sugiere solicitar mamografía focalizada magnificada. También se describe la distribución de ellas (ver Figura 6).

Figura 2. A) Márgenes circunscriptos. B) Márgenes obscurecidos. C) Márgenes microlobulados. D) Márgenes indistintos. E) Márgenes espiculados. Clasificación BI-RADS 2013.

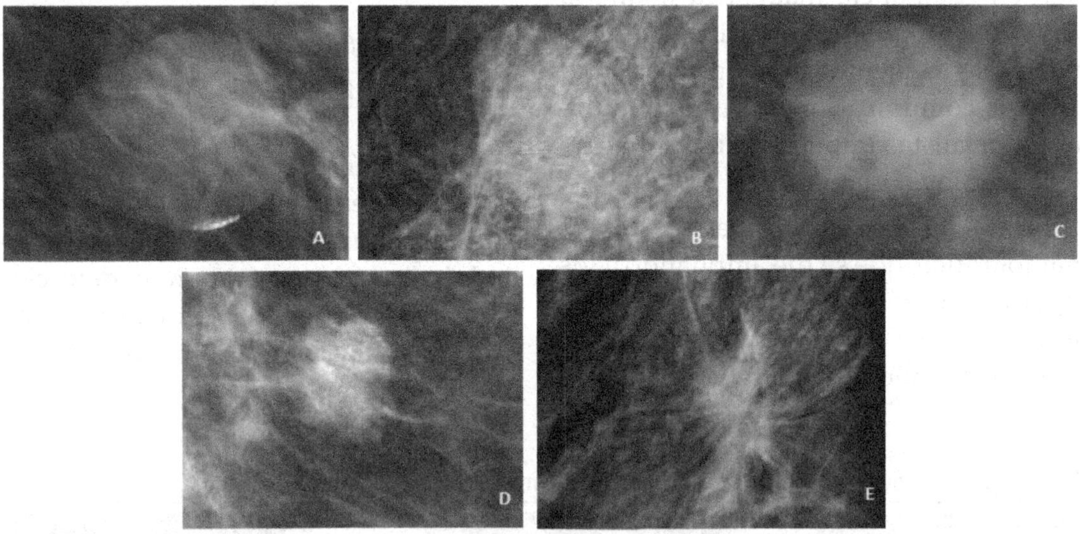

Figura 3. A) Densidad alta. B) Igual densidad. C) Densidad baja. D) Densidad grasa. Clasificación BI-RADS 2013

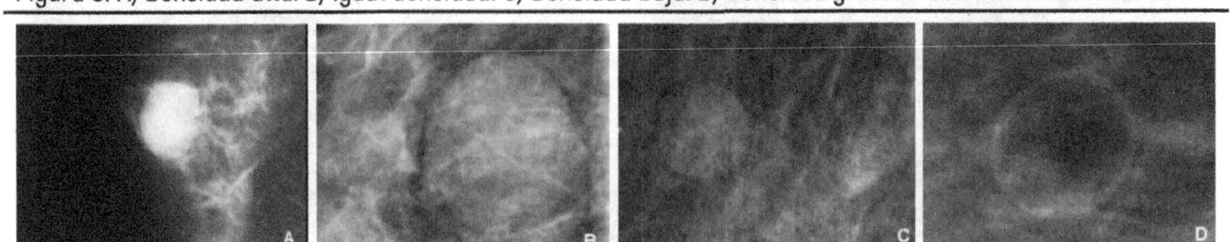

Figura 4. Calcificaciones típicamente benignas. A) Cutáneas. B) Vasculares. C) Groseras "Popcorn like". D) Lineales. E) Redondas. F) En anillo. G) Distróficas. H) Leche de calcio. I) Suturas. Clasificación BI-RADS 2013

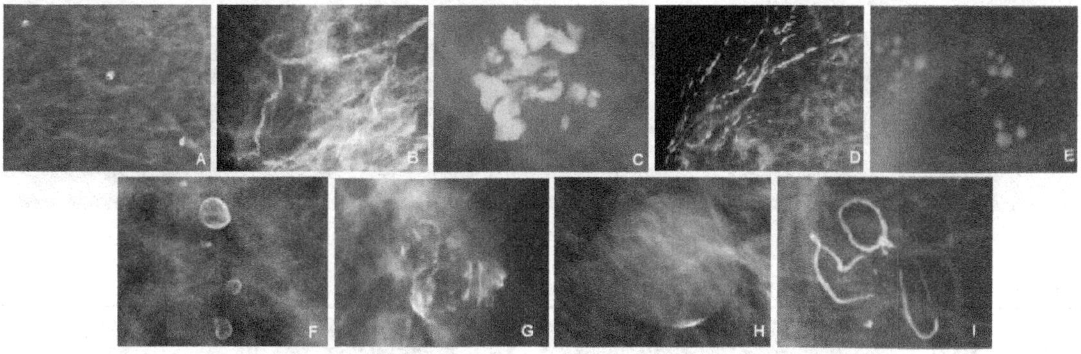

Figura 5. Calcificaciones de morfología sospecha. A) Amorfas. B) Heterogéneas o heterogéneas groseras. C) Finas pleomórficas. D) Finas lineales o finas lineales ramificadas. Clasificación BI-RADS 2013.

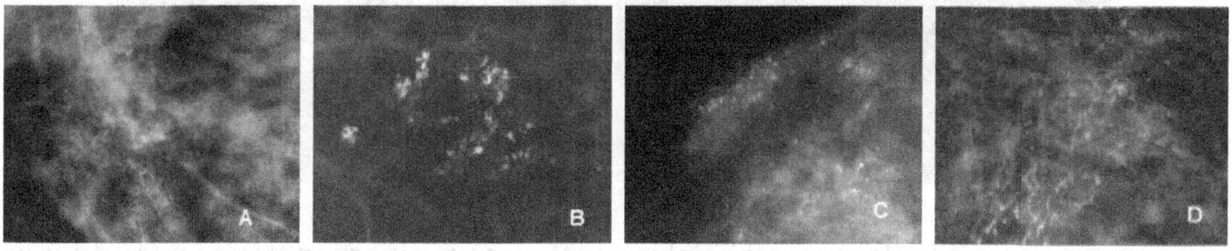

Figura 6. Distribución de calcificaciones. A) Difusa. B) Regional. C) Agrupada. D) Lineal. E) Segmentaria. Clasificación BI-RADS 2013

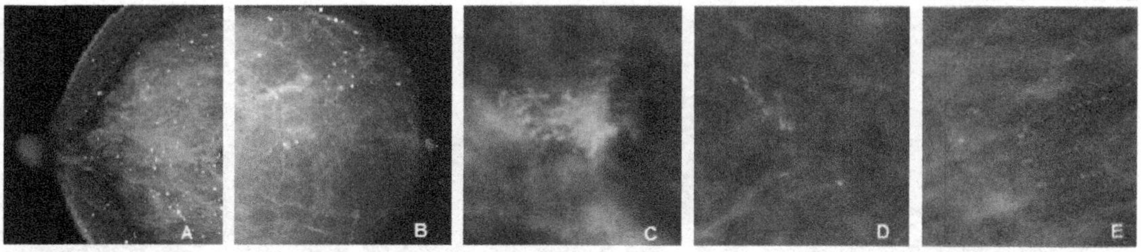

Si el parénquima está distorsionado sin una masa definida visible, será descripto como "distorsión de la arquitectura" (ver Figura 7). La distorsión de la arquitectura es mejor visualizada en tomosíntesis y deberán ser evaluadas con ecografía

Si una lesión se visualiza sólo en una proyección, la llamaremos asimetría en lugar de masa (ver Figura 8). Cuando la misma se presente, se deberá solicitar mamografía focalizada compresiva.

Figura 7. Distorsión de la arquitectura. Clasificación BI-RADS 2013.

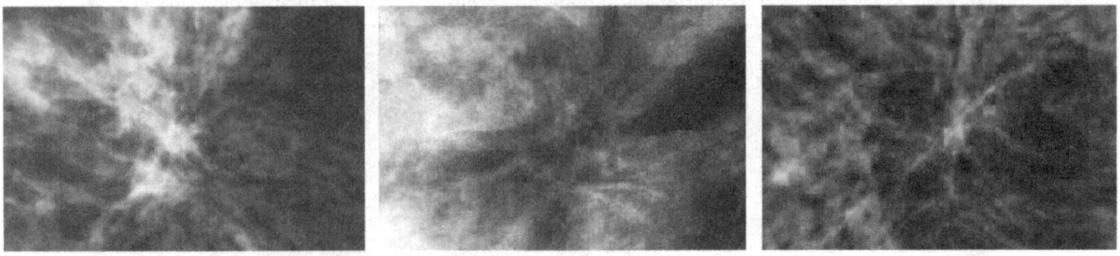

Figura 8. Asimetría. Clasificación BI-RADS 2013.

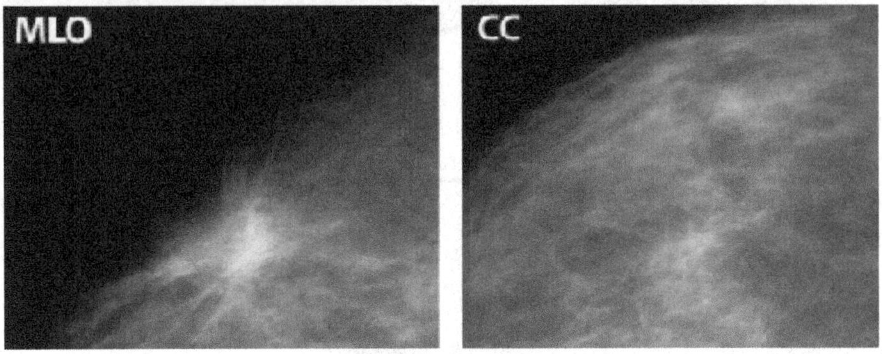

Se mencionarán hallazgos especiales tales como ganglio intramamario, lesiones cutáneas (a las cuales se les deberá colocar un reparo metálico para diferenciarlas de lesiones del parénquima) y ducto dilatado solitario (ver Figura 9).

Figura 9. A) Ganglio intramamario. B) Lesiones cutáneas. C) Ducto solitario. Clasificación BI-RADS 2013.

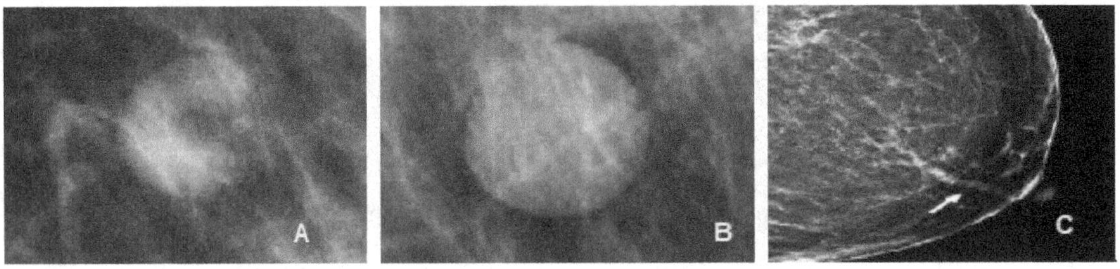

También se describen algunas características asociadas a las masas, calcificaciones y asimetrías. Estas son: retracción cutánea, retracción del pezón, engrosamiento cutáneo, engrosamiento trabecular, adenopatía axilar, distorsión de la arquitectura y calcificaciones (ver Figura 10).

Se ubicará la lesión describiendo la lateralidad, cuadrante y posición horaria, la profundidad y la distancia desde el pezón.

Finalmente, se evaluarán los hallazgos y se realizará una evaluación que incluye el grado de sospecha de malignidad en mamografía.

Figura 10. A) Retracción cutánea. B) Retracción del pezón. C y D) Engrosamiento trabecular. E) Adenopatía axilar. Clasificación BI-RADS 2013.

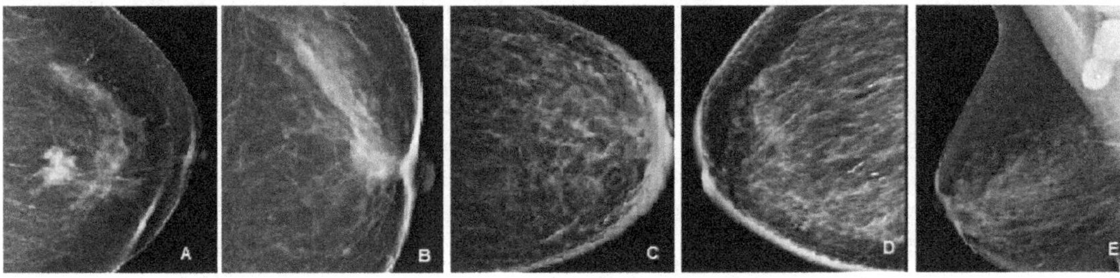

TABLA 1

TERMINOLOGÍA EN MAMOGRAFÍA		
Composición de la mama	A. Las mamas son casi completamente grasa B. Áreas dispersas de tejido fibroglandular C. Heterogéneamente densas (puede ocultar nódulos pequeños) D. Extremadamente densos (disminuye la sensibilidad de la mamografía)	
A. Masas	1. Forma	a. Oval b. Redonda c. Irregular
	2. Margen	a. Circunscripto b. Oscurecido c. Microlobulado d. Indistinto e. Espiculado
	3. Densidad	a. Alta b. Igual c. Baja d. Grasa
B. Calcificaciones	1. Típicamente benignas	a. Cutáneas b. Vasculares c. Groseras "popcorn like" d. Lineales e. Redondas f. En anillo g. Distróficas h. Leche de calcio i. Suturas
	2. Morfología sospechosa	a. Amorfas b. Heterogéneas o heterogéneas groseras c. Finas pleomorficas d. Finas lineales o finas lineales ramificadas

B. Calcificaciones	3. Distribución	a. Difusa b. Regional c. Agrupada d. Lineal e. Segmentaria
C. Distorsión de la arquitectura		
D. Asimetrías	1. Asimetría 2. Asimetría global 3. Asimetría focal 4. Asimetría en desarrollo	
E. Ganglio linfático intramamario		
F. Lesiones cutáneas		
G. Ducto solitario dilatado		
H. Características asociadas	1. Retracción cutánea 2. Retracción del pezón 3. Engrosamiento cutáneo 4. Engrosamiento trabecular 5. Adenopatía axilar 6. Distorsión de la arquitectura 7. Calcificaciones	

Ecografía

Si bien la ecografía no se utiliza como método de screening, la caracterización por ultrasonido de alteraciones mamográficas y de lesiones palpables es indicada tanto para la evaluación como para el manejo de la patología mamaria.

De la misma forma que en la mamografía, se deberá describir la composición de los tejidos. En este caso se hará de acuerdo con la ecoestructura, pudiéndose caracterizar de ecoestructura homogénea (grasa), homogénea (fibroglandular) o heterogénea. Esta última limita la adecuada evaluación por ecografía y es más frecuente de encontrar en mujeres jóvenes.

Como mencionamos en el apartado anterior, las masas se visualizan en ambas proyecciones mamográficas, cuando estemos evaluando las mismas mediante ultrasonido, deberán encontrarse en dos planos diferentes. En este estudio, se describe la forma oval, redondeada, irregular (ver Figura 11) y los márgenes (ver Figura 12).

Se describe, a su vez, la orientación con respecto al plano de la piel (ver Figura 13) y el patrón ecográfico que podrá ser anecogénico, hiperecogénico, complejo quístico y sólido, hipoecogénico, isoecoico con respecto al tejido celular subcutáneo, y heterogéneo (ver Figura 14).

También se detallan las "características posteriores", es decir, el refuerzo o atenuación que producen las masas en el tejido subyacente. Este puede estar ausente o tener realce. Genera sombra o patrón combinado (ver Figura 15).

Figura 11. Masas. A) Oval. B) Redondeada. C) Irregular. Clasificación BI-RADS 2013.

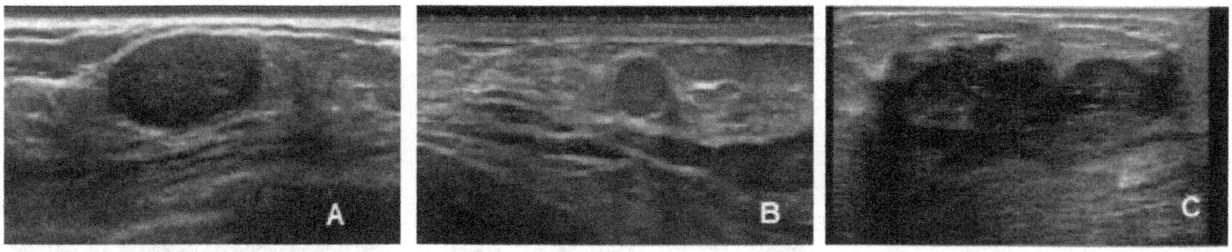

Figura 12. Márgenes. A) Circunscrito. B) No circunscrito: indistinto. C) No circunscrito: angular. D) No circunscrito: microlobulado. E) No circunscrito: espiculado. Clasificación BI-RADS 2013.

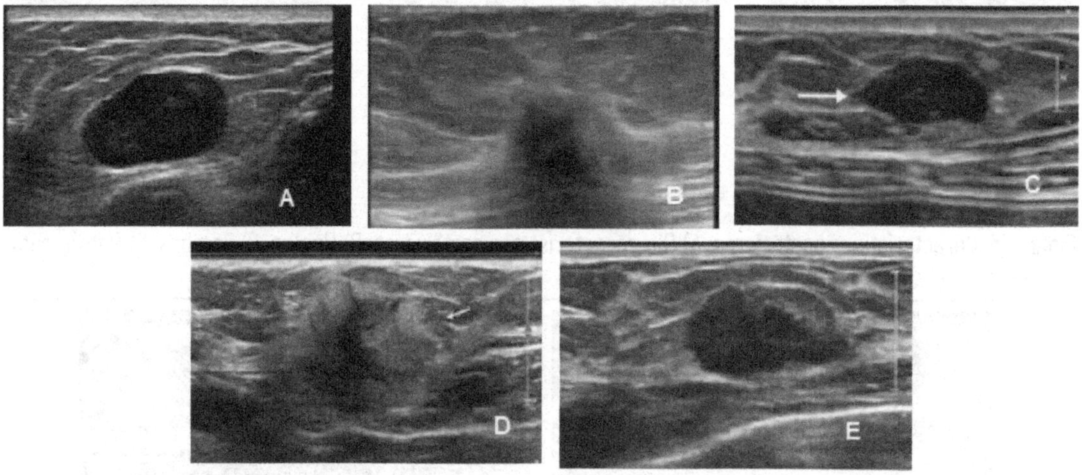

Figura 13. Orientación de la masa con respecto al plano de la piel. A) Eje mayor paralelo a la piel. B) Eje mayor perpendicular a la piel. Clasificación BI-RADS 2013.

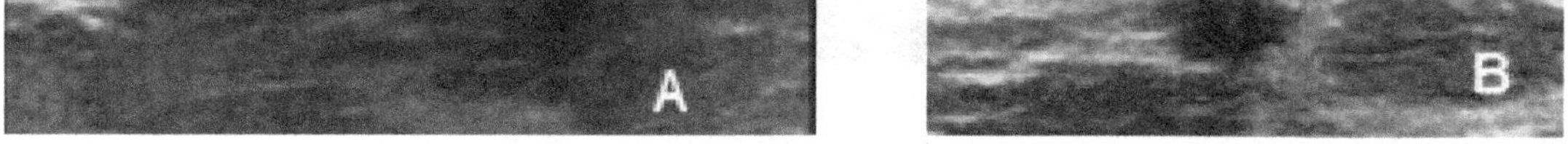

Figura 14. Patrón ecográfico. A) Anecoico. B) Hiperecoico. C) Quístico complejo y sólido. D) Hipoecoico. E) Isoecoico. F) Heterogéneo. Clasificación BI-RADS 2013.

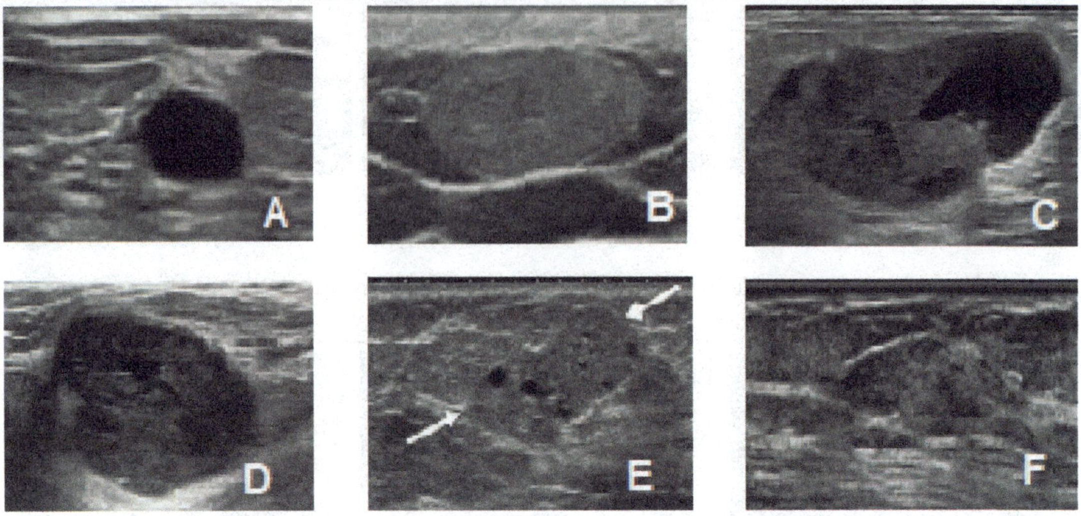

Figura 15. Características posteriores. A) Sin características posteriores. B) Realce. C) Sombra. D) Patrón combinado. Clasificación BI-RADS 2013

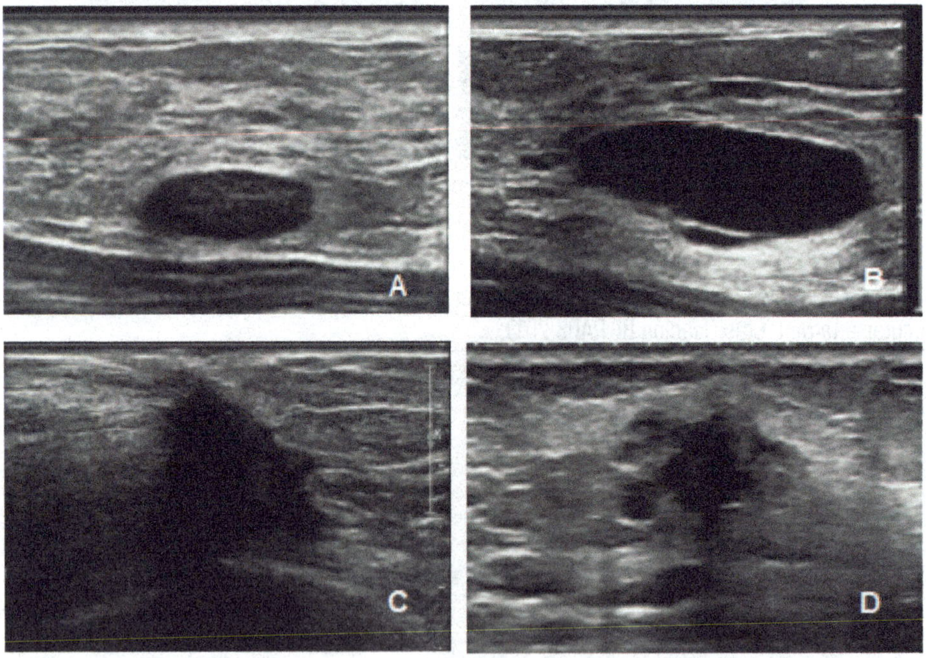

Las calcificaciones no siempre se evidencian en ecografías. Cuando son visualizadas, se deberá informar si se encuentran presente en una masa, fuera de ellas o intraductales (ver Figura 16).

Figura 16. Calcificaciones. A) Dentro de la masa. B) Fuera de la masa. C) Intraductales. Clasificación BI-RADS 2013.

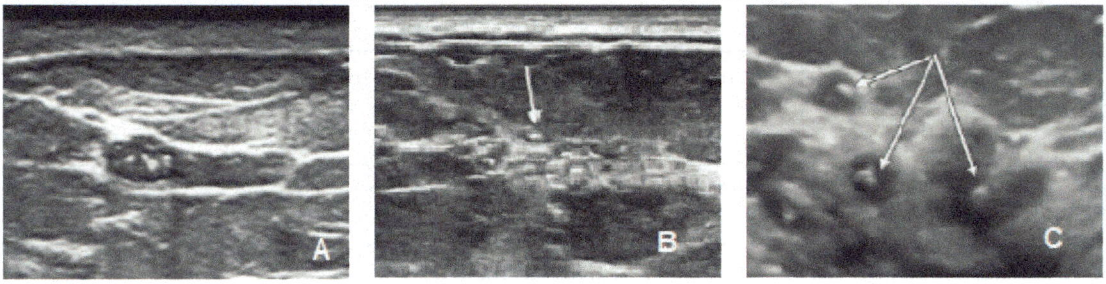

Al igual que en las mamografías, se describirán algunas características asociadas a las masas, como, por ejemplo, distorsión de la arquitectura, edema, cambios ductales, cambios cutáneos, vascularización y elasticidad (ver Figura 17). A su vez, se describen casos especiales (ver Figura 18).

Finalmente, se le otorgará una categoría al estudio según sus hallazgos.

Figura 17. Características asociadas a las masas. A) Distorsión de la arquitectura. B) Cambios ductales. C) Cambios cutáneos. D) Edema. Clasificación BI-RADS 2013

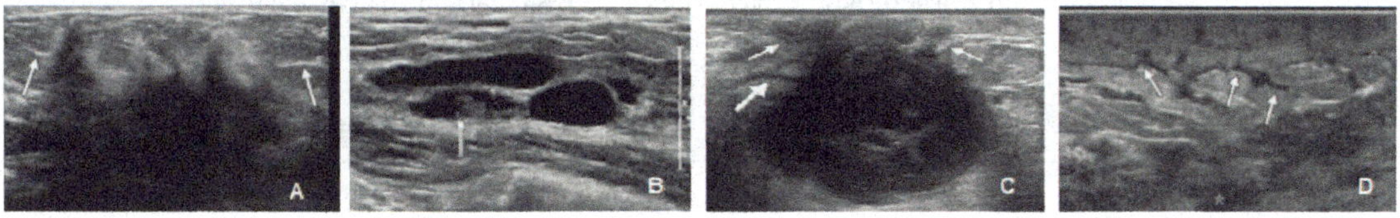

Figura 18. Casos especiales. A) Quiste simple. B) Conglomerado microquístico. C) Quiste complejo. D) Lesiones en piel. E) Cuerpo extraño (silicona). F) Ganglio intramario. G) Ganglio axilar. H) Malformación arterio venosa. I) Colección postquirúrgica. J) Necrosis grasa. Clasificación BI-RADS 2013.

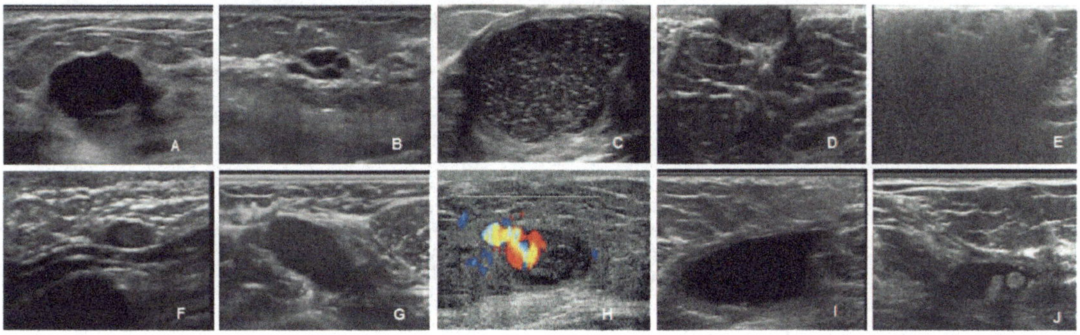

TABLA 2		
TERMINOLOGÍA EN ECOGRAFÍA		
A. Composición tisular (sólo proyección)	1.a. Homogéneo (ecoestructura grasa) 2.b. Homogéneo (ecoestructura fibroglandular 3.c. Heterogéneo (ecoestructura)	
B. Masas	1. Forma	a. Oval b. Redonda c. Irregular
	2. Orientación	a. Paralelo b. No paralelo
	3. Margen	a. Circunscrita b. No circunscrita i. Indistinto ii. Angular iii. Microlobulado iv. Espiculado
	4. Patrón de eco	a. Anecoico b. Hiperecoico c. Quístico complejo y sólido d. Hipoecoico e. Isoecoico f. Heterogéneo
	5. Características posteriores	a. Sin características posteriores b. Realce c. Sombra d. Patrón combinado
C. Calcificaciones	1. Dentro de la masa 2. Fuera de la masa 3. Intraductales	
D. Características asociadas	1. Distorsión de la arquitectura	
	2. Cambios ductales	
	3. Cambios cutáneos	a. Engrosamiento b. Retracción
	4. Edema	
	5. Vascularización	a. Ausente b. Interna c. Periférica
	6. Elasticidad	a. Blanda b. Intermedia c. Dura

Casos especiales	1. Quiste simple
	2. Conglomerado microquístico
	3. Quiste complejo
	4. Lesiones en la piel
	5. Cuerpos extraños incluye implantes
	6. Ganglios linfáticos intramamario
	7. Ganglios linfáticos axilares
	8. Vascularización anormal (malformaciones arterio-venosas/pseudoaneurismas - enfermedad de Mondor)
	9. Colecciones postquirúrgicas
	10. Necrosis grasa

Resonancia magnética Nuclear (RMN)

También la RMN forma parte del BI-RADS® Uno de los objetivos será brindar coherencia y concordancia de los términos entre los tres estudios.

Se debe detallar la composición de la mama diferenciando la cantidad de tejido fibroglandular (ver Figura 19) y el realce parenquimatoso de fondo (ver Figura 20) t describir si hay presencia o no de implantes mamarios.

Figura 19. Cantidad de tejido fibroglandular. A) Mayormente graso. B) Tejido fibroglandular disperso. C) Tejido glandular heterogéneo. D) Predominantemente tejido fibroglandular. Clasificación BI-RADS 2013.

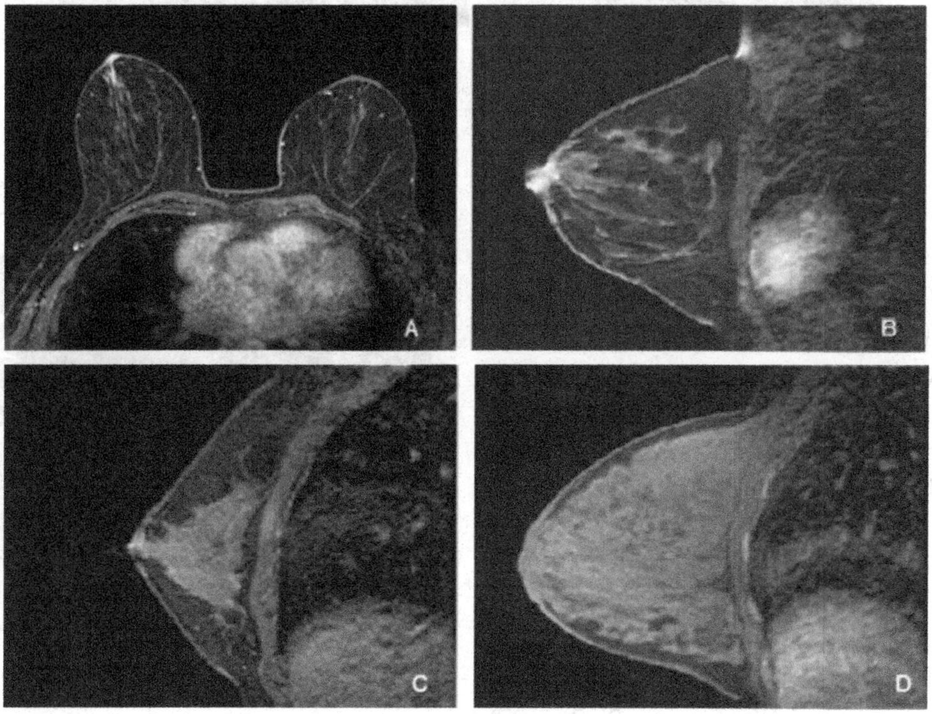

Figura 20. Realce parenquimatoso del fondo Imágenes ponderadas en T1 con contraste y supresión grasa. A) Mínimo. B) Medio. C) Moderado. D) Marcado. Clasificación BI-RADS 2013

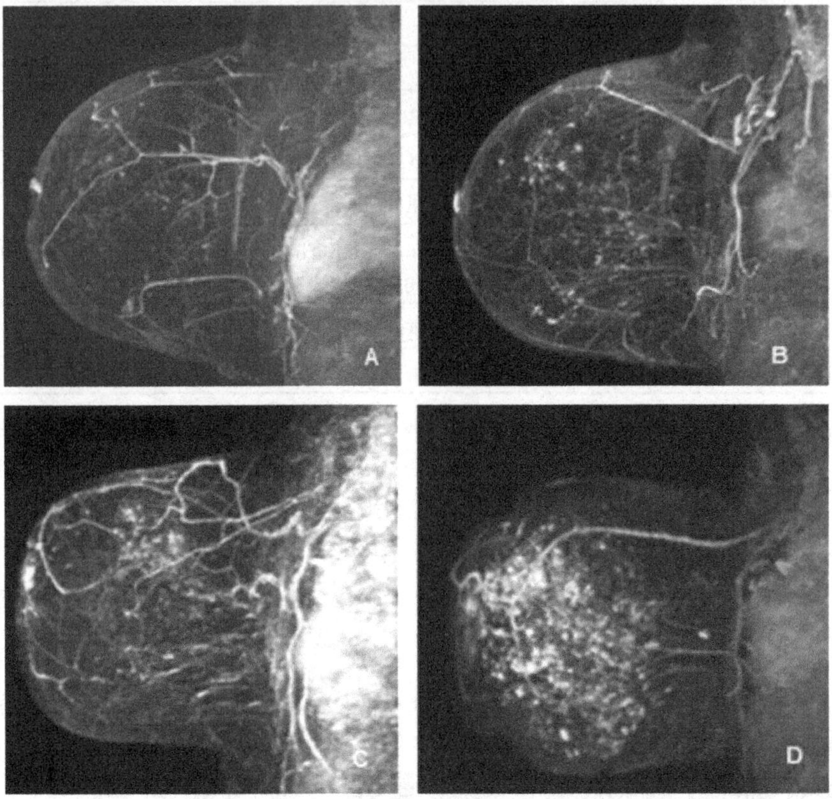

Se describe cualquier hallazgo importante tales como:

1) Foco: es un punto de realce menor a 5 mm (ver Figura 21).

2) Masa: como una lesión ocupante de espacio de visualización tridimensional, al igual que en los estudios anteriores se describe la forma (ver Figura 22) y márgenes (ver Figura 23). También se mencionan características de realce interno (ver Figura 24).

3) Realce no masa: tiene características de realce interno que lo distinguen del parénquima normal (ver Figuras 25,26 y 27).

Figura 21. Foco (flecha) Clasificación BI-RADS 2013.

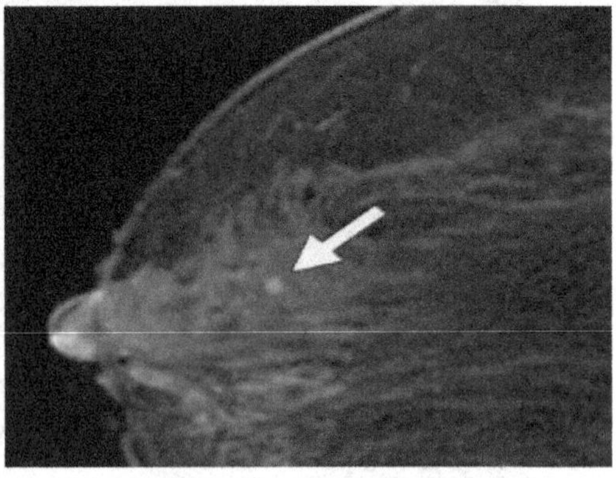

Figura 22. Masas. Formas. Imágenes ponderadas en T1 con supresión de la grasa A) Oval. B) Redondeada. C) Irregular. Clasificación BI-RADS 2013.

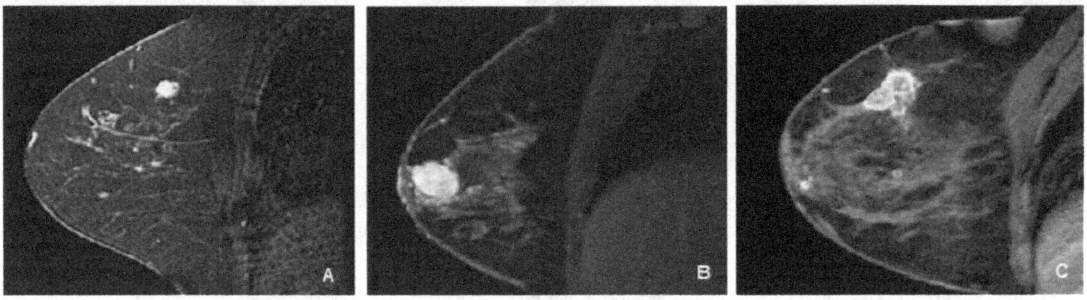

Figura 23. Masas. Márgenes. Imágenes ponderadas en T1 con supresión de la grasa. A) Circunscripto. B) No circunscripto: irregular. C. No circunscripto: espiculado. Clasificación BI-RADS 2013.

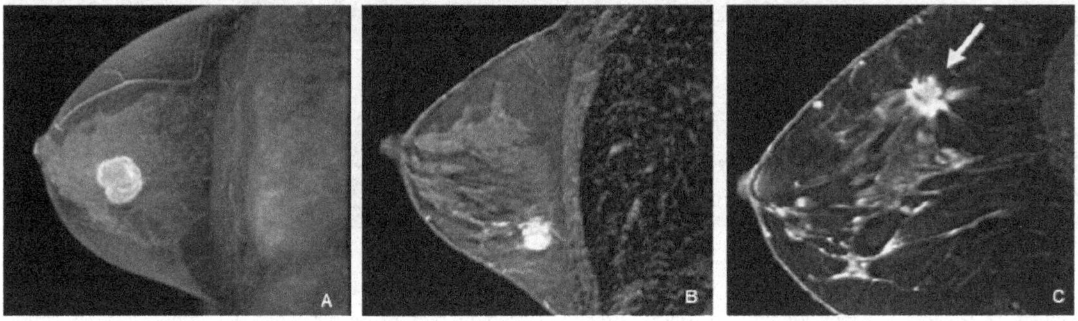

Figura 24. Masas. Características de realce interno. A) Homogéneo. B) Heterogéneo. C) Realce en anillo. D) Septos internos hipointensos. Clasificación BI-RADS 2013.

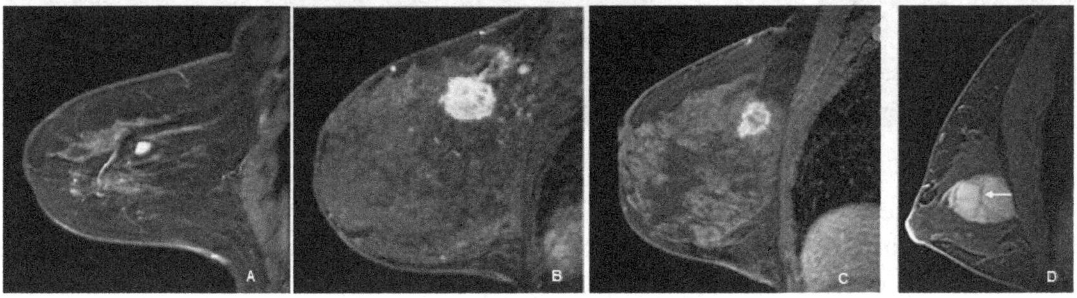

Figura 25. Realce no masa. Distribución. A) Focal. B) Lineal. C) Segmentaria. Clasificación BI-RADS 2013.

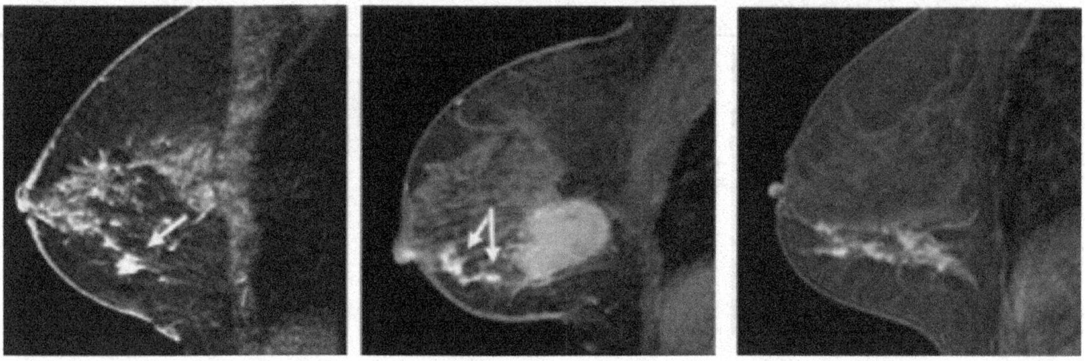

Figura 26. Realce no masa. Distribución. A) Regional. B) Múltiples regiones. C) Difusa. Clasificación BI-RADS 2013.

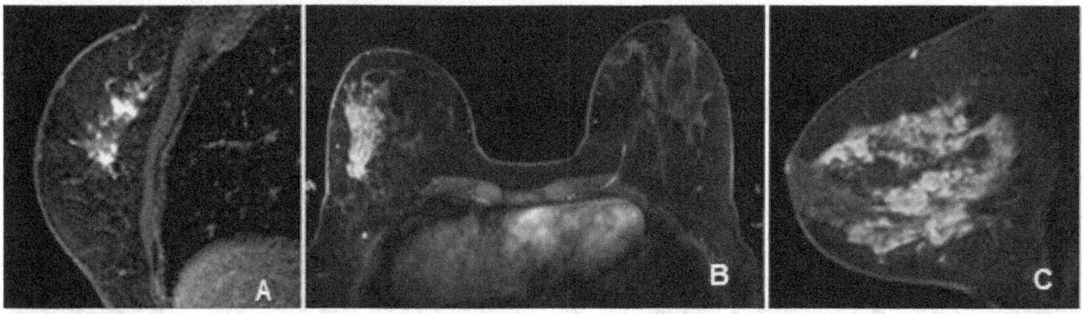

Figura 27. Realce no masa. Patrón de realce interno. A) Homogéneo. B) Heterogéneo. C) Empedrado. D) Anular agrupado. Clasificación BI-RADS 2013.

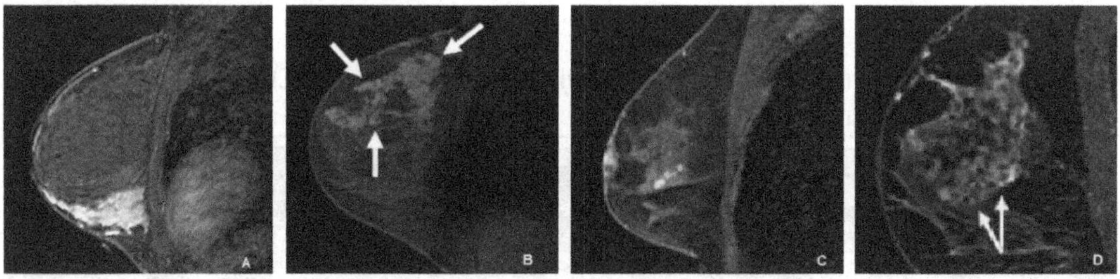

Al igual que los estudios previos se pueden mencionar ganglios linfáticos (ver Figura 28) y lesiones cutáneas, quistes, colecciones posquirúrgicas (hematoma o seroma), distorsión de la arquitectura, retracción de pezón, etc. (ver Figuras 29, 30, 31,32, 33 y 34).

Figura 28. Ganglio linfático intramamario. Clasificación BI-RADS 2013

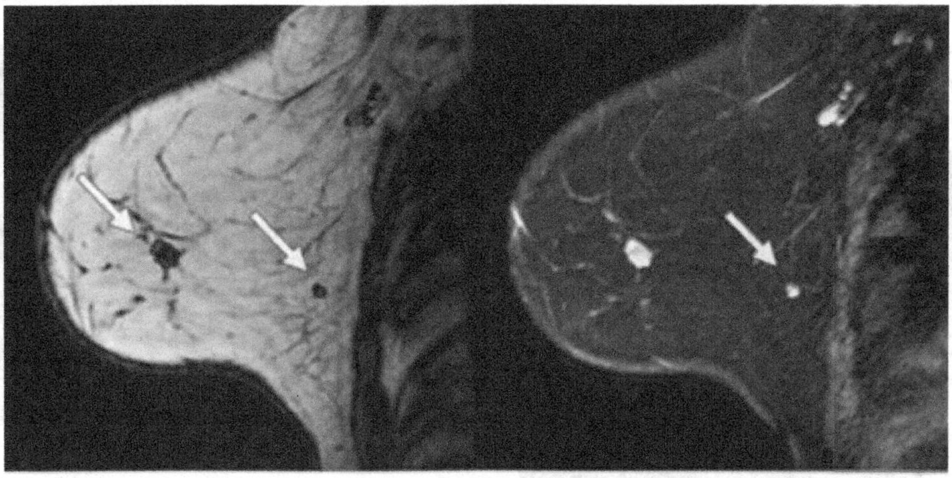

Figura 29. Hiperintensidad ductal sin contraste. Clasificación BI-RADS 2013.

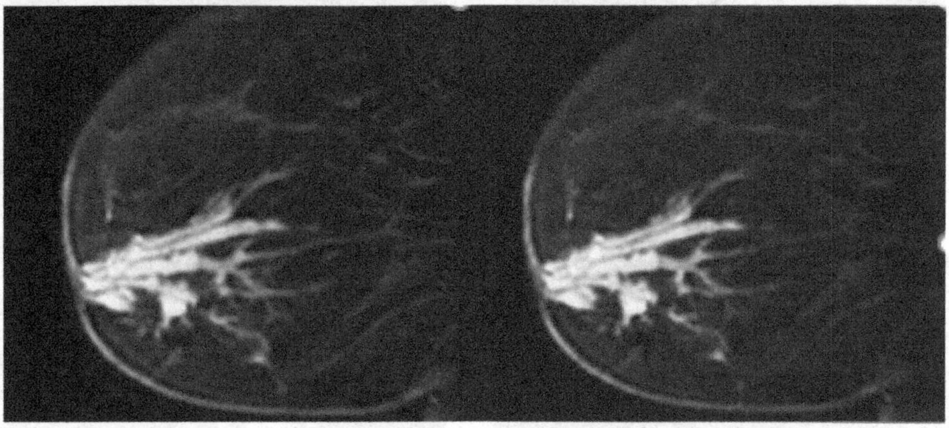

Figura 30. Numerosos quistes pre y post inyección de contraste. Clasificación BI-RADS 2013.

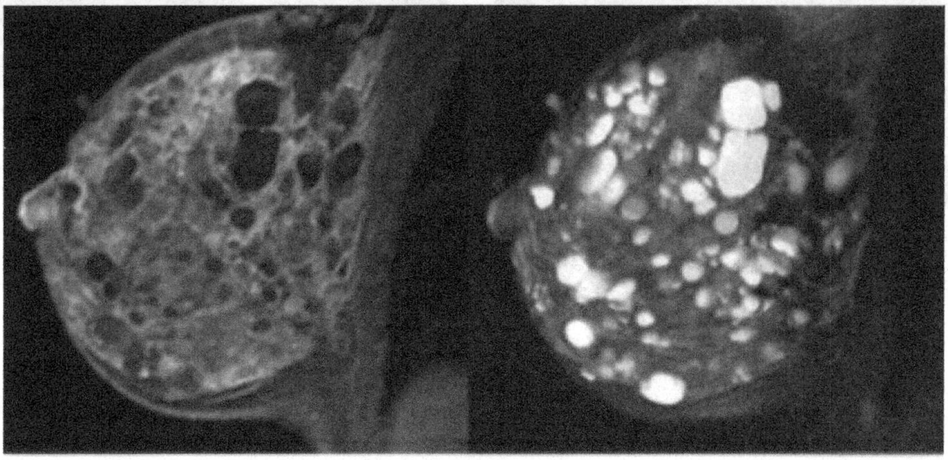

Figura 31. Colecciones postoperatorias: hematoma/seroma. Baja señal central compatible con necrosis grasas y cambios postoperatorios benignos. Imagen ponderada en T1 con supresión de la grasa. Clasificación BI-RADS 2013.

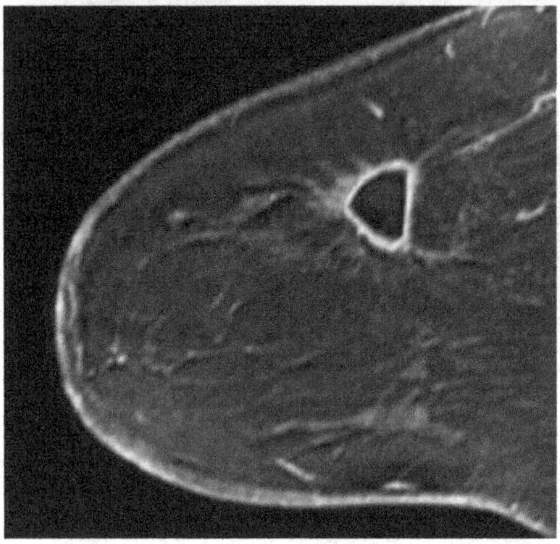

Figura 32. Distorsión arquitectural. Imagen ponderada en T1 con supresión de la grasa; primera imagen tomada después de la inyección del medio de contraste. Clasificación BI-RADS 2013.

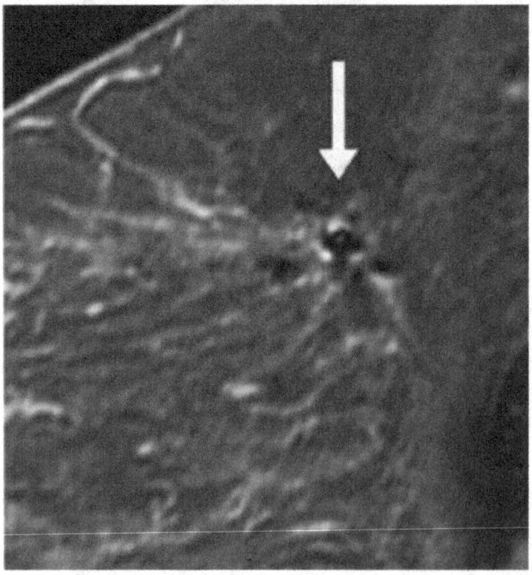

Figura 33. Necrosis grasa. Clasificación BI-RADS 2013.

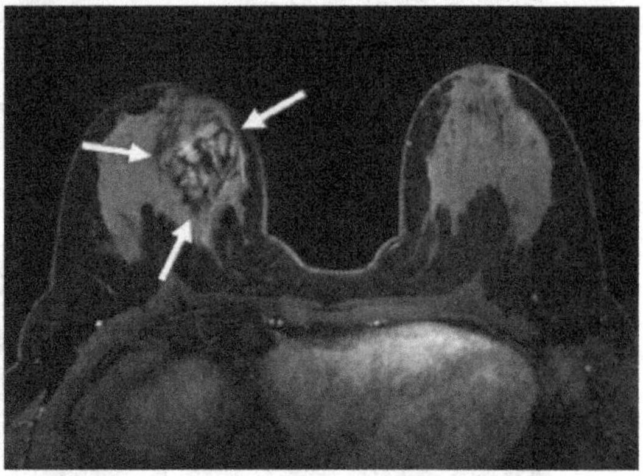

Figura 34. Hamartoma. Clasificación BI-RADS 2013.

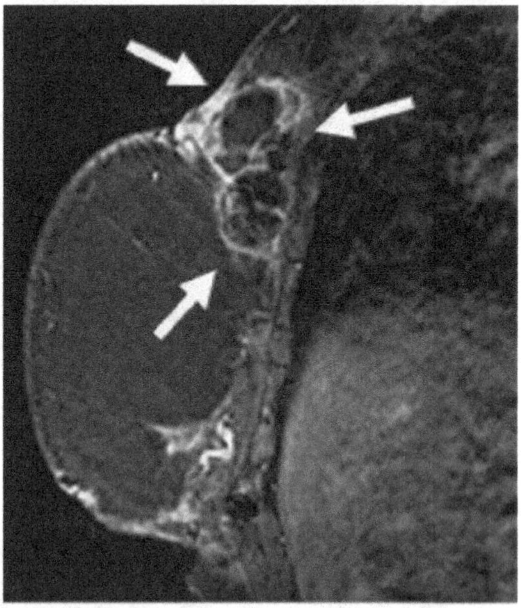

La categoría asignada también va del 0-6. Se evita, en este estudio, categorizar como 0 en la medida que sea posible.

TABLA 3	
TERMINOLOGÍA EN RESONANCIA MAGNÉTICA	
Tejido mamario	
A. Cantidad de tejido fibroglandular	1. a. Mayormente graso 2. b. Tejido fibroglandular disperso 3. c. Tejido glándulas heterogéneo 4. d. Predominantemente tejido fibroglandular
B. Realce parenquimatoso de fondo (BPE)	1. Nivel a. Mínimo b. Medio c. Moderado d. Marcado
	2. Simétrico o asimétrico a. Simétrico b. Asimétrico
Hallazgos	
C. Foco	
D. Masas	1. Forma a. Oval b. Redondeada c. Irregular
	2. Margen a. Circunscripto b. No circunscripto I. Irregular II. Espiculado
	3. Características de realce interno a. Homogéneo b. Heterogéneo c. Realce en anillo d. Septos internos hipointensos
E. Realce no masa	1. Distribución a. Focal b. Lineal c. Segmentario d. Regional e.Múltiples regiones f. Difusa

	2. Patrón de realce interno a. Homogéneo b. Heterogéneo c. Empedrado d. Anular agrupado
F. Nódulo linfático intramamario	
G. Lesión cutánea	
H. Lesiones sin realce	1. Hiperintensidad ductal en T1 sin contraste 2. Quiste 3. Colecciones posquirúrgicas (hematoma/seroma) 4. Engrosamiento cutáneo post terapia y engrosamiento trabeculado 5. Nódulo sin realce 6. Distorsión arquitectural 7. Ausencia de señal por cuerpos extraños, clips, etc.
I. Características asociadas	1. Retracción de pezón 2. Invasión de pezón 3. Retracción cutánea 4. Engrosamiento cutáneo 5. Invasión cutánea a. Invasión directa b. Carcinoma inflamatorio 6. Adenopatía axilar 7. Invasión de músculo pectoral 8. Invasión de la pared torácica 9. Distorsión arquitectural
J. Lesiones que contienen grasa	1. Nódulos linfáticos a. Normal b. Anormal 2. Necrosis grasa 3. Hamartoma 4. Seroma/hematoma graso post operatorio que contiene grasa
K. Localización de la lesión	1. Localización 2. Profundidad
L. Evaluación de la intensidad de la señal de la curva cinética (SI)/ tiempo de la curva	1. Fase inicial a. Lenta b. Media c. Rápida 2. Fase tardía a. Persistente b. Meseta c. Washout/ lavado

Implantes	1. Material del implante y tipo de lumen a. Salino b. Silicona c. Intacta d. Rota e. Otros materiales implantables f. Tipo de lumen
	2. Localización del implante a. Retroglandular b. Retropectoral
	3. Contorno del implante anormal a. Bulto focal
	4. Hallazgos de silicona intracapsular a. Pliegues radiados b. Línea subcapsular c. Signo de la lagrima invertida, del ojo de la cerradura. d. Signo de linguini
	5. Silicona extracapsular a. Mamaria b. Nódulos linfáticos
	6. Gotas de agua
	7. Líquido peri implante

Categorización

Se deberá categorizar el estudio para poder determinar el manejo posterior. Para esto, nos valemos del BI-RADS. Se utilizan siete categorías que van del 0 al 6. La importancia de estas radica en que no sólo nos orientará en cuanto a la probabilidad de malignidad, sino que también nos determinará la conducta a seguir, pudiendo ser esta el screening habitual, seguimiento a corto plazo o biopsia para conocer su histología.

Estas categorías se describirán a continuación:

- Categoría 0: La evaluación es incompleta. Manejo: se recomendará una evaluación de imágenes adicionales (vistas localizadas, magnificadas o estudio ecográfico) o estudios previos para comparar.
- Categoría 1: negativo. Examen normal. Manejo: seguimiento con estudio de rutina.
- Categoría 2: hallazgos benignos. Al igual que la categoría 1, el examen es normal, pero se consignarán los hallazgos benignos. Manejo: Seguimiento con estudio de rutina.
- Categoría 3: probablemente benigno. La probabilidad de malignidad es ≤ 2 %. Manejo: seguimiento de intervalo corto (6 meses) hasta que se alcance la estabilidad a largo plazo (2 años).
- Categoría 4: sospechoso. Los hallazgos no tienen la clásica apariencia de malignidad, pero son suficientemen-

te sospechosos para justificar la recomendación de realizar biopsia. La probabilidad de malignidad va del 3 al 94%. Dada este amplio rango de probabilidad, se subdivide a la categoría 4 en 3 subgrupos: 4A, 4B y 4C. Manejo: biopsia

- 4A se puede usar para un hallazgo que necesita intervención, pero con poca sospecha de malignidad. No se espera un hallazgo maligno y se recomienda seguimiento después de un diagnóstico histológico benigno. El rango de probabilidad de malignidad es > 2 % a ≤10
- 4B incluye lesiones con sospecha moderada de malignidad. Hallazgos en esta categoría justifican una cuidadosa correlación radiológica y patológica después de la biopsia. El seguimiento recomendado con un resultado benigno dependerá de la concordancia. El rango de probabilidad de malignidad es >10% a ≤ 50%.
- 4C incluye hallazgos que tienen una alta sospecha de malignidad pero que no son muy sugestivos de malignidad (categoría 5). El rango de probabilidad de malignidad es > 50 % a < 95 %. Es más probable que sea maligno que benigno

- Categoría 5: muy sugerente de malignidad. La probabilidad de malignidad es muy alta (≥ 95%). Manejo: Biopsia. Si su resultado no informa una neoplasia, se considera automáticamente discordante. La recomendación es repetir la biopsia (usualmente quirúrgica).
- Categoría 6: neoplasia maligna comprobada por biopsia. Esta categoría está reservada para exámenes realizados después de tener el diagnóstico histológico de malignidad.

Las reglamentaciones de la FDA sólo exigen que cada informe de estudios mamarios incluya el texto correspondiente a la categoría de evaluación general, no al código numérico. Las categorías son: "Incompleto: necesita evaluación adicional por imágenes", "Negativo", "Benigno" "Probablemente benigno", "Sospechoso", "Altamente indicativo de malignidad" y "Neoplasia conocida comprobada por biopsia".

Dicho esto, concluimos en la importancia de otorgarle una categoría a los estudios por imágenes en patología mamaria, dado que nos permitirán un correcto seguimiento y diagnóstico de lesiones.

CAPÍTULO 14

Resonancia magnética de mama: presente y futuro

Acha Agustina

Introducción

La RMN es uno de los métodos más fuertes y versátiles de imágenes complejas en la práctica médica. Permite evaluar imágenes en tres dimensiones con resolución espacial e información temporal.

Desde la década de los ochenta, ha sido una herramienta de gran utilidad en el estudio de numerosas partes de la anatomía humana, pero su uso en el diagnóstico mamario no fue hasta 1995 aproximadamente cuando quedó efectiva su utilidad en las pacientes de alto riesgo. Esto quedó estipulado, ya que era un grupo menor de mujeres con poco impacto económico.

El desarrollo de la RMN ha sido importante. Ahora, se reconoce como una modalidad de imagen más precisa para la detección del cáncer de mama, al ofrecer claridad en muchas situaciones clínicas en las que, por ejemplo, el tejido glandular denso no permite la detección adecuada con estudios morfológicos como mamografía y ecografía mamaria.

Ha resultado particularmente útil en la evaluación de la fase en la que se encuentra un cáncer diagnosticado mediante biopsia percutánea, en especial, carcinoma lobulillar invasivo y carcinoma *in situ*. Antes, no eran visualizados adecuadamente con técnicas convencionales y, por ende, no se podía evaluar correctamente la extensión de la enfermedad, así como la mama contralateral.

La especificidad de las imágenes en RM es muy buena, ya que los especialistas han aumentado su conocimiento en lo que se refiere a tiempos y secuencias. La biopsia y marcación guiada por RM con agujas ferromagnéticas permite la localización y biopsia de lesiones RM *"only"*.

La mayor detección de casos de cáncer de mama, sobre todo de aquellos tumores de mayor impacto biológico, ha llevado al desarrollo de protocolos abreviados en RM. Los protocolos abreviados tienen similar precisión en el diagnóstico que los protocolos estándar; esto ya fue demostrado en varias publicaciones.

La tecnología contemporánea, que será en un futuro cercano, ayudada con la inteligencia artificial, nos proporcionará lo que se ha buscado en 30 años de evolución médica: una fusión de la anatomía, fisiología y terapéutica en tiempo real para lograr un mejor entendimiento, más profundo e integrado, al servicio de un mejor tratamiento.

Requisitos para la realización de una RM de mama.

Métodos de adquisición

La RM es una técnica con múltiples parámetros que supone intercambios entre las características de la imagen como contraste, relación entre la señal y el ruido, visualización del campo y tiempo de barrido. Existen otros parámetros como la orientación (transaxial, sagital o coronal), el formato (uni o bilateral) y el uso de la supresión grasa. Cada una de estas variables tiene implicancias en la capacidad para detectar y caracterizar lesiones pequeñas.

Tal como ocurre con todas las aplicaciones de RM, la calidad de la imagen se verá afectada por la elección de los parámetros de adquisición, entre los que se incluye el campo de visión, la matriz de la imagen (que determina la resolución), los parámetros de tiempo y el número de los promedios de la señal.

Para las técnicas con contraste, se necesitan tiempos de barrido relativamente cortos para evaluar el curso del tiempo del realce de la señal después de inyectar el contraste. Para el cáncer de mama, el máximo realce aparece aproximadamente antes de los primeros dos minutos después del bolo intravenoso. En tanto, para evaluar adecuadamente la incorporación del contraste y el lavado de este, es necesario repetir la adquisición de la imagen cada minuto a intervalos menores durante los primeros minutos cuando el cambio de intensidad de la señal es más rápido. Para lograr imágenes de alta resolución espacial, se suelen utilizar imágenes tridimensionales de eco de gradiente rápido con supresión grasa.

Dos requisitos técnicos importantes para la realización de una RM de mama son la utilización de una bobina específica y la administración de un agente de contraste cuando se está buscando lesión en la glándula. Con la llegada de la inteligencia artificial y nuevos desarrollos en tecnología, en un futuro no muy lejano podremos prescindir del contraste para la detección.

Para el estudio de los implantes mamarios la secuencia de eco del *spin* rápido potenciada en T2 y la secuencia de *Silicone Only* (donde queda en evidencia sólo el implante mamario) serían suficiente para su evaluación.

Un concepto importante es que el estudio sin contraste no es eficaz para detectar cáncer de mama y que se necesitan resonantes de alto campo, 1 Tesla o más conocidos como "resonantes cerrados". No puede realizarse el estudio en resonantes de bajo campo, los cuales son llamados "resonadores abiertos".

Una exploración de RM puede generar cientos de imágenes. Un diagnóstico completo debe tener en cuenta la resolución espacial (detalles morfológicos) y temporal (relación de la lesión con el medio de contraste a través del tiempo).

La sustracción es un nivel de procesamiento que se utiliza para resaltar las características de la lesión realzada. Otra herramienta útil de post procesamiento es la proyección de máxima intensidad (MIP). Proporciona una representación tridimensional del volumen de la mama.

RM frente a la mamografía

La mamografía es un método que utiliza rayos x que se ha optimizado para la evaluación del tejido mamario y la detección del cáncer de mama.

Figura 1. MIP normal. Segmentaria

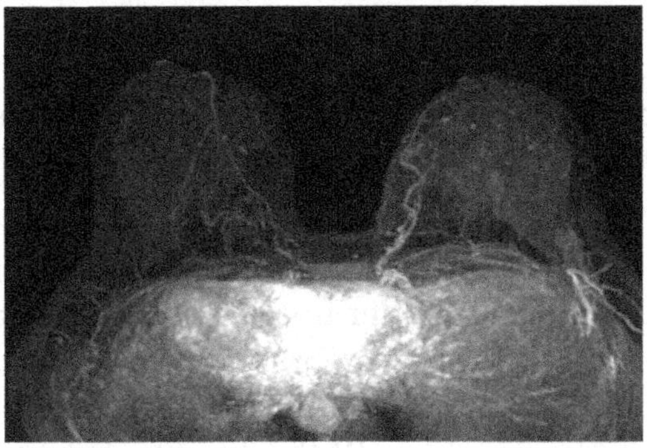

Figura 2. MIP captación no masa. Mama Izquierda (Carcinoma Lobulillar Invasor).

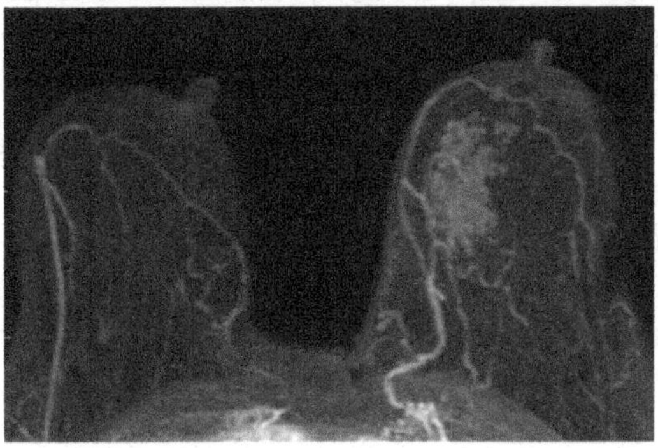

La señal de la RM se basa en principios físicos diferentes a los de la mamografía y refleja la densidad de los protones de agua en el tejido y sus interacciones magnéticas con las moléculas de su ambiente local. La señal de la RM se encuentra muy influenciada por las interacciones magnéticas que afectan lo rápido que los protones de agua pueden volver al equilibrio (proceso caracterizado por los tiempos de relajación T1 y T2) después de recibir la energía de radiofrecuencia (RF) de una fuente externa (bobina de RF). Las diferentes propiedades físicas de la mamografía y la RM confirman el alcance en la detección del cáncer de cada uno de los métodos.

Si definimos el screening como la identificación presuntiva de una enfermedad no reconocida en una población aparentemente sana, asintomática por un test de aplicación rápida y fácil para esa población "target", la RM, como se ha estado utilizando hasta ahora, es un test de screening lejano todavía.

Pero el cáncer de mama es considerado como el ideal de target para screening por ser el primer o segundo tumor (junto con el cáncer de pulmón) con mayor mortalidad de mujeres en el mundo. Es un importante problema en la salud con un adecuado periodo latente (*lead time*), en el cual un test de screening puede anticiparse al diagnóstico para mejorar los resultados de los individuos afectados.

En los años 70, un trial clínico randomizado demostró una disminución neta de la mortalidad utilizando la mamografía como método de screening, sin evaluar la eficacia del método. Sin embargo, el beneficio neto se reduce con sub y sobrediagnóstico.

El subdiagnóstico de cáncer se define como la falla en la detección de tumores biológicamente agresivos que, sin diagnóstico, disminuyen la esperanza de vida. Es la razón más grande por la que a pesar de tres décadas de screening mamográfico el cáncer de mama representa una de las mayores causas de muerte en las mujeres. En oposición el sobrediagnóstico, es el diagnóstico de tumores con un comportamiento clínico relativamente benigno que no comprometerían la vida del paciente, y en los esquemas actuales de tratamiento estarían sobretratados. Esto forma parte de la descalada actual en el tratamiento del cáncer de mama. Esto está relacionado con los diferentes perfiles de sensibilidad para cada método diagnóstico.

La mamografía ha demostrado un perfil de sensibilidad elevado para tumores con comportamiento biológico menos agresivos, crecimientos más lentos y reacciones desmoplasicas (espículas) con subrogación genética tipo luminales. La RMN, por otra parte, tiene un perfil de sensibilidad elevado para tumores de alto grado muchas veces con un aspecto morfológico benigno y subrogación genética de tumores agresivos tipo HER o triples negativos.

La visualización con RMN de carcinoma ductal nos "habla" de angiogénesis periductal y la movilización del gadolinio al espacio intraductal por aumento de la actividad biomarcadora de la enzima proteasa, un marcador indirecto de alta actividad biológica.

Con el conocimiento de la importancia en el valor biológico de este precursor, el hecho de que la RMN se mantenga negativa en aproximadamente 20 % de las pacientes con mamografías con calcificaciones explica el perfil de sensibilidad elevado para los CDIS de alto grado. Sería erróneo hablar de falso negativo de la RMN, ya que evitaría, en todo caso, el diagnóstico de carcinomas *in situ* de bajo grado ayudando a evitar el sobrediagnóstico.

Recientemente, un trabajo estadístico publicado en el "Medical Cancer Journal" de la American Cancer Society, informó que la incidencia de cáncer de mama está en aumento, lo que demostraría una falencia en los sistemas de testeo. Esto se debería ajustar a necesidades individuales.

Resonancia magnética abreviada

Con el aumento en la disponibilidad de la RMN y mayor amplitud en las indicaciones, se desarrolló el concepto de RMN abreviada (AB-RMN)

El principio de la AB-RMN es un diseño de foco con protocolos target a medida para responder una respuesta clínica simple y específica: presencia o ausencia de cáncer. La idea subyacente es una versión enfocada de RMN al frente de la cadena de estudios diagnósticos.

Así como se reducen mucho los tiempos de adquisición y el tiempo del paciente en el equipo, también se reduce el tiempo de lectura médica.

Existen una cantidad importante de estudios sobre RMN abreviada ya publicados concluyendo en el diagnóstico equivalencia de la AB-RMN versus el protocolo full. El grupo cooperativo ECOG/ARIN realizó un trial clínico prospectivo, randomizado, multiinstitucional, donde investigaron AB-RMN versus tomosíntesis en pacientes con mamas densas. Los resultados para la detección de cáncer fueron tres veces superiores para la AB-RMN al encontrarse tumores de menor tamaño y con axila negativa

Las imágenes individuales de la sustracción con contraste se fusionan en una imagen simple 3D, que se conoce como proyección de máxima intensidad (MIP).

Mientras se reportan protocolos con una duración de entre 20 y 60 minutos, el protocolo abreviado se adquiere en 8 min aproximadamente. Nuestro protocolo abreviado lo realizamos hace aproximadamente 7 años en un equipo de 1,5 T, empleando tecnología básica de RM.

La primera imagen para mirar es el MIP. Si es positivo o cuestionable, la secuencia sustraída con contraste se despliega para detectar y caracterizar realces masa o no masa, y, eventualmente, su información cinética.

En radiólogos experimentados, lleva unos segundos establecer la ausencia de cáncer ante un MIP negativo. Se debe tener en cuenta que es una herramienta que, además de poseer una sensibilidad elevada para la detección de tumores, sobre todo de elevado valor biológico y con muy buena especificidad, posee una gran fortaleza, que es un elevado VPN (98 %).

Un protocolo mínimo de RMN para detección de cáncer debería ser un estudio morfológico bilateral, con la utilización de al menos una secuencia no realzada de alto contraste (ponderada en T2 FSE / TSE con o sin saturación grasa, STIR o SPIR) seguido de una secuencia 2D o 3D GE ponderada en T1 dinámica y bilateral, con o sin saturación grasa). Para aumentar la especificidad, pueden agregarse secuencia de difusión. Son esenciales imágenes de alta calidad.

Figura 3. Secuencias protocolo abreviado.

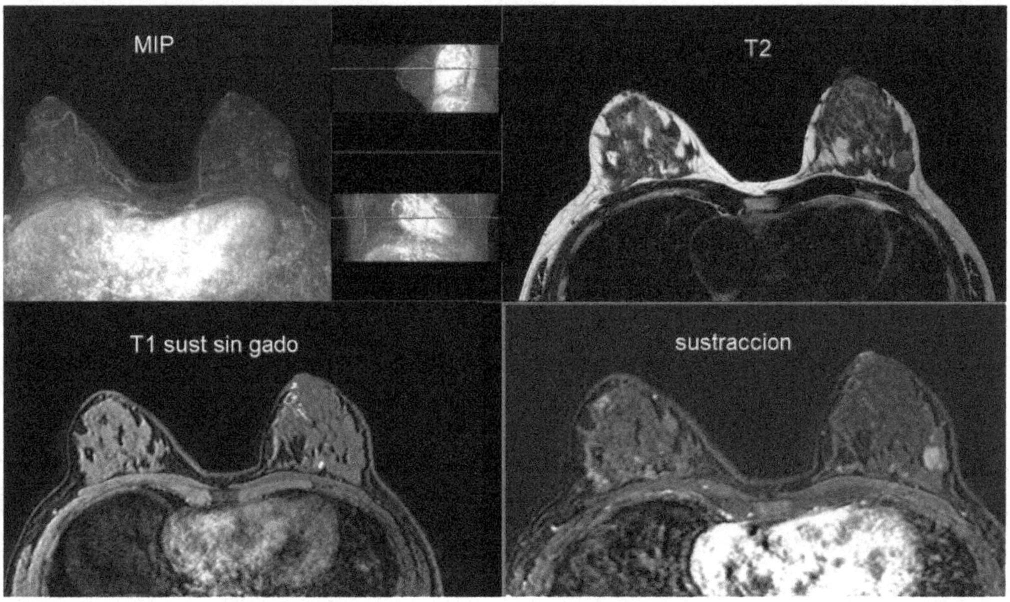

El reporte debe efectuarse con el sistema BIRADS creado en los años 80 con el fin de optimizar y estandarizar el reporte y mejorar la comunicación con los colegas.

En la práctica clínica, la guía para obtener un informe correcto de RMN debe incluir seis ítems: información clínica y parámetros de adquisición, breve descripción de la composición de la mama, hallazgos, comparación con estudios previos examinados, evaluación con categoría BIRADS, y manejo o comentario. Debe considerarse la información de todas las modalidades de imágenes disponibles para efectuar un informe unificado.

Indicaciones de RMN

1. Pacientes de alto riesgo (mayor del 20%),
2. Estadificación prequirúrgica.Locoregional y evaluación de la mama contralateral.
3. Carcinoma oculto.
4. Evaluación de la respuesta al tratamiento neoadyuvante.
5. Solución de problemas.
6. Estudio de asimetrías mamarias.
7. Secreción hemática por pezón.
8. Evaluación de implantes mamarios.

Pacientes de alto riesgo

Calcular el riesgo de vida individual para cada mujer es la clave y existen numerosos factores que colocan a la mujer en un riesgo aumentado, incluyendo la historia familiar, la densidad mamaria, factores socioambientales y mutaciones genéticas. Otros factores como antecedentes de irradiación en el tórax, neoplasia lobulillar e historia personal de cáncer de mama pueden también colocar a la mujer en una situación de riesgo aumentado. Varios modelos estadísticos han sido desarrollados para estimar el riesgo de desarrollar un cáncer de mama y la probabilidad de portar una mutación genética.

La definición de alto riesgo varía entre las diferentes organizaciones, pero un riesgo de vida de desarrollar cáncer igual o superior al 20 % es considerado alto riesgo y habilita un screening personalizado. Ya está demostrado que la RMN aumenta la detección de cáncer en pacientes de alto riesgo y es más sensible en estos casos que la mamografía y el ultrasonido, con una detección adicional de 8 a 13 por 1000 cánceres. Un estudio reciente en pacientes BRCA mutadas y riesgo de vida superior al 20 % demostró una sensibilidad para la detección de cáncer del 90 %, usando RMN versus 37,5 % mediante utilización de mamografía y ultrasonido. Un trial multicéntrico prospectivo de los Países Bajos demostró una sensibilidad superior de la RMN versus la mamografía que fue mayor en la primera ronda (93 % vs. 20 %) y se mantenía en las rondas subsiguientes (77 % vs. 29 %).

El impacto específico de la RMN en la mortalidad es difícil de evaluar, pero dado que detecta tumores de menor tamaño, frecuentemente con axila negativa (diámetro medio 9 mm vs. 17mm), (11% vs. 63%) sugiere un potencial para mejorar la supervivencia. Además, el complemento con RMN disminuye el cáncer de intervalo en un 50%.

El screening con RMN tiene el potencial de volverse más costo efectivo con el tiempo. El beneficio de complementar la RMN en pacientes jóvenes de alto riesgo, con métodos de imágenes adicionales, es bajo.

Las investigaciones han demostrado que la mamografía suma una pequeña cantidad en la detección en los pacientes BRCA 1 por debajo de los 40 años si la RMN se utiliza regularmente. La ecografía proporciona un pequeño o ningún incremento y puede reducir la especificidad por arriba del 6 %.

Las portadoras BRCA1 suelen presentar tumores de alto grado y triple negativo, con comportamiento relativamente benigno en sus características morfológicas, que pueden detectarse con RMN. Estas pacientes también son propensas al desarrollo de tumores benignos.

Las mujeres con historia personal de cáncer de mama tienen un riesgo aumentado tanto de recurrencia local como de un nuevo tumor. La recurrencia local puede incrementar el riesgo de metástasis a distancia o las muertes relacionadas con el cáncer de mama. Estudios previos han demostrado que la detección temprana de segundos tumores puede disminuir la tasa de mortalidad en estas pacientes.

Las guías internacionales recomiendan la mamografía anual como única técnica de vigilancia (ASCO, NCCN, ESMO), pero es una técnica menos sensible en el posquirúrgico debido a los cambios postratamiento (cicatriz quirúrgica, necrosis grasa). Además, la sensibilidad de la mamografía para la detección de cáncer es menor en este grupo de pacientes que en pacientes sin historia personal de cáncer de mama (65,4 % vs. 76,5 %) y es menor en los primeros 5 años después del tratamiento. Adicionalmente, pacientes con subtipos moleculares de peor pronóstico como triple negativo o tumores con sobreexpresión HER-2 tienen una mayor tasa de recurrencia y metástasis a distancia durante los primeros 5 años.

Estos factores (muy baja sensibilidad para la detección de recurrencia e, incluso, menos aún durante los primeros cinco años en los cuales recurren los tumores más agresivos) hacen de la mamografía una técnica deficiente para estas pacientes.

Las técnicas morfológicas (mamografía, US, tomosíntesis) parecen incapaces en prevenir el subdiagnóstico de cánceres relevantes en pacientes con historia previa de cáncer. Las imágenes funcionales (MRI y mamografía contrastada) no se encuentran limitadas por cicatrices o densidad glandular; por lo tanto, muestran un incremento en la detección de cáncer y una disminución del cáncer de intervalo comparado con los métodos morfológicos. Las guías nacionales e internacionales no recomiendan el uso de la MRI en este grupo de pacientes, basándose en que no alcanzan los criterios de alto riesgo (= 20-25 % riesgo de por vida), pero este hecho está cambiando debido a varias publicaciones que demuestran cómo mujeres jóvenes con mamas densas y con tumores biológicamente agresivos (tratadas con cirugía conservadora) tienen criterios para ser vigiladas con RMI sin hallar diferencias en recidivas ni valor predictivo positivo cuando se comparan con pacientes de alto riesgo.

Por todo esto, las imágenes de RMN deben ser de muy buena calidad.

Estadificación prequirúrgica

Las imágenes preoperatorias son esenciales para determinar la extensión de la enfermedad y poder planear adecuadamente un tratamiento quirúrgico. La utilización de la RMN de forma rutinaria para todas las pacientes con diagnóstico de cáncer sigue siendo controvertido y genera mucho debate y poco consenso.

Los defensores se basan en la evidencia establecida de la sensibilidad de la RMN para detectar enfermedad adicional, lo que permite una planificación quirúrgica más adecuada. Quienes se oponen, se basan en las faltas de evidencia clínica sobre los beneficios y plantean el aumento en el número de mastectomías.

Figura 4. Paciente de alto riesgo. AP. CDI. Mamografía BIRADS 1. RMI BIRADS 4.

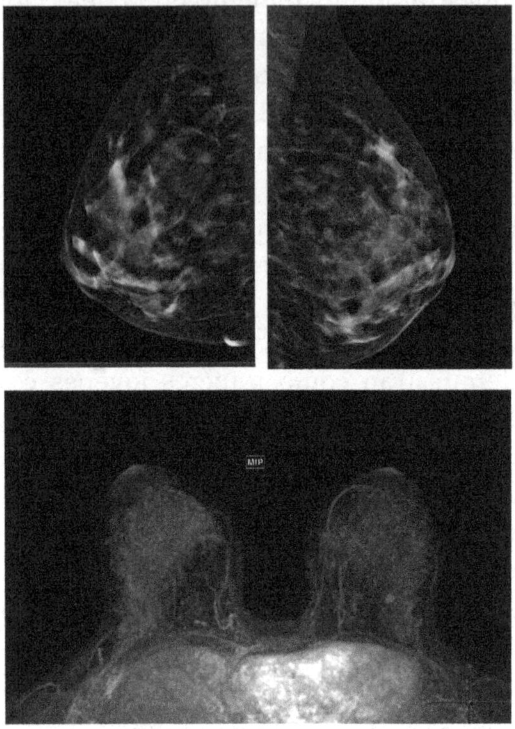

Las pautas son heterogéneas: desde indicaciones definidas pero limitadas hasta recomendaciones en contra. A pesar de esto, la RMN con contraste mejora la evaluación de la extensión del cáncer, especialmente en las mujeres con diagnóstico de carcinoma lobulillar, carcinoma ductal *in situ* (CDIS) y pacientes con mamas densas.

Las microcalcificaciones radiológicas son un signo indirecto de necrosis tumoral, sin tener expresión en el examen morfológico la enfermedad biológicamente activa.

La visualización en RMN de realce no masa con patrón interno en anillo agrupado es característico de CDIS de alto grado. El CDIS puro se caracteriza por manifestarse con imágenes específicas.

Figura 5. MI Área de realce no masa con patrón interno en anillo agrupado. BIRADS 5. CDIS de alto grado.

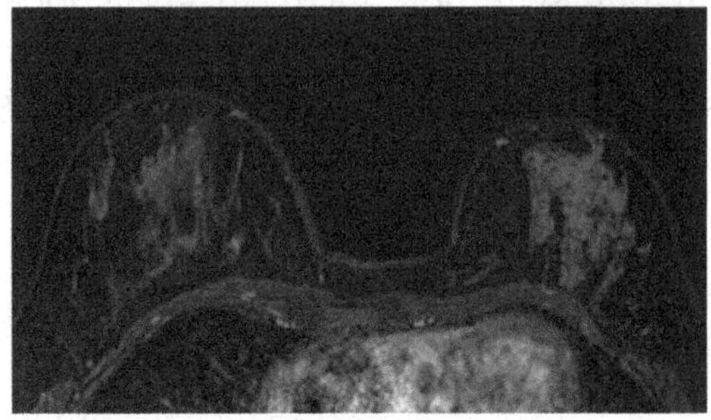

Si bien el rol de la RMI en la estadificación local del CDIS puro todavía es motivo de debate, a pesar de que las imágenes convencionales son inconclusas en el planeamiento terapéutico, la RM muestra una alta sensibilidad en la detección del CDIS puro (no calcificado) de mediano y alto grado.

Figura 6. Secreción hemática por pezón. RMN: área de captación no masa segmentaria BIRADS 4. Mamografía: BIRADS 1. CDIS de alto grado.

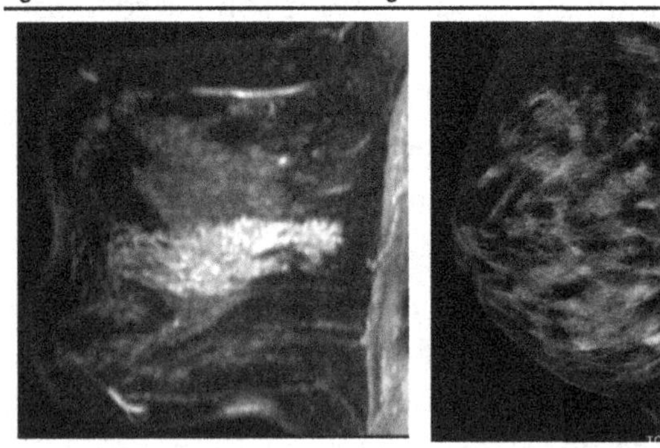

Si bien la mamografía contrastada es comparable en exactitud a la RMN para evaluar la extensión de la enfermedad en pacientes jóvenes para la invasión intraductal y la evaluación del compromiso del músculo pectoral, la RMN sigue siendo el método de elección.

En el estudio observacional, multicéntrico, internacional, prospectivo y MIPA se concluyó que la RMI se asoció con un 11 % más de mastectomías y una reducción del 3 % en la tasa de recidivas. Un sesgo del estudio es que muchas mujeres ya habían tomado la decisión de realizarse una mastectomía al momento de participar.

La RMN aporta datos de relevancia para el planeamiento quirúrgico como la invasión del complejo areola pezón, la extensión de enfermedad (a veces sobreestimado), el compromiso del plano posterior, la presencia de edema (como índice indirecto de mal pronóstico) y la evaluación de la mama contralateral.

Figura 7. Evaluación de la mama contralateral. MD, CDI. MI, CDI.

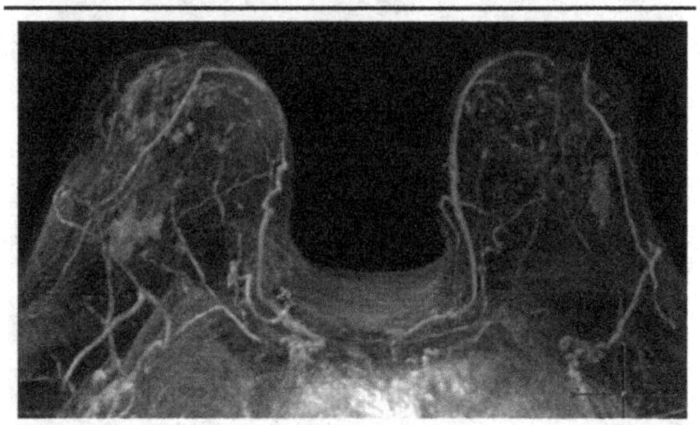

Solución de problemas

Este es un tópico donde la RMI juega un papel muy interesante.

Ante la incapacidad de los métodos morfológicos, en muchas situaciones, de no poder dar una respuesta concluyente y evitar controles semestrales durante 2 años o más (Birads 3), la RMN presenta una fortaleza muy importante además de su elevada sensibilidad, un valor predictivo negativo (VPN) del 98 %, aportando seguridad ante la ausencia o presencia de hallazgos.

Esto es aplicable a las asimetrías mamarias y hallazgos no concluyentes o dispares entre la mamografía y el ultrasonido.

Figura 8. Mamografía. Asimetría focal MD. CSE. Figura 9 RMI. Realce nodular, BIRADS 4.

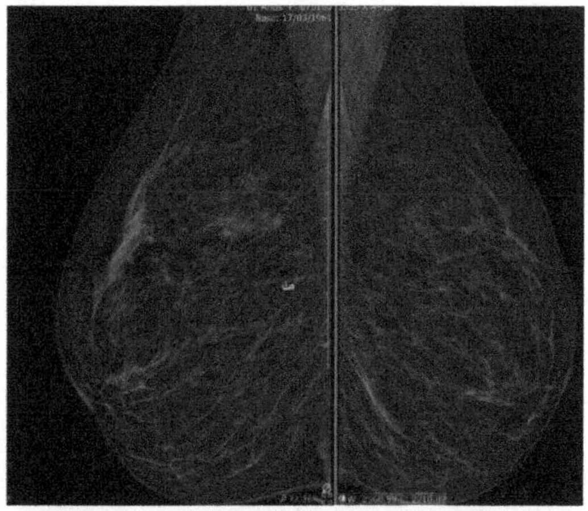

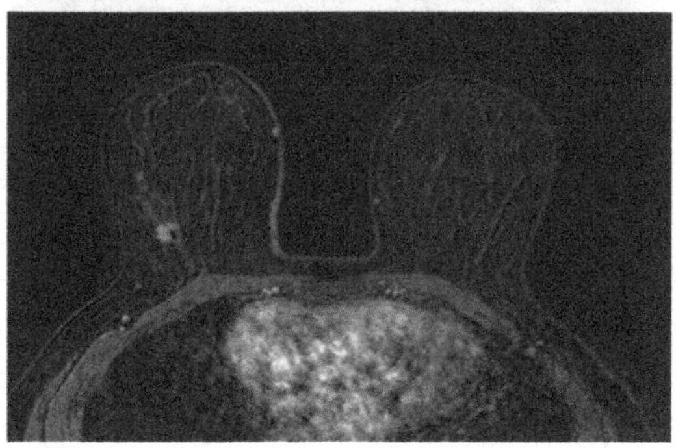

Evaluación de respuesta a la neoadyuvancia

Evalúa el tamaño tumoral y sitios adicionales de lesión, compromiso de la pared torácica y compromiso de ganglios axilares y de cadena mamaria interna, así como la evaluación de la mama contralateral.

Es importante efectuar la biopsia de todas las lesiones relevantes (siempre que se pueda, bajo guía ecográfica corroborado con "*second look*") y colocar clips metálicos en los lechos de biopsia.

Siempre debe realizarse una RMN preoperatoria para poder comparar con la respuesta posterior. La RMI intermedia en la mitad del tratamiento de quimioterapia es opcional. Los criterios de respuesta radiológicas incluyen criterios cuantitativos, cualitativos y morfológicos. Cualquier realce persistente es considerado enfermedad residual.

Tabla 1. Criterio de respuesta radiológica.

Evaluación RMI	Criterios de respuesta cuantitativa
Respuesta parcial mayor	> 50 % de cambios
Respuesta parcial menor	< 50 % de cambios
Sin respuesta	Sin cambios
Respuesta completa	Sin realce
Progresión de enfermedad	Incremento en 20 % de enfermedad.

La respuesta radiológica por RMI se describe como concéntrica o fragmentada. En el caso de microcalcificaciones radiológicas, estas pueden persistir en una mamografía con respuesta radiológica completa (pCR) en la RMI, como signo indirecto de necrosis tumoral.

Existen factores que influyen en la precisión, como ser:

1) Tipo de lesión vista en la RMN basal: lesión masa, no masa, multicéntrica, multifocal, realce de fondo elevado, componente in situ

2) Subtipo tumoral: donde las tasas de respuesta varían según el subtipo tumoral. Luminales: 8 %; HR + HER2 /Triple positivo 30-40%; HR-HER2+ 55-70%, HR -/HER 2- Triple negativo mayor a 31 %

3) Definición de pCR.

4) Tipo de tratamiento.

La secuencia de difusión y su valor cuantitativo ADC (mide densidad celular) es de utilidad en la evaluación de la respuesta a la quimioterapia, ya que cambios en el ADC pueden encontrarse luego del primer ciclo de NAC con aumentos más pronunciados luego del segundo ciclo.

Figura 10. Respuesta parcial fragmentada a la quimioterapia.

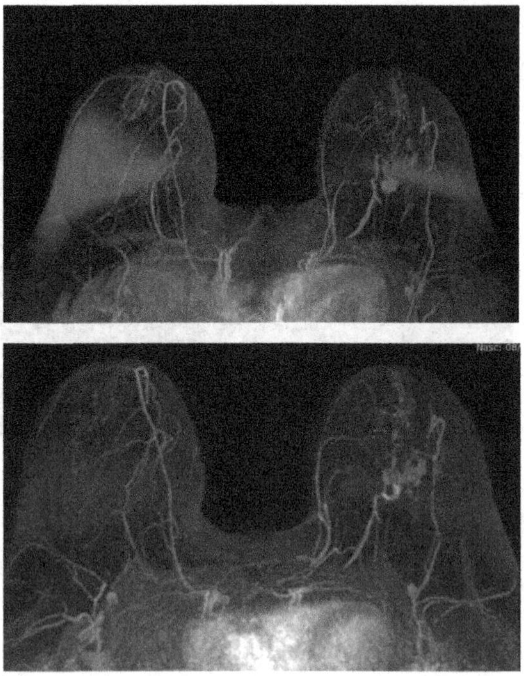

La difusión es un biomarcador sensible capaz de predecir cambios celulares tempranos en los tratamientos tumorales que precede a los cambios morfológicos debido las propiedades funcionales de los tejidos (celularidad en la difusión). Son cambios que se manifiestan antes que los cambios estructurales (diámetro y volumen)

Algunas características tumorales se encuentran asociadas con tasas más altas de pCR alto: grado tumoral, elevado índice mitótico, presencia de necrosis tumoral, infiltrados linfocíticos peritumorales, tumores triple negativos y tumores HER 2 tratados con terapias anti HER target.

El radiólogo debe dar respuestas concretas al cirujano como:

1) ¿Es posible conservar la mama?

2) Marcar con clip todas las lesiones relevantes.

3) Información detallada (mapa tumoral) pre y postratamiento.

La información detallada en la RM también es de mucha relevancia para el patólogo: el detalle del tamaño, extensión, puntos de referencia anatómicos (pezón, músculo pectoral, piel), evaluación de ganglios axilares marcados o no, información de la respuesta con los clips colocados en la zona a estudiar y la correlación radiológica-anatómica con el espécimen final.

Existen en curso varios trials que plantean la descalada del tratamiento quirúrgico en pacientes con respuesta pCR, con ablación target del tumor. Se utilizan biopsias aspirativas en manos de médicos experimentados y colocación de clips en el lecho de biopsia.

Algunos puntos son importantes de remarcar: la evaluación de la respuesta y seguimiento debe ser realizada con RM, y debe tenerse en cuenta factores que influyen en la precisión de la RMI a fin de evaluar qué pacientes se benefician más con una biopsia aspirativa donde la colaboración entre radiólogos, cirujanos y patólogos es el único camino.

Secreción hemática por pezón

Es la secreción menos frecuente, pero es la que registra mayor importancia clínica. Más aun cuando se encuentra asociada a otros hallazgos como masa palpable, inversión del pezón o secreción uniporo.

La causa más frecuente de derrame es el papiloma benigno. el carcinoma ductal *in situ* es el causante del 10% de los derrames hemáticos uniporos por pezón y algunas series refieren hasta un 48 % en papilomas malignos.

En muchos casos, los métodos de mamografía y ecografía mamaria resultan normales o muestran hallazgos tipo punta de iceberg, siendo la RM (abreviada: estudio funcional. T2 y scan dinámico, MIP) el método que permite la detección de la patología o la evaluación correcta de la extensión de la enfermedad.

La galactografía es un método en desuso además de no dar información posterior al *stop* del contraste.

El hallazgo más comúnmente encontrado en la RMI es el realce de tipo no masa con su correlato ecográfico en patrón ductal acentuado.

La combinación de distribución segmentaria con patrón interno en anillo agrupado muestra el VPP más alto para malignidad. Si la RMI es negativa en estas pacientes, el seguimiento es una alternativa segura dado su elevado VPN, 98 %.

Debido a diferentes publicaciones y nuestra experiencia, sugerimos sistematizar el estudio de la secreción hemática con RMI como primer método de estudio seguida de ecografía de" *second look*" para eventual biopsia bajo este método.

Figura 11
A. RMN, MIP. Secreción hemática pezón derecho: área de realce no masa.
B. Ecografía. patrón ductal acentuado.

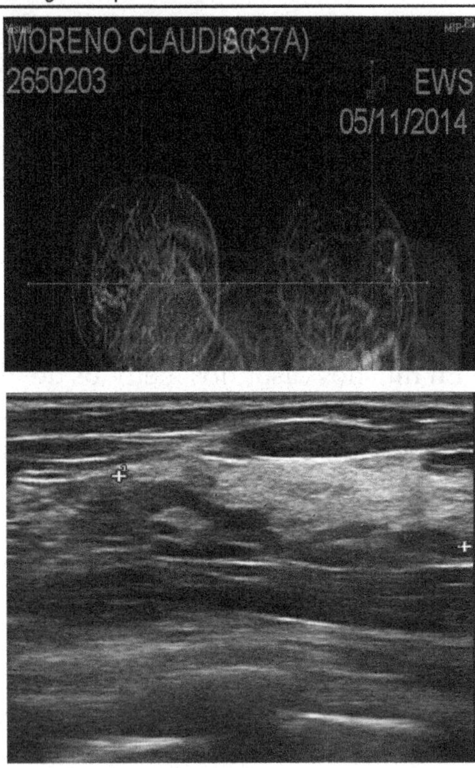

El futuro

El potencial predictivo y pronóstico de la RMN está muy bien descrito en un trabajo realizado por el grupo del Dr. Sardanelli.

La RMI predictiva y pronóstica es una aplicación emergente paralela a sus indicaciones tradicionales. MRI (P2-bMRI) tiene el objetivo general es proveer de biomarcadores predictivos y pronósticos con el fin de apoyar tratamientos personalizados para el cáncer de mama, y, en un futuro no muy lejano poder efectuar la subrogación genotípica a través de las imágenes para evitar la biopsia diagnóstica.

En pacientes con diagnóstico de cáncer de mama invasivo en estadios tempranos luego de la cirugía conservadora el tratamiento estándar, se incluye la radioterapia, que disminuye el riesgo de recurrencia local.

El trial clínico PROSPECT utiliza la RMN de mama preoperatoria en combinación con las características anatomopatológicas del tumor para, prospectivamente, identificar mujeres que pueden evitar la radioterapia, debido al bajo riesgo de recurrencia local. En el trabajo PROSPECT, la RMN de mama preoperatoria en pacientes seleccionados identifica 11 % de lesiones ocultas. En 5 años de seguimiento, la recurrencia de tumores invasivos fue muy baja.

Esto sugiere que la recurrencia local puede deberse a tumores ocultos detectados por la RMN preoperatoria por lo que la radioterapia puede omitirse con seguridad. PROSPECT es un trabajo prospectivo de un solo brazo de estudio con criterios de inclusión: no menos de 50 años de edad, realce de fondo en RMN nulo o mínimo, cáncer unifocal pT1 N0, no triples negativos.

El campo de la inteligencia artificial también resulta prometedor para poder lograr diagnósticos más personalizados que conlleven a tratamientos con el mismo fin y mejores resultados.

Como médicos dedicados a la prevención, diagnóstico y tratamiento del cáncer de mama, nuestros objetivos deberían ser la detección de tumores pequeños con axila negativa para focalizar la detección en los tumores biológicamente más agresivos y disminuir a 0 % el cáncer de intervalo. Se debe poner el foco en los métodos funcionales, entendiendo que tanto el diagnóstico como el tratamiento es personalizado, por lo que no entran todos en los mismos zapatos.

Tabla 2. Criterios semánticos de la RM mamaria predictiva/pronóstica.
De: el potencial de la resonancia mangética de mama predictiva y pronóstica (P2-bMR1)

Criterio	Adquisición	Evaluación	Correlación fisiopatológica	Valor predictivo/pronóstico		Referencia
				Comentario	Estadísticas	
Cantidad de tejido fibrograndular	DCE, T2W1	Visual (Clases del American College of Radiology de la "a" a la "d") o automatizada	Tejido fibrograndular, matriz estromal, tejido conjuntivo denso, colágeno, elastina lobulillos y conductos	Uno de los biomarcadores independientes más potentes de la indicencia del cáncer de mama. El valor pronóstico está probado solo para la mamografía. Se espera un efecto similar para la resonancia magnética	Riesgo relativo (% cantidad de tejido fibroglandular en mamogramas para las cuatro clases: a) 1,79 (< 25%) b) 2,11 (25-50%) c) 2,92 (50-75%) d) 4,64 (> 75%)	43, 44, 45
Antecedentes de realce parenquimatoso	DCE	Visual (primer escaneo dinámico) o automatizado	Perfusión tisular por estimulación hormonal y actividad proliferativa	Para mujeres de alto riesgo correlación positiva con la indicencia de BC. Sin asociación entre mujeres con riesgo medio	Realce parenquimatoso de fondo de alto riesgo y al menos leve: razón deprobabilidad 2,1	46, 47, 48 49
Signo de buque adyacente	DCE	Visual	Hipervascularización Neoangiogénesis	La presencia de signos de vasos adyacentes indica cáncer invasivo. Es menos común en CDIS	¿Cáncer invasivo o CDIS? DOR 2,7; especificidad 72,6%	50, 51
Destrucción de la línea del pezón	DCE	Visual (Fig. 3)	Invasión del completo areolapezón	La "destrucción de la línea del pezón" está asociada con el cáncer de mama con ganglios positivos	¿Es probable que este cáncer muestre metástasis en los ganglios linfáticos? DOR2,5; especificidad 88,5%	52, 53
Edema	T2WI	Visual (Fig. 6) Perifocal Prepectoral Subcutánea Difusa	Cambios en el hábitat del tumor Efectos de las citoquinas Permeabilidad de los vasos. Diseminación linfovascular. Dificultades: verifique dos veces con el historial del paciente; renal de origen cardíaco (posible edema difuso bilateral de origen no neoplásico); relacionados con el tratamiento (cirugía, radioterapia)	La presencia de "edema unilateral difuso" es un fuerte predictor de cáncer de mama de alto grado y con ganglios positivos	¿Es probable que este cáncer muestre metástasis en los ganglios linfáticos? Especificidad 94,9%; DOR 2,6 ¿Este cáncer es de alto grado (G3) o no (G1 o G2)? Especificidad 95,5%; DOR 2,4	39, 52, 54, 55, 56, 57
				El edema perifocal también es un predictor independiente de recurrencia de la enfermedad.	¿Es probable que este paciente desarrolle recurrencia de la enfermedad? Razón de riesgo 2,48	
Tipo de lesión	DCE	Visual deacuerdo con los informes de imágenes mamarias y los descriptores del sistema de datos; masivo, no masivo o "mixto" (masivo y no masivo)	Desconocido	Los cánceres que revelan realce tanto masivo como no masivo (mixto) se asociacian mas a menudo con invasión linfovascular (en comparación con masa o no masa)	¿Este cáncer está asociado con la invasión linfobascular? DOR 2,4; especificidad 85,7%	58

				Los cánceres que revelan un realce similar a una masa tienen más probabilidades de ser HER2 positivos (en comparación conlos no masivos y mixtos	¿Este cáncer es HER2 positivo? DOR 2,7; especificidad 85,7%	
				Es más probable que los cánceres ductales invasivos no masivos sean de bajo grado (en comparación con los masivos y mixtos)	¿Este cáncer ductal invasivo es de bajo grado (G1) o no (G2 o G3)? DO 9,3; especificidad 85,3%	59
signo de necrosis	T2WI	Visual: lesión hipointensa con centro hiperintenso	Necrosis central colicuativa (líquida)	La presencia de signos de necrosis indica cánceres invasivos de alto grado	¿Este cáncer es de alto grado (G3) o no (G1 o G2)? Especificidad 94,3%; DOR 3,7	60
engrosamiento de la piel	T1WI no mejorado	Visual	Propagación tumoral subcutánea, tumor inflamatorio	La presencia de engrosamiento de la piel indica cánceres invasivos de alto grado. Es menos común en los cánceres G1 y G2. La presencia de engrosamiento de la piel también es un fuerte predictor de metástasis en los ganglios linfáticos.	¿Es probable que este cáncer muestre metástasis en los ganglios linfáticos? DO 5,9; especificidad 94,5%	52, 53
Signo de borde	DCE	Visual	Alta densidad de microvasos en la zona periférica del tumor vital. Tejidos conectivos, fibrosis y/o necrosis en la parte central del centro tumoral	La presencia del signo del borde se asocia con un mayor riesgo de metástasis en los ganglios linfáticos y cáncer de alto grado	¿Es probable que este cáncer muestre metástasis en los ganglios linfátivos? DOR 2,7; espeecificidad 57,1% ¿Es este cáncer de alto grado (G3) o no (G1 o G2)? DO 6,1; especificidad 57,5%	61
Intensidad de la señal	T2WI	Visual (Fig. 7): en comparación con el parénquima de la glándula mamaria no afectada: hipointenso, isointenso o hiperintenso	Contenido de agua de la lesión	La hiperintensidad en T2WI se asocia con Ki-67 elevado y aumento de la proliferación celular	¿Es probable que este cáncer muestre actividad proliferativa alta (Ki-67 ≥ 14%) o baja (Ki-67 < 14)? DOR2,2; especificidad 59,8%	62
Lavado	DCE	Visual, región de interés o asistida por computadora	Hipervascularización Neoangiogénesis Derivaciones arteriovenosas (vascularización anárquica)	Una alta tasa de lavado (> 40% se asocia con un mayor riesgo de metástasis metacrónica	¿Es probable que este paciente desarrolle metástasis metacrónica? Sensibilidad 100% valor predictivo negativo 100%	63, 64

Bibliografía

- Baxter GC, Selamoglu A, Mackay JW, Bond S, Gray E, Gilbert FJ. 2021 . A meta-analysis comparing the diagnosis performance of abbreviated MRI and full diagnostic protocol in breast cancer. Clin. Radiolo. 76:154 e 23-154 e32.
- Bruce Mnn, Allison Rose, Janemary Hughes.et al. 2002. Primary results of ANZ 1002: Post-operative radiotherapy omission in selected patients with early breast cancer trial (PROSPECT) following pre-operative breast MRI. J. of Clinicl Oncology. Vol 40.
- C.K. kuhl. 2019. Abreviated magnetic Resonance Imaging (MRI) for Breast Cancer Screening: Rationale, Concept and Transfer to Clinical Practice. Kuhl CK, Strobel KAnnu.Rev.Med. 70:501-19
- Daniaux M, Gruber L, De Zordo T, Geiger-Gritsch S, Amort B, Baltzer PAT et al. Preoperative staging by multimodal imaging in newly diagnosed breast cancer: Diagnostic performance of contrat-enhanced spectral mammography compared to conventional mammography, ultrasound and MRI. Eur. J. Radiol. 2023 Jun; 163:110838.doi:10.1016/j.ejrad.2023.110838

- Esserman LJ ; WISDOM Study and Athena Investigators.2017. The WISDOM Study: breaking the deadlock in the breast cancer screening debate. NPJ Breast Cancer. 3:34.
- KOO HR, Song IC, et.al. 2012. Correlation of perfusión parameters on Dynamic contrast-enhaced MRI with prognostic factors and subtypes of breast cancer. Magn.Reson. Imag. 36 (1): 145-51.
- Kuhl CK, Comstock C et.al,2017. Abbreviated breast MRI for screening women with dense breast: the ES 1141 trial. Br. J. Radiol.
- Kuhl CK, Schrading S, Bieling HB, et.al.2007. MRI for diagnosis of pure ductal carcinoma in situ: a prospective observational study. Lancet 370:485-92.
- Kuhl CK, Strobel K, Bieling H, et.al.2017. Supplemental breast MR imaging screening of women with average risk of breast cancer. Radiology 283:361-70.
- Kuhl CK. 2009. Why do purely intraductal cancers enhanceon breast MR image? Radiology 253: 281-283.
- Magnetic resonance imaging of the breast: recomendation from the EUSOMA working group. Sardanelli F, Boetes C, Borisch B, Decker T, Federico M, Gilbert Fj, Helbich T, Heywang-Kobrunner SH, kaiser WA, Kerin MJ, Mansel RE, Marotti L, Martinich L, Mauriac L, Meijers-Heijboer H, aoarecchia R, Panizza P, Ponti A, Purushotham AD, Regitnig P, Del Turco MR, Thibault F, Wilson R. Eur. J. Cancer. 2010 May;46(8):1296-316.
- Mango VL, Morris EA, David Dershaw D, et. Al.2015. Abbreviated protocol for breast MRI: Are múltiple secuences needed for cancer detection? Eur. J. Radiolo. 84: 65-70.
- Marije F Bakker, Stephanie V de Lange, Ritse M. Mann et al.2019. Supplemental MRI screening for women with extremely dense breast tissue. N. J. Engl. of Med. 381: 2091-2102.
- NHarvey SC, Di Carlo PA, Lee B, et al. 2016. An abbreviated protocol for high-risk screening breast MRI saves time and resources. J. Am.Coll.Radiol.13:374-80
- phenotypes of familiar breast cancer. Radiology 246:58-70.
- Raskha EA, Reis-Filho JS , Baehner f. 2010. Breast-cancer prognostic classification in the molecular era: the role of the histological grade. Breast Cancer Res. 12:207-19.
- RM de Mama.2010. Morris y Liberman. Editorial Marban.
- Sardanelli F, Podo F, Santoro F, et al. 2011. Multicenter survillance of women at high genetic breast cancer risk using mammography, ultrasonography, and contrast enhace magnetic resonance imaging (the High Breast Cancer Risk Italian 1 Study): final result. Invest. Radiol. 46: 94-105.
- Sardanelli F, Trimboli RM, Houssami N et al. 2022. Magnetic resonance imaging before breast cancer surgery: resulto f an observational multicenter international prospetive análisis (MIPA) . eur Radiol 32: 1611-1623. https://doi-org.bcsp.idm.oclc.org/10.1007/s00330-021-08240-x
- Tabar L, Tony Chen HH, Amy Yen MF, et al. 2004. Mammographic tumor features can predict long-term outcomes reliably in women with 1-14 mm invasive breast carcinoma. Cancer 101: 1745-59.
- Warner E, Plewes DB, Hill KA, et.al.2004. Sourveillance of BRCA1 and BRACA2 mutation carries with magnetic resonance imaging, ultrasound, mammography and clinical breast examination. JAMA 292:1317-25
- WHO (World Health Organ). Cancer: early diagnosis and screening. http//www.who.int/cancer/prevention/diagnosis-screening/screening/en/. Accessed June 11,2018.

CAPÍTULO 15

Radiómica en mastología

Colombo Julia - Acha Agustina

Introducción

La inteligencia artificial es un concepto que, como tal, fue desarrollado en 1950 por Alan Turing, un notable matemático del siglo XX. De a poco, el uso de la inteligencia artificial se fue extendiendo a distintos campos y llegó a utilizarse en numerosas situaciones de la vida diaria de las personas, muchas veces sin que nos diéramos cuenta de que eso estaba ocurriendo.

Para citar algunos ejemplos, en 1997, una computadora IBM® ganó una partida de ajedrez al campeón mundial Garry Kasparov; hoy en día, está presente en aplicaciones de mapas y navegación como Google Maps® y Waze® para calcular tiempos de viaje y recorridos alternativos. También está presente en los sistemas de manejo autónomo de los autos eléctricos como Tesla®; en sistemas que permiten generar a partir de archivos de audio de una persona, uno completamente nuevo; o al usar un motor de búsqueda en internet como Google®.

Sin embargo, no fue hasta hace unos años que empezamos a escuchar acerca del desarrollo e investigación de la inteligencia artificial en el campo de la medicina. La mayoría de las publicaciones las encontramos a partir del año 2005.

Año a año, los avances son notables y prometen cambiar mediante su uso la concepción que actualmente tenemos en muchas áreas de la medicina. Esto no quiere decir que las máquinas reemplazarán a los médicos; actualmente, la inteligencia artificial se postula como una herramienta que, adecuadamente desarrollada, facilitará el abordaje de las problemáticas y la toma de decisiones en el día a día de nuestra práctica médica.

En el desarrollo de la inteligencia artificial y sus ramas intervienen bio-ingenieros, físicos, matemáticos, programadores, ingenieros informáticos, pero también médicos que contribuyen al desarrollo, testeo y puesta en práctica de diferentes sistemas de inteligencia artificial. Es imprescindible el trabajo en equipo entre las distintas áreas a fin de lograr el mejor desarrollo posible de la inteligencia artificial.

Por lo tanto, es nuestro deber como médicos entender los lineamientos básicos de la inteligencia artificial y sus implicancias, ya que, en un futuro cercano, directa o indirectamente, van a interactuar con nuestro trabajo.

¿Por qué desarrollar la inteligencia artificial?

En el campo de la medicina, la radiología ha sido un terreno particularmente fértil para el estudio, desarrollo e implementación de sistemas de inteligencia artificial. Las imágenes médicas, por ejemplo, se utilizan en el diagnóstico y estadificación de enfermedades, en la planificación terapéutica, en la vigilancia posquirúrgica y en la evaluación de respuesta a los tratamientos.

Antes de la inteligencia artificial, sólo contábamos con la radiología convencional en la cual un radiólogo miraba una imagen y proporcionaba un resultado como datos de morfología, dimensiones, volumen.

Esto traía aparejada una problemática, la de la variabilidad inter e intraobservador. En la primera, dos radiólogos diferentes que observan la misma imagen pueden tener percepciones diferentes de lo que se está viendo. En la última, el mismo radiólogo viendo la misma imagen en tiempos diferentes percibe un resultado distinto.

Si bien hoy en día se puede brindar mucha información acerca de las imágenes, sabemos que quedan muchos datos de las imágenes sin usar. El límite es el ojo humano. Para ilustrarlo con una metáfora, hoy sólo vemos la punta del iceberg de las imágenes, pero queda una porción enorme sumergida en el agua. Aquí hace su entrada la inteligencia artificial.

La inteligencia artificial y sus ramas

Primeramente, debemos preguntarnos ¿qué es la inteligencia artificial? Es la capacidad que tienen las máquinas de imitar las funciones cognitivas humanas, es decir, son sistemas automatizados que pueden realizar tareas que requieren inteligencia. Está basada en el uso de algoritmos (secuencias de instrucciones definidas orientadas a resolver un problema específico) y sirve para facilitar la toma de decisiones complejas proponiendo una solución a un problema determinado.

La inteligencia artificial está compuesta por múltiples ramas como el Machine Learning, Deep Learning, Redes Neuronales y Radiómica.

Machine Learning

En el Machine Learning, las computadoras aprenden automáticamente de la acumulación de datos. Los algoritmos informáticos aprenden del ingreso de datos (*input*) y hacen predicciones sobre instancias imprevistas, que dan un resultado (*output*) que mejora con la experiencia, tornándose más específico.

Su aprendizaje puede ser supervisado o no supervisado. En el aprendizaje supervisado, se le provee al *software* una base de datos que tiene etiquetas o anotaciones realizadas por un radiólogo experto. El algoritmo, entonces, extrae todas aquellas características que se correlacionan con las etiquetas que le dieron y genera un modelo de predicción basado en estas características.

En el aprendizaje no supervisado, no hay un radiólogo experto que haga anotaciones sobre la base de datos. Es el algoritmo el que extrae las características y aprende a distinguir y buscar patrones, clasificando así los datos en diferentes clases. El algoritmo agrupa esos datos con base en las características comunes.

Los resultados que arroja un sistema de inteligencia artificial deben ser validados, comparándolos contra una verdad fundamental (*ground truth*). En nuestro caso, por ejemplo, podría ser el resultado de una anatomía patológica de una biopsia o cirugía (Figura 1).

Figura 1. Esquema de Machine Learning donde un radiólogo experto provee anotaciones en la base de datos, que luego serán tomadas por el algoritmo para proveer un resultado.

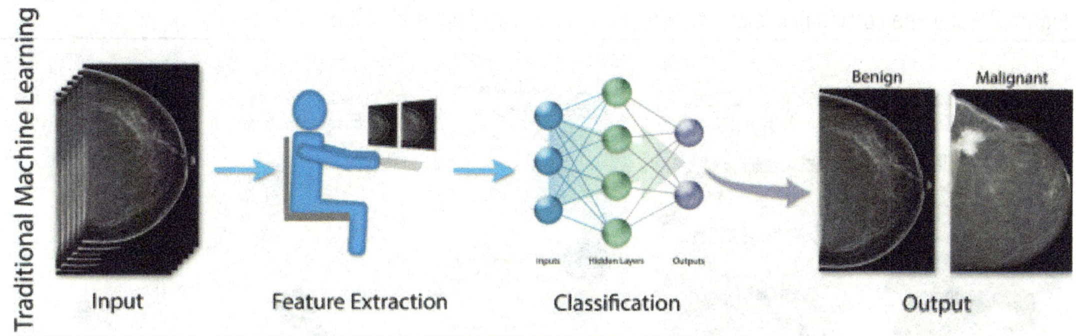

Redes neuronales artificiales

Las redes neuronales artificiales están compuestas por nodos o unidades (de miles a millones) conectadas por enlaces. Un enlace propaga la activación de una unidad a otra, y cada activación de este se pondera con un valor numérico que determina la fuerza de la conexión.

Funcionan análogamente a como funciona una red neuronal humana.

Deep Learning

El Deep Learning es un algoritmo particular de Machine Learning compuesto principalmente por una gran cantidad de redes neuronales.

La computadora posee múltiples capas (*layers*) de algoritmos interconectados y estratificados en jerarquías según la importancia y utilidad de los datos. Estas capas acumulan datos de entrada y proveen un resultado que puede cambiar paso a paso a medida que el sistema de inteligencia artificial aprende nuevas características de los datos. Se modifica a sí mismo tanto con los datos de entrada como con los de salida (resultados) (Figura 2).

Figura 2. Esquema de Deep learning con múltiples capas neuronales (Bahl, 2020).

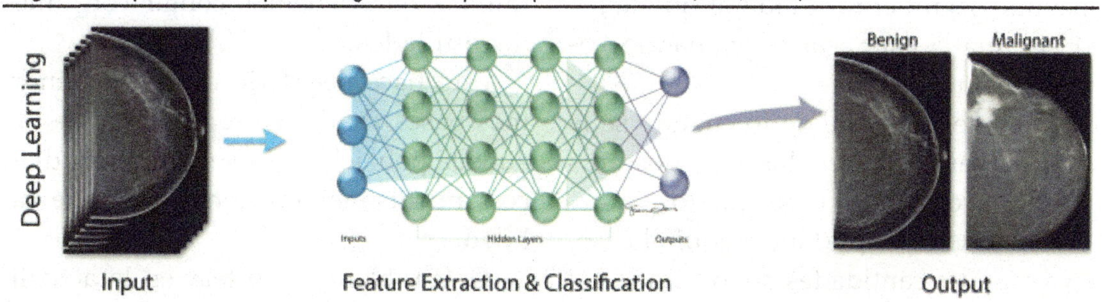

Radiómica

La radiómica es la extracción de un gran número de características (cientos) de imágenes médicas llamadas características radiómicas.

Las características radiómicas se usan para crear modelos estadísticos que intentan proveer apoyo para predecir un diagnóstico o pronóstico. Interactúan con la inteligencia artificial (Figura 3).

Figura 3. Esquema con los pasos en los estudios radiómicos (Lee et al, 2020)

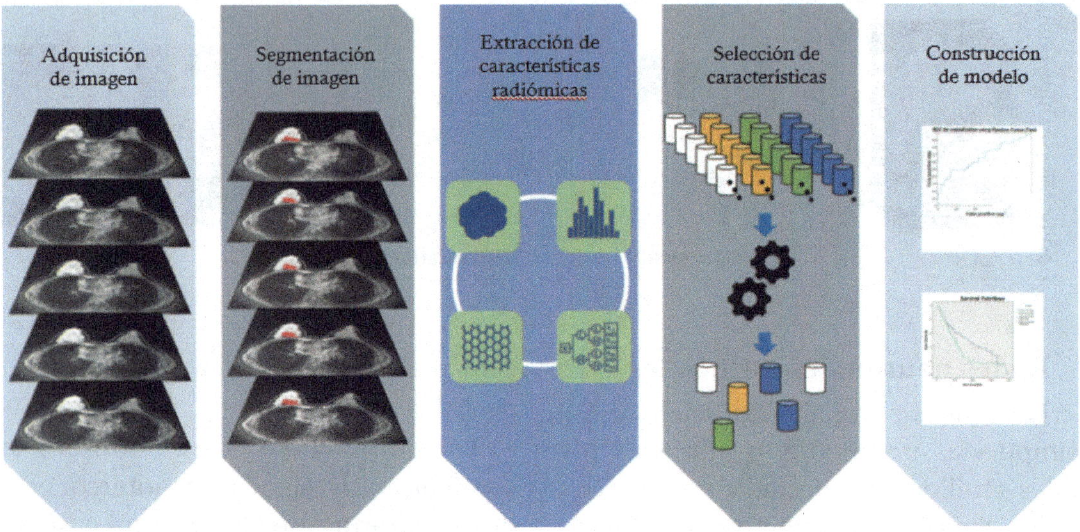

Algunas consideraciones

Los sistemas que usen inteligencia artificial deben ser entrenados, testeados y validados. El sistema se entrena a partir de una base de datos en general con anotaciones, cuyos resultados son conocidos.

Es testeado cuando se le da una segunda base de datos en la que no hay etiquetas. El sistema no conoce el resultado, pero nosotros sí; entonces, podemos evaluar, según el resultado al que llega, el sistema si este está funcionando correctamente.

Finalmente, es validado cuando se le suministran datos en los que nosotros tampoco conocemos el resultado.

Cobra gran importancia aquí el acceso a grandes cantidades de información/imágenes. El etiquetado de imágenes que hace un radiólogo experto implica anotar todas las características de las imágenes, hallazgos normales y anormales. Es un proceso que demanda muchísimo tiempo.

La verdad fundamentada es imprescindible para poder entrenar y testear estos sistemas. En el caso de un tumor, por ejemplo, debemos tener el resultado de anatomía patológica que lo confirme. Implica que debemos contar con miles de resultados.

Esto hace necesario contar con enormes bases de datos, representativas de aquella población que se quiere estudiar, con muchísimas imágenes y de alta calidad.

Un problema a sortear en la actualidad es el de la estandarización y uso de protocolos. En el mundo contamos con miles de centros de imágenes, con equipos de diferentes marcas que adquieren las imágenes con diferentes protocolos y diferentes calidades. Para que estas imágenes puedan ser usadas por un mismo sistema, deben ser estandarizadas.

Aplicaciones clínicas

Ecografía

El uso de la ecografía en el diagnóstico mamario está ampliamente difundido. Su utilidad, accesibilidad y bajo costo hacen de este un excelente estudio para la evaluación de la patología mamaria. Sin embargo, como bien sabemos, la ecografía es un método operador dependiente.

En la actualidad, se han desarrollado softwares de inteligencia artificial que ante la imagen de una lesión permiten delinear (segmentar) sus márgenes, dar información de descriptores BIRADS y consecuentemente asignar una categoría de riesgo. Es decir, se han desarrollado sistemas que permiten diferenciar entre lesiones benignas y malignas (Figura 4).

Figura 4. Segmentación de lesiones malignas (arriba) y benignas (abajo), aplicando un sistema de inteligencia artificial (Wu et al, 2019).

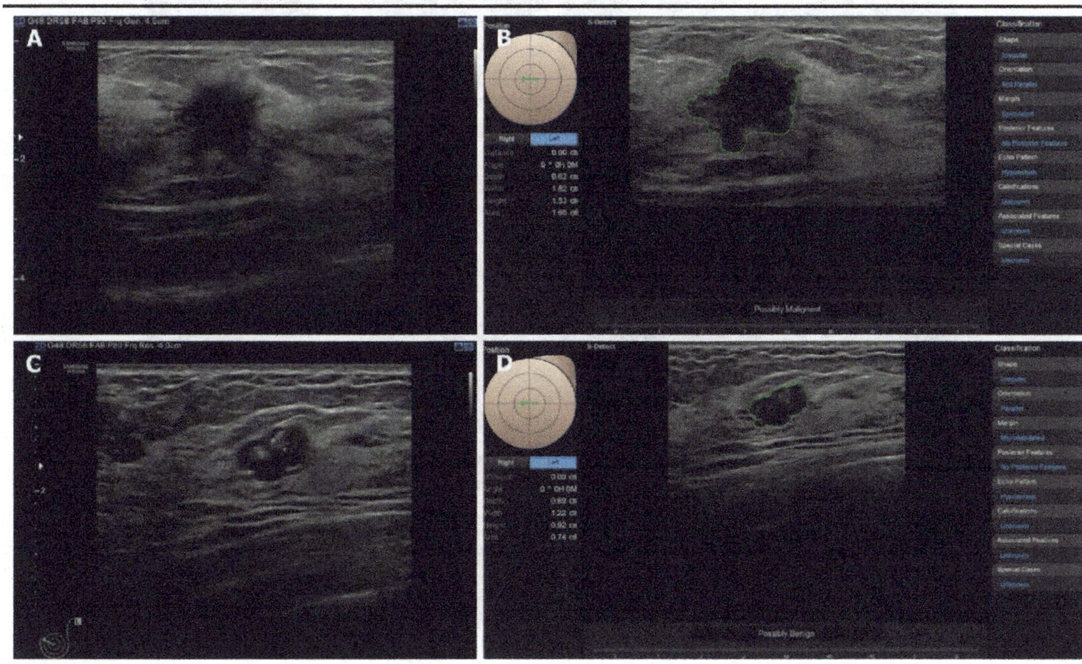

Mamografía

Nadie duda del beneficio del screening con mamografía para la detección temprana del cáncer de mama. Ahora bien, no sólo importa cuántos cánceres detectamos, sino qué cánceres detectamos.

Entre los nuevos desarrollos de la inteligencia artificial, encontramos sistemas que permiten resaltar lesiones como distorsiones, nódulos y otros hallazgos anormales que pasarían desapercibidos al ojo humano, sobre todo en aquellas mamografías con parénquimas densos

(ACR C y D) en las que la sensibilidad y especificidad de la mamografía disminuye considerablemente. Esto permite caracterizar las lesiones mamográficas y mejorar la precisión del screening.

Por otro lado, los sistemas pueden ordenar las mamografías realizadas en un servicio en base a los hallazgos que contengan y su categoría de riesgo. Ayuda en el flujo de trabajo al permitir enfocarse, por ejemplo, iniciando con todos aquellos estudios con hallazgos patológicos que requieran rápidamente de una respuesta y dejando para el final todos aquellos estudios de screening normales (Figura 5).

Figura 5. Se muestran dos pacientes (A) y (C) con lesiones malignas. Al usar el sistema de inteligencia artificial se pone de manifiesto el grado de sospecha de la lesión como un mapa de color. La lesión marcada en (B) era evidente, sin embargo, en (D) es más sutil (Geras et al, 2019).

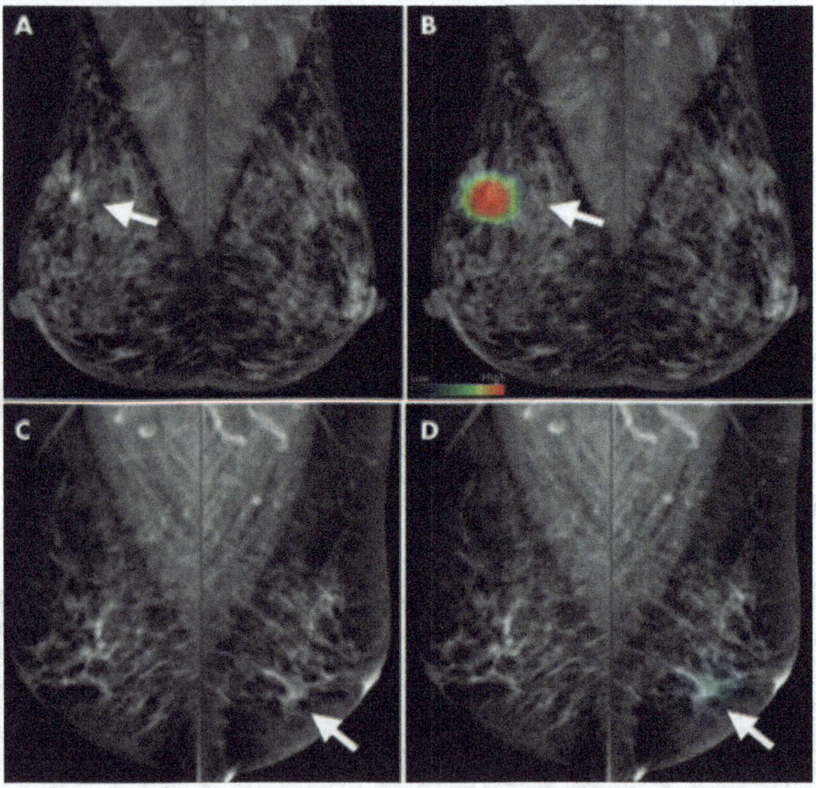

Resonancia magnética

La resonancia magnética mamaria es una herramienta cuya utilidad se ha probado y extendido en la última década. En la actualidad, se utiliza para el screening en pacientes de alto riesgo, para la evaluación prequirúrgica de la extensión de un carcinoma mamario, la evaluación de la respuesta a la quimioterapia neoadyuvante e, incluso, en algunos países, como método de screening en pacientes con mama densa.

En los últimos años, se han realizado múltiples estudios aplicando la inteligencia artificial a la resonancia magnética mamaria. Se han desarrollado sistemas que permiten la detección automática de lesiones y su segmentación. Esto es particularmente útil en aquellos tumores que se presentan como áreas de realce no masa, donde, a diferencia de los nódulos, puede resultar difícil delimitar aquellas áreas de realce patológico del tejido glandular con captación normal.

La aplicación de estos sistemas permitiría, entonces, mejorar la precisión del screening, la detección automática del cáncer de mama y la caracterización de lesiones por resonancia.

A su vez, mediante el análisis de características radiómicas de las lesiones, podría efectuarse una predicción del subtipo molecular de cáncer, expresión del Ki 67, alto/bajo grado histológico, respuesta a la quimioterapia neoadyuvante y resultado clínico como, por ejemplo, la metástasis a ganglios centinela.

Se encuentra en estudio, actualmente, la posibilidad de predecir la tasa de recurrencia del cáncer lo que lo haría homologable a las plataformas genómicas usadas en la práctica actual (Figura 6).

Figura 6. Ejemplo de cómo un sistema de inteligencia artificial puede segmentar una lesión en resonancia magnética mamaria al nivel de un radiólogo experto (Hirsch et al, 2021).

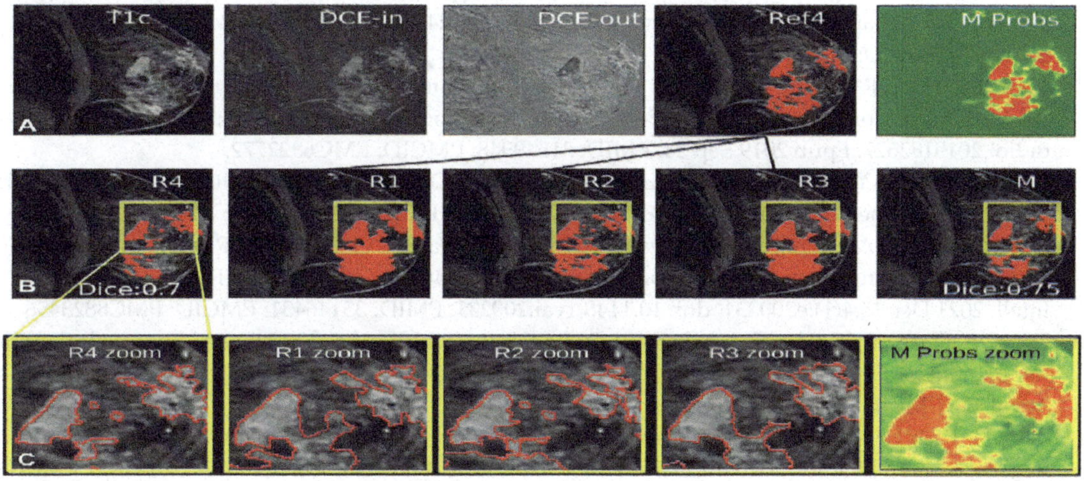

Impacto de la inteligencia artificial

La inteligencia artificial ha llegado para quedarse y las posibilidades parecen infinitas.

A nivel académico-científico, podría encontrar asociaciones entre los datos de las imágenes que hoy en día son desconocidas. Desde el punto de vista del manejo del paciente, ayudaría a generar una terapéutica individualizada y puede ayudar a organizar y optimizar el flujo de trabajo en los servicios.

¿Sacará el trabajo de los médicos? La respuesta es simple: no, va a ser una herramienta disponible para ayudar en la toma de decisiones.

Bibliografía

1. Arieno A, Chan A, Destounis SV. A Review of the Role of Augmented Intelligence in Breast Imaging: From Automated Breast Density Assessment to Risk Stratification. AJR Am J Roentgenol. 2019 Feb;212(2):259-270. doi: 10.2214/AJR.18.20391. Epub 2018 Nov 13. PMID: 30422711.
2. Bahl M. Artificial Intelligence: A Primer for Breast Imaging Radiologists. J Breast Imaging. 2020 Aug;2(4):304-314. doi: 10.1093/jbi/wbaa033. Epub 2020 Jun 19. PMID: 32803154; PMCID: PMC7418877.
3. Bitencourt A, Daimiel Naranjo I, Lo Gullo R, Rossi Saccarelli C, Pinker K. AI-enhanced breast imaging: Where are we and where are we heading? Eur J Radiol. 2021 Sep;142:109882. doi: 10.1016/j.ejrad.2021.109882. Epub 2021 Jul 30. PMID: 34392105; PMCID: PMC8387447.
4. Conti A, Duggento A, Indovina I, Guerrisi M, Toschi N. Radiomics in breast cancer classification and prediction. Semin Cancer Biol. 2021 Jul;72:238-250. doi: 10.1016/j.semcancer.2020.04.002. Epub 2020 May 1. PMID: 32371013.
5. Currie G, Hawk KE, Rohren E, Vial A, Klein R. Machine Learning and Deep Learning in Medical Imaging: Intelligent Imaging. J Med Imaging Radiat Sci. 2019 Dec;50(4):477-487. doi: 10.1016/j.jmir.2019.09.005. Epub 2019 Oct 7. PMID: 31601480.
6. Davey MG, Davey MS, Ryan ÉJ, Boland MR, McAnena PF, Lowery AJ, Kerin MJ. Is radiomic MRI a feasible alternative to OncotypeDX® recurrence score testing? A systematic review and meta-analysis. BJS Open. 2021 Sep 6;5(5):zrab081. doi: 10.1093/bjsopen/zrab081. PMID: 34633438; PMCID: PMC8504445.
7. European Society of Radiology (ESR). What the radiologist should know about artificial intelligence - an ESR white paper. Insights Imaging. 2019 Apr 4;10(1):44. doi: 10.1186/s13244-019-0738-2. PMID: 30949865; PMCID: PMC6449411.
8. Geras KJ, Mann RM, Moy L. Artificial Intelligence for Mammography and Digital Breast Tomosynthesis: Current Concepts and Future Perspectives. Radiology. 2019 Nov;293(2):246-259. doi: 10.1148/radiol.2019182627. Epub 2019 Sep 24. PMID: 31549948; PMCID: PMC6822772.
9. Hirsch L, Huang Y, Luo S, Rossi Saccarelli C, Lo Gullo R, Daimiel Naranjo I, Bitencourt AGV, Onishi N, Ko ES, Leithner D, Avendano D, Eskreis-Winkler S, Hughes M, Martinez DF, Pinker K, Juluru K, El-Rowmeim AE, Elnajjar P, Morris EA, Makse HA, Parra LC, Sutton EJ. Radiologist-Level Performance by Using Deep Learning for Segmentation of Breast Cancers on MRI Scans. Radiol Artif Intell. 2021 Dec 15;4(1):e200231. doi: 10.1148/ryai.200231. PMID: 35146431; PMCID: PMC8823456.
10. Koçak B, Durmaz EŞ, Ateş E, Kılıçkesmez Ö. Radiomics with artificial intelligence: a practical guide for beginners. Diagn Interv Radiol. 2019 Nov;25(6):485-495. doi: 10.5152/dir.2019.19321. PMID: 31650960; PMCID: PMC6837295.
11. Lee SH, Park H, Ko ES. Radiomics in Breast Imaging from Techniques to Clinical Applications: A Review. Korean J Radiol. 2020 Jul;21(7):779-792. doi: 10.3348/kjr.2019.0855. PMID: 32524780; PMCID: PMC7289696.
12. Mayerhoefer ME, Materka A, Langs G, Häggström I, Szczypiński P, Gibbs P, Cook G. Introduction to Radiomics. J Nucl Med. 2020 Apr;61(4):488-495. doi: 10.2967/jnumed.118.222893. Epub 2020 Feb 14. PMID: 32060219; PMCID: PMC9374044.
13. Mendelson EB. Artificial Intelligence in Breast Imaging: Potentials and Limitations. AJR Am J Roentgenol. 2019 Feb;212(2):293-299. doi: 10.2214/AJR.18.20532. Epub 2018 Nov 13. PMID: 30422715.
14. Wu GG, Zhou LQ, Xu JW, Wang JY, Wei Q, Deng YB, Cui XW, Dietrich CF. Artificial intelligence in breast ultrasound. World J Radiol. 2019 Feb 28;11(2):19-26. doi: 10.4329/wjr.v11.i2.19. PMID: 30858931; PMCID: PMC6403465.

CAPÍTULO 16

Intervencionismo mamario

Cardozo Mónica

Introducción

La alta tasa de cáncer de mama ha impulsado a más y mejores técnicas intervencionistas para un óptimo diagnóstico y, por lo tanto, su tratamiento. El intervencionismo mamario permite la detección temprana. Logra, en algunos casos, tratamientos quirúrgicos menos agresivos y, por ende, una mejor calidad de vida para la paciente.

Debemos elegir el método que mejor demuestre la imagen a estudiar. Es por este motivo que realizaremos un repaso de los distintos métodos intervencionistas aplicados en la actualidad. El primer paso es evaluar los estudios imagenológicos, determinar el método de imágenes por el cual realizar el procedimiento intervencionista y, posteriormente, el dispositivo.

Después de la biopsia se debe realizar tanto la correlación radiológica como el seguimiento posterior que requieren una comprensión de la patología mamaria. Asimismo, debemos estar pendientes de raras secuelas de biopsia y, llegado el caso, repetir imágenes que persisten sospechosas.

Punción aspiración con aguja fina (PAAF) bajo guía ecográfica

El objetivo de la técnica puede ser la obtención de material para realizar el estudio citológico o el drenaje como tratamiento.

Sus ventajas principales: es un procedimiento sencillo que se realiza en la sala de ecografía, no utiliza radiaciones ionizantes, permite el abordaje de lesiones en cualquier localización con control en tiempo real de la aguja, tiene muy bajo costo y la tolerancia de las pacientes, en general, es buena.

Indicaciones:

Quistes dolorosos, voluminosos o que crecieron en poco tiempo: es una situación clínica frecuente que puede generar ansiedad en la paciente y en la que la utilización de la ecografía y la PAAF evacuadora resulta muy eficaz. El drenaje del quiste se realiza a través de la aguja adaptada a una jeringa.

Diferenciación entre lesión sólida y quística (Figura 1 y 2).

Drenaje de colecciones/abscesos: el drenaje de colecciones mamarias es útil para aliviar la clínica de la paciente, realizar un estudio microbiológico de la muestra y evitar el drenaje quirúrgico. En estos casos, puede ser necesario utilizar agujas de mayor calibre, a fin de conseguir un adecuado drenaje de la colección. En ocasiones, será menester repetir las punciones evacuadoras.

Figura 1. Caso de Hospital de Clínicas "José de San Martin". Paciente femenina de 58 años de edad, la cual tiene diagnóstico de carcinoma triple negativo en mama izquierda. En la actualidad, presenta en mama derecha una imagen nodular ovoide, de márgenes circunscritos, hipoecoica, difícil de diferenciar entre nódulo sólido y quiste de contenido espeso. Ante este hallazgo nuevo, se decide en primer término la PAAF para determinar su naturaleza sólida o quística, y eventual estudio citológico. En este caso, al demostrar su naturaleza líquida, no fue necesario ningún procedimiento más. De haber sido sólida, hubiese sido necesaria la biopsia con aguja gruesa.

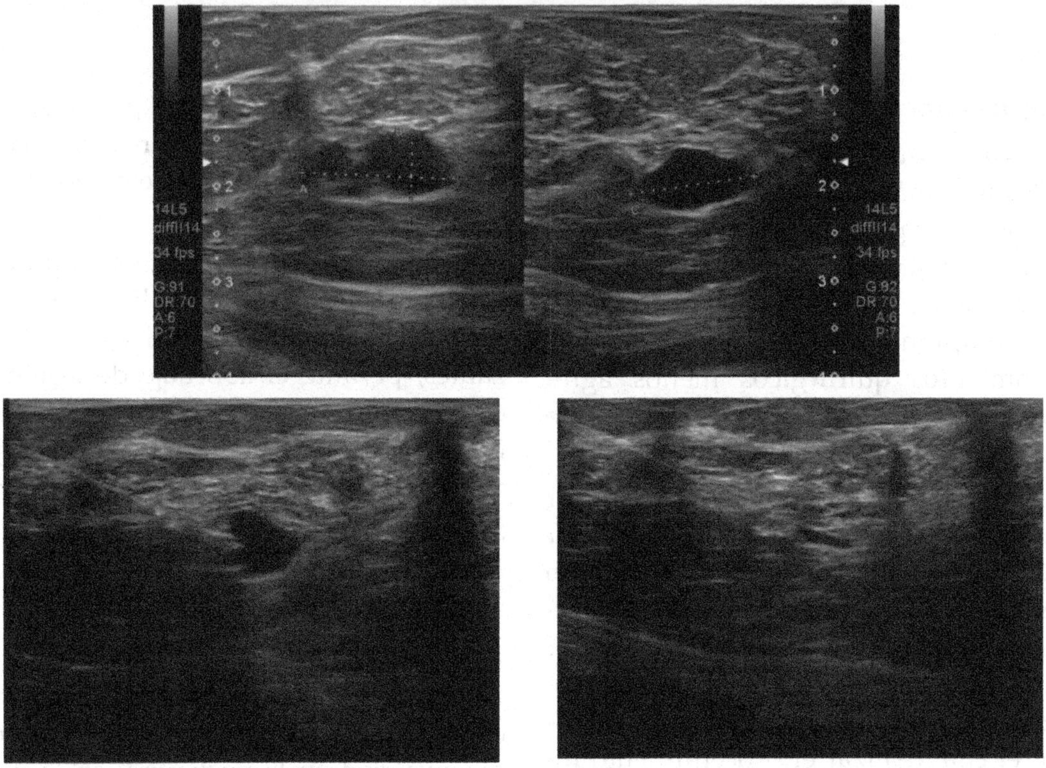

Figura 2. La PAAF evidenció su naturaleza quística con material amarronado. En este caso, no se realizó con citología presente, sino que se envió el material para su estudio diferido. El resultado citológico fue negativo para células tumorales.

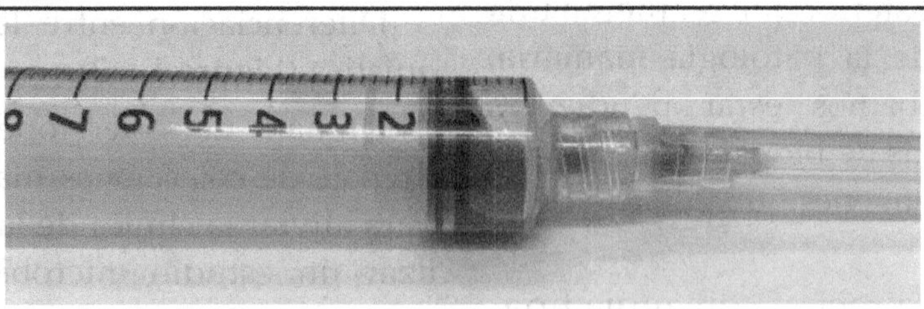

Punción de adenopatías axilares, cadenas mamarias internas, supra e infraclaviculares y laterocervicales: es una técnica rápida, económica y confiable que se utiliza para el diagnóstico de metástasis en los ganglios linfáticos axilares en pacientes con cáncer de mama. Basado en el metaanálisis de Yu et al, tiene una especificidad del 100 % y una sensibilidad del 63 %, motivo por el cual, ante una PAAF axilar negativa por sí sola, no se puede descartar metástasis y justifica procedimientos invasivos adicionales (por ejemplo, biopsia con aguja gruesa).

Drenaje diagnóstico de líquido periprotésico: la colección de líquido periprotésico es lo que denominamos seroma. Suele aparecer como complicación postquirúrgica. Si no aparece en el postquirúrgico inmediato, hay que tener en mente el Linfoma anaplásico.

El linfoma anaplásico de células grandes asociado a implante mamario se manifiesta habitualmente como un seroma periprotésico tardío y menos frecuentemente, como una masa. Es ante la presentación como seroma (posterior al año de colocado el implante) que se debe realizar la toma de muestra y drenaje bajo guía ecográfica. La muestra debe enviarse para el estudio citológico y ante la sospecha de esta patología, a citometría de flujo. Es importante transmitir el diagnóstico de sospecha a los patólogos, para que los mismos puedan realizar las técnicas correspondientes al caso. Cuando la presentación sea como nódulo sólido, la muestra deberá realizarse con aguja gruesa.

Biopsia con Aguja Gruesa (BAG)

La Biopsia con Aguja Gruesa (BAG) tiene como objetivo la toma de una muestra de tejido.

Esta técnica es actualmente el método de biopsia percutánea de mama más utilizado por ser más eficaz que la PAAF, de fácil accesibilidad, relativamente económico y menos traumática, como alternativa a la biopsia quirúrgica para el diagnóstico histológico.

La Biopsia con Aguja Gruesa es una técnica percutánea que puede ser guiada por técnicas de imagen: ecografía y estereotaxia.

- BAG guiada por ecografía

Tiene muchas ventajas con respecto a otros métodos de confirmación histológica: posee ausencia de radiaciones ionizantes, no requiere de compresión de la mama durante el procedimiento, se realiza con un equipamiento con alta disponibilidad en cualquier servicio de Diagnóstico por Imágenes, ofrece la posibilidad de acceder a regiones anatómicas como la axila o la región supraclavicular, es cómodo para la paciente porque no está comprimida la mama y es posible ver los movimientos de la aguja en tiempo real.

También es una técnica rápida, con pocas complicaciones, con alto rendimiento diagnóstico y costo-efectiva. Sin embargo, surgen casos desafiantes, como pueden ser: nódulos pequeños y sutiles que se oscurecen aún más por la lidocaína, lesiones duras, adyacentes al pezón, la piel o el implante, nódulos móviles o profundos.

La principal desventaja es que sólo se puede realizar en las lesiones que son visibles por ecografía, siendo limitado para los casos de grupos de microcalcificaciones, algunas asimetrías y distorsiones.

- Indicaciones

Lesiones palpables o no palpables, categorizadas con Birads 4 y 5

Lesiones probablemente benignas, BI-RADS 3, como alternativa al seguimiento en ciertas situaciones; por ejemplo, en pacientes que están por empezar un tratamiento de fertilidad con lesión probablemente benignas, se estudia la lesión con biopsia para conocer su histología y por lo tanto la conducta a seguir.

Estudio de los ganglios axilares, supra e infraclaviculares (Figura 3).

Figura 3. Caso del Hospital de clínicas "José de San Martin". Paciente femenina de 48 años la cual presenta una lesión en mama derecha con adenopatías axilares. Se estudió tanto la lesión mamaria como así también la adenopatía más representativa. En la imagen, podemos ver la aguja gruesa en tiempo real dentro de la adenopatía. El resultado anatomopatológico fue metástasis de carcinoma mamario invasor NST G2.

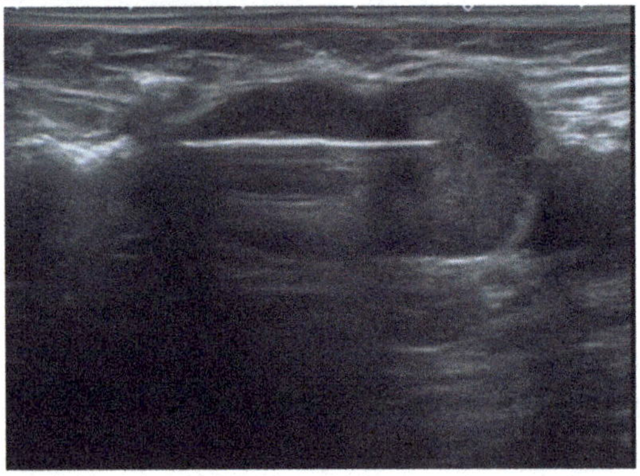

Contraindicaciones

No hay contraindicaciones absolutas.

Sin embargo, existen contraindicaciones relativas y, como para todas las pacientes consideradas para este procedimiento, los riesgos del procedimiento mismo deben considerarse y abordarse, previamente. Estas son:

Coagulopatía: la evaluación específica del riesgo de sangrado debe individualizarse en el paciente. El médico tratante e Intervencionista deben tomar decisiones basadas en las variables del paciente, comorbilidades y defectos hemostáticos concomitantes.

Función cardiopulmonar severamente comprometida o inestabilidad hemodinámica.

Falta de un trayecto para la aguja de biopsia apropiado o seguro o inadecuado acceso a la lesión.

Incapacidad del paciente para cooperar o posicionarse para el procedimiento.

Instrumental

Para la obtención de las muestras, se utilizan dispositivos automáticos (Figura 4) o semiautomáticos, con agujas de corte de tipo tru-cut de calibres entre 20 G y 11 G, aunque las más frecuentemente utilizadas son las de 14 G con 2 mm.

Figura 4. Dispositivo automático tipo tru-cut (imagen cedida por Histo).

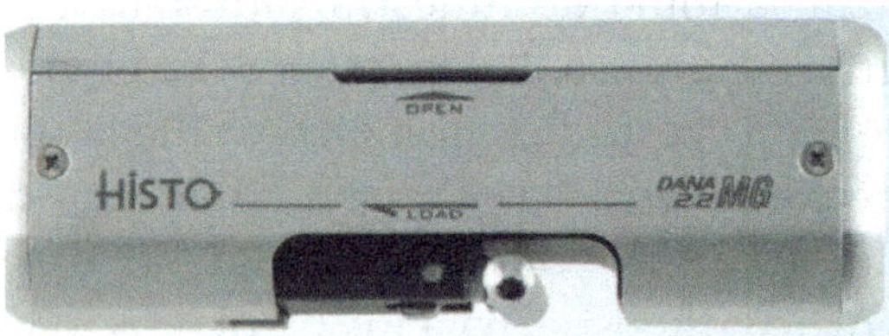

Las agujas de 16 y 18 G, un poco más pequeñas, pueden ser más prácticas en tejido denso, donde la colocación de la aguja puede ser difícil debido a la mayor dureza del tejido. También pueden ser útiles en lesiones muy vascularizadas.

Estos dispositivos tienen dos mecanismos de disparo: el primero consiste en un trocar interno que es enérgicamente proyectado, con una excursión (progresión) de 22 mm, en el interior de la lesión. Una vez hecho esto, la cánula externa es disparada, en un segundo tiempo, sobre el trocar, con lo que se consigue cortar un fragmento de tejido entre la cánula y el trocar.

También hay dispositivos que además del mecanismo mencionado anteriormente tienen la función de toma de biopsia sin excursión, es decir, sin progresión de la aguja. Esto es especialmente útil en lesiones ubicadas en plano posterior, lesiones adyacentes a prótesis mamarias y ganglios axilares.

Técnica

Antes de la realización de la punción, el procedimiento debe ser explicado con todo detalle a la paciente y es recomendable la obtención de un consentimiento informado. Tras realizar la asepsia de la piel con povidona yodada, se coloca la anestesia profunda (en el sitio donde tendrá trayecto la aguja) y superficial o cutánea (donde se inserta la aguja en la piel).

Se utiliza la técnica de «manos libres» (free hand), en la que el radiólogo mantiene con una mano el dispositivo de punción y con la otra mano la sonda de ultrasonidos.

Una vez que la punta de la aguja se sitúa a milímetros de la lesión, se realiza el disparo. Se aconseja tomar una foto de la aguja en esta posición y otra dentro de la lesión, para poder documentarlo en el protocolo de informe que se le entrega a la paciente (Figura 5).

Figura 5. Caso del Hospital de clínicas "José de San Martin". En la imagen de la izquierda se visualiza la aguja gruesa previo al disparo sobre una adenopatía axilar y a la derecha la imagen posterior al disparo.

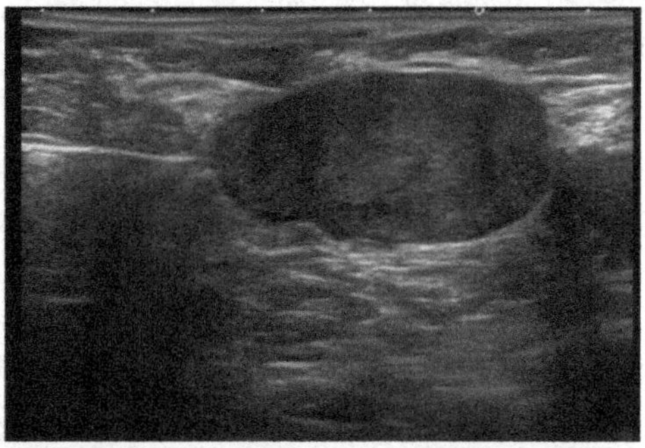

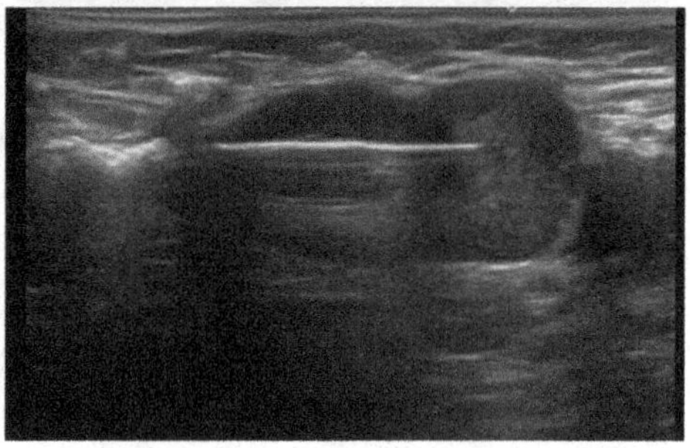

Una vez obtenida la muestra, la aguja es retirada para verter la muestra en un pequeño contenedor con una solución de formol al 4 %. Usualmente, se precisa de un mínimo de tres a seis muestras para obtener buenos resultados.

Las muestras se remiten a anatomía patológica indicando localización, descripción de la lesión, BI-RADS y el grosor de aguja utilizado.

En el caso inusual de una punción de un grupo de microcalcificaciones sospechoso mediante esta técnica, ya que en ocasiones son visibles (Figura 6), se debe realizar una radiografía de las muestras obtenidas para confirmar lo adecuado de la muestra y enviar separadamente las que contengan calcificaciones al departamento de anatomía patológica.

Figura 6. Caso del Hospital de Clínicas "José de San Martin". Mamografías focalizadas magnificadas de una paciente femenina de 43 años con densidad asimétrica asociada a grupos de microcalcificaciones heterogéneas, señalados con flecha celeste. Se realizó ecografía evidenciando en coincidencia con lo radiológico, una imagen nodular de forma irregular, márgenes no circunscritos, sólida, hipoecogénica, heterogénea, con microcalcificaciones en su interior (señaladas con flecha naranja). Se realizó la BAG de la lesión por ecografía. El resultado anatomopatológico fue carcinoma invasor NST G2 RE- RP- HER2+ KI67 25 %.

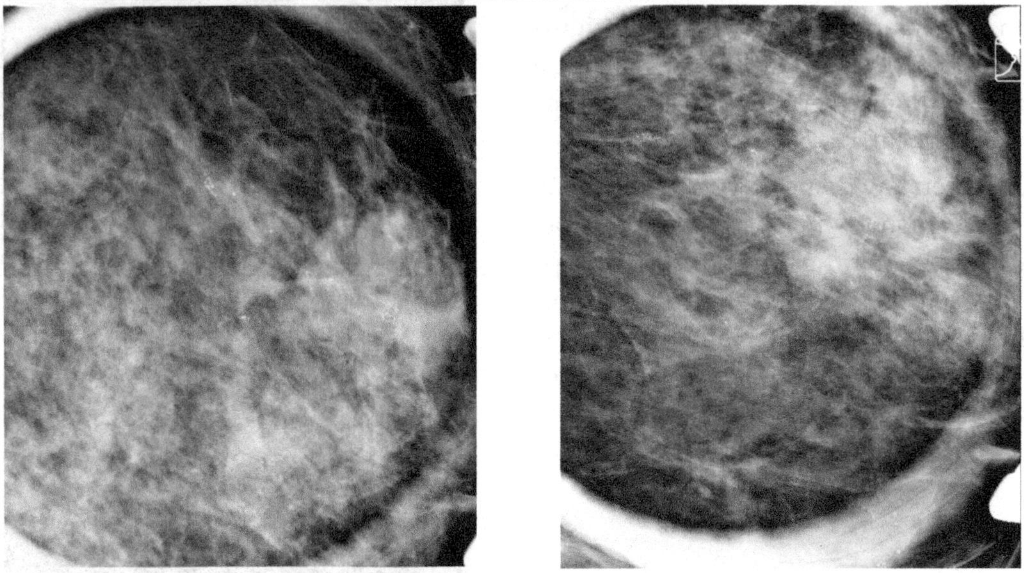

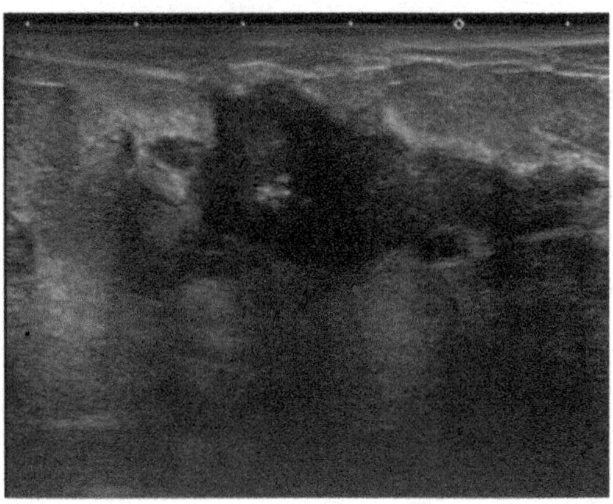

Complicaciones

Las complicaciones más comunes son el hematoma y la infección. Sin embargo, ambas se dan en un bajo número de casos, al igual que la reacción vasovagal.

Las pacientes que están amamantando y se someten a una biopsia mamaria percutánea rara vez pueden desarrollar una fístula de leche, que puede permitir el desarrollo de una infección mamaria.

Otras complicaciones como el pseudoaneurisma o neumotórax son poco frecuentes.

Resultados

Wang et al (2017) mostró que la sensibilidad es del 87 % y la especificidad es del 98 %. Las causas más frecuentes de un falso negativo son:

No tener en consideración las discordancias radiopatológicas: un resultado de benignidad en el estudio histológico, de lesiones con características imagenológicas sospechosas de moderada o gran presunción de malignidad se considera discordancia radiopatológica. Estas situaciones deben ser siempre analizadas. En estos casos, lo más adecuado es ponerse de acuerdo entre el médico derivante y el médico que realizó el procedimiento para determinar la conducta a seguir: repetir la biopsia, hacer seguimiento clínico e imagenológico, realizar una BRQ, entre otras opciones.

Ausencia de seguimiento tras un resultado de benignidad en lesiones sospechosas de baja presunción de malignidad: la intención del seguimiento a corto plazo es confirmar la estabilidad de la lesión y descubrir falsos negativos lo antes posible. Sin embargo, la mayoría de los trabajos indican que este no es un paso indispensable.

Obtención de una muestra inadecuada: podría deberse a dificultades técnicas por deficiente visualización de la aguja, lesiones profundas, tejido muy denso, formación de hematomas que dificultan la visualización, entre otras.

BAG guiada por estereotaxia

Hoy en día, la BAG guiada con estereotaxia está en desuso con la incorporación de los sistemas de Biopsia Asistida por Vacío (BAV). No obstante, en nuestro medio hospitalario es un recurso que continúa siendo útil.

Tiene como ventajas que es relativamente más accesible en el medio hospitalario respecto la BAV, tanto en su disponibilidad como en costo económico. También permite el estudio de microcalcificaciones como así de también asimetrías y distorsiones, no visibles por ecografía.

Sus desventajas son que utiliza radiaciones ionizantes, requiere la compresión de la mama durante el procedimiento y no permite acceder a todas las regiones de la mama. Para obtener la muestra, es necesario introducir la aguja varias veces y no es posible ver los movimientos de la aguja en tiempo real.

Indicaciones

- Lesiones solo visibles por mamografía.
- Microcalcificaciones categorizadas Birads 4 y 5.
- Asimetrías
- Distorsiones de la arquitectura.

Contraindicaciones

No tiene contraindicaciones absolutas. Tiene las mismas contraindicaciones relativas que posee la BAG bajo guía ecográfica.

Instrumental

Para la obtención de las muestras, se utilizan dispositivos automáticos con agujas de corte de tipo tru-cut de calibres entre 20 G y 11 G, las más frecuentemente utilizadas en este caso son las de 12 G. Posee en mismo mecanismo utilizado para la BAG por ecografía.

Técnica

Los dispositivos se acoplan al mamógrafo o a la mesa prona digital de estereotaxia (Figura 7).

La paciente se encuentra en bipedestación, sentada o en decúbito supino. En algunos casos, pueden utilizarse sillas especiales que permiten colocar a la paciente en decúbito lateral.

Figura 7. En la imagen, evidenciamos el dispositivo de biopsia adaptado al dispositivo de estereotaxia. (Imagen cedida por Histo)

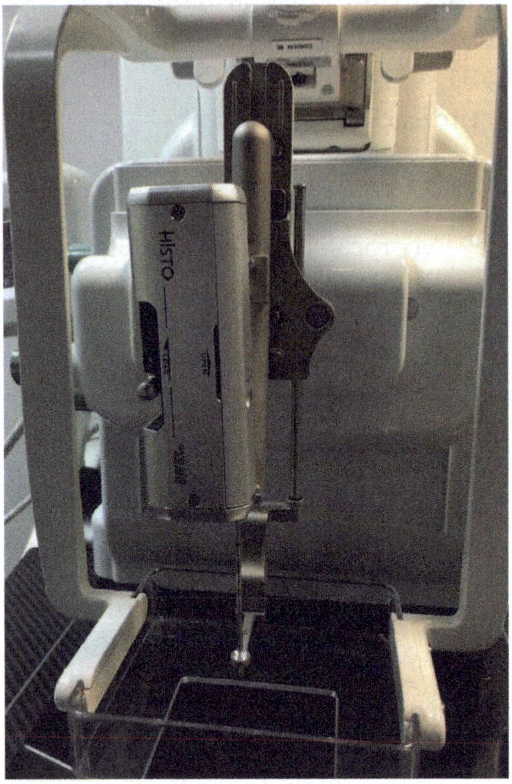

En cualquiera de los tipos de sistemas (acoplable al mamógrafo o mesa prona) se emplea una técnica similar. Una vez que la paciente ha sido posicionada, se obtiene una imagen de la lesión a 0º, que proporciona información de la situación de la lesión en las coordenadas X e Y. Posteriormente, se realizan dos nuevas imágenes (estereotáxicas) a 15º con respecto a la vertical, a ambos lados de esta. Estas imágenes proporcionarán la coordenada Z (profundidad), que calcula el ordenador a partir de los aparentes desplazamientos de la imagen en las dos imágenes estereotáxicas, mediante un análisis basado en un sistema de coordenadas cartesianas.

Una vez que las coordenadas han sido calculadas y estas son transmitidas a la unidad de biopsia, donde se encuentra el dispositivo de biopsia, se realiza una asepsia de la piel y una anestesia superficial y profunda del trayecto de la biopsia. Tras la introducción de la aguja y su posicionamiento en la vecindad de la lesión, se debe realizar una nueva toma de imágenes estereotáxicas para comprobar la adecuada colocación de la aguja. De esta forma, se introduce el dispositivo varias veces para tomar varias muestras.

En el caso de una biopsia de microcalcificaciones, tras la extracción de muestras, se debe realizar una radiografía magnificada de los cilindros ya obtenidos, para confirmar que las muestras contienen calcificaciones. Cuando se acaba el procedimiento, si se observa la extirpación completa de las calcificaciones u otro tipo de lesión, es necesaria la inserción de un clip metálico para la posterior identificación del lecho de la biopsia.

Por último, una vez terminado el procedimiento, la aguja es retirada para aplicar compresión con hielo sobre la zona biopsiada y, posteriormente, tapar la herida con gasas estériles y vendaje compresivo.

Complicaciones

Las complicaciones más frecuentes son la hemorragia y los hematomas. Las reacciones vasovagales pueden ser más frecuentes con la paciente en bipedestación o sentada. Otra complicación es el dolor.

Las complicaciones más infrecuentes son la infección del lecho de biopsia y la posibilidad de producir un neumotórax.

Resultados

Debido al desuso del método, no hay metaanálisis actuales con los resultados del método. Sin embargo, podemos afirmar que las biopsias con aguja gruesa guiadas por estereotaxia son casi tan precisos como la biopsia quirúrgica abierta, con menores tasas de complicaciones. En un trabajo en el que se analizaron 33 estudios de 7153 BAG bajo guía estereotáxica, mostró que presenta una sensibilidad 97,8 %

Biopsia Asistida por Vacío (BAV)

Comienzan con el objetivo de conseguir una muestra histológica de mayor tamaño de la lesión y, con ello, reducir los casos de falsos negativos e infravaloraciones que se pueden producir con la biopsia con aguja gruesa.

Otras ventajas son que permite adquirir muestras contiguas de tejido de mayor tamaño que la BAG sin salir de la lesión y permite drenar hematomas. Como desventaja, podríamos mencionar el mayor costo económico y la baja disponibilidad con la que aún contamos tanto en el sistema privado como público.

Indicaciones

La BAV puede realizarse utilizando como guía de biopsia tanto la ecografía y la estereotaxia como la resonancia magnética:

BAV guiada por ecografía

Permite la obtención de muestras en mayor cantidad y calidad que una biopsia con aguja gruesa. Puede emplearse como técnica de biopsia inicial en lesiones sospechosas, como distorsiones de la arquitectura, lesiones quísticas complejas o lesiones intraductales, entre otras. También, como técnica de biopsia de segunda línea, tras una biopsia con aguja gruesa con discordancia radiopatológica.

Se han publicado trabajos que emplean la BAV, especialmente con agujas de gran calibre, como un procedimiento tanto para el diagnóstico como para el tratamiento de lesiones papilares únicas de carácter benigno, siempre que se haya conseguido una extirpación completa de la lesión, esta tenga un tamaño igual o inferior a 15 mm, no haya atipias asociadas y exista concordancia radiopatológica.

BAV guiada por estereotaxia

Para biopsia de lesiones mamarias sospechosas de malignidad que sean visibles de forma preferente o solamente en mamografía. La mayoría de estas lesiones son grupos de microcalcificaciones de las categorías BI-RADS 4 y 5. También está indicada en los casos de distorsiones del parénquima, densidades asimétricas y algunos nódulos que no son visibles por ecografía.

BAV guiada por resonancia magnética

Está indicada cuando se identifica una lesión sospechosa en esta técnica de imagen sin traducción en la mamografía ni en la ecografía. Es importante reevaluar la mamografía, hacer proyecciones complementarias si es preciso y realizar un Second Look ecográfico dirigido con el fin de intentar localizar la lesión sospechosa que se visualiza en el estudio de resonancia.

El hallazgo de lesiones sólo visibles en resonancia puede suceder en pacientes con cáncer de mama confirmado a las que se les realiza el estudio para evaluar extensión, bilateralidad, multicentricidad y se ponen de manifiesto lesiones adicionales. También puede suceder en pacientes en seguimiento por una neoplasia de mama o con alto riesgo para su desarrollo, que, en sus resonancias de control, se detecten lesiones sospechosas de malignidad, que tampoco son visibles en las técnicas de imágenes convencionales.

Contraindicaciones

En la BAV con guía ecográfica y estereotáxica al igual que la BAG, no hay contraindicaciones absolutas. Las contraindicaciones relativas son las mismas mencionadas para la BAG.

En el caso de la BAV bajo resonancia sí hay contraindicaciones absolutas: que la paciente sea portadora de dispositivos metálicos como marcapasos o desfibriladores, implantes cocleares, DIU, clips vasculares metálicos, prótesis ortopédicas, fragmentos de metales en el cuerpo, etc. Las contraindicaciones relativas para la BAV bajo resonancia son, por ejemplo, las pacientes con obesidad extrema, problemas cardiovasculares serios, edad muy avanzada, cifosis dorsal o serios trastornos cervicales que impidan la postura en decúbito prono por tiempo prolongado, tos irritativa, movimientos involuntarios incontrolables o enfermedades psiquiátricas que impidan una adecuada colaboración.

Instrumental

Esta técnica utiliza una bomba de aspiración, con el efecto de corte producido por un bisturí rotatorio que discurre en el interior de la cánula (Figura 8).

Figura 8. Dispositivo de sistema de vacío. Imagen cedida por Mammotome.

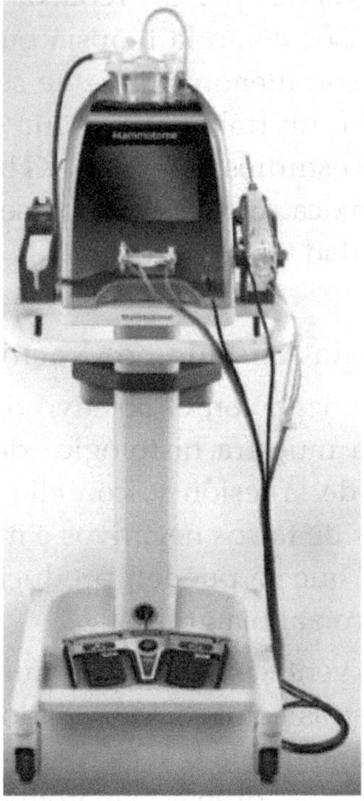

La cánula tiene labrada en su punta una ranura o cámara de extracción de 20 mm para la obtención de las muestras y cuenta con una cámara posterior para su recolección (Figura 9).

Figura 9. Aguja de biopsia de sistema de vacío, donde vemos la cámara de extracción por donde se tomará la muestra. Imagen cedida por Mammotome.

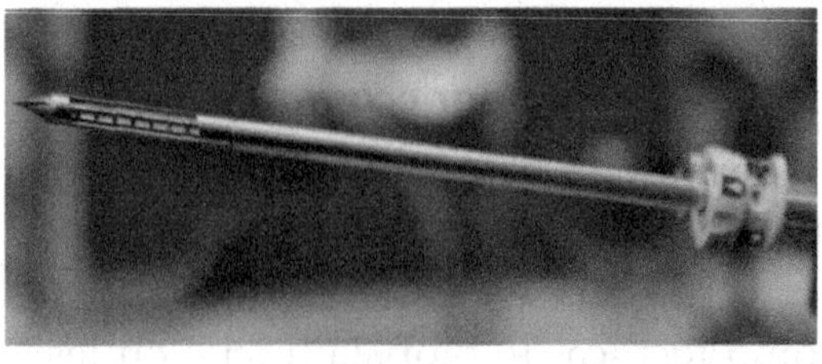

Los conductos de aspiración integrados en la cánula permiten la conexión a la bomba de aspiración. La presión negativa que se ejerce desde la cámara de extracción atrae la lesión. Las muestras se van obteniendo de forma secuencial, girando la cánula y sin necesidad de sacar el dispositivo de la mama, al contrario de como sucede en la BAG.

Las agujas que se emplean con esta técnica son de calibres situados entre 7 y 14 G.

Técnica

En la BAV guiada por ecografía el procedimiento comienza con la administración de anestesia local con lidocaína; luego, se realiza una incisión cutánea con la punta de bisturí N°11. A través de ella, se introduce la cánula de biopsia utilizando la técnica de "manos libres", que consiste en manejar con una mano el transductor de ultrasonidos y, con la otra mano, el dispositivo de biopsia (Figura 10).

Figura 10. En la foto, vemos al médico intervencionista realizando una BAV bajo guía ecográfica, con la técnica de "manos libres". En la misma imagen arriba a la derecha, se visualiza la ecografía en tiempo real. (Imagen cedida por Mammotome).

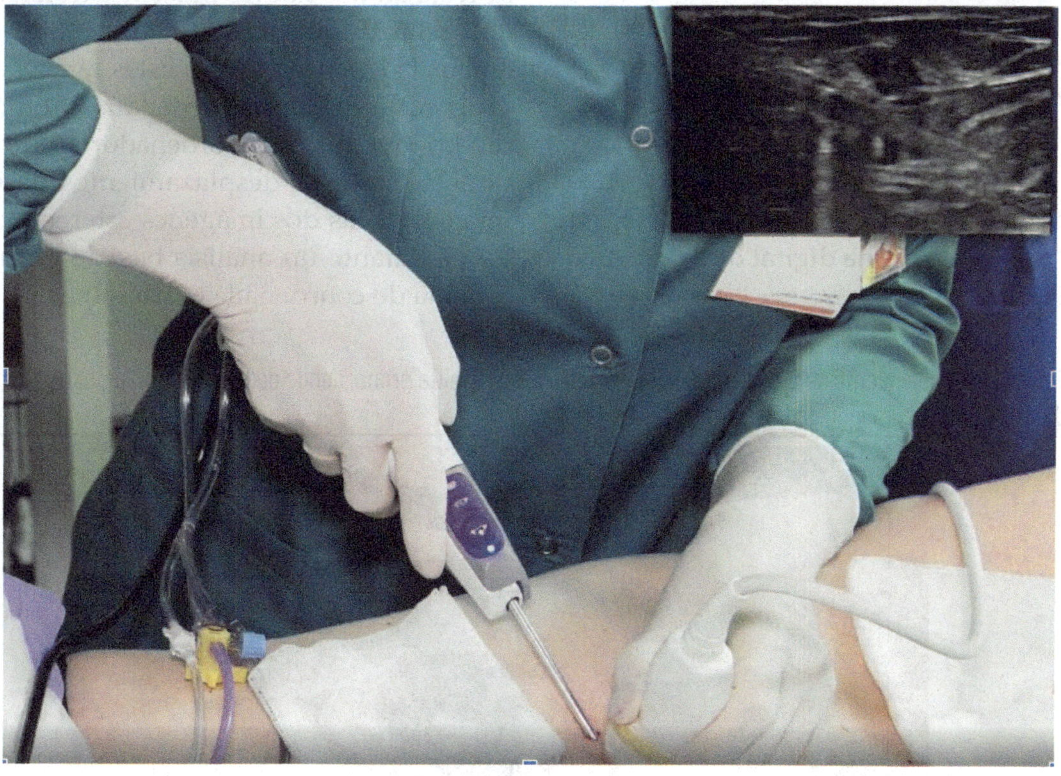

Con la cánula de biopsia ya correctamente posicionada debajo de la lesión, se procede a obtener las muestras que se adquieren de forma secuencial, mediante rotación manual y sin sacar la cánula de la mama. Se controla en tiempo real el avance del bisturí para confirmar la reducción progresiva del tamaño de la lesión y la presencia de posibles complicaciones.

Las muestras de tejido se recogen una vez aspiradas en la cámara de recolección, situada en el extremo posterior del dispositivo. Siempre que se saque toda la lesión, debe colocarse un clip en el lugar. Esto es imprescindible para garantizar la correcta localización quirúrgica del lecho de la biopsia, si el resultado anatomopatológico lo hiciera necesario.

Una vez finalizado el procedimiento, se realiza una compresión manual en el lugar de la biopsia como medida de hemostasia local. Posteriormente, se tapa la herida y se realiza un vendaje compresivo.

Se recomienda aplicar hielo en la mama y evitar esfuerzos físicos con la extremidad superior durante las horas siguientes. Las muestras obtenidas se envían al laboratorio de anatomía patológica.

Para la BAV guiada por estereotaxia los dispositivos se acoplan al mamógrafo o a las mesa prona digital de estereotaxia (Figura 11).

Los dispositivos acoplables al mamógrafo con la paciente en bipedestación o sentada requieren menos espacio y son menos costosos, aunque en esa posición las reacciones vasovagales son más frecuentes. En algunos casos pueden utilizarse sillas especiales que permiten colocar a la paciente en decúbito lateral.

En cualquiera de los tipos de sistemas (acoplable al mamógrafo o mesa prona) se emplea una técnica similar. Una vez que la paciente ha sido posicionada, se obtiene una imagen de la lesión a 0º, que proporciona información de la situación de la lesión en las coordenadas X e Y. Posteriormente, se realizan dos nuevas imágenes (estereotáxicas) a 15º con respecto a la vertical, a ambos lados del objetivo. Estas imágenes proporcionarán la coordenada Z (profundidad), que calcula el ordenador a partir de los aparentes desplazamientos de la imagen en las dos imágenes estereotáxicas, mediante un análisis basado en un sistema de coordenadas cartesianas.

Figura 11. Procedimiento de BAV guiada por estereotaxia en camilla prona, donde podemos ver a la paciente en decúbito ventral. Imagen cedida por Mammotome.

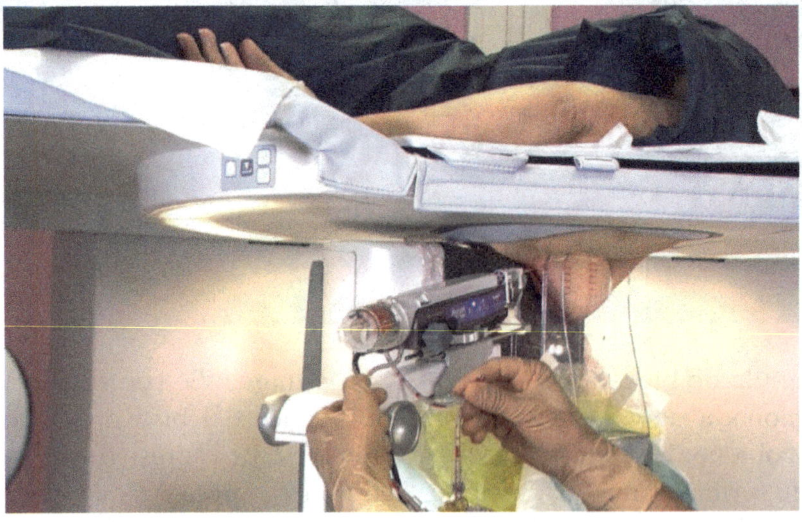

Una vez que las coordenadas han sido calculadas y estas son transmitidas a la unidad de biopsia, donde se encuentra el dispositivo de biopsia, se realiza una asepsia de la piel y una anestesia superficial y profunda del trayecto de la biopsia. Tras la introducción de la aguja y su posicionamiento en la vecindad de la lesión, se debe realizar una nueva toma de imágenes estereotáxicas para comprobar la adecuada colocación de la aguja.

En el caso de una biopsia de microcalcificaciones, tras la extracción de muestras, se debe realizar una radiografía magnificada de los cilindros ya obtenidos para confirmar que las muestras contienen calcificaciones (Figura 12).

Figura 12. Radiografía de muestras con microcalcificaciones. Imagen cedida por Mammotome.

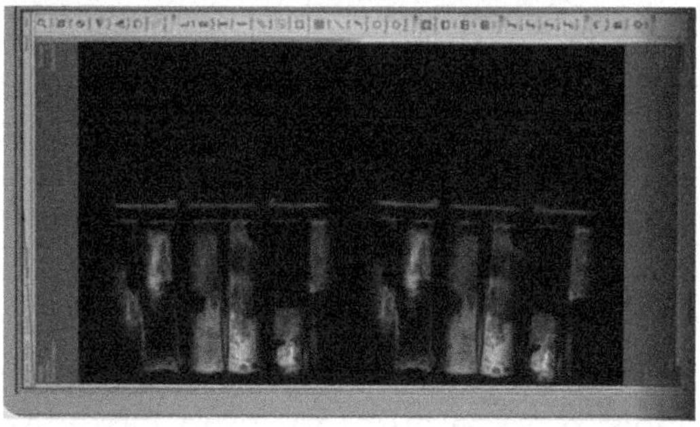

Cuando se acaba el procedimiento, si se observa la extirpación completa de las calcificaciones u otro tipo de lesión, es necesaria la inserción clip para la posterior identificación del lecho de la biopsia.

Por último, una vez terminado el procedimiento, la aguja es retirada para aplicar compresión con hielo sobre la zona biopsiada y, posteriormente, tapar la herida con gasas estériles y vendaje compresivo.

En la BAV guiada por resonancia para localizar la lesión, hay que realizar un estudio dinámico tras la administración de contraste intravenoso.

El procedimiento de biopsia se realiza con la paciente fuera del imán. Se comienza administrando la anestesia con lidocaína. A continuación, se procede a realizar la punción empleando un estilete introductor recubierto de un coaxial de plástico. Tras la punción, se sustituye, a través del sistema coaxial, el estilete por una cánula de plástico, que es visible en resonancia.

Se adquiere una nueva secuencia para verificar que el extremo de la cánula se encuentra en la lesión. Una vez comprobado, se extrae de nuevo a la paciente del imán y se sustituye la cánula de plástico por la aguja de BAV, que se introduce a través del sistema. A continuación, se procede a la toma de muestras, rotando 360° la aguja de BAV. Posteriormente, se adquiere una nueva secuencia, para confirmar si la lesión ha sido biopsiada y si se decide continuar o finalizar el procedimiento.

Finalmente, se retira la aguja de biopsia y, a través del sistema coaxial, se introduce un clip de localización.

Complicaciones

Las complicaciones más frecuentes son la hemorragia y los hematomas. Los problemas que la BAV puede acarrear son leves en la mayoría de los casos. Otras complicaciones son las reacciones vasovagales y el dolor. Las más infrecuentes son la infección del lecho de biopsia y la posibilidad de producir un neumotórax.

Resultado

Yu et al, en un metaanálisis, encontró que la sensibilidad varió de 85 % a 100 %, con una media del 98,1 %. La especificidad osciló entre 96 % y 100 %, con una media de 99,9 %.

Tras conocer el resultado histológico de la lesión biopsiada, es imprescindible realizar una adecuada correlación radiopatológica. Para conseguirlo y disminuir las tasas de infravaloración, es importante tener en cuenta ciertas normas:

- En el caso de microcalcificaciones, se deben radiografiar siempre las muestras tomadas, para asegurar su presencia. En el caso de la extirpación completa de las microcalcificaciones, es necesario realizar una identificación del lecho de biopsia con un clip.
- En las lesiones sin calcio, es necesario realizar mamografías después del procedimiento, con el fin de comprobar que la zona biopsiada se corresponde con la lesión. Este análisis se facilita si se realiza la colocación de clip en el lecho.
- En el caso de un área extensa de microcalcificaciones, se deben biopsiar al menos dos focos diferentes, distantes entre sí.
- En las distorsiones, se debe intentar extraer la lesión por completo, o al menos obtener el mayor número de cilindros posibles, tanto de la periferia como de su porción central.

Localización de lesiones no palpables

Gracias a los métodos de screening se realizan diagnósticos en etapas más tempranas, esto aumentó el número de pacientes que se presentan con lesiones mamarias no palpables. Por lo tanto, es necesaria la utilización de los diversos métodos existentes para ayudar al cirujano de mama en la correcta extirpación de la lesión, es decir, con la mínima cantidad posible de tejido, pero manteniendo los márgenes adecuados con el tejido sano.

Las indicaciones más frecuentes para el marcaje prequirúrgico son:

1) La extirpación quirúrgica de lesiones malignas/adenopatías axilares previamente diagnosticadas por biopsia percutánea, cualquiera que sea el método empleado.

2) Casos excepcionales donde no es posible la biopsia percutánea, como pueden ser las microcalcificaciones en mamas muy pequeñas que comprimidas midan menos de 2 cm y no permitan realizar una biopsia estereotáxica.

Entre las diferentes técnicas de marcación se destacan el clip metálico y la marcación con carbón, con azul de metileno y con arpón.

Marcación con clip metálico

Es un pequeño dispositivo metálico de titanio o acero quirúrgico (no ferromagnético) que se coloca para marcar una lesión. Existen de diferentes formas (Figura 13). Miden de 1 a 4 mm de longitud.

Figura 13. Diferentes formas de clips metálicos. Imagen cedida por Mammotome.

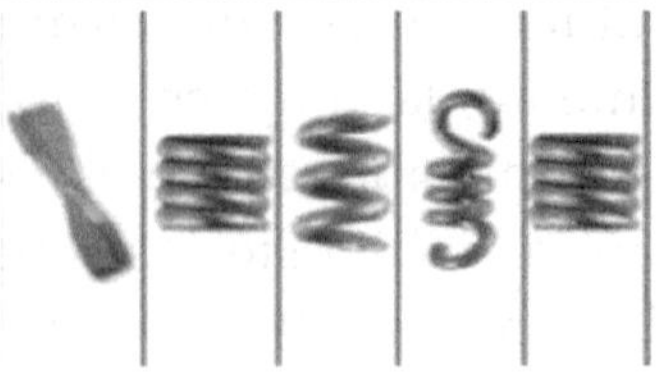

Se pueden ver especialmente en mamografía y en resonancia. La identificación por ecografía puede ser deficiente en algunos casos (por ejemplo, en mamas densas donde no hay contraste de colores entre el tejido glandular y el clip) y en otros no (por ejemplo, en una lesión hipoecogénica, donde si hay contraste entre la lesión y clip) (Figura 14).

Figura 14. Caso del Hospital de Clínicas "José de San Martin". Imagen ecográfica de una imagen nodular, de forma irregular, márgenes no circunscritos, hipoecogénica, sólida, con la presencia de clip metálico colocado post biopsia percutánea, señalado con flecha celeste. En este caso, dado el contraste entre el clip ecorrefringente y la lesión hipoecogénica, este se puede visualizar ecográficamente.

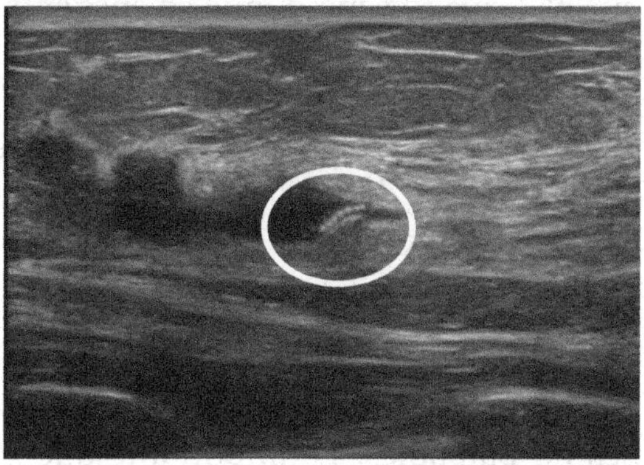

Existen marcadores higroscópicos (Figura 15) que fueron creados para poder ser siempre detectables ecográficamente y, en el resto de los estudios de imágenes, poseen un componente de hidrogel expansible que absorbe el fluido circundante, que permite una visibilidad ecográfica, y un componente de metal en su interior radiológicamente visible a largo plazo (Figura. 16).

Figura 15. Marcador higroscópico donde vemos en el centro el componente metálico rodeado del gel. Imagen cedida por Mammotome.

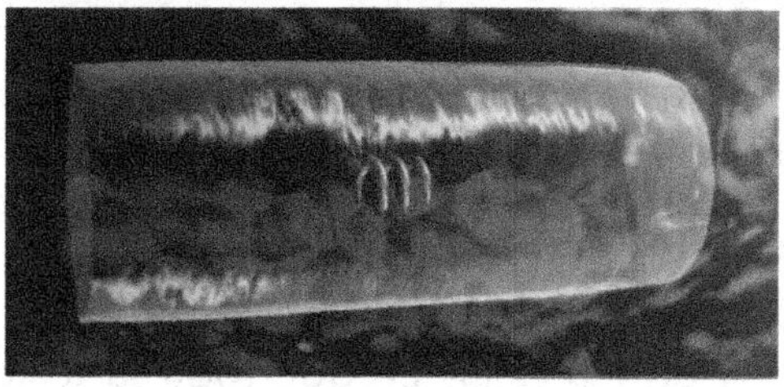

Figura 16. Imagen ecográfica y mamográfica donde se señala con flecha celeste el componente metálico del clip. En ecografía, el componente de gel es la imagen hipoecogénica que rodea la parte metálica. En la mamografía es la imagen de mayor densidad que rodea la parte metálica. Imagen cedida por Mammotome.

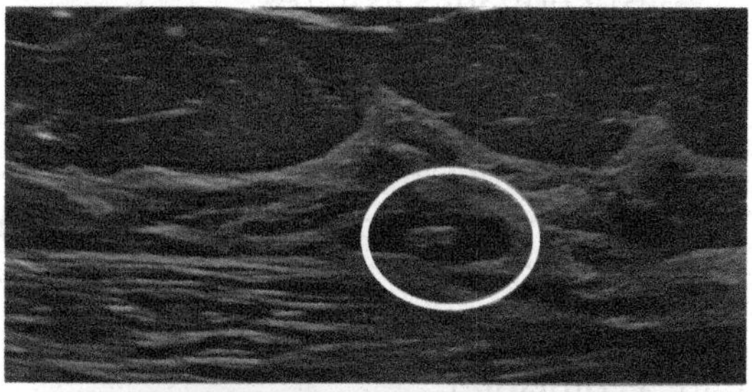

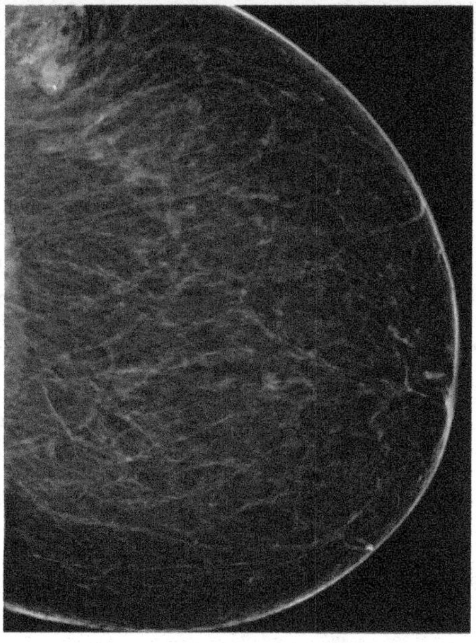

La colocación del clip no tiene contraindicaciones, es decir, no produce alergias, no pincha ni duele, no suena en los aeropuertos y no impide hacer resonancia.

A continuación, mencionaremos cuáles son sus indicaciones de colocación:

Tras biopsia percutánea:

1) En los casos en que toda la lesión visible, se ha extirpado. Suele pasar con lesiones pequeñas, generalmente con sistema de vacío.

2) Para diferenciar múltiples sitios de biopsia.

3) En todas las biopsias hechas por resonancia.

4) Adenopatías axilares.

5) En biopsias de revaluación tras la resonancia, para confirmar que la lesión biopsiada coincide con el hallazgo en resonancia. En estos casos, se debe repetir la resonancia y confirmar que el marcador y la lesión visible en resonancia magnética coinciden.

6) Para documentar que la lesión biopsiada por ecografía, coincide con la imagen de la mamografía.

Previo a neoadyuvancia

La quimioterapia administrada antes del tratamiento quirúrgico (quimioterapia neoadyuvante) tiene entre sus objetivos la disminución de la lesión hasta incluso su "desaparición", motivo por el cual resulta imprescindible la colocación de marcadores en el tumor, antes del tratamiento neoadyuvante. Esto permite identificar la localización inicial del tumor y realizar la resección adecuada.

Podrían marcarse sólo las lesiones mamarias en las que se prevea la cirugía conservadora. Sin embargo, la colocación de marcadores en las pacientes en las que se prevea realizar una mastectomía ayuda al patólogo a identificar el lecho tumoral.

Marcación con carbón activado

Se utiliza carbón activado al 4 %. Esta marcación se realiza por el médico radiólogo el día de la cirugía o en los días previos. Se inyecta el carbón, se dibuja en la piel con un marcador indeleble la proyección dérmica de la lesión y el sitio de entrada de la aguja, y, posteriormente, se tapa con cinta o Tegaderm, de manera tal que el cirujano sepa dónde se encuentra la lesión con el clip y el carbón. En caso de colocarse los días previos, es fundamental que indiquemos a la paciente que no se borre los dibujos que se le han realizado en la piel.

Se puede utilizar para marcar:

1) Por ecografía o mamografía lesiones no palpables. Es importante que se coloque en el borde de la lesión y no en el centro, para que este no interfiera en la visualización de la lesión a los anatomopatólogos.

2) Adenopatías axilares

3) Para marcar el clip por mamografía o en caso de verse, por ecografía.

Marcación con arpón

Un arpón es un dispositivo metálico con una punta diseñada para no desplazarse dentro del tejido mamario. (Figura. 17)

Se puede colocar mediante guía ecográfica o mamográfica, pero se prefiere la guía ecográfica ya que es más confortable para la paciente, no emite radiación ionizante y se evita la compresión. La técnica de inserción del arpón es a través de la piel, utilizando la distancia más corta hasta la lesión.

Tiene como desventajas que es dificultosa su inserción en la mama densa, se puede desplazar en las mamas predominantemente grasas y se puede partir durante su extracción.

Figura 17. Arpón para marcación prequirúrgica de lesiones no palpables. (Imagen cedida por Histo).

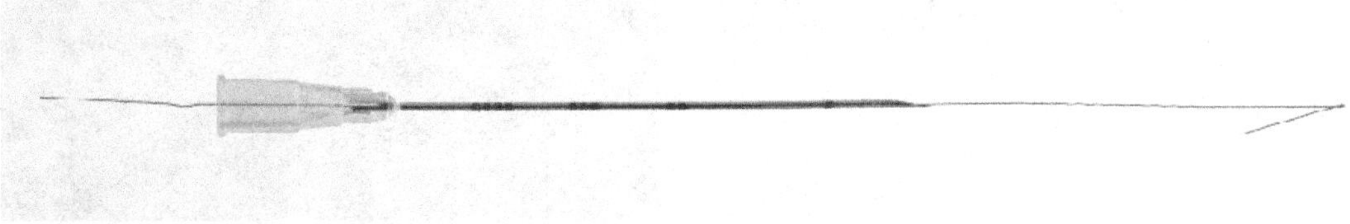

Luego de terminado el procedimiento de inserción, se debe confirmar su localización con proyecciones mamográficas con el fin de que el cirujano conozca la relación de este con la lesión y haga un correcto plan quirúrgico.

Marcación con sustancia radioactiva (roll: Radioguided Occult Lesion Localization)

Se trata de la inyección intralesional de un radiotrazador, macroagregados de albumina marcada con Tc99 en solución fisiológica, mediante el sistema que sea vea mejor la lesión (ecografía o estereotáxica), para su posterior localización en el acto quirúrgico con sonda gamma intraoperatoria. Es la denominada técnica ROLL (Radioguided Occult Lesion Localization).

La mayor ventaja es la rapidez: se instila de manera intratumoral bajo control ecográfico. Puede hacerse hasta 24 horas antes de la cirugía y, por lo general, la localización intraoperatoria es rápida.

Cuando se hace de manera simultánea, la inyección de un radiofármaco para la localización del tumor y la detección del ganglio centinela, se conoce como SNOLL.

El principal inconveniente es que no es útil en lesiones amplias con microcalcificaciones o difícilmente visibles con ecografía, y aunque podría hacerse con control estereotáxico, esto dificulta bastante la técnica. Otro inconveniente es la falta de disponibilidad de medicina nuclear en todos los centros.

Marcador de radiofrecuencia

El marcador de radiofrecuencia (Figura 18) se implanta percutáneamente y la información almacenada en la etiqueta se puede recuperar colocando un dispositivo lector de mano en la piel que recubre la etiqueta. Debido a que la etiqueta no es visible para el operador, el dispositivo lector emite un sonido audible que aumenta de tono a medida que el dispositivo se acerca a la ubicación de la etiqueta.

Figura 18. En la imagen podemos ver los dos tamaños de Etiquetas de identificación por radiofrecuencia (8 mm y 12 mm de longitud) adyacente a una moneda para la comparación.

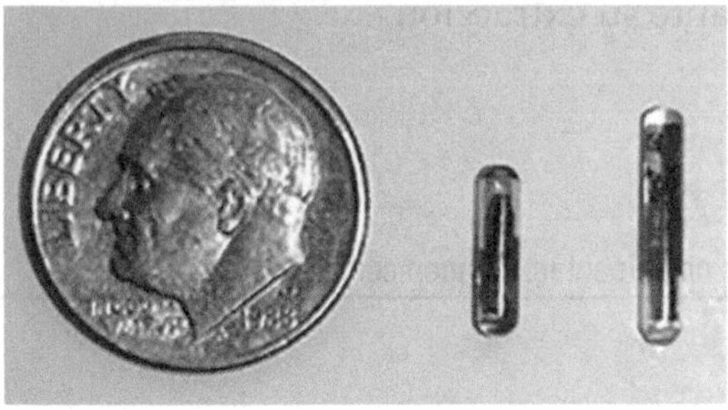

Extraido de: "Dauphine C, Reicher JJ, Reicher MA, Gondusky C, Khalkhali I, Kim M. A prospective clinical study to evaluate the safety and performance of wireless localization of nonpalpable breast lesions using radiofrequency identification technology. AJR Am J Roentgenol. 2015 Jun;204(6):W720-3. doi: 10.2214/AJR.14.13201. PMID: 26001262"

Posee numerosas ventajas: se implanta completamente dentro del parénquima mamario, puede colocarse días o semanas antes de la operación, no migra, es fácilmente visible por ecografía (Figura 19) y no es radiactivo.

Cada etiqueta se puede distinguir de otra en la mama por un número de identificación que se muestra en el lector, lo que permite usar varias etiquetas a la vez. Otra de sus ventajas es que podemos ver en la pantalla la distancia desde el lector hasta la etiqueta, lo que ayuda aún más con la precisión para localizar la lesión.

Marcación con semillas radiactivas

El procedimiento consiste en insertar una semilla de titanio que contiene yodo radiactivo-125 (125I) en la lesión mamaria (Figura 20).

Figura 19. Imagen ecográfica que muestra una etiqueta de identificación por radiofrecuencia implantada en el tejido mamario.

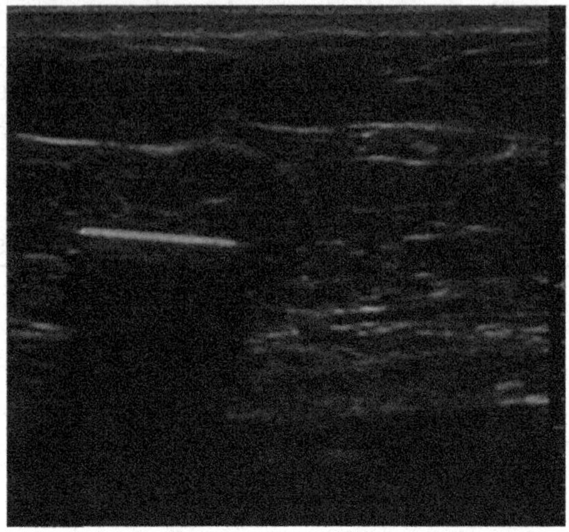

Extraido de: "Dauphine C, Reicher JJ, Reicher MA, Gondusky C, Khalkhali I, Kim M. A prospective clinical study to evaluate the safety and performance of wireless localization of nonpalpable breast lesions using radiofrequency identification technology. AJR Am J Roentgenol. 2015 Jun;204(6):W720-3. doi: 10.2214/AJR.14.13201. PMID: 26001262"

Figura 20. A) La semilla radiactiva I-125 colocado al lado de una moneda para su comparación a tamaño, mide 4,5 mm de longitud. B) Mamografía craneocaudal de mama izquierda con semilla presente dentro del parénquima mamario.

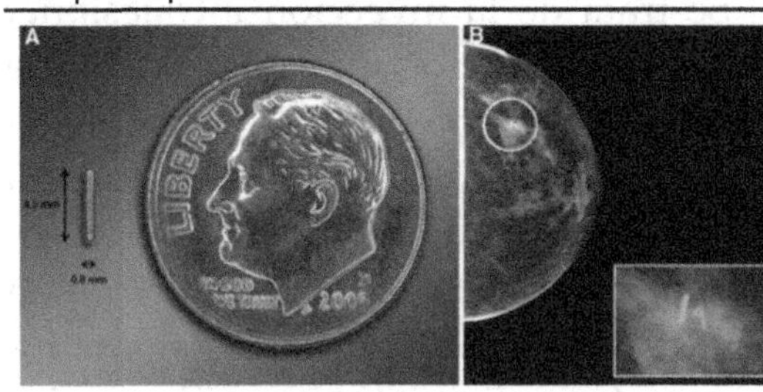

Extraido de "McGhan LJ, McKeever SC, Pockaj BA, Wasif N, Giurescu ME, Walton HA, Gray RJ. Radioactive seed localization for nonpalpable breast lesions: review of 1,000 consecutive procedures at a single institution. Ann Surg Oncol. 2011 Oct;18(11):3096-101. doi: 10.1245/s10434-011-1910-1. Epub 2011 Sep 27. PMID: 21947587."

Se puede colocar hasta 5 días antes de la cirugía bajo guía ecográfica o mamográfica. En el acto quirúrgico, se utiliza una sonda para determinar el punto de mayor radioactividad. Al insertar la semilla dentro de las 24 horas previas a la cirugía, la dosis máxima de radiación a tejido mamario residual se calculó a 2 cGy, equivalente a una sola mamografía de dos incidencias.

La exposición a radiación al cirujano y los miembros del equipo de operaciones es mínima.

Marcación con semillas magnéticas inducibles no radiactivas

Fueron aprobadas por la FDA en 2016. Son semillas compuestas de acero inoxidable patentado (Magseed) el cual se induce a convertirse en un imán (y, por lo tanto, se vuelve localizable) cuando está bajo la influencia de su detector en el quirófano.

El detector utilizado es el magnetómetro Sentimag (Endomag), el cual genera un campo magnético alterno que magnetiza transitoriamente la semilla y luego mide el campo magnético emitido por la semilla. A medida que la sonda escanea la mama durante la operación, la retroalimentación numérica audible y visual del detector proporciona una guía en tiempo real, lo que permite que el detector calcule la distancia hasta la ubicación precisa de la semilla.

Intervencionismo terapéutico

El desarrollo de las técnicas de imagen, así como el de los dispositivos de biopsia percutánea han permitido que el papel del radiólogo vaya más allá del diagnóstico y que emplee estos con fines terapéuticos en determinadas situaciones.

La tendencia a reducir cada vez más la agresividad terapéutica motiva la búsqueda de opciones de tratamiento menos invasivas que la cirugía convencional, con intención de conseguir la misma efectividad con menor morbilidad y mejores resultados estéticos.

Drenaje de colecciones

Actualmente, el drenaje percutáneo es el tratamiento de elección en las colecciones sintomáticas.

El drenaje percutáneo es una medida terapéutica alternativa a la cirugía con importantes ventajas respecto a la misma: método ambulatorio, anestesia local y menor costo.

Es fundamental un estudio ecográfico de la colección para valorar la ecogenicidad y presencia o no de tabiques dentro de la colección, con el fin de elegir la aguja de drenaje más adecuada (calibre del Abocath, aguja fina, etc.). El drenaje siempre se realizará en condiciones estériles y con anestesia local del punto de entrada en la piel y del trayecto hasta la colección.

Extirpación percutánea de lesiones papilares intraquísticas e intraductales

La extirpación percutánea de lesiones intraductales con sistema de vacío con guía ecográfica permite el control del procedimiento en tiempo real y la flexibilidad en la elección del punto de abordaje y presenta importantes ventajas sobre las técnicas quirúrgicas en cuanto a la posibilidad de extirpación selectiva de estas lesiones, con muy baja morbilidad y escasas contraindicaciones.

Como se mencionó anteriormente, los criterios más aceptados para evitar la cirugía de lesiones papilares que fueron extirpadas por vía percutánea con sistema de vacío bajo guía ecográfica son: lesión papilar única benigna, que se haya conseguido una extirpación completa de la lesión, que la lesión tenga un tamaño igual o inferior a 15 mm, que no haya atipias asociadas y que exista concordancia radiopatológica.

Las contraindicaciones para la realización de este procedimiento son la extensión de la lesión en el espesor del pezón, piel o cercana al pectoral, y cuando hay afectación de múltiples ductos alejados entre sí.

Extirpación percutánea de nódulos benignos o probablemente benignos como alternativa a la cirugía

La extirpación con sistemas de vacío como alternativa a la cirugía. Algunos autores recomiendan confirmación histológica de benignidad previamente a la extirpación.

Podría aplicarse por ejemplo en fibroadenomas e incluso algunos autores reportan la posibilidad de aplicarse este procedimiento al Tumor Filodes benigno como alternativa a la cirugía, con posterior seguimiento.

Como limitaciones encontramos el tamaño de la lesión (la mayoría de las publicaciones establecen un límite de 30 mm de tamaño para poder realizar este procedimiento), alta dureza de la lesión, el sangrado activo y lesiones múltiples.

Extirpación percutánea de lesiones de potencial maligno incierto

Las lesiones de potencial maligno incierto ("categoría B3" de la clasificación histológica de Ellis) son lesiones de carácter proliferativo que asocian mayor posibilidad de desarrollar cáncer de mama en su evolución. Este tipo de lesiones se manifiestan radiológicamente como lesiones de aspecto sospechoso, fundamentalmente como grupos de microcalcificaciones, aunque también pueden verse como asimetrías, distorsiones o nódulos. Su diagnóstico es fundamentalmente percutáneo.

El manejo una vez diagnosticadas es controvertido porque si no se realiza cirugía del lecho de biopsia, tenemos el problema de infravaloración histológica y si se opera (y no hay malignidad), se estará haciendo sobretratamiento, con lo que eso implica.

La capacidad de los sistemas de vacío de conseguir extirpaciones completas de la lesión hace posible plantearse el seguimiento radiológico de las pacientes en vez de someterse a cirugía del lecho de biopsia. Se aplica en casos seleccionados de lesiones de riesgo sin atipia, extirpación completa de la lesión, cuando no hay factores de riesgo asociados y la lesión es de pequeño tamaño.

En nuestro medio hospitalario, distamos de poder realizar estos procedimientos, no solo porque hasta el momento no disponemos de sistemas de vacío, sino también por el seguimiento imagenológico que implica esta conducta.

Biopsia escisional percutánea

Las técnicas de biopsia escisional percutánea permiten obtener una muestra de gran calibre y extirpar completamente lesiones de pequeño tamaño.

No se encuentra disponible en Argentina, en los países donde se encuentra disponible es raramente utilizada por su escasa o nula disponibilidad, son mucho más agresivas y es económicamente costoso.

INTACT/Breast Lesion Excision System (BLES) es un dispositivo automatizado que realiza mediante radiofrecuencia una biopsia asistida por vacío, obtiene la escisión de lesiones mamarias en un único bloque, preserva intacta la arquitectura histológica y permite la evaluación de los márgenes. Este procedimiento se realiza con anestesia local y de forma ambulatoria. Puede utilizarse también con guía ecográfica, con la ventaja de controlar el procedimiento en tiempo real.

El corte por radiofrecuencia permite que la sonda avance a través del tejido cauterizando al tiempo el canal y la unidad de aspiración succiona y elimina fluidos durante el procedimiento. Una vez alcanzada la lesión, se despliega una cesta que encapsula la muestra. El proceso dura unos segundos. En función del tamaño de la sonda utilizada, se obtendrá una muestra de longitud media entre 17 y 18 mm. Como efectos adversos están el riesgo de daño térmico y necrosis de la piel.

No se aconseja en pacientes con dispositivos electrónicos (marcapasos, desfibriladores, etc.), así como en mujeres con implantes mamarios. Las lesiones no deben estar próximas a piel, músculo, pared torácica, complejo areola-pezón, axila. Tampoco es aconsejable en mamas pequeñas, embarazadas y en mujeres en tratamiento anticoagulante.

La principal ventaja de esta técnica es la obtención de una lesión íntegra, es decir, preserva la arquitectura, en lugar de varias lesiones pequeñas cilíndricas y fragmentadas.

Bibliografía

1. Sanderink WBG, Mann RM, Advances in breast intervention: where are we now and where should we be?, Clinical Radiology (2017), https://doi.org/10.1016/j.crad.2017.10.018
2. Yu YH, Mo QG, Zhu X, et al. Axillary fine needle aspiration cytology is a sensitive and highly specific technique for the detection of axillary lymph node metastasis: a meta-analysis and systematic review. Cytopathology 2016;27(1):59e69
3. Clemens MW, Horwitz SM. NCCN Consensus Guidelines for the Diagnosis and Management of Breast Implant-Associated Anaplastic Large Cell Lymphoma. Aesthet Surg J. 2017 Mar 1;37(3):285-289. doi: 10.1093/asj/sjw259. PMID: 28184418
4. Bhatt, AA, Whaley, DH y Lee, CU (2021). Biopsias de mama guiadas por ecografía: técnicas básicas y nuevas. Revista de ultrasonido en medicina: revista oficial del Instituto Americano de Ultrasonido en Medicina , 40 (7), 1427–1443. https://doi.org/10.1002/jum.15517
5. https://www.imagewisely.org/-/media/ACR/Files/Practice-Parameters/PNB.pdf?la=en
6. Schackmuth EM, Harlow CL, Norton LW. Milk fistula: A complication after core breast biopsy. Am J Roentgenol 1993;161(5):961–2.
7. Mahoney MC, Ingram AD. Breast emergencies: Types, imaging features, and management. Am J Roentgenol 2014;202(4):W390–9.
8. Sanderink WBG, Mann RM, Advances in breast intervention: where are we now and where should

we be?, Clinical Radiology (2017), https://doi.org/10.1016/j.crad.2017.10.018

9. McCaffrey J. The use of stereotactically guided core needle biopsy has certainly increased the preoperative diagnostic rate and, in our experience, substantially decreased the number of benign biopsies being done. World J Surg. 1999 Sep;23(9):981. PMID: 10507950.

10. Nakano S, Imawari Y, Mibu A, Otsuka M, Oinuma T. Differentiating vacuum-assisted breast biopsy from core needle biopsy: Is it necessary?. Br J Radiol. 2018;91(1092):20180250. doi:10.1259/bjr.20180250

11. Hahn M, Krainick-Strobel U, Toellner T, Gissler J, Kluge S, Krapfl E, Peisker U, Duda V, Degenhardt F, Sinn HP, Wallwiener D, Gruber IV; Minimally Invasive Breast Intervention Study Group (AG MiMi) of the German Society of Senology (DGS); Study Group for Breast Ultrasonography of the German Society for Ultrasound in Medicine (DEGUM). Interdisciplinary consensus recommendations for the use of vacuum-assisted breast biopsy under sonographic guidance: first update 2012. Ultraschall Med. 2012 Aug;33(4):366-71. doi: 10.1055/s-0032-1312831. Epub 2012 Jun 21. PMID: 22723042.

12. Ko, Kyung Hee, et al. "Aplicación potencial de la escisión asistida por vacío guiada por ultrasonido (US-VAE) para papilomas intraductales de mama bien seleccionados: experiencias de una sola institución". Anales de oncología quirúrgica, vol. 19, núm. 3, 2012, págs. 908-13.

13. Yu Y-H, Liang C, Yuan X-Z. Diagnostic value of vacuum-assisted breast biopsy for breast carcinoma: a meta-analysis and systematic review. Breast Cancer Res Treat 2010;120(2):469e79.

14. American Journal of Roentgenology. 2015;204: W720-W723. 10.2214/AJR.14.13201

15. McGhan, LJ, McKeever, SC, Pockaj, BA, Wasif, N., Giurescu, ME, Walton, HA y Gray, RJ (2011). Localización de semillas radiactivas para lesiones mamarias no palpables: revisión de 1000 procedimientos consecutivos en una sola institución. Annals of Surgical Oncology, 18(11), 3096–3101. doi:10.1245/s10434-011-1910-1

16. Ko, Kyung Hee, et al. "Aplicación potencial de la escisión asistida por vacío guiada por ultrasonido (US-VAE) para papilomas intraductales de mama bien seleccionados: experiencias de una sola institución". Anales de oncología quirúrgica, vol. 19, núm. 3, 2012, págs. 908-13.

17. Park HL, Kwon SH, Chang SY, Huh JY, Kim JY, Shim JY, Lee YH. Long-term follow-up result of benign phyllodes tumor of the breast diagnosed and excised by ultrasound-guided vacuum-assisted breast biopsy. J Breast Cancer. 2012 Jun;15(2):224-9. doi: 10.4048/jbc.2012.15.2.224. Epub 2012 Jun 28. PMID: 22807941; PMCID: PMC3395747

18. Dauphine C, Reicher JJ, Reicher MA, Gondusky C, Khalkhali I, Kim M. A prospective clinical study to evaluate the safety and performance of wireless localization of nonpalpable breast lesions using radiofrequency identification technology. AJR Am J Roentgenol. 2015 Jun;204(6):W720-3. doi: 10.2214/AJR.14.13201. PMID: 26001262.

19. McGhan LJ, McKeever SC, Pockaj BA, Wasif N, Giurescu ME, Walton HA, Gray RJ. Radioactive seed localization for nonpalpable breast lesions: review of 1,000 consecutive procedures at a single institution. Ann Surg Oncol. 2011 Oct;18(11):3096-101. doi: 10.1245/s10434-011-1910-1. Epub 2011 Sep 27. PMID: 21947587.

UNIDAD II

CÁNCER DE MAMA

17. Clasificación histológica cáncer de mama.
18. Epidemiología del cáncer de mama.
19. Cáncer de mama hereditario.
20. Prevención del cáncer de mama.
21. Clasificación molecular del cáncer de mama.
22. Estadificación del cáncer de mama.
23. Biopsia intraoperatoria y ganglio centinela.
24. Plataformas genómicas de uso en el tratamiento del cáncer de mama.
25. Carcinoma *in situ*.
26. Tratamiento del cáncer de mama en estadios iniciales.
27. Cáncer de mama localmente avanzado.
28. Cáncer de mama metastásico.
29. Farmacología de las drogas utilizadas en el tratamiento sistémico del cáncer de mama.
30. Cáncer de mama en situaciones especiales.
31. Radioterapia en el tratamiento del cáncer de mama.
32. Seguimiento de las pacientes tratadas por cáncer de mama.
33. Sarcomas mamarios.
34. Linfoma primario de la mama.
35. Cáncer de mama y embarazo.
36. Anticoncepción hormonal y cáncer de mama.
37. Fertilidad y cáncer de mama.
38. Oncoplástica en el tratamiento del cáncer de mama.
39. Identificando nuevas estrategias en el cáncer de mama.
40. Medicina alternativa y complementaria en el cáncer de mama.

CAPÍTULO 17

Clasificación histológica del cáncer de mama

Lucía Cardinal

Introducción

Los factores pronósticos tradicionales en cáncer de mama son el tamaño tumoral, el tipo histológico, el grado tumoral, el estatus ganglionar y la evidencia de invasión vascular y/o linfática. Esta información es muy útil para determinar la probabilidad de recurrencia local y/o a distancia, así como los tratamientos hormonales o quimioterapéuticos a realizar. Para caracterizar la biología tumoral se necesitan descripciones histológicas específicas como ser el subtipo histológico, el grado de Nottingham, la ausencia o la presencia de embolias vasculo-linfáticas. Todos ellos deben ser incluidos en el informe anatomopatológico.

En la actualidad se utiliza la clasificación histológica junto a la molecular para planificar los tratamientos y conocer el pronóstico del tumor.

La gran mayoría de estos tumores son adenocarcinomas y se cree derivan del epitelio mamario, particularmente de las células de la unidad ducto- lobulillar terminal (TDLU).

El carcinoma de mama posee diferentes fenotipos morfológicos y subtipos histopatológicos que presentan diferentes características clínicas y pronósticas. Se han realizado varios estudios que confirman la existencia de subtipos histológicos con mejor pronóstico que el carcinoma invasor, NOS.

Clasificación histológica de la OMS

Los tumores que presentan un patrón especial en más del 90% de la proliferación se denominan de acuerdo a su tipo (tubular, lobular, mucinoso, etc). La gran mayoría de los tumores se denominan carcinomas invasores NOS (no especificado de otra manera) y son los que no presentan características específicas o son tumores mixtos.

La Organización Mundial de la Salud (OMS) divide a los carcinomas mamarios en diferentes tipos y subtipos histológicos que transcribimos a continuación.

Carcinoma invasor mamario

1. Carcinoma invasor, NOS.
2. Carcinoma microinvasor.
3. Carcinoma lobulillar invasor.
4. Carcinoma tubular.
5. Carcinoma cribiforme invasor.
6. Carcinoma mucinoso.
7. Cistoadenocarcinoma mucinoso.
8. Carcinoma micropapilar invasor.
9. Carcinoma con diferenciación apocrine.
10. Carcinoma metaplásico.

Tumores de las glándulas salivares y otros tumores raros.

- Carcinoma de células acinares.
- Carcinoma adenoide quístico.
- Carcinoma secretor.
- Carcinoma mucoepidermoide.
- Adenocarcinoma polimorfo.
- Carcinoma de células altas con polaridad reversa.

.Neoplasias neuroendocrinas

o Tumor neuroendocrino.
o Carcinoma neuroendocrino.

Neoplasias papilares:

1) Papiloma intraductal.
2) Carcinoma papilar *in situ*.
3) Carcinoma papilar encapsulado.
4) Carcinoma papilar sólido.
5) Carcinoma papilar invasor.

Macroscopía

Los carcinomas de mama tienen una macroscopía característica. La mayoría son tumores sólidos, con bordes no bien definidos. Al corte presentan una consistencia dura de acuerdo a la cantidad de reacción desmoplásica del estroma y son de color gris a blanco (Figura 1).

Algunos tipos especiales de carcinoma mamario son bien delimitados y blandos (como el carcinoma cribiforme, mucinoso, neuroendocrino, papilar y secretor). Otros presentan una apariencia gelatinosa (como el mucinoso o los tumores que producen mucina). Es importante el estudio minucioso macroscópico del tumor para realizar un correcto diagnóstico diferencial. Cuando los tumores están bien delimitados, también debemos diferenciarlos del linfoma o de una metástasis.

Figura 1. Pieza de tumorectomía donde se evidencia la presencia de un carcinoma mamario.

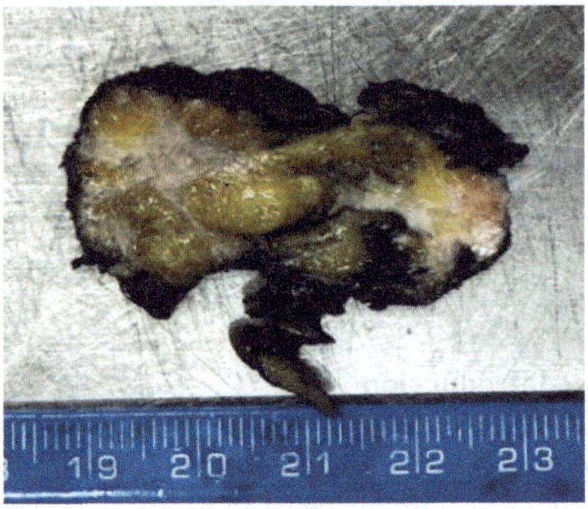

Es muy importante el estudio macroscópico del tumor porque nos puede guiar hacia algún tipo histológico

Además, recordemos que la medición del tumor debe hacerse, de ser posible, en la pieza en fresco.

El tamaño tumoral es un factor pronóstico independiente. En pacientes con ganglios negativos, el tamaño tumoral es el segundo factor pronóstico y es usado para tomar decisiones terapéuticas. Se recomienda medir el tumor en fresco en 3 medidas y si no es posible realizarlo después de la fijación en formol buffer al 10 %.

Grado histológico

El grado histológico de los cánceres de mama proporciona importante información pronóstica. Es utilizado para dividir a los pacientes en grupos favorables (bien diferenciados) y desfavorables (poco diferenciados). Uno de los sistemas más utilizados es el de Leston y Ellis que es una modificación del Score de Scarff – Bloom – Richardson, también conocido como "Score de Nottingham".

La división en grados es de acuerdo a la capacidad de formar estructuras glandulares, al pleomorfismo celular y al número de mitosis que presente el tumor.

Se ha demostrado una importante asociación entre el grado histológico y la sobrevida global, por lo que hoy se lo considera un factor pronóstico de importancia, y debe ser incluido en el informe anatomopatológico.

Para establecer el grado de diferenciación histológico se tiene en cuenta 3 características del tumor: la *formación de estructuras glandulares* (solo se toman en cuenta los acinos glandulares que presentan una luz central clara), el *pleomorfismo nuclear* (se observa la forma y tamaño nuclear, así como el número y la forma de los nucleolos), y el *número de mitosis*, cantidad de figuras mitóticas definidas en 10 campos de gran aumento (CGA). Mediante una escala numérica, del 1 al 3, se clasifica cada factor en forma individual.

Diferenciación arquitectural
1. Formación de túbulos en un 75% o más del tumor
2. Formación de túbulos entre el 10 al 75% del tumor
3. Formación de túbulos en 10% o menos del tumor

Pleomorfismo nuclear:
1. Núcleo redondo, pequeño, regular
2. Núcleo agrandado, alteraciones en la forma, nucleolo presente
3. Núcleo muy grande, alteraciones en la forma y el contorno, nucleolo prominente

Índice mitótico:
1. 0 a 7 mitosis en 10 CGA
2. 8 a 14 mitosis en 10 CGA
3. 15 o más mitosis en 10CGA.

El Score se realiza sumando los distintos valores dando:

3-5: Grado 1, tumor bien diferenciado

6-7: Grado 2, tumor moderadamente diferenciado

8-9: Grado 3, tumor poco diferenciado.

A continuación, desarrollaremos las características histológicas fundamentales de los tumores más frecuentes de la mama.

Carcinoma invasor NOS (no especificado de otra manera)

El carcinoma invasor NOS, no especificado de otra manera, es un grupo heterogéneo de tumores que conforman el 65 al 80% de todos los carcinomas de la mama. Este rango tan amplio se debe a que no existen criterios estrictos de inclusión. Un tercio de este tipo histológico incluye tumores que expresan una o más características de los tipos especiales de carcinoma de mama.

Son tumores de consistencia dura, y la mayoría posee una *sensación* arenosa al corte con bisturí. Su tamaño varía desde 1 a 10 cm. La superficie de corte es blanco-grisácea con algunas líneas amarillentas. Sus bordes en general son infiltrantes, y raramente, estos tumores presentan bordes bien delimitados. (Figura 2)

La morfología histológica varía considerablemente dentro del mismo grupo. Las células tumorales se encuentran dispuestas en cordones, racimos o trabéculas; algunos tumores presentan mayor componente sólido con un patrón de infiltración sincicial, asociado a escaso tejido estromal.

Figura 2. Carcinoma ductal moderadamente diferenciado: las células neoplásicas se disponen formando ductos y en forma sólida, presentan moderada atipia citológica

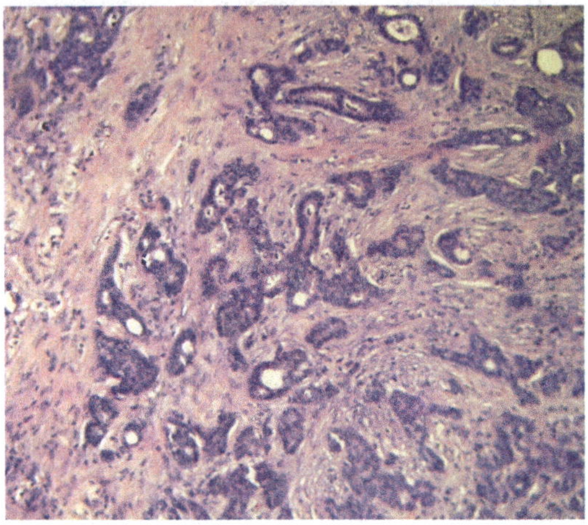

Son carcinomas ductales porque las células se disponen formando estructuras tubulares que semejan luces glandulares similares a los ductos mamarios. Las células presentan abundante citoplasma eosinófilo; su núcleo es regular, uniforme, con nucleolo prominente, único y a veces múltiple. De acuerdo al grado de diferenciación habrá mayor porcentaje de túbulos, mayor o menor pleomorfismo nuclear y menor o mayor número de mitosis.

La asociación con carcinoma ductal in situ (DCIS) es en un 80% de los casos, en su mayoría serán de alto grado, de tipo comedociano, aunque pueden observarse otros tipos de CDIS. También puede verse componente inflamatorio linfoplasmocitario, focos de necrosis y el componente estromal ser muy prominente (lo que le dará la dureza al tumor).

Dentro del grupo del carcinoma ductal invasor, NOS encontramos subtipos:

- *Carcinoma tipo mixto*: es cuando el carcinoma ductal, NOS se asocia a otro tipo tumoral específico. El carcinoma ductal no debe ser mayor del 50% del tumor.
- *Patrón medular*: tumor bien delimitado con un grado nuclear alto, márgenes expansivos, arquitectura sincicial, sin formación de túbulos, infiltrados inflamatorios prominentes, sectores de necrosis y un mejor pronóstico que otros tumores de alto grado.
- *Carcinoma invasor con diferenciación neuroendocrina*: algún tipo de diferenciación neuroendocrina ocurre en el 10 al 30 % de los carcinomas invasores NOS. Se debe determinar con técnicas de inmunohistoquímica.
- *Carcinoma con células gigantes tipo osteoclásticas*: formado por numerosas células gigantes osteoclásticas que se ubican rodeando los ductos neoplásicos o dentro de las luces.
- *Carcinoma pleomórfico*: variante rara, presenta células grandes, con mucha atipia nuclear y numerosas mitosis anómalas presentes en más del 50% del tumor y con sectores de diferenciación fusiforme y escamosa.
- *Carcinomas con características de coriocarcinoma:* son pacientes con niveles altos de B gonadotrofina corionica humana (BHCG) y con células positivas para dicho anticuerpo.
- *Carcinoma con patrón melanocítico:* hay pocos reportes de la combinación de carcinomas ductales y melanomas malignos siendo la pérdida de la heterocigosidad en el mismo cromosoma de los dos tipos tumorales, lo que

sugiere un origen común. Se debe diferenciar de células tumorales con contenido melánico (por invasión de la unión dermoepidérmica) y de pigmento lipofucsínico.

- *Carcinoma con patrón oncocítico:* algunos carcinomas presentan células con abundante citoplasma eosinófilo granular y bordes nucleares bien definidos.

Factores pronósticos

El carcinoma ductal NOS representa el 65-80% de los cánceres de mama, su sobrevida a 10 años es del 30-50%. Los factores pronósticos son las mismas variables comunes a todos los cánceres de mama: el grado histológico, el tamaño tumoral, el estado ganglionar, la invasión vascular, la expresión de receptores hormonales y del Her2neu.

Aproximadamente el 70-80% de los carcinomas ductal NOS presentan receptores de estrógeno (RE) positivos, y el 12-20% son Her2neu positivos.

Carcinoma lobulillar invasor

Foote y Stewart definen al carcinoma lobulillar de la mama como un tumor con una marcada reacción desmoplásica del estroma, un alineamiento de las células del carcinoma y su tendencia a crecer de manera circunferencial alrededor de los ductos y los lobulillos (crecimiento en tablero de tiro al blanco). Es considerado un tipo histológico específico de carcinoma invasor, cuyo origen es el epitelio lobulillar y el conducto terminal.

Representa del 5-15% de los cánceres mamarios,en los últimos 20 años la incidencia ha aumentado considerablemente en pacientes mayores de 50 años- a diferencia de los que pasa con el carcinoma ductal - lo que podría estar relacionado por el aumento de la utilización de terapia hormonal de reemplazo. La edad media de incidencia es 1-3 años mayores que aquellas pacientes con un carcinoma ductal infiltrante.

Se considera que las pacientes con carcinoma lobulillar invasor tienden a ser bilaterales cuando se los compara con el resto de los carcinomas mamarios.

Macroscópicamente el carcinoma lobulillar es un tumor duro, gris, con bordes infiltrantes. Muchas veces los bordes no se definen por palpación porque se funden con el parénquima mamario adyacente. Otras veces no se ven imágenes macroscópicas definidas sino solo aumento de consistencia a la palpación. Otra característica, no poco frecuente, es la formación de pequeños nódulos, finos y duros que se sienten como pequeñas piedras en el parénquima mamario. El tamaño tumoral varía desde masas microscópicas hasta tumores que comprometen la totalidad de la mama.

Microscópicamente, el carcinoma lobulillar se caracteriza por una proliferación de células pequeñas que se disponen separadas unas de otras inmersas en un estroma de tejido conectivo fibroso. Suelen disponerse en cordones delgados de células ordenadas de manera lineal o "en fila india", siendo el ancho de estos cordones de una o dos células.

Otros tumores se presentan con un patrón de crecimiento concéntrico celular alrededor de los conductos o lobulillos teniendo la apariencia "en ojo de buey" o "tablero de tiro al blanco". Es importante diferenciarlo de las células inflamatorias que muchas veces se disponen en este modo.

Las células del carcinoma lobulillar son pequeñas con escaso citoplasma, el núcleo es redondo con escasa atipia citológica y las mitosis son infrecuentes. Se asocia a focos de carcinoma lobulillar in situ en el 90% de los casos. (Figura 3)

Figura 3 Carcinoma lobulillar infiltrante. Las células neoplásicas se disponen en hilera, en "fila india", y presentan escasa atipia citológica

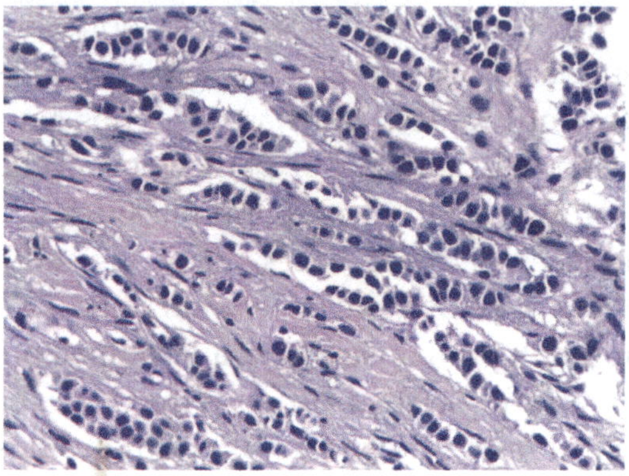

Se han descrito subtipos:

- *Variante sólida:* caracterizado por áreas de células con características morfológicas propias del carcinoma lobulillar que se disponen en nidos sólidos de formas irregulares o en masas circunscritas.
- Variante *alveolar,* las células se distribuyen mayormente en estructuras globulares formadas por al menos 20 células, sus características morfológicas son las propias del patrón clásico de carcinoma lobulillar.
- Variante *pleomórfica* presenta las mismas características de crecimiento que el patrón clásico, pero las células presentan mayor grado de atipia y pleomorfismo. Pueden observarse células en anillo de sello.
- Variante *mixta,* donde se combina el patrón clásico de carcinoma lobulillar con algún otro patrón de los antes mencionados.

La combinación de carcinoma ductal y lobulillar se observa en el 5% de los cánceres de mama.

En ocasiones se utiliza la expresión de E-cadherina para realizar el diagnóstico diferencial entre estos dos tumores. Es una molécula específica de epitelio, involucrada en la cohesión celular y que se encuentra reducida o ausente en los carcinomas lobulillares.

Se denomina "Carcinoma tubulolobular" a la combinación de carcinoma lobulillar y tubular, la importancia del diagnóstico radica en que estos tumores presentan peor pronóstico que el carcinoma tubular puro, asociándose con metástasis axilares en el 43% de los casos.

Las metástasis axilares son poco frecuentes en el carcinoma lobulillar infiltrante (3-10%), en comparación al carcinoma ductal invasor. La diseminación a distancia del carcinoma lobulillar es más frecuente a hueso, tracto gastrointestinal, útero, meninges, ovario y compromiso difuso de las serosas, siendo la infiltración pulmonar más común en los ductales.

Dentro de los subtipos de lobulillar, el de mejor pronóstico es el clásico, el alveolar es considerado de bajo grado y el pleomórfico es el de peor pronóstico.

Carcinoma Tubular

Es un tipo especial de carcinoma de mama que presenta un alto grado de diferenciación con formación de túbulos de una sola capa celular y que presenta excelente pronóstico.

El carcinoma tubular puro representa menos del 2% de los cánceres invasores de la mama. Se los puede reconocer mamográficamente por su presentación espiculada.

Generalmente presenta un tamaño pequeño entre 0,2-2 cm de diámetro, la mayoría son menores a 1 cm. La lesión es estrellada, blanco grisáceo, con similitud macroscópica de los carcinomas ductales, cicatriz radiada y adenosis esclerosante.

Microscópicamente se caracteriza por la presencia de estructuras tubulares con bordes angulados, rodeada por una monocapa celular. Las células epiteliales son regulares y de pequeño tamaño, con escaso pleomorfismo nuclear y escasas figuras mitóticas. (Figura 4)

Figura 4. Carcinoma tubular: formación tumoral constituida por túbulos, algunos con bordes angulados y revestidos por una sola capa de células neoplásicas

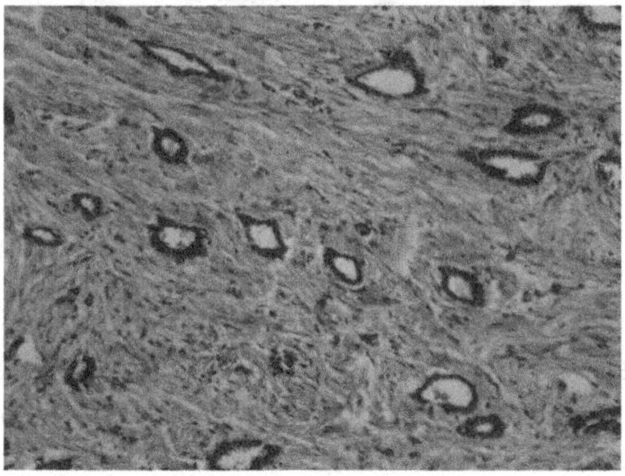

Las células mioepiteliales están ausentes, aunque algunos tumores tubulares presentan componentes de una membrana basal incompleta rodeando las estructuras tubulares.

Una importante reacción desmoplásica del estroma es característica del carcinoma tubular. También pueden observarse focos de calcificaciones.

En la práctica se considera necesario el 90% de estructuras tubulares para clasificarlo como carcinoma tubular. Aquellos tumores que presentan entre un 50-90% de crecimiento tubular se los considera tumores mixtos.

En la mayoría de los casos se aprecia la presencia de DCIS de bajo grado, con un patrón cribiforme o micropapilar. Se asocia también a neoplasia lobulillar (carcinoma tubulolobulillar, a hiperplasia ductal atípica y a cicatriz radiada).

Como diagnósticos diferenciales se debe tener en cuenta la adenosis esclerosante, la adenosis microglandular y las lesiones esclerosantes complejas como la cicatriz radiada. En casos difíciles se recomienda el uso de inmunohistoquímica para identificar células mioepiteliales con actina, y la indemnidad de la membrana basal con colágeno IV y laminina.

Posee un excelente pronóstico a largo plazo, similar al de mujeres sanas en algunos casos.

La recurrencia local luego de una mastectomía o inclusive después de una cirugía conservadora es rara, considerando a estas pacientes excelentes candidatas a un tratamiento conservador.

Las metástasis axilares son muy poco frecuentes, y cuando se encuentran presentes generalmente no compromete más de un ganglio.

Carcinoma cribiforme invasor

Es un tipo especial de carcinoma con patrón de crecimiento cribiforme similar al observado en el carcinoma intraductal de tipo cribiforme, y presenta un excelente pronóstico.

El carcinoma cribiforme invasor representa el 0,4% de los carcinomas de mama. No tiene diferencias significativas en su modo de presentación y en el estudio mamográfico (imagen espiculada con microcalcificaciones asociadas). En un 20% de los casos puede ser multifocal.

Se lo denomina *puro* cuando está compuesto por un patrón de crecimiento cribiforme en más del 90%. El tumor se encuentra organizado en islotes, que forman espacios bien definidos, delimitados por arcos celulares en un patrón cribiforme.

Las células tumorales son pequeñas y presentan un pleomorfismo nuclear bajo o moderado. Las figuras mitóticas son raras.

En el 80% de los casos se asocia a focos de carcinoma intraductal de tipo cribiforme. Se observan metástasis axilares en el 14,3% de los casos.

Los diagnósticos diferenciales más importantes son con el tumor carcinoide, el carcinoma adenoide quístico y el carcinoma intraductal cribiforme.

El carcinoma invasor cribiforme posee un excelente pronóstico. La sobrevida global a 10 años es del 90 -100%. El pronóstico de aquellos tumores mixtos con componente cribiforme es menos favorable que el de los de tipo clásico, pero mejor que el del carcinoma ductal invasor. El comportamiento biológico es muy similar a aquel del carcinoma tubular.

Carcinoma mucinoso

El carcinoma mucinoso puro representa el 2% de los carcinomas de mama. La edad media de presentación es de 60 años. Se presenta como un nódulo palpable de bordes definidos. En la mamografía se lo observa como una imagen lobulada y bien delimitada y a la compresión pueden disiparse un poco los márgenes.

Su apariencia al corte es distintiva: gelatinosa y brillante, la consistencia blanda y los márgenes impresionan desplazar o empujar el tejido circundante. Su tamaño varía de 2 a 5 centímetros.

La característica microscópica es la presencia de lagos de mucina donde se encuentran inmersas las células tumorales. Pueden disponerse en grupos, túbulos o en forma papilar. Se observan células redondeadas con escaso citoplasma eosinófilo y escaso número de mitosis. El moco se encuentra dividido en compartimentos por finos septos fibrosos. (Figura 5)

Figura 5 Carcinoma mucinoso: grupos de células tumorales rodeadas de abundante mucina extra citoplasmática.

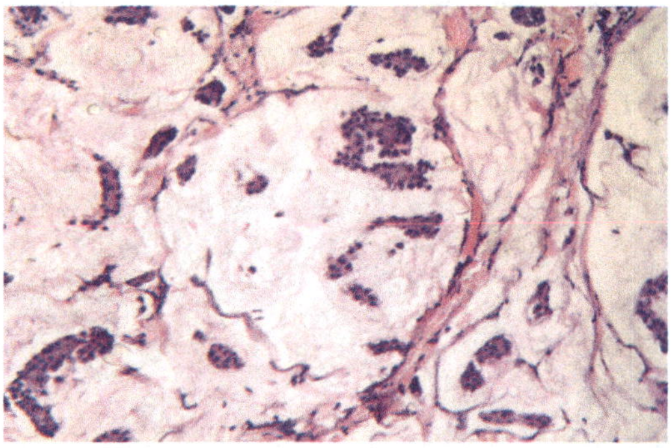

En el 30-75% de los tumores mucinosos se puede observar un componente intraductal tipo micropapilar o sólido. Una porción considerable del tumor tiene diferenciación neuroendócrina, fácil de reconocer con inmunomarcación para cromogranina y sinaptofisina.

Tradicionalmente se lo ha dividido en tumor mucinoso puro, compuesto exclusivamente por dicho patrón, a su vez subdividido en celular e hipocelular; y tumor mucinoso mixto. La asociación más frecuente es con el carcinoma ductal invasor.

Los diagnósticos diferenciales que se plantean son con el fibroadenoma mixoide y el mucocele.

Tumores con mayor cantidad de células tumorales y menor cantidad de mucina, presentan peor pronóstico. El carcinoma mucinoso puro tiene buen pronóstico. La sobrevida a 10 años es del 80% al 100%. Existe una diferencia del 18% respecto de la sobrevida a favor del carcinoma mucinoso puro sobre el mixto. El 3-15% presentará metástasis axilares en el patrón puro; y el 33-46% en el patrón mixto.

Otros tumores de mama productores de mucina son:

1. **carcinoma mucinoso con patrón micropapilar:** tumores donde hay grupos de células suspendidas en lagos de mucina. Presentan más atipia citológica que los carcinomas mucinosos clásicos y con mayor frecuencia invasión angiolinfática y metástasis ganglionar.
2. **Carcinoma lobular con abundante mucina extracelular:** se acompaña de un componente lobular clásico.
3. **Carcinoma de células en anillo de sello:** son tumores formados por células en anillo de sello, pueden relacionarse con el carcinoma lobulillar (posee una inclusión intracitoplasmática) o ser similar al del carcinoma gástrico difuso y asociarse a carcinoma ductal in situ variedad células en anillo de sello. Es importante realizar el diagnóstico diferencial con metástasis tumores de otros órganos, en particular del tracto gastrointestinal.

Cistoadenocarcinoma mucinoso

Tumor formado por estructuras quísticas revestidas por epitelio cilíndrico con abundante mucina intracitoplasmatica similar a los cistoadenocarcinomas pancreáticos u ováricos.

Son tumores raros, bien delimitados, con un tamaño medio de 3 cm. En general son tumores negativos con receptores de estrógeno y progesterona y Her2 neu. Para realizar el diagnóstico diferencial con metástasis de adenocarcinoma pancreatobiliar se utilizan la CK20 y el CDX2 siendo positivas en la metástasis y no en los tumores mamarios.

Carcinoma invasor micropapilar

Tumor formado por pequeños grupos de células tumorales, sin eje conectivo - vascular e inmersos en un estroma claro, que parecen luces vasculares dilatadas.

Representa menos del 2% de los carcinomas invasores. El carcinoma invasor micropapilar es raro de observar en forma pura y se presenta como componente de otro tumor en 3 a 6% de los carcinomas.

El estudio macroscópico de este tumor puro es una masa sólida con crecimiento expansivo y bien delimitada, que presenta metástasis ganglionares axilares en el 72-77% de los casos. A la microscopía las células carcinomatosas se disponen en forma de túbulos con luces obliteradas. Por un artefacto de la técnica (retracción del estroma) parecen estar dentro de un espacio tipo vascular. Poseen moderado pleomorfismo nuclear, baja actividad mitótica, y no se observa necrosis ni infiltración linfocitaria. Se asocia a invasión vascular en el 60% de los casos. (Figura 6)

El pronóstico de este tipo histológico es malo y se correlaciona con la presencia de invasión vascular y la presencia de metástasis axilares.

Figura 6. Carcinoma micropapilar: pequeños grupos celulares atípicos rodeados de espacios claros y de una delgada pared que simula formaciones vasculares.

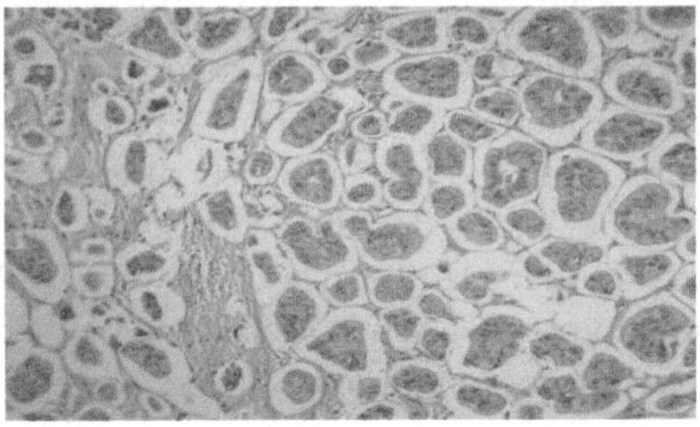

Carcinoma con diferenciación apócrina

Tumores constituidos por células con características apócrinas y con marcación inmunohistoquímica específica en más del 90% del tumor.

La incidencia de este tipo histológico es del 1%.

La presentación clínica e imagenológico no varía respecto del carcinoma de mama invasor no apócrino y cualquier tipo histológico de carcinoma de mama puede presentar diferenciación apócrina.

Son tumores infiltrantes, al corte macroscópico blanco-grisáceos, sin ninguna característica que los identifique.

Microscópicamente la citología es característica: núcleos con cromatina gruesa y nucléolo evidente y abundante citoplasma eosinófilo que puede ser finamente granular u homogéneo. Los patrones de crecimiento pueden ser sólidos, papilares, cribiformes y glandulares. En ocasiones, la inmunohistoquímica ayuda a hacer el diagnóstico: son positivos con antígeno carcinoembrionario (CEA), con GCDFP-15 (gross cystic disease factor protein- 15) y con las citoqueratinas. Son receptores de estrógeno y progesterona negativos pero de andrógenos positivos. Se debe hacer diagnóstico diferencial con el carcinoma oncocítico, tumor constituido por células con abundante mitocondrias en su citoplasma y que microscópicamente en similar a las células apocrinas.

La sobrevida del carcinoma apócrino es similar a la del carcinoma ductal invasor.

Carcinoma metaplásico

Grupo de neoplasias mamarias caracterizadas por un componente de adenocarcinoma y otro constituido por diferentes tipo de metaplasias (mesenquimática, escamosa, etc.).

Representan menos del 1% de los carcinomas de la mama. La edad media de presentación es de 55 años.

Se presenta generalmente como un nódulo palpable, de bordes definidos, cuyo tamaño promedio es de 3-4 cm.

Es un tumor sólido, de consistencia firme, bien definido que al corte presenta diferentes áreas de acuerdo al componente metaplásico que posea (multiquistico si posee metaplasia escamosa, áreas blanquecinas brillantes si tiene cartílago, etc.)

Se los subdivide en:

- Carcinoma adenoescamoso de bajo grado
- Carcinoma metaplásico tipo fibromatosis
- Carcinoma de células fusiformes
- Carcinoma escamoso
- Carcinoma metaplásica con diferenciación mesenquimatica heteróloga
- Carcinoma metaplásico mixto

Son tumores que tienen metástasis axilares en solo un 10 al 15%, y presentan en general mal pronóstico sobre todo los carcinosarcomas.

Carcinoma secretor

Se trata de un carcinoma de bajo grado, poco frecuente, con un componente sólido, microquístico y tubular; compuesto por células productoras de abundante material secretor de características símil-lácteas.

También llamado carcinoma juvenil, su incidencia es del 0,15% respecto de todos los carcinomas mamarios.

Generalmente se presenta como un nódulo palpable circunscripto, puede ser lobulado, blanco-grisáceo o amarillento; cuyo tamaño oscila entre los 0,5 y 12 cm.

En la microscopía pueden observarse focos de esclerosis central dentro del tumor.

El mismo se compone de 3 patrones, presentes en diferentes combinaciones:

- Componente microquístico, compuesto por células pequeñas que forman pequeños espacios que simulan folículos tiroideos.
- Componente sólido.
- Patrón tubular, compuesto por túbulos que contienen secreciones.

Se asocia a carcinoma intraductal de tipo papilar y cribiforme.

Tiene un pronóstico favorable en niñas y adolescentes, pero resulta algo más agresivo en las pacientes adultas. A pesar de ello la incidencia de invasión ganglionar es similar en todas las edades, presentes en el 15% de las pacientes.

Tumor Neuroendócrino

Se denominan tumores neuroendocrinos de la mama a los que expresan marcadores neuroendocrinos en más del 50% de las células y que presentan características similares a los tumores neuroendocrinos gástricos y pulmonares.

Representan el 2-5% de los carcinomas de mama siendo la edad de aparición la 6ª o 7ª década de la vida.

Clínicamente la paciente consulta por encontrarse un nódulo palpable bien definido, reflejado de igual manera a través de la mamografía y ecografía mamaria. Los síndromes endocrinos asociados son extremadamente raros. Puede observarse el incremento plasmático de la cromogranina A.

Macroscópicamente estos tumores están bien delimitados pero pueden presentar patrón de crecimiento infiltrante. La consistencia es blanda, y gelatinosa en aquellos que producen mucina.

Las células tumorales se disponen en estructuras alveolares o formando planchas sólidas con empalizada periférica. Existen distintos subtipos dependiendo el tipo celular, el grado de diferenciación y la producción de mucina (26%).

Tumor neuroendocrino compuesto por una población celular que se dispone en nidos sólidos y trabéculas separadas por finos tabiques conectivos. Las células presentan pueden variar en tamaño hasta células claras gigantes. Las mitosis varían entre 4 en el símil-carcinoide hasta 12 en la variante alveolar. Las células tumorales contienen gránulos neuroendócrinos.

Carcinoma neuroendocrino:

Carcinoma de células pequeñas (oat cells): indistinguible de aquel de la misma estirpe de origen pulmonar. El tumor se compone de células pequeñas, con escaso citoplasma. Puede observarse un componente in situ asociado. Focos de necrosis se encuentran presentes, y son frecuentes las embolias linfáticas tumorales.

Carcinoma neuroendocrino de células grandes: tumor pobremente diferenciado compuesto células de gran tamaño, con moderado o abundante citoplasma; núcleo con cromatina granular, y abundante cantidad de mitosis. Pueden observarse focos de necrosis. Posee diferenciación neuroendocrina al igual que el homólogo de pulmón.

El diagnóstico diferencial más importante es con una metástasis de primitivo pulmonar. Se utiliza marcación con citoqueratinas (el de mama es Ck 7 positiva y CK 20 negativa, en cambio el pulmonar es negativa con ambas citoqueratinas). Para realizar el diagnóstico de este grupo se utiliza inmunomarcación para cromogranina, sinaptofisina y enolasa neu específica además de receptores de estrógeno, progesterona y citoqueratinas.

Dentro de los factores pronósticos el grado histológico es uno de los parámetros más importantes. La diferenciación mucinosa es un factor de buen pronóstico.

Reviste especial importancia el estadio del tumor al momento del diagnóstico, aquellos de bajo grado tendrán mejor respuesta a la terapéutica convencional.

Carcinoma papilar invasor

Se llama carcinoma papilar invasor a los tumores malignos que nacen dentro de un ducto y que infiltran el parénquima adyacente, generalmente en forma de carcinoma ductal infiltrante. El carcinoma papilar invasor propiamente dicho representa el 1-2% de los carcinomas invasores de la mama, y se caracteriza por un buen pronóstico.

Se presenta predominantemente en mujeres postmenopáusicas entre 63 y 67 años. Son tumores centrales y presentan derrame sanguinolento por pezón en un 23 a 35% de los casos.

En la mamografía pueden observarse múltiples nódulos lobulados, debiéndose hacer diagnóstico diferencial con fibroadenomas, lesiones quísticas benignas y carcinoma medular o mucinoso. Estas lesiones son frecuentemente hipoecoicas en el estudio ecográfico.

Macroscópicamente son tumores con componente quístico y sólido en diferentes proporciones. Generalmente están bien circunscritos y pueden parecer encapsulados. Son de color pardo grisáceo y pueden presentar áreas de hemorragia, sangre coagulada y sectores de necrosis. Es importante la inspección ocular de la cápsula y efectuar un buen muestreo en los casos que no se observa la infiltración evidente.

En la microscopía se observan delicadas papilas revestidas por células tumorales mezcladas con áreas sólidas y también puede identificarse sectores quísticos. La ausencia de células mioepiteliales ayuda a realizar el diagnóstico diferencial con el papiloma. Presentan en su mayoría grado nuclear intermedio y grado histológico 2, escaso estroma intercelular y en casos especiales se puede observar mucina en el espacio extracelular. El DCIS está presente en el 75% de los casos, y generalmente, aunque no siempre, presenta un patrón de crecimiento papilar.

El pronóstico de estos tumores es muy bueno, aun en presencia de metástasis en ganglios linfáticos axilares.

Bibliografía

1. Who Classification of tumours editorial board.: World Health Organization Classification of Tumours. Breast tumours.. IARC Press: Lyon, 2019 5th ed..
2. Rosen PP, Groshen S, Kinne DW, et al. Factors influencing prognosis in node negative breast carcinoma: analysis of 767 T1N0M0/T2N0M0 patients with long-term follow-up. J Clin Oncol 1993; 11:2090-2100.
3. Elston CW, Ellis IO. Pathological prognostic factors in breast cancer, the value of histological grade in breast cancer: experience from a large study with long term follow – up. Histopathology 1991:19(5): 403-410.
4. Frokvic – Grazio S, Bracko M. Long term prognostic value of Nottingham histological grade and its components in early (pT1N0M0) breast carcinoma. J Clin Pathol 2002: 55 (2): 88-92
5. Volpi A, Bacci F, Paradiso A, Saragoni L, Scarpi E, Ricci M. Aldi M. Bianchi S, Muretto P, Nuzzo F, Simone G, Mangia A, Schittulli F, Amadori D. Prognostic relevance of histological grade and its components in node-negative breast cancer patients. Mod Pathol 2004 17 (9):1038-1044.
6. Tavassoli FA (1992). Pathology of the Breast. Appleton and Lange: Stanford.
7. Ellis IO, Galea M, Broughton N, Locker A, Blamey RW, Elston CW. Pathological prognostic factors in breast cancer, II. Histological type. Relationship with survival in a large study with long-term follow-up. *Histopathology 199;* 20: 479-489.
8. Acs G, Lawton TJ, Rebbeck TR, LiVolsi VA, Zhang PJ. Differential expression of E-cadherin in lobular and ductal neoplasms of the breast and its biologic and diagnostic implications. *Am J Clin Pathol 2001;*115: 85-98.

CAPÍTULO 18

Epidemiología del cáncer de mama

Maltagliatti Daniela

Introducción

El cáncer de mama constituye un problema de impacto sanitario y socioeconómico en la población mundial. Cada año en las Américas, más de 462.000 mujeres son diagnosticadas con cáncer de mama y casi 100.000 mueren a causa de esta enfermedad. En América Latina y el Caribe, el mayor porcentaje de muertes por cáncer de mama ocurre en mujeres menores de 65 años (56 %) en comparación con los Estados Unidos y Canadá (37%).

En Argentina, el cáncer de mama es la primera causa de muerte por tumores en mujeres, ya que provoca 5400 muertes por año. En el país, se presenta una gran diferencia en la tasa de mortalidad entre diferentes provincias. Jujuy y Santiago del Estero están entre las que tienen un índice más bajo, mientras que Tierra del Fuego y la Ciudad Autónoma de Buenos Aires son las jurisdicciones en donde se da una mayor mortalidad. La mortalidad por cáncer de mama en Argentina en el periodo 2002-2019 registró un descenso sostenido y significativo, a un ritmo de -1,03 % anual, lo que evidencia, en 2019, una tasa ajustada de 16,93 defunciones por cada 100.000 mujeres. Para el año 2030, se prevé que el número de mujeres diagnosticadas con cáncer de mama aumente en un 34 % en América.

Los estudios epidemiológicos han contribuido al conocimiento actual de los factores de riesgo ambientales y genéticos del cáncer de mama. Estos factores se dividen en no modificables, es decir, aquellos que no podemos evitar y aumentan las posibilidades de que se genere la enfermedad y modificables, que consisten en medidas higiénico-dietéticas que podemos incorporar para reducir el riesgo de cáncer de mama.

Factores de riesgo no modificables

Edad

La edad es el factor de riesgo más importante, pues aproximadamente 2 de cada 3 cánceres de mama se identifican en mujeres de 50 años o más. Aproximadamente, el 75 % de los cánceres de mama se diagnostican durante la menopausia.

Las tasas de mortalidad por cáncer de mama más elevadas se dan entre los 50 (41,6 cada 100.000 mujeres) y los 80 años o más (215,8 cada 100.000 mujeres).

Sexo

El cáncer de mama es el tumor más frecuente en el sexo femenino, debido a que representa el 22,7 % del total de cánceres a nivel mundial. A pesar de que es una enfermedad desarrollada típicamente en mujeres, se puede también observar en varones. Menos del 1 % de los tumores en el hombre corresponden a carcinomas mamarios, por lo que puede considerarse un tumor raro en el espectro de los cánceres masculinos.

Etnia

Las diferencias étnicas juegan un papel en los factores genéticos, ambientales y de estilo de vida que afectan a la susceptibilidad para desarrollar esta enfermedad. En las mujeres hispanas, se observó menor incidencia de cáncer de mama que en las blancas no hispanas. Sin embargo, registran un mayor riesgo de mortalidad tras el diagnóstico. La etnia hispana y la raza negra se han asociado con un mayor estadio de la enfermedad al momento del diagnóstico. Las mujeres negras tienden a padecer tumores con características más desfavorables, coincidentes con la falta de expresión de receptores hormonales en esta población.

Status hormonal

El periodo comprendido entre la primera y la última menstruación se denomina ventana hormonal. A mayor tiempo de duración de esta etapa, mayor tiempo de exposición a estrógenos y, con ello, mayor probabilidad de padecer cáncer de mama, es decir, aumenta el riesgo en pacientes con menarca precoz antes de los 11 años y menopausia tardía después de los 55 años, considerándose factor de riesgo [7].

Densidad mamaria

La densidad mamaria proporciona información sobre la composición del tejido mamario. La densidad mamográfica probablemente refleja la cantidad de células epiteliales, estromales y la proliferación de ellas, pero no indica anormalidad histológica.

Sin embargo, numerosos estudios han demostrado que el riesgo de padecer cáncer de mama es 2 a 6 veces mayor para aquellas mujeres con alta densidad mamaria.

Lesiones proliferativas de la mama

El antecedente personal de lesión proliferativa mamaria confiere una mayor susceptibilidad al cáncer de mama.

Las lesiones pertenecientes a este grupo se dividen en las que se asocian o no a atipias, lo que implica diferente repercusión en la posibilidad de padecer esta patología. Las lesiones proliferativas sin atipias aumentan el riesgo entre 3 y 4 veces, mientras que las que presentan atipias presentan un riesgo aumentado de entre 4 y 5 veces. Se puede incrementar hasta 7 veces en pacientes con antecedentes familiares de importancia.

Antecedentes familiares de cáncer de mama

Los antecedentes familiares de cáncer de mama se consideran factor de riesgo establecido para la enfermedad. Las pacientes que tienen un familiar de primer grado con cáncer de mama poseen un riesgo superior a dos veces de desarrollar la enfermedad. En pacientes con dos familiares, el riesgo se multiplica por tres. El aumento es mayor si la enfermedad se produce antes de los 50 años, y aún mayor si es por debajo de los 30 años.

Polimorfismo genético

El polimorfismo es la presencia de dos o más formas variantes de una secuencia específica de ADN, que puede producirse entre diferentes personas o poblaciones. Los polimorfismos genéticos pueden explicar por qué algunos pacientes son más susceptibles a carcinógenos ambientales.

El tipo más frecuente de polimorfismo implica la variación en un nucleótido único (también denominado polimorfismos de nucleótido único, o SNP). El SNP de los genes XRCC2 y XRCC3 juegan un rol importante en la recombinación homóloga de las rupturas de doble cadena de ADN y han demostrado influir en el riesgo de cáncer de mama. También se ha identificado una variante del gen de la caspasa 8 (CASP8), asociado con el aumento del riesgo.

Herencia

Las alteraciones genéticas son responsables del 5-10 % de los cánceres mamarios. Una proporción relativamente pequeña puede explicarse por la presencia de mutaciones en genes de alta penetrancia, como las de los genes BRCA1 y BRCA2. Estos, junto con mutaciones en genes de penetrancia intermedia como ATM, BARD1, PALB2 y CHECK2, se consideran responsables de algunos de estos casos, lo que deja una proporción considerable de heredabilidad aún por ser explicado por variantes de baja penetrancia.

La evidencia disponible apunta a marcadas diferencias en la prevalencia de estas mutaciones cuando se analizan distintas poblaciones, observándose diferencia en la proporción relativa de portadores de BRCA1 y BRCA2. Los reportes internacionales informan frecuencias más altas de mutaciones BRCA1, mientras que en Costa Rica, Cuba, Puerto Rico y Uruguay predominan las mutaciones BRCA2.

Al evaluar la población judía ashkenazi, se evidenció que tres mutaciones fundadoras representan al 79 % de los portadores BRCA1/BRCA2. En América Latina, estas mutaciones fueron reportadas como recurrentes en la población judía de Buenos Aires, que ilustran también la historia de la inmigración de este país. El BRCA1 185delAG (c.68_69delAG, rs80357914) es la variante patogénica más común en este grupo y con mayor alcance geográfico en Argentina, Brasil, México y Perú.

Otras mutaciones genéticas de alta penetrancia que aumentan el riesgo de cáncer de mama, infrecuentes en la población general, incluyen mutaciones de la línea germinal TP53 (Síndrome de Li-Fraumeni), mutaciones de PTEN (Síndrome de Cowden) y mutaciones STK1 (síndrome de Peutz-Jegher).

Factores de riesgo modificables

Paridad y edad del primer embarazo

La nuliparidad y la edad avanzada en el primer embarazo se enumeran como elementos de riesgo para cáncer de mama. Estos factores podrían influir aumentando la probabilidad de desarrollo de cáncer a través de los efectos a largo plazo producidos por la persistencia de altos niveles de hormonas sexuales, que provocan aumento de la proliferación celular, aumento de la probabilidad de daño al ADN y promoción del crecimiento tumoral.

Por otro lado, el embarazo reduce el riesgo de cáncer de mama debido a que la estrógeno-mitosis inducida puede ser suprimida por el estriol, el principal estrógeno producido durante este periodo. En consecuencia, una mayor paridad se asocia con un riesgo reducido de cáncer de mama ER positivo/PR positivo.

Lactancia

La lactancia y el embarazo influyen positivamente en la diferenciación del epitelio mamario, y en la reducción de los niveles hormonales como los estrógenos, cuyos efectos se relacionan con el cáncer de mama.

Las mujeres que amamantan reducen el riesgo de desarrollar cáncer de mama. La protección ofrecida por la lactancia materna se evidencia a largo plazo, principalmente en las pacientes premenopáusicas.

Hormonas sexuales exógenas

La influencia hormonal y reproductiva sobre el cáncer de mama es ampliamente reconocida. Los estudios epidemiológicos sobre el uso de anticonceptivos orales y riesgo de cáncer de mama han revelado nulo o escaso aumento del riesgo. Las distintas formulaciones no han mostrado diferencias.

Se evidencia riesgo ligeramente elevado de diagnóstico temprano de cáncer de mama en mujeres portadoras de mutaciones en los genes BRCA1 y BRCA2 cuando inician anticoncepción antes de los 25 años, pero también se demuestra disminución significativa del riesgo de cáncer de ovario. Es así que los criterios de elegibilidad para el uso de anticonceptivos de la OMS continúan clasificando el uso de anticoncepción hormonal en esta población como categoría 1, ya que la evidencia no sugiere que el riesgo de cáncer de mama entre las mujeres con antecedentes familiares de cáncer de mama o portadoras de genes de mayor susceptibilidad para éste, se modifiquen mediante su utilización.

Por otro lado, al evaluar el riesgo en pacientes usuarias de terapia de reemplazo hormonal, se evidencian variaciones en cuanto a la composición con estrógenos aislados o una combinación de ellos, formulación, dosis, momento de inicio, duración del tratamiento y características propias de la paciente.

La terapia combinada implica un riesgo claro de cáncer de mama. A pesar de esto, el riesgo absoluto es relativamente bajo con una etiología multicausal. Por esto, la terapia hormonal de reemplazo sigue siendo una opción vigente en la población general.

En aquellas pacientes donde la terapia hormonal sustitutiva se haya instaurado por menos de 5 años, el incremento de riesgo es muy bajo. Está marcado el aumento del riesgo especialmente cuando se prolonga su utilización por más de 10 años.

En cuanto al subtipo de cáncer de mama predominante asociado a la terapia de reemplazo hormonal, no se han encontrado diferencias significativas.

Dieta

Se ha examinado una amplia variedad de factores dietéticos como riesgo potencial de cáncer de mama. Los alimentos con alto índice glucémico y exceso de hidratos de carbono en la dieta aumentan las concentraciones de glucosa e insulina en sangre, generando un estado proinflamatorio que favorece la replicación y el crecimiento tumoral.

La ingesta de fibra dietética se asoció con menor riesgo de cáncer de mama en pacientes postmenopáusicas. La asociación pareció ser más fuerte para tumores lobulillares que para los tumores ductales y para tumores receptores hormonales negativos que para tumores luminales A. Este efecto protector puede estar relacionado con el hecho de que la ingesta de alimentos ricos en fibra reduce el riesgo de obesidad, lo que ha sido reconocido como uno de los factores que aumentan el riesgo de cáncer de mama en la postmenopausia.

Múltiples estudios han evaluado el efecto de los productos lácteos sobre el cáncer de mama, observándose que podrían disminuir el riesgo por acción de la vitamina D, calcio, ácido linoleico conjugado, butirato y otros nutrientes y fitoquímicos. Por el contrario, también contienen sustancias como el factor de crecimiento similar a la insulina 1 (IGF-1) y otras hormonas de crecimiento, ácidos grasos saturados y componentes exógenos tales como pesticidas que pueden aumentar el riesgo.

Para la mayoría de los factores dietéticos, los estudios epidemiológicos sobre cáncer de mama han proporcionado resultados inconsistentes o no concluyentes.

Peso

La grasa es un tejido metabólicamente activo con altos niveles de enzima aromatasa que convierte andrógenos en estrógenos. El exceso de producción de estrógenos a partir del tejido adiposo se propone como un mecanismo que podría justificar resultados adversos en pacientes obesas con cáncer de mama.

La obesidad se considera factor de riesgo para desarrollar cáncer de mama hormonosensible y hormonoresistente, que sugiere que los altos niveles de estrógenos endógenos podrían ser uno de los muchos mecanismos que contribuye a aumentar el riesgo. El exceso de peso es determinante para generar estados de hiperinsulinemia y resistencia a la insulina, los cuales se han informado como factores de riesgo independientes para el cáncer de mama.

La obesidad, además, produce inflamación en el tejido adiposo y activa a los macrófagos, produciendo mediadores proinflamatorios como TNFα e IL-6 e influye en la cantidad biodisponible de factor de crecimiento insulino-simil (IGF-1) a nivel celular. Esta inflamación predispone una acumulación de células T proinflamatorias y reducción de las células T reguladoras, contribuyendo a la resistencia a la insulina relacionada con la obesidad.

El cáncer de mama se ha relacionado con la proliferación celular en respuesta a factores de crecimiento como IGF-1 y hormonas sexuales. El sistema IGF-1 está involucrado en el desarrollo, la progresión y la metástasis del cáncer de mama.

Alcohol

El consumo de alcohol ha demostrado ser un factor de riesgo dosis dependiente. Este riesgo es global para todos los subtipos tumorales, aunque se ha sugerido, en diferentes análisis, que es mayor para aquellos cánceres receptores positivos.

Los posibles mecanismos biológicos incluyen los efectos del alcohol sobre los niveles circulantes de estrógeno y la acción directa de los productos del etanol en las membranas celulares del epitelio mamario.

Tabaco

El tabaquismo está vinculado a un mayor riesgo de cáncer de mama en mujeres premenopáusicas. El riesgo se incrementa con la intensidad y duración del hábito, ya que se generan radicales libres reactivos que atacan el material genético promoviendo mutaciones.

Se ha demostrado que la exposición intensa y de manera pasiva al humo del tabaco se relaciona con mayor riesgo de contraer cáncer de mama en mujeres postmenopáusicas. Por lo tanto, tanto las fumadoras activas como pasivas tienen mayor riesgo de padecer esta neoplasia.

Actividad física

Estudios epidemiológicos han demostrado que niveles altos de actividad física reducen el riesgo de cáncer de mama. El posible mecanismo que explica esta reducción se atribuye a la influencia de la actividad física en la composición corporal, resistencia a la insulina y niveles circulantes de hormonas esteroides sexuales.

Exposición a radiaciones ionizantes

La exposición a radiaciones de carácter terapéutico aumenta el riesgo de desarrollar cáncer de mama, sobre todo si la paciente ha sido expuesta a este tratamiento a edad temprana, durante el desarrollo mamario.

Bibliografía

1. GLOBOCAN 2018 (IARC), available from http://gco.iarc.fr/; The World Bank Group Indicators; available from https://data.worldbank.org/indicator/NY.GDP.PCAP.CD
2. Osorio Bazar, N; Bello Hernandez, Claudia; Vega Bazar, Lianet. Factores de riesgo asociados al cáncer de mama. Revista Cubana de Medicina General Integral. 2020;36(2): e1147.
3. Jang Khan, NA; Tirona, M. An updated review of epidemiology, risk factors, and management of male breast cáncer. Medical Oncology. 2021; 38:39.
4. Sanchez-Monge M. Los factores de riesgo de cáncer de mama varían (2010). Recuperado de https://www.intramed.net/contenidover.asp?contenidoid=65291.
5. Coughlin, SS. Epidemiology of Breast Cancer in Women. Adv Exp Med Biol. 2019;1152:9-29.
6. Briceño I. Menstruación temprana o menopausia tardía aumentan el riesgo de cáncer. Rev. Med y Salud Pública, 2020.
7. Acea Nebril,B & col. Manual de Práctica Clínica en Senología 2019. Ed. Fundación Española de Senología y Patología Mamaria. https://www.sespm.es/wp-content/uploads/2020/02/MANUAL-SESPM-2019-web-protegido.pdf.
8. Collaborative Group on Hormonal Factors in Breast Cancer. Familial breast cancer: collaborative reanalysis of individual data from 52 epidemiological studies including 58,209 women with breast cancer and 101,986 women without the disease. Lancet. 2001;27,358(9291):1389-99.
9. NHI. Polimorfismo. 2022. https://www.genome.gov/es/genetics-glossary/Polimorfismo.
10. Zavala, VA; Serrano-Gomez, SJ; Dutil J; Fejerman, L. Genetic Epidemiology of Breast Cancer in Latin America. Genes. 2019;10,153.
11. Aguilar Cordero MJ; González Jiménez E; Álvarez Ferre J; Padilla López CA; Mur Villar N; García López PA; Valenza Peña MA. Lactancia materna: un método eficaz en la prevención del cáncer de mama. Nutr Hosp. 2010;25(6):954-958.
12. Barriga P; Vanhauwaert P; Porcile A. Anticoncepción hormonal y riesgo de cáncer de mama: una mirada crítica. Gynecological Endocrinology. 2019.
13. Moncada-Madrazo M; Aranda-Gutierrez A; Isojo-Gutiérrez R; Issa-Villarreal ME; Elizondo-Granillo C; Ramos-Reyes A; Garza-Krause E; MagallanesGarza GI; Soto-Fuenzalida GA. Factores de riesgo modificables del cáncer de mama: una comparación entre mujeres menores y mayores de 40 años. Ginecol Obstet Mex. 2020;88(3):131-138.
14. Dydjow-Bendek D; Zagożdżon P. Selected dietary factors and breast cancer risk. Przegl Epidemiol 2019;73(3): 361-368.
15. Kyuwan L; Kruper CM; Conwright D; Mortimer JE. The Impact of Obesity on Breast Cancer Diagnosis and Treatment. Current Oncology Reports (2019) 21:41.

CAPÍTULO 19

Cáncer de mama hereditario

Norese Gabriela

Cáncer de mama y herencia: definiciones

El cáncer es una enfermedad multifactorial donde se requiere de la combinación en mayor o menor medida de la presencia de factores determinantes como genéticos, hormonales o medioambientales para su desarrollo y evolución. Específicamente, el cáncer de mama es la patología oncológica más frecuente y la principal causa de muerte por cáncer en la mujer en Argentina. Una de cada ocho mujeres puede tener cáncer de mama independientemente de sus antecedentes y/o factores de riesgo.

Los cánceres de mama (al igual que cualquier cáncer) pueden ser clasificados en 3 grandes grupos: cánceres esporádicos, familiares o hereditarios. La mayoría de los casos son esporádicos (70-75 %) y son los que se observan en personas mayores, relacionados principalmente a factores ambientales y estilo de vida, que son parte del envejecimiento celular. Entre el 20-25 % de los casos son considerados cánceres familiares, que son aquellos que se observan a lo largo de una familia. Sin embargo, aún no se detectó un gen causal y que podrían deberse a genes débiles (no detectados) que *per sé* no son capaces de causar el cáncer, pero, junto con los factores ambientales lo pueden desencadenar.

Alrededor de un 5-10 % de los cánceres pueden ser de origen hereditario, aunque en el caso del cáncer de mama ese porcentaje podría ser mayor. Los cánceres hereditarios se originan a punto de partida de cambios en el ADN en un gen determinado, que son transmitidos por los progenitores. Al estar presentes en todas las células del organismo, pueden dar orígenes a distintos tipos de cánceres y enfermedades, constituyendo en conjunto un síndrome hereditario.

Los síndromes hereditarios se caracterizan por la presencia de cánceres y/o tumores benignos en un mismo paciente o en una misma familia como consecuencia de mutaciones germinales en determinados genes que incrementan la susceptibilidad para padecer cáncer. La herencia de estos cánceres es de manera autosómica dominante, es decir, no saltea generaciones, con un riesgo de transmisión de dicho cambio de un 50 % a la descendencia (independientemente del sexo).

Las variantes en los genes se clasifican acorde a bases de datos internacionales, como, por ejemplo, los que brinda la ACMG (American College of Medical Genetics and Genomics) que las cataloga como benignas, probablemente benignas, variantes de significado incierto (VUS), probablemente patogénicas o patogénicas según la información hallada y publicada hasta la fecha sobre la asociación de esas variantes con el desarrollo de cáncer.

Las variantes probablemente patogénicas o patogénicas confirman la presencia de un síndrome hereditario. Por lo tanto, son las que se consideran accionables, es decir, que si una paciente las tiene, podemos en ella tomar medidas específicas de prevención y/o tratamiento.

Las VUS son todo un desafío en la práctica diaria, dado a que se tratan de cambios en el ADN de los cuales no hay registros suficientes como para comprobar o no su asociación con cáncer. Por ello, no queda definido el cuadro, debiendo la paciente y familia continuar con un seguimiento acorde a su riesgo y continuar en contacto, o, eventualmente, estudiar a otro familiar con dicho cambio detectado con el fin de aclarar la situación en esa familia.

Si no se detecta una mutación patogénica o probablemente patogénica, no significa que el resultado sea negativo en la mayoría de los casos. Muchas veces, y principalmente si la sospecha clínica es importante, es necesario continuar con el estudio de otros genes no analizados inicialmente tanto en esa paciente como en otro familiar y, además, con el seguimiento acorde a su riesgo.

Otras veces, si se estudia una paciente que pertenece a una familia con una mutación ya diagnosticada y no se detecta la misma en ella, se considera como verdadero negativo. Así, el riesgo de desarrollar cáncer de ese familiar estudiado pasa a ser igual al de la población general.

Como se trata de variantes presentes desde el momento de la concepción, se encuentran presentes en todas las células del individuo, lo cual es relevante para el diagnóstico del síndrome hereditario, dado que se puede arribar al mismo a partir de un análisis de sangre en la mayoría de los casos (actualmente también en saliva).

En la actualidad, es mucho más común y costo-efectivo la realización de paneles multigenéticos que estudiar uno a uno a los genes sospechados. Dependerá de cada caso, como se va a detallar más adelante.

Criterios de sospecha de cáncer de mama hereditario

El interrogatorio es la herramienta fundamental con la que cuenta el médico para detectar esas pacientes de mayor riesgo de cáncer de mama. Los datos que principalmente se deben recabar en la consulta son:

- Antecedentes personales de cáncer (considerando órgano afectado, tipo histológico y edad de aparición).
- Antecedentes familiares de cáncer (considerando órgano afectado, tipo histológico y edad de aparición).
    - o Idealmente de 3 generaciones (padres, abuelos, tíos, primos).
    - o De ambas ramas (materna y paterna).

La sospecha se comienza a pensar a partir de la aparición de distintos factores tanto en la persona como en su familia. Se describen en la Tabla 1 y se consideran como criterios mínimos de derivación para asesoramiento genético.

Tabla 1. Criterios de sospecha mínimos de síndrome hereditario.

- Tumores a edades más tempranas que en población general
- Presencia del mismo cáncer en dos o más familiares cercanos
- Más de una generación de familiares que tuvieron el mismo cáncer
- Tumor multicéntrico o bilateral en el caso de órganos pares
- Más de un tumor primario en el mismo individuo
- Etnia particular como judía ashkenazi
- Tumores raros en un individuo o varios en la misma familia (cáncer medular de tiroides, feocromocitoma, retinoblastoma, tumores desmoides)

Los antecedentes familiares son un importante factor de riesgo asociado al cáncer de mama dependiendo del número de casos afectados en esa familia, edades de diagnóstico del mismo y grado de generación afectada. Cuando se compara a una mujer con cáncer de mama pero sin antecedente familiar de primer grado versus una paciente con un familiar de primer grado afectado por cáncer de mama, el riesgo relativo para cáncer de mama es del 1,8. Si presenta 2 familiares de primer grado con patología, es del 2,93, que aumenta a 3,9 si hay 3 afectados, independientemente de la edad de diagnóstico del cáncer de mama. Es por ello que el registro de los antecedentes familiares es fundamental para el estudio de nuestras pacientes.

A su vez, el riesgo de cáncer de mama es mayor según la presencia de determinados factores como ser una menarca temprana, menopausia tardía, nuliparidad o edad de primer parto mayor a los 30 años, antecedente de hiperplasia ductal atípica, o una alta densidad mamaria.

Riesgo de cáncer de mama

Acorde a la historia personal y familiar de la paciente, se puede determinar si pertenece a una familia de riesgo bajo, moderado o alto de padecer cáncer de mama. Las familias de riesgo bajo de cáncer de mama presentan un riesgo equivalente a la población general, que es 1 caso cada 8 mujeres. Son familias con pocos casos, no relacionados entre sí y que no cumplen criterios para ningún síndrome hereditario ni patrón de herencia determinado. El seguimiento en estos casos es similar al de la población general.

Para ser considerada de riesgo moderado, se debe observar segregación familiar, es decir, casos de cáncer en la familia, pero sin un patrón de herencia definido ni criterios de síndrome hereditario. Presenta un riesgo mayor al de la población general que está determinado por las edades de diagnóstico de los cánceres y el número de familiares afectados. Las recomendaciones de prevención se hacen de manera empírica basada en los casos familiares.

Las familias de alto riesgo son aquellas que presentan casos de cáncer con un patrón definido de herencia, con criterios de sospecha o cuando se ha detectado un síndrome hereditario. Son pacientes que tienen un riesgo mayor al 30 % de desarrollar cáncer de mama a lo largo de la vida. Si un miembro de esta familia no presenta un estudio genético que confirme que lo tiene, también debe ser considerado de alto riesgo. Esto es fundamental comprender dado que las medidas de prevención son distintas a la población general y son diferentes según el síndrome diagnosticado.

Existen modelos empíricos de predicción que toman distintos parámetros personales y/o familiares para estimar el riesgo de esa familia. El uso de estas herramientas se basa en la orientación y simplificación de la toma de decisiones clínicas como el uso de fármaco prevención o la selección de pacientes para tamizaje con RMN mamaria.

Modelos de predicción de riesgo

Los modelos de Gail y Claus estiman el riesgo de padecer cáncer de mama. El modelo de Gail incluye factores como la edad, edad de menarca, edad del primer parto o nuliparidad, cáncer de mama en familiar de primer grado solamente y antecedente de biopsias mamarias (número y diagnóstico de hiperplasia atípica). No se recomienda en casos de familias con cáncer de ovario u otros cánceres distintos al de mama, familiares de segundo y tercer grado afectados, o casos en rama paterna. Tampoco en casos de cáncer de mama menores a 35 años ni en casos de pacientes que hayan recibido radiación torácica por enfermedad de Hodgkin. Se puede acceder *online* en el sitio web del NCI (National Cancer Institute), y está validado por múltiples trabajos, principalmente para determinar el uso de tamoxifeno como prevención en casos que de un valor mayor o igual a 1,7 %. El modelo de Claus toma como referencia la historia familiar de cáncer de mama (primer y segundo grado y sus edades) y permite estimar el riesgo de desarrollarlo a 10 años. Como inconveniente, no incluye otros factores de riesgo personales ni familiares más allá del cáncer de mama.

Se han desarrollado otros modelos estadísticos como BOADICEAv5, BRCAPRO o IBIS-Tyrer Cuzick que permiten además estimar la probabilidad de detectar una mutación en los genes BRCA1 y 2. El BOADICEAv5 (Breast and Ovarian Analysis of Disease Incidence and Carrier Estimation Algorithm, versión 5) es un modelo para estimar riesgo de cáncer de mama y ovario basado en la historia familiar, variantes en genes BRCA1 y 2 y factores de riesgo personales y estilo de vida, mientras que el BRCAPro es un modelo bayesiano que calcula la probabilidad de portar una mutación en BRCA1 y 2, basado en antecedente personal y familiar de primer o segundo grado de cáncer de mama y ovario, lo cual permite a la paciente decidir si realiza un estudio genético.

El IBIS-Tyrer Cuzick es un modelo computarizado de acceso en línea, que incorpora variables epidemiológicas como edad, historia reproductiva (edad de menarca, edad de primer parto, edad de menopausia), BMI, uso de terapia hormonal de reemplazo (y tiempo de uso), antecedentes de biopsias mamarias (con hiperplasia atípica o carcinoma lobulillar *in situ*-CLIS), densidad mamaria e historia familiar (familiares de primer, segundo y tercer grado sanos y afectados, con cáncer de mama, incluidos hombres y cáncer de ovario), además de considerar los resultados de estudios de BRCA 1 y 2. Al incluir otros factores como la hiperplasia atípica, CLIS o densidad mamaria, se puede sobreestimar el riesgo de cáncer de mama por lo que se debe tener en cuenta eso en caso de su uso.

Toda mujer con una expectativa de vida mayor a 10 años sin antecedente o diagnóstico de cáncer de mama que presente un alto riesgo de desarrollarlo por determinación de alguno de estos modelos de predicción, debe recibir asesoramiento por un profesional capacitado y realizar un tamizaje acorde a su riesgo.

Criterios de testeo molecular para cáncer de mama hereditario

Si bien uno puede utilizar estos modelos de predicción para determinar probabilidad de desarrollar cáncer de mama y/o posibilidad de ser portador de una mutación en BRCA1 y 2, existen determinados criterios que se consideran a la hora de determinar si una paciente es candidata a realizar un testeo molecular para diagnóstico de cáncer de mama hereditario. Hay distintas guías nacionales e internacionales que sirven a modo de apoyo para la toma de decisiones como las de la NCCN (National Cancer Comprehensive Network), ESMO (European Society of Medical Oncology) y ASCO (American Society of Clinical Oncology), entre otras.

Tabla 2. Criterios de testeo molecular para diagnóstico de cáncer de mama hereditario en pacientes con diagnóstico de cáncer de mama (Guías NCCN, 2023).

Diagnóstico de cáncer de mama	
Antes de los 50 años	
A cualquier edad si:	Requiere de tratamiento con inhibidor de PARP Triple negativo Lobulillar con historia personal o familiar de carcinoma gástrico difuso Hombre Antecedente familiar de cáncer de mama en hombre Ascendencia judía ashkenazi
	Múltiples cánceres de mama primarios sincrónicos o metacrónicos
	Familiar de primer, segundo y tercer grado (de la misma rama) con cáncer de mama, ovario, páncreas o próstata a cualquier edad
A cualquier edad e historia familiar	1 familiar de primer, segundo o tercer grado (de la misma rama) con cáncer de mama menor a 50 años, cáncer de mama en el hombre, ovario, páncreas o próstata (metastásico o alto riesgo) a cualquier edad
	2 casos de cáncer de mama o próstata en familiar de primer, segundo y tercer grado (de la misma rama)
	3 casos de cáncer de mama en la paciente o familiar de primer, segundo y tercer grado (de la misma rama)

En caso de que se trate de un familiar sano con antecedentes familiares de cáncer y se sospeche de un síndrome hereditario, se deben considerar las siguientes características para realizar estudio genético:

- Tener familiar de primer y segundo grado con cáncer de mama y alguno de los criterios descritos en la Tabla 1.
- Familiar de primer grado con antecedente de cáncer de páncreas o próstata.
- Si por modelo de predicción de riesgo presenta un riesgo alto, con una probabilidad mayor al 5 % de presentar una variante patogénica en BRCA1/2.

Los criterios de testeo en pacientes con antecedentes personales y/o familiares de cáncer de mama se van modificando (y ampliando) de manera continua. Aun así, se estima que del 25 al 50 % de las pacientes con mutación en genes asociados a cáncer de mama quedarían excluidas de los criterios antes mencionados, motivo por el cual está en discusión la realización de testeo molecular universal a todas las pacientes con cáncer de mama, independientemente de edad, tipo de tumor y antecedentes familiares (propuesta de la Sociedad Americana de Cirujanos Mamarios).

Diagnóstico de cáncer de mama hereditario y genes implicados

Como se comentó en párrafos anteriores, el diagnóstico de cáncer de mama de origen hereditario (o síndrome hereditario asociado a cáncer de mama), se realiza a través de la detección de variantes patogénicas o probablemente patogénicas detectadas en un estudio germinal (sangre o saliva).

Históricamente cuando se piensa en cáncer de mama hereditario se lo relaciona con los genes BRCA 1 y 2, que además de ser los responsables de aproximadamente el 60 al 80% de los cánceres de mama hereditario son los primeros y más estudiados genes. Sin embargo el desarrollo de nuevas tecnologías y el estudio de aquellas pacientes que presentaban la enfermedad pero no tenían mutación en estos genes permitieron el descubrimiento de la presencia de otros genes que podrían ser la causa del cáncer de mama.

Un reporte del Consorcio de la Asociación de Cáncer de Mama analizó resultados de estudios germinales realizados a más de 113.000 mujeres (con y sin cáncer de mama) con el fin de definir qué genes son los más útiles para incluir en un panel multigenético para predicción del riesgo de cáncer de mama. Se evaluaron 34 genes que podrían relacionarse al desarrollo de cáncer de mama, siendo los siguientes 9 genes los que presentaron asociación a mayor riesgo: ATM, BRCA1, BRCA2, CHEK2, PALB2, BARD1, RAD51C, RAD51D, TP53. Los genes CDH1, PTEN y STK11 se asocian a cáncer de mama pero son muy raros y se relacionan a síndromes hereditarios con cuadros clínicos específicos (como se va a detallar más adelante).

En el protocolo nacional realizado por el Programa Nacional de Tumores Familiares y Hereditarios sobre uso e indicaciones de paneles multi genéticos en cánceres hereditarios (publicado previo a este reporte) recomienda que en la orden de solicitud de un panel multi genético deben estar enumerados todos los genes de interés. Para el estudio de cáncer de mama hereditario se sugiere la incorporación de los genes BRCA1, BRCA2, PALB2, PTEN, PT53, STK11, CDH1, ATM, CHEK2, RAD51C, RAD51D, NF1 (sólo con sospecha clínica específica de neurofibromatosis). También hacen hincapié en el mismo protocolo sobre la importancia que todas las pacientes que vayan a realizarlo, reciban previamente una consulta de asesoramiento genético oncológico por las implicancias del estudio. Además como muchos de los paneles comerciales incluyen otros genes no relacionados con cáncer de mama, puede existir la presencia de hallazgos incidentales en los mismos generando una complicación a la hora de interpretar e informar el resultado. Es por ello que por la complejidad y cantidad de información que puede brindar un panel es importante la formación de redes de trabajo entre expertos y equipos multidisciplinarios.

Hoy en día, los estudios de secuenciación masiva permiten un análisis detallado de los genes implicados cuando son realizados de manera adecuada. Sin embargo, hay determinadas alteraciones en los genes que no pueden detectarse con esa técnica y requiere de un análisis adicional para poder confirmar la presencia o ausencia de mutaciones. Esto sucede, por ejemplo, en el estudio de BRCA1 y BRCA2, donde se debe incluir el análisis de grandes rearreglos génicos (deleciones/duplicaciones) que se lleva a cabo a través del recuento de número de copias (CNVs), MLPA (*multiplex ligation probe amplification*) o cualquier técnica validada. Si el panel no incluye el análisis, se debe solicitar aparte.

Lo mismo sucede en caso que se solicite solamente la secuenciación completa de los genes BRCA1 y 2, que implica el análisis de los todos los exones y los bordes intrón/exón de dichos genes (hoy en día, sólo pedida en caso de que la paciente sea candidata a recibir terapia dirigida, sin sospecha de otro síndrome hereditario o sin posibilidad de poder realizar panel multigenético).

Si la paciente pertenece a una familia con mutación ya detectada, se debe iniciar el estudio de la paciente con el análisis de esa variante, que en general se realiza por la técnica de Sanger.

Si la paciente es de ascendencia judía ashkenazi, se solicitan las 3 mutaciones fundadoras en genes BRCA1 y 2 (2 en BRCA1- 185delAG y 5282 insC- y 1 en BRCA2 -6174delT), estudio conocido como "panel judío ashkenazi". Si es de ascendencia sefaradí, se solicita un panel de 5 mutaciones fundadoras en BRCA1 y 2, conocido como "panel ashkenazi ampliado". Si no se detectan mutaciones en estos paneles, se recomienda continuar la cascada diagnóstica con la realización de panel multigenético.

Un reciente trabajo argentino sobre pacientes con cáncer de mama y ovario y variantes patogénicas y probablemente patogénicas en gen PALB2, se observó una frecuencia del 2,78 %, mayor a la observada en otras poblaciones. La variante Y551* fue la responsable del 50 % de los casos. De las 50 pacientes que tenían cáncer de mama hereditario por PALB2, la mayoría eran ductales invasores, 62 % eran receptores hormonales positivos, 22 % eran triple negativos y 14 % eran bilaterales.

En Brasil, existe una mayor prevalencia del Síndrome de Li-Fraumeni en comparación con el mundo, debido a la mutación fundadora en el gen TP53 c.1010G>A; p.Arg337His (p.R337H) con una frecuencia estimada de 300.000 portadores. Esta variante, si bien fue descrita inicialmente en niños con carcinoma adrenocortical en el sur y sureste del país, es la más frecuente detectada en pacientes con cáncer de mama y síndrome de Li Fraumeni, con una edad de aparición cercana a los 40 años. Teniendo en cuenta la cercanía a esa región, es factible que a la consulta concurran pacientes de ese lugar, por lo que es importante considerar el lugar de origen al momento del interrogatorio.

Detección de variantes en estudios somáticos

En el afán de búsqueda de biomarcadores para la indicación de terapias dirigidas, se pueden detectar mutaciones en genes asociados a cáncer de mama hereditario. En caso de que la mutación haya sido detectada en tumor mamario como primera instancia o se trate de un hallazgo incidental (en un estudio somático de otro cáncer buscando blanco molecular), se recomienda la realización de estudio germinal para confirmar el origen hereditario de esa patología por las implicancias en la aparición de segundos tumores primarios en la paciente y en el estudio de su familia.

En caso de secuenciarse un tumor para la indicación de terapias dirigidas, pueden observarse alteraciones somáticas en los genes TP53 y PTEN que son frecuentes en tumores esporádicos. Es importante recalcar que las variantes patogénicas o probablemente patogénicas detectadas en estudios somáticos deben confirmarse en estudio germinal para diagnosticar el síndrome de Li Fraumeni y de Cowden, respectivamente. El hallazgo de una mutación somática en dichos genes (con estudio germinal previo negativo) no tiene impacto en familiares sanos, por lo que no se indica la realización de estudio molecular en ellos.

Asesoramiento genético oncológico

A toda persona con sospecha de cáncer hereditario se le debe ofrecer asesoramiento genético por el impacto que esta patología puede implicar en la paciente y/o su familia. Asimismo, todas las pacientes que vayan a realizar un estudio genético (independientemente del motivo, si con fin diagnóstico o terapéutico) deben recibir previamente una consulta de asesoramiento genético oncológico donde se expliquen las implicancias principales del estudio. La importancia radica en ayudar a las personas a comprender y adaptarse a las implicancias médicas, psicológicas, familiares y sociales de las enfermedades de origen genético.

Durante este proceso se evalúa a la paciente, se determina si es candidata para la realización de un estudio genético y qué análisis molecular se debe llevar a cabo (o no). Una vez que se comprueba que la paciente tiene criterios de tener un probable síndrome hereditario, el asesor genético les explica a las pacientes las implicancias de la realización y de las consecuencias que puede tener el resultado del estudio genético. Posteriormente, se reciben los resultados de los estudios moleculares y se realiza la interpretación de las variantes detectadas.

Por el impacto que el diagnóstico de un síndrome hereditario tiene tanto en la paciente como en su familia, hoy en día, es práctica estándar a nivel mundial la presencia de una unidad de asesoramiento genético en toda institución donde se traten pacientes con cáncer o que se trabaje en conjunto con médicos entrenados en el área para derivación de las mismas. En el país se cuenta con la Red Argentina de Cáncer Familiar (RACAF), del Programa Nacional de Tumores Familiares y Hereditarios (PROCAFA), del Instituto Nacional del Cáncer (INC), integrada por profesionales de la salud capacitados en asesoramiento genético oncológico.

Síndromes hereditarios asociados a cáncer de mama

Síndrome mama-ovario-páncreas hereditario por BRCA1 y BRCA2

El síndrome más frecuente y conocido es el mama-ovario-páncreas hereditario por mutación de los genes supresores de tumores, BRCA1 y 2.

El gen BRCA1 está localizado en el cromosoma 17q12-21 y consta de 24 exones mientras que el gen BRCA2 está en el cromosoma 13q12-13 y tiene 27 exones. Ambos se expresan en la mayoría de los tejidos, dado que presentan una función fundamental en la reparación del daño del ADN (vías de reparación homóloga y rupturas de doble cadena).

La prevalencia de las mutaciones patógenas en estos genes es de 1-350/800 personas, que aumenta a 1/40 en la etnia judía ashkenazi. El 90% de los casos se debe a 3 mutaciones fundadoras (2 en BRCA1- 185delAG y 5282insC-, y 1 en BRCA2 -6174delT).

El riesgo de cáncer de mama en una paciente portadora de una mutación en estos genes es del 40 al 80 % a lo largo de su vida (o sea 10 veces al de la población general).

Como se mencionó en párrafos anteriores, hay un mayor riesgo de cáncer bilateral (estimado del 83 % para BRCA1 y 62 % para BRCA2) y de un segundo tumor primario llegando a ser del 40 al 60 %, siendo aún mayor este porcentaje en pacientes premenopáusicas.

En general, la edad de penetrancia para cáncer de mama es entre los 25 y 30 años, con un pico a los 40 años de edad en pacientes con mutación en BRCA1, y 40-45 años en casos por cambios en BRCA2. Hay una nula probabilidad de desarrollarlo antes de los 21 años de edad, motivo por el cual no se realiza el estudio molecular a menores de edad.

También los cánceres de mama hereditarios presentan características histológicas particulares. La mayoría de los casos son tumores ductales de alto grado histológico (60-80 %). En caso de que se asocien a una mutación en el gen BRCA1, son mayormente triple negativos (receptores hormonales y Her2Neu negativos), mientras que los asociados a BRCA2 pueden ser también lobulillares en un 10 % de los casos, receptores hormonales positivos (en un 83 % de estos) y Her2neu negativo (95 % de los casos).

Más allá de lo mencionado, aún no existe suficiente evidencia para determinar que los cánceres de mama asociados a BRCA sean más agresivos o tengan peor pronóstico, cuando se compara con pacientes con carcinoma de mama sin mutación en BRCA.

En el caso de las pacientes con cáncer de mama BRCA1 mutadas, en general son más jóvenes, de ascendencia ashkenazi y presentan tumores grado histológico alto, con compromiso ganglionar. Además, estas pacientes pueden presentar peor sobrevida libre de enfermedad (SLE) comparado con las BRCA2 mutadas, principalmente debido a tasas más altas de segundas neoplasias malignas primarias (predominantemente cáncer de mama y de ovario). Es independiente del estado del receptor hormonal.

La positividad del receptor hormonal no se asocia con un pronóstico favorable en el cáncer de mama con mutación BRCA, independientemente del tipo de gen mutado. No hay diferencias en la SLE y la SG en comparación con la enfermedad con receptor hormonal negativo.

También la mutación en los genes BRCA1 y 2 se asocia a otros tumores como el cáncer de ovario, páncreas, melanoma y, en el hombre, cáncer de mama y de próstata, entre otros (Tabla 3).

Tabla 3. Riesgo de cáncer a lo largo de la vida en portadores BRCA 1 y 2, comparado con población general

	INCIDENCIA %		
CÁNCER	POBLACIÓN GENERAL	BRCA1	BRCA2
Cáncer de mama en mujer	12	72	69
Cáncer de mama en el hombre	0,1	1,2	6,8 - 8,4
Ovario	1-2	44	17
Páncreas	0,5	1-3	2-7
Próstata (a los 65 años)	6	8,6	15
Colorrectal	4-5	Posiblemente elevado	Información insuficiente
Endometrio	3	Posiblemente elevado	Información insuficiente
Melanoma	2-3	Información insuficiente	Posiblemente elevado

Síndrome mama ovario páncreas hereditario asociado a PALB2

Las variantes en PALB2 son las terceras en frecuencia e importancia asociadas a cáncer de mama hereditario detrás de BRCA1 y 2, que se observan en el 0,4 al 3 % de los casos. En pacientes portadoras de mutaciones, en este gen se observa un riesgo de cáncer de mama (principalmente triple negativos) del 33-53 % a lo largo de su vida, que aumenta a mayor número de familiares afectados de cáncer de mama.

Estudios moleculares recientes han demostrado que, al igual que para BRCA1 y BRCA2, las variantes patogénicas inactivantes bialélicas en PALB2 (observadas en 2/3 de los tumores de cáncer de mama con variantes patogénicas de la línea germinal en PALB2) casi siempre están asociadas con firmas mutacionales relacionadas con defectos en la deficiencia de reparación de la recombinación homóloga (HRD).

En general, los cánceres de mama relacionados con PALB2 parecen ser biológicamente más similares a BRCA2 que al cáncer de mama relacionado con BRCA1. Estas tres formas de cáncer de mama hereditario son mucho más parecidas entre sí que al cáncer de mama esporádico o no relacionado a HRD.

Además, las pacientes presentan un riesgo moderado de cáncer de ovario (que llega a ser de casi el 5 % a los 80 años sin antecedentes familiares de cáncer de ovario y aumenta al 16 % si presenta familiares de primer y segundo grado afectados) y de cáncer de páncreas (2-3 % a los 80 años, casi duplicando el riesgo de población general, que es del 1,5 %).

Síndrome de Li Fraumeni

El síndrome de Li Fraumeni (SLF) es producido por la alteración del gen TP53 que es de herencia autosómica dominante, aunque se han detectado mutaciones de novo en un 7 % de los pacientes. La penetrancia génica es muy alta y se observa un fenómeno de "anticipación" dentro de la expresión clínica de las familias. La edad media de aparición del primer tumor es a los 25 años, con un riesgo acumulado a los 30 años del 50 % y superior al 90 % a los 60 años. Se estima que del 3-8 % de las mujeres con diagnóstico de cáncer de mama a los 30 años tienen una mutación en el gen TP53.

Se trata de una enfermedad fenotípica y genéticamente heterogénea que se caracteriza por presentar agregación familiar con la aparición precoz de múltiples tumores, existiendo una correlación genotipo/fenotipo. Los tumores característicos del Síndrome de Li Fraumeni son: sarcoma de partes blandas, osteosarcomas, tumores del SNC (astrocitomas, glioblastomas, meduloblastomas y carcinoma de plexos coroideos), cáncer de mama y carcinoma adrenocortical (que presentan con una distribución etaria bimodal, antes de los 5 años y entre los 40 y los 50 años)

Además, presentan un riesgo aumentado de leucemia, linfoma, cánceres gastrointestinales, de cabeza y cuello, renales, laringe, pulmón, piel, ovario, páncreas, próstata, testicular y tiroides.

Existen criterios clínicos y de testeo propios del SLF como son los criterios clásicos (sarcoma antes de los 45 años, familiar de 1er grado con cáncer antes de los 45 años y familiar de 1er o 2do grado de la misma rama, con cáncer antes de los 45 años o sarcoma a cualquier edad) y los criterios de Chompret.

El cáncer de mama es la patología más frecuente en las pacientes con diagnóstico de síndrome de Li Fraumeni. El riesgo acumulado de padecer cáncer de mama en mujeres con mutación en TP53 es del 85 % a los 60 años y del cercano al 100 % a los 70 años. A diferencia de otros cánceres de mama que se observan en otros síndromes, como el producido por mutaciones en genes BRCA 1 y 2, se observan tumores ductales de alto grado con receptores de estrógenos positivo, con coexpresión del HER2 (53-83 %).

Otra característica importante es que se observa en pacientes jóvenes (edad media de 32 años), lo cual también se relaciona con un mayor riesgo de cáncer de mama contralateral alto (4-7 % anual).

La probabilidad de segundos tumores primarios es mayor al 40 %. Los tratamientos estándares para el cáncer de mama, como la quimioterapia o la radioterapia, aumentan el riesgo de tumores metacrónicos (principalmente el tratamiento radiante). Esto implica que, en caso de sospecha de SLF, se debe realizar el testeo molecular lo más pronto posible para definir el tratamiento de esa paciente, porque si se diagnostica una variante patogénica o probablemente patogénica en TP53, no debe recibir radioterapia; se indica la mastectomía (y no un tratamiento conservador), principalmente en pacientes jóvenes. Por el riesgo de tumor contralateral, se debe discutir con la paciente la posibilidad de mastectomía reductora de riesgo contralateral.

Existe la identificación de un mosaicismo de <20 % para una variante patogénica en el gen TP53 en leucocitos, sugestivo de variante adquirida debido a hematopoyesis clonal (CHIP). Está relacionada con el envejecimiento, los tratamientos citotóxicos, las neoplasias hematológicas subyacentes o premalignidad, o las células tumorales circulantes. No hay un estándar establecido sobre diagnóstico de estos casos, pero se sugiere el análisis de fibroblastos cutáneos (a través de biopsia de piel) con estudio de la variante patogénica TP53 identificada en estudio de sangre, para confirmar el diagnóstico de Síndrome de Li Fraumeni.

En la mayoría de los paneles multigenéticos comerciales disponibles a la fecha, se incluye el análisis del gen TP53. A pesar de su baja incidencia, su diagnóstico permite realizar medidas de prevención de manera precoz tanto para la paciente como para su familia.

Si bien se están realizando ensayos clínicos de fármacos molecularmente dirigidos a TP53, aún no se ha demostrado su eficacia.

Síndrome de Cowden

Las variantes germinales en el gen PTEN se asocian a un espectro de enfermedades conocido como síndrome tumoral hamartomatoso asociado a PTEN, que incluye: síndrome de Cowden, síndrome de Bannayan-Riley-Ruvalcaba, enfermedad de Lhermitte-Duclos, síndrome de Proteus-like y desórdenes del espectro autista con macrocefalia. El síndrome de Cowden es el que se relaciona con cáncer de mama hereditario.

Si bien los criterios de sospecha y estudio son similares al resto de los genes de alta penetrancia, esta patología tiene criterios de diagnóstico, mayores y menores (Tabla 4).

El diagnóstico se realizaría en casos en los que se presenten en una misma paciente: 3 o más criterios mayores (siendo uno de ellos macrocefalia, enfermedad de Lhermitte-Duclos, hamartomas gastrointestinales) o 2 criterios mayores con 3 menores.

Para familiares con paciente que cumple los criterios de diagnóstico de síndrome de Cowden o tiene una variante patogénica, o probablemente patogénica en PTEN, se requieren 2 criterios mayores o 1 mayor y 2 menores, o tener 3 menores para el diagnóstico clínico de la patología.

Los hamartomas son la manifestación más frecuente y se pueden observar en piel, mucosas, mama, tiroides, endometrio y cerebro. En lo que respecta al cáncer de mama, el riesgo absoluto es del 40 al 60 %, con una edad promedio de aparición de 38 a 50 años. Además, se pueden observar múltiples lesiones mamarias benignas (nódulos).

Tabla 4. Criterios mayores y menores para síndrome de Cowden según el consorcio internacional

CRITERIOS MAYORES	CRITERIOS MENORES
Cáncer de mama	Enfermedad del espectro autista
Cáncer de endometrio	Déficit intelectual (IQ < 75)
Macrocefalia (58 cm en mujeres, 60 cm en hombre adulto)	Cáncer de colon
Enfermedad de Lhermitte Duclos (en adulto)	Carcinoma renal
Hamartomas gastrointestinales múltiples o ganglioneuromas	1 Hamartoma gastrointestinal o ganglioneuromas
Cáncer folicular de tiroides	Cáncer de tiroides papilar
Lesiones mucocutáneas múltiples: tricolemomas, queratosis palmoplantar, papilomatosis mucosa oral, pápulas faciales.	Lipomas
	Acantosis glucogénica esofágica (más de 3)
	Lipomatosis testicular
	Anomalías vasculares

Cáncer de mama hereditario asociado a otros genes: ATM, BARD1, BRIP1, CHEK 2, RAD51C, RAD51D, NBN, NF1, STK11, CDH1

Este grupo de genes son mucho menos frecuentes y son considerados de moderada penetrancia (excepto STK11 y CDH1 que son de alta penetrancia), con un riesgo de cáncer de mama del 20-50 % en general. En general, este grupo de genes se incluye dentro de los paneles multigenéticos comerciales. Aunque no se recomiendan medidas específicas a tomar sólo por el hecho de tener una mutación en estos genes, es fundamental conocer sobre los mismos para la adecuada consejería y manejo.

1) ATM: este gen es responsable de la enfermedad neurodegenerativa recesiva ataxia-telangiectasia (cuando hay presencia de variantes homocigotas, lo que ocurre en 1/880.000 nacimientos). Las variantes heterocigotas se observan en el 1-2 % de la población adulta caucásica. Cuando ocurre la pérdida de heterocigosidad en ATM, se asocia con un riesgo moderado de cáncer de mama con RR del 2,8 (se presenta un 6 % a los 50 años y un 33 % a los 80 años). La presencia de la variante missense c.7271T>G se relaciona con un riesgo del 69% a los 70 años de edad. Los casos son mayormente tumores luminales y, si bien los pacientes con variantes bialélicas presentan una mayor sensibilidad a la radiación, no hay suficiente información como para no indicar radioterapia en pacientes con cáncer de mama que la requieran.

Además, variantes en este gen se asocian a un mayor riesgo de cáncer de páncreas, próstata, ovario y se lo relaciona a cáncer de estómago y colorrectal (aunque no hay suficiente bibliografía que lo avale).

2) BARD1: este gen comparte similitudes estructurales y funcionales con el BRCA1, presente en el 0,1 al 0,5 % de los cánceres de mama. Aumenta al 0,9 % en tumores triple negativos.

3) BRIP1: este gen se asocia a la enfermedad recesiva, anemia de Fanconi y a un mayor riesgo de cáncer de ovario (RR 11-14). Con respecto al cáncer de mama, se observó una prevalencia del 0,43 % en tumores triple negativos.

4) CDH1: La mutación del gen CDH1 (que sintetiza la E Cadherina) se asocia a cáncer gástrico difuso hereditario y el cáncer de mama de tipo lobulillar. El riesgo acumulado de cáncer de mama es del 39 al 52%, siendo mayor en población asiática.

5) CHEK2: mutaciones en este gen supresor de tumores se pueden observar en el 1-2 % de los casos con cáncer de mama (en particular receptores hormonales positivos). Se vio con más frecuencia en pacientes oriundas del norte y este de Europa, con la presencia de la variante heterocigota 1100delC. La variante missense I157T se encuentra más frecuente en población de origen finlandés y polaco, y se asocia a un RR 1,4. El riesgo acumulado de cáncer de mama en portadoras es del 28 al 37 %, principalmente si hay una historia familiar importante de cáncer de mama. Se relaciona también a otros cánceres como colorrectal, páncreas, renal, tiroides y en casos de presentar la variante I157T con tumores benignos o borderline de ovario.

6) NBN: si bien en un principio fue asociado al desarrollo de cáncer de mama, la evidencia no ha podido esto y ya no se incluye dentro del estudio de cáncer de mama hereditario. En caso de que se detecte una variante, no se toman medidas de prevención mamaria específicas en portadoras.

7) NF1: la neurofibromatosis tipo 1 es una enfermedad autosómica dominante que se manifiesta con una presentación clínica particular como manchas en la piel color café con leche o neurofibromas en todo el cuerpo, que muchas veces lleva a que la paciente no realice el estudio genético confirmatorio. Este gen se relaciona con un mayor riesgo de tumores del sistema nervioso periférico, del sistema nervioso central y tumores gastrointestinales estromales (GIST). Se observó un mayor riesgo de cáncer de mama en pacientes jóvenes (RR6), que, además, son de peor pronóstico, comparado con no portadores (sobrevida a 5 años del 67,9 % vs. 87,8 %). El riesgo disminuiría con la edad, cayendo a un RR de 2,6 a los 50 años y de 0,8 a los 80 años. Esto implica que el seguimiento con RMN se podría discontinuar a los 50 años, siguiendo con medidas similares a la población general.

8) RAD51C y RAD51D: se asocian principalmente a cáncer de ovario y se incluyen en los paneles multi genéticos. Si bien se relacionan a cáncer de mama con un riesgo del 0,23-0,45 % para RAD51C y 0,29-0,38 % para RAD51D (tumor triple negativo), no existe evidencia suficiente como para recomendar un seguimiento de alto riesgo para cáncer de mama en pacientes portadoras.

9) STK11: es causante del síndrome de Peutz Jeghers, que se caracteriza por

presentar cáncer gastrointestinal, cáncer de mama, cáncer de ovario (tumores no epiteliales como Sertoli-Leydig), pólipos hamartomatosos gastrointestinales, máculas en labios, nariz, genitales y dedos, y cáncer de endometrio. El riesgo de cáncer de mama es de 8 % a los 40 años, llegando al 45 % a los 70 años de edad.

Cáncer de mama hereditario en el hombre

La presencia de antecedente personal o familiar de cáncer de mama en el hombre es un factor clave y decisivo a la hora de determinar el testeo molecular de cáncer de mama hereditario. La información sobre las características fenotípicas del cáncer de mama en el hombre con mutación en BRCA1 y 2 es limitada, por lo que existe poca evidencia para determinar recomendaciones que permitan la detección precoz y reducción de riesgo en esta población.

Estudios poblacionales han demostrado que los casos de cáncer de mama masculino asociados a BRCA1 representan hasta el 2 % y es mayor para BRCA2 (13 % de los casos). El riesgo a lo largo de la vida de cáncer de mama masculino es del 1 al 5 % para los portadores de BRCA1 y del 5 % al 10 % para los portadores de BRCA2, frente al 0,1 % en la población masculina general. Además, los pacientes con BRCA2 mutados tienen un mayor riesgo de cáncer de próstata (OR 1,39), cáncer de páncreas (OR 3) y colorrectal (OR 0,47).

Con respecto a la presencia de variantes en otros genes distintos a BRCA, hay casos descritos en PALB2 (con un riesgo de cáncer de mama del 1 %) y en CHEK2. Se reportaron en la literatura sólo 2 casos con síndrome de Cowden.

Las guías NCCN (2023) sobre manejo de pacientes con cáncer de mama hereditario recomiendan que los pacientes con sexo masculino designado al nacimiento sean educados en el autoexamen, que deben realizar a partir de los 35 años al igual que los controles mamarios anuales. En casos de presentar ginecomastia se puede considerar realizar tamizaje anual con mamografía desde los 50 años o 10 años antes del caso de cáncer de mama en hombre más joven de la familia. La bibliografía disponible a la fecha es insuficiente para recomendar el screening mamario a todos los hombres portadores de variantes patogénicas aún en genes de alta penetrancia.

Rol del mastólogo en pacientes con cáncer de mama hereditario

Al mastólogo, en general concurren pacientes con antecedentes personales o familiares de patología mamaria, para diagnóstico, tratamiento y seguimiento.

El hallazgo de un síndrome hereditario permite tomar medidas de prevención primaria para reducir el riesgo de su aparición en pacientes sanas, evitar un segundo tumor primario en pacientes afectadas y prevenir la aparición en familiares sanos, a través de cirugías reductoras de riesgo (mastectomía bilateral y salpingooforectomía bilateral) así como la implementación de fármaco prevención, cambios en el estilo de vida y un seguimiento determinado.

La integración de la genómica en práctica médica ha llevado a una creciente población de pacientes con cáncer de mama con mutaciones de la línea germinal, lo que requiere que los médicos integren esta información en la toma de decisiones de tratamiento. La presencia de una mutación en genes de susceptibilidad a cáncer de mama hereditario puede determinar qué conducta tomar respecto al tratamiento como qué tipo de cirugía realizar, si hace o no tratamiento radiante, o si debe indicar terapia dirigida.

Dado el impacto en la paciente afectada como en la paciente sana, es fundamental que el mastólogo cuente con la información adecuada para poder orientarlas en la toma de decisiones.

Un diagnóstico temprano y oportuno de un síndrome hereditario permite tomar medidas costo efectivas de tratamiento y prevención en la paciente afectada, y preventivas en los no afectados, que son distintas a la población general. Es por ello que se sugiere la realización del testeo molecular al momento del diagnóstico del cáncer de mama (idealmente).

La prescripción del estudio molecular debe ser llevada a cabo por un médico acorde a la Ley de Ejercicio de la Medicina N.° 17.132. El mastólogo como especialista puede solicitarlo, pero debe considerar que el acto no se reduce a la simple solicitud de un análisis de laboratorio, trabajando en conjunto con profesionales con conocimientos también en asesoramiento genético, fundamental antes de la realización de un análisis germinal. Se debe respetar el principio de autonomía, por lo que se debe considerar siempre el deseo de la paciente de realizar o no un estudio germinal, por las implicancias del resultado del estudio más allá de lo terapéutico, y se requiere de la firma de consentimiento informado por parte de la paciente y profesional médico interviniente para la realización del análisis molecular.

Si una paciente tuvo diagnóstico de cáncer de mama y se encuentra curada, realizando seguimiento, también es importante su estudio, principalmente para la prevención de otros tumores en ella y para el estudio de sus familiares.

Medidas de prevención y reducción de riesgo

Es fundamental, a la hora de estar frente a una paciente con cáncer de mama hereditario (personal o familiar), que se le brinden las medidas adecuadas de prevención y reducción de riesgo. Hay acciones que son comunes a todos los síndromes y otras específicas, dependiendo del gen implicado (principalmente asociado a la edad de aparición de los tumores y órgano afectado), para pacientes portadoras de mutaciones en genes de alta penetrancia asociados a cáncer de mama.

El seguimiento y manejo de los pacientes con síndrome hereditario es complejo dado el amplio espectro de presentación clínica. Se recomienda realizarlo en centros especializados o con profesionales capacitados en el tema.

En general, se utilizan las guías de la NCCN para manejo de pacientes de alto riesgo o con cáncer de mama-ovario-páncreas hereditario. También en casos de síndrome de Li Fraumeni se utiliza el Protocolo Toronto, que es una guía desarrollada en EEUU y Canadá para vigilancia específica para pacientes con este síndrome, cuyas medidas permiten un diagnóstico precoz y mejoran la supervivencia global.

Tabla 4. Medidas de vigilancia de alto riesgo para cáncer de mama hereditario.

Medidas comunes a todos los síndromes
Autoexamen mamario desde los 18 años Examen físico con especialista cada 6 a 12 meses a partir de los 25 años Resonancia magnética nuclear (RMN) con contraste de mama anual (25 a 29 años de edad) RMN con contraste de mama y mamografía con tomosíntesis (idealmente) anuales desde los 30 a los 75 años de edad (luego de esa edad, se considera según cada caso en particular) En caso de no poder contar con RMN, se puede indicar mamografía y ecografía mamaria, explicándole a la paciente sobre las limitaciones del caso. Si la paciente tuvo cáncer de mama y no realizó mastectomía, su seguimiento de la mama ipsi y/o contralateral debe realizarse como se describe arriba para prevención de segundos tumores primarios
Medidas específicas de cada síndrome
Síndrome de Li Fraumeni
Examen físico semestral desde los 20 años RMN mamaria con contraste anual desde los 20 a los 75 años (acompañada por mamografía con tomosíntesis, a partir de los 30 años)
Síndrome de Cowden
Se puede iniciar el tamizaje con mamografía con tomosíntesis y RMN de mama con contraste a partir de los 35 años.

Respecto de las medidas quirúrgicas, la mastectomía bilateral reductora de riesgo o contralateral (MRR) en casos que ya tuvieron cáncer en una de las mamas reduce el riesgo de padecer cáncer de mama en un 90 %.

Se debe hablar sobre la posibilidad de realizar la mastectomía reductora de riesgo y reconstrucción mamaria en toda paciente con variante patogénica o probablemente patogénica en genes de alta penetrancia, como ser BRCA1, BRCA2, PALB2, PTEN o TP53. Para la toma de decisión sobre la realización de la MRR, es fundamental la consejería adecuada en estos casos y considerar los siguientes factores:

- Información adecuada sobre lo que implica la reducción del riesgo de cáncer.
- Historia familiar de cáncer de mama.
- Riesgos y complicaciones propios de la cirugía.
- Técnicas posibles de reconstrucción mamaria.
- Deseo de la paciente, cancerofobia.
- Posibilidad de realizar un seguimiento adecuado de alto riesgo (con RMN mamaria con gadolinio).
- En pacientes con diagnóstico de cáncer de mama, además:
    - o edad de la paciente al diagnóstico.
    - o expectativa de vida, pronóstico.
    - o riesgo de cáncer contralateral y posibilidad de segundos tumores primarios.

La información hasta la actualidad es insuficiente como para recomendar mastectomía reductora de riesgo en pacientes con mutaciones en genes de moderada penetrancia, pero se podría considerar según historia familiar. En estos casos se recomienda mamografía desde los 40 años de edad (y eventual RMN mamaria).

Si la paciente presenta un gen relacionado a cáncer de ovario también, como BRCA1 y 2, la salpingooforectomía reductora de riesgo (SORR) sí ha demostrado la reducción de mortalidad por cáncer de ovario en un 95%, por lo cual es indicación de realizar. Se recomienda hacerla entre los 35 -40 años en casos con mutación en el gen BRCA1, y entre los 40 – 45 años para BRCA2, con paridad cumplida. Esta cirugía además otorga un beneficio secundario en pacientes con cáncer de mama hormono dependiente además de prevenir un segundo tumor primario en ellas. En caso que la paciente no tenga paridad cumplida se puede optar por un seguimiento de alto riesgo con ecografía transvaginal con Doppler junto con el CA 125 cada 4 a 6 meses a partir de los 30 – 35 años (explicando a la paciente las salvedades sobre su eficacia en la detección precoz del cáncer de ovario).

Está comprobado que la implementación de medidas reductoras de riesgo y screening de alto riesgo de manera combinada son más efectivas en pacientes con mutaciones en BRCA1 y 2 (tabla 6).

Con respecto a la fármacoprevención, el uso de moduladores de receptores de estrógeno como el tamoxifeno demostró la reducción de riesgo para cáncer de mama invasor hormono-dependiente en pacientes postmenopáusicas. Sin embargo, existe información limitada sobre el uso específico de tamoxifeno como prevención en pacientes BRCA mutadas. En el NSAB-P1, se observó una reducción del riesgo de cáncer de mama del 62 % en pacientes BRCA2 con tamoxifeno vs placebo, beneficio no observado en BRCA1 (hubo 288 casos de cáncer en pacientes BRCA1 mutadas realizando farmacoprevención, probablemente asociados a tumores receptores hormonales negativos).

Tabla 6.Probabilidad de sobrevida a los 70 años según estrategia de reducción de riesgo para mujer de 25 años con mutación en BRCA1/2. Datos extraídos del trabajo Kurian et al. Survival Analysis of Cancer Risk Reduction Strategies for BRCA1/2 Mutation Carriers. J Clin Oncol (2009) 28:222-231.

	BRCA1	BRCA2
SIN INTERVENCION	53 %	71 %
SORR 40 Años	68 %	77 %
SORR 50 años	61 %	75 %
MRR 25 años	66 %	79 %
MRR 40 años	64 %	78 %
SCRENNING MAMA 25-69 años	59 %	75 %
SORR 40 años + MRR 25 años	79 %	83 %
SORR 40 años + screening 25-69 años	74 %	80 %
SORR 40 años + MRR 40 años + Screening 25-39 años	77 %	82 %

Está comprobado que el uso de anticonceptivos orales reduce el riesgo de cáncer de ovario en un 45-50% en mujeres BRCA1 mutadas y en cerca del 60 % en BRCA2 mutadas. A su vez, estos no estarían asociados con aumento de riesgo de cáncer de mama en mujeres portadoras de una mutación en BRCA, por lo que se recomienda su uso a modo de prevención.

Cuando se está ante una paciente con un síndrome hereditario, se debe observar cada caso en particular, más allá de la patología mamaria. Las medidas de seguimiento para cánceres distintos al de mama exceden los objetivos de esta publicación. Sin embargo, es importante tener conocimiento de los mismos para asegurarnos el adecuado manejo de las pacientes y ayudar a orientarlas en su cuidado.

Tanto las guías actuales de ASCO y NCCN como la de ESMO sobre preservación de fertilidad en pacientes en cáncer establecen que toda paciente en edad reproductiva debe recibir consejería por parte del médico tratante, sobre cómo impacta su enfermedad en la fertilidad independientemente del tipo de tumor y estadio, y, en caso de querer preservar fertilidad, ser derivada a un centro especializado en el tema.

El resultado del test genético puede generar un gran impacto en la planificación de una familia en pacientes mutadas. Como parte de la consejería que se debe brindar previo y posterior a la realización del estudio molecular, las guías actuales recomiendan hablar con la paciente en edad reproductiva sobre las opciones para estudios prenatales (test genético a través de ADN fetal libre en sangre materna, punción de vellosidades coriónicas o líquido amniótico en las semanas 12 a 16 de gestación) y técnicas de reproducción asistida (FIV) que permiten el estudio genético del embrión previo a la implantación (PGT), con la posibilidad de transferencia del embrión no afectado.

La información a la fecha revela que las pacientes con cáncer de mama y mutación en BRCA pueden llevar adelante un embarazo luego del tratamiento de su enfermedad, sin detrimento de su pronóstico y sin riesgos obstétricos ni congénitos para su descendencia. Sin embargo, estudios han mostrado que las pacientes con mutación en BRCA1 tendrían un mayor riesgo de insuficiencia ovárica precoz confirmada por la presencia de menor reserva ovárica (con reducción de hormona antimülleriana) y menor número de ovocitos maduros viables para criopreservar.

Las pacientes mutadas pueden optar por tener una concepción natural, pero deben estar advertidas que su descendencia tiene el riesgo de tener la mutación en un 50 %. Lo ideal es que las pacientes completen su paridad antes de realizar una cirugía reductora de riesgo porque, si bien con la SORR se preserva el útero y se podría intentar un tratamiento de fertilidad con ovodonación o transferencia de embriones propios, los datos son limitados sobre la evolución tanto de las pacientes como la de sus hijos.

Como se describió en párrafos anteriores el diagnóstico de un síndrome hereditario se realiza en muchas ocasiones en pacientes jóvenes (con o sin cáncer) que muchas veces no han cumplido paridad y que en caso que las mutaciones se asocien a un mayor riesgo de cáncer de ovario y decidan realizar SORR, experimentan una menopausia quirúrgica temprana con las posibles consecuencias a corto y largo plazo para la salud asociadas con la abrupta supresión hormonal ovárica. En pacientes pre menopáusicas que realizan SORR antes de los 45 años, se ha observado aumento en la mortalidad global asociada a coronariopatía y accidente cerebrovascular (ACV).

Es de conocimiento que no se recomienda terapia de reemplazo hormonal (TRH) en pacientes con diagnóstico de cáncer de mama, independiente de su perfil mutacional. Sin embargo, podemos tener pacientes sanas, pertenecientes a una familia con síndrome de ovario mama hereditario, que, por ejemplo, hayan realizado SORR y presenten una menopausia precoz o pacientes postmenopáusicas sanas mutadas con síntomas climatéricos. Los sofocos son el síntoma más característico, ya que afectan al 80 % de las pacientes, con un gran impacto en su calidad de vida.

En Argentina, se publicaron las recomendaciones sobre el uso de terapia de reemplazo hormonal en este grupo de pacientes. En ellas, se sugiere el uso de TRH en pacientes con SORR menores de 45 años portadoras de mutaciones en genes BRCA1/2, decisión que debe ser individualizada discutiendo riesgo y beneficios con la paciente. Al momento, no existe evidencia que contraindique el uso en esta población. La TRH en pacientes portadoras podría mejorar la calidad de vida, disminuir el riesgo de enfermedad cardiovascular y pérdida de masa ósea, sin modificar significativamente el riesgo de cáncer de mama. No se puede determinar qué tipo de terapia hormonal es la recomendada en pacientes portadoras (estrógenos solos vs. estrógenos-progesterona) por la evidencia de baja calidad disponible y se debe definir en base a edad de la paciente y presencia o ausencia de útero, entre otros factores. El tratamiento podría extenderse hasta 4 años.

Tratamiento conservador versus mastectomía unilateral con o sin mastectomía contralateral reductora de riesgo

El estado de BRCA no debe determinar si una paciente con diagnóstico reciente de cáncer de mama es candidata a tratamiento conservador o mastectomía. Esa decisión queda reservada a determinar según su cuadro clínico y estadio. La excepción son los casos de cánceres de mama y mutación germinal en gen TP53, donde está indicada la mastectomía por la imposibilidad de realizar radioterapia.

El diagnóstico temprano de mutaciones en BRCA1 y 2 puede impactar en la decisión sobre la cirugía a realizar para el tratamiento del cáncer de mama. El efecto "Angelina" (por la decisión de la actriz Angelina Jolie de realizar cirugías reductoras de riesgo por mutación en BRCA) tuvo un impacto sanitario importante. Debido al caso, aumentaron las consultas sobre cáncer hereditario, con la realización de estudios germinales y un mayor número de MRR en pacientes mutadas, con y sin cáncer.

Estudios recientes observaron que casi la mitad de las pacientes que realizaron el testeo para BRCA antes de la cirugía por su cáncer de mama decidieron MRR contralateral en mismo acto quirúrgico. Entre aquellas pacientes que se testearon luego de la cirugía inicial sólo realizaron MRR un 2%.

Cuando se comparó la evolución de las mujeres BRCA1/2 mutadas con cáncer de mama estadios I a III, que realizaron tratamiento conservador versus quienes fueron tratadas con mastectomía, se observó que hay un mayor riesgo de recaída local en quienes conservaron la mama en relación con las pacientes mastectomizadas (23 % vs. 5,5% respectivamente). La mayoría de los casos se dieron debido, en realidad, a segundos tumores primarios (70 %) que a una recurrencia en sí, pero tanto la sobrevida asociada al cáncer de mama como global no presentaron diferencias. Cuando se analizaron pacientes BRCA1 mutadas vs. no mutadas que preservaron la mama, no se observaron diferencias en la tasa de recurrencia local y presentaron misma sobrevida global comparadas con pacientes que realizaron mastectomía. Considerando la evidencia, la cirugía conservadora sería una opción a aplicar en pacientes BRCA1/2 mutadas con cáncer de mama, pero es fundamental en ellas brindar la información adecuada sobre los riesgos, principalmente, de segundos tumores primarios.

Muchas veces, el factor limitante para hacer el análisis molecular es el acceso al mismo y los tiempos que se demora en estar el resultado (que puede tardar entre 30 a 60 días). Es por ello que el testeo temprano también influyó en quienes debían realizar neoadyuvancia, que permite "ganar" o aprovechar ese tiempo para esperar el resultado y después decidir que cirugía hacer.

En caso de que la paciente decida no realizar mastectomía reductora de riesgo, debe realizar seguimiento de alto riesgo acorde a las medidas descritas anteriormente (tanto para la mama afectada como para la mama sana). Si la paciente con BRCA1/2 requiere de mastectomía por su cuadro clínico, se debe ofrecer la mastectomía reductora de riesgo contralateral (MRRC). Esta medida reduce la incidencia de cáncer de mama, pero no mejora sobrevida.

Sobre las técnicas quirúrgicas, la mastectomía con preservación del complejo aréola pezón es una técnica segura para llevar a cabo tanto en mama afectada como en la sana. En la mama comprometida, se debe considerar otros factores como tamaño tumoral, ubicación de la lesión, compromiso ganglionar para definir la técnica a realizar.

El plan de radioterapia posterior a cirugía conservadora o mastectomía en caso de requerirse, no debe suspenderse por el estado mutacional excepto en casos de síndrome de Li Fraumeni, dado que se trata de tumores radiosensibles (como se mencionó en párrafos anteriores).

En caso de tratarse de pacientes con cáncer de mama y mutaciones en genes de moderada penetrancia, la presencia solamente de la mutación no debe determinar la realización de una cirugía. En estos casos antes de definir si una paciente debe realizar o no una cirugía reductora de riesgo, se debe considerar otros factores como la historia familiar.

BRCA como biomarcador y terapia dirigida

El descubrimiento de los inhibidores de la PARP y su implementación como adyuvancia en pacientes con mutación en los genes BRCA 1 y 2 con cáncer de ovario o mama revolucionó el desarrollo de la oncología actual. Los Inhibidores de la PARP (iPARP) son fármacos que se administran por vía oral que inhiben a la enzima poli ADP ribosa polimerasa (PARP), que participa en la reparación del daño de simple hebra del ADN. Los iPARP producen un atrapamiento de la enzima PARP en el ADN al inhibir su accionar y generr rupturas de doble cadena durante el proceso de replicación y la posterior muerte celular, lo que se conoce como "letalidad sintética". Las células que tienen defectos en la reparación por recombinación homóloga (como las que presentan mutaciones en los genes BRCA 1 y 2) son especialmente susceptibles a los iPARP.

Existen 2 estudios a gran escala realizados en pacientes con cáncer de mama metastásico o localmente avanzado Her-2neu negativo y mutación en BRCA1 y 2, OlympiAD y EMBRACA, realizados en base dos inhibidores de PARP: Olaparib y Talazoparib, respectivamente.

En el OlympiAD, llevado a cabo por Mark Robson y colaboradores, se comparó la eficacia y seguridad del Olaparib versus la monoterapia estándar (como capecitabina, eribulina o vinorelbina). La sobrevida libre de progresión (SLP) fue significativamente mayor en quienes recibían Olaparib (7 vs 4,2 meses) y una tasa de respuesta del 60% vs el 29% visto en quienes hacían quimioterapia. Estos resultados llevaron a que sea aprobado por FDA en 2018 para cáncer de mama metastásico.

En el estudio comandado por Litton (EMBRACA), se utilizó Talazoparib (1 mg día) que a diferencia del Olaparib presenta un mayor atrapamiento y también presentó una mayor SLP comparado con quimioterapia estándar (8,6 vs 5,6 meses). Los beneficios se vieron tanto en pacientes con tumores luminales como triple negativos y con cánceres metastásicos y localmente avanzados, por lo que tanto la EMA como FDA aprobaron su uso en este grupo de pacientes.

Los inhibidores de PARP se están investigando en cáncer de mama temprano, en combinaciones con otras drogas (como anti CDK para el tratamiento del cáncer de mama triple negativo) y en pacientes sin mutaciones BRCA de la línea germinal, incluidos aquellos tumores con mutaciones somáticas en BRCA y otras mutaciones asociadas al déficit de recombinación homóloga (HRD).

En junio de 2021, se publicó en NEJM el trabajo de Tutt y colaboradores (OlympiA) sobre el uso de Olaparib en adyuvancia para pacientes con cáncer de mama en estadios iniciales HER2 negativo con mutación en BRCA1/2 (por 52 semanas luego de completado su tratamiento local, incluida la radioterapia). Se demostró también el beneficio de este inhibidor de PARP en SLP (tanto invasora como a distancia) comparado con placebo. Este ensayo mostró que 1 año de Olaparib adyuvante puede reducir significativamente el riesgo de recurrencia y prevenir la progresión a enfermedad metastásica entre pacientes con cáncer de mama temprano de alto riesgo con variantes patogénicas o probablemente patogénicas en BRCA1 o BRCA2 germinales, con altas tasas de adherencia y principalmente una baja perfil de toxicidad de grado.

Existen otros tres inhibidores de PARP (Niraparib, Rucaparib y Veliparib) más utilizados en trabajos de cáncer de ovario. De todos ellos, el Veliparib es la droga que ha mostrado resultados más prometedores cuando es administrado con quimioterapia basada en platino (ensayo BROCADE3) en pacientes con cáncer de mama HER2 negativo, BRCA mutado germinal localmente avanzado o metastásico.

El paradigma de la medicina de precisión implica que el tratamiento del cáncer de mama debe adaptarse en función de los hallazgos moleculares. La información brindada en estos párrafos sobre terapia dirigida debe ser conocida por el especialista en Mastología, quien, si bien en la mayoría de las ocasiones no es quien la indica, muchas veces es el médico en quien confía la paciente, de manera que es importante acompañar y aconsejar con conocimiento fundamentado.

Conclusiones

El cáncer de mama es la patología oncológica más frecuente en la mujer y la principal causa de muerte por cáncer en nuestro país. A su vez, es uno de los cánceres que presenta un método de tamizaje como la mamografía, que permite su diagnóstico precoz y demostró reducir la mortalidad. Si a eso le sumamos que en un 10 % de los casos podríamos conocer su causa a través de un estudio molecular, tanto su incidencia como mortalidad se reducirían aún más.

Es fundamental la comprensión por parte de los mastólogos como agentes de salud de la importancia que implica su intervención y en cómo su accionar (o no) puede influir en la evolución de una paciente y/o su familia.

Los tumores hereditarios y familiares constituyen un claro desafío en la práctica médica actual, ya que involucran a una población con mayor riesgo de desarrollar cáncer. Para ser estudiada correctamente, debe enfrentarse a la complejidad de las técnicas moleculares actualmente disponibles y requiere de un manejo preventivo multidisciplinario.

Un screening adecuado a cada caso y las estrategias de prevención han demostrado reducir la morbilidad y mortalidad por cáncer, lo que hace importante la identificación de pacientes de riesgo y la aplicación de medidas oportunas para lograrlo. Cada parte involucrada (profesionales, paciente y familia) debe tener un rol y cumplirlo para lograr el objetivo final, que es reducir la mortalidad por cáncer.

Bibliografía

1. Daly M, Tuya P, AlHili Z, Arun B, Buys S, et al. NCCN Clinical Practice Guidelines in Oncology. Genetic/Familial High-Risk Assessment: Breast, Ovarian and Pancreatic. Version 3.2023.
2. Bevers T, Lavasani S, Ahrendt G, Arun B, Cohen J, et al. NCCN Clinical Practice Guidelines in Oncology. Breast Cancer Risk Reduction. Version 1.2023.
3. Breast Cancer Association Consortium. Breast Cancer Risk Genes — Association Analysis in More than 113,000 Women. N Engl J Med (2021); 384:428-39.
4. Breast Cancer Association Consortium, Mavaddat N, Dorling L, Carvalho S, Allen J, González-Neira A, et al. Pathology of Tumors Associated With Pathogenic Germline Variants in 9 Breast Cancer Susceptibility Genes. JAMA Oncol. 2022 Mar 1;8(3):e216744.
5. Consenso Nacional Intersociedades. Alto riesgo cáncer de mama. 2014.
6. Cortesi L, Rugo H, Jackisch C. An Overview of PARP Inhibitors for the Treatment of Breast Cancer. Targeted Oncology (2021) 16:255–282
7. Dullens B, de Putter R, Lambertini M, Toss A, Han S, et al. Cancer Surveillance in Healthy Carriers of Germline Pathogenic Variants in BRCA1/2: A Review of Secondary Prevention Guidelines. J Oncol. 2020 Jun 20; 2020:9873954.
8. Evans DG, Woodward E. New surveillance guidelines for Li-Fraumeni and hereditary *TP53* relat-

ed cancer syndrome: implications for germline *TP53* testing in breast cancer. Familial Cancer (2021) 20:1–7.

9. Graffeo R, Rana HQ, Conforti F, Bonanni B, Cardoso MJ, Paluch-Shimon S, Pagani O, Goldhirsch A, Partridge AH, Lambertini M, Garber JE. Moderate penetrance genes complicate genetic testing for breast cancer diagnosis: ATM, CHEK2, BARD1 and RAD51D. Breast. 2022 Jun 18;65: 32-40.
10. Kalfayan P et al. Recomendaciones sobre el uso de terapia de reemplazo hormonal en pacientes en portadoras de mutaciones en genes BRCA1/2 con menopausia precoz quirúrgica. (2020) 1a ed. - Ciudad Autónoma de Buenos Aires: Instituto Nacional del Cáncer
11. Kumamoto T. et al. Medical guidelines for Li–Fraumeni syndrome 2019, version 1.1. International Journal of Clinical Oncology (2021) 26:2161–2178
12. Lambertini M, Peccatori FA, Demeestere I, Amant F, Wyns C, et al ESMO Guidelines Committee. Fertility preservation and post-treatment pregnancies in post-pubertal cancer patients: ESMO Clinical Practice Guidelines. Ann Oncol. 2020 Dec; 31(12):1664-1678
13. Litton JK, Rugo HS, Ettl J, Hurvitz SA, Gonçalves A, et al. Talazoparib in Patients with Advanced Breast Cancer and a Germline BRCA Mutation. N Engl J Med. 2018;379(8):753-763.
14. Núñez L. tal. Asesoramiento genético en oncología: manual para la práctica clínica 1a ed. - Buenos Aires: Instituto Nacional del Cáncer (2013).
15. Núñez L. et.al. Protocolo de usos e indicaciones de paneles multigenéticos para cáncer hereditario en Argentina. Programa Nacional de Cánceres Familiares y Hereditarios (PROCAFA). Instituto Nacional del Cáncer (INC). Argentina. (2019)
16. Paluch-Shimon S., Cardoso F, Sessa C, Balmaña J. et al on behalf of the ESMO Guidelines Committee, Prevention and screening in BRCA mutation carriers and other breast/ovarian hereditary cancer syndromes: ESMO Clinical Practice Guidelines for cancer prevention and screening, Annals of Oncology (2016) 27 (supl 5): 103-110.
17. Porcu E, Cillo GM, Cipriani L, Sacilotto F, Notarangelo L, Damiano G, Dirodi M, Roncarati I. Impact of BRCA1 and BRCA2 mutations on ovarian reserve and fertility preservation outcomes in young women with breast cancer. J Assist Reprod Genet (2020)37(3):709-715.
18. Robson M, Im SA, Senkus E, Xu B, Domchek SM. Et al. Olaparib for Metastatic Breast Cancer in Patients with a Germline BRCA Mutation. N Engl J Med. (2017) 10;377(6):523-533.
19. Silvestri V, Goska L, Barnes D, and the CIMBA Group. Characterization of the Cancer Spectrum in Men with Germline BRCA1 and BRCA2 Pathogenic Variants Results from the Consortium of Investigators of Modifiers of BRCA1/2 (CIMBA), JAMA Oncol. 2020; 6(8):1218-1230
20. Singer C, Balmaña J, Bürki N, Delaloge S, Filieri M et al. Genetic counselling and testing of susceptibility genes for therapeutic decision-making in breast cancer-an European consensus statement and expert recommendations. European Journal of Cancer 106 (2019) 54-60
21. Tischkowitz M, Balmaña J, Foulkes W, James P, et.al Management of individuals with germline variants in PALB2: a clinical practice resource of the American College of Medical Genetics and Genomics (ACMG). Genetics in Medicine (2021) Aug; 23(8):1416-1423
22. Tung N, Boughey J, Pierce L, Robson M, Bedrosian I et al. Management of Hereditary Breast Cancer: American Society of Clinical Oncology, American Society for Radiation Oncology, and Society of Surgical Oncology Guideline. J Clin Oncol (2020) Jun 20; 38(18):2080-2106
23. Tutt A, Garber J, Viale G, Fumagalli P, Rastogi P et al. Adjuvant Olaparib for Patients with BRCA1- or BRCA2-Mutated Breast Cancer. N Engl J Med. (2021) June 24; 384(25): 2394–2405
24. Woo, J., Gwak, G., Park, I. et al. Preoperative diagnosis of BRCA1/2 mutation impacts decision-making for risk-reducing mastectomy in breast cancer patients. Sci Rep (2021) 11, 14747
25. www.cancer.gov/bcrisktool/Default.aspx
26. www.directorioprocafa.inc.gob.ar
27. Yadav S, Couch F. Germline Genetic Testing for Breast Cancer Risk: The Past, Present, and Future Asco Educational Book (2019) 61-74

CAPÍTULO 20

Prevención en cáncer de mama

Zurita Judy

Introducción

El cáncer de mama es una enfermedad multifactorial y no hay una única causa que la provoque. Es el producto de diferentes factores de riesgo y de estilos de vida, así como también de una carga genética que predispone a la mujer a enfermar o no.

El factor de riesgo con más peso es la historia familiar. Alrededor del 20-25 % de los cánceres de mama diagnosticados presentan historia familiar positiva. En tanto, el 5-10 % de todos los cánceres de mama y el 25-40 % de los cánceres de mama en mujeres menores de 40 años están relacionados con factores genéticos que son muy determinantes. Los dos genes mejor caracterizados son los llamados BRCA1 y BRCA2, cuyas mutaciones confieren un riesgo aumentado de tener cáncer de mama en edades especialmente jóvenes. Ante la consulta de una mujer sana, pero con factores de riesgo, es fundamental determinar su riesgo en forma objetiva, para poder ofrecerle las estrategias de prevención más adecuadas.

Desde hace 40 años se utiliza el screening por mamografía como método de prevención secundaria en la población general mayor de 40 años y se diagnostica la enfermedad en estadios más precoces, disminuyéndose así su mortalidad. En el último tiempo, los esfuerzos se orientaron a la prevención primaria en las mujeres que presentan alto riesgo de cáncer de mama y así evitar la aparición de la enfermedad.

La prevención primaria implica la reducción de riesgo, es decir, evitar la aparición del cáncer de mama y, por lo tanto, disminuir el riesgo del individuo. Dentro de las estrategias de reducción de riesgo, se encuentran: tratar de evitar los factores modificables (embarazo, lactancia, actividad física, obesidad en posmenopausia, etc.); conocer sustancias protectoras en la dieta, estilos de vida más adecuados y hasta la extirpación quirúrgica del órgano en riesgo (mastectomía y ooforectomía profiláctica); y también estrategias de quimioprevención. Estas dos últimas alternativas sólo aplicables a grupos de alto riesgo comprobado.

Se ha detectado que la adherencia a pautas de estilo de vida saludable puede cambiar mucho el espectro de enfermedades no sólo oncológicas, sino también cardiovasculares.

La prevención secundaria implica la vigilancia y consiste en encontrar tempranamente lesiones pequeñas, idealmente antes de que se palpen. Esto se lleva a cabo a través del autoexamen mamario, examen clínico, control por mamografía anual y ecografía complementaria.

Desarrollo

El cáncer de mama es una enfermedad genética compleja y heterogénea. La herencia, ambiente y hábitos de vida interaccionan en un espectro continuo que se extiende desde los casos con mayor susceptibilidad genética (que se denomina cáncer familiar o hereditario) hasta los completamente esporádicos. A medida que la susceptibilidad genética es mayor, los factores ambientales son menos necesarios para que aparezca la enfermedad.

Ahora, analizaremos los factores de riesgo para desarrollar cáncer de mama, dado que es sumamente importante poder determinar el nivel de riesgo de desarrollar cáncer de mama en las mujeres que consultan y, en función de ese riesgo, brindarle herramientas de prevención adecuada.

Además, estudiaremos brevemente los mecanismos de transmisión del cáncer hereditario y los métodos e indicaciones para el estudio de mutaciones en los genes de susceptibilidad para poder aplicar las estrategias de prevención a las mujeres de alto riesgo. Finalmente, analizaremos las estrategias de prevención existentes y su indicación según el nivel de riesgo estimado.

Epidemiología

El cáncer de mama es la principal causa de muerte por cáncer en mujeres de 35 a 70 años, y es la segunda causa de muerte en el orden general, luego de las enfermedades cardiovasculares. Hay 16.000 casos nuevos y fallecen 6000 mujeres por año.

En la Argentina, cada año, 50.000 mujeres reciben un diagnóstico de cáncer, de los cuales 17.000 casos corresponden a cáncer de mama. Además, esta localización es responsable del 21 % de la mortalidad por cáncer en mujeres, con más de 5300 muertes anuales.

Factores de riesgo

El riesgo promedio de desarrollar cáncer de mama en una mujer a lo largo de su vida es de 1 por cada 8 mujeres, o sea, 12 % (considerando una expectativa de vida de 90 años). Pero si la mujer presenta antecedentes personales, su riesgo es mayor. Los factores de riesgo con más peso son:

- Sexo: es más frecuente en el sexo femenino (99 %).
- Edad: luego del sexo femenino, es el factor de riesgo independiente más importante, a mayor edad, mayor riesgo (mayor de 50 años).
- Familiares en primero o segundo grado con cáncer de mama.
- Menarca: menor de 12 años.
- Edad al primer parto: mayor de 30 años o nuliparidad.
- Menopausia: mayor de 55 años.
- Terapia de reemplazo hormonal combinada.
- Biopsias previas por patología benigna, cualquiera hubiera sido el resultado.
- Hiperplasia atípica.
- Carcinoma lobulillar in situ (CLIS).

Para una mejor comprensión los agruparemos y analizaremos de la siguiente manera:

- Factores reproductivos.
- Factores hormonales exógenos.

- Factores dietarios y de estilo de vida.
- Factores ambientales.
- Factores relacionados con procedimientos médicos.

Factores reproductivos

Edad de la menarca (temprana)

La menarca temprana, es decir, antes de los 12 años, se asocia con un incremento del riesgo, especialmente de cáncer de mama en la premenopausia. Cada año de retraso de la menarca implica una disminución en el riesgo del 9% en la premenopausia y del 4 % en la posmenopausia.

Edad de la menopausia (tardía)

El riesgo aumenta un 3 % por cada año de retraso en la edad de la menopausia (después de los 55 años). Las pacientes con ooforectomía bilateral antes de los 45 años tienen la mitad del riesgo de padecer cáncer de mama que las que presentan una menopausia espontánea tardía.

Edad al primer parto

Durante el embarazo se produce la diferenciación del epitelio glandular, la cual implica que las células tienen un ciclo celular más prolongado y permanecen más tiempo en fase G1, en la que se produce la reparación del ADN. Las mujeres nulíparas presentan mayor riesgo que las que han tenido al menos un parto. La protección ocurre recién luego de por lo menos 10 a 15 años. El aumento de riesgo con la edad creciente al primer parto (mayor a 35 años) es aplicable a las mujeres sin antecedentes familiares.

En mujeres con un familiar con cáncer de mama, el riesgo es mayor para familiares de primer y segundo grado (padres, hermanos, hijos, tíos, abuelos y nietos) y menor para familiares más lejanos (tercer y cuarto grado mínimo, La edad de aparición del cáncer en los familiares afectados es un dato fundamental en relación al riesgo, siendo este mayor cuanto más temprana es la edad de diagnóstico.

Lactancia

La diferenciación de la glándula mamaria durante la gestación inhibe el inicio de la carcinogénesis y puede explicar la protección natural conferida por el embarazo. El efecto protector de la lactancia se explica por una mayor diferenciación del epitelio y por el retraso en la reaparición de los ciclos de ovulación. Se reduce en un 4 % el riesgo de padecer cáncer de mama por cada 12 meses de lactancia.

Factores hormonales exógenos

Anticonceptivos orales

Las usuarias actuales o recientes (que suspendieron el uso hace menos de 1 año) de anticonceptivos orales combinados, tienen un riesgo moderadamente incrementado. Este incremento desaparece a los 10 años de haber suspendido el uso y no tiene relación con su duración (el uso prolongado no aumenta el riesgo), por lo que se considera que los anticonceptivos orales actúan como promotores en los estadios finales del proceso de carcinogénesis. Debe considerarse que las usuarias actuales o recientes de anticonceptivos son mujeres jóvenes, por lo que su riesgo absoluto es bajo. Un incremento moderado del riesgo resultará en pocos casos adicionales de cáncer de mama.

Terapia de reemplazo hormonal

Actualmente, también es considerada

un promotor de la carcinogénesis mamaria. En este caso, la duración de la exposición aumenta el riesgo, con incrementos significativos a partir de los 5 años de uso en usuarias actuales o recientes. El aumento del riesgo desaparece luego de 5 años de suspendida la terapia.

Estudio WHI

Mostró un moderado aumento del riesgo con el uso de terapia combinada (estrógeno más progesterona) respecto de la terapia con estrógeno de reemplazo sin contraposición.

Million women study británico (MWS)

No mostró disminución del riesgo con la administración transdérmica respecto de la oral. De acuerdo con los múltiples estudios realizados, se resumen los puntos principales:

- La terapia combinada aumenta el riesgo de cáncer de mama en un 26% a 5 años.
- El tratamiento combinado está indicado en forma primaria ante síntomas vasomotores y urogenitales.
- No debe usarse terapia combinada para la prevención de enfermedades crónicas.
- Ambas terapias, combinada o sólo estrógeno aumentan el número de mamografías anormales.
- El tratamiento con estrógeno solo aumenta la densidad mamográfica a los 90 días de iniciada la ingesta.
- El retardo en el diagnóstico provoca que se detecte más frecuentemente el cáncer en estadio invasivo, lo cual es más evidente en los carcinomas lobulillares.
- Los antecedentes heredo-familiares de cáncer de mama o la presencia de una mutación de los genes BRCA1 y BRCA2 contraindican el tratamiento hormonal y más aún el tratamiento con estrógeno solo.
- La terapia hormonal debe ser indicada durante el menor tiempo posible y a la menor dosis efectiva.
- No usar terapia hormonal en pacientes asintomáticas.
- Se debe configurar el perfil de riesgo en cada mujer antes de iniciar la terapia hormonal.
- Se debe informar a las pacientes de los riesgos de cáncer de mama, enfermedades coronarias y episodios tromboembólicos, previamente al eventual tratamiento.
- La administración de estrógeno solo en pacientes con histerectomía, por un tiempo no mayor de 5 años, no incrementaría el riesgo de cáncer de mama de forma muy significativa.
- Los diferentes tipos de estrógeno o progestágeno, empleo secuencial o continuo, y sus vías de administración, no cambian los índices de riesgo hallados.
- Los estudios controlados y aleatorios presentan dificultad de no poder detectar efectos en el corto plazo.
- Terapia hormonal de reemplazo en mujeres con antecedentes de cáncer de mama

Si bien la incidencia de cáncer de mama aumenta con la edad, cada vez es más frecuente que ocurra en mujeres en premenopausia. Además, los tratamientos adyuvantes en estas últimas mujeres inducen en el 50 % el cese de la función ovárica y el consiguiente déficit de estrógeno, lo que determina una sintomatología múltiple que disminuye la calidad de vida. Debido a esto, un pequeño grupo de mujeres que han tenido cáncer de mama pueden elegir usar terapia hormonal de reemplazo. Entonces, se plantea si se justifica negar a la paciente la posibilidad de tener los beneficios demostrados de la TRH, debido a que han padecido cáncer de mama en estadio temprano, siendo que han sido tratadas y estarían teóricamente curadas de este. A favor de su uso, se considera que los casos de cáncer de mama diagnosticados en el embarazo, tratamiento con anticonceptivos orales y la TRH no tienen peor pronóstico. En contra, es conocido que la menopausia tardía y la TRH durante largos períodos incrementan el riesgo de padecer cáncer de mama.

Asimismo, se sabe que la ooforectomía profiláctica reduce el riesgo de recaída en mujeres en premenopausia con tumores RH positivos y que el uso de TRH no afecta la disminución del riesgo que genera la ooforectomía profiláctica en mujeres portadoras de BRCA1.

Factores dietarios y de estilo de vida

Dieta

La elevada incidencia de cáncer de mama en los países occidentales ha sido relacionada con el mayor consumo de grasa en la dieta. Sin embargo, los estudios prospectivos (incluyendo el WHI) no mostraron dicha asociación. Tampoco se demostró un efecto protector con el consumo elevado de ácidos grasos de cadena larga (pescado).

No obstante, creo que es conveniente la recomendación de reducir o evitar el consumo de grasas animales, mientras exista la posibilidad de asociación con mayor riesgo de cáncer colorrectal y probablemente con cáncer de próstata y mama. Hay alimentos protectores, como ser los vegetales, frutas, aceite de oliva, fitoestrógenos y el té verde.

Sobrepeso y obesidad

La mayor parte de los estrógenos se producen en los ovarios en la premenopausia, pero en la posmenopausia, dado que los ovarios van dejando de producirla, son reemplazados en su función por los adipocitos, los cuales contienen una enzima aromatasa que convierte el andrógeno (producido por glándulas adrenales) en estrógeno. Esta producción extra de estrógeno explica el aumento de riesgo en mujeres en posmenopausia con sobrepeso.

Este aumento de riesgo ocurre para las mujeres que ganaron peso durante la vida adulta, pero no para quienes han tenido sobrepeso desde la infancia. Asimismo, el riesgo aumentado se observa en las mujeres con acumulación de tejido adiposo en el abdomen, pero no cuando la acumulación se produce en caderas y muslos.

En el Nurses Health Study, se evaluó la relación entre el cambio de peso y la incidencia de cáncer invasor. En 87.143 mujeres en posmenopausia, se observó que en las que habían subido 25 kg o más, a partir de los 18 años, aumentaba el riesgo de cáncer de mama.

En un estudio caso control de 1.073 mujeres con mutación del BRCA1-BRCA2, con una pérdida de 10 libras o más de peso, se observó que, entre los 30 y 40 años, había una disminución del riesgo de cáncer de mama

Alcohol

Es conveniente evitar el consumo de alcohol, dado que su elevada ingesta aumenta el riesgo de no sólo de cáncer de mama, sino de cáncer de colorrecto. Por cada 10 gr/día de aumento, el riesgo aumenta el 9 %; aun el consumo de un trago diario (por ejemplo, una copa de vino todos los días) produce un pequeño aumento del riesgo.

La reducción del consumo de alcohol en las mujeres con una ingesta elevada (3 tragos o más por día) reduce el riesgo posterior de desarrollar cáncer de mama. Es una intervención que está al alcance del médico en la práctica diaria.[23]

Actividad física

El ejercicio físico recreativo regular reduce el riesgo de cáncer de mama, especialmente en la posmenopausia. Esto es debido al control de la ganancia de peso y la consiguiente disminución en los niveles de estrógeno.

En la mujer en premenopausia, la actividad física y el ejercicio determinan un aumento de la liberación de la hormona corticotrofina, lo que provoca una disminución de los factores liberación de gonadotropinas (GNRH), factores estimulantes del ovario. El bloqueo de estos factores liberadores a nivel del ovario disminuye los pulsos de LH, lo cual aumenta las endorfinas, que es una de las causas por las que se siente placer al realizar actividad física. Asimismo, la disminución de la GNRH, genera a nivel ovárico trastornos del ciclo, desde alteraciones de la fase lútea, ciclos anovulatorios y oligoamenorrea hasta la amenorrea, situación clínica frecuente en las mujeres deportistas, ocasionada por el descenso de estrógeno y progesterona.

La Agencia Internacional de Investigación del Cáncer Europea, (IARC), informa que hay un 11% de cáncer de mama que se puede atribuir a la inactividad física. Hay estudios que evalúan la actividad física realizada a lo largo de la vida y se asocian con un menor riesgo de desarrollar cáncer invasor, y ello estaría conectado con la actividad física que se realiza. Drague y colaboradores del Instituye of Physical Education, Faculty of Natural Sciences, Universidad de Szczecin, Polonia, muestran que la actividad física a lo largo de la vida disminuye el riesgo de cáncer de mama, en un estudio caso control. Los autores sugieren que la actividad física recreativa, a la edad de 14-20 años, es la más beneficiosa.

Factores ambientales

A la fecha, no existe evidencia de un aumento en el riesgo de cáncer de mama por exposición a pesticidas órgano-clorados, exposición a campos electromagnéticos (domicilio próximo a líneas de alta tensión y subestaciones transformadoras), tabaquismo, uso de antitranspirantes, presencia de implantes de siliconas, ni por el antecedente de determinadas actividades laborales (riesgo ocupacional).

Factores relacionados con procedimientos médicos

Mamografía de alta densidad

En 2006, se publicaron dos artículos en los que se confirmó la asociación de la densidad radiológica mamaria con el riesgo de cáncer de mama, por lo que se espera que este factor sea incorporado al modelo de Gail en cuanto los estudios de validación confirmen estos hallazgos.

Alta densidad mineral ósea

Su asociación a un elevado riesgo estaría relacionada con la presencia de niveles elevados de estrógeno circulante.

Radiación torácica de alta dosis

El antecedente de irradiación terapéutica del tórax (por ejemplo, en enfermedad de Hodgkin), especialmente si ocurrió en la adolescencia, aumenta marcadamente el riesgo de desarrollar cáncer de mama en el futuro.

Biopsias previas de mama

Con diagnóstico de lesiones benignas y aún más con diagnóstico de hiperplasia atípica y carcinoma lobulillar *in situ*.

Factores relacionados con la historia familiar

El factor de riesgo con más peso, es la historia familiar. Se puede clasificar en:

- Cáncer de mama esporádico (70%), aquel en donde no se puede demostrar su origen familiar o hereditario.
- Cáncer de mama familiar (15-30%), aquel que se presenta con una historia familiar positiva de cáncer de mama (uno o más parientes de primer o segundo grado).
- Cáncer de mama hereditario (5-10%), aquel que es transmitido entre generaciones con un patrón autonómico dominante.

El 25-40 % de los cánceres de mama en mujeres menores de 40 años están relacionados con factores genéticos, que son muy determinantes. Los dos genes mejor caracterizados son los llamados BRCA1 y BRCA2, cuyas mutaciones confieren un riesgo aumentado de tener cáncer de mama principalmente en edades jóvenes.

Las mutaciones en los genes BRCA1/2 son responsables del 30 al 40 % de los casos familiares, encontrándose en el 80% o más de las familias con 6 casos o más. Los genes BRCA1 Y BRCA2 son genes supresores tumorales, localizados en el cromosoma 17q21. Se piensa que el origen del síndrome de cáncer de mama hereditario podría deberse a que al dañarse estos genes se altera una de sus funciones, que es reparar los daños ocurridos en el ADN. Con esto, se acumularían errores progresivamente, predisponiendo a la transformación neoplásica de las células involucradas.

Las alteraciones en estos genes no sólo confieren predisposición para la aparición de cáncer de mama, sino también en cáncer de ovario y, en menor medida, cáncer de mama en hombres, cáncer de páncreas, próstata, melanoma, entre otros.

Se requieren de dos mutaciones para que los genes supresores tumorales involucrados en la carcinogénesis pierdan su función, y esto ocurre tanto en el cáncer de mama hereditario como en el esporádico. La única diferencia es que en el hereditario la primera mutación está presente desde el nacimiento, llamada germinal, expresada en todas las células del cuerpo. La segunda mutación es igual en el cáncer hereditario como el esporádico y se adquiere a lo largo de la vida en las células del órgano blanco, donde se desarrolla el tumor.

La mutación germinal se puede transmitir de generación en generación. Sólo es necesario heredar una mutación en alguna de las dos copias del gen, materno o paterno, para que el riesgo de desarrollar cáncer de mama u ovario aumente. Cada hijo de un individuo con mutación BRCA1 o BRCA2 tiene un 50 % de probabilidades de heredar la mutación y 50 % de no heredarla, por lo que la historia familiar paterna es tan importante como la materna.

Factores étnicos y de raza

La raza blanca es la que mayor riesgo tiene de cáncer de mama, seguida por los africanos. Respecto de la etnia, se han identificado mutaciones fundadoras en algunas etnias específicas, de mutaciones en los genes BRCA1 y BRCA2. Una de las etnias con mutaciones fundadoras es la judía askenazí (185del AG y 5382insC en BRCA1 y 6174delT en BRCA2) e Islandia (D1692N en BRCA1 y 999del5 en BRCA2).

La presencia de mutaciones fundadoras en estas etnias facilita la estrategia diagnóstica. Por ejemplo, en la askenazí, las tres mutaciones fundadoras son responsables de más del 95 % de los casos de cáncer de mama hereditario por BRCA.

Con respecto a las características étnicas de nuestra población, se sabe a partir de marcadores genéticos que el 44 % de la población argentina total no tiene ascendencia indígena y en el 56 % restante hay antepasados indígenas americanos. Dada la composición multiétnica de nuestra población, el conocimiento de la epidemiología local del cáncer de mama hereditario es fundamental, ya que nos permitiría establecer un perfil de mutaciones hasta ahora desconocido y probablemente diverso, característico de la población argentina[2] En Argentina, menos de la mitad de la población tiene ascendencia netamente inmigrante. El 55 % tiene alguna rama de ascendencia indígena, ya sea doble ascendencia (minoría) o mezcla (la gran mayoría). De la etnia indígena, aún no se conoce nada; seguramente, cuando se estudie esta etnia, se encontrarán mutaciones que nunca han sido reportadas, que tienen penetrancias diferentes. Nuestros cánceres de mama familiares y hereditarios se van a comportar de manera diferente a los observados en otras geografías.

Factores con riesgo no comprobado

- Uso de antibióticos.
- Cosméticos de cuidado del cuerpo que contienen parabenos.
- Corpiños con aros.
- Volumen mamario.
- Cafeína.
- Teléfonos celulares.
- Alisadores de pelo.
- Traumatismos en la mama.
- Inhalación de tabaco.
- Estrés.
- Uso de desodorantes antitranspirantes.
- Aborto. Los estudios de cohortes muestran la ausencia de asociación con el riesgo de cáncer de mama, tanto del antecedente de abortos espontáneos como inducidos.

Mecanismo de herencia de cáncer

La mayoría de los casos de cáncer de mama se consideran esporádicos, es decir, se presentan en individuos sin antecedentes familiares de la enfermedad. Su desarrollo depende de la interacción de factores ambientales con cierta predisposición originada en mutaciones adquiridas a lo largo de la vida en múltiples genes, pero no presentan un patrón familiar ni hereditario.

Aproximadamente el 15 % de los cánceres de mama se consideran familiares, por presentarse en mujeres con algún antecedente de la enfermedad en la familia. Un tercio (5%) de estos son atribuibles a la herencia de un gen de susceptibilidad mutado y se los clasifica como cáncer hereditario.

El modo de transmisión es autosómico dominante, lo que implica:

- Que la mutación puede ser transmitida tanto por la madre como por el padre y cada descendiente tiene el 50% de probabilidades de heredarla.
- Que todos los descendientes que hereden la mutación estarán afectados (que asume una penetrancia del 100).

La predisposición al cáncer a partir de una mutación heredada puede explicarse a través de la hipótesis de los dos golpes propuesta por Knudson. Se basa en que, dado que heredamos dos copias de cada gen, se necesitan dos "golpes" para inactivar la función de un gen, un "golpe" a cada alelo. Las personas susceptibles genéticamente nacen con un alelo mutado en todas sus células, con lo que un sólo daño o "golpe" en cualquier célula puede desencadenar una neoplasia maligna. Esto también explica la aparición de estos tumores a edades más tempranas que en la población general.

La mayor parte de los cánceres de mama hereditarios son debidos a mutaciones en los genes supresores BRCA1 o BRCA2, que se transmiten con un patrón autosómico dominante. Las mujeres con una mutación en BRCA1 presentan un riesgo absoluto a lo largo de la vida (hasta los 70 años) para desarrollar cáncer de mama del 50 al 75 % (comparado con el 7 % en la población general) y de un 22 a 51 % para cáncer de ovario (<1% en la población general).

En el caso de mutación en BRCA2, los riesgos absolutos son del 33 al 54 % para cáncer de mama y del 4 al 21 % para cáncer de ovario. Estas mutaciones presentan una penetrancia incompleta; se define penetrancia como la probabilidad de que el efecto de una mutación se evidencie clínicamente.

No obstante, pueden darse casos de familias con cáncer hereditario en las que algún miembro se presente con la enfermedad sin portar la mutación, denominándose a estos casos como fenocopias. Esto se debe a que el cáncer de mama es una enfermedad con alta prevalencia, situación que favorece la aparición de casos esporádicos en familias afectadas.

Hay una proporción significativa del 50 al 60 % de familias con agregación familiar y una aparente predisposición autonómica dominante, que no puede explicarse mediante la alteración del BRCA1 y BRCA2. Una parte de estos casos puede asociarse a síndromes infrecuentes en los que el cáncer de mama sólo es uno de los componentes, debido a mutaciones en otros genes de alta penetrancia.

Síndromes de cáncer de mama hereditario

Síndrome de cáncer de mama y ovario hereditario

Como ya lo mencionamos, es el más frecuente y se debe a la mutación de los genes supresores BRCA1 o BRCA2, con la consiguiente transcripción de una proteína truncada que no cumple con el correcto control de la división celular. Las características de estas familias incluyen cáncer de mama en premenopausia, cáncer de ovario a cualquier edad, cáncer de mama bilateral y cáncer de mama masculino (más frecuentemente en el caso de mutaciones del gen BRCA2). Otros carcinomas menos frecuentemente asociados a estas mutaciones son los de páncreas, estómago y próstata. Contrariamente a lo que se suponía, no existe asociación de la mutación de estos genes con el cáncer de colon.

Características clínicas del cáncer de mama hereditario

Presenta características específicas que son un instrumento clave para la sospecha inicial y posterior detección de familias en riesgo. Es fundamental que los profesionales (clínicos, ginecólogos, oncólogos, radiólogo, etc.) recaben información necesaria para la detección de estas familias y su derivación a evaluación y asesoramiento genético.

- Edades tempranas de aparición (antes que el cáncer de mama esporádico).
- Bilateralidad (tanto para el cáncer de mama como para ovario).
- Cáncer de mama y ovario en el mismo individuo.
- Varios individuos en más de una generación afectados con cáncer de mama/ovario.
- Cáncer de mama en el hombre.
- Etnia (hay etnias específicas con mayor prevalencia de mutaciones BRCA).
- Tumores asociados en la misma familia (por ejemplo: múltiples casos de cáncer de mama, ovario, páncreas, próstata o melanoma).

El diagnóstico de síndrome de cáncer de mama/ovario se determina con criterios definidos que permiten sospecharlo de acuerdo a los antecedentes personales y familiares del individuo. Se consideran los antecedentes personales de cáncer de mama o cáncer de ovario, la edad de diagnóstico de estos y el número de familiares afectadas con sus respectivas edades de diagnóstico, así como también la etnia o la presencia de mutaciones previamente conocidas en la familia. Una de las partes fundamentales en el correcto asesoramiento de familias con posible cáncer de mama hereditario es la evaluación de los riesgos individuales y familiares para entender la magnitud que esta patología tiene para el individuo y su familia, y poder determinar si es indicado realizar el estudio genético. El riesgo se comunica a la paciente en un valor numérico en porcentaje, que indica la probabilidad de desarrollar cáncer a lo largo de su vida o a una edad determinada.

Hay modelos empíricos de predicción que toman en cuenta las características personales y familiares del individuo para determinar los riesgos a los que están expuestas estas familias. Se utilizan en familias que ya han desarrollado cáncer y en familias asintomáticas en riesgo. Según el modelo utilizado, se puede calcular la probabilidad de ser portador de una mutación deletérea o el riesgo de desarrollar cáncer de mama y/o cáncer de ovario. Dentro de los modelos más utilizados se encuentran Gail, Claus, BRCA-PRO, Tyrer-Kuzick y BOADICEA, que se explican a continuación.

La mutación en BRCA1 presenta mayor riesgo promedio de desarrollar cáncer de mama y ovario, y es más importante a edades más tempranas de diagnóstico (menores de 50 años). La mutación en BRCA2 tiene más incidencia de neoplasias asociadas. Respecto del cáncer de mama en el hombre, que habitualmente tiene un riesgo de 0,1% a los 70 años, una mutación del BRCA1 o BRCA2 aumenta 100 veces el riesgo. Es más marcado para BRCA2, que alcanza el 10 % a los 70 años.

En familias con síndrome de cáncer de mama/ovario hereditario, el manejo debe ser multidisciplinario. Desde el punto de vista psicológico, el cáncer es una entidad difícil de sobrellevar y muchos requieren apoyo psicoterapéutico, sumándose, en este caso, el hecho de una enfermedad genética familiar y hereditaria. Ahí, existe la posibilidad de transmitir y heredar el riesgo de desarrollar cáncer con mayor ansiedad aún para los pacientes.

Por otro lado, las estrategias de prevención y reducción de riesgo para portadores de mutaciones son de alto impacto en la calidad de vida. Por estos motivos, el apoyo psicológico familiar por profesionales entrenados en la psicología oncológica y familiar es fundamental para el manejo, ya que ayuda a la paciente en la toma de decisiones para enfrentar las dificultades de la patología.

Las estrategias y recomendaciones se renuevan continuamente, por lo que se requiere constante actualización por parte de los distintos especialistas. Es fundamental que las recomendaciones dadas por los distintos especialistas sean lo más unánimes posible, lo cual se logra manteniendo una adecuada comunicación del equipo multidisciplinario y trabajando en conjunto para brindar normas de seguimiento consensuadas.

Es muy importante, una vez que sospechamos el síndrome, indicar un asesoramiento genético, que es el proceso por el que se identifican y asesoran individuos y familias en riesgo de poseer cáncer familiar o hereditario, abarcando la complejidad de aspectos médicos, psicosociales y éticos que caracterizan a este síndrome. Lo realizan profesionales del área de la genética oncológica (genetistas) en un equipo multidisciplinario.

Los pasos necesarios para detección y seguimiento de estas familias son:

- Recabar información por medio de la genealogía de todos los integrantes del grupo familiar, con extensión de por lo menos 3 o 4 generaciones.
- Determinar si el cuadro familiar corresponde al síndrome CM/CO hereditario.
- Determinar riesgos empíricos de cada individuo para desarrollar cáncer de mama, ovario y otros cánceres involucrados (próstata, páncreas, etc.), así como también determinar la probabilidad de poseer una mutación causal en los genes BRCA1 y/o BRCA2.
- Informar a la paciente sobre la posibilidad de realizar un estudio genético de búsqueda de mutaciones y todos los posibles resultados, ventajas y desventajas que este posee, ayudando a la toma de decisión.
- Interpretar el resultado del estudio genético si éste es realizado.

- Desarrollar una estrategia de vigilancia, prevención y/o reducción de riesgo aplicada a cada caso. Se tiene en cuenta no solamente los resultados obtenidos, sino también el impacto psicológico, social y cultural de éste en los individuos en riesgo.
- Contener y acompañar a la paciente durante todo el proceso, dándole la información necesaria y ayudando a la toma de decisiones, facilitando la comunicación con los demás especialistas (oncólogos, ginecólogos, clínicos, psicoterapeutas, radiólogos, etc.).
- Poner a disponibilidad apoyo psicológico.
- Educación de los individuos involucrados, favoreciendo el conocimiento del síndrome, para que tengan mayor adherencia a las estrategias sugeridas de prevención.
- Continuar en contacto periódico con la familia para actualizaciones de la genealogía y novedades que puedan surgir en el área de vigilancia o tratamientos del síndrome.
- Síndrome de Li-Fraumeni

Se debe a la mutación del gen TP53, que juega un rol crítico en el control del ciclo celular y la apoptosis. Le corresponden menos del 1% de los cánceres de mama hereditarios. Se caracteriza por la presencia de:

Tumores "típicos":

1. Sarcoma de partes blandas.
2. Osteosarcoma.
3. Tumor cerebral.
4. Cáncer adrenocortical.
5. Cáncer de mama en premenopausia.
6. Leucemia aguda.

Otros tumores:

1. Melanoma.
2. Estómago.
3. Colon.
4. Páncreas.
5. Esófago.
6. Tumores gonadales de células germinales.[24]

Síndrome de Cowden

También conocido como síndrome de hamartomas múltiples, se debe a mutaciones del gen PTEN. Es un gen supresor tumoral, localizado en el cromosoma 10q23. Su actividad normal produce detención del ciclo celular y apoptosis, así como una inhibición de la motilidad celular. Es responsable de menos del 1% de los cánceres de mama hereditarios.

Se asocia a:

1. Tricolemomas faciales.
2. Queratosis acra.
3. Papilomatosis oral.
4. Poliposis gastrointestinal.
5. Cáncer de endometrio.
6. Tumores malignos y benignos tiroideos.
7. Patología mamaria benigna.
8. Patología tiroidea: bocio, adenomas, carcinoma de tiroides no medular.
9. Cáncer de mama.

El riesgo de desarrollar cáncer de mama en una mujer con síndrome de Cowden es del 30% al 50% a los 50 años.

Síndrome de Peutz-Jeghers

Se debe a mutaciones del gen STK11, que es un gen supresor de tumores localizado en el cromosoma 19p13.3.

Se caracteriza por:

1. Máculas hiperpigmentadas en labios, encías, manos y pies.
2. Pólipos hamartomatosos en estómago, intestino delgado y colon (ocasionan anemia aguda o crónica, obstrucción intestinal y dolor abdominal).
3. Estos pólipos presentan riesgo de transformación neoplásica maligna.
4. Los carcinomas más frecuentes son los de mama y colon, aunque también pueden asociarse los de tubo digestivo, páncreas, tiroides, pulmón y útero.

El riesgo de desarrollar cáncer de mama es del 31% a los 60 años.

Cáncer gástrico difuso hereditario

Se debe a la mutación del gen CDH1 (E-cadherina). Se asocia con la aparición a edades tempranas de carcinoma gástrico difuso y carcinoma lobulillar infiltrante de mama.

Ataxia-telangiectasia

A diferencia de los anteriores, se trata de una enfermedad autosómica recesiva, causada por mutaciones en el gen ATM. Se presenta con ataxia cerebelosa, inmunodeficiencia, telangiectasias, radiosensibilidad y predisposición a neoplasias, especialmente, leucemia y linfoma.

Herramientas para evaluar el riesgo

Se ha demostrado que tanto las mujeres como los médicos sobreestiman el riesgo. Por ello, se indica la utilización de modelos empíricos, que brindan una evaluación más realista para calcular el riesgo de desarrollar cáncer. Tienen en cuenta sus características familiares personales o cuál es el riesgo que tiene una familia de poseer una mutación.

Modelos para determinar el riesgo de desarrollar cáncer de mama

Los modelos existentes para determinar riesgo son el modelo de Gail y el modelo de Claus. Ambos subestiman significativamente el riesgo en familias con cáncer de mama hereditario. Se usan en estudios de investigación y para asesoramiento clínico. Ninguno ofrece buena predicción de riesgo individual y el riesgo estimado de ambos puede diferir en una misma paciente.

El Nacional Cancer Institute (NCI) recomienda que ninguno de los dos modelos se utilice en los siguientes casos:

1. Tres familiares con cáncer de mama u ovario (especialmente cuando uno o más cánceres han sido diagnosticados antes de los 50 años).
2. Mujeres con cáncer de mama y ovario concomitantes.
3. Ascendencia judía askenazí, con al menos un caso de cáncer de mama u ovario.

Es importante aclarar que no se conoce aún si se puede extrapolar estos métodos a la población argentina, ya que no hay estudios multicéntricos.[24]

Modelo de Gail

En 1989, Gail y colaboradores, a partir de los datos de 2852 mujeres en las que se diagnosticó cáncer de mama en un programa de screening, desarrollaron el BCDDP (Breast Cancer Detection and Demonstration Project), un modelo de predicción del riesgo basado en los siguientes datos:

- Edad de la mujer.
- Edad de la menarca.
- Edad al primer parto.

- Antecedente de familiar en primer grado con cáncer de mama.
- Número de biopsias previas.
- Antecedente de hiperplasia atípica.

Este modelo sólo es útil para mujeres a partir de los 35 años. No permite la inclusión de antecedentes familiares cargados como más de dos familiares en primer grado, familiares en segundo grado, cáncer en la línea paterna y edad temprana de aparición de la enfermedad.

El National Cancer Institute (NCI) desarrolló un software (Breast Cancer Risk Assessment Tool)

Esta herramienta informática calcula, según el modelo de Gail, el riesgo de una mujer de desarrollar cáncer de mama a lo largo de su vida y en los próximos 5 años.

Modelo de Claus

El otro modelo frecuentemente utilizado para evaluar el riesgo a lo largo de la vida es el desarrollado por Claus y colaboradores a partir de los datos del Cancer and Steroid Hormone Study (CASH). Este modelo incluye información detallada sobre la historia familiar, cáncer de mama en parientes de primer y segundo grado y su edad al momento del diagnóstico. No incluye factores hormonales-reproductivos ni el antecedente de hiperplasia atípica.

Modelos para determinar probabilidad de presentar mutación en un gen de alto riesgo

El riesgo elevado para presentar una mutación específica BRCA1 y BRCA2, puede estimarse analizando:

Características personales

- Cáncer de mama diagnosticado a edad temprana.
- Cáncer de mama bilateral.
- Historia previa de cáncer de ovario y de mama.
- Presencia de cáncer de mama en uno o más miembros masculinos de la familia.
- Características familiares.
- Múltiples casos de cáncer de mama en la familia.
- Presencia de ambos cánceres de ovario y mama en la familia.
- Uno o más miembros de la familia con dos cánceres primarios.
- Ascendencia judía askenazí.

La prevalencia de mutaciones de estos genes en los diferentes grupos étnicos es:

- BRCA1
  - 8,3-10,2 % en judías askenazíes.
  - 3,5 % en españolas.
  - 2,2-2,9 % en caucásicas.
  - 1,3-1,4 % en afroamericanas.
- BRCA2
  - 2,6 % en afroamericanas.
  - 2,1 % en caucásicas.

Modelo de predicción de riesgo de mutación específica

Para seleccionar a los individuos que pueden beneficiarse de las pruebas genéticas para la detección de mutaciones, el primer paso es construir un pedigrí que incluya tres generaciones. Estos datos pueden volcarse a diversos modelos que estiman la probabilidad de hallar una mutación en los genes BRCA1 y BRCA2. El modelo para utilizar en cada caso debe ser correctamente seleccionado, ya que cada uno posee ventajas y desventajas, producto de la metodología y características de la población utilizadas para crearlo.

Los modelos son:

- Modelo de Tyrer-Cuzick, modelo inglés no totalmente validado, que puede predecir riesgo de desarrollar cáncer y de poseer una mutación al mismo tiempo. Es el más completo de todos. Incluye antecedentes de cáncer de ovario, etnia y factores reproductivos.
- Modelo BRCAPRO, también indica cuál es el riesgo de desarrollar cáncer a partir de mujeres portadoras de mutaciones. Incluye antecedentes de cáncer de mama y ovario en la familia y no incluye otros factores.

Tablas de prevalencia de mutaciones

En algunos casos, las probabilidades de portar mutaciones pueden ser mejor estimadas a partir de datos de prevalencia de mutaciones en ciertos subgrupos, en lugar de utilizar modelos de probabilidad.

Test para identificar mutaciones en los genes BRCA1 y BRCA2

El diagnóstico molecular de las mutaciones en los genes BRCA1 y BRCA2 es una herramienta de gran utilidad, ya que permite ofrecer consejo genético, especialmente en aquellos núcleos familiares donde existe una incidencia alta de cáncer de mama y ovario.

En estas familias, el diagnóstico molecular permite identificar a los individuos portadores de mutaciones y, por lo tanto, de mayor riesgo de desarrollar la enfermedad, lo que a su vez puede permitir la aplicación de estrategias de prevención destinadas a reducir este riesgo y a un diagnóstico precoz del cáncer.

Indicación

Debido a la baja frecuencia de mutaciones en la población general, no es deseable practicar en toda la población un test para detectar mutaciones. Según la "Actualización de la declaración de políticas de la American Society of Clinical Oncology" (ASCO) de 2003 y 2010, se debería ofrecer consejo genético y pruebas genéticas cuando:

- El individuo tenga patrones de historia personal o familiar sugestivos de una condición de susceptibilidad genética al cáncer.
- El test genético pueda ser interpretado adecuadamente.
- Los resultados del test ayudarán en el diagnóstico o influirán en el manejo médico o quirúrgico del paciente o miembros de la familia con riesgo hereditario de cáncer.

Asimismo, ASCO recomienda que las pruebas genéticas se realicen sólo en situación de consejo pre- y postest, el cual debe incluir la discusión de los posibles riesgos y beneficios de las modalidades de detección precoz y prevención del cáncer.

Además, establece que no es factible ni práctico establecer umbrales numéricos para recomendar servicios de evaluación de riesgo genético. Por lo tanto, ASCO recomienda que la evaluación por parte de un profesional experimentado en genética del cáncer debe basarse en la realización de interpretaciones de la información del pedigrí y determinaciones de la pertinencia de los estudios genéticos.

Quienes deseen someterse a la detección de mutaciones, deben ser informadas (consentimiento informado) de que esta es una decisión que puede cambiar la forma en que piensan sobre sí mismas y el modo en que interactúan con sus familiares. Hay que alentarlas a pensar acerca de cómo esta información las afectará y a considerar la forma en que desean utilizarla una vez disponible.

Los tres tipos de pruebas para mutaciones de BRCA1/2 son:

1. Secuencia total del gen: se han identificado cientos de mutaciones a lo largo de los genes BRCA1 y BRCA2. Cada familia presenta una mutación peculiar, por lo que muchas veces se requiere secuenciar todo el ADN del gen. A través de la reacción en cadena de polimerasa (PCR), se obtienen múltiples copias del ADN para la determinación de la secuencia de nucleótidos en ambas copias del gen en cuestión. Aunque es el método más trabajoso y costoso, es el más sensible.
2. Panel para mutaciones fundadoras: en ciertos grupos étnicos se repiten unas pocas mutaciones, conocidas como mutaciones fundadoras. Las más importantes, por su frecuencia, son las que se presentan en los judíos de origen askenazi (descendientes de judíos de Europa Central y Oriental): 185delAG y 5382insC en el gen BRCA1 y 6174delT en el gen BRCA2. Los judíos askenazíes, en general, presentan alguna de estas tres mutaciones con una frecuencia del 2,5%, mientras que para la población general de los Estados Unidos se estima una frecuencia de mutaciones del BRCA1 de sólo el 0,1 %.
3. Estudio de mutación específica: si una mujer tiene un familiar directo con una mutación ya identificada (caso índice), puede analizarse sólo el pequeño segmento de ADN que contendría esta mutación
4. Interpretación de los resultados

El test de detección de mutaciones en BRCA1/2 tiene tres resultados posibles:

Positivo

Implica el hallazgo de una mutación deletérea. Confirma que existe un riesgo elevado de desarrollar cáncer de mama u ovario, lo que permite plantear una estrategia adecuada a sus necesidades. Este resultado tiene implicancias para sus parientes y se debe alentar a compartirlo con ellos. Concretamente, tanto para el paciente como para su familia, implica:

1. Mutación germinal en los genes BRCA1 y BRCA2.
2. El cáncer de mama u ovario es hereditario.
3. Si ya ha tenido cáncer de mama, posee más riesgo de cáncer contralateral y otros tumores.
4. Cada uno de sus hijos tiene 50% de probabilidad de haber heredado el gen.
5. La prueba de diagnóstico genético se puede realizar a otros miembros de la familia para confirmar o descartar que han heredado un gen mutado de predisposición.

Negativo

Implica que no se detectaron mutaciones. Un resultado negativo implica para el paciente y su familia que:

1. No ha sido encontrada una mutación en los genes BRCA1 y BRCA2.
2. Esto no niega la susceptibilidad heredada del tumor, lo cual se confirmó por el estudio del árbol genealógico.

3. Existen posibles genes de predisposición que aún no han sido identificados.
4. Otros miembros de la familia podrían tener un mayor riesgo que la población general de desarrollar cáncer de mama.
5. No se puede ofrecer un diagnóstico genético a otros familiares.

Según la situación, se puede interpretar en una mujer de una familia con una mutación conocida:

1. Implica que no ha heredado la mutación (verdadero negativo).
2. El riesgo de desarrollar cáncer de mama es similar al de la población general de su edad, debiendo continuar con las medidas de screening habituales.

Aquí, las implicancias son:

1. El riesgo de desarrollar cáncer de esa persona es similar al de la población general.
2. La mutación no será transmitida a su descendencia.
3. Se sugieren estrategias de vigilancia habituales adecuadas a la edad.

En una mujer que padece cáncer de mama u ovario:

1. Implica que es improbable que su cáncer se deba a una mutación en los genes BRCA1 o BRCA2, probablemente se trate de un cáncer esporádico (fenocopia).
2. No obstante, no se puede excluir la posibilidad de una mutación en otro gen de susceptibilidad desconocida o aunque se tratase de un falso negativo (la sensibilidad del test no es del 100 %).
3. Se denominan indeterminados.

Las implicancias aquí son:

1. No es posible cuantificar el riesgo individual con exactitud. Para el asesoramiento de estos casos, se usan modelos de predicción de riesgo empírico.
2. No es posible identificar individuos portadores en riesgo, se considera al conjunto familiar como de alto riesgo.
3. Se sugieren estrategias de vigilancia de alto riesgo. Las estrategias de reducción del riesgo no están claramente indicadas.

En una mujer sana de una familia sin mutación conocida, el resultado negativo no permite determinar si tiene una mutación no identificada por el test (falso negativo), si se trata de un verdadero negativo o si existe una mutación, pero en otro gen. En este caso, el riesgo debe evaluarse según sus antecedentes familiares (modelo de Claus).

Variante de significado incierto

Este resultado se debe a una mutación sin sentido, que consiste en la sustitución de un aminoácido por otro. Esto no resulta en una proteína truncada, por lo que no siempre afecta la función de la proteína. Por lo tanto, estas variantes podrían o no encontrarse asociadas al riesgo aumentado de desarrollar cáncer. Este resultado es frustrante tanto para la paciente como para el médico; no se debe buscar la variante en otros familiares sanos, ya que los resultados no son útiles para definir el manejo médico. Las implicancias son:

1. No es posible cuantificar el riesgo individual con exactitud. Para su

asesoramiento se usan modelos de predicción de riesgo empírico.

2. La variante puede ser nueva o previamente reportada.
3. Se puede buscar la variante en otros miembros afectados y no afectados de la familia para intentar establecer si hay asociación entre la presencia de ésta y el desarrollo de la enfermedad.
4. Se sugieren estrategias de vigilancia de alto riesgo. Las estrategias de reducción de riesgo no están claramente indicadas.

Estrategias de prevención riesgo bajo o de población general

Si una vez evaluado el riesgo este fuera el riesgo promedio de la población general de la edad de la mujer que consulta, se le debe informar que tendrá que continuar con las medidas de screening habituales. Según la actualización de 2003 de la American Cancer Society, estas incluyen:

- Mamografía anual desde los 40 años y continuando mientras la mujer permanezca en buen estado de salud.
- Examen clínico mamario en forma trianual desde los 20 años y anualmente a partir de los 40 años.
- Autoexamen mamario. Es una medida opcional a partir de los 20 años.

Los factores de riesgo modificables que se describirán a continuación con respecto a la modificación del estilo de vida y los factores de riesgo externos podrían sugerirse a este grupo de pacientes. Son pautas de una vida más sana y saludable.

Riesgo alto

Las pacientes categorizadas como de alto riesgo, sea por sus antecedentes reproductivos, histológicos (hiperplasia atípica), familiares (modelos empíricos) como por la confirmación de una mutación en los genes BRCA1/2 (hereditario), tienen la opción de elegir algunas de las siguientes estrategias de prevención.

El principal objetivo del manejo en síndrome de cáncer de mama/ovario hereditario, así como de otras pacientes categorizadas como de alto riesgo, es:

1. Prevención primaria (reducción de riesgo).
2. Prevención secundaria (vigilancia).

Prevención primaria/reducción de riesgo

La prevención primaria implica evitar la aparición del cáncer de mama y así disminuir el riesgo del individuo. Dentro de las estrategias, se encuentran:

1. Evitar los factores de riesgo modificables.
2. Extirpación quirúrgica del órgano en riesgo.
3. Quimioprevención.

Factores de riesgo modificables

Las modificaciones en el estilo de vida, como realizar ejercicio físico en forma regular o limitar el consumo de alcohol y calorías, disminuyen el riesgo de cáncer de mama en la población general, aunque se desconoce si pueden reducir el riesgo en las mujeres con predisposición genética. No obstante, es razonable incluirlas dentro de las recomendaciones a esta población, ya que de todas maneras producirán beneficios a nivel metabólico y cardiovascular, para mejorar su estado de salud general. Inclusive, deberían sugerirse a pacientes con bajo a moderado riesgo, dado que son pautas de una vida más sana y saludable.

Si bien la mayoría de los factores de riesgo descriptos inicialmente no son modificables, hay algunos que sí.

1. La edad al primer parto es pasible de ser modificada, aunque su adelantamiento en las sociedades desarrolladas puede no ser deseable. Por el contrario, hay otros factores modificables sobre los cuales las medidas gubernamentales y la acción individual de los médicos puede tener un efecto favorable.
2. El retraso moderado de la menarca puede lograrse a través del estímulo de la actividad física recreativa regular y la limitación de las horas frente al televisor. Estas modificaciones inciden directamente en la ganancia de peso prepuberal, que es un determinante de la edad de la menarca.
3. El estímulo de una lactancia materna prolongada es otro aspecto en el que los médicos podemos tener un rol educativo importante.
4. La limitación en el consumo de alcohol a sólo algunos tragos por semana es una medida que ha demostrado reducir el riesgo. Para las mujeres en que no sea factible esta reducción, el suplemento con ácido fólico podría reducir el riesgo causado por el alcohol.
5. Los tratamientos de reemplazo hormonal combinados prolongados deben evitarse. Su utilización debe limitarse en el tiempo y orientarse a tratar los síntomas climatéricos severos, sin intención de lograr efectos preventivos (salud cardiovascular, ósea, etc.).
6. Evitar la ganancia de peso durante la vida adulta. Al estar claramente asociada al riesgo de cáncer en la posmenopausia, debe limitarse el ingreso de calorías totales en la dieta. Apoya este punto estimular la actividad física regular.
7. Las modificaciones en la dieta (más allá de la limitación en la ingesta de calorías totales) podrían tener un efecto beneficioso, como el aumento de la ingesta de frutas y verduras, y el reemplazo de las grasas saturadas por aceites con alto contenido de grasas monoinsaturadas.

Extirpación quirúrgica del órgano en riesgo

La mastectomía y la ooforectomía bilateral profiláctica son opciones de reducción de riesgo en mujeres portadoras de mutaciones en los genes BRCA1 y BRCA2.

Debido a que esta estrategia tiene un impacto psicofísico considerable, deben ser informadas de ello y de las desventajas en la calidad de vida. Se recomienda que esta estrategia sea ofrecida como opción a todos los individuos portadores de mutaciones, pero que la decisión sea tomada de acuerdo con la preferencia del afectado y en forma conjunta con los médicos tratantes.

Mastectomía profiláctica

Consiste en la extirpación de ambas glándulas mamarias en su totalidad por medio de diversas técnicas quirúrgicas aplicables, que pueden complementarse con cirugías plásticas reconstructivas.

Ventajas: disminuye en más del 90 % el riesgo de desarrollar cáncer de mama.

Desventajas: impacto psicológico negativo, imagen corporal, libido y trastornos psicológicos derivados. Debido al alto impacto psicológico y a que existe la posibilidad de una vigilancia que es efectiva en el cáncer de mama, la mastectomía bilateral profiláctica no es comúnmente utilizada en mujeres portadoras. Sin embargo, en los reportes, hay variaciones de acuerdo a las distintas poblaciones, siendo frecuentemente tomada en cuenta en mujeres portadoras de mutación BRCA con diagnóstico de cáncer de mama, con cirugía no conservadora de la mama afectada o la extirpación profiláctica de la mama contralateral, dado el alto riesgo de cáncer bilateral o multicéntrico en estas pacientes.

Ooforectomía profiláctica

Dado que se han encontrado cambios displásicos en el epitelio tubario de las mujeres portadoras de mutaciones y debido a que presentan mayor riesgo de carcinoma tubario, la cirugía de reducción de riesgo debe ser la anexectomía bilateral. Las recomendaciones actuales sugieren extirpación de ambos ovarios y trompas, una vez completada la planificación familiar en edades cercanas a los 40 años y por medio de cirugía con laparoscopia.

Ventajas: disminuye en más de un 95 % el riesgo de desarrollar cáncer de ovario concomitante con esto y se reduce también el riesgo de cáncer de mama hasta en un 50 % si la cirugía se realiza a edades tempranas (40 años). Dado a que la vigilancia en el cáncer de ovario no es efectiva para su detección precoz, esta alternativa es una estrategia de reducción muy utilizada.

Desventaja: menopausia inducida en mujeres jóvenes.

Conclusiones de cirugías de reducción de riesgo

Los resultados de los estudios clínicos demuestran que, hasta el momento, la estrategia más efectiva para reducir el riesgo de cáncer de mama en las mujeres con riesgo muy elevado es la mastectomía bilateral profiláctica. No obstante, aún constituye una intervención controversial. Si los síntomas por deprivación hormonal lo tornan necesario, puede administrarse terapia de reemplazo hormonal de corta duración y sin exceder los 50 años, edad a partir de la cual esta terapia mostró aumentar el riesgo de cáncer de mama en la población general.

Por un lado, en nuestra cultura, la presencia de las mamas, además de servir para nutrir a la descendencia, define la feminidad y la sexualidad. Por otro lado, desde hace más de 30 años sabemos que la mayoría de las mujeres con cáncer de mama pueden ser tratadas en forma segura conservando el órgano, evitando la mutilación que implica una mastectomía. Es difícil aceptar, entonces, que la prevención deba ser más agresiva que la terapéutica.

Sin embargo, un factor que atenúa las consecuencias de esta intervención es la disponibilidad de las distintas técnicas de reconstrucción mamaria con que se cuenta en la actualidad. Cuando la ooforectomía se realiza antes de los 50 años, además de reducir el riesgo de cáncer de ovario, reduce el riesgo de cáncer de mama en alrededor del 50 %. La decisión de someterse a una cirugía de reducción de riesgo, particularmente, la mastectomía bilateral, debe ser tomada en forma individualizada por parte de la paciente y con la ayuda de su médico.

Esta decisión no debe ser inducida ni impuesta, pero tampoco negada a las mujeres que deseen evitar el destino que sufrieron su madre o hermanas. Es sabido que la escisión de los ovarios reduce el riesgo de desarrollar cáncer de mama, pero falta definir si este efecto también se produce en las mujeres con mutaciones en los genes de predisposición.

Quimioprevención

Durante varios años, la única opción para prevenir el cáncer de mama fue la mastectomía profiláctica, estrategia sólo aceptada por el 20 % de las pacientes, sin importar el riesgo. Pero esto cambia rotundamente en 1998, con el estudio del NSABP P-1 (Nacional Surgical Adjuvant and Bowel Project P-1), ya que demuestra que 5 años de tamoxifeno 20 mg/día disminuyen el riesgo de carcinoma invasor de mama en un 49 % en pre- y posmenopausia con alto riesgo, sin importar la causa de ese aumento. Es la acción de sustancias que previenen el desarrollo de tumores, al ser capaces de impedir o revertir el proceso de carcinogénesis.

La estrategia de quimioprevención es bloquear el efecto mutagénico y mitogénico. Su aplicación varía según que el estado de la paciente sea:

1. Premenopausia: se indica la ingesta de tamoxifeno. Según la aprobación de la FDA, el tamoxifeno es para las pacientes en premenopausia con alto riesgo de cáncer de mama.
2. Posmenopausia: se indica la ingesta de raloxifeno, que es tan efectivo como el tamoxifeno para reducir el riesgo de cáncer invasor en pacientes de alto riesgo, pero no es tan efectivo para prevenir el cáncer de mama no invasor, tanto ductal como lobulillar *in situ*. Según Ford (s/f), de la División de Prevención de Cáncer del National Cancer Institute de EE.UU., sugiere que para la posmenopausia con histerectomía es indistinto el tamoxifeno o el raloxifeno. Para las que no tienen realizada una histerectomía, se recomienda raloxifeno.

Por lo tanto, la mejor ecuación riesgo/beneficio se obtiene en mujeres en premenopausia (<50 años), preferentemente con histerectomía, con un elevado riesgo de desarrollar cáncer de mama, en especial, si éste es debido a un antecedente de hiperplasia atípica.

Tamoxifeno

El hallazgo de una menor incidencia de cáncer contralateral en las mujeres tratadas con tamoxifeno como terapia adyuvante llevó a pensar que esta droga podría ser útil en la prevención del cáncer de mama. El mecanismo de acción:

1. Ejerce un efecto competitivo en la ligadura del estradiol a los receptores de estrógeno.
2. Aumenta la fase G1 del ciclo celular (luego de producida la mitosis y antes de entrar en la fase S), con lo que disminuye el crecimiento celular.
3. Inhibe la liberación del factor de crecimiento transformante alfa (TGF-á) y el factor de crecimiento epidérmico (EGF).
4. Estimula la liberación del factor de crecimiento transformante beta

(TGF-â), con lo que inhibe el proceso de carcinogénesis.
5. Se liga a la calmodulina, una proteína que participa en la síntesis del ADN e impide el crecimiento celular.
6. Inhibe la proteinquinasa C (PKC) y la fosfolipasa (PLC).

Los efectos del tamoxifeno sobre el sistema endocrino difieren según se trate de mujeres en pre o posmenopausia.

La American Society of Clinical Oncology (ASCO) 2009, recomienda tamoxifeno 20 mg/día en mujeres de alto riesgo, para reducir el riesgo de desarrollar carcinoma invasor de mama estrógeno positivo. El beneficio de utilizarlo por más de 5 años aún es desconocido y no está recomendado en mujeres con antecedentes de trombosis venosa, tromboembolismo pulmonar, infarto o ataque isquémico transitorio.

Raloxifeno

Mecanismo de acción: es un modulador selectivo del receptor de estrógeno (SERM), que tiene efecto del estrógeno sobre el hueso, lípidos y a nivel de la coagulación; es, a su vez un antagonista de estrógeno en mama y útero. El raloxifeno se comienza a estudiar, dado que el mismo se administraba a pacientes para la prevención de fracturas por osteoporosis, en un ensayo denominado MORE. De aquí se obtiene la tasa de incidencia en el cáncer de mama con la administración de raloxifeno.

La ASCO, en el 2009, recomendó raloxifeno 60 mg/día por 5 años en mujeres en posmenopausia con riesgo incrementado de cáncer de mama como opción para reducir el riesgo de cáncer invasor de receptor de estrógeno positivo. El raloxifeno ha demostrado ser igual de eficaz en reducir el riesgo de cáncer invasor que el tamoxifeno, pero no ha demostrado la misma utilidad en reducir el riesgo de carcinoma *in situ*. Tampoco se conocen sus efectos sobre la mortalidad específica por cáncer de mama.

Inhibidores de la aromatasa

En la búsqueda de medicamentos con más eficacia y menos efectos adversos que tamoxifeno, se han incorporado los inhibidores de la aromatasa (IA). Este tipo de agentes actúan bloqueando una enzima (la aromatasa), cuyo efecto final es que favorece la producción de estrógeno a partir de otros compuestos en tejidos distintos del ovario. Cuando se bloquea la acción de la aromatasa, los niveles de estrógeno descienden drásticamente, pero sólo en mujeres en posmenopausia. Estos medicamentos no sirven para disminuir el estrógeno en las mujeres en premenopausia.

La justificación de la investigación de los IA como agentes preventivos viene de los favorables resultados con anastrozol, letrozol (de estructura no esteroidea) y exemestano (inhibidor esteroideo) en el tratamiento complementario del cáncer de mama operable. Especialmente, los IA han demostrado una capacidad superior al tamoxifeno para prevenir la aparición de un segundo cáncer en la mama contralateral en mujeres que estaban siendo tratadas de forma complementaria después del tratamiento inicial con cirugía (esto se denomina tratamiento adyuvante). Por lo tanto, se asume que también serán eficaces y superiores a tamoxifeno en la prevención primaria del cáncer de mama.

Desafortunadamente, el anastrozol no está exento de efectos indeseables. Su potente efecto antiestrógeno se ha asociado con un aumento de fracturas óseas en el ensayo ATAC. Este efecto secundario es especialmente preocupante, considerando que las mujeres en posmenopausia ya tienen un riesgo mayor de fracturas por osteoporosis y el gran número de mujeres que se verían expuestas al fármaco en cualquier iniciativa poblacional de quimioprevención. Esto ha llevado a preconizar por algunos el uso simultáneo y profiláctico de inhibidores de la aromatasa y bifosfonatos, para impedir la pérdida de masa ósea. Esta posible solución parece plausible, aunque faltan datos que confirmen su utilidad en el contexto de la quimioprevención.

El exemestano es otro IA que, a diferencia de los anteriores, presenta una estructura y mecanismo de acción diferente. Se trata de un agente esteroideo con una estructura similar al sustrato natural de la aromatasa, la androstendiona, que se une irreversiblemente al sitio catalítico de la enzima impidiendo su actividad hasta que se sintetiza de nuevo. Por este motivo, se lo considera un inhibidor suicida.

Conclusiones acerca de la quimioprevención

Desde ya la gran preocupación son los efectos adversos de estos fármacos, los cuales deben ser tenidos en cuenta al momento de decidir por una u otra estrategia.

La posibilidad de prevenir el cáncer de mama mediante la manipulación hormonal de estrógeno es un hecho demostrado de forma definitiva. Aunque los efectos secundarios impiden su uso indiscriminado, existen grupos de mujeres concretos de alto riesgo que pueden beneficiarse, actualmente, del uso de tamoxifeno o raloxifeno y disminuir así, de forma considerable, sus posibilidades de desarrollar cáncer de mama. Las conclusiones del ensayo con exemestano indican que es una prometedora nueva vía para prevenir esta enfermedad en mujeres en posmenopausia, que tienen un mayor riesgo de cáncer de mama. El estudio no sólo muestra una importante reducción de estos tumores, sino también que se trata de una terapia con un buen perfil de seguridad. Sin embargo, hay que ser cautos, ya que son resultados a 3 años.

Prevención secundaria (vigilancia de alto riesgo)

Implica establecer una estrategia que permita detectar el cáncer de mama en forma precoz, con posibilidades de realizar tratamientos curativos.

En general, se recomienda la iniciación precoz del screening:

1. Autoexamen mensual mamario desde los 18 años.
2. Exploración clínica semestral por el especialista desde los 25 años.
3. Mamografía anual desde los 25 años.
4. Resonancia magnética anual a partir de los 25 años, o según la edad de aparición más temprana en la familia.

Esta alternativa se basa en el riesgo acumulativo observado en las mujeres con BRCA1 mutado e historia familiar, que es del 3 % a los 30 años y del 19 % a los 40 años. Dado que hay datos que indican que existe un mayor riesgo de aparición precoz cuando hay antecedentes familiares de cáncer de mama, algunos expertos sugieren comenzar con el screening 10 años antes de la edad de aparición más temprana en la familia.

Autoexamen mamario

El NCI recomienda comenzarlo a edades tempranas (18 a 21 años) para establecer un hábito regular y adquirir familiaridad con la mama normal. Recomiendan instrucción para realizarlo.

Exploración clínica

El NCI recomienda que en pacientes portadoras de una mutación de alto riesgo se haga examen clínico anual o semestral. Comienza desde los 25 hasta los 35 años.

Mamografía

En la población general, la mamografía reduce la mortalidad por cáncer de mama en mujeres entre los 50 y 59 años en un 25 al 30 %. La sensibilidad disminuye en hasta un 40 % en mujeres más jóvenes o con mamas densas.

Es poco sensible en mujeres con mutaciones de alto riesgo y una proporción significativa de casos son diagnosticados como cáncer del intervalo.

Diversos estudios publicados sugieren que los cánceres del intervalo tienen características de tumores asociados a BRCA1; se diagnostican más frecuentemente en mujeres jóvenes o con mamas densas, son de alto grado, RH negativos y pueden tener fenotipo epitelial basal. El NCI recomienda mamografía anual desde los 25 años. No hay estudios que comparen un intervalo semestral versus uno anual.

Mamografía digital

En 2005, el Digital Mammographic Imaging Screening Trial (DMIST) demostró que las mujeres con mamas densas, en pre o perimenopausia o menores de 50 años se benefician con la mamografía digital en lugar de la clásica (directa sobre film). En mamas densas, la sensibilidad creció del 55 al 70m%.[23]

Ecografía mamaria

Se utiliza en forma complementaria a la mamografía en la vigilancia del cáncer de mamaen mujeres jóvenes o con mamas densas principalmente, lo que aumenta la sensibilidad hasta 55 al 60%.

Resonancia magnética nuclear mamaria

Varios estudios sugieren que la resonancia magnética nuclear (RMN) y la ecografía pueden ser beneficiosas si se adjuntan a la mamografía, pero no como único estudio. Hay estudios realizados sobre la utilización de la resonancia en mujeres con cáncer de mama familiar o hereditario, y todos han demostrado que la resonancia, junto con la mamografía, alcanza valores superiores al 90 % en la detección de lesiones precoces. En la actualidad, la resonancia se considera un método estándar en el cuidado de estas pacientes.

Los estudios sobre screening con RMN en mujeres jóvenes de alto riesgo encontraron, como ya se dijo, una mayor sensibilidad con respecto a la mamografía, la cual varía entre el 71 y el 100 %, mientras que la sensibilidad de la mamografía ronda entre el 33 y el 59 %.

No obstante, se debe tener en cuenta el costo elevado y la limitada disponibilidad de tecnología que permita realizar biopsias guiadas por RMN. Basada en esta información, la American Cancer Society publicó en 2007 recomendaciones para la utilización de RMN como método de screening asociado a mamografía. Según estas guías, en la implementación de RMN anual, sus indicaciones serían:

1. Mutación en BRCA1/2.
2. Familiar en primer grado no testeado, de un portador de mutación BRCA1/2.
3. Riesgo a lo largo de la vida del 20-25% o mayor, según BRCAPRO u otros modelos dependientes de la historia familiar.
4. Antecedente de irradiación torácica entre los 10 y 30 años de edad.
5. Síndrome de Li-Fraumeni y Cowden, y familiares en primer grado.

Otros métodos de imágenes

Otros métodos de imágenes como la scintimamografía, la tomografía por emisión de positrones (PET) y las imágenes de impedancia eléctrica han sido aprobados como complementos diagnósticos de la mamografía, pero aún no han sido encontrados con utilidad como herramientas de screening. El lavado ductal es un procedimiento orientado a mujeres asintomáticas de alto riesgo en el que se recolectan células epiteliales ductales para su estudio citológico. Actualmente, no hay datos suficientes para recomendar su utilización.

Revisión de la literatura publicada

Calderon y Margalit realizan una revisión de la literatura desde 1998 a 2004 acerca de la eficacia en la prevención y sobrevida en cáncer de mama en portadoras de mutaciones BRCA1 y BRCA2. Se utilizaron estrategias de detección precoz, mastectomía profiláctica, ooforectomía bilateral y quimioprevención. Ninguno de los trabajos era randomizado.

1. Screening con la clínica y mamografía: tuvo una baja sensibilidad en portadoras de mutaciones, respecto de la población general.
2. Resonancia: tuvo mejor sensibilidad que la mamografía.
3. Mastectomía profiláctica: tuvo una significativa reducción de riesgo de cáncer de mama (89 a 100 %). De todas las estrategias, la mastectomía fue la menos aceptada.
4. Tamoxifeno: redujo el riesgo en BRCA2. En portadoras de mutaciones BRCA1 y BRCA2 con diagnóstico de cáncer de mama, el tamoxifeno se asoció con prevención del cáncer contralateral.
5. Ooforectomía bilateral: mostró significativa reducción de riesgo de cáncer de mama y ovario.

Bibliografía

1. Clelia Vico. Estilo de vida y alimentación en cáncer de mama. Prevención primaria en pacientes de alto riesgo. Rev Arg Mastol 2007; 26(92): 198-204.
2. Lina Núñez. Cáncer de mama hereditario: BRCA1 y BRCA2. Asesoramiento genético. Artículo de revisión. Rev Arg Mastol 2007; 26(92): 215-229.
3. Lina Núñez. Evaluación del riesgo familiar en cáncer de mama. Rev Arg Mastol 2007; 26(92): 205-213.
4. http://www.nutriterapia.cl/site/an_nut_ca_a0002.php
5. http://www.msal.gov.ar/inc/ciudadanos_cancer_de_mama.asp
6. http://www.cancer.gov/espanol/recursos/hojasinformativas/prevBoetes estudios-prevencion-cancerseno

7. Bozovic-Spasojevic I, et al. Chemoprevention for breast cancer. Cancer Treat Rev 2011 Aug 17.
8. Noah-Vanhoucke J, Green LE, Dinh TA, Alperin P,Smith RA. Cancer. Cost-effectiveness of chemoprevention of breast cancer using tamoxifen in a postmenopausal us population. Cancer 2011; 117(15): 3322-3331.
9. Vogel V. Tipping the balance for the primary prevention of breast cancer. JNCI 2010; 102(22): 1683-1684.
10. Hoogerbrugge N, Kamm YJ, Bult P, Landsbergen KM, Bongers EM, Brunner HG, Bonenkamp HJ, de Hullu JA, Ligtenberg MJ, Boetes C. The Impact of a false positive MRI on the choice for mastectomy in BRCA mutation carriers is limited. Ann Oncol 2008; 19: 655-659.
11. Hooks MA. Breast cancer: risk assessments and prevention. South Med J 2010; 103(4): 333 -338.
12. Metcalfe KA, Birenbaum Carmeli D, Lubinski J, Gronwald J, Lynch H, Moller P, Ghardirian P, Foulkes WD,Klijn J, Friedman E, Kim-Sing C, Ainsworth P, Rosen B, Domchek S, Wagner T, Tung N, Monoukian S, Couch F, Sun P, Narod SA. International variation in rates of uptake of preventive options in BRCA1 and BRCA2 mutation carriers. Int J Cancer 2008; 122: 2017-2022.
13. Waters W, Cronin K, Graubard B, Han P, Freedman A. Prevalence of tamoxifen use for breast cancer. Chemoprevention among U.S. women. Cancer EpidemiolBiomarkers Prev 2010; 19(2): 443-446.
14. Dunn B, Ryan A. Phase 3 trials of aromatase inhibitors for breast cancer prevention. Following in the path of the selective estrogen receptor modulators. Ann N Y Acad Sci 2009; 1155: 141-61.
15. Goss PE, Ingle JN, Alés-Martínez JE, Cheung AM, Chlebowski RT, Wactawski-Wende J, McTiernan A; NCIC CTG MAP.3 Study Investigators. Exemestane for breast-cancer prevention in postmenopausal women. N Engl J Med 2011; 364(25): 2381-2391.
16. Lebovic GS, Hollingsworth A, Feig SA. Risk assessment, screening and prevention of breast cancer: A look at cost-effectiveness. Breast 2010; 19(4): 260-267.
17. Bevers T, Amstrong D, Arun B, Carlson R, Cowan K. Breast cancer risk reduction. J Natl Comp Canc Netw 2010; 8(10): 1112-1146.
18. Jordan Craig V. La prevención del cáncer de mama con tamoxifeno. Rev Arg Mastol 2000; 19(63): 98-108.
19. Ballard-Barbash R, Hunsberger S, Blair AB, Goodwin A, McTiernan A, Wing R, Schatzkin A. Physical activity, weight control, and breast cancer risk and survival: Clinical trial rationale and design considerations. J Natl Cancer Inst 2009; 101(9): 630-643.
20. Land S, Walter M, Cronin D, Wickerham L. Cigarette smoking, obesity, physical activity, and alcohol use as predictors of chemoprevention adherence in the National Surgical Adjuvant Breast And Bowel Project P-1 Breast Cancer Prevention Trial. Cancer Prev Res 2011; 4: 1393-1400.
21. Bevers TB. Primary prevention of breast cancer, screening for early detection of breast cancer, and diagnostic evaluation of clinical detection of breast cancer, and diagnostic evaluation of clinical and mammographic breast abnormalities. M. D. Anderson Cancer Care Series. Breast Cancer. 2nd. edition, pp.1-24.
22. Gradishar W, Wood W. Breast Cancer Prevention. Cancer Treatment and Reserch. Advances in Breast Cancer Management. Second Edition. pp.1-14.
23. Hauszpigiel G. Factores de riesgo para desarrollar cáncer de mama y manejo de las mujeres con alto riesgo.FASGO.
24. Márquez LG. Genética y cáncer de mama. Rev Arg Mastol 2010; 29(104): 232-263.
25. Meller C. Características farmacológicas de las drogas utilizadas en hormonoterapia. Rev Arg Mastol 2009; 28(101): 347-379.
26. http://www.sego.es/content/microsites/30sego/ponencias/1470.html
27. http://www.cancer.gov/bcrisktool

CAPÍTULO 21

Clasificación molecular del cáncer de mama

García Kamermann Florencia - Falcon Florencia

El carcinoma invasor de mama es el cáncer más prevalente en la población femenina argentina y es la primera causa de muerte de causa oncológica en dicha población. Es una neoplasia heterogénea y compleja con muchos subtipos histológicos y moleculares, y pronósticos variables.

El informe histopatológico completo debe incluir subtipo histológico, grado de Nottingham, presencia/ausencia de invasión angiolinfática, componente *in situ* asociado, tamaño tumoral, distancia a los márgenes, cambios estromales y otros hallazgos como presencia de marca de carbón o clip metálico. Sin embargo, la histología sola no es suficiente para establecer el pronóstico y la terapéutica como tampoco las complejas alteraciones genéticas y los eventos biológicos que están involucrados en su desarrollo y progresión.

Desde hace mucho tiempo se conoce la heterogeneidad de esta enfermedad, llamada cáncer de mama, que en realidad está integrada por varios tipos y subtipos de entidades. Hoy, sabemos que desde el punto de vista genético no existen dos tumores malignos mamarios iguales. Esto explicaría por qué tumores morfológicamente similares y con un mismo estadio pueden tener evoluciones tan dispares.

También sabemos que resulta sumamente útil disponer de factores pronósticos y predictivos certeros a la hora de decidir la terapéutica más efectiva en cada caso particular. Es por todo esto que resulta de crucial importancia disponer de una clasificación que también refleje estos dos aspectos tan importantes más allá de lo morfológico.

El desarrollo de los conocimientos de la genómica humana, mediante herramientas como ser los microarrays, nos proporcionan en la actualidad un conocimiento más preciso de esta enfermedad. La clasificación molecular resulta, por supuesto, de mayor utilidad a la hora de conocer la real necesidad de indicar con mayor precisión (tratando de acabar con la era del empirismo en oncomastología) tratamientos más costosos o más tóxicos como ser el tratamiento quimioterápico o trastuzumab.

Microarrays de ADN

La tecnología de microarrays (microarreglos) permite analizar la presencia de varios genes en pequeñas superficies en forma ordenada (10.000 genes por cm^2) mediante la asistencia de la robótica. Esta técnica es una herramienta fundamental de la biología molecular y de la genómica. Mediante técnicas de microarreglo, es posible determinar todo el genoma de un organismo.

Reseña histórica de la clasificación molecular del cáncer de mama

Con el desarrollo del proyecto del genoma humano y el advenimiento de la tecnología genómica, como ser los microarreglos, brindaron la posibilidad de conocer y comprender el perfil molecular del cáncer. Perou y colaboradores (2000) estudiaron los distintos tipos de expresión genética de las células epiteliales del tejido mamario normal y del carcinoma de mama. Utilizando microarreglos de cDNA (DNA complementario) se estableció una primera clasificación molecular o genética del cáncer de mama.

En el año 2002, van't Veer y colaboradores realizaron un ensayo sobre la predicción del perfil genético y sus resultados clínicos en el cáncer de mama, proponiendo este método para seleccionar a pacientes pudieran beneficiarse de la quimioterapia. En el 2003, Sorlie y colaboradores refinaron esta clasificación molecular.

Evolución molecular del cáncer de mama

El análisis molecular tanto del cáncer de mama como de sus lesiones precursoras ha permitido nuestro mayor entendimiento en la evolución natural de esta enfermedad.

De este modo, en general los tumores de bajo grado tienen receptores hormonales positivos y pérdida del brazo largo del cromosoma 16. En cambio, los de alto grado suelen tener receptores hormonales negativos y suelen manifestar amplificación o sobreexpresión del Her2/neu.

Clasificación molecular del cáncer de mama

El perfil genético del cáncer de mama puede ser efectuado tanto mediante técnicas de microarrays, utilizando grandes series de genes o en series más pequeñas mediante la reacción en cadena de polimerasa con transcriptasa reversa (RT-PCR por sus siglas en inglés) o mediante técnicas de inmunohistoquímica.

De este modo, en la actualidad el cáncer de mama, se estratifica genéticamente en cuatro grupos, a saber:

- Luminal A.
- Luminal B.
- Her 2/neu positivos.
- Triple negativo.

Se ha sugerido una determinación y clasificación del carcinoma mamario mediante técnicas de inmunohistoquímica para analizar patrones de expresión proteicas que se correlacionarian con la clasificación por microarreglos. Este método representa una alternativa más factible debido a que la mitad de los casos de cáncer de mama acontecen en países donde el análisis de los factores pronósticos tiene que ser económico, fácil y, además, reproducible.

Actualmente, las nuevas técnicas moleculares permiten predecir de manera más precisa la recurrencia tumoral además de permitir investigar el desarrollo de tratamientos más específicos, con menos efectos adversos y posibilidad de recidiva. Así, se prolonga el tiempo libre de enfermedad y la sobrevida global.

De manera rutinaria, en todas las biopsias de cánceres mamarios se realizan técnicas de inmunohistoquímica con receptores de estrógeno y progesterona y Her2/neu. En Argentina, además, se evalúa el índice de proliferación mediante el ki67.

La realización del panel de biomarcadores mamarios sirve como factores pronósticos y predictivos:

- Factores pronósticos: son aquellos que definen la historia natural con o sin terapéutica estándar. Por ejemplo, los tumores hormono-negativos presentan una sobrevida menor que los tumores hormono-positivos.
- Factores predictivos: son aquellos que se encuentran asociados a la probabilidad del beneficio de un tratamiento específico. Por ejemplo, los tumores hormono-positivos pueden beneficiarse con la hormonoterapia.

¿Cómo debemos evaluar los biomarcadores mamarios?

Receptores de estrógeno y progesterona

Se debe evaluar la tinción nuclear y su intensidad (Figura 1). Se consideran positivos si se observa positividad en el 1 % o más de las células neoplásicas. Aquellos casos donde la positividad se encuentra entre el 1 y 10 % de las células se consideran "positivos bajos".

Presenta una marcación de membrana y se puede asignar los siguientes resultados:

- Negativo. Score 0: ausencia de marcación o tinción de membrana incompleta en <10 % de las células tumorales (Figura 2).
- Negativo. Score 1: tinción de membrana incompleta en >10 % de las células tumorales (Figura 3).
- Dudoso. Score 2+: tinción débil o moderada en >10% de las células tumorales o fuerte y completa en <10 % (Figura 4).
- Positivo. Score 3+: tinción fuerte y completa en >10 % de las células tumorales (Figura 5).
- Ki67

Figura 1. Her 2/neu.

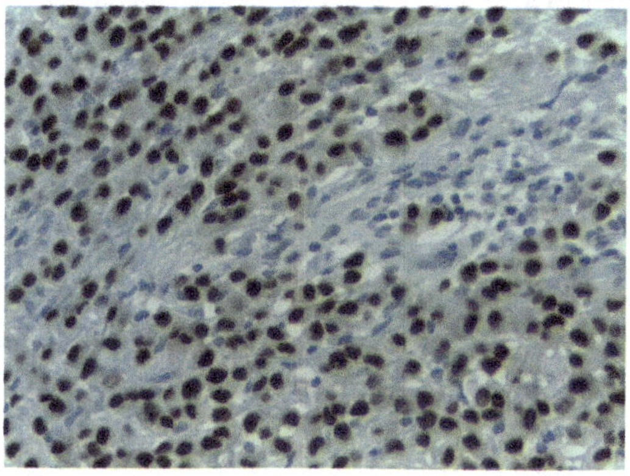

Figura 2

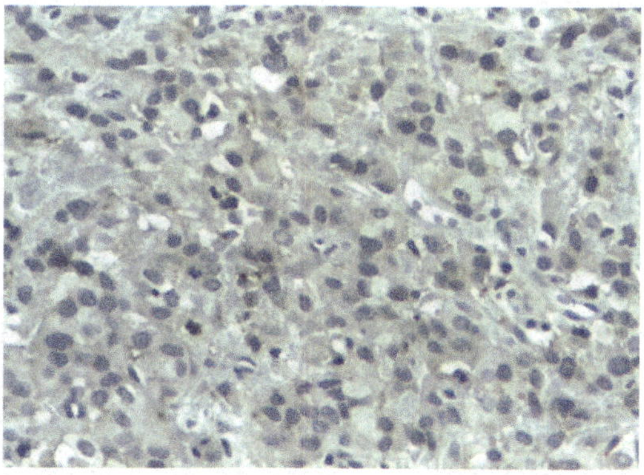

Figura 3

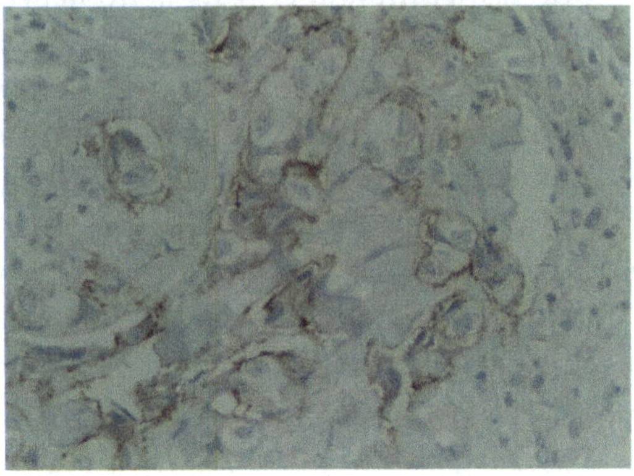

Figura 4

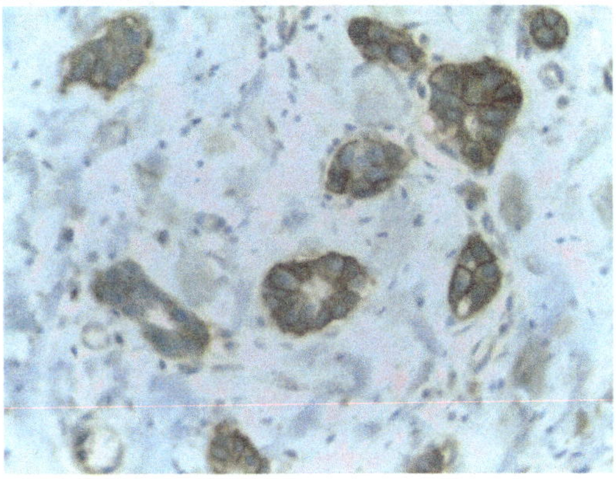

Figura 5

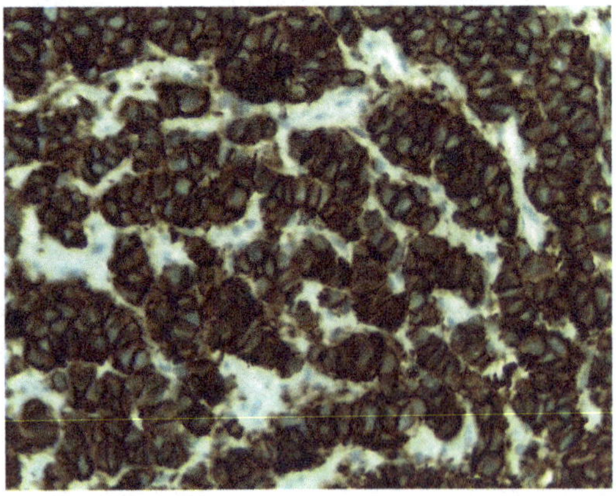

Presenta una marcación nuclear en aquellas células que se encuentran en ciclo celular (fase G1, M, G2 y M) (figura 6). Siempre se debe evaluar la calidad de la técnica mediante la utilización de testigos externos e internos. Es importante, además de que se debe considerar la calidad de las muestras (fase preanalítica) dado que pueden tener relación con el resultado final.

Figura 6

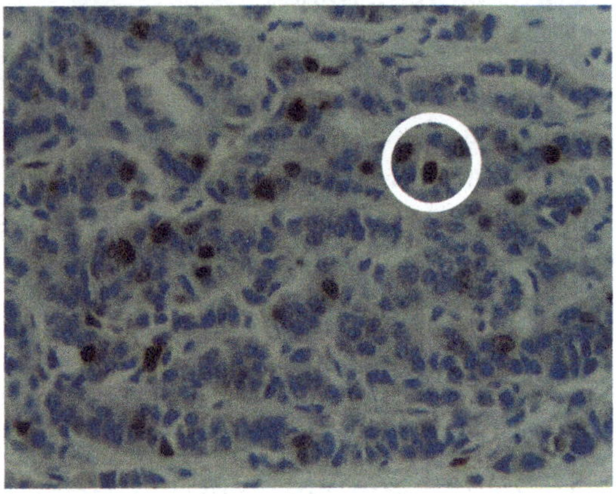

Clasificación molecular

El cáncer de mama se puede clasificar molecularmente en diferentes subtipos basados en la expresión génica y la presencia de proteínas específicas en las células tumorales. En la práctica diaria, estos subtipos se subrogan a través de la realización de las técnicas de inmunohistoquímica explicadas previamente y se clasifican de la siguiente manera:

Luminal A (frecuencia: 71 %).
- Estrógeno positivo/progesterona mayor al 20 %/ Her2/neu negativo/ ki67 bajo

Luminal B (frecuencia: 8 %).
- Estrógeno positivo/progesterona menor al 20%/ Her2/neu negativo y ki67 generalmente medio/alto.

Luminal B/Her2 (frecuencia: 6 %).
- Estrógeno positivo/progesterona

indistinta/Her2/neu positivo/ki67 indistinto (generalmente alto).

Triple negativo (frecuencia: 15 %).

- Estrógeno negativo/progesterona negativa/ Her2/neu negativo/ ki67 indistinto (generalmente alto).

El valor de corte para ki67 es una zona gris de entre un 15-25 %. Esa zona no podría definirse por inmunohistoquímica. Para definirlos como Luminal A o B, deberían pasar a plataforma genómica. La mayor parte de los laboratorios toman un punto de corte del 20% pero es variable.

Aproximadamente el 75-80 % de los cánceres mamarios son positivos para receptores hormonales.

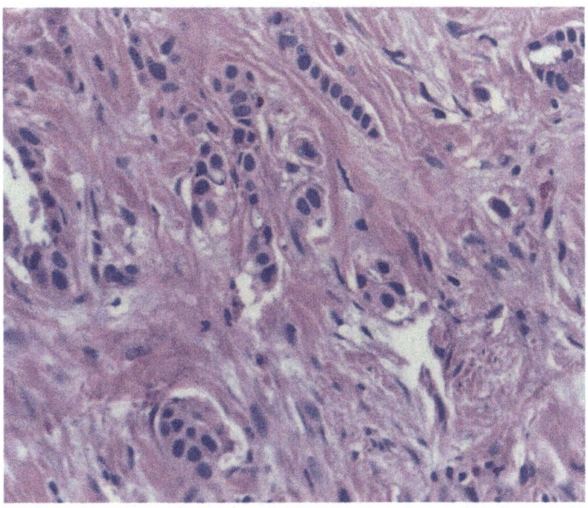

1

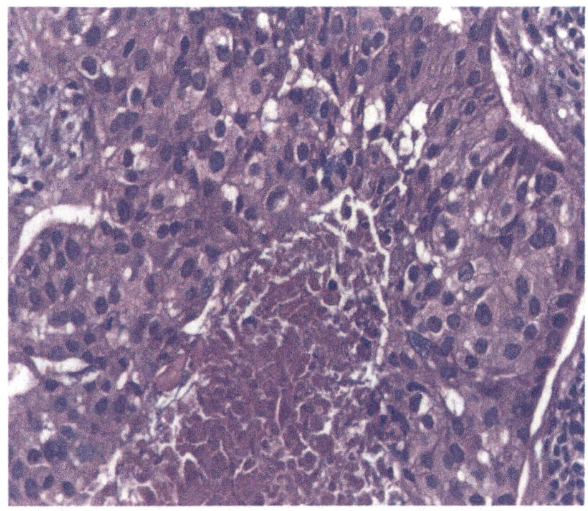

2

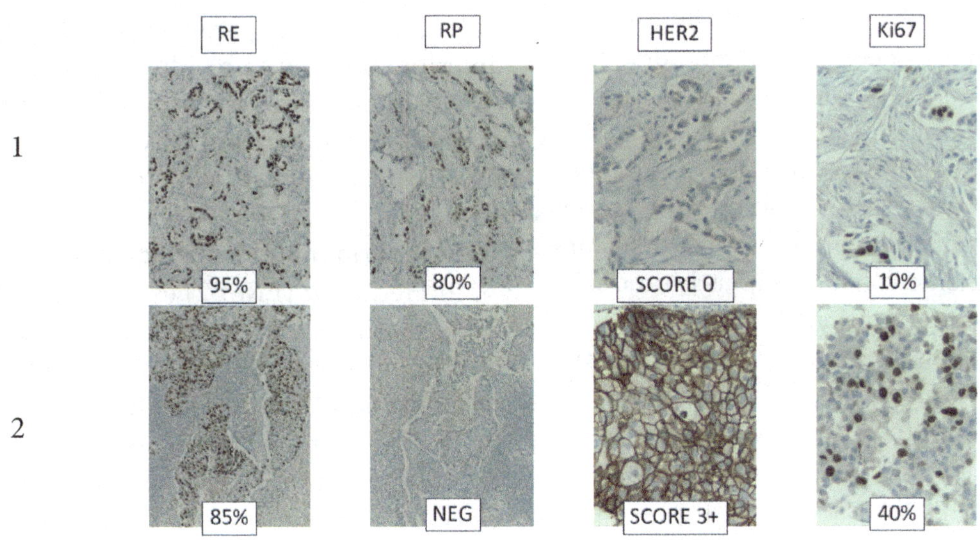

Caso 1: Luminal A. Carcinoma invasor NST G1.
Caso 2: Luminal B-Her2. Carcinoma invasor NST G2.

Carcinomas luminales

Los tumores con expresión hormonal (luminales) son los que se presentan con mayor frecuencia. Histológicamente, la mayor parte son carcinomas son de tipo ductales (NOS) y representan la mayor parte de los carcinomas lobulillares, entre otros.

Características histológicas

Fenotipo de grado bajo a intermedio (G1 o G2). Se hallan constituidos por células blandas que conforman luces/ ductos o cordones.

Suelen asociarse a lesiones precursoras o de riesgo tales como la atipia epitelial plana, la hiperplasia ductal atípica y el carcinoma ductal *in situ*.

Los tumores con expresión de receptores se asocian positivamente con la supervivencia global, el tiempo libre de recurrencia y el tiempo libre de progresión. Aquellos tumores con receptores de estrógeno "positivos bajos" son raros (2-3 %) y heterogéneos. Si bien quedarían englobados en una categoría luminal B, su comportamiento se cree más parecido a los triples negativos, con un perfil molecular similar a estos, siendo de peor pronóstico, más allá de que podrían beneficiarse parcialmente con las terapias hormonales. Por lo antes mencionado, muchas veces la terapéutica es establecida según el comportamiento clínico de la neoplasia. Por ejemplo, un tumor con receptores hormonales bajos, HER 2/neu *negativo*, G3, rápido crecimiento y con axila positiva sería prudente tratarlo como un triple negativo, primando el criterio clínico.

Luminales A

Estos carcinomas presentan una alta tasa de respuesta a la terapia hormonal (tamoxifeno o inhibidores de la aromatasa) y un beneficio más limitado a la quimioterapia. Por ello, según las Directrices de la European Society for Medical Oncology (ESMO) y la National Comprehensive Cancer Network from USA (NCCN), en este grupo se recomienda el uso de plataformas genéticas para establecer qué pacientes se beneficiarían de un tratamiento de quimioterapia adyuvante en función del riesgo de recaída y tasa de supervivencia. La recaída es más frecuente a nivel óseo o piel o serosas (metástasis blandas) y en menor grado viscerales y del sistema nervioso central (SNC).

Luminales B

Son de mayor grado y peor pronóstico en comparación con los luminales A. Constituyen del 10 al 20% de los tumores luminales. Se benefician de la terapia hormonal y en mayor porcentaje de la quimioterapia en comparación con el grupo anterior. Aunque la recidiva ósea es frecuente, tienen una mayor tasa de recidiva visceral, y la supervivencia desde el diagnóstico hasta la recidiva es menor.

Categoría molecular Her2/neu

El Her2/neu (ERBB2) es una proteína de la familia de receptores de factor de crecimiento epidérmico (EGFR) que se encuentra en la superficie de las células. Es una proteína transmembrana que se activa por la unión de un ligando específico, lo que produce una cascada de señalización intracelular que desencadena la proliferación celular.

La categoría molecular Her2/neu se refiere a la sobreexpresión o amplificación del gen Her2/neu, lo que resulta en niveles anormalmente altos de esta proteína en la superficie celular, favoreciendo la proliferación de la célula tumoral. Esta categoría representa el 10-20 % de los carcinomas mamarios y corresponden a tumores biológicamente más agresivos pero que presentan el beneficio de tener terapias específicas anti-Her2/neu. Histológicamente, la mayor parte son carcinomas son de tipo ductales (NOS) con las siguientes características:

- Alto grado histológico.
- Asociados a carcinoma in situ de alto grado con comedonecrosis.
- Núcleos pleomórficos.
- Citoplasma amplio eosinófilo.
- Ki: 20-60 %.
- Patrón de crecimiento en cordones o nidos sólidos.

Los casos dudosos o equívocos (Score 2 +) se deben completar con técnicas de hibridación in situ (ISH): FISH o CISH o SISH.

En los últimos años, se estableció un subgrupo denominado Her2 Low, que comprende a los casos de Her2 Score 1+ y a los casos dudosos 2+ que no amplificaron por técnicas de ISH. La importancia de establecer este nuevo subgrupo es el desarrollo de una droga denominada Trastuzumab Deruxtecan que mejoraría, según varios ensayos clínicos, la sobrevida global y el tiempo libre de enfermedad.

Es importante considerar que el Her2 Low no constituye una categoría molecular por sí misma, sino una variedad con carácter predictivo de respuesta frente al Trastuzumab Deruxtecan. El 50-60 % de los cánceres de mama y el 35 % de los tumores triple negativos entrarían en este subgrupo.

En un principio, la droga específica se utilizará para tumores avanzados que no respondieron a la primera línea de tratamiento, y es importante considerar que al ser el Her2 una proteína lábil, puede variar entre diferentes tejidos, por lo cual debería testearse tanto en el tumor primario como en las recidivas y metástasis.

La variabilidad Inter observador es baja para la diferenciación entre Her2/neu score 0 y 1, pero con el tiempo y debido entrenamiento se va a ir mejorando en dichas interpretaciones.

Carcinoma triple negativo

Son un grupo heterogéneo de entidades con alteraciones genéticas, transcripciones, histológicas y clínicas diferentes. Colectivamente presentan alta tasa de inestabilidad, genomas complejos y mutaciones recurrentes en la p53. Presentan marcación negativa para receptores hormonales y Her2/neu. Estos tumores se subclasifican en:

- Basal-Like1: tumores con alteraciones en genes relacionados con la proliferación celular (altas tasas proliferativas). Histológicamente, presentan un subtipo ductal.
- Basal-Like2: presentan expresión de genes mioepiteliales y EGFR. La mayor parte de este grupo son subtipos ductales.
- Tipo mesenquimático: expresan genes relacionados con la transición epitelio-mesénquima, con la motilidad celular y con la matriz extracelular. Presentan alteración en PI3K. Dentro de estos subgrupos, encontramos a los carcinomas con hallazgos medulares y al metaplásico.

- Tipo apocrino: presentan altos niveles de expresión de receptores androgénicos. Dentro de estos grupos, encontramos al carcinoma con diferenciación apocrina.
- Tipo luminal: expresan receptores de andrógeno.

La mayor parte de los tumores triple negativos pertenece a los subtipos basales, pero es importante considerar que triple negativo no es sinónimo a basal.

La subestratificación de los tumores triple negativos no ha mostrado hasta la actualidad demasiada utilidad clínica, aunque se encuentran en desarrollo varios ensayos clínicos con antiandrógenos para tratar el subtipo luminal de este tipo de tumores.

Los tumores triple negativos representan el 24 % de los cánceres de mama. Presentan un comportamiento agresivo con una sobrevida global a 5 años de 77 %, aunque existen subtipos de bajo grado. Estos tumores tienen un patrón distintivo de diseminación, como se grafica en la siguiente figura:

Figura 7. Cortese et al (2014).

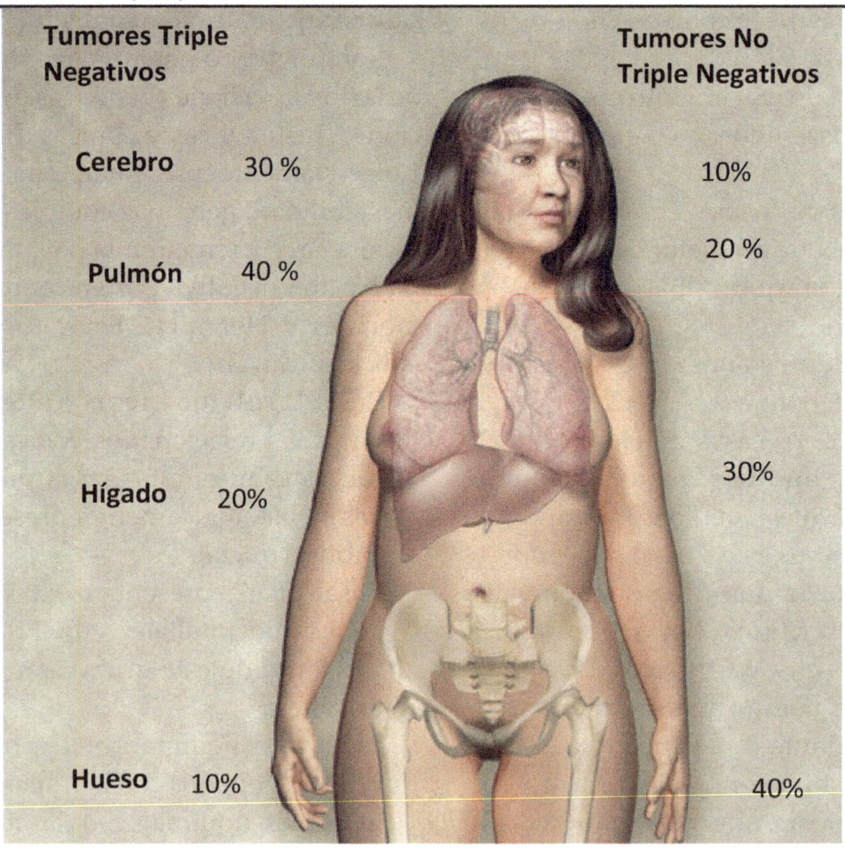

Representan los tipos más frecuentes en mujeres con mutación BRCA (>85% de pacientes con BRCA pertenecen a este subgrupo). Visto desde otro ángulo, el 11-19 % de pacientes con tumores TN son BRCA mutados. A pesar del comportamiento agresivo presentan mayor tasa de respuesta a la quimioterapia (pRC).

Características histopatológicas:

- Presentan alto grado y alta relación núcleo/citoplasmática.
- Ricos en TILs (infiltrados inflamatorios intratumorales estromales).
- Hallazgos medulares.
- Bordes de tipo Pushing.
- Elementos metaplásicos.
- Necrosis geográfica.
- Alta tasa mitótica (Ki67 elevado).

Tipos de carcinoma triple negativos:

Grado histológico	Tipo histológico	Alteraciones genéticas/targets terapéuticos
Bajo grado	Carcinoma adenoideo-quístico	Activación del MTM/MYBL1
	Carcinoma secretor	ETV6-NTRK3
	Tumores de tipo glándulas salivales (adenomioepitelioma, carcinoma polimorfo, carcinoma mucoepidermoide)	-PIK3CA (adenomioepitelioma) -PRKD (carcinoma polimorfo) -Reareglo de MAML2 (carcinoma mucoepidermoide)
	Carcinoma metaplásico, adenoescamoso de bajo grado	PIK3CA Mutación P53
	Carcinoma solido papilar con polaridad reversa	IDH2 R172 y PIK3CA
Alto grado	Ductal invasor NOS	BRCA1, P53
	Carcinoma metaplásico	Mutación P53, PI-K y de la vía WNT. MSL y Claudina low. Marcadores de transición epitelio-mesenquimática
	Carcinoma apocrino	Expresión de receptores androgénicos. Mutación de la vía PIK3CA.
	Carcinoma medular	Subtipo molecular de IM

Borri y Granaglia (2021).

Numerosos biomarcadores se encuentran en estudio en estos tumores, pero sólo unos pocos han demostrado utilidad:

- TILS: son linfocitos mononucleares que infiltran el tumor y su estroma. A mayor cantidad de TILS, mejor es el pronóstico y mejor la respuesta a la quimioterapia. Por lo anteriormente mencionado, siempre se recomienda su cuantificación en porcentaje. Park et al demostraron que los tumores triple negativos estadio 1 con TILS >30 % tienen excelente pronóstico (sobrevida del 98 %), en ausencia incluso de quimioterapia. Existe una disminución de riesgo relativo del 13 % con cada 10% de incremento de TILS. La presencia de TILS abre la puerta a la terapia dirigida contra PDL1-PD1/ inmunoterapia. Existen guías específicas para la evaluación de dichos infiltrados (TILS working group, 2014).
- PDL1/PD1: la unión PD1-PDL1 inhibe a las células T activadas generando "consumo inmunológico". El PDL1 puede expresarse en células tumorales e inflamatorias y en múltiples tumores. La expresión PDL1 se asocia a mayor grado histológico, mayor tasa de proliferación, mayor tamaño, receptores hormonales negativos y mayor número de TILS. El 20-50 % de TN tienen expresión de PDL1 y esta expresión puede conducir a tratamientos específicos basados en inmunoterapia. En general, la inmunoterapia se encuentra aprobada para TN PDL1+ en el contexto de enfermedad diseminada. Existen diferentes clones de PDL1, siendo el clon SP142 y 22C3 los más conocidos.
- Carga tumoral residual post quimioterapia: es considerado también un biomarcador que permite determinar pronóstico. Los tumores triple negativos junto a los Her2 son los que presentan más respuesta. El 24-38 % de estos tumores presenta respuesta patológica completa (RPC) con una sobrevida a los 3 años de 65-67 %.
- Her2/neu: el 35 % de los TN serían Her2-Low, y con el arribo de drogas específicas para este subgrupo de lesiones se están viendo resultados favorables en poblaciones TN.

Es importante mencionar que siempre hay que evaluar el panel inmunohistoquímico, conociendo la histología del caso, ya existen casos discordantes/ inusuales. Los carcinomas de tipo no específicos (NST) de bajo grado, carcinomas lobulillares clásicos, carcinomas tubulares, cribiformes o mucinosos puros, y carcinomas papilares encapsulados y sólidos, suelen ser receptores hormonales positivos. Por el contrario, los carcinomas metaplásicos, adenoides quísticos y otros carcinomas de tipo glándula salival, carcinomas secretores y carcinomas con diferenciación apocrina son receptores hormonales negativos.

Si un resultado se considera inusual o discordante, se debe revisar tipo histológico y grado, así como también evaluar factores preanalíticos y analíticos para descartar errores.

El panel de biomarcadores debe realizarse de forma obligatoria en todas las biopsias diagnósticas y, según las guías ASCO/CAP 2022, es necesario repetir este panel en la pieza quirúrgica en las siguientes circunstancias:

- Discordancia histológica entre la biopsia y la pieza.

- Poca cantidad de tumor en la biopsia diagnóstica.
- Resultados equívocos en la biopsia o si la misma no presenta control interno.

En aquellos casos donde se observan múltiples tumores con similar histología y grado, se debe realizar el panel al de mayor tamaño. En caso contrario, se deben testear los más pequeños también.

Por todo lo mencionado en este capítulo, se debe considerar al cáncer de mama como una entidad sumamente heterogénea que amerita, en cada caso, una terapia individualizada.

Bibliografía

1. Abubakar M y Figueroa J. Combined quantitative measures of ER, PR, HER2, and KI67 provide more prognostic information than categorical combinations in luminal breast cancer. Mod Pathol. 2019 Sep;32(9):1244-1256.
2. Baez-Navarro X y van Bockstal MR. Interobserver Variation in the Assessment of Immunohistochemistry Expression Levels in HER2-Negative Breast Cancer: Can We Improve the Identification of Low Levels of HER2 Expression by Adjusting the Criteria? An International Interobserver Study. Mod Pathol. 2023 Jan;36(1):100009.
3. Borri F y Granaglia A. Pathology of triple negative breast cancer. Semin Cancer Biol. 2021 Jul; 72:136-145.
4. Cao L y Niu Y. Triple negative breast cancer: special histological types and emerging therapeutic methods. Cancer Biol Med. 2020 May 15; 17(2):293-306.
5. Derakhshan F y Reis-Filho JS. Pathogenesis of Triple-Negative Breast Cancer. Annu Rev Pathol. 2022 Jan 24;17:181-204.
6. Dieci MV y Radosevic-Robin N. International Immuno-Oncology Biomarker Working Group on Breast Cancer. Update on tumor-infiltrating lymphocytes (TILs) in breast cancer, including recommendations to assess TILs in residual disease after neoadjuvant therapy and in carcinoma in situ: A report of the International Immuno-Oncology Biomarker Working Group on Breast Cancer. Semin Cancer Biol. 2018 Oct;52(Pt 2):16-25.
7. Erber R, Hartmann A. Histology of Luminal Breast Cancer. Breast Care (Basel). 2020 Aug;15(4):327-336.
8. Gao JJ y Swain SM. Luminal A Breast Cancer and Molecular Assays: A Review. Oncologist. 2018 May;23(5):556-565.
9. Lu B y Markandan UD. Molecular Classification, Treatment, and Genetic Biomarkers in Triple-Negative Breast Cancer: A Review. Technol Cancer Res Treat. 2023 Jan-Dec; 22:15330338221145246.
10. Modi S y Jacot W.DESTINY-Breast04 Trial Investigators. Trastuzumab Deruxtecan in Previously Treated HER2-Low Advanced Breast Cancer. N Engl J Med. 2022 Jul 7; 387(1):9-20.

11. Sukumar J y Gast K. Triple-negative breast cancer: promising prognostic biomarkers currently in development. Expert Rev Anticancer Ther. 2021 Feb; 21(2):135-148.
12. Patrick L y Fitzgibbons, MD. Template for Reporting Results of Biomarker Testing of Specimens from Patients with Carcinoma of the Breast. Colegio Americano de Patólogos. 2023. Disponible en: https://documents.cap.org/documents/Breast.Bmk_1.5.0.1.REL_CAPCP.pdf
13. Quackenbush J. Microarray analysis and tumor classification. N Engl J Med 2006;354:2463–2472
14. Perou CM, Sorlie T, Eisen MB, van de Rijn M, Jeffrey SS, Christian A.
15. Rees CA, et al: Molecular portraits of human breast tumors. Nature 2000; 406:747- 752.
16. Perou CM, Jeffrey SS, van de Rijn M, Rees CA, Eisen MB, Ross DT, et al. Distinctive gene expression patterns in human mammary epithelial cells and breast cancers. Proc Natl Acad Sci USA 1999;96:9212–9217.
17. Nielsen TO, Hsu FD, Jensen K, Cheang M, Karaca G, Hu Z, et al. Immunohistochemical and clinical characterization of the basal-like subtype of invasive breast carcinoma. Clin Cancer Res 2004;10:5367-5374.

CAPÍTULO 22

Estadificación del cáncer de mama

Reinoso Marilú

Introducción

Los sistemas anteriores para la estadificación del cáncer de mama se han centrado únicamente en la estadificación anatómica de la enfermedad. Sin embargo, durante la última década, se ha incorporado la estadificación pronóstica, lo que ha permitido individualizar el pronóstico de las pacientes y guiar las decisiones de tratamiento.

La edición más reciente (octava) del Manual de estadificación del cáncer del American Joint Commission on Cancer (AJCC) ya incluye los dos sistemas de estadificación:

1. Anatómica: incluye el tamaño del tumor primario, el estado de los ganglios y la metástasis a distancia.
2. Pronóstica: incluye el grado del tumor, el status hormonal, la expresión Her2/neu, y los paneles multigénicos.

Se prefiere la estadificación pronóstica para la atención del paciente, pero la estadificación anatómica se puede utilizar en regiones del mundo donde no se dispone de pruebas de biomarcadores. La integración de la estadificación pronóstica es de particular importancia para el cáncer de mama, dado que ha habido, en los últimos años, grandes avances con respecto a las terapias dirigidas.

El sistema de estadificación del AJCC para el cáncer de mama se aplica a los carcinomas invasivos y al carcinoma ductal in situ (DCIS), con o sin microinvasión. No se aplica a los sarcomas de mama, los tumores phyllodes o los linfomas de mama.

Para realizar la estadificación del cáncer de mama de una paciente, la Red Nacional Integral del Cáncer recomienda realizar una buena anamnesis y examen físico, mamografía bilateral y ecografía mamaria, según sea necesario. También se requiere una histología confirmatoria y determinación del estado del receptor hormonal. La resonancia magnética de mama se considera opcional, y se presta atención a los casos con tumores ocultos en la mamografía. La consideración de estudios de imagen adicionales, como la gammagrafía ósea y la TC, se evaluará ante presencia de sintomatología compatible con metástasis.

Estadificación anatómica TNM

La estadificación anatómica TNM se puede subdividir en cuatro categorías:

a. Clínica, que se basa en los hallazgos del examen físico, diagnóstico por imágenes y/o muestras de biopsia de las áreas afectadas.
b. Patológica, que se basa en muestras quirúrgicas (incluidas muestras de

biopsia de ganglio linfático centinela).

c. Posterior a la terapia, que se realiza después de la quimioterapia neoadyuvante, la radioterapia o la terapia hormonal, y puede incluir información tanto clínica como patológica.
d. Reestadificación en caso de recurrencia del tumor.

La tasa de supervivencia a 5 años para pacientes con enfermedad localizada en la mama es del 98,9 %, mientras que la tasa de supervivencia a 5 años para pacientes con enfermedad metastásica a distancia es del 26,9 %.

Estadificación anatómica clínica

La estadificación anatómica clínica evalúa la extensión de la enfermedad:

1. Tumor primario (Tis a T4).
2. El estado de los ganglios linfáticos regionales (N0 a N3).
3. La metástasis a distancia (M0 o M1).

De acuerdo a estos tres factores, podemos reproducir un estadio anatómico general (0 a IV).

Estadificación anatómica clínica del tumor primario

La estadificación comienza con la medición del tamaño del tumor basándose en el examen físico y las imágenes. Las categorías de estadificación varían de Tis a T4 y son las mismas para la estadificación clínica y patológica del tumor primario, donde los prefijos "c" y "p" indican la etapa clínica y la etapa patológica, respectivamente. Tis se refiere al carcinoma ductal *in situ* sin cáncer invasivo. T1-T4 se refiere al tamaño del tumor (Tabla 1).

Tanto el carcinoma ductal in situ (CDIS) como la enfermedad de Paget sin carcinoma invasivo subyacente o CDIS se consideran Tis, independientemente del tamaño del tumor.

El carcinoma lobulillar *in situ* ya no se incluye como una categoría Tis, sino que se considera una entidad benigna que confiere un mayor riesgo de cáncer de mama en el futuro. Hay un pequeño subconjunto de carcinoma lobulillar *in situ* (CLIS) que tiene características nucleares de alto grado y puede presentar necrosis central. Este subconjunto se ha denominado CLIS pleomórfico y tiene características histológicas que se superponen parcialmente con las características DCIS, incluida la posibilidad de desarrollar calcificaciones detectables por mamografía. A este subgrupo no se distingue por separado, porque no existen datos suficientes con respecto a los resultados de esta variante de carcinoma lobulillar *in situ*.

1) Hay que tener en cuenta que la pared torácica incluye las costillas, los músculos intercostales y el músculo serrato anterior, pero no los músculos pectorales. Por lo tanto, la afectación de los músculos pectorales de forma aislada por el tumor no se considera invasión de la pared torácica y no afecta la estadificación T. La afectación de los músculos pectorales y/o de la pared torácica se evalúa mejor con la RM.
2) Si las mediciones del mismo tumor difieren en la mamografía, la ecografía y/o la resonancia magnética, generalmente se usan las mediciones de la resonancia magnética.

3) cT: la medición clínica es la que se juzgue más precisa en cada caso (examen clínico o imágenes).
4) cT: incluye biopsias percutáneas.
5) Tumores bilaterales: estadificación independiente (primarios de órganos diferentes).

Tabla 1. Estadificación clínica anatómica del tumor primario: clínica y patológica (Hortobagyi et al, 2017)

T Categorias	T Criterios
TX	No se puede evaluar el tumor primario
T0	No hay evidencia del tumor primario
Tis (CDIS)	Carcinoma ductal in situ
Tis (Paget)	Enfermedad de Paget sin evidencia de carcinoma invasor o CDIS
T1 T1mi T1a T1b T1c	Tumor mide ≤ 20 mm -Tumor mide ≤ 1 mm -Tumor mide >1 mm pero ≤5mm -Tumor mide >5 mm pero ≤10mm -Tumor mide >10 mm pero ≤20mm
T2	Tumor mide >20 mm pero ≤50mm
T3	Tumor mide >50 mm
T4 T4a T4b T4c T4d	Tumor de cualquier tamaño con extensión directa a la pared torácica y/o a la piel (ulceración o nódulos maroscópicos); la invasión de la dermis por sí sola no califica como T4 -Tumor con invasión a la pared torácica -Ulceración y/o nódulos satélites macroscópicos homolaterales y/o edema (incluyendo piel de naranja) de la piel que no cumple los criterios de carcinoma inflamatorio -Tumor con criterios tanto de T4a como de T4b -Carcinoma inflamatorio (es principalmente un diagnóstico clínico basado en eritema o edema difuso de un tercio o más de la mama)

Estadificación de los ganglios linfáticos

Los niveles de los ganglios linfáticos axilares se definen por la relación del ganglio linfático con el músculo pectoral menor (Figura 1).

Para la estadificación ganglionar anatómica- clínica, los ganglios linfáticos axilares regionales (N) debe referirse al comenzar con el prefijo "c". Las categorías de estadificación varían de cNX a cN3 (Tabla 2).

Figura 1. Dibujo de ganglios linfáticos axilares en relación con el músculo pectoral menor.
Los ganglios del nivel I (verde) están ubicados laterales al borde lateral del músculo pectoral menor.
Los ganglios de nivel II (azul) están ubicados entre los bordes medial y lateral del músculo pectoral menor y también incluyen los ganglios linfáticos interpectorales (de Rotter).
Los ganglios de nivel III (amarillos) están ubicados medialmente al margen medial del músculo pectoral menor e inferior a la clavícula.

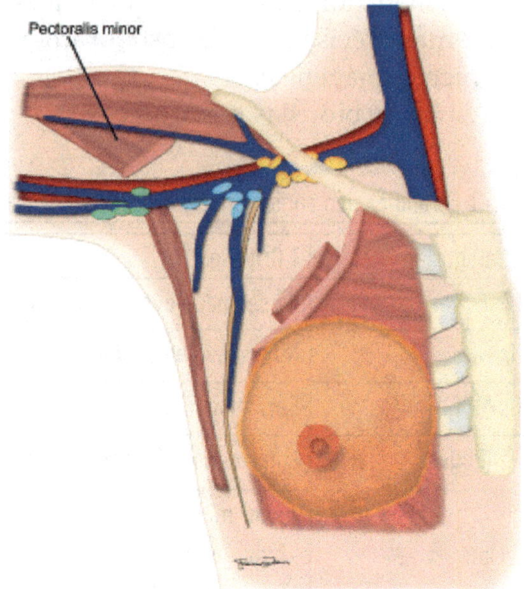

Tabla 2. Estadificación anatómica clínica de los ganglios linfáticos regionales (Hortobagyi, 2017).

cN Categorias	cN Criterios
cNX	No se puede evaluar los ganglios regionales (previamente removidos)
cN0	Sin metástasis en ganglios regionales (por imágenes o examen clínico)
cN1 -cN1mi	Metástasis a ganglios axilares ipsilaterales móviles nivel I y/o nivel II. -Micrometástasis
cN2 -cN2a -cN2b	Metástasis a ganglios axilares ipsilaterales fijos o conglomerado de nivel I y/o nivel II; o metástasis a ganglios mamarios internos ipsilaterales sin metástasis axilares -Metástasis a ganglios axilares ipsilaterales fijos o conglomerados de nivel I y/o nivel II. -metástasis a ganglios mamarios internos ipsilaterales sin metástasis axilares
cN3 -cN3a -cN3b -cN3c	Metástasis a ganglios infraclaviculares ipsilaterales de nivel III con o sin metástasis axilares de nivel I y/o nivel II; o metástasis a ganglios mamarios internos ipsilaterales con metástasis axilares de nivel I y/o nivel II; o metástasis a ganglios supraclaviculares ipsilaterales con o sin afectación de ganglios axilares o mamarios internos. -Metástasis a ganglios axilares ipsilaterales de nivel III con o sin metástasis axilares de nivel I y/o nivel II -Metástasis a ganglios mamarios internos ipsilaterales con metástasis axilares de nivel I y/o nivel II -Metástasis a ganglios supraclaviculares ipsilaterales

Tabla 3. Estadificación Patológica de los ganglios linfáticos regionales (Hortobagyi, 2017).

pN Categorías	pN Criterios
pNX:	Los ganglios no pueden ser evaluados (no se extirparon para un estudio patológico o se extirparon previamente)
pN0 -pN0(i+): -pN0(mol +):	Histológicamente sin metástasis a ganglios regionales o solo ITC Células tumorales aisladas (ITCs), por H & E o por IHQ, ningún grupo mayor 0.2 mm, ni grupos o más de 200 células. Hallazgos moleculares positivos por reacción en cadena de la polimerasa con transcriptasa inversa (RT-PCR); no se detectaron TIC
pN1: -pN1mi: -pN1a: -pN1b: -pN1c:	Micrometástasis; o metástasis en 1-3 ganglios linfáticos axilares;y/o ganglios linfáticos mamarios internos clínicamente negativos con micrometástasis o macrometástasis por biopsia de ganglio centinela Micrometástasis (aproximadamente 200 células, mayores de 0,2 mm, pero ninguna mayor de 2,0 mm) Metástasis en 1 a 3 ganglios axilares, al menos una metástasis mayor a 2 mm Metástasis en ganglios mamarios internos o micro o macrometástasis detectada por biopsia del ganglio centinela, pero no clínicamente aparente. Excluye ITC. pN1a + pN1b
pN2 -pN2a: -pN2b:	Metástasis en 4-9 ganglios linfáticos axilares o ganglios linfáticos mamarios internos ipsilaterales positivos mediante imágenes en ausencia de metástasis en los ganglios linfáticos axilares Metástasis en 4 a 9 ganglios axilares homolaterales (al menos un depósito tumoral mayor a 2 mm) Metástasis en ganglios linfáticos mamarios internos detectados clínicamente con o sin confirmación microscópica, con ganglios linfáticos axilares patológicamente negativos
pN3 -pN3a: -pN3b: -pN3c:	Metástasis en 10 o más ganglios linfáticos axilares Metástasis en 10 o más ganglios linfáticos axilares (al menos un depósito tumoral mayor de 2,0 mm); o metástasis a los ganglios infraclaviculares (nivel III) pN1a o pN2a en presencia de cN2b (ganglios linfáticos mamarios internos positivos por imagen) Metástasis en ganglios supraclaviculares homolaterales

1. pT: sólo medir componente invasivo.
2. pT: la dimensión máxima del tumor primario estima razonablemente el volumen tumoral, los focos satélites no deben sumarse.
3. pT: si se toman múltiples biopsias core, el pT se basará en la reconstrucción usando hallazgos histológicos e imágenes.
4. Ante dudas en la clasificación, asignar el estadio menos avanzado.
5. pTX: el compromiso macroscópico del margen o T ya fue resecado y se desconoce su tamaño.
6. La medida microscópica del T (patológico) es la más exacta cuando el tumor es pequeño y si está incluido en un único bloque de parafina. Si se

debe incluir en varios blocks, se prefiere la medida macroscópica.
7. Focos múltiples de microinvasión: usar solo la medición del foco mayor.
8. Tumores múltiples: tener en cuenta el mayor y añadir el sufijo (m): cTm o pTm.
9. Los sufijos (sn) y (f) deben agregarse a la categoría N para indicar la confirmación de metástasis mediante biopsia de ganglio linfático centinela o aspiración con aguja fina/biopsia con aguja gruesa, respectivamente, sin resección adicional de ganglios linfáticos.
10. El sufijo "sn" debe omitirse si se identificaron seis o más ganglios centinelas.
11. Cuando se halla un ganglio intramamario positivo, se lo considera como ganglio axilar; debe clasificarse pN1.
12. Tener en cuenta que los ganglios linfáticos intramamarios (ganglios linfáticos dentro de la mama) se consideran ganglios linfáticos axilares a efectos de la estadificación de los ganglios.

Las imágenes no se consideran necesarias para determinar el estadio cN y el uso rutinario de ecografía axilar es controvertido. Dado que el manejo quirúrgico de la axila está cambiando, el uso rutinario de la ecografía axilar requiere más investigación. Sin embargo, si un paciente tiene evidencia de imágenes o confirmación histopatológica de metástasis en los ganglios linfáticos axilares de nivel I o nivel II, entonces se justifican los estudios de imágenes para evaluar los ganglios linfáticos axilares de nivel III, los de la cadena mamaria interna y los ganglios linfáticos supraclaviculares. Estos ganglios linfáticos se pueden visualizar con ecografía o se pueden representar con resonancia magnética de mama o tomografía computarizada de tórax.

Estadificación clínica de las metástasis

La estadificación clínica de las metástasis varía de M0 a M1 (Tabla 4).

Tabla 4. Metástasis a distancia: Estadificación anatómica (clínica y patológica) (Hortobagyi, 2017).

M Categorías	M Criterios
M0	Sin evidencia clínica o de imagen de metástasis a distancia
-cM0(i+)	-Sin evidencia clínica o de imagen de metástasis a distancia, pero con células tumorales o depósitos que miden ≤0,2 mm detectados en sangre circulante, médula ósea u otro tejido ganglionar no regional en ausencia de signos y síntomas clínicos de metástasis
cM1	Metástasis a distancia sobre la base de hallazgos clínicos o de imagen
pM1	Metástasis a distancia comprobadas histológicamente en órganos sólidos; o si se trata de grupos ganglionares no regionales deben ser metástasis que miden >0,2 mm.

Las metástasis en los ganglios linfáticos cervicales, mamarios internos contralaterales o axilares contralaterales se consideran metástasis a distancia. Los cuatro sitios más comunes de enfermedad metastásica son hueso, pulmón, cerebro e hígado.

Para ser considerado clínicamente libre de metástasis (categoría cM0), no se consideran necesarios estudios de imagen de sitios distantes. De acuerdo con las guías de la NCCN para los pacientes con enfermedad en estadio clínico I a estadio IIB, los estudios de imágenes deben estar dirigidos por signos o síntomas. Por ejemplo, se debe realizar una gammagrafía ósea si el paciente informa dolor óseo o tiene un nivel sérico elevado de fosfatasa alcalina. Se debe realizar una tomografía computarizada (TAC) o resonancia magnética (RM) abdominal y/o pélvica si el paciente tiene síntomas abdominales, hallazgos anormales en el examen físico del abdomen o la pelvis, un nivel sérico elevado de fosfatasa alcalina o resultados anormales de las pruebas de función hepática. Se debe realizar una TAC de tórax si el paciente tiene síntomas pulmonares. Para pacientes con enfermedad en estadio clínico IIIA, los estudios que se deben considerar son TAC de tórax, TAC o RM abdominal y/o pélvica, gammagrafía ósea o PET/CT.

Si el cáncer se clasifica desde el punto de vista patológico o clínico como M1 antes de la terapia neoadyuvante, entonces se clasifica como M1 después de la terapia.

Grupos de estadios anatómicos TNM de la AJCC

El tamaño del tumor primario, combinado con la existencia de adenopatías regionales y metástasis a distancia, da como resultado un estadio anatómico general que va desde el estadio 0 al estadio IV (Tabla 5).

La designación del estadio puede cambiarse si los estudios de imágenes posquirúrgicos revelan la presencia de metástasis a distancia, siempre que los estudios se realicen dentro de los 4 meses posteriores al diagnóstico en ausencia de progresión de la enfermedad y siempre que el paciente no haya recibido terapia neoadyuvante.

Tabla 5. Grupos de estadios anatómicos TNM de la AJCC (Hortobagyi, 2017).

Estadio	TNM
Estadio 0	Tis, N0, M0
Estadio IA	T1, N0, M0
Estadio IB	T0, N1mi, M0
	T1, N1mi, M0
Estadio IIA	T0, N1, M0
	T1, N1, M0
	T2, N0, M0
Estadio IIB	T2, N1, M0
	T3, N0, M0
Estadio IIIA	T0, N2, M0
	T1, N2, M0
	T2, N2, M0
	T3, N1, M0
	T3, N2, M0
Estadio IIIB	T4, N0, M0
	T4, N1, M0
Estadio IIIC	Cualquier T, N3, M0
Estadio IV	Cualquier T, cualquier N, M1

Estadificación posterior a la terapia neoadyuvante

1) La estadificación después de la terapia neoadyuvante se denota con un prefijo "yc" o "yp" en la clasificación T y N.
2) Respuesta patológica completa (pCR)

a la terapia neoadyuvante. Ausencia de carcinoma invasivo en mama y ganglios axilares, por ejemplo, ypT0; ypN0.

3) Respuesta parcial (RP): reducción del estadio ypT y/o ypN en comparación con Ct o cN antes del tratamiento (clínico).
4) No respuesta (NR): sin cambios o incremento en ypT o ypN con respecto al estadiaje clínico inicial.
5) El hallazgo de CDIS residual después de la terapia neoadyuvante se clasifica como ypTis.
6) ypT: foco contiguo de mayor tamaño sin áreas de fibrosis, respuesta disgregada se añade (m) porque quedan múltiples focos.
7) ypN: para la N foco celular contiguo de mayor tamaño, no se miden las áreas de fibrosis entre focos.
8) CTA: se clasifica como ypN0(i+), pero no es RpC
9) Si un paciente presenta enfermedad M1 antes de la terapia sistémica neoadyuvante, entonces el estadio es el estadio IV. Sigue siendo el estadio IV independientemente de la respuesta a la terapia neoadyuvante.

La reestadificación se realiza si un cáncer reaparece después del tratamiento y determina el grado de reaparición de la enfermedad.

Estadificación pronóstica y marcadores pronósticos

La adición del grado tumoral, el receptor hormonal (RE y RP), la expresión del oncogén (HER2) y los resultados del panel multigénico a la información anatómica ofrece un pronóstico más preciso. No obstante, los tumores de menor grado, los tumores con RE positivos y los tumores con RP positivos tienden a ser más favorables entre las poblaciones; los resultados de los paneles multigénicos ofrecen aún más información pronóstica individualizada.[6]

Grado del tumor

Según la octava edición del manual AJCC, el grado del tumor definido por el sistema de clasificación histológica de Scarff, Bloom y Richardson (que fue estandarizado por el grupo de Nottingham y estipulado para su uso por el Colegio de Patólogos Estadounidenses) es ahora un componente recomendado para asignar el estadio del cáncer de mama. Sin embargo, para el CDIS, el grado asignado debe ser el grado nuclear.

Los tumores de alto grado tienen peor pronóstico que los tumores de bajo grado, independientemente de la quimioterapia o la terapia hormonal. Los datos del Programa de Vigilancia, Epidemiología y Resultados Finales del Instituto Nacional del Cáncer demostraron que el grado histológico es un factor pronóstico importante, independientemente del tamaño del tumor y la cantidad de ganglios linfáticos positivos.

Expresión de RE, RP y HER2

Todos los carcinomas invasivos deben tener el estado de RE, RP y HER2. Las terapias endocrinas pueden retrasar la progresión de los tumores RE positivos y RP positivos.

La amplificación o sobreexpresión de ERBB2 (anteriormente, HER2) se asocia con un peor pronóstico independientemente del estado ganglionar. La expresión de HER2 está más comúnmente presente en el carcinoma ductal invasivo que en el carcinoma lobulillar invasivo, pero se asocia con un mal pronóstico cuando se encuentra en el carcinoma lobulillar. Se ha demostrado que las terapias anti-HER2, incluido el anticuerpo monoclonal trastuzumab, son eficaces para mejorar el pronóstico de los pacientes con enfermedad HER2 positiva.

Perfiles de expresión génica

Además de los marcadores tumorales individuales, los avances en la genómica del cáncer de mama han dado lugar a perfiles de pronóstico que se basan en patrones de expresión de combinaciones de hasta miles de genes en células tumorales. Los principales subtipos genómicos de cáncer de mama incluyen tumores no basales luminal A, luminal B, luminal HER2, enriquecido con HER2, de tipo basal y triple negativo (RE negativo, RP negativo, HER2 negativo). Cada subtipo tiene una implicancia pronóstica diferente.

Las pacientes con tumores luminales A tienen el mejor pronóstico, ya que suelen ser carcinomas ductales invasivos de bajo grado (tipo no especificado) o tipos especiales, incluidos carcinomas tubulares, cribiformes o mucinosos. Este subtipo responde a la terapia endocrina, pero tiene una respuesta deficiente a la quimioterapia tradicional. Los luminales A tienen una tasa de recaída local del 8% a los 10 años después de la cirugía de conservación mamaria o la mastectomía, y una tasa de recaída regional del 3 al 4 % después de una cirugía de conservación mamaria o una mastectomía.

Por el contrario, los tumores luminales de tipo B suelen ser mal diferenciados y responden mejor a la quimioterapia tradicional que a la terapia endocrina.

El perfil genético no se limita a muestras de tumores primarios, ya que también se ha estudiado el perfil de células tumorales circulantes. El recuento de células tumorales circulantes se utiliza actualmente como herramienta de pronóstico en pacientes con cáncer de mama metastásico, con un nivel de células tumorales circulantes igual o superior a 5/7,5-30 ml de sangre asociado con un período más corto de supervivencia libre de enfermedad. En los resultados de estudios preliminares, los investigadores encontraron que la evaluación del ARN mensajero de estas células tumorales circulantes ha demostrado ser prometedora para proporcionar un predictor aún más preciso de la respuesta al tratamiento en pacientes con cáncer de mama metastásico.

Paneles multigénicos

La elaboración de perfiles de expresión génica ha llevado al desarrollo de varios paneles multigénicos, muchos de los cuales se han validado como herramientas de pronóstico. La prueba Oncotype DX Breast Recurrence Score (Genomic Health, Redwood City, Calif) es el panel multigénico más validado y que mide 21 genes para predecir la probabilidad de recurrencia; actualmente, se incorpora a la estadificación pronóstica de la octava edición del manual AJCC. Las puntuaciones de recurrencia de Oncotype DX se utilizan actualmente para tumores con receptor hormonales positivo y ganglios negativos para evaluar el beneficio adicional de la quimioterapia adyuvante además de la terapia hormonal. El panel multigénico se usa para predecir la probabilidad de recurrencia en pacientes que reciben terapia endocrina sola, con la categorización de una paciente individual con riesgo de recurrencia bajo, intermedio o alto. Para pacientes con un puntaje de recurrencia de bajo riesgo (generalmente <18), el modelo no predice ningún beneficio adicional de la quimioterapia.

La octava edición del manual del AJCC ahora incorpora puntajes de recurrencia de Oncotype DX para reducir potencialmente el estadio de los tumores.

Para los pacientes con tumores T1 y T2 con receptores de hormonas positivos, HER2 negativos y ganglios linfáticos negativos, una puntuación de recurrencia de Oncotype DX de menos de 11 coloca al tumor en la misma categoría pronóstica que los tumores T1aN0M0 o T1bN0M0. Una desventaja de los paneles multigénicos es el costo sustancial actualmente asociado con su uso. Se encuentran otros paneles en el mercado, que no se utilizan actualmente en la estadificación de la AJCC por no presentar suficiente evidencia.

Cambio de estadio

La incorporación de biomarcadores en el sistema de estadificación de pronóstico da como resultado un cambio de estadio para ciertos pacientes. Por ejemplo, un paciente con un cáncer T2N1M0 de grado 2-3 y triple negativo se clasificaría como estadio IIB según la clasificación anatómica del AJCC y como estadio IIIB según la clasificación clínica pronóstica del AJCC. Un paciente con un cáncer T3N0M0 de grado 1 a 3 y que expresa RE, RP y HER2 se clasificaría como estadio IIB según la clasificación anatómica del AJCC, y como estadio IB según la clasificación clínica pronóstica del AJCC.

En general, los tumores triple negativos se "sobreestadifican" en su etapa pronóstica, y la expresión de HER2 es un factor de "descenso" (debido al éxito de las terapias anti-HER2). Tenga en cuenta que, para el sistema de estadificación pronóstica, se supone que las pacientes reciben el tratamiento sistémico adecuado, incluida la terapia anti-HER2, la quimioterapia y la terapia hormonal. En la Tabla 6, se muestran ejemplos de diferencias entre los grupos de etapas anatómicas y pronósticas.

Tabla 6. Ejemplos de cambio de estadio (Hortobagyi, 2017).

TNM	AJCC Estadio Anatómico	Biomarcadores	AJCC Estadio Pronóstico
T2N0M0	IIA	Grado 1-3, RE+,RP+/-, Her 2-, Oncotype DX < 11	IA*
T2N1M0	IIB	Grado 1-3, RE+,RP+, Her 2+	IB†
T2N1M0	IIB	Grado 2-3, RE-,RP-, Her 2-	IIIB†
T3N0M0	IIB	Grado 1-3, RE+,RP+, Her 2+	IB†
T3N0M0	IIB	Grado 2-3, RE-,RP-, Her 2-	IIIB†
T3N2M0	IIIA	Grado 1-2, RE+,RP+, Her 2+/-	IIA†

*Estadio de pronóstico patológico. †Estadio de pronóstico clínico.

Cambios adicionales en el Manual AJCC, octava edición

Los cambios adicionales además de la estadificación pronóstica en la octava edición del manual del AJCC están relacionados en gran medida con la estadificación patológica. Los principales cambios que son de interés se describen en la Tabla 7.

Tabla 7. Cambios principales en la octava edición del Sistema AJCC para la estadificación del cáncer de mama (Hortobagyi, 2017).

Cambio	Descripción del cambio
Tres grupos de estadio de la AJCC Grupo de estadio anatómico Grupo de estadio pronóstico Clínico Grupo de estadio pronóstico Patológico	El estadio anatómico se basa en la extensión anatómica del cáncer según lo definido por las categorías T, N y M. Este sistema de estadificación se utilizará cuando no se disponga de análisis de biomarcadores. El estadio de pronóstico clínico se basa en los hallazgos del historial de la paciente, el examen físico, los estudios de imagen y las biopsias pertinentes. Este sistema de estadificación es el preferido para la atención del paciente y está determinado por el TNM, el grado del tumor, el estado de ER, el estado de PR y el estado de HER2. El estadio de pronóstico anatomopatológico se basa en toda la información clínica, los datos de biomarcadores y los hallazgos de la cirugía y el tejido resecado. Este sistema de estadificación se utilizará para pacientes que se someten a cirugía como tratamiento inicial antes de cualquier terapia sistémica o de radiación.
Definición del pTis	El carcinoma lobulillar in situ se considera benigno y, por lo tanto, ha sido eliminada como categoría pTis.
Definición del pT 1 mi	Los tumores T1 patológicos microinvasivos (pT1mi) se definen como aquellos que miden ≤1,0 mm. Los tumores que miden >1 mm pero <2 mm deben ser redondeados a 2,0 mm y se considera pT1a.
Tamaño del tumor en multifocales y enfermedad multicéntrica	El tamaño de los tumores no serán sumados para la clasificación de los tumores tanto clínica (cT) o patológica (pT); más bien, se utilizará el tamaño del tumor más grande.
Definición T4b	Las lesiones cutáneas satélite deben estar separadas del tumor primario y ser macroscópicas para calificar como T4b.
Definición de cNX	La categoría cNX no se debe usar a menos que se hayan extirpado todos los ganglios linfáticos y no se pueda evaluar con un examen físico o estudios por imágenes. La categoría cN0 se utilizará cuando (a) cualquier evaluación de los ganglios linfáticos sea posible y (b) los hallazgos del examen físico o un estudio o estudios de imágenes sean negativos.
Eliminación de pM0	Todos los casos deben considerarse cM0 o cM1; sin embargo, si cM1 se confirma con resultados histopatológicos, entonces se debe usar pM1.
Definición de Respuesta Patológica Completa (RpC)	El tumor invasivo residual en los vasos sanguíneos, los vasos linfáticos o los ganglios linfáticos impide la clasificación como PCR.

Calculadora de cáncer de mama TNM8

Diseñado para iPhone de propiedad intelectual de Wesley Andrade y con licencia de AJCC, la Calculadora de cáncer de mama TNM8 es una herramienta actualizada, completa, intuitiva y fácil de usar para la estadificación del cáncer de mama basada en la 8.ª edición de TNM - Manual de estadificación del cáncer del AJCC - Capítulo de mama, actualizado con "Etapa anatómica, Etapa de pronóstico clínico y Etapa de pronóstico patológico".

Esta app proporciona la cuantificación del cambio de categoría del Estadio de Pronóstico Clínico (cPS) y también del Estadio de Pronóstico Patológico (pPS) en relación con Estadio Anatómico (AS) expresado en la Línea de Estadificación con el símbolo +1, +2, + 3 en caso de empeoramiento en la Estadificación Pronóstica o -1, -2, -3 en caso de mejoría en la Estadificación Pronóstica. Cuando no se muestra ningún símbolo es porque AS y cPS o AS y pPS son idénticos.

Esta aplicación tiene otra función que muestra el campo Oncotype DX® / Genomic Profile sólo en algunos entornos cuando la prueba genómica está potencialmente indicada (pT1-T2 N0, HER2- y ER+).

Esta aplicación es muy útil para cirujanos de mama, oncólogos quirúrgicos, oncólogos médicos, oncólogos de radiación, patólogos, radiólogos, estudiantes de medicina, científicos, investigadores y todos los profesionales de la salud que trabajan en el campo de la oncología mamaria.

Bibliografía

1. Abdel-Rahman O. Validation of the 8th AJCC prognostic staging system for breast cancer in a population-based setting. Breast Cancer Res Treat 2018;168:269–275.
2. Barnes DM, Harris WH, Smith P, Millis RR, Rubens RD. Immunohistochemical determination of oestrogen receptor: comparison of different methods of assessment of staining and correlation with clinical outcome of breast cancer patients. Br J Cancer 1996; 74: 1445- 1451. (PMID: 8912543).
3. Cristofanilli M, Budd GT, Ellis MJ, et al. Circulating tumor cells, disease progression, and survival in metastatic breast cancer. N Engl J Med 2004;351:781–791.
4. Cserni G, Chmielik E, Cserni B, Tot T. The new TNM-based staging of breast cancer. Virchows Arch 2018;472:697–703.
5. Davies C, Godwin J, Gray R, et al; Early Breast Cancer Trialists' Collaborative Group. Relevance of breast cancer hormone receptors and other factors to the efficacy of adjuvant tamoxifen: patient-level meta-analysis of randomised trials. Lancet 2011;378:771–784.
6. Giuliano AE, Connolly JL, Edge SB, et al. Breast cancer: major changes in the American Joint Committee on Cancer eighth edition cancer staging manual. CA Cancer J Clin 2017;67:290–303.
7. Goncalves R, Bose R. Using multigene tests to select treatment for earlystage breast cancer. J Natl Compr Canc Netw 2013; 11: 174-182; quiz 182.
8. Hammond ME, Hayes DF, Dowsett M, et al. American Society of Clinical Oncology/College of American Pathologists guideline recommendations for immunohistochemical testing of estrogen and progesterone receptors in breast cancer. J Clin Oncol 2010;28:2784–2795.
9. Haoling Zhu, Başak E. Doğan. American Joint Committee on Cancer's Staging System for Breast Cancer, Eighth Edition: Summary for Clinicians. Eur J Breast Health 2021; 17: 234-238.
10. Harris LN, Ismaila N, McShane LM, et al. Use of biomarkers to guide decisions on adjuvant systemic

therapy for women with early-stage invasive breast cancer: American Society of Clinical Oncology Clinical Practice Guideline. J Clin Oncol 2016;34:1134–1150.
11. Hortobagyi GN, Connolly JL, D'Orsi CJ, et al. Breast. In: Amin MB, Edge S, Greene F, et al, eds; American Joint Committee on Cancer. AJCC cancer staging manual. 8th ed. New York, NY: Springer, 2017; 589–636.
12. Konecny G, Pauletti G, Pegram M, Untch M, Dandekar S, Aguilar Z, et al. Quantitative association between HER-2/neu and steroid hormone receptors in hormone receptor-positive primary breast cancer. J Natl Cancer Inst 2003; 95: 142-153.
13. Mostert B, Sieuwerts AM, Kraan J, et al. Gene expression profiles in circulating tumor cells to predict prognosis in metastatic breast cancer patients. Ann Oncol 2015;26: 510–516.
14. National Comprehensive Cancer Network. NCCN guidelines. National Comprehensive Cancer Network website. https://www.nccn.org/professionals/physician_gls/default. aspx. Accessed February 19, 2018.
15. Plichta JK, Campbell BM, Mittendorf EA, Hwang ES. Anatomy and breast cancer staging: is it still relevant? Surg Oncol Clin N Am 2018; 27: 51-67.
16. Rack B, Schindlbeck C, Jückstock J, et al. Circulating tumor cells predict survival in early average-to-high risk breast cancer patients. J Natl Cancer Inst 2014;106.
17. Rosenthal SI, Depowski PL, Sheehan CE, Ross JS. Comparison of HER-2/neu oncogene amplification detected by fluorescence in situ hybridization in lobular and ductal breast cancer. Appl Immunohistochem Mol Morphol 2002;10:40–46.
18. Ross JS, Slodkowska EA, Symmans WF, Pusztai L, Ravdin PM, Hortobagyi GN. The HER-2 receptor and breast cancer: ten years of targeted anti-HER-2 therapy and personalized medicine. Oncologist 2009;14:320–368.
19. Schwartz AM, Henson DE, Chen D, Rajamarthandan S. Histologic grade remains a prognostic factor for breast cancer regardless of the number of positive lymph nodes and tumor size: a study of 161708 cases of breast cancer from the SEER Program. Arch Pathol Lab Med 2014;138: 1048–1052.
20. Sirishma Kalli , Alan Semine , Sara Cohen , Stephen P. Naber , Shital S. Makim , Manisha Bahl. American Joint Committee on Cancer's Staging System for Breast Cancer, Eighth Edition: What the Radiologist Needs to Know Radio Graphics 2018; 38:1921–1933
21. Slamon D, Eiermann W, Robert N, Pienkowski T, Martin M, Press M, et al; Breast Cancer International Research Group. Adjuvant trastuzumab in HER2-positive breast cancer. N Engl J Med 2011; 365: 1273-1283.
22. Slamon DJ, Clark GM, Wong SG, Levin WJ, Ullrich A, McGuire WL. Human breast cancer: correlation of relapse and survival with amplification of the HER-2/neu oncogene. Science 1987;235:177–182.
23. Sparano JA, Gray RJ, Makower DF, et al. Prospective validation of a 21-gene expression assay in breast cancer. N Engl J Med 2015;373:2005–2014.
24. Surveillance, Epidemiology, and End Results Program (SEER). Table 4.13: cancer of the female breast (invasive)— 5-year relative and period survival by race, diagnosis year, age and stage at diagnosis. In: SEER cancer statistics review (CSR) 1975-2014.
25. Voduc KD, Cheang MC, Tyldesley S, Gelmon K, Nielsen TO, Kennecke H. Breast cancer subtypes and the risk of local and regional relapse. J Clin Oncol 2010;28: 1684–1691.
26. Xin L, Liu YH, Martin TA, Jiang WG. The era of multigene panels comes? the clinical utility of Oncotype DX and MammaPrint. World J Oncol 2017;8:34–40.

CAPÍTULO 23

Biopsia intraoperatoria y ganglio centinela

Sciaccaluga Dolores - Eiben Mariana

Introducción

Actualmente, las lesiones mamarias ya tienen diagnóstico al momento de la cirugía por métodos como la biopsia con aguja gruesa o biopsia por sistema de vacío. Por lo tanto, el patólogo y el cirujano deben hacerse las siguientes preguntas para asistir y solicitar el estudio intraoperatorio de un espécimen mamario: ¿el tamaño de la lesión es suficiente como para que haya material para estudio por diferido o se perderá el tejido esencial para diagnóstico? ¿Se analizará una biopsia y se enviará material por diferido? Y aún más importante: ¿la respuesta del patólogo hará que se modifique de alguna manera el procedimiento quirúrgico? Si la respuesta a alguna de estas preguntas es no, entonces no debería solicitarse el estudio de la pieza, ya que se ha evidenciado que ello sólo derivaría en errores diagnósticos con consecuentes procedimientos quirúrgicos innecesarios, ansiedad y aumento de costos.

Debemos, por lo tanto, generar una vía de comunicación fluida entre el equipo: cirujanos, mastólogos, patólogos e imagenólogos.

Información necesaria para el abordaje intraoperatorio de las piezas quirúrgicas

Antes de estudiar las piezas remitidas intraoperatoriamente, es necesario que contemos con información del paciente. Estos datos incluyen: edad, lateralidad de la mama comprometida, cuadrante, tamaño tumoral (clínico o por imágenes), presencia o ausencia de marcación con carbón o clip metálico (Figura 1), resultado histológico e inmunohistoquímico de la biopsia previa y sospecha o confirmación histológica de compromiso de los ganglios linfáticos axilares. En caso de que la paciente haya realizado tratamiento neoadyuvante, es muy importante contar además con el tamaño tumoral previo y posterior a la terapia (respuesta imagenológica/clínica completa, parcial o nula).

Esta información puede remitirse al patólogo previo a la cirugía o durante el acto intraoperatorio de manera verbal o a través de la historia clínica.

Métodos de estudio

El estudio de la pieza quirúrgica intraoperatoria dependerá del espécimen recibido y qué información se solicita. Una de las muestras que más comúnmente se estudian son las cuadrantectomías, cuyo procesamiento se especificará más adelante en este capítulo. Podemos constatar la presencia de carbón o de clips metálicos (Figura 2), aunque el método más utilizado y más útil para evidenciar este último es la utilización de imágenes mamográficas que lo evidencien. Si la lesión es macroscópica, debemos medirla y describir su color, bordes y consistencia, y observar la distancia macroscópica al margen más cercano, el cual debe pintarse con tinta china. Debemos informar al cirujano esta medida y sugerir la realización de retomas en caso de visualizar margen de resección con el tumor que se contacta con la tinta china. Un artefacto que puede dificultar la evaluación de los márgenes, en especial microscópico, es el efecto del electrocauterio, que distorsiona la morfología de las células con las que contacta.

Figura 1. Imagen mamográfica de pieza de resección quirúrgica donde se evidencian dos clips metálicos espiralados, uno de ellos en relación a lesión nodular. Nótese la utilización adicional de grampas metálicas para referenciar la pieza quirúrgica que resulta de utilidad para la localización posterior de los clips metálicos en los cortes en lonjas paralelas posteriores de la pieza.

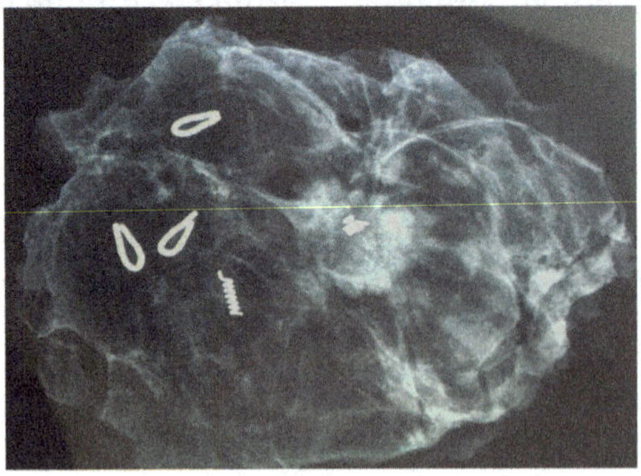

Figura 2. Macroscopia de pieza de cuadrantectomia correspondiente a la Figura 1. Se identifica lesión nodular blanquecina de bordes espiculados de 1.2 x 0.8 cm y consistencia aumentada, en relación con el clip metálico. Márgenes quirúrgicos libres de lesión.

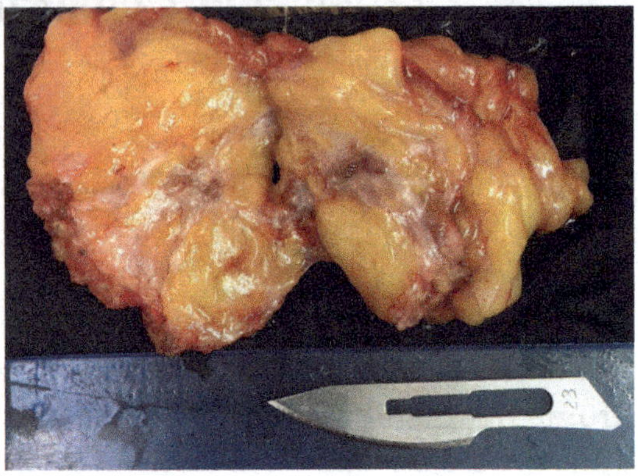

Podemos estudiar las características microscópicas de la lesión y el estado de los ganglios linfáticos remitidos realizando extendidos citológicos, los cuales pueden teñirse con distintos kits y tinciones rápidas que permiten evaluar la celularidad y sus características en el momento. Sin embargo, el estudio citológico no nos permite evaluar arquitectura, para lo cual podemos elegir realizar cortes histológicos. En el escenario ideal, el patólogo podría contar con un criostato que es un artefacto que permite hacer cortes por congelación de un fragmento de tejido seleccionado. Esta técnica no se aplica a los ganglios linfáticos ya que la arquitectura y celularidad linfoide de este se distorsiona marcadamente al utilizar este método.

La citología intraoperatoria es una técnica que puede ayudarnos a ver las características nucleares, evitando los artefactos que puede producir el corte con criostato. Este es el método de elección para el estudio de los ganglios linfáticos remitidos. Los extendidos citológicos pueden obtenerse por impronta directa, presión de un fragmento pequeño entre dos portaobjetos y raspado con bisturí (de la lesión o ganglio linfático) con posterior extensión del material en el portaobjetos. Esta última técnica es muy útil en casos de lesiones con marcada respuesta desmoplásica estromal y escasa celularidad. Es imperioso colocar los extendidos citológicos inmediatamente en el medio fijador (de elección alcohol 96°) para preservar el material y evitar artefactos por desecación del material. Estos preparados, luego, se pueden teñir con azul de toluidina para observarlos rápidamente y pueden guardarse para realizar posterior técnica de tinción de papanicolaou en caso de considerarlo pertinente.

Los datos obtenidos de la revisión de la literatura reportan un porcentaje de falsos-positivos en el estudio intraoperatorio de lesiones mamarias que varía entre un 0,03 %-0,1 % y falsos-negativos de entre un 0,5 %-1 %. El estudio intraoperatorio se difiere en un 0,5 %-3 % de todos los tipos de muestras mamarias.

Los errores diagnósticos relacionados a la consulta intraoperatoria podrían dividirse en 4 grupos: los correspondientes a errores de interpretación (57 %), los vinculables al muestreo microscópico de la pieza (24 %), los errores de muestreo macroscópico (9,5 %) y los derivados en la pobre comunicación entre patólogo y cirujano (9,5 %).

Existen casos particulares donde sería prudente no hacer el estudio intraoperatorio de la lesión remitida, ya que se sabe que es probable que ello derive en un error diagnóstico. Tal es el caso de lesiones epiteliales proliferativas como hiperplasia ductal usual, hiperplasia ductal atípica, neoplasia lobulillar *in situ* y carcinoma intraductal. Las lesiones no palpables o menores a 0,5 cm pueden resultar imperceptibles macroscópicamente, por lo cual es importante encontrar un lecho de punción en caso que la misma haya sido biopsiada previamente. En el mismo sentido, las resecciones por microcalcificaciones no tendrían criterio de estudio intraoperatorio. Las lesiones papilares tampoco deberían ser diagnosticadas en esta instancia, ya que la diferencia entre un papiloma intraductal y un carcinoma papilar se basa en un extensivo muestreo de la lesión fijada en formol, y la búsqueda de la pérdida de las células mioepiteliales en caso de carcinoma. Por último, las lesiones de partes blandas o estromales también deberían ser estudiadas en una instancia diferida, como es el caso de la hiperplasia estromal pseudoangiomatosa, fibromatosis y lesiones mesenquimatosas y vasculares.

Material de estudio

Las piezas a estudiar en el acto intraoperatorio en patología mamaria son variadas y, en su mayoría, incluye la detección del tumor y su relación con los márgenes quirúrgicos de resección, además del estudio del o los ganglios linfáticos centinela/s.

Cuadrantectomía

Esta es la pieza que se remite con mayor frecuencia, la cual debe estar adecuadamente referenciada, para poder orientarla correctamente e informar eventualmente cuál es el margen de resección comprometido por la lesión. Se pinta toda la superficie con tinta china y se secciona en tajadas paralelas en un grosor de 3-4 mm, con previa palpación, en la búsqueda de lesiones o áreas compatibles con tumor. Debemos buscar además el lecho biópsico previo y, en los casos en que se haya previamente marcado la lesión, encontrar e informar la presencia de clip metálico o marca de carbón. Una vez que se reconoce la lesión tumoral, se mide y se determina su relación macroscópica con los márgenes quirúrgicos de resección (Figura 3).

Figura 3. Pieza de cuadrantectomía mamaria. Al corte, lesión nodular de límites netos, consistencia elástica en sectores reblandecida, coloración pardo rojiza de 1.5 x 1.5 cm. Márgenes de resección pintados con tinta china negra, libres macroscópicamente.

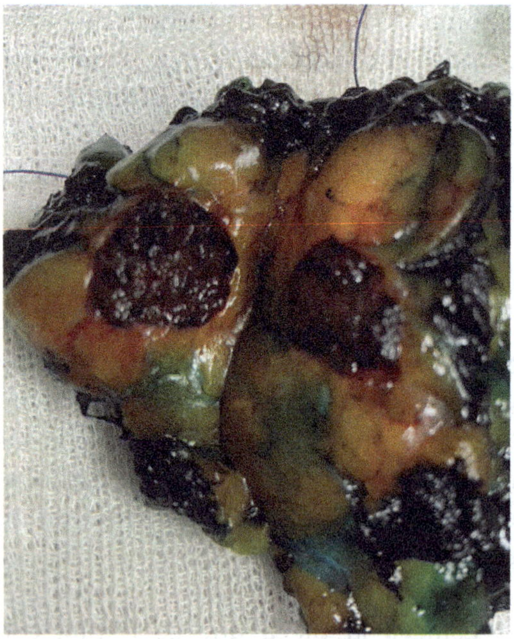

Dentro de sus limitaciones incluye la medida tumoral (menores a 5 mm), la presencia de un componente *in situ* extensivo sin expresión macroscópica, que el tejido mamario presente características fibronodulares marcadas y los cambios atribuibles a tratamiento neoadyuvante.

Retropezón

En este tipo de tejido, lo que se debe determinar es si hay o no compromiso por el proceso neoplásico. Por lo tanto, es importante que el material que se remita para su estudio sea el que se encuentra inmediatamente en contacto con el pezón y esté adecuadamente referenciado. De no ser posible, referenciar el sector a estudiar. El patólogo estudiará únicamente dicha zona (imagen 4a y 4b) mediante cortes por congelación (preferentemente).

La mayor limitación de esta pieza en su estudio intraoperatorio es que, si bien puede estudiarse mediante el raspado y extendido citológico de la zona, idealmente se debe estudiar mediante cortes por congelación con un criostato para poder evaluar la histoarquitectura de toda el área.

Figura 4a. Pieza de mastectomía que incluye losange cutánea. Área de retropezón pintada con tinta china y referenciada con punto de sutura hacia conductos galactóforos.

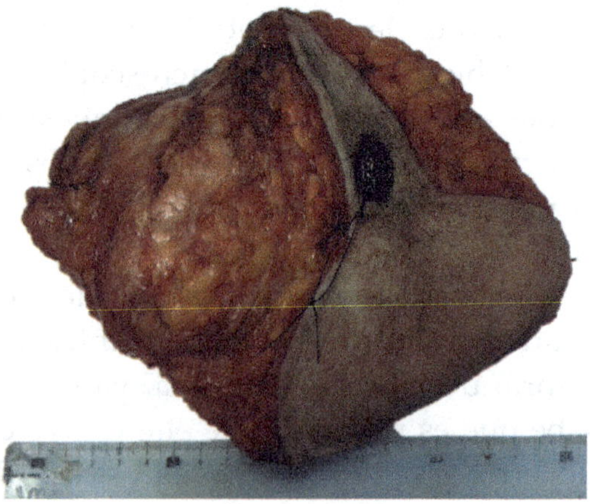

Figura 4b. Resección del área de retropezón, pintada con tinta china y referenciada. La pieza se secciona en cortes paralelos y se congelan en criostato todos los fragmentos obtenidos para analizar cortes histológicos seriados de grandes ductos y descartar (o no) compromiso por lesión.

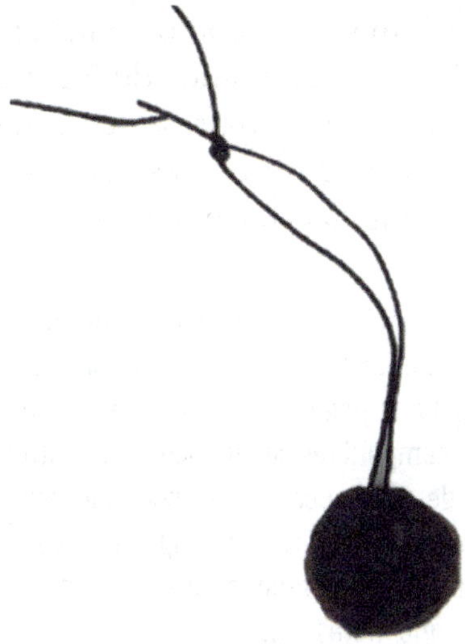

Retomas

Generalmente, este tipo de piezas son estudiadas por diferido, ya que se incluyen en su totalidad, debido a que en general no suelen tener lesión macroscópicamente evidente. Su estudio intraoperatorio puede ser macroscópico, pero siempre debe tenerse en cuenta que en el estudio por diferido su resultado puede variar debido a la presencia de células neoplásicas microscópicas en contacto con el nuevo margen de resección. Suele ser más frecuente en algunos tipos histológicos como por ejemplo el carcinoma lobulillar invasor, que infiltra como células sueltas sin expresión macroscópica nodular. También deben ser adecuadamente referenciadas para que el patólogo reconozca el nuevo margen de resección a estudiar. Si esto no ocurre y el tejido tiene lesión infiltrante o *in situ*, es muy difícil determinar si la misma se halla cercana al lecho quirúrgico previo o al nuevo/verdadero margen de resección.

Ganglio linfático centinela

El estudio de los ganglios linfáticos centinelas consiste en la sección en tajadas transversales a su eje mayor, en secciones de 2 mm de grosor, con el fin de evaluar la mayor cantidad de superficie posible que hacían foco en el sector subcapsular (Figura 5). Luego, se procede a improntar los fragmentos, de ambas caras, en un portaobjetos; se colorea y se continúa con su estudio microscópico.

Figura 5. Ganglio linfático axilar de 1.2 x 1 cm. Cortes macroscópicos seriados de 0,2-0,3 cm de espesor cada uno. Aspecto blanquecino, de bordes irregulares y consistencia dura. Macroscopia sugerente de macrometástasis.

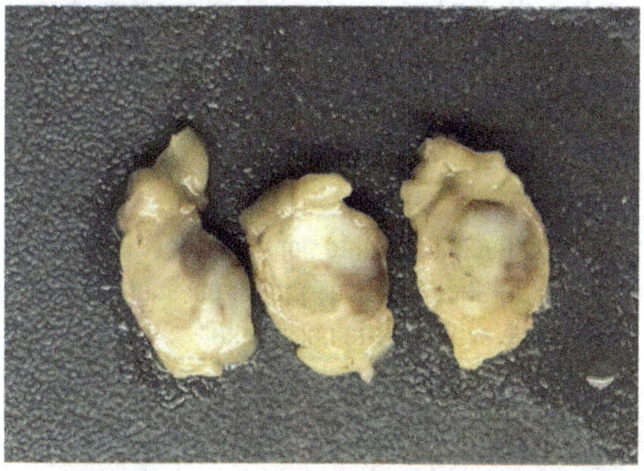

Dentro de sus limitaciones, se encuentran las micrometástasis, las metástasis de carcinoma lobulillar clásico, la presencia de nevos subcapsulares, la presencia de marcada histiocitosis sinusoidal y los cambios vinculables a neoadyuvancia. Todas estas situaciones podrían generar falsos negativos y falsos positivos con respecto al estudio posterior por diferido.

Ganglio linfático centinela

El estudio intraoperatorio del ganglio linfático axilar centinela permite completar la disección axilar en caso de ser necesario en el mismo tiempo operatorio que la cirugía mamaria, ya que el estado del ganglio linfático centinela predice el estadio de los otros ganglios linfáticos axilares. Podemos conocer el estado de los ganglios axilares como negativos, positivos o sospechosos, ya sea por la clínica, ecografía o por estudio de biopsia previa.

Métodos de marcado

La detección del ganglio centinela se realiza ya sea por inyección periareolar de azul patente (Figura 6), o con marcación de coloide radioactivo, o fluorescencia de acuerdo con la preferencia del cirujano y a la disponibilidad del método en los distintos centros. En ciertos casos, como en pacientes con tratamiento neoadyuvante, se recomienda realizar doble método de marcación.

Figura 6. Reconocimiento por parte del cirujano del ganglio linfático axilar centinela por método de inyección de azul patente periareolar.

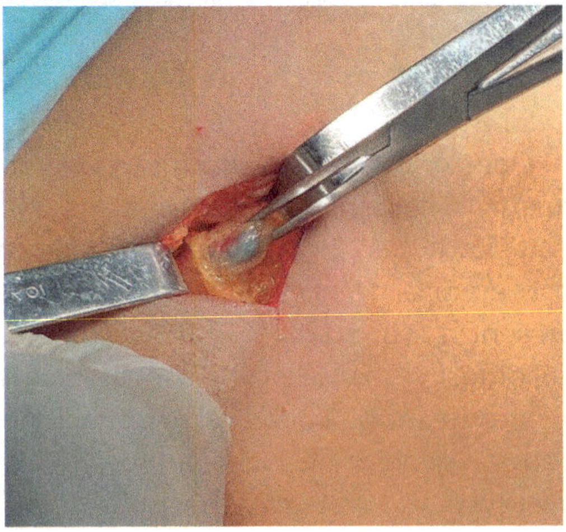

Método de estudio del ganglio

La evaluación intraoperatoria puede ser realizada por citología (metodología de elección en la rutina diaria): impronta o raspado y/o congelación de un fragmento tisular (Figura 7). Para ello, se diseca el ganglio marcado como centinela y se mide. Si este mide menos de 0,5 cm se hemisecciona; si es mayor, se secciona en tajadas de hasta 2 mm de espesor, en sentido perpendicular al eje mayor.

Figura 7. Extendido citológico de ganglio linfático axilar centinela. Se identifican en la mitad inferior de la imagen células pequeñas monótonas de núcleos regulares compatibles con linfocitos; en mitad superior grupo de células cohesivas, con macrocariosis, hipercromasia, citoplasmas amplios rosados y leve superposición. Resultado: positivo para células atípicas. Ganglio metastásico.

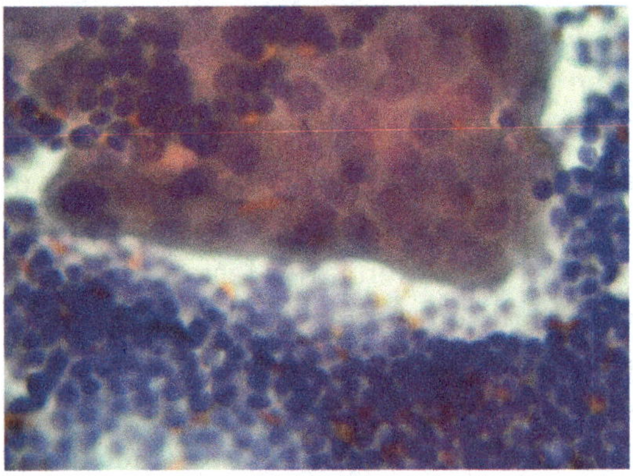

Se realiza impronta de ambas caras de las lonjas para estudiar exhaustivamente ambas superficies y evitar falsos negativos. Se fija la impronta citológica en alcohol 96° y se tiñe en general con azul de toluidina, o bien se deja secar al aire y se colorea con Diff Quik. Los extendidos se recorren completamente en el microscopio dibujando una guardia griega para no dejar sitios sin evaluar. Las metástasis son clasificadas según su extensión microscópica en macrometástasis (2 mm o mayor), micrometástasis (0.2mm a menos de 2 mm) y células tumorales aisladas (menos de 200 células). Tanto la presencia de micrometástasis como las células tumorales aisladas pueden llevar a un diagnóstico intraoperatorio falso negativo. En estas instancias, no es posible evaluar el compromiso capsular o la extensión a tejido adiposo periganglionar. La sensibilidad de este método para la detección de macrometástasis es de 67 % y solamente un 13 % para la detección de micrometástasis. La baja sensibilidad del método radica, mayormente, en el muestreo más que en un error de interpretación, ya que algunas metástasis son descubiertas en el estudio diferido en el desgaste del tejido incluido en el taco de parafina.

Estudio intraoperatorio de piezas mamarias post neoadyuvancia

Una de las grandes limitaciones del estudio intraoperatorio es, sin dudas, este tipo de piezas.

Datos clínicos necesarios para su abordaje

Para estudiar estas piezas, es necesario contar con los siguientes datos clínicos: lateralidad, topografía, tipo histológico, grado histológico, tamaño tumoral previo y posterior al tratamiento, respuesta clínica e imagenológica, estado ganglionar y si este tiene punción citológica o histológica previa y los tipos de marcación tumoral (clip, marca de carbón o ambos).

Estudio intraoperatorio

El objetivo principal es el mismo que para las cuadrantectomías sin neoadyuvancia, es decir, encontrar el lecho tumoral o tumor residual y su relación con los márgenes de resección. Para ello, es importante conocer la ubicación y el tamaño tumoral previo al tratamiento, ya que esto condiciona la forma en que se estudiará macroscópicamente la pieza (Figura 8).

Figura 8. Piezas de mastectomía posneoadyuvancia. Imagen superior: al corte se identifica lecho tumoral de aproximadamente 6 x 4 cm de coloración blanquecina y consistencia elástica. Pieza quirúrgica en fresco. Imagen inferior: Al corte lecho tumoral de aproximadamente 3 x 3 cm de coloración blanco-grisacea. Pieza quirúrgica fijada con formol al 10 %. En ambos casos, la extensión del lecho tumoral se deberá constatar y confirmar con los cortes histológicos realizados del mapeo de una lonja completa.

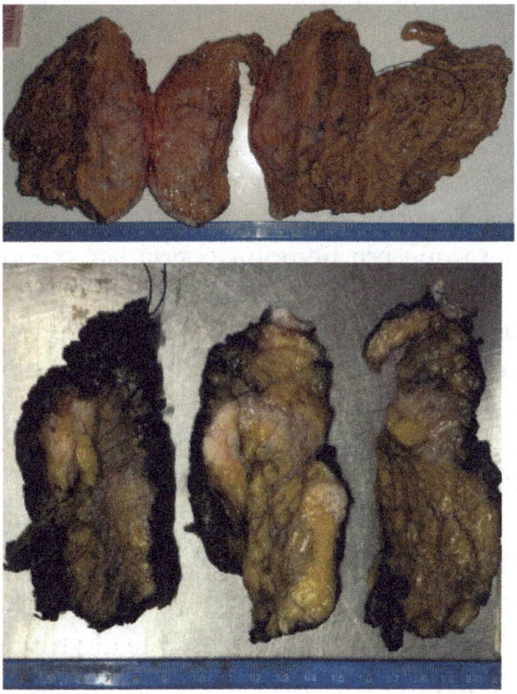

Generalmente, una vez detectado el lecho tumoral, se procede a ingresar y procesar en diferido parte del mismo en una tajada completa, con mapeo de esta. Posteriormente, si microscópicamente se identifica tumor residual, se establece una medida tumoral y el porcentaje de celularidad viable. Si no se observa tumor residual se procede a procesar más tajadas del lecho tumoral, con un máximo de 25 tacos (según consenso).

Con respecto a los ganglios linfáticos centinelas que eran positivos previo al tratamiento, se estudian de la misma manera, pero debe tenerse en cuenta que la presencia de extensa fibrosis puede alterar el resultado intraoperatorio, generando falsos negativos, ya que la celularidad que se desprende del material es mucho menor. Además, se presenta la dificultad de aislar ganglios linfáticos axilares en el estudio diferido, por reblandecimiento y por depleción linfocitaria de ellos.

Métodos y medios de fijación

Isquemia fría

Es el tiempo que transcurre desde que se interrumpe la irrigación del tejido y es fijado en un medio adecuado. Se considera que ese tiempo debería ser menor a una hora para evitar que el material biológico inicie el proceso de autolisis, lo cual podría afectar el estudio microscópico y las posteriores marcaciones con inmunohistoquímica del tejido de manera irreversible (etapa preanalítica).

Medios de fijación

El medio de fijación óptimo para este tipo de piezas es el formol buffer al 10 %, ya que preserva mejor el tejido tumoral para realizar el panel de marcadores pronósticos (receptores hormonales, Her2 y ki67) mediante técnicas de inmunohistoquímica. Por ejemplo, si quisiéramos preparar 1 lt de formol Buffer al 10 %, se deberán mezclar 100 ml de formol al 40% (concentración comercial) con 900 ml de agua destilada, adicionando dos sales (sodio fosfato monobásico y sodio fosfato dibásico) para neutralizar el ph del formol. Se sugiere que el volumen de cualquiera de estos medios de fijación sea 10 veces mayor al volumen del material enviado.

Tiempo de fijación

El tiempo óptimo de fijación recomendado es de entre 6 h (mínimo) y 72 h (máximo). Este rango de tiempo no alteraría el tejido tumoral, que puede realizarse técnicas de inmunohistoquímica con mejores resultados. Es importante y de mucha utilidad que los medios de fijación estén correctamente rotulados y siempre al alcance para evitar cualquier posibilidad de error y reducir al máximo el tiempo de isquemia fría.

Para las piezas de mastectomía, que no suelen requerir del estudio intraoperatorio, es importante que se llame al patólogo para que seccione en tajadas paralelas la pieza, evitando así una pobre fijación del tumor y la alteración de los resultados de los biomarcadores pronósticos. La fijación es una responsabilidad del médico que remite la pieza quirúrgica al laboratorio de anatomía patológica; por lo tanto, el cirujano debe corroborar el volumen y medio adecuado de fijación de los especímenes resecados.

Conclusiones

El rol del patólogo en el estudio intraoperatorio en patología mamaria es asistir al mastólogo/cirujano con el fin de guiar el procedimiento quirúrgico para evitar resecciones mayores a las necesarias o, inclusive, eventuales reintervenciones quirúrgicas. Esto únicamente es posible si el equipo multidisciplinario trabaja con una comunicación fluida, completa y acertada, poniendo el foco en nuestro único objetivo en común: siem

Bibliografía

1. Van Diest PJ, Torrenga H, Borgstein PJ, et al. Reliability of intraoperative frozen section and imprint cytological investigation of sentinel lymph nodes in breast cancer. Histopathology. 1999;35:14 –18.
2. Charles Cox, M.D, Barbara Centeno, M.D, Dan Dickson, B.S, et al. Accuracy of Intraoperative Imprint Cytology for Sentinel Lymph Node Evaluation in the Treatment of Breast Carcinoma. American Cancer Society. 2005;105:13–20.
3. Savitri Krishnamurthy, MD, Funda Meric-Bernstam, MD, Anthony Lucci, MD, et al. A Prospective Study Comparing Touch Imprint Cytology, Frozen Section Analysis, and Rapid Cytokeratin Immunostain for Intraoperative Evaluation of Axillary Sentinel Lymph Nodes in Breast Cancer. American Cancer Society. 2009
4. Jung Whan Chun, Jisun Kim, I. I. Yong Chung, et al. Comparison of survival outcomes for axillary surgery extent based on intraoperative sentinel lymph node biopsy result after neoadjuvant chemotherapy for breast cancer. Breast Cancer Research and Treatment. 2021;187:647–655.
5. Edward Robert St John, BSc, MRCS, Rashed Al-Khudairi, BSc,y Hutan Ashrafian, PhD, et al. Diagnostic Accuracy of Intraoperative Techniques for Margin Assessment in Breast Cancer Surgery. Ann Surg. 2017;265:300–310.
6. M.R. Bani a, M.P. Lux a, K. Heusinger a, et al. Factors correlating with reexcision after breast-conserving therapy. EJSO. 2009;32-37.
7. Barbara L. Smith, MD, PhD, Conor R. Lanahan, BS, et al. Feasibility Study of a Novel Protease-Activated Fluorescent Imaging System for Real-Time, Intraoperative Detection of Residual Breast Cancer in Breast Conserving Surgery. Ann Surg Oncol. 2020;27:1854–1861.
8. Christoph Hirche, Dawid Murawa, Zarah Mohr, et al. ICG fluorescence-guided sentinel node biopsy for axillary nodal staging in breast cancer. Breast Cancer Res Treat. 2010;121:373–378.
9. J.R. Morales Piato, F.N. Aguiar, B.S. Mota, M.D., et al. Improved frozen section examination of the retroareolar margin for prediction of nipple involvement in breast cancer. EJSO. 2015;1-5.
10. Rodolfo Laucirica, MD. Intraoperative Assessment of the Breast Guidelines and Potential Pitfalls. Arch Pathol Lab Med. 2005;129:1565–1574.
11. D. M. Layfield, A. Agrawal, H. Roche and R. I. Cutress. Intraoperative assessment of sentinel lymph nodes in breast cancer. British Journal of Surgery. 2011;98: 4–17.
12. Isabel T. Rubio, Fernando Aznar, Jose Lirola, et al. Intraoperative Assessment of Sentinel Lymph Nodes After Neoadjuvant Chemotherapy in Patients with Breast Cancer. Ann Surg Oncol. 2010;17:235–239.
13. Rebeca Neves Heinzen, Alfredo Carlos Simões Dornellas de Barros, Filomena Marino Carvalho, et al. Nipple-sparing mastectomy for early breast cancer: the importance of intraoperative evaluation of retroareolar margins and intra-nipple duct removal. Gland Surg. 2020;9(3):637-646.
14. Jianli Wang, MD, Xiuli Xiao, MD, Jianmin Wang, MD, PhD, et al. Predictors of Nipple–Areolar Complex Involvement by Breast Carcinoma: Histopathologic Analysis of 787 Consecutive Therapeutic Mastectomy Specimens. Ann Surg Oncol. 2012; 19:1174–1180.
15. Benjamin W. Maloney, David M. McClatchy, Brian W. Pogue, et al. Review of methods for intraoperative margin detection for breast conserving surgery. Journal of Biomedical Optics 23(10). 2018.

CAPÍTULO 24

Plataformas genómicas de uso en el tratamiento del cáncer de mama

Norese Gabriela

Introducción

Los principales factores pronósticos del cáncer de mama en estadio inicial son: la expresión de HER2, marcadores de proliferación como ki67, número de ganglios comprometidos, histología y grado tumoral, tamaño tumoral, y presencia de invasión linfovascular. Además, en pacientes que se realicen tratamiento conservador de la mama, el riesgo de recurrencia locorregional está relacionado con el compromiso de los márgenes quirúrgicos y la presencia de carcinoma ductal in situ (CDIS).

En el pasado, las recomendaciones para la mayoría de las terapias sistémicas, especialmente la quimioterapia, se basaba en el compromiso de los ganglios linfáticos, la histología o tamaño tumoral. Al momento del diagnóstico, aproximadamente el 60 % de las pacientes con cáncer de mama con receptor hormonal positivo, Her2 negativo no tendrá compromiso ganglionar y un 15 % recaerá dentro de los primeros 10 años si se trata con endocrinoterapia solamente.

El riesgo de recurrencia se puede reducir si se agrega quimioterapia. Sin embargo, dado el bajo riesgo de esta y la respuesta parcial a la quimioterapia, gran parte de estas pacientes serán sobre tratadas si reciben quimioterapia.

A partir de los progresos en la biología, diagnóstico y tratamiento en el cáncer de mama, es que en la 8va edición de la AJCC se incorporó, además de la clasificación TNM, los biomarcadores básicos mundialmente aceptados y con utilidad clínica comprobada. Estos biomarcadores incluyen el grado histológico, el estado del receptor de estrógeno y receptor de progesterona, receptor del factor de crecimiento epidérmico humano (HER2), marcador de proliferación (Ki-67).

Las plataformas genómicas proveen información pronóstica y predictiva que complementa al TNM y a la evaluación de la patología. También, ayudan en la toma de decisiones sobre la quimioterapia adyuvante.

Estos estudios moleculares implican el análisis de determinados genes en el tumor y que están diseñados para estimar el riesgo de recurrencia a distancia de la enfermedad (pronósticas) y/o predecir con la mayor precisión posible la respuesta a la terapia adyuvante (predictiva).

Las primeras pruebas genómicas desarrolladas fueron Oncotype DX y MammaPrint, y se basaron en la expresión diferencial y en células sanas y tumorales, de un determinado número de genes. La segunda generación de pruebas genómicas, entre las que se encuentran Endopredict® y Prosigna™, combinan los resultados de expresión génica con parámetros clínico-patológicos, con el objetivo de mejorar la estimación del riesgo de recaída de las pacientes. En general, los resultados se expresan a través de un *score* o puntaje de recurrencia que subdivide a los distintos grupos de riesgo (bajo, intermedio, alto).

Descripción de las distintas plataformas genómicas disponibles para cáncer de mama

Oncotype DX

Esta prueba se basa en el estudio de 21 genes (16 asociados a factores de recurrencia del cáncer y 5 de referencia) a través de PCR Real Time. Fue diseñada para estimar el riesgo de recurrencia a distancia (según bibliografía actual a 9 años, y en pacientes con cáncer de mama estadio inicial receptores hormonales positivos, HER2 negativo, tratadas durante 5 años con terapia endocrina) y predecir el efecto del uso de quimioterapia.

Estima que las mujeres se beneficiarían del agregado de quimioterapia luego de la cirugía en casos de pacientes pre y postmenopáusicas con cáncer de mama en estadios tempranos.

El score de recurrencia (RS) va de 0 a 100 y su interpretación varía si se trata de pacientes pre o post menopáusicas y si presenta o no ganglios comprometidos (y su número). Se puede utilizar en caso de ser una paciente postmenopáusica sin ganglios comprometidos (N0) o 1-3 ganglios positivos (N1) o si es pre menopáusica y tiene de 1 a 3 ganglios positivos.

El punto de corte es de 26. Esto implica que, si el RS es menor a 26, no hay beneficio del agregado de quimioterapia a la hormonoterapia porque se asocia con un bajo riesgo de recurrencia a distancia. Si el RS es mayor a 26, se recomienda el agregado de quimioterapia.

En pacientes premenopáusicas con ganglios negativos el punto límite es menor. Si el RS es <15, no hay beneficios del agregado de quimioterapia. Si el RS está entre 16-25, se debe considerar quimioterapia seguido de hormonoterapia con supresión ovárica, y, si es mayor a 26, se recomienda la quimioterapia (Tablas 1 y 2):

Tabla 1. Riesgo de recurrencia según RS y beneficio de agregado de quimioterapia en pacientes con cáncer de mama receptores hormonales positivos Her2 negativo, mayores a 50 años y ganglios negativos o N1 (1 a 3 ganglios positivos).

SCORE	(RS)	0 - 25	26-100
Quimioterapia		Sin beneficio	Beneficio > 15%
Riesgo recurrencia		BAJO	ALTO

Tabla 2. Riesgo de recurrencia según RS y beneficio de agregado de quimioterapia en pacientes con cáncer de mama receptores hormonales positivos Her2 negativo, menores a 50 años y ganglios negativos.

SCORE	0 - 15	16-25	26-100
Quimioterapia	Sin beneficio	Beneficio del 1 al 6,5%	Beneficio > 15%
Riesgo recurrencia	BAJO	INTERMEDIO	ALTO

Las guías de la Sociedad Americana de Oncología Clínica (ASCO) divide a las pacientes en menores o mayores de 50 años con cáncer de mama estadio inicial, determinando que, si es mayor a 50 años y presenta un RS menor a 26, y mujeres menores de 50 años con RS menor a 16, el beneficio del agregado de quimioterapia es nulo a mínimo. De modo práctico, el oncólogo puede ofrecer hormonoterapia solamente (nivel de evidencia alto, grado de recomendación: fuerte). Según las guías de la NCCN, el uso de ONCOTYPE DX en casos de cáncer de mama en paciente premenopáusica y presencia de 1 a 3 ganglios positivos como test predictivo tiene un nivel de evidencia 2A.

Los estudios NSABP B-20 y SWOG 8814 establecieron el valor predictivo del *score* de recurrencia, mientras que los estudios prospectivos TAILORx y RxPONDER permitieron definir el beneficio de la quimioterapia en distintos grupos de pacientes según su riesgo de recurrencia.

Se publicaron en 2015, los primeros resultados del estudio TAILORx, en el cual 1626 mujeres con RS de 0 a 10 asignadas a endocrinoterapia sola sin quimioterapia; presentaron una sobrevida libre de enfermedad (SLE) a los 5 años del 93,8% (95 % CI, 92.4 - 94.9), una tasa de recurrencia a distancia del 99,3 % (98,7 % de recurrencia a distancia y locorregional) y una sobrevida global (SG) del 98% (CI 95%, 97,1 - 98,6 %). Después de 9 años de seguimiento, en 2018, Sparano y colaboradores reportan una SLE 83,3 % para la terapia hormonal sola y del 84,3 % para la terapia hormonal y la quimioterapia, con una SG del 93,9 % y 93,8 %, respectivamente. Por lo que acorde a estos resultados, las mujeres mayores de 50 años con cáncer de mama receptores hormonales positivos HER2 negativo con RS menor a 25 pueden evitar la quimioterapia, dado que en el grupo de riesgo intermedio (RS 11-25) no se observó beneficio con la quimioterapia.

En 2021, Kalinski y colaboradores publican los datos del estudio prospectivo RxPONDER donde se analizaron pacientes con ganglios positivos (1-3) y RS menor o igual a 25. Se observó que las pacientes postmenopáusicas no se beneficiaron con el agregado de quimioterapia, mientras que las premenopáusicas sí (SLE a 5 años del 89 % para endocrinoterapia sola versus un 93,9 % para quimio-endocrinoterapia).

PAM50 – Prosigna Breast Cancer Assay

La plataforma genómica PAM50 fue diseñada para proveer información sobre los subtipos tumorales (Luminal A, luminal B, Basal like, Her2+) y estima sobrevida libre de recurrencia a distancia a 10 años (asumiendo el uso de 5 años de hormonoterapia). Al utilizar tecnología Nanostring (NanoString nCounter® Dx), se analizan 58 genes (50 genes para la identificación del subtipo molecular y 8 genes control).

El algoritmo propuesto por Prosigna™ combina datos genómicos basados en el subtipo molecular del tumor (PAM50) y la información clínica correspondiente a tamaño del tumor, estado de proliferación y el estado de afectación ganglionar. Este algoritmo proporciona un índice denominado ROR, cuyo valor está comprendido entre 0-100, y clasifica a los pacientes en tres categorías de riesgo: alto, bajo e intermedio.

Los puntos de corte que marcan los tres grupos de riesgo difieren en función de la existencia de afectación ganglionar. Por consiguiente, un mismo valor de ROR representa distinto riesgo de recurrencia a distancia a 10 años si el paciente tiene o no afectación ganglionar.

Sin afectación ganglionar:

- Riesgo bajo: ROR de 0-40.
- Riesgo intermedio: ROR de 40-60.

- Riesgo alto: ROR de 60-100.

En caso de riesgo bajo y ganglios negativos, independiente del tamaño tumoral, coloca al cáncer con un pronóstico como T1a- T1b N0 M0. Con afectación ganglionar:

- Riesgo bajo: ROR de 0-40.
- Riesgo alto: ROR > 40.

En las pacientes de bajo riesgo tratadas con hormonoterapia, solamente el riesgo de recurrencia a distancia fue menor al 3,5% a 10 años.

Tabla 3. Estado ganglionar y riesgo de recurrencia (ROR).

ESTADO GANGLIONAR	ROR	RIESGO
NEGATIVO	0-40	BAJO
	41-60	INTERMEDIO
	61-100	ALTO
POSITIVO (1-3)	0-40	BAJO
	41-100	ALTO

Este test está indicado para mujeres postmenopáusicas con cáncer de mama y receptores hormonales positivos en estadios tempranos con y sin afectación ganglionar (hasta 3 ganglios afectados).

Independientemente del estado de los ganglios linfáticos, la estratificación en los subtipos intrínsecos mostró que los tumores Luminal B presentaban un riesgo del 18,4 % de recurrencia a distancia a los 10 años frente al 7,6 % para los tumores Luminal A. PAM50 genera una puntuación de riesgo de recaída (ROR) específica para cada paciente.

Se encuentran en desarrollo estudios prospectivos que avalen su uso como prueba predictiva como el OPTIMA (Optimal Personalized Treatment of early breast cancer using Multi-parameter Analysis) trial. Este estudio internacional, multicéntrico randomizado de no inferioridad evalúa mujeres y hombres mayores a 40 años, operados ya de cáncer de mama receptores hormonales positivos (mayor 10 %), HER2 negativo pN1 o pN2, o que tengan tumor mayor o igual a 20 mm pN1mi, o tumor mayor 30 mm pN0. Se dividió un grupo que realiza esquema estándar (quimioterapia, endocrinoterapia) y un grupo testeado con Prosigna, que, a su vez, se dividió en bajo (RS<60) o alto (>60) *score*. El grupo de bajo riesgo sólo recibió terapia hormonal (inhibidores de aromatasa en postmenopáusicas y premenopáusicas con supresión ovárica o tamoxifeno en premenopáusicas y hombres) y el alto riesgo recibió quimioterapia con endocrinoterapia. El objetivo primario es evaluar costo-efectividad de la realización del test para guiar el tratamiento. Este estudio se presentó en *abstract* de *ASCO Annual Meeting* en 2021. Sus resultados estarían disponibles en un año.

El estudio CORALLEEN de fase 2 publicado en *The Lancet* en 2020 evaluó el uso de ribociclib con letrozol versus quimioterapia en pacientes postmenopáusicas con tumores receptores hormonales positivos her2 negativo luminal B.

El uso en pacientes postmenopáusicas tiene un nivel de recomendación moderado con calidad de evidencia moderada acorde a las últimas recomendaciones de ASCO.

Endopredict

Esta plataforma del Laboratorio Myriad Genetics analiza 12 genes (3 genes asociados a proliferación, 5 asociados a receptores hormonales, 3 de referencia, 1 de control) a través de PCR Real Time.

Se indica en casos de pacientes pre y posmenopáusicas con tumores T1-T2, receptores hormonales positivos, Her2 negativo, ganglios negativos y de 1-3 positivos y estima riesgo de recurrencia a distancia dentro de los primeros 10 años del diagnóstico de cáncer. Su uso está contemplado por el trabajo ABCSG 6/8 y el estudio TransATAC.

El EPclin Score estima la probabilidad de desarrollar metástasis dentro de los primeros 10 años (asumiendo el uso de 5 años de hormonoterapia). Se calcula con base en EP score (por análisis genómico) más datos clínicos sobre tamaño tumoral y estado ganglionar, y divide a las pacientes en bajo o alto riesgo:

- Riesgo bajo (<3,3): independiente del tamaño tumoral, coloca al tumor con un pronóstico como T1a- T1b N0 M0 y se lo estadifica como estadio I, con un riesgo de recurrencia a distancia del 4% a 10 años (ABCSG 6/8) y del 5,6% en casos con ganglios positivos (en TransATAC)
- Riesgo alto (>3,3): implica alto riesgo de metástasis en los próximos 10 años.

Mammaprint

Es una plataforma que analiza 70 genes utilizando la tecnología Microarray, desarrollada por el laboratorio Agendia. Fue diseñada para estimar riesgo de recurrencia a distancia entre los 5 a 10 años y evaluar qué pacientes se beneficiarían con el agregado de la quimioterapia.

Se indica en pacientes con tumores menores a 5 cm, ganglios negativos y de 1-3 positivos. Es independiente del estado de los receptores hormonales y Her2. Se puede utilizar en pre y postmenopáusicas.

Divide a las pacientes en 2 grupos de riesgo de recurrencia: alto y bajo. Se utiliza una escala de -1 a +1.

- Riesgo bajo (>0): bajo riesgo de metástasis a 10 años.
- Riesgo alto (<0): alto riesgo de metástasis a 10 años.

En las pacientes con un alto riesgo clínico pero bajo riesgo genómico, la sobrevida a 5 años libre de metástasis a distancia fue del 94,7 % entre quienes no recibieron quimioterapia adyuvante (acorde al MINDACT trial).

En pacientes con 1 a 3 ganglios positivos la tasa de sobrevida a 5 años libre de metástasis fue del 96,3 % en quienes recibieron quimioterapia vs el 95,6 % en quienes no la recibieron. El beneficio de la quimioterapia fue predominante en pacientes menores de 50 años.

A fines prácticos, esto representa una reducción de prescripción de quimioterapia del 46 % dentro del grupo de alto riesgo clínico y una reducción absoluta del 14 % en la prescripción de quimioterapia adyuvante en el total de pacientes. Es por ello que los resultados del estudio MINDACT proporcionan evidencia científica de nivel 1A al uso de MammaPrint®.

BCI (Breast Cancer Index)

El Breast Cancer Index o BCI analiza 7 genes a través de RT PCR. Estima riesgo de recurrencia a los 5-10 años del diagnóstico en casos con ganglios negativos RH positivos.

Además, esta prueba puede ayudar a las mujeres y a sus médicos a decidir si sería beneficioso extender la terapia hormonal 5 años más (para un total de 10 años de terapia hormonal), apoyado por los resultados de los estudios MA.17, Trans-aTTom e IDEAL.

- Riesgo bajo (0-5): T1-T2 con receptores hormonales positivos Her2 negativo N0, tienen el mismo pronóstico que un tumor T1a-T1b N0 M0 independientemente del tamaño tumoral. No hubo beneficios con el uso de terapia endocrina extendida.
- Riesgo alto (5,1-10): tienen un mayor riesgo de recurrencia a distancia. El uso de endocrinoterapia extendida demostró una mejor sobrevida libre de progresión comparado con la rama control.

Aplicabilidad de las distintas plataformas genómicas en cáncer de mama: presente y futuro

Actualmente, estudios de perfiles multigénicos, como los que han sido descritos anteriormente, están aprobados por las agencias reguladoras de la salud y cuentan con el apoyo de las guías clínicas internacionales para el cáncer de mama. Estos test se recomiendan, en la práctica clínica estándar, para guiar la toma de decisiones clínicas con respecto al uso de quimioterapia adyuvante para el cáncer de mama invasor, receptores hormonales positivos/HER2 negativo.

Todas las pruebas están validadas como herramientas para determinar pronóstico, pero no todas han sido validadas como predictivas.

Si bien se utilizan en pacientes con cáncer de mama en estadios iniciales de tipo luminal, cada prueba es distinta a la otra desde el perfil molecular analizado hasta los parámetros clínicos evaluados y los algoritmos propios utilizados para determinar los grupos de riesgo. Es por ello que las pruebas genómicas no son intercambiables. Además, hay estudios que demuestran altos índices de discordancia entre las pruebas disponibles (> 40 %).

Para los grupos de trabajo americanos en cáncer de mama (por ejemplo, NCCN), priorizan el uso de Oncotype para pronóstico y predicción sobre el beneficio de quimioterapia en pacientes postmenopáusicas con cáncer de mama luminal ganglios negativos o con presencia de 1 a 3 ganglios positivos (nivel de evidencia I). Las otras plataformas pueden dar información pronóstica, pero faltan estudios prospectivos que avalen su aplicabilidad para predecir el beneficio del uso de quimioterapia. Salvo Mammaprint, que tiene un nivel de evidencia I como biomarcador pronóstico, el resto tiene un nivel 2A (según NCCN).

Sin embargo, las guías NICE (National Institute for Health and Care Excellence, Reino Unido) del 2018 recomiendan Endopredict, Oncotype Dx y Prosigna como opciones para guiar la decisión en el uso de quimioterapia adyuvante en pacientes con cáncer de mama estadio inicial, receptores de estrógeno positivos, Her2 negativos y ganglios negativos (incluyendo compromiso con micrometástasis) sólo si presentan un riesgo de recurrencia intermedio (utilizando modelos de predicción como PREDICT o el Índice pronóstico de Nottingham). La información proporcionada por la prueba les ayudaría a elegir si recibir o no quimioterapia adyuvante teniendo en cuenta la preferencia del paciente, el acceso de las pruebas y la posibilidad de acceder a información y datos otorgados por las pruebas por parte de los médicos y sistema de salud.

En estas guías, a diferencia de las de la NCCN, no se recomienda el uso de Mammaprint para guiar el uso de quimioterapia en pacientes con cáncer de mama estadio inicial, receptores de estrógeno positivos, Her2 negativos y ganglios negativos, porque no es costo-efectivo.

Por otra parte, los resultados obtenidos en los distintos trabajos de investigación en pacientes posmenopáusicas no se pueden extrapolar a pacientes premenopáusicas. Las pacientes menores de 50 años de edad aún pueden beneficiarse de la quimioterapia a pesar de pertenecer a un grupo de bajo riesgo, por plataforma genómica, con los resultados de los estudios realizados a la fecha. Las puntuaciones de riesgo deben interpretarse con precaución y las decisiones deben tomarse teniendo en cuenta otros factores clínicos, patológicos o relacionados con la paciente. En casos de cáncer de mama en paciente premenopáusica y presencia de 1 a 3 ganglios positivos, el nivel de evidencia es 2A.

Si una paciente tiene cáncer de mama con ganglios negativos o con 1 a 3 ganglios positivos y ha sido tratada con 5 años de terapia endocrina primaria sin evidencia de recurrencia, el médico puede ofrecer la prueba BCI para ayudar a guiar las decisiones sobre la terapia endocrina extendida con tamoxifeno, un inhibidor de aromatasa o una secuencia de tamoxifeno seguida de inhibidor de aromatasa.

Las decisiones de tratamiento deben basarse en toda la información clínica y patológica disponible para cada paciente, en lugar de depender completamente en los resultados de las pruebas de perfiles multigénicos. Las decisiones también deben considerar el estadio de la enfermedad, las comorbilidades y las preferencias del paciente. Por ejemplo, en pacientes con un tumor de bajo grado (G1) de menos de 1 cm de tamaño, es controversial el uso de una plataforma genómica para definir uso de quimioterapia adyuvante, ya que es poco probable que su resultado sea decisivo en el tratamiento para usar, aunque podría utilizarse una plataforma como PAM50 que demostró definir con mayor precisión los distintos subtipos moleculares comparado con inmunohistoquímica clásica. Por otra parte, tampoco se recomienda indicarlas en pacientes que no estarían dispuestas a realizarlas o en casos donde, por las características clínicas y patológicas del cáncer, tenga indicación de quimioterapia (a lo cual se debe agregar situación social de la paciente, dado el costo del estudio y falta de cobertura por los seguros de salud).

No hay datos sobre el uso de pruebas genómicas en pacientes con 4 ganglios positivos. Ninguno de estos test se recomienda como guía de tratamiento en pacientes con cáncer de mama HER2 positivo o triple negativo, y además hay información limitada sobre su uso en hombres.

Se ha planteado el uso de las plataformas genómicas en otros casos de cáncer de mama como el uso de Oncotype Dx en carcinoma ductal *in situ* (CDIS) para predecir si recurrirá (a 10 años) o se volverá invasor con posible compromiso de la misma mama para ayudar a planificar el tratamiento como el uso o no de radioterapia según el grupo de riesgo. El Breast DCIS Score es un número entre 0 y 100, que se clasifica según *score* bajo riesgo (menor a 39), intermedio (39 a 54) y alto riesgo (mayor o igual a 55). Es probable que las pacientes con una estimación de riesgo bajo obtengan un beneficio absoluto menor de la radioterapia mientras que las de alto riesgo tendrían un beneficio mayor. El desarrollo del test se basó en parte en la evidencia obtenida con el uso de Oncotype DX de 21 genes. Los estudios iniciales encontraron que el ensayo arrojó una amplia gama de puntajes de recurrencia en muestras de CDIS. Luego, se modificó el algoritmo de 21 genes y se seleccionó un panel de 12 genes para el estudio de validación clínica inicial en un análisis retrospectivo del ensayo clínico prospectivo E5194 del Eastern Cooperative Oncology Group y el American College of Radiology Imaging Network (ECOG-ACRIN). El panel final de DCIS se seleccionó con base en los genes que se sabe que predicen la recurrencia a distancia y la mortalidad por cáncer de mama en el cáncer invasor tratado con tamoxifeno y no tratado. El ensayo incluye el grupo de genes de proliferación, el receptor de progesterona (PGR) y GSTM1. En particular, los genes ER y ERBB2/HER2 neu que se incluyeron en el ensayo de 21 genes se eliminó del panel DCIS. Si bien los estudios prospectivos son pocos y no hay aún un estudio basado en experiencia de la vida real, el test podría ayudar en el proceso de toma de decisiones, especialmente cuando arroja una puntuación inicial lo suficientemente baja como para evaluar el beneficio real de la radioterapia. Sin embargo, dado el período relativamente corto desde que el test está disponible comercialmente y la accesibilidad limitada a la cobertura de costos, existe una experiencia limitada con respecto a la utilidad clínica de Oncotype DCIS Score.

Si bien las plataformas genómicas descritas fueron diseñadas para su uso en estadios iniciales de cáncer de mama, se encuentran en desarrollo trabajos de investigación que avalarían su uso en estadios avanzados y en el análisis de metástasis, principalmente con Prosigna, por sus características genómicas que permiten definir el subtipo molecular. Eso contribuiría en una más adecuada clasificación comparado con inmunohistoquímica clásica también en este grupo de tumores.

En la región están disponibles todas las pruebas genómicas para cáncer de mama excepto BCI. En el caso de Oncotype DX® y MammaPrint®, las muestras tumorales son analizadas en los laboratorios de referencia propiedad de las compañías que las han desarrollado localizados en Estados Unidos y Holanda, respectivamente. Por el contrario, EndoPredict® y Prosigna™ son pruebas diseñadas para poder ser realizadas en laboratorios locales (como ocurre con Prosigna en Argentina), disminuyendo, de esta manera, el tiempo de espera del resultado y la posibilidad de realizar la repetición de la prueba en caso de duda.

Todas las plataformas genómicas están orientadas a su uso en cánceres de tipo luminales Her2 negativo. Sin embargo, existe una plataforma de reciente aparición para tumores de mama Her2 enriquecido en estadio inicial. Her2DX, propiedad del laboratorio Reveal Genomics, combina información clínica (sobre tamaño tumoral, estado ganglionar, TILS, subtipo molecular) y la expresión de 27 genes (14 relacionados a infiltración inmune, 4 a la proliferación de células tumorales, 5 a la diferenciación luminal y 4 al amplicón de HER2, incluido ERBB2). Es de carácter predictiva, brindando 2 scores diferentes (que van de 0 a 100) para definir riesgo a largo plazo de recaída después de la quimioterapia basada en trastuzumab (bajo riesgo y alto riesgo, con punto de corte en 50) y la probabilidad de lograr una respuesta patológica completa (pCR) después de la terapia neoadyuvante basada en anti-HER2 (bajo, mediano y alto riesgo, divididos según tertiles). Además, HER2DX proporciona niveles de expresión de ARNm de ERBB2 en el cáncer de mama HER2+. El score de riesgo de recurrencia HER2DX y el score de probabilidad de pCR de HER2DX brindan información complementaria, lo que abre una oportunidad para guiar mejor el tratamiento de pacientes con cáncer de mama HER2+. Esta nueva herramienta, ya evaluada en más de 2000 pacientes, fue elegida como uno de las creaciones más relevantes de 2022 y estará disponible en el país a partir de 2023.

Tabla 4. Resumen de las distintas plataformas genómicas (información extraída del artículo: Clinical Utility of Multigene Profiling Assays in Early-Stage Invasive Breast Cancer: An Ontario Health -Cancer Care Ontario-Clinical Practice Guideline). Prosigna también se desarrolla en Argentina y Europa. Información no incluida en el artículo mencionado.

	ONCOTYPE	PROSIGNA	MAMMAPRINT	ENDOPREDICT	BREAST CANCER INDEX (BCI)
Material	Taco de parafina	Taco de parafina	Taco de parafina o tejido fresco	Taco de parafina	Taco de parafina
Técnica	RT PCR	nCounter DX	Microarray	RT PCR	RT PCR
SCORE	RS (0-100)	ROR (0-100)	Mammaprint Index	Epclin score (1-6) Molecular score (1-15)	BCI score (0-10)
Genes	21	50	70	12	
Laboratorio	Exact Sciences Corp	Veracyte	Agendia	Myriad Genetics	Biotheranostics Inc.
Localización	Central (EEUU)	Descentralizado (EEUU, UK)	Central (Países Bajos y EEUU)	Central (EEUU)	Central (EEUU)
Aprobación, organismo regulatorio	Laboratorio certificado CLIA	FDA (para testeo descentralizado)	FDA (para testeo centralizado en Agendia para tejido en parafina)	CE mark (Europa)	Laboratorio certificado CLIA/ CAP

En general, el uso de test de perfiles multigénicos para el cáncer de mama en etapa temprana, con ganglios negativos, receptores de hormonales positivos y HER2 negativo está bien establecido. Se puede utilizar una variedad de test para identificar a las pacientes postmenopáusicas de bajo riesgo con un pronóstico favorable de la enfermedad que se pueden tratar de manera segura con terapia endocrina sola. Se debe tener cuidado al interpretar los resultados de test en mujeres premenopáusicas en las que puede existir el beneficio de la quimioterapia adyuvante, incluso entre pacientes con puntuaciones de bajo riesgo. Se requiere más investigación; próximos estudios también ayudarán a aclarar su potencial uso para guiar la toma de decisiones clínicas con respecto a la quimioterapia neoadyuvante y la radioterapia adyuvante. También está emergiendo el papel de los test multigénicos para guiar las decisiones clínicas con respecto a la duración de la terapia endocrina adyuvante.

En definitiva, las plataformas genómicas son herramientas clínicas valiosas para discutir con los pacientes. Su función es ayudar a guiar y facilitar las decisiones de tratamiento clínico personalizado para la terapia sistémica adyuvante en pacientes con cáncer de mama en etapa temprana.

Bibliografía

1. Cardoso F, Kyriakides S, Ohno S, Penault-Llorca F, Poortmans P, Rubio I, Zackrisson S and Senkus E, on behalf of the ESMO Guidelines Committee. Early breast cancer: ESMO Clinical Practice Guidelines for diagnosis, treatment and follow-up. European Society for Medical Oncology. 2019.
1. American Joint Committee on Cancer (AJCC). Cancer Staging Manual. 8va Ed. 2017
2. Andre F, Ismaila N and Stearns V. Use of Biomarkers to Guide Decisions on Adjuvant Systemic Therapy for Women With Early-Stage Invasive Breast Cancer: ASCO Clinical Practice Guideline Update). JCO. 2019. DOI https://doi.org/10. 1200/JOP.19.00264
3. Andre F, Ismaila N, Allison K et al. Biomarkers for Adjuvant Endocrine and Chemotherapy in Early-Stage Breast Cancer: ASCO Guideline Update. Journal of Clinical Oncology 2022 40:16, 1816-1837.
4. Blanchette P, Sivajohanathan D, Bartlett J, Eisen A, et al. Clinical Utility of Multigene Profiling Assays in Early-Stage Invasive Breast Cancer: An Ontario Health (Cancer Care Ontario) Clinical Practice Guideline. Curr. Oncol. 2022, 29, 2599–2615. https://doi.org/10.3390/curroncol29040213
5. Gradish W, Moran M, Abraham J, Abramson V, Agnese D et al. Breast cancer. NCCN Clinical Practice Guidelines in Oncology. Version 4. 2023.
6. Guarneri V. et al. HER2DX genomic test in HER2-positive/hormone receptor positive breast cancer treated with neoadjuvant trastuzumab and pertuzumab: A correlative analysis from the PerELISA trial. Lancet. eBioMedicine 2022;85: 104320
7. Jensen, M. B. et al. The Prosigna gene expression assay and responsiveness to adjuvant cyclophosphamide-based chemotherapy in premenopausal high-risk patients with breast cancer. Breast Cancer Res. 2018;20:1–10

8. Kalinski K, Barlow WE, Gralow JR, Meric-Bernstam F, Albain KS, 21-Gene Assay to Inform Chemotherapy Benefit in Node-Positive Breast Cancer, N Engl J Med 2021; 385:2336-2347
9. NICE Guidelines. Tumour profiling tests to guide adjuvant chemotherapy decisions in early breast cancer. 2018. www.nice.org.uk/guidance/dg34
10. Nofech-Mozes S, Hanna W, Rakovitch E. Molecular Evaluation of Breast Ductal Carcinoma in Situ with Oncotype DX DCIS. Am J Pathol. 2019 May;189(5):975-980. doi: 10.1016/j.ajpath.2018.12.003. Epub 2018 Dec 31. PMID: 30605628.
11. Prat A, Saura C, Pascual T, et al. Ribociclib plus letrozole versus chemotherapy for postmenopausal women with hormone receptor-positive, HER2-negative, luminal B breast cancer (CORALLEEN): an open-label, multicentre, randomised, phase 2 trial. Lancet Oncol. 2020 Jan;21(1):33-43
12. Prat A, Guarneri V, Pascual T, Brasó-Maristany F, Sanfeliu E, et al. Development and validation of the new HER2DX assay for predicting pathological response and survival outcome in early-stage HER2-positive breast cancer. EBioMedicine. 2022 Jan;75:103801. doi: 10.1016/j.ebiom.2021.103801. Epub 2022 Jan 3. PMID: 34990895; PMCID: PMC8741424.
13. Rossi P. et al. Recommendations from the European Commission Initiative on Breast Cancer for multigene testing to guide the use of adjuvant chemotherapy in patients with early breast cancer, hormone receptor positive, HER-2 negative. British Journal of Cancer (2021) 124:1503–1512; https://doi.org/10.1038/s41416-020-01247-z
14. Bartlett JMS, Sgroi DC, Treuner K, Zhang Y, Piper T, et al. Breast Cancer Index Is a Predictive Biomarker of Treatment Benefit and Outcome from Extended Tamoxifen Therapy: Final Analysis of the Trans-aTTom Study. Clin Cancer Res. 2022 May 2; 28(9):1871-1880.
15. Sparano JA, Gray RJ, Makower DF, Pritchard KI, Albain KS, et al. Prospective Validation of a 21-Gene Expression Assay in Breast Cancer. N Engl J Med. 2015 Nov 19; 373(21):2005-14. doi: 10.1056/NEJMoa1510764.
16. Sparano JA, Gray RJ, Makower DF, Pritchard KI, Albain KS, et al. Adjuvant Chemotherapy Guided by a 21-Gene Expression Assay in Breast Cancer. N Engl J Med 2018; 379:111-121.

CAPÍTULO 25

Carcinoma ductal *in situ*

Cuero Carmen - Pedro Ana María

Introducción

El carcinoma ductal in situ (CDIS), también llamado carcinoma intraductal, se define como una proliferación de células neoplásicas que están confinadas al sistema ducto lobulillar, pero sin invasión evidente del estroma, es decir, que no atraviesa la membrana basal. Representa el 25 % de todos los cánceres de mama y clínicamente es asintomático. Dado que las lesiones in situ tienden a presentar microcalcificaciones con mayor frecuencia que el carcinoma invasivo, es natural que la incidencia de detección de lesiones preinvasivas haya aumentado drásticamente (hasta un 20 %) tras el uso rutinario de la mamografía. Más de 60.000 mujeres son diagnosticadas con DCIS cada año en los EE. UU. Unas 7000 en el Reino Unido y 2500 en los Países Bajos.

Su tratamiento tiene por objetivo prevenir el desarrollo de un cáncer infiltrante y, a la vez, evitar un potencial sobretratamiento de las pacientes. Intervienen varios factores en la elección del tratamiento adecuado: la edad de la paciente, sus comorbilidades y sus factores de riesgo, el tamaño del CDIS y sus factores pronósticos (grado, focalidad, presencia de necrosis). Los tres principales tratamientos del CDIS incluyen la cirugía, la radioterapia y la hormonoterapia, cuyas modalidades están en plena evolución.

El CDIS es una enfermedad heterogénea y corresponde a una forma no invasiva de cáncer de mama. Histológicamente, es definida como una proliferación de células neoplásicas que están confinadas al sistema ducto lobulillar, pero sin invasión evidente del estroma. Abarca más de 2 mm o más de 2 conductos para diferenciarla de la hiperplasia ductal atípica.

A pesar de ser no invasivo, el CDIS a menudo se considera una lesión precursora o una forma temprana de cáncer de mama y presenta riesgo de convertirse en neoplasia mamaria invasiva.

Representa el 20-25 % de todos los canceres de mama detectados. En la actualidad, su detección se ha duplicado debido al aumento de los programas de screening. La tasa de mortalidad es baja, alrededor de un 4 %. Los estudios de seguimiento a largo plazo han documentado altas tasas de supervivencia general (>95 % a los 10 años) para CDIS.

Como factores de mal pronóstico para el CDIS, tenemos la presentación en edades menores de 40 años, el alto grado nuclear, el subtipo comedo y los márgenes comprometidos.

La edad más joven se asocia con un mayor riesgo de recurrencia del CDIS. El tamaño del CDIS también es un factor de mal pronóstico, ya que un tamaño más grande se asocia con un mayor riesgo de recurrencia

Clasificación

La clasificación morfológica del CDIS por grado nuclear divide los tumores en los siguientes grupos: grado bajo, grado intermedio y grado alto. Los tumores de bajo grado están bien diferenciados y no muestran necrosis; los tumores de grado intermedio están bien o moderadamente diferenciados y tienen algunas áreas de necrosis; y los tumores de alto grado están pobremente diferenciados, presentan áreas de necrosis y tienen un alto nivel de proliferación celular.

GRADO	CARACTERÍSTICAS HISTOLÓGICAS
Bajo grado	Núcleos polarizados de pequeño tamaño, forma irregular, nucleolos poco evidentes, mitosis rara, necrosis ausente o rara. 18 % de los CDIS
Grado intermedio	Atipias moderadas, variación en tamaño y forma, nucleolos pequeños, cromatina moteada, mitosis raras, necrosis presente. 31 % de los CDIS
Alto grado	Atipias marcadas, contornos nucleares irregulares, nucleolos prominentes, cromatina dispersa, mitosis presentes, necrosis a menudo presente. 51 % de los CDIS

Clasificación patológica

Existe una clasificación arquitectural, en las cuales divide al CDIS en comedo, cribiforme, papilar, micropapilar y sólido.

1) Comedo: es el de peor pronóstico, con un gran número de células atípicas y una extensa área con restos necróticos, rodeada de una capa de células pleomorficas también con atipia, a menudo con microcalcificaciones y numerosas mitosis. El centro de los conductos está lleno de células muertas. Por lo general, es de alto grado nuclear, es el más agresivo y puede correlacionarse con un mayor riesgo de recurrencia local después de la escisión quirúrgica.

2) Cribiforme: las células se disponen a modo de una criba y las luces secundarias son redondas u ovoides, limitadas por células cilíndricas o cúbicas con núcleos basales. Se observan orificios en sacabocados en el seno de la proliferación intraductal. Hay escasa actividad mitótica. En algunos casos de CDIS cribiforme, el grado de diferenciación es intermedio pudiéndose observar material necrótico intraluminal. Ello no justifica el diagnóstico de comedocarcinoma. De cualquier forma, las mitosis son escasas y no se aprecia ni necrosis unicelular, ni autofagocitosis.

3) Papilar: caracterizado por papilas que se proyectan en la luz de los túbulos. Aunque suelen encontrarse un buen número de mitosis, las células neoplásicas tienden a ser de configuración y tamaño uniformes. Esa monotonía puede prestarse a confusión con una lesión no maligna y, por lo tanto, es útil comprobar la ausencia de células mioepiteliales para dar soporte al diagnóstico de malignidad. Este puede encontrarse junto al patrón micropapilar.

4) Micropapilar: en esta modalidad de CDIS, la proliferación de células epiteliales forma botones o papilas desprovistas de un eje conjuntivo vascular, parecido a la forma papilar, pero son más pequeñas y más agresivas. En la mayoría de los casos, se trata de células bien diferenciadas que conservan la polaridad, hay escaso pleomorfismo y pocas mitosis.

5) Sólido: proliferación de células neoplásicas compactas, que llenan toda la luz del galactóforo. En general, se trata de proliferaciones celulares de bajo grado y escasa mitosis, pero suelen coexistir con el comedo.

Presentación clínica y diagnóstico

El CDIS clínicamente suele ser asintomático en la mayoría de las pacientes, siendo un hallazgo accidental en exámenes de imágenes de rutina. El 85 % son lesiones no palpables. Sólo el 10 % es sintomático y se manifiesta como nódulo palpable o derrame por pezón uniporo o multiporo, seroso o sanguinolento. El 5 % de los CDIS son hallazgos incidentales en la pieza quirúrgica. Las microcalcificaciones son el hallazgo más frecuente, detectado por la mamografía. El CDIS tiene una multifocalidad del 8 %, multicentricidad 30 % y una bilateralidad del 10 %.

Hallazgos en estudios de imágenes

La incidencia de detección de lesiones preinvasivas ha aumentado drásticamente tras el uso rutinario de la mamografía. Alrededor del 75 % de todas las lesiones por CDIS corresponde a microcalcificaciones de diversas morfologías, tales como amorfa, gruesa, heterogénea o finas pleomórficas. La morfología fina pleomórfica crea la mayor sospecha de lesiones de alto grado. La distribución de las microcalcificaciones en la mama varía entre las formas agrupada, regional, segmentaria y lineal. En el CDIS, el 70 % son microcalcificaciones finas lineales o finas lineales ramificadas. Una proporción menor (lesiones no calcificadas) aparece como masas o áreas de distorsión arquitectónica. Las lesiones no calcificadas pueden presentarse como una masa, una asimetría o un área de distorsión arquitectónica; a su vez, estas lesiones se presentan con mayor frecuencia con formas irregulares, márgenes indistintos e isodensidad, lo que imita la apariencia de los carcinomas invasivos.

Figura 1. Distribución de las microcalcificaciones. Birads 5° edición.

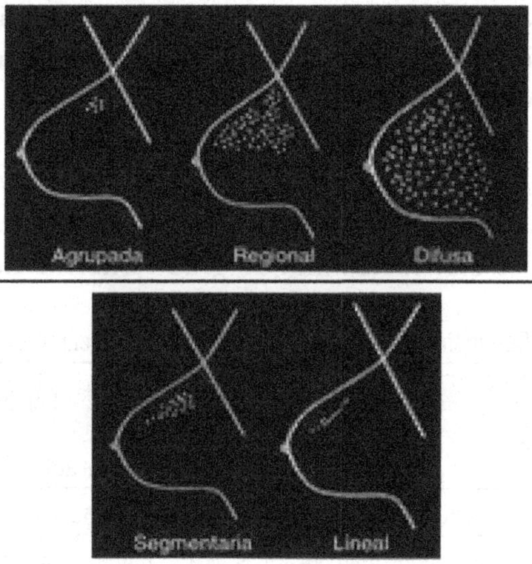

Los hallazgos ecográficos pueden ser muy variados; van desde masas de aspectos benignos a márgenes irregulares con vascularización interna. En la ecografía, el CDIS no calcificado puede presentarse como anomalía ductal, masa con o sin componente quístico, o distorsión arquitectónica. Las anomalías ductales pueden verse como un número anormal de conductos debido a la neogénesis ductal o como conductos anormales, que pueden estar agrandados o contener material intraductal.

El CDIS no calcificado puede parecer similar al carcinoma invasivo, el cual se ve como un área de distorsión arquitectónica o como una masa con márgenes indistintos, circunscritos o irregulares, con o sin extensión intraductal. Las masas suelen ser hipoecogénicas y pueden tener componentes mixtos sólidos y quísticos.

La resonancia magnética se basa en la captación anormal de contraste debido a la vascularización del tumor y los cambios en la densidad y permeabilidad de los vasos. En los últimos años, se ha utilizado como un estudio complementario a la mamografía.

Tiene una mayor sensibilidad que la mamografía para diagnosticar CDIS. A su vez, tiene mayor sensibilidad para detectar carcinoma de grado intermedio y alto es ventajosa para detectar el CDIS no calcificado, especialmente el CDIS de alto grado, que puede no desarrollar microcalcificaciones y es muy útil para definir la extensión de la enfermedad.

Clásicamente, el CDIS demuestra un realce no masa, en la mayoría de los casos, dentro de los realces no masa puede tener una distribución lineal, focal, regional o segmentaria con cinética variable. Entre los patrones de realce, el lineal, segmentario y focal son los más frecuentemente encontrados. En cuanto al patrón de realce interno, pueden tener cualquier tipo de patrón (empedrado, anular agrupado, heterogéneo, homogéneo), pero el que más se asocia al CDIS es el anular agrupado y el heterogéneo.

Se ha informado el realce no masa en un 60 a 72 % de los casos de CDIS, pero el CDIS también puede presentarse como una masa discreta o como un pequeño foco realzado. Estos hallazgos pueden reflejar un patrón de crecimiento que se expande principalmente en lugar de propagarse a lo largo de los conductos.

Carcinoma ductal in situ calcificado vs. no calcificado

	CALCIFICADO	NO CALCIFICADO
Presentación	Generalmente asintomático	Generalmente sintomático
Visibilidad por ecografía	Generalmente no visible	Generalmente visible
Hallazgos mamográficos	Calcificaciones con o sin masa asociada, asimetría o distorsión arquitectónica	Masa, asimetría o distorsión arquitectónica
Visibilidad por mamografía	Típicamente visible	Con menos frecuencia visible, especialmente en tejido mamario denso
Hallazgo por resonancia	Realce no masa	Masa o realce no masa

Marcadores tumorales

Algunos de estos marcadores ya se utilizan de rutina para comprender mejor el pronóstico del cáncer invasivo. En el CDIS, el bajo grado nuclear, la expresión de los receptores de los estrógenos (RE) y de la progesterona (RP), la ausencia de sobreexpresión del HER2 y la baja concentración de células positivas para el antígeno Ki-67 se asocian a un mejor pronóstico, con porcentajes de recidiva local más bajos.

Los RE son positivos cuando expresan más del 1 %, pero entre 1 y 10 son considerados bajos. En el CDIS, los receptores de estrógenos son expresados en más del 70 %, mientras que la expresión del RP se observa en aproximadamente el 60 % de los casos.

La expresión de HER2 se ha asociado con una mayor probabilidad de desarrollo de recurrencia. Se observa en alrededor del 40 % de los casos de CDIS, que es una tasa significativamente más alta que en el cáncer invasivo. Las teorías para explicar este hallazgo incluyen la pérdida de HER2 durante la progresión.

El Ki 67 tiene una expresión baja y poca correlación con la evolución de los pacientes por lo que no se debe realizar.

Tratamiento

A pesar de ser no invasivo, el CDIS se considera una forma temprana de cáncer de mama. El 15 a 53 % de pacientes con diagnóstico de CDIS por punción sin tratamiento puede progresar a un carcinoma invasivo. Posterior a la cirugía conservadora, un 12 a 15 % recurren localmente en 10 años. El 50 % de estas recurrencias locales se manifiesta como carcinoma invasivo y el 13 a 18 % pueden presentar metástasis. El 80 % recurre en el mismo cuadrante; por tal razón, el foco de tratamiento y atención hasta el momento ha sido prevenir la progresión.

El tratamiento es quirúrgico y el manejo convencional incluye mastectomía o cirugía conservadora de mama complementada con radioterapia y terapia endocrina adyuvante. El tratamiento quirúrgico del CDIS incluye los mismos conceptos que el carcinoma ductal invasor y depende del tamaño de la lesión y su extensión, la relación volumen tumoral/ volumen mamario.

Cirugía conservadora

Se propone generalmente en el CDIS unifocal cuyo tamaño es inferior a 5 cm, cuando hay buena relación entre el tamaño de la lesión y el volumen mamario. Tiene un porcentaje de alrededor del 20 % de recidiva local.

Mastectomía

La mastectomía está indicada en los casos donde:

1. La relación entre tamaño y volumen mamario no permiten la conservación de la mama.
2. El carcinoma es demasiado extenso.
3. Multicentricidad (alrededor de un 30 % de los pacientes la presentan).
4. Incapacidad de obtener márgenes negativos.
5. La radioterapia está contraindicada.

En caso de mastectomía total por CDIS, el porcentaje de recaídas locales es bajo, variando entre el 0,9 y el 3 %.

El estado de los márgenes es uno de los principales factores de riesgo de la recurrencia local. Actualmente, numerosas sociedades (sociedad de oncología quirúrgica, sociedad estadounidense de oncología y radioterapia, y la sociedad estadounidense de oncología clínica) recomiendan la adopción de más de 2 mm como definición de márgenes libres. Los márgenes menores a 2 mm son insuficientes e incrementan la recidiva local, que no es anulado con radioterapia. El juicio clínico debe ser utilizado para decidir si márgenes menores a 2 mm requieren una nueva escisión.

Los factores a considerar son las calcificaciones residuales, extensión del CDIS en proximidad a los márgenes, qué margen se encuentra afectado (anterior, posterior u otro), expectativa de vida y número de rescisiones.

Biopsia del ganglio centinela

Por definición, el CDIS no atraviesa la membrana basal; por lo tanto, no tiene posibilidad de extensión a la axila. El valor agregado de realizar un procedimiento de biopsia del ganglio centinela es incierto. En general, dicho procedimiento se realiza cuando se va hacer una mastectomía, ya que no hay oportunidad de realizar una biopsia de ganglio centinela posterior en caso de que la anatomía en diferido sugiera la presentación de alguna lesión infiltrante. También, cuando existe una alta sospecha de microinvasión o enfermedad invasiva, y esto se ve en lesiones muy extensas o lesiones palpables. Para algunos autores, la presencia de una forma micropapilar también debería conducir a la realización de un procedimiento centinela, debido al riesgo de carcinoma invasivo asociado.

Radioterapia

La radioterapia disminuye hasta un 50 % el riesgo relativo de recidiva local sin impacto en la sobrevida global en pacientes tratadas con cirugías conservadoras. A su vez, también disminuye el riesgo de desarrollar una enfermedad invasiva. Números estudios, en el año 2018, presentaron los resultados del ensayo NRG/RTOG 9804, realizado durante 18 años que incluyó a pacientes sometidas a un tratamiento quirúrgico conservador por un CDIS de buen pronóstico (grado 1 o 2, inferior a 2,5 cm, con márgenes de 3 mm o más). Después de 12 años de seguimiento, el porcentaje de recidiva local fue del 11,4 % después de cirugía sola y del 2,8 % para la cirugía seguida de radioterapia, lo cual confirma el beneficio de la irradiación.

Con respecto a la radioterapia, la NCCN recomienda irradiar toda la mama con o sin refuerzo al lecho tumoral. La radioterapia postmastectomía no tiene indicación en las pacientes operadas por CDIS.

El fraccionamiento estándar consiste en aplicar 5000cGy más un boots de 1000 a 1600 cgy en el lecho de la tumorectomía, este último no en todos los casos, sólo en pacientes de alto riesgo. El hipofraccionamiento consiste en irradiar el volumen mamario con una dosis total menor, pero con una dosis día mayor a lo habitual, así la duración del tratamiento es menor comparado con la radioterapia estándar. Se obtiene los mismos beneficios con menos tasa de toxicidad.

Hormonoterapia

El tratamiento con hormonas disminuye las tasas de recidivas, sin mejorar la supervivencia global. Está indicado en aquellas pacientes con CDIS con receptores de estrógenos positivos.

Tamoxifeno

Los pacientes con receptores de estrógenos positivos se benefician con la terapia con tamoxifeno, un antagonista estrogénico. Se ha demostrado que adicionarlo al tratamiento disminuye las tasas de recidivas locales sin impacto en la mortalidad. Se usa en pacientes pre y postmenopáusicas. La dosis es de 20 mg /día por 5 años.

Actualmente, se está planteando una reducción de la dosis de tamoxifeno a 5 mg/día por 3 años, ya que se han realizados estudios y se ha encontrado que esta dosis es igualmente efectiva como el tamoxifeno 20 mg/día por 5 años y con menos eventos adversos. Farmacológicamente, no existen comprimidos de 5mg; por lo tanto, se podría usar 10 mg en días alternativos.

Anastrozol

Es un inhibidor de aromatasa, enzima que interviene en la síntesis de estrógenos, a partir de precursores androgénicos. Está indicado en mujeres postmenopáusicas menores de 60 años, a dosis de 1mg/día. Presenta menos eventos adversos en comparación con tamoxifeno.

Plataformas genómicas

Debido a que las características clínicas y patológicas han fallado en identificar un grupo de bajo riesgo para recurrencia local que no se beneficie con la radioterapia, aparecieron las plataformas genómicas. Dentro de ellas, la más conocida es el oncotype DX. Este evalúa 12 de los 21 genes utilizados para carcinoma invasivo para estratificar categorías de riesgo y estimar la posibilidad de recurrencia local a 10 años en paciente sin radioterapia. La utilización de la escala Oncotype DX DCIS asociada al tamaño tumoral y a la edad de la paciente permitía identificar a un grupo con un riesgo muy bajo de recidiva local.

Decisión score es un test que está en curso. Fue desarrollado para pacientes con CDIS, en donde se combinan 7 genes y 4 factores clínicos patológicos como la edad, tamaño, márgenes y palpabilidad.

Protocolos de vigilancia

Actualmente, se están desarrollando protocolos de vigilancia con el fin de evaluar qué pasa con los pacientes con CDIS con lesiones que no progresan. Existen varios ensayos clínicos de vigilancias para el CDIS de bajo riesgo; los más importantes son: LORD, COMET, LORIS LORETTA y LARRAKIN. El estudio LORD (Low Risk DCIS) se desarrolla en Europa; es un ensayo de no inferioridad de fase III, aleatorizado, internacional y multicéntrico, que cuyo fin es determinar si el CDIS de bajo riesgo observado por detección precoz puede manejarse con seguridad mediante una estrategia de vigilancia activa o si debe privilegiarse el tratamiento convencional (cirugía y radioterapia, y, en ocasiones, hormonoterapia); actualmente se encuentra cerrado por el bajo reclutamiento de paciente. El estudio LORIS que se desarrolla en Reino Unido también se encuentra cerrado por el mismo motivo. El COMET se desarrolla en Estados Unidos y estudia el CDIS de grado 1 o 2, que expresa receptores hormonales, pero no sobreexpresa HER2, y compara una vigilancia activa con una hormonoterapia. LORETTA en Japón, al igual que el COMET, estudia el CDIS de grado 1 o 2, que expresa receptores hormonales. El ensayo australiano LARRIKIN se interesa por las pacientes de 55 años o más que presentan un CDIS de bajo grado asintomático, y evalúa también el lugar de la vigilancia activa. Los resultados de estos estudios probablemente conducirán a cambios en nuestras prácticas actuales, en especial en las pacientes menopáusicas asintomáticas que presentan un CDIS de bajo riesgo evolutivo.

El enfoque que integra factores clínicos, morfológicos y moleculares es cada vez más prometedor para conocer el riesgo evolutivo del CDIS, y esto podría permitir personalizar el tratamiento de las pacientes. En algunas de ellas, una vigilancia activa podría ser la mejor opción.

Conclusiones

El tratamiento del CDIS tiene por objetivo prevenir el desarrollo de un carcinoma infiltrante y, de esta forma, evitar sobretratar a las pacientes. Están en curso ensayos clínicos que evalúan la no realización de radioterapia, incluso la no realización de cirugía para pacientes de bajo riesgo con vigilancia activa. En la mayoría de los casos de CDIS bien diferenciado, constituye precursor de carcinoma infiltrante bajo grado con pronóstico a largo plazo favorable. Muchas de las características genéticas y biológicas en cáncer de mama ya se encuentran presentes en clones de células malignas en etapa no invasora.

Bibliografía

1. Salvatorelli, L.; Puzzo, L.; Vecchio, G.M.; Caltabiano, R.; Virzì, V.; Magro, G. Ductal Carcinoma In Situ of the Breast: An Update with Emphasis on Radiological and Morphological Features as Predictive Prognostic Factors. Cancers 2020.
2. Sagara, Y.; MalloryE, M.A.; Wong, S.; Aydogan, F.; DeSantis, S.; Barry, W.T.; Golshan, M. Survival Benefit of Breast Surgery for Low-Grade Ductal Carcinoma In Situ: A Population-Based Cohort Study. JAMA Surg. 2015, 150, 739–745.
3. Badve S, Gomen Y. Ductal Carcinoma in situ of breast: up date 2019. Patology 2019. Pag 563 – 569.
4. Su X, Lin Q, Cui C, Xu W, Wei Z, Fei J, et al. Non-calcified ductal carcinoma in situ of the breast: Comparison of diagnostic accuracy of digital breast tomosynthesis, digital mammography, and ultrasonography. Breast Cancer. 2017;24:562–70. doi: 10.1007/s12282-016-0739-7.
5. Veronesi P, Curigliano G; Goldhirsch A, Veronesi U. The management of ductal intraepithelial neoplasia (DIN): Open controversies and guidelines of the Instituto Europeo di Oncologia (IEO), Milan, Italy. Breast Cancer Research and Treatment. 2011
6. Lari SA, Kuerer HM. Biological markers in DCIS and risk of breast recurrence: a systematic review. J Cancer 2011; 2: 232–61.
7. Sanders M, Schuyler P, Simsomp J. cols . Continued observation of the natural history of low-grade

ductal carcinoma in situ reaffirms proclivity for local recurrence even after more than 30 years of follow-up. Mod pantol 2015. 662-9.
8. Society of surgical oncology – american society for radiation oncology, american society of clinical consensus guideline on margins for breast irradiation in ductal carcinoma in situ. Morrow M, Van K, Solin L cols. Pract Radiat Oncol. Sep-Oct 2016;6(5):287-295.
9. Wapnir IL, Dignam JJ, Fisher B, et al. Long-term outcomes of invasive ipsilateral breast tumor recurrences after lumpectomy in NSABP B-17 and B-24 randomized clinical trials for DCIS. J Natl Cancer Inst 2011; 103: 478–88.
10. Hipofractionated versus estándard fractionated radiotherapy in patients with early breast cancero r ductal carcinoma in situ in a ra.ndomized pase III trial: the DBCG HIPO trial. offersen B, Alsner J. Nielsen H y cols. J Clin Oncol 2020 Nov 1
11. Decensi A, Puntoni M, Guerrieri Gonzaga A. cols. Randomized trial of low dose tamoxifen to prevent recurrence of breast intraepitelial neoplasia. San Antonio breast cancer symposium 2018.
12. Epidemiology, Biology, Treatment, and Prevention of Ductal Carcinoma In Situ (DCIS). Rinaa S Punglia, Kaitlyn Bifolck, Mehra Golshan, Constance D Lehman. JNCI Cancer Spectrum November 2018

CAPÍTULO 26

Tratamiento del cáncer de mama en estadios iniciales

Iguacel Florencia - Cortese Gustavo - Trama Figueras Desirée

Los estadios iniciales del cáncer de mama invasor incluyen el estadio I, IIA y IIB, sin nódulos ni ulceración de la piel, sin infiltración de la pared y sin metástasis a distancia. Puede incluir algún ganglio axilar ipsilateral operable.

En la actualidad, y con el advenimiento de las técnicas de inmunohistoquímica y los nuevos fármacos, el tratamiento del cáncer de mama va a depender del subtipo molecular y estadio. En el pasado, el tratamiento era centrado en la cirugía; sin embargo, hoy sabemos que el tratamiento idóneo muchas veces combina el enfoque quirúrgico con el farmacológico.

Asesoramiento para planificar el tratamiento

Antes de comenzar con el tratamiento, deberá realizarse una planificación minuciosa. Dentro de las evaluaciones a realizar, se incluyen:

1) Historia clínica completa, con antecedentes personales y examen físico.
2) Mamografía y ecografía mamaria inicial.
3) Estudio patológico con biopsia de la lesión y determinación de factores pronósticos.
4) Resonancia magnética bilateral con contraste en casos determinados (principalmente en carcinomas ocultos, mutaciones del BRCA, pacientes con implantes, carcinoma lobulillar, sospecha de multicentricidad tumoral, tumores parcialmente ocultos a los métodos de imágenes habituales y previo al tratamiento neoadyuvante para valorar respuesta).
5) Determinación del estado hormonal de la paciente (pre o post menopáusica).
6) Si la paciente es premenopáusica, dar asesoramiento de fertilidad.
7) Asesoramiento genético en pacientes con alto riesgo de cáncer heredofamiliar.
8) Estudios a distancia en pacientes con signos o síntomas en estadios I o II (se incluyen: análisis de sangre completo, tomografía computada de tórax y abdomen, y centellograma óseo).
9) Ecocardiograma en pacientes que van a realizar antraciclinas o trastuzumab neoadyuvante.

Clasificación tumoral

Para la clasificación tumoral, deberá considerarse el tipo histológico, el grado histológico (score de Notthingham) y la evaluación histoquímica de los receptores hormonales, el receptor de crecimiento epidérmico HER2 y el índice ki67.

El factor pronóstico define aquella condición propia del tumor o del huésped que, en ausencia de tratamiento adyuvante, aumenta el riesgo de recaídas especialmente a distancia. De este modo, el conocimiento de estos factores puede valorar el riesgo de recidivas. Un factor predictivo es aquella condición que predice la respuesta al tratamiento determinado. De este modo, podremos identificar el tratamiento más apropiado para cada individuo. Algunos factores son simultáneamente pronósticos y predictivos, por ejemplo, la sobreexpresión del Her2 y los receptores hormonales.

Clark se refirió a los factores pronósticos y predictivos y determinó tres razones cruciales para su utilización:

1) Identificar a aquellas pacientes cuya enfermedad tiene tan buen pronóstico que los escasos beneficios potenciales del tratamiento sistémico no justifican los riesgos.
2) Identificar a aquellas pacientes portadoras de enfermedad en las que el riesgo de diseminación es tal que el beneficio potencial del tratamiento adyuvante justifica el riesgo de los efectos adversos.
3) Identificar el tratamiento individualizado para cada paciente en particular.

Los factores pronósticos tradicionales para el cáncer de mama son el tamaño tumoral, el tipo histológico, el grado tumoral, el estado ganglionar y la evidencia de invasión vasculolinfática. Luego, se añadieron la sobreexpresión del Her 2/ neu como la ausencia de expresión de receptores hormonales como factores pronósticos adversos. Esta información es muy útil para determinar la probabilidad de recidiva local o a distancia y los tratamientos hormonales o quimioterápicos por realizar. Todos ellos deben ser incluidos en el informe anatomopatológico.

Los factores predictivos incluyen los receptores hormonales, la sobreexpresión del Her2 y, más recientemente, la expresión de PD 1 y la mutación de los BRCA. La nueva clasificación molecular divide a los tumores mamarios en 4 tipos principales: Luminal A, Luminal B, Basal like y Her 2 positivos. La sensibilidad a cada tratamiento y el pronóstico van a variar según cada subtipo.

Recientemente, ha surgido la estratificación de HER 2 Low más como un factor predictivo de respuesta a trastuzumab conjugado con deruxtecan que como un verdadero subtipo molecular.

En los últimos años, se han sumado al arsenal pronostico y predictivo el uso de plataformas genómicas.

El estado ganglionar es uno de los factores pronósticos más importantes para pacientes con diagnóstico de cáncer de mama en estadio inicial. Además, existe una relación entre el número de ganglios comprometidos y el riesgo de recidivas. Tradicionalmente, el estado ganglionar se determinaba con el vaciamiento axilar, en la actualidad usamos la técnica del ganglio centinela, ya sea con técnica de azul patente, medicina nuclear (tecnecio 99) o fluoresceína. Así se empezó a estudiar, de manera exhaustiva el estado ganglionar, mediante la observación minuciosa con técnicas de IHQ (inmunohistoquímica). Esto permite la detección más exhaustiva del compromiso ganglionar y micrometástasis.

El tamaño tumoral es un factor pronóstico independiente, es decir, a mayor tamaño tumoral se incrementa el riesgo de recaída a distancia. Según un estudio norteamericano del Surveillance Epidemiology and End Research (SEER) efectuado sobre un total de 13.464 mujeres con cáncer de mama axila negativa, se mostró una supervivencia global a 5 años del 99 % para aquellas mujeres con tumores menores a 1 cm, de 89 % para aquellas con tumores de 1 a 3 cm y del 86 % para tumores de 3 a 5 cm. También, el tiempo libre de enfermedad disminuye a medida que aumenta el tamaño tumoral.

El tipo histológico tumoral tiene significado pronóstico. Algunos tipos como el tubular, mucinoso o el medular tienen un pronóstico más favorable que el carcinoma ductal infiltrante (tipo no específico NOS). El grado de diferenciación tumoral también juega un factor pronóstico, aunque depende del patólogo observador que lo determina. Actualmente, se utiliza el score de Nottingham, se detalla un valor de 1 a 3 para cada índice: mitótico, nuclear y de diferenciación. La sumatoria da el grado da el pronóstico, score de 3-4 son bien diferenciados; 5-7, moderadamente diferenciados; y 8-9, pobremente diferenciados.

La invasión linfovascular ha demostrado tener un significado pronóstico importante para las recidivas local y a distancia. Se usa prioritariamente para tomar decisiones con los tumores con axila negativa y riesgo intermedio sobre la base del tamaño tumoral.

El Ki 67 es el antígeno nuclear detectado mediante anticuerpos monoclonales solamente en células que se encuentran en proliferación. La conclusión de varios estudios es que este factor constituye un factor pronóstico independiente tanto en términos de supervivencia libre de enfermedad como de supervivencia global.

Estudios de imágenes previo al tratamiento

En pacientes asintomáticas la prevalencia de metástasis a distancia es baja, pero la presencia de las mismas cambia la conducta. El estudio de imágenes en búsqueda de enfermedad metastásica está indicado sólo en aquellas pacientes con signos o síntomas sugestivos de enfermedad metastásica en los estadios iniciales, o rutinariamente en aquellos casos con axila positiva o tumores grandes (en general estadios IIB o superiores).

El uso de resonancia magnética de mama se encuentra reservado para algunas pacientes seleccionadas según indicaciones de la misma.

1. Tumor oculto de la mama en pacientes con ganglio axilar positivo para carcinoma, pero sin tumor visible en mamografía o ecografía mamaria.
2. Pacientes con sospecha de cáncer heredofamiliar asociado a mutaciones del BCRA (alto riesgo), pacientes con implantes mamarios, carcinoma lobulillar, sospecha de multifocalidad o multicentricidad, y discrepancia clínica radiológica.
3. Quimioterapia neoadyuvante.
4. Tumores que son difícilmente objetivables (parcialmente ocultos, mamas densas) con los otros métodos de imágenes.
5. Carcinoma ductal in situ extensivo.

Hay que considerar que el estudio con resonancia magnética puede llevar a una alta tasa de falsos positivos, que puede derivar posteriormente en estudios innecesarios que muchas veces demoran el inicio de tratamiento, debido a su alta sensibilidad. También puede sobreestimar la extensión de la enfermedad resultando en el incremento de mastectomías.

Asesoramiento pronóstico pre tratamiento

Plataformas genéticas y biomarcadores

Las plataformas genéticas (como MammaPrint, Oncotype DX, Prosigna y EndoPredict), validadas para pronóstico, pueden predecir el beneficio de quimioterapia neoadyuvante en pacientes con riesgo intermedio en tumores luminales.

Las características de cada plataforma genética y sus respectivas indicaciones ya han sido mencionadas en su correspondiente capítulo.

Selección del tratamiento

Terapia sistémica neoadyuvante

El tratamiento neoadyuvante permite mejorar las posibilidades quirúrgicas tanto terapéuticas como cosméticas en pacientes con tumores grandes, o en aquellas pacientes cuya relación mama/tamaño tumoral no sea adecuada para cirugía conservadora. La tasa de respuesta clínica oscila entre el 49 % y el 93 %, y la obtención de respuesta anatomopatológica completa normalmente se sitúa entre el 4 % y el 30 %. De este modo, se puede en muchos casos, desescalar el tratamiento quirúrgico. La falta de respuesta al tratamiento sistémico o progresión durante el proceso nos brinda información sobre el pronóstico y los futuros tratamientos a considerar (evaluación de la sensibilidad al tratamiento in vivo). Por otro lado, la terapia sistémica neoadyuvante nos da tiempo para realizar estudios genéticos o planificar una reconstrucción simultánea a la cirugía, de ser necesario.

Siempre antes de realizar tratamiento neoadyuvante deberán determinarse los receptores hormonales, Her2neu y Ki67; determinar el estado hormonal de la paciente, si es pre o post menopáusica; estudio minucioso del estado axilar con biopsia del mismo si hay sospecha de metástasis; y la evaluación de la función cardíaca para aquellas pacientes que van a realizar terapia sistémica con antraciclinas o trastuzumab.

Tanto la quimioterapia como la hormonoterapia, solas o en combinación con agentes anti-Her2, pueden utilizarse como terapia neoadyuvante. Su elección se basa en el subtipo tumoral, las comorbilidades del paciente, y la extensión de la enfermedad.

La terapia hormonal primaria se utiliza en menor medida que la quimioterapia y se realiza con tamoxifeno o inhibidores de la aromatasa en pacientes premenopáusicas, asociado a supresión ovárica, mientras que en pacientes postmenopáusicas se recomienda el uso de inhibidores de la aromatasa salvo que hubiera una contraindicación para su uso. Generalmente, se administra durante 4 a 8 meses, o hasta su máxima respuesta. Es eficaz para reducir el estadio y evitar la mastectomía en un 30 a 40% de las mujeres en edad avanzada con enfermedad con receptores hormonales positivos, como también poder brindar tratamiento quirúrgico a tumores considerados inoperables en el momento del diagnóstico.

Si bien históricamente se consideraba que la prescripción de tratamiento sistémico primario en tumores pasibles de cirugía de inicio no brindaba beneficios en términos de sobrevida global, recientemente se ha demostrado que los tumores iniciales HER 2 Neu positivos y los triple negativos (RE, RP y HER 2 negativos) tienen mayor sobrevida global con el tratamiento sistémico primario, de obtenerse respuesta patológica completa.

Tratamiento locorregional

El tratamiento locorregional del cáncer de mama incluye la cirugía, la biopsia del ganglio centinela y la terapia radiante.

El tratamiento conservador de la mama se ha consolidado como tratamiento de elección en los estadios iniciales (I y II). Los ensayos clínicos proporcionan una evidencia clara de que la cirugía conservadora de la mama seguida de la radioterapia consigue una supervivencia a largo plazo equivalente a la de la mastectomía. La conservación de la mama tiene también un impacto positivo en el bienestar y la calidad de la vida de la paciente.

El uso creciente del screening con mamografía y el avance terapéutico han contribuido a conseguir mejores resultados en el tratamiento conservador de la mama. En particular, los avances en la cirugía, la radiación y los tratamientos sistémicos han reducido el riesgo de recidiva local en una paciente con enfermedad en estadio I a, aproximadamente, un 0,5% por año.

Incluso en caso seleccionados se puede realizar retratamientos conservadores en las recaídas de pacientes previamente irradiadas gracias a las nuevas técnicas radiantes. Para las lesiones no palpables, el método de elección es la biopsia radioquirúrgica.

Debe realizarse una marcación prequirúrgica de la lesión previamente por estereotaxia en caso de las microcalcificaciones o bajo control ecográfico en los nódulos. La marcación con carbón inactivo es un método económico y eficaz; también puede realizarse mediante la colocación de un arpón.

Para las lesiones palpables se realiza la cuadrantectomía, que es la extirpación del cuadrante mamario que contiene una neoplasia mediante la resección en bloque de un losange cutáneo y una amplia área de glándula mamaria periférica que en profundidad llega a incluir la fascia del pectoral mayor. Si la lesión fuera pequeña, se puede realizar solo la tumorectomía con margen suficiente.

Hoy se considera según lo expresado por Singletary, que el margen adecuado en un carcinoma invasor es cuando no toca la tinta y en el caso de los no invasores cuando es mayor o igual a 2mm, que es la definición que usan Morrow y Zavagno. Sin embargo, aún hoy la definición de margen adecuado sigue siendo un tema controvertido.

Son contraindicaciones del tratamiento quirúrgico conservador aquellos tumores en los cuales la relación entre el tamaño tumoral y el volumen mamario no permite obtener márgenes libres con buen resultado estético, y aquellos casos en los que la radioterapia se encuentra contraindicada:

1) Colagenopatías con compromiso vascular grave.
2) Tratamiento radiante previo de la mama (en casos seleccionados, sería factible re irradiar).
3) Embarazo en los primeros trimestres. Si el diagnóstico se hace sobre el final y no se demora el inicio de la radioterapia no hay contraindicación. En general, se considera que el tratamiento radiante debe iniciarse entre los 45 y 60 días luego de la cirugía en ausencia de tratamiento quimioterápico adyuvante.
4) Tumores multicéntricos.

Las opciones terapéuticas aceptadas son:

Cirugía conservadora más biopsia de ganglio centinela y posterior tratamiento radiante:

- Con 1 a 3 ganglios positivos deberá realizarse tratamiento radiante en volumen y boost, y considerar la irradiación de las regiones supra en infraclaviculares y base de axila.
- Con más de 4 ganglios afectados, realizar el tratamiento de la mama en volumen y boost y de las regiones supra e infraclaviculares y la base axilar. Siempre considerar también la estadificación del tumor a distancia (si no fue evaluada previamente) con TAC de tórax abdomen y pelvis con contraste, centellograma óseo y eventual PET CT (tomografía por emisión de positrones).

Mastectomía más linfadenectomía con o sin reconstrucción plástica simultánea:

- Con axila negativa y tumores < o iguales a 5cm no se irradia, salvo que los márgenes quirúrgicos fueran insuficientes.
- En tumores > 5 cm o localmente avanzados (estadios III de inicio), irradiar el lecho de mastectomía. Si tuviera ganglios axilares positivos, también se irradian las regiones axilares, supra e infraclaviculares.
- Con ganglios positivos siempre irradiar la base de axila y las regiones supra e infraclaviculares.

El estudio de la axila puede ser con ganglio centinela o linfadenectomía dependiendo el estado axilar. En pacientes con axila negativa, siempre realizar el estudio del ganglio centinela seguido de linfadenectomía si este resulta positivo. En pacientes con axila positiva, usualmente se indicaba la linfadenectomía; en la actualidad, gracias a los resultados del ensayo clínico Z011, en determinadas circunstancias con centinela positivo se puede obviar la linfadenectomía axilar.

Los criterios del Z011 para obviar la disección ganglionar completa en centinela positivo son:

1) Tumores T1/T2.
2) Afectación de 1 o 2 ganglios centinelas.
3) Cirugía conservadora de la mama.
4) Irradiación con campos tangenciales axilares.

Criterios de exclusión:

1) Afectación de 3 o más ganglios.
2) Invasión extracapsular del GC.
3) Pacientes mastectomizadas.

4) Imposibilidad para la radioterapia postoperatoria de la mama.

Si la axila fuera negativa luego del tratamiento neoadyuvante, puede realizarse la técnica del ganglio centinela o la linfadenectomía, dependiendo cada caso en particular.

Criterios de selección para el tratamiento conservador de la mama

El principal criterio a tener en cuenta es la relación entre el tamaño tumoral y el volumen mamario. Los tumores grandes podrían beneficiarse con neoadyuvancia para reducir el tamaño tumoral y, así, realizar luego una cirugía conservadora. El éxito del tratamiento conservador de la mama depende de extirpar quirúrgicamente el volumen macroscópico de la enfermedad y conseguir márgenes histológicamente negativos. Los cuatro elementos más importantes para la selección de las pacientes son: la anamnesis (evaluar deseo de la paciente) y exploración física, la evaluación mamográfica, la evaluación histológica, y la evaluación de las necesidades y expectativas de la paciente.

Se consideran factores relacionados con la paciente la edad (ya que varios estudios han demostrado que la aparición del cáncer a una edad menor de 30 a 40 años tiene un riesgo mayor de recidiva local y metástasis a distancia); la presencia de una mutación genética en la línea germinal de BRCA1 y BRCA2; y, por último, el embarazo, la esclerodermia, el lupus u otra enfermedad preexistente que contraindiquen la irradiación posterior del lecho mamario.

La enfermedad multicéntrica se define como focos separados en cuadrantes distintos o a una distancia superior a los 5 centímetros. Este último criterio parecería más relevante ya que a medida que nos aproximamos al complejo areola pezón tumores próximos entre sí pueden situarse en cuadrantes distintos. Recientemente, se han desarrollado criterios ultraconservadores en el cual, en tumores múltiples (hasta 2) alejados y/o en cuadrantes distintos, serían pasibles de cirugía conservadora con determinadas estrategias quirúrgicas y radiantes.

Por último, siempre tener en cuenta la posibilidad de realizar el tratamiento adyuvante posterior con radioterapia y sistémico con hormonoterapia y quimioterapia. De no ser posible, considerar la mastectomía sobre la cirugía conservadora.

Radioterapia

Los tipos de radioterapia incluyen:

1) Radioterapia del volumen mamario: se realiza siempre luego de la cirugía conservadora. Disminuye el riesgo de recidiva local. Se planifica con tomografía para limitar la exposición a tejidos y órganos circundantes y para adecuar el volumen de la mama a irradiar y el sitio de cuadrantectomía. La dosis estándar es de 45 a 50 Gy fraccionado en 25 a 28 sesiones o de 40 a 42 Gy fraccionado en 15 a 16 sesiones. Se recomienda realizar un boost sobre el lecho tumoral.
2) Radioterapia de la pared torácica (colgajos, lecho de mastectomía): se realiza post mastectomía, se incluye el área de reconstrucción mamaria si esta fue realizada. La dosis standard

es de 26 a 50 Gy fraccionada en 25 a 28 sesiones.

3) Irradiación parcial acelerada (APBI): se realiza en cirugía conservadora, es menos invasiva (por lo que reduce los efectos adversos) y la tasa de recidiva local en pacientes seleccionadas con estadios iniciales es similar a la irradiación del volumen mamario.

	Factores relacionados con la paciente	Factores relacionados con la enfermedad	Factores relacionados con el tratamiento
Riesgo alto de recidiva local: considerar la mastectomía	Embarazo, esclerodermia, lupus u otras enfermedades que excluyan la irradiación.	Microcalcificaciones difusas en toda la mama. Enfermedad multicéntrica. Cáncer inflamatorio de la mama.	Falta de tratamiento de irradiación. Incapacidad de obtener márgenes quirúrgicos negativos.
Riesgo intermedio: conservación de la mama aún aceptable	Mutación en la línea germinal BCRA 1/2. Edad 35 años o menos.	Puntuación alta en el Oncotype Perfil de expresión molecular desfavorable Histología de metaplasia	Falta de tratamiento sistémico. Márgenes menores de 2mm o focalmente positivos.
Riesgo bajo: estos factores no deben afectar la decisión de cirugía conservadora	Origen étnico Antecedentes familiares.	Histología lobulillar. Grado nuclear. Estado de Her 2 y receptores hormonales.	

Fuente: Harris et al, 2010.

Los criterios de la NCCN (National Comprehensive Cancer Network) incluyen mujeres mayores o iguales a 50 años con:

- Carcinoma ductal invasor < o igual a 2cm (T1).
- Márgenes quirúrgicos > 2mm.
- Ausencia de invasión linfovascular.
- Enfermedad hormonodependiente (receptores de estrógeno y progesterona positivos).
- Ausencia de mutación BRCA.

4) Boost mamario: se realiza sobre la cicatriz de la cuadrantectomía. La dosis habitual es de 10-16 Gy en 4 a 8 sesiones. Se indica en pacientes de mayor riesgo de recidiva: menores de 50 años, grado histológico tumoral 3, CDIS extensivo e invasión vascular.

5) Radioterapia axilar, supra e infraclavicular, y cadena mamaria interna.

Tratamiento adyuvante del cáncer de mama

El cáncer de mama se considera una enfermedad con alto riesgo de diseminación metastásica. La terapia sistémica adyuvante y la implementación del cribado mamográfico sistemático con el consiguiente diagnóstico precoz han disminuido la mortalidad por esta enfermedad a la mitad, lo que sugiere que la capacidad de metástasis de un tumor se adquiere con el tiempo. La decisión de realizar un determinado tratamiento sistémico adyuvante dependerá de varios factores pronósticos y predictivos, como:

1) El estado del compromiso ganglionar axilar.
2) El tamaño tumoral, el grado de diferenciación, la invasión linfovascular o perineural.
3) La edad y el estado general de la paciente y su estado premenopáusico o postmenopáusico.
4) El estado de los receptores hormonales y del Her2.

Existen tres tipos de tratamientos sistémicos adyuvantes: hormonoterapia, quimioterapia y terapia contra blancos moleculares.

Terapia hormonal

Incluye la ablación o supresión ovárica (quirúrgica o medicamentosa). El tamoxifeno y los agentes inhibidores de la aromatasa (anastrozol, letrozol y exemestano). Se indica para todos aquellos tumores hormonosensibles, es decir, que expresen al menos 1 % de positividad para los receptores de estrógeno o progesterona. Son altamente hormonosensibles aquellos que expresan el 50 % o más de células positivas. La elección de la terapia hormonal está determinada por el estado menopáusico.

El tamoxifeno es un agente antiestrogénico (modulador selectivo del receptor de estrógeno, agonista parcial) que actúa bloqueando la unión de los estrógenos con el receptor hormonal y también su traslocación. Impide, de este modo, los eventos de transcripción y postranscripcional mediados por él en las células tumorales. El uso de 5 años de tamoxifeno reduce globalmente el riesgo de mortalidad por cáncer de mama en un 31 % cada año, independientemente del uso de quimioterapia, de la edad, del estado del receptor de progesterona o de otras características del tumor. En las pacientes que tienen indicación de quimioterapia, este debe iniciarse una vez completado el tratamiento citotóxico.

Es de elección en pacientes premenopáusicas y puede o no asociarse a la supresión ovárica en aquellas pacientes con alto riesgo de recidiva. El tiempo de tratamiento estimado de uso son 5 años, aunque puede prolongarse a 10 años, según los resultados del estudio ATLAS.

Los efectos adversos más frecuentes son: el adenocarcinoma o hiperplasia de endometrio, mayor riesgo de enfermedad tromboembólica y mayor riesgo de accidentes cerebrovasculares. Los más frecuentes son los trastornos vasomotores y el flujo vaginal.

La aromatasa es un miembro del complejo enzimático P450 que participa en la conversión periférica de andrógenos a estrógenos, siendo esta la fuente principal de estrógenos en la mujer postmenopáusica. En la actualidad, los agentes inhibidores de la aromatasa utilizados son, por un lado, el anastrozol y el letrozol (compuestos no esteroideos) y, por el otro, el exemestano (compuesto esteroideo).

Se emplean en el tratamiento de tumores hormonosensibles en pacientes postmenopáusicas. Toda paciente tratada por un carcinoma de mama hormonosensible debe recibir terapia hormonal.

Para las pacientes postmenopáusicas, el tamoxifeno sigue siendo el tratamiento más adecuado, pero, de algún modo, su asociación con los inhibidores de la aromatasa resulta beneficiosa. Se puede asociar 2 a 3 años de tamoxifeno seguido de dos a tres años con un inhibidor, resultando en total 5 años de tratamiento (tratamiento alternado); tamoxifeno durante 5 años y, luego, un inhibidor por dos años más (terapia extendida); o algún inhibidor desde el inicio del tratamiento. Las pacientes de mayor riesgo son las que se verían beneficiadas con el uso de dichas alternativas; en el caso de pacientes de bajo riesgo con axila negativa, comparativamente con el tamoxifeno no se vería mayor beneficio. No existen, a la actualidad, resultados de ensayos que comparen los inhibidores de la aromatasa con 10 años de tamoxifeno sino con 5 años de duración.

Es importante aclarar que no se debe considerar como menopaúsicas a aquellas pacientes menores de 50 años que hayan dejado de ciclar como consecuencia del tratamiento quimioterápico.

Quimioterapia adyuvante

Existen algunos parámetros sugestivos del beneficio del agregado de quimioterapia al hormonal en tumores hormonosensibles. Estos serían: baja expresión porcentual de receptores hormonales, grado histológico 3, alta tasa de proliferación (Ki 67 > 30%), 4 o más ganglios afectados, extensa invasión linfovascular peritumoral, tamaño tumoral mayor a 5cm y edad menor a 35 años. Otros que indican que el tratamiento quimioterápico podría ser obviado son: elevado porcentaje de expresión de los receptores hormonales, baja tasa de proliferación (Ki67 <15%), axila sin ganglios afectados, ausencia de invasión linfovascular peri tumoral y tamaño tumoral menor de 2 cm.

El uso de plataformas multigénicas son de mucha utilidad en pacientes con tumores HER 2/neu negativos receptores hormonales positivos axila negativa (en algunas hasta 3 ganglios comprometidos) para evaluar el beneficio del agregado de quimioterapia adyuvante a la hormonoterapia. Lamentablemente, esta herramienta en nuestro medio se encuentra limitada debido a su alto costo.

El tratamiento con quimioterapia adyuvante es indiscutido en pacientes con tumores triple negativos mayores de 0,6 centímetros. Se exceptúan algunos tipos histológicos especiales (raros) sin compromiso ganglionar axilar y de pequeño tamaño como el medular típico o el apocrino.

Los tumores que manifiestan sobreexpresión del Her2 generalmente se tratan con quimioterapia y trastuzumab (eventualmente con el agregado de pertuzumab).

Recientemente se ha agregado al arsenal de tratamientos adyuvantes el olaparib en tumores de pacientes portadoras de mutaciones de las BCRA y el pembrolizumab en tumores triple negativo (estudio Keynote 522).

Los esquemas utilizados se detallan a continuación:

Sin combinación de trastuzumab:

- FAC (5 FU, doxorrubicina, ciclofosfamida).
- FEC (5 FU, epidoxorrubicina, ciclofosfamida).
- CMF (ciclofosfamida, metrotexato, 5FU).
- TAC (docetaxel, doxorrubicina, ciclofosfamida).
- AC (doxorrubicina, ciclofosfamida) con paclitaxel o sin él secuencial cada 21 días.
- AC (doxorrubicina, ciclofosfamida) seguido de paclitaxel cada 2 semanas.
- TC (docetaxel, ciclofosfamida).
- AC seguido de docetaxel cada 3 semanas.
- FEC seguido de docetaxel.
- FEC seguido de paclitaxel semanal.

Pembrolizumab combinado con paclitaxel y carboplatino seguido por pembrolizumab con doxorrubicina y doxorrubicina (dos primeras etapas neoadyuvantes) seguido por pembrolizumab 9 ciclos adyuvantes luego del tratamiento quirúrgico. Tumores iniciales triple negativos, esquema Keynote 522.

En combinación con trastuzumab:

- AC seguido de paclitaxel en forma concurrente con trastuzumab.
- TCH (docetaxel, carboplatino, trastuzumab).
- AC seguido de docetaxel con trastuzumab.

Bibliografía

1. Breast. En American Joint Comimitee on Cancer, AJCC Cancer Staging, Manual 6th ed. New York: Springer, 2002. Pp. 171-180.
2. Gradishar WJ, Anderson BO, Aft R, et al. Breast Cancer. Version 1.2018. In: National Comprehensive cancer Network (NCCN) Clinical Practice Guidelines in Oncology (NCCN Guidelines).
3. Senkus E, Kyriakides S, Ohno S, et al; ESMO Guidelines Committee. Primary breast cancer. ESMO Clinical Practice Guidelines for diagnosis, treatment ando follow up. Ann Oncol. 2015 Sept;26.
4. Clark GM. Do we really need prognostic factors for breast cancer? Breast Cancer Res Treat 1994; 30: 117-126.
5. Saez RA, McGuire WL, Clark GM. Prognostic factors in breast Cancer. Semin Surg Oncol 1989;5:102-110.
6. Carter CL, Allen C, Henson DE. Relation of tumor size, lynph node status and survival in 24740 breast cancer cases. Cancer 1989;63:181-187.
7. Carstens PH, Greenberg RA, Francis D, et al. Tubular Carcinoma of the breast. A long term follow up. Hystopathol 1985;99:271-280. Clayton F. Pure mucinous carcinomas of the breast: morphologic features and prognostic correlates. Hum Pathol 1986;17:34-38.
8. Reporting on cancer specimens. Based on AJCC/UICC. TMN 6th ed. 2003.
9. Jung SY, Han W, Lee JW, Ko E, et al. Ki-67 expression gives additional prognostic information on St Gal-

len 2007 and Adjuvant Online risk categories in early breast cancer.
10. Ann Oncol 2015 Sept;26 Suppl 5:v8.
11. Imaging tests appear highly sensitive for detection of asyntomatic distant metastases in women with early diagnosed breast cancer, but prevalence of metastases extremely low in women with early breast cancer. SYSTEMATIC REVIEW: Breast 2012 Apr;21 (2):112.
12. Bondadonna G, Veronesi U, Bramdilla C, et al. Primary chemotherapy to avoid mastectomy in tumors with diametres of three centimeters or more. J Natl Cancer Inst 1990;82:1539-1545.
13. Ganz PA, Kwan L, Stanton AL, et al. Quality of life at the end of primary treatment of breast cancer: firt results from the moving beyond cancer randomized trial. J Natt Cancer Inst 2004;96:376-387.
14. Fisher B, Jeong JH, Dignam J, et al. Findings fron recetnt Naional Surgical Adjuvant Breast and Bowel Project adjuvant studies in stage I breast cancer. J Natl Cancer Inst Monog 2001;30:62-66.
15. Singletary SE. Surgical margins in patients with early stage breast cancer treated with breast conservation therapy. Am J Surg 2002. Nov;184:383-393.
16. Leopold KA, Retch A Shnitt SJ, et al. Results of conservative surgery and radiation therapy for multiple synchronous cancer of the breast. Inst J Radiant Oncol 1989;16:11-16.
17. Harris JR, Lippman, ME, Morrow M, Osborne CF, et al. Enfermedades de la mama: 4 Edicion 2010. Wolters Klumers, pág 512.
18. Early breat cancer Trialists Collaborative group (EBCTCG). Effects on chemotherapy and hormonal therapy for early breast cancero n recurrence and 15-year survival: an overview of the randomized trials. Lancet 2005;365:1332-1341.
19. Goldhirsch A et al. Thresholds for therapies: highlights of teh St Gallen International Expert Consensus on the Primary Therapy of Early Breast Cancer 2009. Annals of Oncology 2009;20:1319-1329.
20. Giuliano AE, Ballman KV, McCall L, Beitsch PD, Brennan MB, Kelemen PR, Ollila DW, Hansen NM, Whitworth PW, Blumencranz PW, Leitch AM, Saha S, Hunt KK, Morrow M. Effect of Axillary Dissection vs No Axillary Dissection on 10-Year Overall Survival Among Women With Invasive Breast Cancer and Sentinel Node Metastasis: The ACOSOG Z0011 (Alliance) Randomized Clinical Trial. JAMA. 2017 Sep 12;318(10):918-926. doi: 10.1001/jama.2017.11470. PMID: 28898379; PMCID: PMC5672806.

CAPÍTULO 27

Carcinoma de mama localmente avanzado

Villar Rincón Karin

Introducción

El estadio al momento del diagnóstico del cáncer de mama es el principal factor pronóstico de resultado y de toma de decisiones. En los países desarrollados, las pruebas de detección hacen que el 85 % de los cánceres de mama sean detectados tempranamente, mientras un 5 % tendrán metástasis al momento del diagnóstico. Un 10 % de los cánceres de mama diagnosticados se presenta como cáncer de mama localmente avanzado (CMLA). Pueden presentarse en un mayor porcentaje en países en vía de desarrollo.

Carcinoma de mama localmente avanzado

El CMLA se define como un tumor de mama mayor a 5 cm, asociado a compromiso de piel, pared torácica, ganglios linfáticos, mamarios o supraclaviculares. Comprende los estadios:

Tabla 1. 8.ª edición de la clasificación AJCC-TNM.

ESTADIO IIB	T2/N1/M0 T3/N0/M0
ESTADIO IIIA	T0-2/N2/M0 T3/N1-2/M0
ESTADIO IIIB	T4/N0-2/M0
ESTADIO IIIC	CUALQUIER T/N3/M0

Se pueden dividir en CMLA operables (estadio IIB, IIIA) o inoperables (estadio IIIB, IIIC). estos últimos presentan compromiso de la piel, tumor fijo y eritema mamario difuso o edema, lo cual se manifiesta como piel de naranja indicando el bloqueo linfático de la dermis de la mama. Este grupo también incluye el carcinoma de mama inflamatorio (CMI).

Para el manejo de CMLA deben combinarse terapias sistémicas y locorregionales, además de una coordinación del equipo tratante de oncólogos, mastólogos, patólogos y radioterapeutas. La histología del CMLA, generalmente, es ductal o lobulillar invasor. Los factores pronósticos hormonales actúan igual que en la enfermedad temprana; es así que la positividad de los receptores hormonales es de mejor pronóstico. Los CMI, generalmente, son triple negativo y ductales de alto grado, con mayor expresión de ARNm de varios marcadores angiogénicos, incluidos VEGF y su receptor VEGFR, y niveles elevados de varias citocinas como bFGF, FGF-2, IL-6 e IL-8, además de IFN-ÿ, IL-1. Es por ello que el CMI tiene mayor metabolismo y recambio celular, lo que puede explicar su agresividad.

Figuras 1-4. Tumores localmente avanzados. Fotografías autorizadas por las pacientes. (Hospital Interzonal Vicente López).

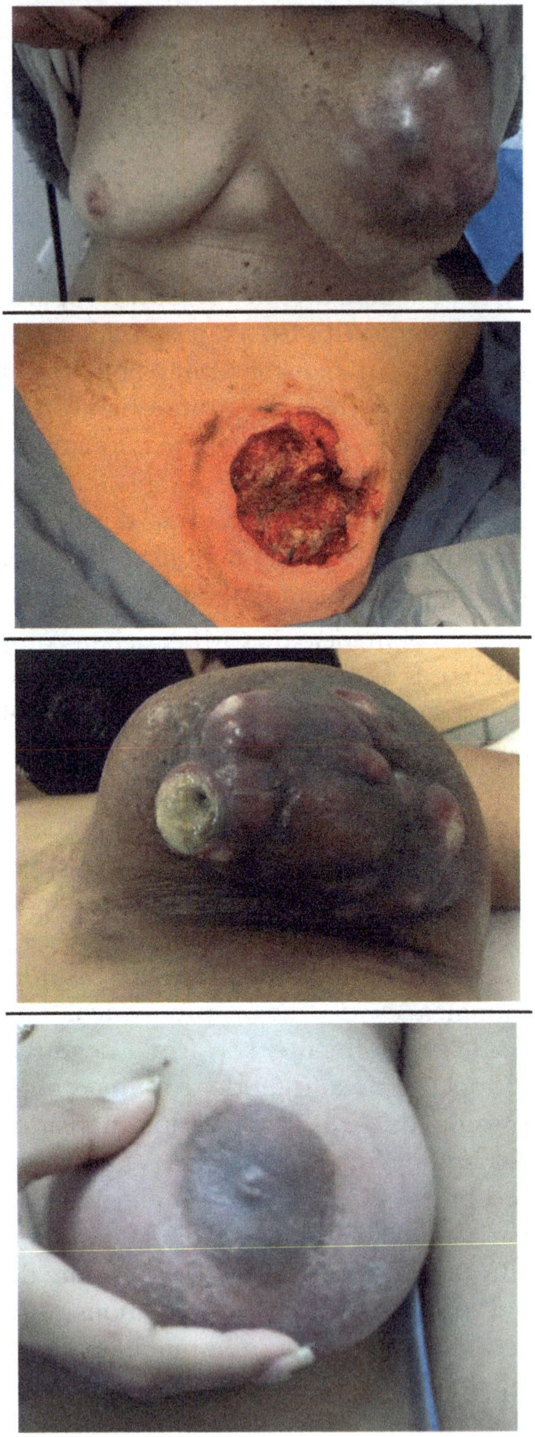

Para el tratamiento del CMLA se requiere combinar la terapia sistémica, cirugía y radioterapia. La secuencia de administración es individualizada, aunque iniciar por el tratamiento sistemático aumenta la resecabilidad y las tasas de conservación de la mama, excepto en el CMI, donde no se recomienda realizar cirugías conservadoras.

Con respecto al tratamiento sistémico, los regímenes basados en Antraciclinas y Taxanos como neoadyuvancia tienen una tasa más alta de conservación de mama y respuesta patológica completa, llevado a una mejor sobrevida global.

Factores de riesgo

1) Raza (negra e hispanas).
2) Obesidad.
3) Residencia rural.

Diagnóstico

Para el diagnóstico del CMLA, además de la clínica, es esencial la realización de estudios imagenológicos como la mamografía y la ecografía mamaria. La mamografía ayuda a determinar la extensión del componente tumoral y de microcalcificaciones con características malignas asociadas a este. Sin embargo, puede no ser apropiada cuando la piel está muy ulcerada o se trata de un tumor hemorrágico. La ecografía es un recurso valioso para evaluar el tamaño del tumor y su compromiso axilar

La RMN nos brinda gran información de la neo angiogénesis, compromiso y estado axilar, infiltración de la fascia pectoral, piel y el complejo areola pezón (CAP). Permite descartar lesiones contralaterales y/o multicéntricas, y la extensión real del tumor por el componente intraductal extensivo y como control de respuesta a la quimioterapia neoadyuvante.

El PET/TC es de gran precisión y también puede utilizarse para detectar afectación de ganglios regionales, así como metástasis a distancia.

El diagnóstico de certeza se realiza con biopsia con aguja gruesa o con aguja fina. De preferencia, debe hacerse con aguja gruesa, ya que, aparte del diagnóstico histológico, nos permite realizar marcadores de inmunohistoquímica como receptores de estrógeno y progesterona, Her2/neu y Ki 67 %, lo cual es fundamental para definir el tratamiento.

Estadificación

Después de un adecuado examen físico, se complementa con hemograma, función hepática, ecografía hepática y radiografía de tórax. Por el riesgo de enfermedad metastásica por el estadio de esta, se recomienda incluir tomografía axial computada de tórax, abdomen y pelvis, y centellograma óseo corporal total. Si la paciente presenta síntomas neurológicos, se solicitarán imágenes del sistema nervioso central.

Diagnósticos diferenciales

1) Cáncer de mama inflamatorio: Puede resultar difícil de diferenciar los cambios cutáneos del CMLA del CMI.
2) Mastitis abscedada: estas infecciones generalmente se asocian con fiebre y leucocitosis y ocurren, generalmente, en la lactancia.
3) Otras Neoplasias: linfoma de mama.
4) Tumor phyllodes.
5) No específico de la mama: necrosis grasa, tuberculosis, sarcoidosis, sífilis, cánceres metastásicos, lipomas.

Tratamiento

Generalidades

El manejo del CMLA es multimodal y va a depender de su tamaño tumoral y estado ganglionar. Tanto en los CMLA operables como no operables se recomienda iniciar con terapia sistémica neoadyuvante, que puede presentarse en un 30 % de las pacientes respuesta patológica completa (RPC), lo que aumenta la tasa de cirugías conservadoras de la mama.

La radioterapia ayuda a disminuir la recurrencia locorregional y mejora la supervivencia a 5 años cerca de un 80 %. De forma adyuvante, está indicada posterior a cirugía conservadora de mama, mastectomías con carga tumoral axilar y en las respuestas patológicas parciales a la neoadyuvancia. También se recomienda en las mastectomías por CMI.

La cirugía puede ser mastectomía radical, mastectomía con reconstrucción o cirugía conservadora, dependiendo de los márgenes de resecabilidad de la enfermedad. En cuanto a la reconstrucción, es de preferencia la autóloga. Es superior a la reconstrucción con implante, por el uso de radioterapia adyuvante (menor fracaso en la reconstrucción, mejores resultados psicológicos y estéticos).

Tradicionalmente, el manejo de la axila ha sido linfadenectomía axilar, por la carga tumoral y por la dificultad de realizar técnica de ganglio centinela (TGC) en la axila posterior a tratamiento neoadyuvante. En los recientes estudios, se ha demostrado que la TGC es factible con resultados comparables a la TGC sin neoadyuvancia.

Aunque se realice terapia multimodal, los resultados de éxito son inferiores comparados con los cánceres en estadio temprano. La supervivencia a 3 años en estos es del 96 % frente al 80 % para el CMLA.

Quimioterapia neoadyuvante

Los regímenes de Antraciclinas y Taxanos son el estándar para CMLA, Mejora la supervivencia general, la PCR y la tasa de conservación de la mama, con una duración en general de entre 6 a 8 ciclos.

El estudio NEO-TANGO comparó la administración secuencial de Epirrubicina, Ciclofosfamida y Paclitaxel (con o sin Gemcitabina), y demostró PCR mejorada con el uso de Taxano seguido de antraciclinas en el subgrupo de tumores receptores hormonales positivos (20 % frente a un 15 %, P = 0,03).

El ensayo GeparTrio demostró que la evaluación temprana de la respuesta después de dos ciclos de quimioterapia proporciona información sobre la resistencia primaria a la quimioterapia.

En el estudio GeparSixto, la adición de Carboplatino a la combinación de Paclitaxel con Doxorrubicina mejoró significativamente la tasa de PCR del 33,1 % al 36,3 % en pacientes con HER2 positivo.

La respuesta a la neoadyuvancia ha demostrado asociación con resultados a largo plazo. Las pacientes con respuesta clínica suficiente para permitir una cirugía conservadora tienen mejores resultados que las que, por el tamaño tumoral, requieren mastectomía.

Tratamiento neoadyuvante con agentes dirigidos

El trastuzumab, agregado a la quimioterapia neoadyuvante, en pacientes con cáncer de mama HER2 positivo, ha demostrado un aumento significativo en la tasa de PCR que va del 18 % al 65 %, es el tratamiento estándar para mujeres con CMLA HER2. El estudio NOAH y Gepar Quattro observaron PCR en el 38 % y el 31,7 % de los pacientes que recibieron Trastuzumab con quimioterapia, versus el 16 % y el 15,7 % de los que solo recibieron quimioterapia.

Gepar Quinto, Neo ALTTO, NSABP -B41 y TRIO-US B07 demostraron tasas más bajas de PCR y mayores efectos tóxicos hematológicos y gastrointestinales en pacientes tratados con Lapatinib versus Trastuzumab, ambos asociados a quimioterapiapia. En el ensayo de fase II NeoSphere, en el que se asignó aleatoriamente a pacientes con cáncer temprano, CMLA y CMI HER2 para recibir diferentes combinaciones de Trastuzumab, Docetaxel y Pertuzumab, las tasas de PCR mejoraron significativamente con la adición del bloqueo dual de HER2 a la quimioterapia, es decir, con Pertuzumab y Trastuzumab más Docetaxel.

El bevacizumab es un anticuerpo monoclonal humanizado que inhibe el VEG-F lo que resulta en la inhibición de la angiogénesis, desde hace algún tiempo se ha intentado demostrar el papel del mismo en la Neoadyuvancia. El NSABP-B40 comparó pacientes con quimioterapia sola y con quimioterapia más bevacizumab, con una tasa de PCR del 28,2 % vs. 34,5 %, respectivamente. También se vio aumento de la PCR en los estudios GeparQuinto y ARTemis.

El Bevacizumab se asoció a aumento de efectos adversos como hipertensión, neutropenia febril, mucositis, síndrome de mano-pie. En el CMLA, su uso se justifica debido a la alta vascularización y la alta expresión de VEG-F; sin embargo, por sus efectos adversos grado 3-4, no se recomienda de manera rutinaria y su uso debe ser en pacientes individualizados y monitorizados.

Terapia endocrina neoadyuvante

Los CMLA con receptores hormonales positivos pueden tratarse con terapia endocrina preoperatoria. Los inhibidores de la aromatasa, tanto el Letrozol como el Anastrozol, han demostrado tasas de respuesta significativamente superiores a las del Tamoxifeno, sin demostrar diferencias entre ellos.

La duración exacta de la neoadyuvancia hormonal suele ser como mínimo 4 meses, ya que es donde es evidente la respuesta al tratamiento (en las respuestas clínicas el tamaño del tumor se redujo en un 62%). Por esto, después del cuarto mes, el tratamiento debe individualizarse en función del estado del paciente y su respuesta. La terapia puede continuar hasta la respuesta máxima o hasta que se permita una cirugía conservadora, no siendo aplicable para el CMI. En caso de progresión de la enfermedad, se puede cambiar de agente de hormonoterapia, iniciar quimioterapia o realizar cirugía.

Cirugía

Si la cirugía es secundaria a neoadyuvancia, es fundamental realizar la marcación del tumor en el momento de la biopsia al igual que de las metástasis ganglionares, ya que nos permitirá garantizar que se pueda identificar y extirpar la porción correcta de tejido posterior al tratamiento sistémico. El tipo de cirugía dependerá del estado de la enfermedad y de su respuesta a la neoadyuvancia.

El estudio SENTINA concluyó mayor valor para la TGC antes de la quimioterapia neoadyuvante, pero a su vez ha demostrado una tasa de detección más baja del ganglio centinela con mayor tasa de falsos negativos después del tratamiento sistémico. Por esto, no se recomienda hacerlo.

El ensayo ACOSOG Z1071 recomienda que las pacientes con enfermedad ganglionar residual o poca respuesta a la quimioterapia neoadyuvante no realicen TGC.

Para las pacientes con CMI, los objetivos son mantener el control local y mejorar la supervivencia. La mastectomía radical modificada debe ser la técnica quirúrgica, y es el único procedimiento aceptado junto con el vaciamiento axilar, independientemente del estado axilar previo.

Radioterapia

El ensayo ECOG (mastectomía en estadio III) demostró que la adición de radioterapia dio como resultado mejor control locorregional y supervivencia general.

Las dosis de 50 a 50,4 Gy han sido reemplazadas por un régimen hipofraccionado de 40 a 42,5 Gy. Adicional si se realiza una cirugía conservadora de la mama, se debe reforzar de 10–18 Gy en el lecho tumoral. Se debe comenzar de 4 a 6 semanas después de la cirugía y administrarse en toda la mama y/o pared torácica.

Los pacientes con CMLA que no son operables se pueden tratar con radioterapia definitiva. La irradiación de haz externo tiene una tasa de falla loco regional (LRF) de, aproximadamente, un 30 %. Puede llegar al 10 % si se usan implantes intersticiales de dosis alta (20 a 30 Gy) como tratamiento de refuerzo después de la radioterapia de haz externo.

Seguimiento

Se recomienda realizar, los dos primeros años, cada 3 meses; luego, hasta los 5 años semestral; y después de los 5 años, anual. Mamografía anual (no se recomiendan pruebas de imagen rutinarias de la mama reconstruida), teniendo en cuenta que la primera se realiza 6 meses posterior al fin de la radioterapia.

En ausencia de signos y síntomas que sugieran enfermedad recidivante y/o metástasis, no se recomiendan estudios de extensión.

Se debe:

1) Reforzar la adherencia al tratamiento endocrino sistémico adyuvante, mediante evaluación y manejo de sus efectos adversos. En caso de terapia con tamoxifeno, la NCCN no recomienda ecografía ginecológica anual. Se recomienda control periódico con densitometría en pacientes en tratamiento con inhibidores de la aromatasa.
2) Revisión periódica de historia médica familiar y derivar a asesoría genética si así lo requiere.
3) Realizar educación, supervisión y tratamiento del linfedema.
4) Fortalecer los hábitos de vida saludable como peso adecuado, actividad física, dieta saludable, consumo limitado de alcohol y evitar el consumo de tabaco.

Figura 2. Algoritmo neoadyuvancia sistémica en CMLA.

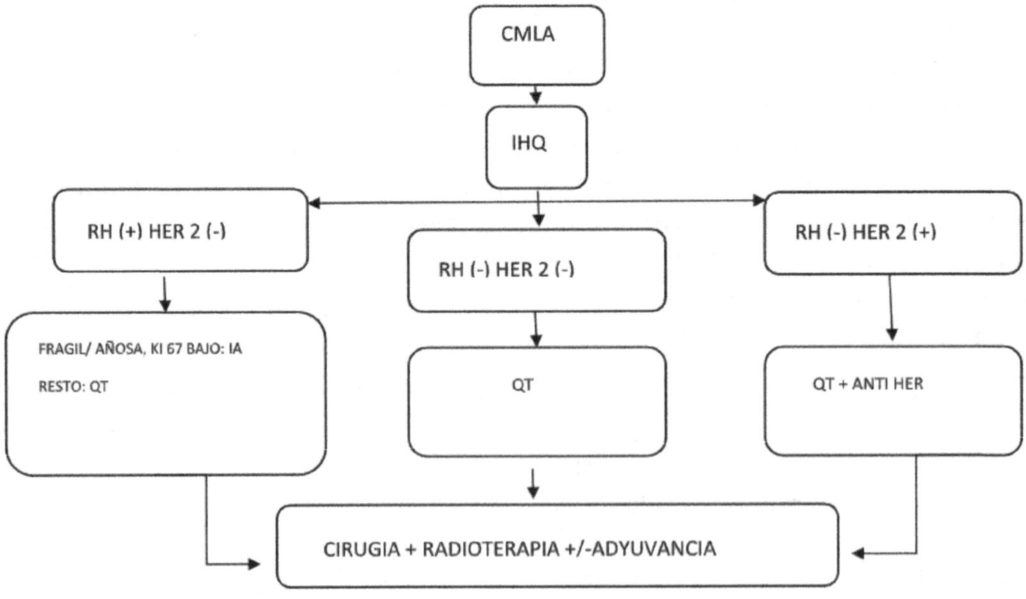

Figura 3. Algoritmo de Manejo CMLA NCCN.

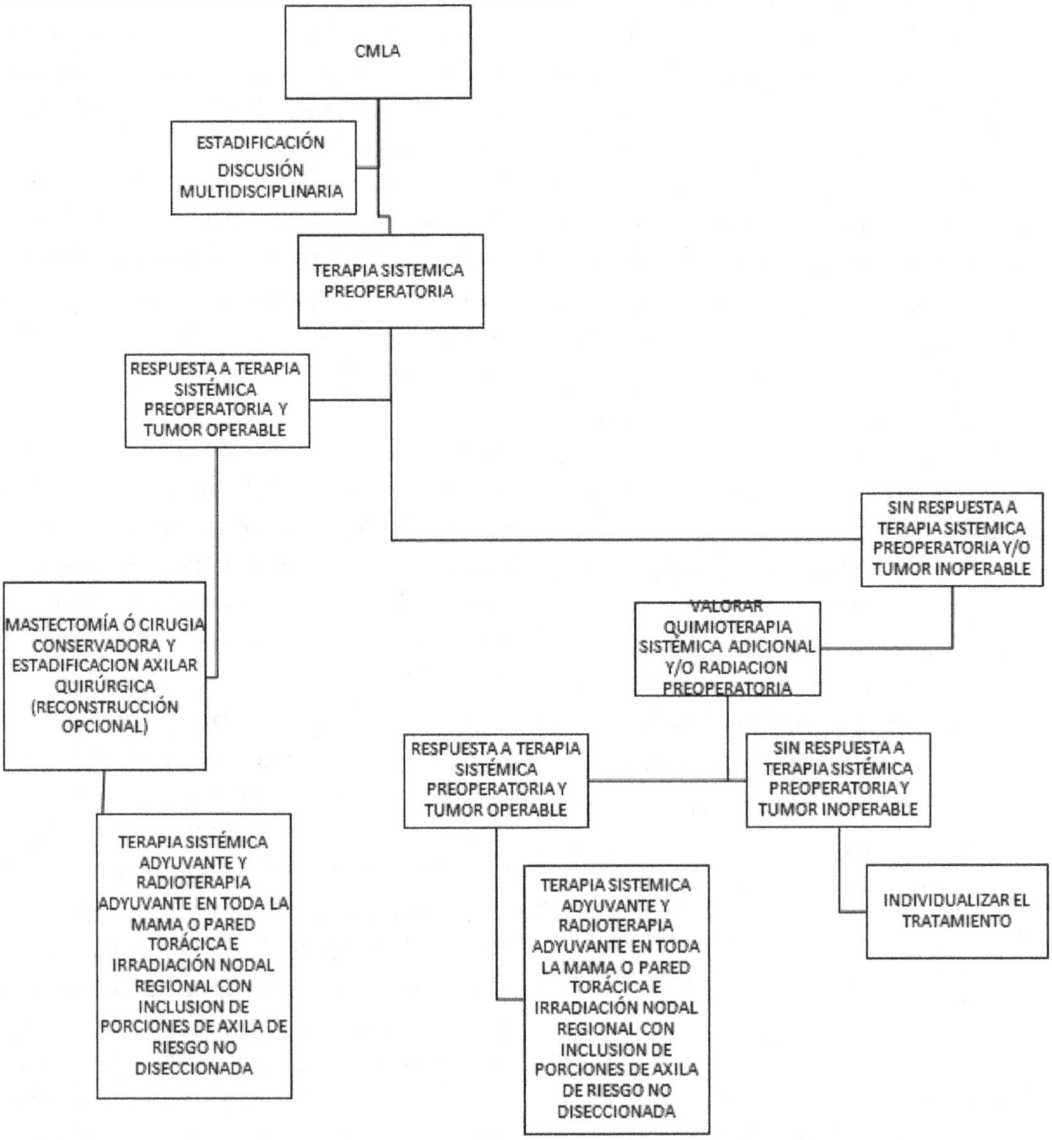

Cáncer de mama inflamatorio

El cáncer de mama inflamatorio (CMI) es una forma poco frecuente y agresiva de cáncer, que sucede entre el 0,5 al 2 % de los cánceres de mama invasivos diagnosticados en los Estados Unidos.

Generalmente se presenta con dolor, masa en la mama, seno sensible, aumento de tamaño y eritema, además de adenopatías axilares. El CMI tiene mayor riesgo de metástasis viscerales en comparación a los otros tipos de cáncer.

Su diagnóstico puede verse demorado, ya que muy frecuentemente se confunde con mastitis, iniciándose antibioticoterapia. Por su pobre respuesta, se sospecha posteriormente.

Al examen físico la piel de la mama puede tener hipertermia y piel engrosada como "piel de naranja", desde un rosa pálido hasta un tono púrpura. Puede afectarse el pezón con retracción-aplanamiento y acompañarse de un nódulo palpable.

El diagnóstico del CMI se basa en la presentación clínica y la presencia positiva para carcinoma en la biopsia. En la anatomía patológica, la piel puede estar invadida por "émbolos" tumorales en los linfáticos dérmicos que obstruyen el drenaje de la mama.

Si un cáncer se diagnostica como inflamatorio, lo será durante todo el proceso, incluso si la paciente tiene una respuesta completa a la neoadyuvancia.

El CMI primario tiene varias características biológicas:

1) Es rápidamente progresiva.
2) Es altamente angiogénico y angioinvasivo; alto potencial metastásico.

El CMI en la clasificación TNM del AJCC se designa como T4d y se deben cumplir los siguientes criterios:

1) Inicio precoz y de rápida evolución, de eritema y piel de naranja en la mama.
2) Evolución de la enfermedad no mayor a 6 meses.
3) Eritema que ocupa al menos un tercio de la mama.
4) Biopsia de carcinoma invasivo.

El tratamiento inicial es sistémico con quimioterapia y agregados, dependiendo de su estado inmunohistoquímico. En las pacientes que presenten un tumor operable después de la terapia neoadyuvante, se realizará una mastectomía con vaciamiento axilar, no siendo recomendada la cirugía conservadora, la técnica de ganglio centinela ni la reconstrucción mamaria inmediata, debido al riesgo de recurrencia local y la necesidad de radioterapia posterior a la cirugía.

Para los pacientes que no tienen un tumor operable después de la terapia neoadyuvante, se trata con esquemas de quimioterapia de segunda y tercera línea, como carboplatino, vinorelbina y capecitabina. Si aún así es irresecable, se recomienda radioterapia preoperatoria para lograr realizar la mastectomía.

El CMI se asocia con un mal pronóstico y un alto riesgo de recurrencia temprana. Sin embargo, con un adecuado manejo multidisciplinario, la tasa de supervivencia es más alta que en el pasado.

El tratamiento del CMI es similar al del CMLA. El tratamiento generalmente incluye quimioterapia neoadyuvante, cirugía y radioterapia. Una vez que se establece el diagnóstico de CMI, es importante proceder rápidamente al tratamiento, ya que suele ser agresivo y de diseminación rápida.

Conclusiones

1) El CMLA es una enfermedad heterogénea que incluye al CMI.
2) Se debe iniciar su manejo con una biopsia histológica y estudios de extensión para descartar metástasis.

3) Lo más importante del manejo del CMLA, es que sea multimodal que incluya tratamiento sistémico, cirugía y radioterapia y multidisciplinario (oncólogo clínico, mastólogo, radioterapeuta, genetista y patólogo).
4) La terapia sistémica primaria del CMLA de tipo luminal, incluye quimioterapia (tumores de mayor grado y pacientes jóvenes) y/o tratamiento endocrino (tumores de tipo luminal A y pacientes de edad avanzada o no aptos). En los HER2 positivos, se demostró el beneficio de terapia dirigida.
5) El tratamiento quirúrgico de elección dependerá de la respuesta al tratamiento sistémico, comorbilidades y deseo de la paciente. En las no respondedoras, la mastectomía radical será la técnica de elección al igual que los CMI independiente de su respuesta.
6) En la actualidad, con los tratamientos multimodales, el pronóstico de los CMLA sigue mejorando. Sin embargo, es inferior comparado con cáncer de mama en estadios tempranos.
7) El CMI es una forma agresiva del cáncer de mama, el hallazgo histológico clásico es la invasión linfática dérmica por células tumorales. No es imprescindible para su diagnóstico, en el que predomina la clínica.
8) El tratamiento postneoadyuvancia del CMI se recomienda mastectomía incluso con respuesta patológica completa con vaciamiento axilar, posterior irradiación a pared torácica y axila, siempre sin reconstrucción inmediata.

Bibliografía

1. https://www.who.int/es/news-room/fact-sheets/detail/breast-cancer
2. https://www.argentina.gob.ar/salud/instituto-nacional-del-cancer/estadisticas/mortalidad-cm
3. https://msal.gob.ar/index.php/component/content/article/46-ministerio/199-2-prevencion-de-cancer-de-mama
4. Simosa D, Clemonsa M. Definición y consecuencias del cáncer de mama localmente avanzado. Volumen 8 (2014) Número 1. Wolters Kluwer Salud | Lippincott Williams & Wilkins
5. Lu, Y., Cui, M., Liang, Z., Wang, W., Jiang, M., Xu, M., Wu, M., Shen, M., Li, W., Gao, Y., Lian, L., & Duan, W. Prognostic values of platelet-associated indicators in advanced breast cancer. Translational Cancer Research, (2019) 8(4), 1326-1335. doi:10.21037/30822
6. Eroğlu A, Aydin F. Management of non-inflammatory locally advanced breast cancer: focus on sur-

gical approaches. Exp Oncol. 2013 Dec;35(4):272-9. PMID: 24382437.

7. Tryfonidis K, Senkus E, Cardoso MJ, Cardoso F. Management of locally advanced breast cancer-perspectives and future directions. Nat Rev Clin Oncol. 2015 Mar;12(3):147-62. doi: 10.1038/nrclinonc.2015.13. Epub 2015 Feb 10. Erratum in: Nat Rev Clin Oncol. 2015 Jun;12(6):312. PMID: 25668732.
8. Sanchez A, Franceschini G, Orlandi A. New challenges in multimodal workout of locally advanced breast cancer. The Surgeon, Volume 15, Issue 6, 2017, Pages 372-378, ISSN 1479-666X, https://doi.org/10.1016/j.surge.2017.05.006.
9. Diagnóstico y tratamiento. Cáncer de Mama. Guía Clínica. Juan Antonio Guerra, Fernando Moreno. © 2007 OncoSur: Grupo de trabajo oncológico de centros hospitalarios del sur de Madrid. Edita: Fundación Médica Mutua Madrileña Fortuny, 18. 28010 Madrid
10. Cortese G, Itala J, Lange D, Provenzano S. (2014) Enfermedades de la glándula mamaria: manejo integral de la patología benigna y maligna. 1ed. Panamericana
11. Garcia P, y colaboradores. (2021). Manual de Patología Mamaria. 1a ed. ASCUNE.
12. Mangieri CW, Ruffo J, Chiba A, Howard-McNatt M. Treatment and Outcomes of Women With Large Locally Advanced Breast Cancer. Am Surg. 2021 May;87(5):812-817. doi: 10.1177/0003134820956335. Epub 2020 Nov 24. PMID: 33228379.
13. Boughey JC, Suman VJ, Mittendorf EA, Ahrendt GM, Wilke LG, Taback B, Leitch AM, Kuerer HM, Bowling M, Flippo-Morton TS, Byrd DR, Ollila DW, Julian TB, McLaughlin SA, McCall L, Symmans WF, Le-Petross HT, Haffty BG, Buchholz TA, Nelson H, Hunt KK; Alliance for Clinical Trials in Oncology. Sentinel lymph node surgery after neoadjuvant chemotherapy in patients with node-positive breast cancer: the ACOSOG Z1071 (Alliance) clinical trial. JAMA. 2013 Oct 9;310(14):1455-61. doi: 10.1001/jama.2013.278932. PMID: 24101169; PMCID: PMC4075763.
14. NCCN Clinical Practice Guidelines in Oncology (NCCN Guidelines®). Breast Cancer. Version 3.2022 — May 7, 2022
15. Dominguez F, Ballester B, De Castro G. (2017). Cirugía de la mama. 2da ed. ARAN.
16. Taghian A, Merajver S. Inflammatory breast cancer: Clinical features and treatment. www.uptodate.com. Literature review current through: Jun 2022. | This topic last updated: Nov 25, 2020.
17. Merajver S, Hayes D. Inflammatory breast cancer: Pathology and molecular pathogenesis. www.uptodate.com. Literature review current through: Jun 2022. | This topic last updated: Apr 04, 2022.
18. Taghian A, Merajver S. Patient education: Locally advanced and inflammatory breast cancer (Beyond the Basics).www.uptodate.com. Literature review current through: Jun 2022. | This topic last updated: Feb 11, 2022.

CAPÍTULO 28

Cáncer de mama metastásico

Avendaño Gabriela

Introducción

El cáncer de mama metastásico (CMM) se presenta de novo en un porcentaje no despreciable de pacientes, de 5 a 7 %. Es una cifra que ha aumentado en nuestro medio luego de la pandemia de covid-19. La sobrevida a 5 años es del 22 %.

La mortalidad por cáncer mamario en Argentina se ha mantenido estable en los últimos 20 años con una ligera tendencia a decrecer. La enfermedad a distancia es la principal causa de muerte (relacionada al cáncer) producida por resistencia al tratamiento. Contrariamente a lo que se pensaba, existe actual evidencia de que la misma es un evento temprano en el desarrollo tumoral con un desarrollo paralelo al tumor primario, pero con una manifestación clínica tardía. El riesgo de desarrollarla se correlaciona con los distintos subtipos tumorales, en el subtipo luminal tiende ser más bajo y a dar enfermedad ósea, ganglionar o de serosas (enfermedad metastásica de bajo riesgo), mientras que en el Her y en el triple negativo es más frecuente y de localización visceral y cerebral.

El tratamiento de este estadio continúa siendo paliativo. El objetivo principal es prolongar la sobrevida con una mejora en la calidad de vida, situación que se obtiene en mayor medida en los fenotipos tumorales hormonopositivos y Her, y con resultados menos alentadores en las pacientes con tumores triple negativo. Nos encontramos ante un grupo muy heterogéneo de pacientes con distintos pronósticos y opciones de tratamiento, por lo que medir los beneficios terapéuticos no puede ser similar para todos. En los de mejor pronóstico, se considera más conveniente medir la sobrevida luego de la progresión de enfermedad; en los de peor pronóstico (TN), es mejor medir sobrevida global.

En los sitios metastásicos, es importante tener en cuenta la heterogeneidad tumoral fenotípica en el momento de tomar decisiones terapéuticas, por lo que es fundamental tomar biopsia tanto para confirmar la metástasis como para encontrar variantes entre el tumor primario y las nuevas lesiones, que son más frecuentes en los triple negativo que en los luminales y Her. Esta heterogeneidad ya se da entre el tumor primario y los ganglios axilares afectados, pero es mayor en la enfermedad a distancia, incluso entre distintas metástasis, lo que explica la respuesta poco homogénea en algunas pacientes.

Las localizaciones de las metástasis se dividen en grupos teniendo en cuenta su ubicación, su fenotipo tumoral y su pronóstico. Las metástasis óseas y de partes blandas se asocian generalmente a tumores hormonodependientes, lapsos largos entre el tumor primario y su aparición, pacientes más añosas y sobrevidas más prolongadas. Las viscerales, generalmente, se asocian a fenotipos más agresivos como Her o triple negativo, con períodos de recaída más cortos y en pacientes más jóvenes y sobrevida más corta. En cuanto al sistema nervioso central (SNC) la mayoría son triple negativo (Tabla 1).

Tabla 1. Localización y pronóstico de las localizaciones metastásicas.

Subtipo tumoral	Sitio metastásico	Sobrevida
Receptores hormonales +	Óseas Partes blandas viscerales	Prolongada
HER +	Viscerales y sistema nervioso central	Moderada
Triple negativo	Viscerales y sistema nervioso central	Corta

Tratamiento sistémico del CMM

Tradicionalmente, por tratarse de un tratamiento paliativo se recomendaba el uso de esquemas de monodrogas para evitar toxicidades severas y mantener una mejor calidad de vida. Con la aparición de las terapias blanco, actualmente se prefieren combinaciones de drogas que, con aceptable toxicidad, han permitido prolongar la sobrevida de las pacientes en esta etapa. Todas las pacientes con CMM deben ser consideradas para incorporar a ensayos clínicos.

CMM RH+/Her-

Los inhibidores de las ciclinas dependientes de kinasa 4 y 6 (iCDK4/6) asociado a endocrinoterapia se considera el standard de primera línea de tratamiento en este grupo de pacientes. Las drogas utilizadas son el palbociclib, el ribociclib y el abemaclib, asociadas a letrozole con un perfil de toxicidad semejante. Han logrado duplicar el tiempo libre de progresión comparados con la monoterapia con letrozole.

En el caso de pacientes que han recibido una primera línea de monodroga, la recomendación es utilizar un iCDK con fulvestrant.

En líneas sucesivas, se pueden utilizar distintas combinaciones para sortear la resistencia endocrina:

1) Inhibidor mTOR (everolimus) + inhibidor de aromatasa (exemestano).
2) Inhibidor PI3K (alpelisib) en pacientes que tienen mutacion del gen PI3CA + fulvestrant.
3) Inhibidor AKT (capivasertib) + fulvestrant.

La secuencia ideal de tratamiento no ha sido establecida, pero la idea es utilizar tantas líneas endocrinas como sea posible hasta la necesidad de quimioterapia.

CMM triple negativo

En este grupo de pacientes de mal pronóstico se debe utilizar quimioterapia teniendo en cuenta las drogas ya recibidas en neo o adyuvancia. Se puede seleccionar entre paclitaxel, docetaxel, gemcitabine asociados a carboplatino, de ser posible.

En el caso de pacientes con PDL1 positivo, la inmunoterapia (pembrolizumab o atezolizumab) asociada a quimioterapia (taxanos con carboplatino) debe ser la primera línea de tratamiento. La inmunoterapia como monodroga no ha demostrado beneficio.

CMM Her low

Dos tercios de las pacientes con CMM Her negativo presentan HER1+ o HER2+/IHC-; tradicionalmente, no eran candidatas para terapias anti Her2. La adición del inhibidor de la topoisomerasa 1- deruxtecan al trastuzumab ha aumentado la sobrevida libre de enfermedad tanto en el grupo RH+ como en el RH-.

CMM Her+/RH-

La terapia anti Her ha generado un cambio muy positivo en este grupo de pacientes, mostrando un amplio beneficio al adicionarlo a la quimioterapia. En pacientes que no han recibido drogas anti-Her2 en adyuvancia, se recomienda como primera línea la combinación de Trastuzumab-Pertuzumab-Docetaxel, esquema que ha demostrado aumento de la sobrevida global.

En pacientes que ya han recibido Trastuzumab, se sugiere utilizar Trastuzumab emtansina (trastuzumab conjugado con un inhibidor de microtúbulos), que ha demostrado respuesta incluso en pacientes tratadas con varias líneas.

En pacientes que han recibido 2 o más líneas de tratamiento, se puede utilizar el neratinib (inhibidor panHER) asociado a capecitabine.

CMM con mutaciones germinales

Las pacientes portadoras de mutaciones germinales en los genes supresores de tumores BRCA1 y BRCA2 presentan un déficit en el sistema de reparación homóloga del ADN. Los inhibidores de la poli-ADP-ribosa polimerasa (olaparib y talazoparib) se valen de este mecanismo para producir su actividad citotóxica en las células tumorales y ser efectivos en el CM.

Tratamiento de las metástasis

Crisis visceral

La definición de crisis visceral se refiere a una condición de urgencia con riesgo de vida en la cual existe una enfermedad visceral diseminada con compromiso severo de la función de los órganos afectados que requiere el uso de una terapia de efecto rápido. Esta situación crítica ocurre en el 10 a 15 % de los cánceres avanzados.

Los criterios en las guías del consenso internacional ESO-ESMO 2019 muestran distintos parámetros clínicos para definirla: aumento rápido de bilirrubina por encima de 1,5 mg %, disnea de reposo de aparición súbita que no puede ser manejada con drenaje pleural, etc.

Tradicionalmente, requería el uso de quimioterapia combinada por su rápido efecto, independiente del fenotipo tumoral. Los esquemas de quimioterapia usados estaban restringidos por su toxicidad y debían usarse dosis menores dada la fragilidad de estas pacientes. Actualmente, el advenimiento de los inhibidores de CDK combinado con hormonoterapia en pacientes RH+/Her2- han permitido utilizar un tratamiento menos tóxico y mejor tolerado con muy buenos resultados.

Tratamiento quirúrgico de la mama en CMM

Considerando que en la actualidad el CMM no es curable pero la sobrevida de las pacientes es cada vez más prolongada, se ha planteado la posibilidad de operar el tumor primario para aumentar aún más esta sobrevida en aquellas pacientes con CMM de novo o con recaída en la mama y a distancia. Este incremento ha permitido también mayor posibilidad de aparición de recaídas mamarias. Algunos estudios han sido favorables, pero no concluyentes, por lo que no es posible en este momento considerarlo estándar. No se ha podido demostrar un impacto positivo en la sobrevida, pero sí en el control local con mejoría en la calidad de vida.

Dado que el CMM abarca un grupo muy heterogéneo de pacientes, la decisión de realizar una cirugía debe hacerse teniendo en cuenta la extensión de la enfermedad metastásica, la respuesta a los tratamientos sistémicos instaurados (enfermedad estable o con respuesta completa), la expectativa de vida y la discusión y consenso con la paciente.

En cuanto al tipo de tratamiento quirúrgico, puede ser cuadrantectomía o mastectomía, linfadenectomía o ganglio centinela con los mismos criterios que en estadíos tempranos. En casos de buen pronóstico, se admite la radioterapia para control local de enfermedad.

En aquellos casos de tumores con compromiso de piel, lesiones vegetantes o ulceradas, dolorosas, se debe tener en cuenta una cirugía de toilette, aunque la enfermedad a distancia no esté controlada para evitar la infección o el sangrado. En este último caso, la radioterapia puede ser una alternativa válida.

Metástasis óseas

El sistema esquelético es la localización más frecuente del CMM. El 90 % de las pacientes que fallecen por esta enfermedad presentan metástasis óseas osteolíticas. El tejido óseo alberga una gran variedad de citoquinas y factores de crecimiento que favorecen la proliferación de las células tumorales. Para lograrlo, deben asociarse a la actividad de los osteoclastos.

El tratamiento local puede ser necesario ante la presencia de fracturas patológicas de huesos largos. Los más afectados son el fémur y el húmero, huesos cortos como las vértebras (más frecuentemente dorsales y lumbares) o huesos planos como el ilíaco y el cráneo.

El dolor es el síntoma más frecuente seguido de la compresión medular y la hipercalcemia. El tratamiento del dolor se suele hacer en el contexto de un equipo multidisciplinario que puede incluir paliativistas, radioterapeutas, traumatólogos y especialistas en medicina nuclear. La radioterapia es un eficaz coadyuvante a los analgésicos en caso de sitios metastásicos puntuales. En el caso de enfermedad ósea diseminada, el estroncio ha determinado utilidad en el manejo del dolor. La compresión medular es una emergencia oncológica y debe ser tratada rápidamente con corticoides para evitar las secuelas motoras y sensitivas. En cuanto a la hipercalcemia, la adición de bifosfonatos (pamidronato, ácido zoledrónico) en forma precoz al diagnóstico de enfermedad ósea permite prevenirla.

La cirugía traumatológica tiene lugar como analgesia y para permitir la movilización del paciente. Teniendo en cuenta que muchas veces la intervención es sobre personas sumamente frágiles, se deben preferir las técnicas menos invasivas como, por ejemplo, las vertebroplastias percutáneas con la colocación de cemento acrílico, a las cirugías a cielo abierto. La magnitud de las cirugías tiene que estar asociadas a la expectativa de vida de cada paciente.

Las metástasis osteoblásticas son mucho menos frecuentes y en general se presentan en un patrón mixto (líticas y blásticas). Son de diagnóstico más dificultoso, ya que la escasa viabilidad de células tumorales en su interior disminuye la sensibilidad del centellograma y el FDG-PET para su detección. Se las considera de mejor pronóstico.

Metástasis pulmonares

Las metástasis pulmonares se encuentran hasta en el 70% de las pacientes que fallecen por CMM. Se pueden presentar en forma de nódulos únicos o múltiples, linfangitis carcinomatosa, derrame pleural, adenopatías mediastinales o lesiones de la pared torácica. Los síntomas más frecuentes son el dolor y la disnea.

El derrame pleural es la forma de presentación más frecuente del CMM pulmonar. El cáncer de mama, en tanto, es la segunda causa oncológica de derrame luego del cáncer de pulmón. Se puede presentar con disnea de evolución progresiva, tos, dolor torácico o como hallazgo en un screening (25% de los casos). En los casos severos, es imperioso su drenaje para aliviar los síntomas; asimismo se aprovecha la oportunidad para realizar un diagnóstico histopatológico y valorar modificaciones del fenotipo respecto del tumor primario. Cuando el ritmo de reproducción del derrame es rápido y los drenajes son repetidos, se debe considerar el sellado pleural (pleurodesis) como tratamiento definitivo y evitar la posibilidad de infección. Los materiales usados para la pleurodesis son el talco, las tetraciclinas y la bleomicina; el objetivo es conseguir la máxima expansión pulmonar lo más duradera posible con un procedimiento muy poco invasivo con anestesia local. En los casos de punciones repetidas, es conveniente la guía ecográfica para evitar complicaciones como el neumotórax. Los derrames leves a moderados, asintomáticos pueden ser tratados en forma conservadora, esperando la respuesta al tratamiento sistémico.

Las formaciones nodulares únicas deben tener confirmación histológica, ya que puede tratarse de un tumor primitivo de pulmón en la mitad de los casos. En el caso de la enfermedad oligometastásica (nódulo único o varios limitados a un segmento), pueden tener un tratamiento locorregional en muy seleccionados casos, que incluyen pacientes con buen performance status, ausencia de enfermedad extrapulmonar, tumor primario controlado y siempre seguido de terapia sistémica.

La linfangitis carcinomatosa es una forma poco frecuente de manifestación del CMM, pero sumamente grave. Los síntomas predominantes son la disnea (59 %) y la tos seca (34 %), la sobrevida a la aparición de los síntomas no supera los 2 meses en la mitad de las pacientes. El pronóstico es ominoso y requiere de una rápida intervención con altas dosis de corticoides y si el estado general de la paciente lo permite quimioterapia sistémica.

Metástasis hepáticas

Las metástasis hepáticas se presentan entre 6-25% de los CMM, es considerado un sitio de mal pronóstico sólo superado por el SNC. Pueden aparecer en un screening o ser sintomáticas. La sintomatología comprende dolor en hipocondrio derecho, distensión abdominal, ictericia, masa palpable y pérdida de peso. Los factores de mal pronóstico antes de iniciar el tratamiento son la presencia de enfermedad sintomática, alteración de la función hepática (inicialmente elevación de fosfatasa alcalina y GGT y luego de las transaminasas), ascitis, edad avanzada, RH - o triple negativo, metástasis múltiples vs. única. El tiempo entre el tumor primario y la metástasis, y la presencia de enfermedad extrahepática, no son predictores de pronóstico.

El principal factor para predecir una sobrevida más prolongada es la respuesta al tratamiento. Con las quimioterapias convencionales de antraciclinas y taxanos, se han logrado respuestas del 50-80% y sobrevidas entre 4 y 12 meses pero la toxicidad de los mismos muchas veces requiere disminución de dosis o interrupción del tratamiento. En los grupos de pacientes Her+ y RH+/Her- las terapias blanco han logrado duplicar los tiempos de sobrevida de la quimioterapia con mejor tolerancia.

La opción quirúrgica en esta localización se basa en los buenos resultados obtenidos en cáncer colorrectal, y a pesar de que este tipo de tratamiento no es aceptado como estándar, puede ser una estrategia válida en casos seleccionados. Las pacientes candidatas son aquellas con metástasis única (10% de los casos) o múltiples resecables, sin enfermedad extrahepática, buen performance status, con respuesta a terapia sistémica y con función hepática conservada. Los mayores beneficios en cuanto a sobrevida se vieron en los grupos RH+ y en aquellas con enfermedad metastásica más tardía respecto del tumor primario. Se prefiere la vía laparoscópica por su mejor tolerancia y reducción del tiempo de hospitalización.

Metástasis cerebrales

El SNC no ha sido un sitio habitual de metástasis en el pasado, con las sobrevidas más prolongadas hemos comenzado a encontrarlas cada vez con mayor frecuencia. Existen dos subgrupos de mayor riesgo de desarrollarlas: los CMM Her+ y los triple negativo; en estos casos, la incidencia supera el 30 % mientras que en las pacientes RH+/Her- es del 8 %. Estas cifras están probablemente subestimadas dado que no se realiza en forma habitual el screening con imágenes y se espera la presencia de síntomas neurológicos (cefalea intensa, trastornos de equilibrio o la visión, convulsiones o alteración de la conciencia) para solicitar una resonancia. El SNC ha sido considerado un santuario en los tratamientos sistémicos, ya que la barrera hematoencefálica dificultaba la penetración de las drogas quimioterápicas. El advenimiento de los anticuerpos monoclonales anti-Her, a pesar de su tamaño, ha demostrado capacidad de penetrar en el SNC con eficacia terapéutica y generado una esperanza.

Así como en la enfermedad ósea se debe estar atento a la aparición de hipercalcemia o del síndrome de compresión medular, en la enfermedad diseminada en el SNC se debe prestar especial atención a la aparición de hipertensión endocraneana. Estos tres cuadros son de suma importancia ya que requieren intervención urgente y pueden, además, ser la primera manifestación de la enfermedad metastásica.

La sobrevida de las pacientes con metástasis en SNC sin tratamiento es muy baja, menor a los 2 meses. En el caso de metástasis únicas o múltiples pero resecables, se prefiere la cirugía seguida de radioterapia parcial u holocraneana ya que aporta los mejores resultados. Los criterios de cirugía son:

1) Performance status 0-2
2) Metástasis única o múltiple (hasta 3-5) sin metástasis extracerebrales.

La radiocirugía estereotáxica puede ser una opción en caso de lesiones quirúrgicamente inaccesibles por profundidad o cercanía a estructuras vitales con un control local del 85% y una mínima irradiación del tejido adyacente. Las desventajas de este método es que sólo pueden tratar lesiones pequeñas y no hay confirmación histológica del tumor.

Cuando la cirugía no puede realizarse se indica la radioterapia paliativa con sobrevida media de 9 a 18 semanas y un 50 % de recurrencia a pesar de que el cáncer de mama se considera de mayor radiosensibilidad que otros tipos histológicos. El tratamiento estándar es la radioterapia craneal total de 30 Gy en 10 sesiones.

El rol de la quimioterapia ha ido creciendo de la mano de combinaciones de terapia anti-Her y moléculas más pequeñas como el tucatinib para permitir mayor acceso al cerebro o la combinación de T-DM1 con temozolamida en las pacientes con cirugías insuficientes. En las pacientes RH+/Her-, el uso de inhibidores CDK ha mostrado discreta respuesta.

Como mencionamos previamente, las pacientes consultan por síntomas de comienzo abrupto, por lo que los tratamientos de sostén con corticoides a altas dosis (dexametasona16 mg/d), anticonvulsivantes y antieméticos deben brindarse hasta el inicio de la terapéutica específica o como parte del tratamiento paliativo.

Cuidados paliativos

El cuidado paliativo comprende todas las medidas tendientes al manejo de los síntomas relacionados con esta etapa de la enfermedad, de los cuales el dolor es el más frecuente. Se debe brindar al paciente confort y apoyo al grupo familiar, haciendo foco principalmente en la calidad de vida en aquellos enfermos para los cuales ya no existe posibilidad de tratamiento o cuando los efectos adversos de estos los hacen imposibles de llevar adelante.

Los cuidados paliativos deben ofrecerse al diagnóstico de la enfermedad diseminada y pueden coexistir con tratamientos activos. El abordaje es integral desde el punto de vista médico, psicológico y social. Es importante el contacto precoz, ya que el diagnóstico de este estadio implica tener en cuenta decisiones relacionadas con el fin de la vida muy movilizantes para el paciente y su familia. Tomadas cuando el estado general es relativamente bueno, ayudan a una mejor calidad de vida y evitan incertidumbres en cuanto al manejo de los últimos momentos. Las creencias religiosas y culturales deben ser siempre tenidas en cuenta y se debe alentar al paciente a manifestarlas como parte de su cuidado y toma de decisiones.

La mayoría de los centros de salud públicos y privados cuentan con un equipo de cuidados paliativos que incluyen médicos, enfermeros, psicólogos y trabajadores sociales, tanto para el manejo ambulatorio como en hospitalización. Existen unidades de cuidado de paciente en internación denominadas "Hospice", con ingresos transitorios o permanentes que reúnen todas las especialidades mencionadas, así como kinesiólogos, fisioterapeutas y equipos de terapias recreacionales para aquellos pacientes cuya condición así lo permite.

Bibliografía

1. Breast surgery for metastatic breast cancer. Tosello G, Torloni MR et al. Cochrane Database of Systemic Reviews 15 March 2018.
2. Clinical review on the management of breast cancer visceral crisis. Benvenuti C, Gaudio M et al. Biomedicines Vol 11 (4): 1083-1104, 2023.
3. Consenso para el tratamiento de las metástasis cerebrales. Rabadán A, Diez B, et al. Rev Argent Neurocir Vol 20 (4), 2006.
4. Detection of bone metastases in breast cancer by 18FDG PET: differing metabolic activity in osteoblastic and osteolytic lesions. Cook G, Houston S, et al. J Clin Oncol , Vol 16, 10:3375-3379, 1998.
5. Female breast cancer in Central and South America. Di Sibio A, Abriata G, Forman D, Sierra MS. Cancer Epidemiology Vol 1 Suppl :S110-S120, 2016.
6. Genetic and phenotypic diversity in breast tumor metastases. Almendro V, Kim H J et al: Cancer Res 74 (5): 1338-1348, 2014.
7. GLOBOCAN 2020 Global Cancer Observatory, gco.iarc.fr.
8. National Cancer Institute Breast Cancer Steering Committee Working Group Report on Meaningful and Appropriate End Points for Clinical Trials in Metastatic Breast Cancer. Seidman A, Bordeleau L, Feherenbacher L et al. J Clin Oncol 36(32): 3259-3268, 2018.
9. Palliative care: needs of advance breast cancer patients. Cherny N, Paluch-Simon et al Breast cancer- Targets and therapy 2018: 10 231-243.
10. Pamidronate prevents skeletal complications and is effective palliative treatment in women with breast carcinoma and osteolytic bone metastases. Long term follow up of two randomized, pacebo-controlled trials. Lipton A, Theriault DO, et al. Cancer Vol 88, 5: 1082-1090, 2000.
11. Pronostic factors for patients with hepatic metastases from breast cancer. Wyld L, Gutteridge E, et al. British Journal of Cancer 89: 284-290, 2003.
12. Pulmonary lymphangitis carcinomatosis:systematic review an meta-analysis of case reports, 1970-2018. Klimek m. Postgraduate Medicine Vol 131(5):309-318, 2019.
13. Resection of liver metastases from breast cancer: a multicenter analysis. He X, Zhang Y, et al. Clinical and Translational Oncology 22: 512-521, 2020.
14. Surgical therapy for pulmonary metastasis of breast cancer. Soh J, Komoike Y, et al.Transl Cancer Res 9 (8) :5044-5052, 2020.
15. The incidence of brain metastases among patients with metastatic breast cancer: asystematic review and meta-analysis. Neuro-Oncology Vol 23 (6):894-904, 2021.
16. Treatment of malignant pleural effusion. Mingarini Terra R.J Vis Surg 4: 110, 2018.
17. 4th ESO-ESMO International consensus Guidelines for Advance Breast Cancer (ABC4). Ann Oncol Vol 29 (8): 1634-57, 2018.

CAPÍTULO 29

Farmacología de las drogas utilizadas para el tratamiento sistémico del cáncer de mama

Cortese Gustavo

Introducción

El carcinoma mamario es considerado, en la actualidad, como una enfermedad sistémica en la gran mayoría de los casos, motivo por el cual además del tratamiento quirúrgico y actínico (local y regional) se impone cada vez más el tratamiento sistémico.

Podemos agrupar a las drogas utilizadas en tres categorías fundamentales:

1) Drogas quimioterápicas.
2) Drogas hormonoterápicas.
3) Drogas que interactúan con blancos moleculares.

A continuación, se resumen las características farmacológicas de las drogas utilizadas habitualmente para el tratamiento sistémico del cáncer de mama en las tres instancias principales: neoadyuvancia, adyuvancia y para enfermedad metastásica.

Drogas quimioterápicas o citotóxicas

Drogas anti topo 2 alfa: antraciclinas

Doxorrubicina

Es uno de los agentes antineoplásicos más antiguos, utilizado desde 1960 y es producida por un hongo perteneciente al grupo streptomyces (Streptomyces peucetius). Fue inicialmente clasificado como un antibiótico.

El mecanismo de acción más importante de esta droga es mediante la interacción con la topoisomerasa, interfiriendo en el proceso de síntesis de ADN. Además, produce ruptura de la cadena simple y doble del ADN mediante su intercalación entre bases. También, crea radicales libres que producen daño celular.

La eliminación de la doxorrubicina es fundamentalmente hepática; la excreción renal es menor del 10%. No hay evidencia de recirculación enterohepática. En pacientes que presentan alteración de la función renal o hepática, se aconseja la reducción de la dosis, aunque esta recomendación no está validada por estudios prospectivos. Las antraciclinas no atraviesan la barrera hematoencefálica.

El efecto tóxico característico de este fármaco es el daño del miocardio, motivo por el cual se debe evaluar la función cardiaca antes y durante el tratamiento. Se evalúa la fracción de eyección mediante estudios con radioisótopos o la función sistólica mediante ecocardiograma.

El riesgo de insuficiencia cardiaca congestiva se incrementa ante la presencia de enfermedad cardiaca preexistente, de hipertensión arterial o de tratamiento radiante previo.

Un factor importante a tener en cuenta es la dosis acumulada. Es muy rara la aparición de cardiotoxicidad con dosis acumulativas menores de 450 mg/m^2, mientras que con dosis totales de 550, 600 y 700 mg/ m^2 la incidencia aumenta 7%, 15 % y 30 %, respectivamente.

El efecto tóxico dosis limitante agudo es la mielosupresión. Esta, generalmente, es más pronunciada (nadir) entre los días 10 a 14, y suele recuperarse entre el día 21 a 28.

Otros efectos adversos son: fiebre, escalofríos, dolor de garganta, taquicardia, diarrea, alopecia, disnea, artralgias, hemorragias o hematomas no habituales. Raramente está descrita un tipo de cardiotoxicidad aguda con pericarditis o miocarditis con insuficiencia cardiaca congestiva. La doxorrubicina, generalmente, se utiliza a dosis promedio de 60 mg/m^2 como parte de los esquemas AC o FAC.

Epirubicina

Es un epímero de la doxorrubicina (4 – epidoxorrubicina). Luego de su administración por vía endovenosa, la epirubicina se distribuye rápidamente por todo el organismo. El metabolismo es hepático y el metabolito principal, epirrubinisol, tiene acción antineoplásica. La eliminación se realiza preferentemente por vía biliar y la vida media es de aproximadamente 40 horas. No difunde a través de la barrera hematoencefálica.

Con respecto a los efectos adversos, la cardiotoxicidad es el más importante. Un metaanálisis comparando este fármaco con la doxorrubicina demostró que su eficacia es similar con menos riesgo de cardiotoxicidad (1: 1,8). El riesgo de cardiotoxicidad se incrementa con dosis totales superiores a 900 a 1000 mg/m^2 de superficie corporal.

Otros efectos adversos incluyen fiebre, escalofríos, dolor de garganta, estomatitis cambios en la coloración cutánea con oscurecimiento o enrojecimiento de la misma, arritmias transitorias, disnea, edemas de pies y parte inferior de las piernas, artralgias, dolores musculares, epigastralgia y hemorragias o hematomas. La dosis usualmente utilizada es de 75 a 90 mg/m^2 por vía endovenosa cada 21 días.

Agentes alquilantes

Ciclofosfamida

La ciclofosfamida es un agente alquilante. In vitro, es un agente inactivo que requiere de su transformación hepática, mediante enzimas del grupo del citocromo p 450, a sus metabolitos activos.

El metabolito activo más importante liberado a la circulación es la 4- hidroxi ciclofosfamida (4-HC). Este compuesto se encuentra en equilibrio con el tautómero aldofosfamida, que se transforma espontáneamente en una mostaza nitrogenada que actúa como agente alquilante.

La 4-HC es inactivada por la enzima aldehído deshidrogenasa; por lo tanto, las células con alto contenido de esta enzima serían relativamente resistentes a la acción citotóxica de la ciclofosfamida. Esta enzima se encuentra principalmente en células hemáticas progenitoras, en las plaquetas y en las células epiteliales de la mucosa intestinal. Esto explicaría el por qué de la preservación de las plaquetas y la corta duración de la toxicidad tanto hematológica como gastrointestinal con respecto a otros agentes alquilantes.

Su eliminación es por vía renal, menos del 25 % en forma inalterada. El efecto adverso característico de la ciclofosfamida es la cistitis hemorrágica secundaria a la irritación de la mucosa vesical producida fundamentalmente por un metabolito: la acroleína. Otros metabolitos también han sido responsabilizados de este efecto adverso (fosforamida entre otros) aunque en menor medida. Esta eventualidad es usualmente evitada mediante una correcta hidratación con el subsecuente llenado vesical.

El efecto indeseado más grave y dosis limitante es la cardiotoxicidad fulminante, pero también sólo observada con los esquemas de dosis altas. Los efectos adversos más frecuentemente observados son: fiebre, escalofríos, dolor de garganta, supresión gonadal (amenorrea), mareos, confusión, cansancio, debilidad, tos, disnea, artralgias, hemorragia o hematomas no habituales, náuseas, vómitos, y pérdida de peso.

Este fármaco se utiliza, generalmente, en combinación con doxorrubicina (AC) o a epidoxorrubicina (EC), eventualmente asociado a 5 – FU (FEC; FAC) o a docetaxel TC y la dosis promedio utilizada es de 600 mg/m^{2}.

Antimetabolitos

Fluorouracilo (5'FU)

Interfiere con la síntesis de ADN mediante el bloqueo de la enzima timidilato sintetasa, implicada en la conversión del ácido deoxiuridilico a ácido timidilico. Está incorporado en varios tipos de ARN y puede, por lo tanto, interferir con la función del ARN y con la síntesis de proteínas. Es específico de la fase S del ciclo celular, pero actúa también en otras fases del ciclo celular, y es único por su acción logarítmica lineal en la eliminación celular.

El 5' FU penetra rápidamente en todos los tejidos, incluido el LCR y los derrames malignos. Requiere de transporte facilitado para ingresar a la célula, como así también de su activación intracelular mediante varios pasos enzimáticos fosforilantes.

La mayor parte de la droga es degradada por medio del metabolismo hepático, eliminándose, por esta vía, el 90 % de la droga. Los metabolitos inactivos son excretados en orina, bilis y por la respiración (como CO2).

Toxicidad: limitante de dosis: Mielosupresión (menos frecuente con infusión continua), mucositis (más frecuente con infusión de 5 días) y diarrea.

Son frecuentes la rinorrea, la irritación ocular, la lagrimación excesiva debida a dacriocistitis y estenosis del conducto lagrimal, como también la pigmentación de las venas.

Disfunción cerebelar reversible (1%). Los síntomas desaparecen 1-6 semanas después de suspender el medicamento, y se atenúan al reducir la dosis. Ocasionalmente, pueden ocurrir náuseas, vómitos, esofagitis, síndrome mano – pie, isquemia miocárdica y tromboflebitis.

Raro: alopecia, dermatitis, pérdida de uñas, bandas oscuras sobre las uñas, fotosensibilidad, visión borrosa, hipertrofia de papilas piliformes en la lengua, anafilaxia, fiebre.

Dosis: 500mg/m2

Metotrexato

Metabolito antifólico. El metotrexato (MTX) bloquea la enzima dihidrofolato reductasa, que impide la formación del ácido tetrahidrofolato. Bloquea la formación de timidilato a partir de desoxiuridilato e impide la síntesis de ADN. También, inhibe el ARN y la síntesis de proteínas e impide que las células entren en la fase S del ciclo celular.

El efecto citotóxico del MTX es mediado por poliglutamatos formados a partir de su metabolismo. La poliglutamación es tiempo y concentración dependiente, proceso que ocurre dentro de la célula. Estos metabolitos prolongan la vida media intracelular y permiten mayor duración de acción de la droga en la célula neoplásica.

La presencia de tercer espacio, como derrame pleural o ascitis, pueden modificar la farmacocinética del MTX. La acumulación del MTX en dichos espacios prolonga la vida media, generando mayor toxicidad. Por eso, se recomienda la evacuación de dichas colecciones previa a la infusión de la droga.

La eliminación de la droga es principalmente renal. Los pacientes con disfunción renal (cleareance de creatinina menor a 60ml/min) no deben ser tratados con altas dosis. Eventualmente, puede requerir ajuste de dosis según cleareance de creatinina en pacientes con alteración de la función renal.

La eliminación biliar representa el 10 %. En presencia de disfunción renal, la circulación enterohepática asume un rol importante en la eliminación de la droga.

Toxicidad: los principales efectos adversos son la mielosupresión y la toxicidad gastrointestinal; ambos son dependientes de la dosis, el esquema y la vía de administración. La mucositis aparece de 3 a 7 días luego de la administración de la droga y posteriormente se produce el descenso de granulocitos y plaquetas, procesos reversibles dentro de los 14 días.

La precipitación intratubular de los metabolitos del MTX puede inducir a la nefrotoxicidad. La hidratación y la alcalinización reducen la incidencia de disfunción renal en pacientes que reciben altas dosis. También puede asociarse a hepatotoxicidad aguda y crónica.

La dosis generalmente usada para el tratamiento del cáncer de mama es de 40 mg/m^2. Se asocia frecuentemente a la ciclofosfamida y al 5 fluorouracilo para el esquema CMF. O a la doxorrubicina con 5 fluorouracilo esquema FAC o a EPI doxorrubicina y 5 fluorouracilo esquema FEC.

Gemcitabina

La gemcitabina es una droga análoga nucleósido (2',2'-difluorodesoxicitidina) con actividad antitumoral que muestra especificidad en la fase celular. Interviene en la síntesis del DNA (fase S) y también bloquea la progresión de las células a través de la fase terminal G1/S.

Su mecanismo de acción se atribuye a la combinación de dos acciones de los nucleósidos difosfato y trifosfato. Primero, la gemcitabina difosfato inhibe el ribonucleótido reductasa, la cual es responsable de catalizar las reacciones que generan la desoxinucleósido trifosfato para la síntesis del DNA. Esta inhibición causa una reducción en las concentraciones de desoxinucleótidos, incluyendo dCTP. En segundo lugar, la gemcitabina trifosfato compite con la dCTP para la incorporación en el DNA. La reducción en la concentración intracelular de dCTP (por la acción del difosfato) aumenta la incorporación de gemcitabina trifosfato en el DNA (auto potenciación). Después de que el nucleótido gemcitabina es incorporado al DNA, sólo otro nucleótido se adiciona a la hebra en crecimiento del DNA, por lo cual hay una inhibición de la síntesis posterior de DNA. La DNA polimerasa épsilon es incapaz de remover el nucleótido gemcitabina y reparar la cadena en crecimiento del DNA (terminación enmascarada de la cadena).

Esta droga se elimina en forma bifásica caracterizada por una larga vida media terminal de 14 horas. Su eliminación es fundamentalmente renal (menos de un 10% en forma inalterada) y el resto en forma de metabolitos inactivos (el principal el 2'-desoxi-2',2'-difluorouridina).

La depuración se ve afectada por la edad y el sexo, por lo que existe una diferencia en la vida media y en las concentraciones plasmáticas de esta droga. Estas son más altas en las mujeres y en los ancianos.

El principal efecto adverso es la mielosupresión, donde pueden estar afectadas las tres líneas celulares. Ocasionalmente, puede requerir de una transfusión o la suspensión del tratamiento.

Los efectos adversos no hematológicos son raros e incluyen: náuseas y vómitos, diarrea, estomatitis, hematuria, proteinuria leve, síndrome urémico hemolítico, fiebre, la erupción macular o finamente granular maculopapular prurítica de severidad leve a moderada en el tronco y las extremidades, prurito, edema periférico, edema generalizado (< 1%), astenia, anorexia, cefaleas, tos, escalofríos, mialgia, insomnio, rinitis, sudoración, aumento en la incidencia de infecciones, alopecia, parestesias leves o severas, infarto al miocardio, accidente cerebrovascular, arritmia e hipotensión.

La dosis recomendada de esta droga es de 1.000 a 1250 mg/m ^{2}, administrada mediante infusión intravenosa en un período de 30 minutos (evitar infusiones en tiempo mayores de 60 minutos). Se repite una vez a la semana por tres semanas consecutivas, seguidas por una semana de descanso.

Capecitabina

Su estructura química es un carbamato fluoro pirimidínico que tras la administración oral se biotransforma en 5-fluorouracilo (5-FU). La formación del metabolito 5-FU tiene lugar en las células tumorales por acción de la enzima timidina-fosforilasa, factor angiogénico asociado con el tumor; de este modo, la exposición de los tejidos sanos a la acción sistémica del 5-FU resulta reducida en comparación con la administración directa del 5-FU. A raíz de la biotransformación de la capecitabina en 5-FU, se logran concentraciones significativamente más altas en las células y tejidos tumorales que en los tejidos normales.

Luego de su administración por vía oral, la capecitabina se absorbe a través de la mucosa intestinal de manera intacta, rápida y extensa. Sufre una amplia conversión a los metabolitos 5'-DFCR y 5'-DFUR. La administración con alimentos disminuye la velocidad de absorción de la capecitabina, lo que produce una muy leve reducción en el área bajo la curva (AUC) de la 5'-DFUR y del metabolito posterior 5-FU.

La eliminación de los metabolitos en su mayor parte se realiza por vía urinaria. 71 % de la dosis se recupera en la orina, donde predomina el metabolito FBAL (52 % de la dosis).

La dosis inicialmente recomendada de esta droga era de 2500 mg/m^2 por vía oral en dos tomas diarias (dentro de los 30 minutos luego de una comida principal) durante dos semanas seguida de una semana de descanso. Trabajos posteriores demostraron que su utilización en dosis menores (2000 mg/m^2 diarios) resultaban similares en términos de eficacia y menos tóxicos.

Los efectos adversos más frecuentemente observados son:

1) Gastrointestinales: diarrea, náuseas, vómitos, dolor abdominal y estomatitis.
2) Cutáneos: en casi la mitad de los pacientes se ha observado el síndrome de eritrodisestesia palmo-plantar, caracterizado por acorchamiento, disestesias o parestesias, hormigueo, tumefacción indolora o dolorosa o eritema, descamación, vesiculación o dolor intenso. Rara vez se produce alopecia leve.
3) Disnea, mucositis, fiebre, astenia y letargia y anorexia.
4) Neurológicas: cefalea, parestesias, alteraciones del gusto, mareos e insomnio han sido efectos secundarios frecuentes, pero sólo en raras ocasiones de gravedad.
5) Cardiovasculares: edemas periféricos.

Taxanos

Paclitaxel

El paclitaxel es una droga que presenta una amplia acción antitumoral derivada de la corteza del árbol taxus brevifolia. El mecanismo de acción del paclitaxel es mediante la unión a los microtúbulos, estabilizándolos para, de este modo, interferir en el proceso mitótico. También tiene acción antiangiogénica en concentraciones inferiores a las citotóxicas. Es el fundamento de su administración en esquema semanal.

La excreción es fundamentalmente hepática (siendo alrededor del 5% en forma inalterada), y en menor medida renal, eliminando en 48 horas el 10% de la dosis administrada.

La neutropenia es el efecto adverso principal del paclitaxel se produce generalmente entre los días 8 a 10; se recupera completamente entre los días 15 a 21. Los factores predeterminantes más importantes con respecto a la severidad de la neutropenia son: tratamiento de mielosupresores previos, la duración de la infusión. La anemia o trombocitopenia severa son raras salvo en pacientes con múltiples tratamientos citotóxicos previos.

Las reacciones de hipersensibilidad fueron descritas en estudios de fase I con una incidencia del 30 %. En la actualidad, este efecto adverso es prevenido con la medicación antihistamínica profiláctica, observándose en 1 a 3 % de las pacientes tratadas. Estas reacciones generalmente se caracterizan por la aparición de disnea con broncoespasmo, erupción cutánea e hipotensión, que ocurren dentro de los primeros 10 minutos de la primera infusión. Más frecuentemente se pueden observar efectos de tipo alérgico menores. Estos efectos son debidos al vehículo (cremophor) utilizado.

La neuropatía periférica sensitiva también es un efecto adverso frecuentemente observado con el uso de esta droga. La neuropatía motora o autonómica es menos frecuente y se puede observar en pacientes con diabetes mellitus o alcohólicas.

La neuropatía generalmente es más pronunciada con los esquemas de infusión rápida particularmente asociados a cisplatino (no utilizados, habitualmente, en el tratamiento del cáncer de mama). Muy raramente han sido reportados casos de neuropatía oftálmica y encefalopatía pero con dosis más altas de las usadas habitualmente.

Las mialgias también son un efecto adverso frecuente que suele aparecer a las 24 a 48 horas luego de la infusión.

El paclitaxel también puede producir alteraciones del ritmo cardíaco, más frecuentemente bradicardias transitorias y asintomáticas. Los efectos adversos relacionados con el tracto digestivo como ser vómitos o diarrea no son frecuentes.

Las dosis frecuentemente usadas de esta droga son de 175 a 240 mg/m^2 cada 21 días, o 80 mg/m^2 semanal.

Docetaxel

Esta droga, que también forma parte de los taxanos, además actúa mediante su unión a los microtúbulos, aunque con una afinidad 1.9 veces superior al paclitaxel. Sin embargo, el significado clínico de esta mayor afinidad es controversial. No existe resistencia cruzada entre ambas drogas.

La vida media de este fármaco es de 11,1 horas y su grado de unión a las proteínas plasmáticas es muy elevado (94%), mientras que su transporte plasmático se lleva a cabo por medio de la glucoproteína ácida alfa-1. Su metabolismo se lleva a cabo a nivel hepático por interacción con el sistema enzimático citocromo P450; su principal vía de eliminación es la biliar.

La neutropenia es el efecto adverso más frecuente y dosis limitante. Al igual que con el paclitaxel, su inicio es alrededor del día 8 y su recuperación suele ocurrir entre los días 15 a 21. Al igual que con el paclitaxel, su frecuencia y severidad disminuye con la aplicación frecuente y en dosis inferiores (semanal). Los efectos sobre las plaquetas y eritrocitos no son importantes.

Los efectos de hipersensibilidad, aunque no utiliza el cromophofor como vehículo, también pueden aparecer. No obstante, es menos frecuente y tiene menor intensidad.

Un efecto adverso propio de esta droga es la producción de edemas, aumento de peso y generación de terceros espacios. Esto parecería estar relacionado con un aumento de la permeabilidad capilar filtrado de proteínas al intersticio, seguidos de una deficiencia en el drenaje linfático.

La toxicidad dermatológica es frecuente en el 60 a 75 % de los casos. Una erupción cutánea eritematosa maculopapular que afecta los antebrazos, los pies o las manos es característica. También se puede producir descamación de la piel y cambios de coloración de las uñas.

Otro efecto adverso observado es la eritrodisestesia palmo plantar que puede responder al tratamiento con frío o piridoxina. La neuropatía periférica es menos frecuente y severa que con el paclitaxel, aunque se presenta en forma leve a moderada en un 40 % de las pacientes.

La estomatitis ocurre más frecuentemente con el docetaxel que con el paclitaxel, especialmente con infusiones prolongadas (raramente indicadas).También se observa, frecuentemente, conjuntivitis, en especial, con el esquema semanal, que responde al tratamiento tópico con corticoides. Náuseas, vómitos o diarrea pueden presentarse, aunque los efectos gastrointestinales severos son raros.

Las dosis utilizadas de este fármaco son de 60 a 100 mg/m^2 cada 21 días, o 35mg / m^2 semanal.

Epotilonas

Las epotilonas son antibióticos macrólidos aislados del myxobacterium Sorangium cellulosum.

Ixabepilona

La ixabepilona es un análogo semisintético de la epotilona, que como los taxanos, se une a la beta tubulina estabilizando los polímeros de tubulina, y así, produciendo la detención del ciclo celular entre las fases G2/M, generando apoptosis. La ixabepilona se une a la beta tubulina a un sitio distinto del utilizado los taxanos e induce apoptosis por medio de otras vías. Estas diferencias serían las responsables de su actividad citotóxica en tumores refractarios al paclitaxel y al docetaxel.

La toxicidad observada es: hematológica (frecuentemente, neutropenia grado 3-4), astenia, fatiga, mialgias, artralgias, neuropatía sensitiva periférica, alopecia y náuseas.

Si bien frecuentemente se observa neutropenia grado 3-4 (68 % de las pacientes tratadas), pocas veces esta se complica con fiebre o cuadros infecciosos severos. Debe ser manejada con disminución de la dosis.

Se recomienda ajustar la dosis en un 20 %(32 mg/m^2) en los ciclos siguientes si hay:

- Neutropenia grado 4 (500 mm^3) durante > 7 días.
- Neutropenia febril.
- Trombocitopenia grado 4 (< 25 0000 mm^3).
- Trombocitopenia grado 3 con sangrado o si se requiere transfusión.
- Neuropatía grado 2 durante más de 7 días o grado 3 durante menos de 7 días.

Si se repitiera la toxicidad, se reducirá la dosis en otro 20% a 25 mg/m^2. Si apareciera neurotoxicidad grado 3 durante más de 7 días o neuropatía discapacitante se debe suspender el tratamiento. Mialgias o artralgias grado 3 transitorias no requieren ajuste de dosis. Ante cualquier otra toxicidad no hematológica grado 3, se debe reducir la dosis a 32 mg/m^2. De repetirse, se requerirá de otro ajuste de 20% a 25 mg/m^2.

La aparición de cualquier toxicidad grado 4 es indicación de suspender el tratamiento. Se debe ajustar la dosis de la ixabepilona en pacientes que presentan alteración del funcionamiento hepático.

También se debe tener precaución en pacientes que ingieren drogas que inhiben la enzima del complejo p450, como los antimicóticos azoles (por ejemplo:

ketoconazol, itraconazol) los antivirales (por ejemplo: atazanavir, saquinavir, ritonavir, amprenavir, indinavir, nelfinavir, delaviridine) o algunos antibióticos (por ejemplo, la claritromicina).

La dosis utilizada es de ixabepilona 40 mg/m^2 endovenosa en una infusión de 3 horas el día 1 asociada a capecitabina 2000 mg/m^2 en ciclos de cada 21 días.

Alcaloides de la vinca

Vinorelbina

La vinorelbina es un alcaloide de la vinca semisintético (3-4 didehidro - 4desoxi-8-norvinca leucoblastina) que se obtiene mediante la modificación del anillo catarantínico de la molécula. El mecanismo de acción de esta droga, al igual que el resto de los alcaloides de la vinca, es mediante la interacción con los microtúbulos en un punto distinto que el que lo hacen los taxanos; interfiere en el proceso mitótico, lo que produce una detención de la misma en metafase.

Su farmacocinética sigue una curva de tipo de eliminación bifásica luego de su administración endovenosa se distribuye rápidamente en todos los tejidos, a excepción del sistema nervioso central. Luego, se elimina fundamentalmente con las heces en forma lenta con una vida media de 18 a 49 horas. Solo un 12 % se elimina por orina.

Los efectos adversos más frecuentemente observados son: toxicidad hemática: neutropenia en más del 50% de los casos (19% severa). Trombocitopenia leve a moderada. Toxicidad neurológica: reducción de los reflejos osteotendinosos 20%, neuropatía de tipo mixta y simétrica en ambos miembros inferiores, dolores de tipo neuropáticos, íleo paralítico < 1 %. Alopecia, 6 %; flebitis y dolor en el sitio de infusión, 20 %; se reduce su incidencia mediante el empleo de sistemas implantables o pauta de infusión corta. Dolor de mandíbula, dorso o en el sitio del tumor, < 2 %.

Las dosis usualmente usadas son: como monodroga, 30 mg/m^2 semanales por vía endovenosa. Si se combina con otra droga, 25 mg/m^2 días 1 y 8 cada 21 o 28 días por vía endovenosa. La perfusión debe ser efectuada, en forma rápida, 5 a 10 minutos, seguida de una infusión de 500 ml de solución salina para evitar efectos indeseados por extravasación.

Existe también la presentación oral de este fármaco siendo la dosis 60 mg/m^2 semanal escalando luego del tercer ciclo a 80 mg/m^2, según tolerancia

Fármacos hormonoterápicos

Antiestrógenos

Tamoxifeno

El tamoxifeno es una droga antiestrogénica que actúa impidiendo la unión de los estrógenos con el receptor hormonal como así también su traslocación. Frena, de este modo, los eventos de transcripcionales y postranscripcionales mediados por este receptor en las células tumorales.

El tamoxifeno tiene efectos antagonistas, agonista parcial o agonista sobre sus distintos órganos blanco.

In vivo, su acción está mediada por diversos metabolitos, entre ellos, el 4 OH tamoxifeno con potente acción antiestrogénica. La transformación de este y otros metabolitos activos está mediada por la enzima citocromo p450 3A4; por lo tanto, la administración simultánea de drogas que interfieran con esta (antidepresivos fluoxetina o paroxetina, aminoglutetimida, entre otros) alterarían la eficacia del tamoxifeno, aunque se desconoce aún la implicancia clínica de esta interacción. Otros mecanismos posibles de acción serían la inhibición de la conversión de sulfato de estrona en estradiol y la inhibición de la protein quinasa C. No obstante, su mecanismo exacto de acción no ha sido aún esclarecido.

Luego de su administración por vía oral, su pico plasmático se obtiene a las 3 a 7 horas. La vida media terminal es prolongada, lo que puede demorar su eliminación entre 4 a 7 días.

Los efectos adversos más frecuentemente observados son: trastornos vasomotores, flujo, depresión, náuseas y vómitos, aumento de peso, irregularidades del ciclo menstrual. También, vsión borrosa, cataratas. Adenocarcinoma de endometrio (RR = 2.4). Eventos tromboembólicos (RR= 1.9).

La dosis utilizada es de 20 mg/ día.

Fulvestrant

Esta droga es un compuesto antiestrogénico puro sin acción agonista parcial. Actúa mediante un proceso que uniéndose al receptor produce su bloqueo y degradación.

Los efectos adversos más frecuentemente observados fueron reacciones en el sitio de la inyección, astenia cefaleas y trastornos gastrointestinales (náuseas, vómitos y diarrea).

La vía de administración es intramuscular a dosis de 500 mg cada 2 semanas el primer mes (dosis de carga) y luego 500mg mensualmente.

Inhibidores de la aromatasa

La aminoglutetimida fue la primera droga inhibidora de la aromatasa utilizada para el tratamiento del cáncer de mama metastásico. Actualmente, no es utilizada debido a la aparición de nuevos fármacos con menos efectos indeseados. En ocasiones, esta droga es usada para revertir la producción excesiva de hormonas en tumores suprarrenales.

Los efectos tóxicos más frecuentemente observados con esta droga son: letargia, hipotensión ortostática, náuseas, vómitos, hipotiroidismo, agranulocitosis reversible y erupción cutánea. La toxicidad cutánea generalmente es autolimitada y desaparece pese a la continuación del tratamiento; ocasionalmente, puede persistir ser de mayor severidad y desencadenar un síndrome de Stevens-Johnson.

Al inhibir también la síntesis enzimática de otras líneas hormonales suprarrenales, se produce déficit mineralocorticoide. Debido a que se tiene que administrar hidrocortisona suplementaria durante su tratamiento, se han desarrollado drogas inhibidoras de la aromatasa modernas, que inhiben selectivamente la transformación estrogénica sin afectar otras líneas hormonales suprarrenales.

En la actualidad, las drogas inhibidoras de la aromatasa utilizadas son, por un lado, el anastrozol y letrozol (compuestos no esteroides) y el exemestano, por el otro (compuesto esteroides). Estos compuestos son utilizados para el tratamiento de tumores hormonosensibles en pacientes postmenopáusicas.

La aromatasa es un miembro del complejo enzimático P450 (CYP 19). Los inhibidores de tipo no esteroides se unen en forma no covalente con el grupo hemo de la enzima, ocupando el lugar del sustrato. De este modo, previenen la unión del andrógeno al sitio catalítico. Este antagonismo es reversible y estos tipos (también llamados de tipo II) de inhibidores podrían ser desplazados por el sustrato endógeno. El inhibidor esteroideo, el exemestano (también denominado como de tipo I), es un análogo del sustrato de la aromatasa la androstenediona. Por otro lado, el exemestano sería convertido por la aromatasa en su componente activo, el que se uniría en forma covalente e irreversible con el sitio de unión de sustrato de la enzima, inactivándola en forma permanente. Este mecanismo de acción también le ha valido la denominación de inhibidor suicida. No existe evidencia clínica que su diferente mecanismo de acción tenga diferencias en ventajas clínicas, pero sí resulta importante mencionar la ausencia de resistencia cruzada entre ambos tipos de drogas.

Los tres compuestos tienen una buena absorción por vía oral.

El perfil de toxicidad en líneas generales es similar para los tres compuestos. En comparación con el tamoxifeno, no presentan alteraciones endometriales de tipo hiperplásicos o neoplásicos, menos frecuentemente flujo vaginal aunque se puede producir este síntoma por atrofia del epitelio y alcalinización del medio vaginal; también, se puede producir sequedad vaginal.

Tanto el anastrozol como el letrozol producen síntomas vasomotores, aunque en los ensayos clínicos menos frecuentemente que el tamoxifeno. El exemestano mostró una frecuencia de este efecto adverso más elevada con respecto al tamoxifeno, aunque sin alcanzar una diferencia estadísticamente significativa.

Los tres agentes tienen mayor tasa de desmineralización ósea con mayor tasa de fracturas. Por lo tanto, se recomienda la determinación de la densidad mineral ósea y estudios del metabolismo fosfocálcico al inicio del tratamiento y a los 2 años de iniciado este. El tratamiento preventivo con bifosfonatos se encuentra indicado, especialmente en pacientes con disminución de la densidad mineral ósea.

Los inhibidores de la aromatasa producen dolores articulares y fibromialgias más frecuentemente que el tamoxifeno. Su explicación fisiopatológica y tratamiento específico no han sido aún esclarecidos.

Disfunción sexual: los tres agentes han mostrado con frecuencia una alteración de su calidad de vida por disminución de la libido, sequedad y dolor vaginal asociados al estado hipoestrogénico. Los efectos adversos gastrointestinales observados son: náuseas, vómitos y diarrea. Con respecto a la neurotoxicidad se ha reportado parestesias especialmente con el anastrozol y exemestano.

La hipertensión arterial también fue reportada más asiduamente con el anastrozol y el exemestano con respecto al tamoxifeno.

Las dosis utilizadas son:

1) Anastrozol: 1 mg/ día.
2) Letrozol: 2.5 mg/ día.
3) Examestano: 25 mg/día.

Drogas contra blancos moleculares

Agentes anti Her 2 neu

Trastuzumab

El trastuzumab es un anticuerpo monoclonal tipo inmunoglobulina G anti receptor 2 del factor de crecimiento epidérmico. Este fármaco también actúa mediando la citotoxicidad dependiente de anticuerpos mediada por células, efecto que también se aprecia en células tumorales que sobreexpresan el HER 2 neu.

La vida media del trastuzumab es prolongada, llegando a los 28 días. No atraviesa la barrera hematoencefálica.

El efecto adverso más importante de esta droga es la cardiotoxicidad, especialmente en pacientes tratadas previamente con antraciclinas (el uso concomitante de estas y el trastuzumab se encuentra contraindicado) y taxanos, motivo por el cual la función miocárdica debe ser evaluada durante su empleo. Otro efecto adverso severo constituye las reacciones de tipo alérgico y reacciones pulmonares. Las pacientes con disnea secundaria a enfermedad pulmonar tienen mayor riesgo de presentar reacciones pulmonares fatales. Estas reacciones se observaron durante la primera infusión, aunque ocasionalmente se han descrito reacciones de tipo tardío con fallecimientos hasta una semana después.

Otros efectos indeseables observados fueron: dolor abdominal, astenia, pérdida de peso, mialgias, síntomas pseudogripales, erupción cutánea, calambres, sequedad cutánea, alopecia, prurito y alteraciones ungueales.

Las dosis utilizadas de este fármaco son: 4mg/ kg dosis de carga seguida de 2 mg/Kg semanal o de 8 mg/kg dosis de carga seguida de 6 mg/kg por vía endovenosa en el esquema cada tres semanas.

Se dispone también de una formulación subcutánea cuya dosis es de 600 mg (dosis fija).

Pertuzumab

El pertuzumab es un anticuerpo monoclonal humanizado recombinante que se dirige al dominio extracelular (subdominio II) del receptor Her 2 neu.

El pertuzumab se fija al sitio de dimerización del dominio extracelular (subdominio II) del receptor de la proteína del factor 2 de crecimiento epidérmico humano (HER2). Por lo tanto, bloquea la acción de ligando-dependiente de la heterodimerización de HER2 con otros miembros de su familia, incluyendo EGFR, HER3, y HER4. Como consecuencia, inhibe la señalización intracelular iniciada por ligando a través de dos vías de señalización principales, la proteína quinasa activada por mitógeno (MAP) y la fosfoinositida 3-quinasa (PI3K). La inhibición de estas vías de señalización puede inducir la detención del crecimiento celular y apoptosis, respectivamente. Además, interviene en la citotoxicidad celular dependiente de anticuerpos (ADCC).

Indicaciones: cáncer de mama metastásico Her 2 neu positivo en combinación con trastuzumab y docetaxel. Tratamiento neoadyuvante del cáncer de mama Her 2 neu positivo.

Dosis: 840 mg (dosis fija, de carga) seguido de 420 mg (dosis fija) cada 21 días por vía endovenosa.

Reacciones adversas: se han señalado como las más frecuentes: neutropenia, alopecia, diarrea, cefalea, disgeusia, mareos, disminución del apetito, disnea, tos, estomatitis, vómitos, estreñimiento, cansancio, mialgias y reacciones de hipersensibilidad. Se debe tener la precaución de controlar periódicamente la función sistólica del ventrículo izquierdo.

Recientemente, en nuestro medio, se ha puesto a disposición una nueva formulación que combina, en una sola inyección subcutánea, el trastuzumab y el pertuzumab.

Trastuzumab emtansine (TDM-1)

El TDM-1 es un conjugado anticuerpo-fármaco dirigido a HER2 que contiene el IgG1 humanizado anti-HER2, trastuzumab, enlazado de modo covalente con el fármaco inhibidor de microtúbulos DM1 (un derivado de maitansina).

La conjugación del DM1 con trastuzumab confiere selectividad del agente citotóxico para células tumorales que sobreexpresan HER2 neu. Incrementan, de este modo, la entrega intracelular del DM1 directamente hacia el interior de las células malignas. Una vez unido a HER2, el trastuzumab emtansina experimenta una internalización mediada por receptor y la subsiguiente degradación lisosomal, lo que produce la liberación de catabolitos.

Se encuentra indicado en pacientes con diagnóstico de cáncer de mama neu positivos localmente irresecable o metastásico luego de una primera línea de quimioterapia con trastuzumab. Más recientemente, se aprobó para su uso en tratamiento adyuvante de pacientes con tumores HER 2/neu positivos tempranos que, luego del tratamiento neoadyuvante, presenten enfermedad residual luego de la cirugía.

Reacciones adversas: elevación de las transaminasas, disfunción del ventrículo izquierdo, reacciones relacionadas con la infusión (sofocos, escalofríos, fiebre, disnea, hipotensión, sibilancia, broncoespasmo y taquicardia), trombocitopenia y neumonitis intersticial.

La dosis de trastuzumab-emtansina es de 3.6 mg/kg (cada 21 días) a pasar en 90 minutos la primera infusión. De no observarse reacciones relacionadas con la infusión, las siguientes aplicaciones pueden ser suministradas en 30 minutos.

Lapatinib

Es un derivado de la anilinoquinazolina quinasa capaz de inhibir la enzima tirosino-kinasa intracelular tanto del receptor del factor de crecimiento epidérmico (EGFR [ErbB1]) y del receptor epidérmico humano tipo 2 (HER2 [ErbB2]). Es una droga que se absorbe por vía oral y se distribuye por todo el organismo atravesando la barrera hematoencefálica.

En general, es bien tolerada siendo los efectos adversos observados: diarrea (42%), erupción cutánea (31%), náuseas (13%) y fatiga (10%). La erupción cutánea está relacionada con la interacción con el receptor Her 1 y, característicamente, son lesiones acneiformes con pápulas y pústulas en cara, tórax y dorso. Se denomina así debido a que afecta áreas con un alto número de unidades pilosebáceas, y se distingue del acné vulgar por la ausencia de comedones. Se reportó toxicidad cardiaca en un 1,6 % de las pacientes tratadas y presentaron síntomas menos del 0,1 %.

La dosis utilizada de este compuesto es de 1250 mg/día, en una toma diaria, en forma continua durante 21 días. El tratamiento del cáncer de mama metastásico, se lo asocia a capecitabina, la que se indica a una dosis de 2000 mg/m^2 en dos tomas diarias los días 1 a 14, seguidos de 1 semana de descanso.

Trastuzumab deruxtecan

El trastuzumab deruxtecán es un conjugado anticuerpo-fármaco dirigido a HER2. Es un anticuerpo IgG1 humanizado dirigido a HER2 unido a deruxtecán, un inhibidor de la topoisomerasa I (DXd) que se une mediante un enlazador escindible formado por tetrapéptidos. El conjugado anticuerpo-fármaco es estable en plasma.

La función de la porción anticuerpo es unirse al receptor HER 2/neu, expresada en la superficie de ciertas células tumorales. Después de unirse, el complejo trastuzumab deruxtecán se somete a internalización y escisión del enlazador intracelular por medio de enzimas lisosomales que se regulan al alza en las células cancerosas. Al liberarse, el DXd, que atraviesa la membrana, daña el ADN y origina la muerte celular por apoptosis. El DXd, un derivado del exatecán, es, aproximadamente, 10 veces más potente que el SN-38, el metabolito activo del irinotecán.

Está indicado en pacientes con diagnóstico de cáncer de mama metastásico o irresecable HER 2/neu positivos que hayan recibido una o más pautas previas de tratamiento anti HER 2/neu. También, en pacientes con diagnóstico de cáncer de mama HER 2/neu low metastásico o irresecable (que hayan recibido previamente una o más líneas de quimioterapia en dicho contexto) o pacientes con recurrencia durante los 6 meses siguientes a la quimioterapia adyuvante.

Reacciones adversas: enfermedad pulmonar intersticial, neutropenia, disminución de la fracción de eyección del ventrículo izquierdo, náuseas, fatiga, vómitos, alopecia, estreñimiento, apetito disminuido, anemia, diarrea, dolor musculoesquelético, transaminasas elevadas, leucopenia, trombocitopenia e infecciones del tracto respiratorio superior.

La dosis recomendada es de 5,4 mg/kg, administrada como una perfusión intravenosa una vez cada 3 semanas (ciclo de 21 días) hasta presentar progresión de la enfermedad o una toxicidad inaceptable. La dosis inicial se debe administrar como una perfusión intravenosa de 90 minutos. Si la perfusión anterior fue bien tolerada, las dosis siguientes de Tdxt se pueden administrar como perfusiones de 30 minutos.

Neratinib

Es un inhibidor de la enzima tirosin kinasa del receptor HER 2/neu. Está indicado para el tratamiento adyuvante extendido de cáncer de mama en estadio inicial con receptor hormonal positivo y sobreexpresión de HER2, y que hayan finalizado el tratamiento adyuvante a base de trastuzumab hace menos de un año.

La dosis recomendada es de 240 mg (seis comprimidos de 40 mg) por vía oral una vez al día, de forma ininterrumpida durante un año. El Nerlynx se debe ingerir con alimentos, preferiblemente por la mañana. Los pacientes deben iniciar el tratamiento en el año siguiente a la finalización del tratamiento con trastuzumab.

Efectos adversos: diarrea (frecuente, puede ser importante), náuseas, cansancio , vómitos, dolor abdominal, erupción, apetito disminuido, dolor en la zona superior del abdomen, estomatitis y espasmos musculares.

Tucatinib

El tucatinib es un inhibidor de la tirosina kinasa reversible, potente y selectivo de HER2. En los ensayos de señalización celular, tucatinib es > 1000 veces más selectivo para HER2, en comparación con el receptor del factor de crecimiento epidérmico. In vitro, el tucatinib inhibe la fosforilación de HER2 y HER3, lo que da lugar a la inhibición de la señalización celular subsiguiente y la proliferación celular, e induce la muerte de las células tumorales impulsadas por HER2. In vivo, inhibe el crecimiento de los tumores impulsados por HER2; la combinación de tucatinib y trastuzumab mostró una mayor actividad antitumoral in vitro e in vivo en comparación con cualquiera de los dos medicamentos por separado.

Se indica en combinación con trastuzumab y capecitabina para el tratamiento de pacientes con cáncer de mama HER2-positivo localmente avanzado o metastásico que hayan recibido por lo menos dos pautas de tratamiento anti-HER2 anteriores.

La dosis recomendada es de 300 mg de tucatinib (dos comprimidos de 150 mg). Se toman dos veces al día de forma continua con o sin comidas en combinación con trastuzumab: ev 8 mg/kg dosis de carga seguido de 6 mg/kg cada 21 dias o subcutáneo 600 mg cada 21 días) y capecitabina 1000 mg/m^2 en 2 tomas diarias en 30 minutos posteriores a las comidas (días 1 a 14).

Efectos adversos: epistaxis; diarrea, náuseas, vómitos, estomatitis; exantema, artralgia, aumento de AST, aumento de ALT, aumento de la bilirrubina en sangre y disminución de peso.

Agentes antiangiogénicos

Bevacizumab

El bevacizumab es un anticuerpo monoclonal humanizado de origen murino que interactúa con el factor de crecimiento vascular del endotelio (VEGF). Produce, de este modo, un efecto antiangiogénico.

La vía de administración de esta droga es endovenosa.

El metabolismo y la eliminación son similares a los de la inmunoglobulina G endógena, o sea, el catabolismo se produce principalmente por vía proteolítica en todo el organismo, incluyendo las células endoteliales; no depende principalmente de la eliminación hepática y renal. No hay datos acerca de la administración de este fármaco en pacientes con falla hepática o renal.

Los efectos adversos incluyen: interferencias en el proceso de cicatrización de heridas, fístulas y perforaciones del tracto digestivos (en pacientes con cáncer de colon metastásico), hipertensión arterial, síndrome de leucoencefalopatía posterior reversible (SLPR), proteinuria, eventos tromboembólicos venosos, hemorragias en el sitio del tumor e insuficiencia cardiaca congestiva (especialmente en pacientes irradiadas previamente).

Las dosis usualmente utilizadas de esta droga don de 10 mg/kg cada 2 semanas o 15 mg/kg cada 3 semanas.

Drogas inhibidoras de ciclinas dependientes de cinasas 4 y 6 (Anti CDK 4/ 6)

El ciclo celular normal se encuentra regulado por un grupo de proteínas llamadas ciclinas, que contribuyen a la división celular armónica y equilibrada según disposición de nutrientes externos y espacio disponible en un determinado tejido u órgano.

Un punto de control es una etapa en el ciclo celular eucarionte en la cual la célula examina las señales internas y externas, y "decide" si seguir adelante con la división o no. Las Cdk son cinasas, enzimas que fosforilan (mediante la unión a grupos fosfatos) proteínas blanco-específicas. La unión al grupo fosfato activa a la enzima, que actúa como un interruptor. Cuando una ciclina se une a la Cdk, tiene dos efectos importantes: activa la Cdk como una cinasa, pero también dirige a la Cdk a un conjunto específico de proteínas blanco, las apropiadas para el periodo del ciclo celular controlado por la ciclina.

Las células tumorales del cáncer de mama, frecuentemente, tienen alterado estos puntos de control, facilitando el crecimiento desregulado. El complejo CDK 4/6 actúa como punto de control durante el ciclo celular en la transición entre G1 a la fase S y su desregulación o sobreexpresión genera la proliferación celular anormal y el crecimiento tumoral.

Las tres moléculas aprobadas hasta la fecha que actúan inhibiendo el complejo ciclina D1 CDK 4/6 son el palbociclib, el ribociclib y el abemaciclib. En la siguiente figura, se esquematiza su mecanismo de acción:

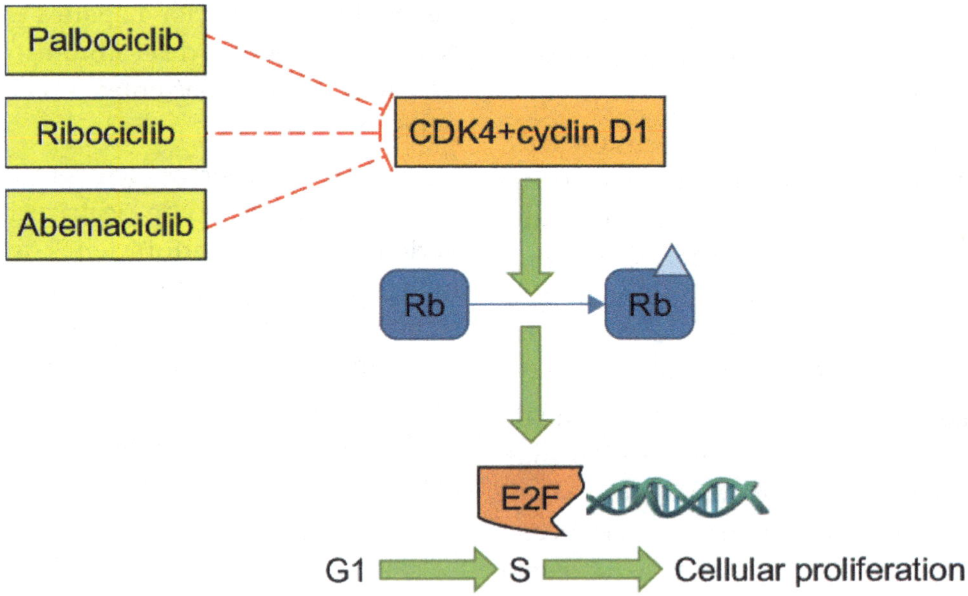

Ribociclib

El ribociclib es un inhibidor selectivo de las cinasas dependientes de ciclinas 4 y 6. Estas cinasas se activan al asociarse a la las Ciclinas D, que desempeñan una función crucial en la transducción de señales que llevan a la continuación del ciclo celular. Los complejos ciclina D- CDK 4/6 desempeñan su función mediante la fosforilación de la proteína de la retinoblastoma (pRb).

Estudios in vitro han mostrado cómo el ribociclib reduce la fosforilación de la pRb, el cual produce la detención del ciclo celular en G1.

1) Indicaciones terapéuticas

Está indicado para el tratamiento de mujeres con cáncer de mama localmente avanzado o metastásico con receptor hormonal (HR) positivo, HER 2/neu negativo, en combinación con un inhibidor de la aromatasa o fulvestrant, o en mujeres que han recibido tratamiento hormonal previo.

En mujeres pre o perimenopáusicas, el tratamiento hormonal se debe combinar con un agonista de la hormona liberadora de la hormona luteinizante (LHRH).

2) Dosis

La dosis recomendada es de 600 mg de ribociclib una vez al día durante 21 días consecutivos, seguidos de 7 días sin tratamiento. Así, se completa el ciclo de 28 días.

El tratamiento debe continuar mientras el paciente obtenga beneficio clínico de la terapia o hasta que se presente una toxicidad inaceptable.

Cuando se administra en combinación con un inhibidor de la aromatasa, este debe prescribirse en una dosis diaria durante los 28 días del ciclo. Si se prescribe en combinación con fulvestrant, se administran 500 mg por vía intramuscular (dos inyecciones de 250) cada 28 días, recordando que en el primer mes se realiza una dosis de carga inicial a los 14 días (dia 1, 15 y 29), y continua con una cada 28 días.

3) Efectos adversos

Astenia, anemia, neutropenia, dolor de garganta, rinitis, fiebre, micción frecuente y dolorosa (signos de infección del tracto urinario), disminución del apetito, falta de aire, dificultad para respirar, dolor de espalda, náuseas, diarrea, vómitos, estreñimiento, estomatitis, dolor abdominal, dispepsia, alopecia o debilitamiento del cabello, erupción cutánea, prurito, dolor de cabeza, edema periférico, mareo o aturdimiento, y tos.

En los ensayos clínicos, se observó la prolongación del intervalo QTcF de > 60 mseg en el 16 % de los pacientes, en combinación con tamoxifeno. Por ese motivo, no se recomienda la utilización de esta combinación

Se debe evaluar el ECG antes de iniciar el tratamiento. Sólo se debe iniciar el tratamiento con Ribociclib en pacientes con valores de QTcF inferiores a 450 mseg. Hay que repetir el ECG aproximadamente el día 14 del primer ciclo y al inicio del segundo ciclo, según esté clínicamente indicado.

Es necesario realizar un control adecuado de los electrolitos séricos (incluyendo potasio, calcio, fósforo y magnesio) antes de iniciar el tratamiento, al inicio de los primeros 6 ciclos y posteriormente, según esté clínicamente indicado. Cualquier anomalía en estos valores debe ser corregida.

Se debe evitar el uso de Ribociclib en pacientes que ya presentan o que tienen un riesgo significativo de presentar una prolongación del intervalo QTc.

Se ha notificado necrólisis epidérmica tóxica (NET) con el tratamiento con ribociclib. Si aparecen signos y síntomas que pueden sugerir reacciones cutáneas graves (por ejemplo, erupción cutánea generalizada progresiva, a menudo con ampollas o lesiones mucosas), se debe interrumpir el tratamiento con ribociclib inmediatamente.

Dependiendo de la gravedad de la EPI/neumonitis, que puede ser mortal, puede ser necesario interrumpir, reducir la dosis o suspender el tratamiento.

Se recomienda precaución en caso de uso concomitante con sustratos de CYP3A4 sensibles con un estrecho margen terapéutico.

Palbociclib

El palbociclib es un inhibidor selectivo de las cinasas dependientes de ciclinas 4 y 6. Estas cinasas se activan al asociarse a la las Ciclinas D, desempeñando una función crucial en la transducción de señales que llevan a la continuación del ciclo celular.

Los complejos ciclina D- CDK 4/6 desempeñan su función mediante la fosforilación de la proteína de la retinoblastoma (pRb).

Estudios in vitro han mostrado cómo el ribociclib reduce la fosforilación de la pRb produciendo la detención del ciclo celular en G1.

El palbociclib está indicado para el tratamiento del cáncer de mama metastásico o localmente avanzado, receptor hormonal positivo HER 2/neu negativo en combinación con un inhibidor de la aromatasa. También, en combinación con fulvestrant en mujeres que hayan recibido hormonoterapia previa.

En mujeres pre o perimeopáusicas, la hormonoterapia se debe combinar con un agonista de la hormona liberadora de la hormona luteinizante (LHRH).

La dosis recomendada del palbociclib es de 125 mg diarios en una toma diaria días 1 a 21 seguido de una semana de descanso, de un ciclo de 28 días. El tratamiento debe continuar mientras el paciente obtenga beneficio clínico de la terapia o hasta que se presente una toxicidad inaceptable.

Cuando se administra junto con palbociclib, la dosis recomendada de letrozol es de 2,5 mg por vía oral una vez al día, administrado de forma continua a lo largo de un ciclo de 28 días.

En mujeres pre/perimenopausicas, el tratamiento con palbociclib en combinación con letrozol se debe combinar siempre con un agonista de LHRH.

Cuando se administra junto con palbociclib, la dosis recomendada de fulvestrant es de 500 mg por vía intramuscular los días 1, 15 y 29; luego, una vez al mes. Las mujeres pre/perimenopausicas se deben tratar con agonistas de la LHRH antes del inicio y durante el tratamiento, con la combinación de palbociclib y fulvestrant.

Efectos adversos: neutropenia, náusea, vómitos, dolor de estómago, estreñimiento, estomatitis, disminución del apetito, pérdida de peso y pérdida del cabello.

Abemaciclib

El abemaciclib previene la fosforilación de la proteína de la retinoblastoma (Rb), que bloquea la progresión del ciclo celular desde la fase G1 a la fase S de la división celular y lleva a la supresión del crecimiento del tumor.

Se indica en combinación con un inhibidor de aromatasa o con fulvestrant (como tratamiento inicial de base endocrina) para el tratamiento de mujeres postmenopáusicas con cáncer de mama avanzado o metastásico positivo para receptores hormonales (HR+) y HER 2/neu negativo.

Como monoterapia (es el único del grupo aprobado como monodroga) para el tratamiento de pacientes adultos con cáncer de mama avanzado o metastásico positivo para receptores hormonales (HR+), y en tumores HER 2/neu negativo con progresión de la enfermedad después de la terapia endocrina y quimioterapia previa, en el ámbito metastásico.

Se utiliza en combinación con terapia endocrina para el tratamiento adyuvante de pacientes adultos con cáncer de mama temprano con receptores hormonales (RH+), HER 2/neu negativo y ganglios positivos, con alto riesgo de recurrencia (único del grupo autorizado para terapia adyuvante en estadios iniciales).

Cuando se utilice en combinación con fulvestrant o con un inhibidor de aromatasa, la dosis recomendada es 150 mg por vía oral dos veces al día.

La dosis recomendada de fulvestrant es de 500 mg administrada los días 1, 15 y 29; y una vez al mes de ahí en adelante. Las pacientes premenopáusicas deben recibir además análogos LHRH. Cuando se utilice como monoterapia, la dosis recomendada es 200 mg por vía oral dos veces al día.

Efectos adversos: neutropenia, náusea, vómitos, dolor de estómago, estreñimiento, estomatitis, disminución del apetito, pérdida de peso y pérdida del cabello.

Agentes anti fosfatidil inositol kinasa 3 (anti PIK 3)

Alpelisib

La vía de señalización de la fosfatidilinositol3-kinasa (PI3K) es crucial en numerosos aspectos del crecimiento y la supervivencia celular. Esta vía es estimulada fisiológicamente como consecuencia de muchos factores de crecimiento y factores reguladores. Varias alteraciones genéticas como amplificación, mutación y rearreglos cromosómicos pueden comprometer la vía PI3K, generando su activación permanente.

Frecuentemente en tumores mamarios, se han hallado modificaciones genéticas deletéreas. La activación anormal de la vía PI3K resulta en alteración de los mecanismos de control del crecimiento y la supervivencia celular, lo que favorece el crecimiento competitivo, la capacidad metastásica y, frecuentemente, una mayor resistencia a las terapéuticas.

El alpelisib inhibe selectivamente PIK3 en la vía PI3K/AKT quinasa. Esto resulta en la inhibición del crecimiento de las células tumorales y la supervivencia en las poblaciones de células tumorales susceptibles.

Indicaciones terapéuticas: en combinación con fulvestrant para el tratamiento del cáncer de mama localmente avanzado o metastásico en mujeres posmenopáusicas y hombres, receptores hormonales positivos, HER 2/neu negativo, con una mutación PIK3CA, tras progresión de la enfermedad después de terapia endocrina en monoterapia.

Dosis: 300 mg diarios (dos comprimidos de 150 mg en una sola toma) en combinación con fulvestrant 500 mg administrada los días 1, 15 y 29; y una vez al mes de ahí en adelante.

Efectos adversos: hiperglucemia (puede requerir ajuste de dosis), neumonitis intersticial, reacciones cutáneas severas, diarrea.

Se recomienda precaución cuando se usa en combinación con sustratos de CYP3A4 que también poseen un potencial adicional de inducción y de inhibición dependiente del tiempo sobre CYP3A4, que afecta su propio metabolismo (por ejemplo, rifampicina, ribociclib y encorafenib).

Agentes anti m -TOR

Everolimus

Mecanismo de acción: la vía de señalización PI3K/AKT/mTOR es la vía mutada con mayor frecuencia en tumores sólidos; alrededor del 70 % de los tumores de mama presentan alguna mutación en esta vía. Se asocia con un peor pronóstico y resistencia a la terapia endocrina.

El everolimus inhibe la estimulación antigénica e inducida por la interleukina (IL-2 e IL-15) y la proliferación de los linfocitos T y B. En las células, el everolimus se une a una proteína citoplasmática, la proteína de unión a FK506-12 (FKBP-12), para formar un complejo inmunosupresor (everolimus: FKBP-12) que se une e inhibe mTOR.

En presencia de everolimus se inhibe la fosforilación de proteína quinasa p70 S6 ribosomal (p70S6K), un sustrato de mTOR.

En consecuencia, la fosforilación de la proteína ribosomal S6, la síntesis de proteínas y la proliferación celular posterior quedan inhibidas.

Indicaciones terapéuticas: tratamiento del cáncer de mama avanzado, con receptor hormonal positivo, HER2/neu negativo, en combinación con exemestano, en mujeres postmenopáusicas que no tengan una enfermedad visceral sintomática, después de recurrencia o progresión a un inhibidor de la aromatasa no esteroideo.

Dosis: la dosis recomendada es de 10 mg de everolimus una vez al día junto con examestano (25 mg diarios). Deberá continuar el tratamiento mientras se observe beneficio clínico o hasta que se presente una toxicidad inaceptable.

Efectos adversos: neumonitis intersticial, estomatitis, hiperglucemia, neutropenia, trombocitopenia, trastornos en cicatrización de heridas, edema. Al ser un fármaco inmunosupresor incrementa el riesgo y severidad de infecciones virales o bacterianas

La función renal debe ser monitorizada durante la administración de everolimus. Se debe tener precaución cuando se utilice el everolimus con otros medicamentos que deterioran la función renal.

Agentes anti PD-1

Las células T desarrollan una función central en la respuesta inmune frente a las infecciones y los tumores. Sin embargo, frente a una estimulación antigénica prolongada estas células pueden perder su función aún en presencia de alta concentración de antígenos. Este estado de "agotamiento" hace que las células T sean incapaces de eliminar agentes patógenos y células tumorales.

Los linfocitos T en este fenotipo "agotado" sobreexpresan una matriz de receptores que regulan hacia la baja su capacidad citotóxica; dentro de este grupo de receptores, se encuentra la proteína de muerte celular programada (PD1). La unión de estos receptores a estos ligandos generan la desactivación del linfocito suprimiendo las señales aguas abajo del receptor T (TCR).

Las células T que expresan estos receptores inhibitorios son disfuncionales y se muestran a menudo agotadas luego de una exposición antigénica prolongada.

La expresión de PD-L1 constituye el mecanismo principal mediante el cual las células tumorales pueden evadir el sistema inmune.

Atezolizumab

Mecanismo de acción: se dirige selectivamente a PD-L1 para prevenir la interacción con los receptores PD-1 y B7-1 (una proteína de superficie celular coestimulatoria), invirtiendo la supresión de células T.

Indicación terapéutica: combinación con nab-paclitaxel está indicado para el tratamiento de pacientes adultos con cáncer de mama triple negativo. o localmente avanzado irresecable, o metastásico, con una expresión de PD-L1 ≥ 1 %, y que no hayan recibido quimioterapia previa frente a la metástasis.

Dosis: la dosis recomendada de atezolizumab es tanto 840 mg cada dos semanas como 1200 mg cada tres semanas, o 1680 mg cada cuatro semanas. Es administrada por vía intravenosa.

Para el tratamiento del cáncer de mama triple negativo irresecable, se administra 840 mg los días 1 y 15 (se debe suministrar antes de aplicar el taxano) + nabpaclitaxel 100 mg/m^2 los días 1, 8 y 15 de cada ciclo de 28 días .

Se debe indicar hasta progresión de la enfermedad o aparición de toxicidad inaceptable.

Efectos adversos: neutropenia, fiebre, hipotiroidismo y náuseas.

Pembrolizumab

El pembrolizumab es un anticuerpo monoclonal Ig G 4 kappa obtenido del hámster chino. Interactúa con el receptor de muerte celular programada PD 1.

Está indicado para el tratamiento de pacientes con cáncer de mama triple negativo en estadio temprano, de alto riesgo, en combinación con quimioterapia como tratamiento neoadyuvante. Continúa luego como agente único, es decir, como tratamiento adyuvante después de la cirugía.

En combinación con quimioterapia, está indicado para el tratamiento de pacientes con cáncer de mama triple negativo recurrente, irresecable o metastásico, cuyos tumores expresan PDL1 (CPS ≥ 10) según lo determinado por un ensayo validado.

Dosis

Estadios tempranos alto riesgo: en tiempo de neoadyuvancia, Pembrolizumab 200 mg cada 3 semanas junto a paclitaxel 80 mg/m^2 semanal y con carboplatino AUC 5 cada 3 semanas por cuatro ciclos (primera etapa neoadyuvante), seguidos por cuatro ciclos de doxorrubicina 60 mg/m^2 y ciclofosfamida 600 mg/m^2 cada 3 semanas por cuatro ciclos (segunda etapa neoadyuvante). Luego del tratamiento quirurgico, se completa la etapa adyuvante con pembrolizumab 9 ciclos.

Enfermedad localmente avanzada o metastásica:

- Pembrolizumab 200 mg cada 21 días con nab paclitaxel 100 mg/m^2 días 1, 8 y 15 (cada 28 días).
- Pembrolizumab 200 mg cada 21 días con gemcitabina 1000 mg/m^2 día 1 y 8 más carboplatino AUC 2 día 1 y 8 (cada 21 días).

Efectos adversos: diarrea, neumonitis intersticial, elevación de enzimas hepáticas, nefritis, miocarditis, reacciones relacionadas con la infusión, endocrinopatías inmunomediadas y diabetes tipo I.

Agentes inhibidores de PARP

Olaparib

Mecanismo de acción: inhibición de la Poli adenosin difosfato-ribosa polimerasa, enzima involucrada en la reparación del ADN.

Indicaciones terapéuticas: cáncer de mama HER 2/neu negativo metastásico o adyuvante en pacientes de alto riesgo que hayan recibido quimioterapia adyuvante o neoadyuvante con mutación germinal de BRCA1 y/o 2. Se puede administrar como monodroga o combinada con endocrino terapia adyuvante

Dosis: 600 mg/ día en dos tomas de 300 mg cada una.

Cáncer de mama temprano de alto riesgo con mutación germinal BRCA: se recomienda que los pacientes sean tratados hasta 1 año o hasta recidiva de la enfermedad o toxicidad inaceptable, lo que ocurra primero.

Tratamiento en monoterapia del cáncer de mama HER2 negativo con mutación gBRCA1/2: se recomienda continuar el tratamiento hasta la progresión de la enfermedad subyacente o hasta toxicidad inaceptable.

Efectos adversos: náuseas, fatiga, anemia, vómitos, cefalea, diarrea, leucopenia, neutropenia, anorexia.

Talazoparib

Mecanismo de acción: inhibidor de las enzimas poli ADP-ribopolimerasa.

Está indicado en monoterapia para el tratamiento de pacientes adultos con mutaciones germinales de genes BRCA 1/2, conocida o sospechada con cáncer de mama localmente avanzado o metastásico HER2 negativo. También, para aquellos que hayan recibido previamente alguna línea de tratamiento en esta instancia.

La dosis recomendada es 1 mg de talazoparib una vez al día. Los pacientes deben recibir tratamiento hasta que se produzca progresión de la enfermedad o una toxicidad inaceptable.

Efectos adversos: síndrome mielodisplásico/leucemia mieloide aguda y mielosupresión.

Bibliografía

1. Clinton F. Stewart, Mark J. Ratain in Cancer: Principles and Practice of Oncology, 6th Edition Published by Lippincott Williams & Wilkins. 2001. Chapter 19: Pharmacology of Cancer Chemotherapy 19.6: Topoisomerase Interactive Agents
2. Launchbury AP, Habboubi N. Epirubicin and doxorubicin: a comparison of their characteristics, therapeutic activity and toxicity. Cancer Treat Rev 1993;19:197.
3. Colvin M, Hilton J. Pharmacology of cyclophosphamide and metabolites. Cancer Treat Rep 1981;3:89.
4. Oliver Michael Colvin in Cancer: Principles and Practice of Oncology, 6th Edition Published by Lippincott Williams & Wilkins, 2001. Chapter 19: Pharmacology of Cancer Chemotherapy 19.3: Antitumor Alkylating Agents
5. Kastan MB, Schlaffer E, Russo JE, et al. Direct demonstration of elevated aldehyde dehydrogenase in human hematopoietic progenitor cells. Blood 1990;75(10):1947.
6. Grem JL. 5-Fluoropyrimidines. In: Chabner BA, Longo DL, eds. Cancer chemotherapy and biotherapy: principles and practice, 3rd ed. Philadelphia: Lippincott–Raven, 2001:185.
7. Longley D, Harkin P, Johnston P. 5-Fluorouracil: mechanisms of action and clinical strategies. Nat Rev Cancer 2003;3:330. PubMed
8. Casciato ,Cancer Chemotherapeutics Agents. Manual of Clinical Oncology . 8 edition 2017.
9. Hellamn , Rosenberg. En Principles & Practice of Oncology. De Vita , 7 edition. Lippincott Williams &Williamms Chapter 15. Pharmacology of Cancer Chemotherapy,Section 6: antimetabolites
10. Chu E, Mota A C, Fogarasi MC, Cancer: Principles and Practice of Oncology, 6th Edition. 2001. Chapter 19.5: Pharmacology of Cancer Chemotherapy Antimetabolites
11. Hammond JR, Lee S, Ferguson PJ. [**3H]gemcitabine uptake by nucleoside transporters in a human head and neck squamous carcinoma cell line. J Pharmacol Exp Ther 1999;288:1185.
12. Pavlakis N, Bell DR, Millward MJ, Levi JA. Fatal pulmonary toxicity resulting from treatment with gemcitabine. Cancer 1997;80:286
13. Blum JL, Buzdar AU, Lorusso PM, et al. A multicenter phase II trial of Xeloda (capecitabine) in paclitaxel-refractory metastatic breast cancer (MBC). Proc Am Soc Clin Oncol 1997;17;476.
14. Rowinsky EK, Donehower RC. Drug therapy: paclitaxel (Taxol). N Engl J Med 1996;332:1004. Rowinsky EK, Cazenave LA, Donehower RC. Taxol: a novel investigational antineoplastic agent. J Natl Cancer Inst 1990;82:1247
15. Eric K. Rowinsky, Anthony W. Tolcher in Cancer: Principles and Practice of Oncology, 6th Edition Published by Lippincott Williams & Wilkins, 2001. Chapter 19: Pharmacology of Cancer Chemotherapy 19.7: Antimicrotubule Agents
16. Griffon-Etienne G, Boucher Y, Brekken C, et al. Taxane-induced apoptosis decompresses blood vessels and lowers interstitial fluid pressure in solid tumors: clinical implications. Cancer Res1999;59:776.
17. Klauber N, Paragni S, Flynn E, Hamel E, D'Amato RJ. Inhibitor of angiogenesis and breast cancer in mice by the microtuble inhibitors 2-methoxyestradiol and taxol. Cancer Res 1997;57:81.
18. Rowinsky EK, Donehower RC. Drug therapy: paclitaxel (Taxol). N Engl J Med 1996;332:1004. 136.
19. Chaudhry V, Rowinsky EK, Sartorious SE, Donehower RC, Cornblath DR. Peripheral neuropathy from taxol and cisplatin combination chemotherapy: clinical and electrophysiological studies. Ann Neurol 1994;35:490.
20. Rowinsky EK, McGuire WP, Guarnieri T, Christian MA, Donehower RC. Cardiac disturbances during the administration of taxol. J Clin Oncol 1991;9:1704.
21. Semb KA, Aamdal S, Oian P. Capillary protein leak syndrome appears to explain fluid retention in cancer patients who receive docetaxel treatment. J Clin Oncol 1998;16:3426.
22. Zimmerman GC, Keeling JH, Lowry M, et al. Prevention of docetaxel-induced erythrodysesthesia with local hypothermia. J Natl Cancer Inst 1994;86:557.

23. Eisenhauer EA, Vermorken JB. The taxoids. Comparative clinical pharmacology and therapeutic potential. Drugs 1998;55:5.
24. Bollag DM, McQueney PA, Zhu J et al. Epothilones, a new class of microtubule-stabilizing agents with a taxol-like mechanism of action. Cancer Res 1995;55:2325–2333
25. Goodin S, Kane MP, Rubin EH. Epothilones: Mechanism of action and biologic activity. J Clin Oncol 2004;22:2015–2025.
26. Donoso RJ, Jordan MA, Farrell KW, Matsumoto B, Wilson L. Kinetic stabilization of the microtubule dynamic instability in vitro by vinblastine. Biochemistry 1993;32:1285.
27. Rowinsky EK, Donehower RC. The clinical pharmacology and use of antimicrotubule agents in cancer chemotherapeutics. Pharmacol Ther 1992;52:35.
28. Erlichman C, Loprinzi CL. Cancer: Principles and Practice of Oncology, 6th Edition 2001. Chapter 20.3: Pharmacology of Cancer Biotherapeutics.Hormonal Therapies.
29. Cortese G, Itala J, Provenzzano S., Lange D. Farmacología de las drogas utilizadas para el tratamiento del cáncer de mama. Enfermedades de la glándula mamaria manejo multidisciplinario de la patología benigna y maligna. Editorial médica panamericana. 2014
30. Peter F. Bross, Martin H. Cohen, Grant A. Williams, Richard Pazdur: FDA Drug Approval Summaries: Fulvestrant. The Oncologist, Vol. 7, No. 6, 477–480, December 2002
31. Erlichman C, Loprinzi CL. Cancer: Principles and Practice of Oncology, 6th Edition 2001. Chapter 20.3: Pharmacology of Cancer Biotherapeutics.Hormonal Therapies
32. di Salle E, Ornati G, Giudici D et al. Exemestane (FCE 24304), a new steroidal aromatase inhibitor. J Steroid Biochem Mol Biol 1992;43:137–143.
33. Winer EP, Hudis C, Burstein HJ, et al. American Society of Clinical Oncology Technology Assessment on the use of aromatase inhibitors as adjuvant therapy for postmenopausal women with hormone receptor-positive breast cancer:status report 2004. J Clin Oncol. 2005;23:619–29.
34. Gnant M, Jakesz R, Mlineritsch B, et al. Zoledronic acid effectively counteracts cancer treatment induced bone loss (CTIBL) in premenopausal breast cancer patients receiving adjuvant endocrine treatment with goserelin plus anastrozole versus goserelin plus tamoxifen – bone density subprotocol results of a randomized multicenter trial (ABCSG-12). Breast Cancer Res Treat. 2004;88:S8.
35. Whelan TJ, Goss PE, Ingle JN, et al. Assessment of quality of life in MA 17:a randomized, placebo-controlled trial of letrozole after 5 years of tamoxifen in postmenopausal women. J Clin Oncol. 2005;23:6931–40.
36. Cella D, Fallowfield L, Barker P, et al. Quality of life of postmenopausal women in the ATAC ("Arimidex", Tamoxifen, Alone or in Combination) trial after completion of (years' adjuvant treatment for early breast cancer. Breast Cancer Res Treat. 2006;100:273–84.
37. http://www.alfabeta.net/main?svc=content&cmd=viewscreen&sid=mft&consulta=producto&id=12054
38. Sliwkowski MX, Lofgren JA, Lewis GD, et al. Nonclinical studies addressing the mechanism of action of Trastuzomab (Herceptin). Semin Oncol 1999;26[Suppl 12]:60.
39. Norton L, Slamon D, Leyland-Jones, B, et al. Overall survival advantage to simultaneous chemotherapy plus the humanized anti-HER2 monoclonal antibody Herceptin in HER2-overexpressing metastatic breast cancer. Cancer 1998;83:1142.
40. Ewer MS, Gibbs HR, Swafford J, Benjamin RS. Cardiotoxicity in patients receiving Trastuzomab (Herceptin): primary toxicity, synergistic or sequential stress, or surveillance artifact? Semin Oncol 1999;26[Suppl 12]:96.
41. Beverly Moy, Paul E. Goss. Lapatinib-Associated Toxicity and Practical Management Recommendations. The Oncologist, Vol. 12, No. 7, 756-765, July 2007; doi:10.1634/theoncologist.
42. http://www.alfabeta.net/main?svc=content&cmd=viewscreen&sid=mft&consulta=producto&id=15793
43. Presta LG, Chen H, O'Connor SJ et al. Humanization of an anti-vascular endothelial growth factor monoclonal antibody for the therapy of solid tumors and other disorders. Cancer Res 1997; 57:4593–

4599.
44. http://www.alfabeta.net/main?svc=content&cmd=viewscreen&sid=mft&consulta=producto&id=14420
45. https://es.khanacademy.org/science/biology/cellular-molecular-biology/stem-cells-and-cancer/a/cell-cycle-checkpoints-article/
46. Mechanisms of therapeutic CDK4/6 inhibition in breast cancer. Susan Combs Scott Sarah S Lee Jame Abraham . Semin Oncol . 2017 Dec;44(6):385-394. doi: 10.1053/j.seminoncol.2018.01.006
47. https://www.ema.europa.eu/en/documents/product-information/enhertu-epar-product-information_es.pdf
48. https://www.ema.europa.eu/en/documents/product-information/ibrance-epar-product-information_es.pdf
49. https://www.ema.europa.eu/en/documents/product-information/kisqali-epar-product-information_es.pdf
50. https://www.ema.europa.eu/en/documents/product-information/piqray-epar-product-information_es.pdf
51. https://www.ema.europa.eu/en/documents/product-information/verzenios-epar-product-information_es.pdf
52. https://www.ema.europa.eu/en/documents/product-information/keytruda-epar-product-information_es.pdf
53. Pembrolizumab (Keytruda). Gerry Kwok, Thomas C. C. Yau, Joanne W. Chiu, Eric Tse, and Yok-Lam Kwong. HUMAN VACCINES & IMMUNOTHERAPEUTICS 2016, VOL. 12, NO. 11, 2777–2789 http://dx.doi.org/10.1080/21645515.2016.1199310
54. https://ar.prvademecum.com/medicamento/talzenna-27724/
55. https://cima.aemps.es/cima/pdfs/ft/1171220001/FT_1171220001.pdf

CAPÍTULO 30

Cáncer de mama en situaciones especiales

Román María Agustina - Puerta Jazmín - Cortese Gustavo
Trama Figueras Desirée - Levit Claudio

Contenido

1) Recidiva local.
2) Cáncer de mama oculto.
3) Cáncer de mama en pacientes añosas.
4) Cáncer de mama en hombres.
5) Enfermedad de Paget.

Cáncer de mama: recidiva local

Introducción

Entendemos a una recidiva como la reaparición de células tumorales posterior a un tratamiento inicial. Si bien el objetivo del mismo es curativo, existe la posibilidad de que ciertas células lo evadan y persistan. Estas se multiplican conformando, nuevamente, un tumor.

Hablamos de recidiva local cuando esta surge en el lecho cicatrizal del tumor primario. En cambio, hablamos de recidiva regional cuando el compromiso tumoral aparece en los ganglios linfáticos axilares, supra o infraclaviculares ipsilaterales, o en los de la cadena mamaria interna. No obstante, encuadramos dentro de recidiva sistémica a las células metastásicas que se presentan en cualquier localización diferente a las nombradas previamente. Otros autores definen a la recidiva como la reaparición del cáncer de mama en la región de la mama/pared torácica ipsilateral o en las cuencas de drenaje de los ganglios linfáticos regionales.

Para diferenciar persistencia de la enfermedad de una recidiva de esta, consideramos el tiempo de corte de un año. De esta manera, si la enfermedad aparece antes de cumplir los 365 días de finalizado, el tratamiento quirúrgico se considera una persistencia de la enfermedad; si esta aparece luego de un año finalizado el tratamiento instaurado, se trata de una recidiva.

Epidemiología

La incidencia de recurrencias locales (RL) postratamiento conservador varía del 5 al 22 %. Aproximadamente el 5-17 % de las pacientes sometidas a mastectomía presentarán RL en un plazo de 10 años. La RL se puede acompañar de enfermedad sistémica concomitante en un 5 a 12 % de los casos, mientras que en la mayoría será un fenómeno sólo local. No todos los tipos de recurrencias locales son similares; la forma de presentación condiciona un pronóstico diferente y, a veces, un manejo especial. La radioterapia que conforma el tratamiento conservador reduce la tasa de recidiva locorregional en comparación con las pacientes tratadas solamente con cirugía. En las pacientes con cáncer de mama primario que reciben cirugía conservadora sin radioterapia, la tasa de recidiva local es del 30-40 %.

La recidiva locorregional precoz (< 48 meses de intervalo libre de enfermedad) es un indicador de una enfermedad biológicamente agresiva.

Se consideran factores de riesgo para la RL: la edad (más temprana), el tipo histológico, los márgenes quirúrgicos, presencia de componente intraductal extensivo y la realización de radioterapia. Además, se describen factores asociados a un peor pronóstico en el momento de la RL: tumores primarios grandes, múltiples ganglios macroscópicamente implicados, invasión extracapsular, afectación supra/infraclavicular, recidiva local y ganglionar combinada y un intervalo corto (< 48 meses) hasta la primera RL.

La mayoría de las recidivas del cáncer de mama se producen durante la primera década tras el diagnóstico inicial, con un pico de incidencia de 2 a 5 años después del diagnóstico, si bien las recidivas de tumores luminales pueden seguir aumentando luego.

Diagnóstico

La recidiva debe confirmarse histológicamente (incluidos los factores pronósticos y predictivos estándar). El panel molecular es importante para la planificación del tratamiento: receptores hormonales, el estado del HER2 y en tumores triple negativos la expresión de PDL -1.

Al diagnosticar una recidiva locorregional (RLR) y cómo ésta puede estar asociada a diseminación a distancia, debe realizarse nuevamente estudios sistémicos para descartar la enfermedad metastásica.

Para estadificar y evaluar el riesgo de la recidiva, se debe realizar anamnesis completa, que incluya: estado menopáusico y comorbilidades; historia detallada del tumor primario, su biología, tratamiento y estado en el último seguimiento; antecedentes de enfermedad recurrente/metastásica, incluyendo duración, localizaciones previas de la afectación, tratamientos anteriores y su efecto; síntomas actuales, estado funcional; y preferencias. A continuación, se resumen en la Tabla 1.

Se debe realizar exploración física detallada.

Tabla 1. Factores a tener en cuenta en la evaluación del riesgo y en la toma de decisiones para el tratamiento de la recidiva

Factores relacionados a la enfermedad	Factores relacionados al paciente
Intervalo libre de enfermedad	Preferencias
Previa respuesta a terapias	Edad
Factores biológicos (receptores hormonales, HER2)	Status menopáusico
Carga tumoral (número y sitio de metástasis)	Comorbilidades y performance status
	Factores socioeconómicos y psicológicos
	Terapias disponibles en país/lugar perteneciente

En cuanto a los estudios complementarios, se recomienda: laboratorio (hemograma completo, pruebas de función hepática y renal), radiografía o tomografía de tórax, ecografía o tomografía abdominal, y centellograma óseo para investigar enfermedad visceral. El estudio imagenológico del SNC sólo se recomienda ante síntomas relacionados.

El PET-TC puede ser útil para identificar el lugar de la recaída, especialmente cuando los métodos de imagen tradicionales son equívocos o contradictorios. También puede ser útil para identificar una lesión metastásica aislada, ya que este subconjunto de pacientes puede beneficiarse de un enfoque multidisciplinario más agresivo.

Tratamiento

La mastectomía es la cirugía estándar para tratar la recurrencia del tumor de mama ipsilateral. Con la mejora de las técnicas radioterapéuticas y la detección cada vez más precoz de recidivas de pequeño volumen, ha aumentado el interés por la conservación de la mama, con reirradiación adyuvante como alternativa a la mastectomía en pacientes adecuadamente seleccionadas.

Si bien la recurrencia local después del tratamiento con una segunda cirugía conservadora es mayor en comparación a la mastectomía, la sobrevida no se vio afectada. En un estudio realizado que analizó a 161 pacientes que fueron sometidas a una segunda cirugía conservadora con un seguimiento posterior de 81 meses, se arribó a la conclusión de que las mejores candidatas a repetir una cirugía conservadora ante una recidiva ipsilateral fueron las pacientes con tamaño tumoral menor a 2 cm del nuevo tumor y período transcurrido entre la finalización del primer tratamiento al diagnóstico prolongado (>48 meses).

Los tumores recurrentes en la mama ipsilateral que se produjeron tardíamente tras el tratamiento del cáncer primario son, en general, susceptibles de ser considerados como nuevos cánceres primarios. Estos pacientes tienen una mejor supervivencia global y libre de enfermedad que los pacientes con recidiva verdadera. Esta afirmación se sustenta en la siguiente asociación: un tumor recidivante rápido refleja una elevada agresividad de las células tumorales que tienen menor susceptibilidad a los tratamientos instaurados. No obstante, esta correlación no tiene en cuenta el advenimiento de terapias moleculares dirigidas a tratamientos individualizados. Incluso se ha llegado a considerar enfermedad tardía superando los 60 meses. Otros autores también incluyen la edad (>50 años) y la biología molecular tumoral. Tal es así que el estado de los receptores hormonales de la recurrencia local es un factor predictivo independiente de supervivencia libre de enfermedad. Junto al tipo histológico y el perfil molecular, la localización es el parámetro más ampliamente utilizado para diferenciar una recurrencia de un nuevo tumor primario.

Una nueva cirugía conservadora debe estar acompañada del posterior tratamiento radiante, ya que la omisión de RT después de repetir la cirugía fue un factor de riesgo independiente para segunda recaída. Los márgenes quirúrgicos positivos también se establecieron como un factor de riesgo independiente de un tercer tumor de la mama ipsilateral. Por último, pero no menos importante, la preferencia de la paciente debe tenerse en cuenta y respetarse tras recibir toda la información disponible sobre las distintas opciones de tratamiento.

Además, en la actualidad, la introducción de técnicas modernas de mastectomía conservadora, como la mastectomía preservadora de piel, permiten la reconstrucción en el mismo tiempo quirúrgico, otorgando, muchas veces, mejores resultados estéticos que segundos intentos conservadores. El resultado estético puede tener impacto directo en el bienestar psicosocial de las pacientes que atraviesan esta situación.

Las técnicas oncoplásticas que permiten la reconstrucción mamaria pueden ser realizadas con tejido autólogo. En ese caso, se cuenta con colgajos de: músculo recto abdominal transverso, músculo dorsal ancho o colgajos perforantes microquirúrgicos. De lo contrario, puede realizarse mediante reconstrucción con colocación de expansores y posterior prótesis mamaria.

Se ilustran las condiciones a reunir para realizar una segunda cirugía conservadora según la Sociedad Alemana de Radioterapia Oncológica (DEGRO) en la Tabla 2.

La toxicidad de la reirradiación es aceptable. En promedio, la tasa de complicaciones graves reportadas en una revisión sistemática de las diferentes técnicas de reirradiación fue del 6 %. Los efectos secundarios tardíos más frecuentes después de esta técnica con braquiterapia intersticial mamaria fueron fibrosis cutánea y subcutánea, telangiectasia, hiperpigmentación y dolor mamario, mientras que la ulceración fue rara. No se evidenció ningún caso de toxicidad cardíaca o pulmonar. No obstante, previo a la toma de conducta de un segundo intento conservador, la decisión es tomada de forma interdisciplinaria con el radiooncólogo.

Tabla 2. Criterios de selección a tener en cuenta en pacientes con recidiva local que pueden ser candidatas a segunda cirugía conservadora.

Recidiva tumoral ipsilateral aislada
Tamaño reducido: entre 2-3 cm
Tumor unifocal en mamografía, ultrasonografía y resonancia magnética
Edad igual o mayor a 50 años
Intervalo entre tratamiento primario y recidiva mayor a 48 meses
Preferencia de paciente
Posibilidad quirúrgica de segunda cirugía conservadora con resultado cosmético aceptable

En la actualidad, la braquiterapia intersticial mamaria parece ser la opción más sólida. La IORT (radioterapia intraoperatoria), la radioterapia de haz externo y la braquiterapia con balón constituyen otros métodos disponibles de reirradiación. Sin embargo, sólo se han probado en pequeñas series y su uso debe limitarse a ensayos clínicos prospectivos.

En conclusión, ante una recidiva del cáncer de mama ipsilateral, se puede proponer con seguridad una cirugía conservadora con tratamiento radiante adyuvante como una alternativa a la mastectomía a pacientes cuidadosamente seleccionados y bien informados.

Cáncer oculto de mama

Introducción

Se considera carcinoma oculto de mama a aquel que se diagnostica por una primera manifestación en una adenopatía axilar, sin identificarse, clínica ni imagenologicamente, tumor mamario. Es decir, es un tipo de cáncer de mama sólo evidente en los ganglios linfáticos axilares sin hallazgos a nivel mamario.

Existen dos teorías principales para el cáncer oculto de mama. Una sugiere la presencia de metástasis de origen mamario y la otra propone un origen axilar primario a partir de un tejido ectópico. Un pequeño subgrupo de pacientes puede tener un cáncer primario en la cola axilar de la mama.

La incidencia del cáncer de mama oculto es del 0,3 al 1 % de todos los pacientes con cáncer de mama. Sin embargo, está disminuyendo, ya que la introducción de técnicas más avanzadas permite la detección de tumores que solían ser de difícil diagnóstico, y la realización de este más precozmente.

Metodología diagnóstica y de estudio

La presentación clínica del cáncer de mama oculto suele ser la de una masa axilar que ha persistido durante varios meses. Tras una anamnesis cuidadosa y una exploración física completa, la exploración inicial debe incluir una mamografía bilateral y una ecografía mamaria de cribado. La recomendación actual para el estudio del carcinoma oculto es el uso de la resonancia magnética mamaria con gadolinio. Esta es más sensible para detectar una lesión primaria mamaria que la mamografía y el ultrasonido, logrando la identificación de un tumor primario en muchos de los casos que previamente se consideraban ocultos. En un estudio realizado con 40 pacientes con diagnóstico histológico de cáncer de mama en nódulo axilar y mamografía negativa, se identificó lesión primaria de mama mediante resonancia en el 70 %. La resonancia magnética mamaria ha demostrado ser útil para identificar el sitio primario en pacientes con cáncer de mama oculto y también ayuda a planificar el tratamiento permitiendo la conservación de la mama en pacientes seleccionadas, logrando evitar la mastectomía. Se recomienda resonancia y ecografía mamaria; además, la ecografía axilar también estaría oportunamente indicada.

A continuación, se debe analizar histológicamente la masa axilar, siendo de preferencia la biopsia con aguja gruesa. Su ventaja sobre la PAAF (punción aspiración con aguja fina) es la posibilidad de resultado histológico detallado y panel molecular de la muestra, dato no menor, ya que puede ser la única oportunidad para determinar la biología molecular del tumor y el consiguiente pronóstico que esta configura, e imprescindible para la planificación del tratamiento. El testeo de marcadores inmunohistoquímicos que incluyan receptores de estrógeno y progesterona y Her2 está recomendado. Valores elevados de receptores hormonales otorgan fuerte sospecha de origen mamario.

Además, la realización de estudios inmunohistoquímicos permite estudiar marcadores de otras etiologías con las que se deberá hacer diagnóstico diferencial. Un tumor axilar con receptores negativos no descarta un tumor primario de mama.

Es importante destacar que la mayoría de las adenopatías unilaterales no representan un carcinoma metastásico. Deben excluirse otros tumores que pueden presentarse con adenopatías axilares, como el linfoma, siendo éste el más frecuente. Además, otros cánceres que pueden presentarse como enfermedad metastásica oculta son el melanoma, pulmón, colon, páncreas, entre otros. En la Tabla 1, se ilustran los diagnósticos diferenciales y sus respectivos marcadores moleculares.

Tabla 3. Diagnósticos diferenciales en nódulo axilar de origen desconocido y enfermedad metastásica

MARCADOR INMUNOHISTO-QUÍMICO	MAMA	PULMÓN	TRACTO GASTROIN-TESTINAL	UROTELIO	OVARIO	ENDOMETRIO
CEA	+	+	+	-	-	-
CITOQUERATINA 7 (CK 7)	+	+	-	-	+	+
CITOQUERATINA 20 (CK 20)	-	-	+	+	-	-
MAMAGLOBINA	+	-	-	-	-	-
FACTOR DE TRNASCRIPCIÓN TIROIDEO -1 (TTF-1)	-	+	-	-	-	-
CA 125	-	-	-	-	+	-
GDP P15	+	-	-	-	-	-
GATA 3	+	-	-	+	-	-
SOX 10	+	-	-	-	-	-

Ninguno de estos marcadores individualmente puede hacer un diagnóstico definitivo de cáncer de mama, pero pueden surgir patrones que ayuden a descartar el cáncer de mama como etiología de la enfermedad metastásica axilar.

El CEA, si bien se encuentra en desuso para el estudio del cáncer de mama oculto, es un marcador sensible para los adenocarcinomas en general y puede ser positivo en neoplasias malignas de mama, tracto gastrointestinal o pulmón. Los diferentes patrones de expresión de citoqueratinas como CK7 y CK20 pueden ayudar a separar estas histologías. La CK7 suele expresarse en tumores de mama, pulmón, ovarios y endometrio. La CK20 se expresa más comúnmente en tumores que surgen del tracto gastrointestinal inferior y del urotelio. Por lo tanto, un patrón inmunohistoquímico de CEA y CK7 positivos y CK20 negativo sería coherente con un tumor primario de mama. También así, los marcadores mamaglobina, GDF P15, GATA 3 y SOX 10 apoyan una etiología tumoral mamaria. El TTF-1 es un marcador útil para descartar la mama como tumor primario, ya que raramente es positivo en la mama y es positivo en el 70 al 80 % de los cánceres no escamosos procedentes de los pulmones.

Una vez que se diagnostica una neoplasia compatible con un tumor primario de mama, debe estudiarse secundarismo mediante estudios sistémicos (tomografía de tórax, abdomen y pelvis y centellograma óseo).

Tratamiento

Si bien el tratamiento de pacientes con metástasis axilares de tumores primarios no diagnosticados en la mama fue clásicamente una mastectomía con linfadenectomía axilar, se evidenció que la linfadenectomía axilar seguida de radioterapia es también un tratamiento exitoso.

Las pacientes con enfermedad mamaria con resonancia mamaria (RM) positiva deben someterse a evaluación con ecografía o biopsia guiada por RM, y recibir tratamiento según el estadio clínico del cáncer de mama.

Las recomendaciones de tratamiento para las pacientes con RM negativa se basan en el estado ganglionar. Para las pacientes con enfermedad T0, N1, M0, las opciones incluyen la mastectomía con disección ganglionar axilar o la linfadenectomía axilar más irradiación de toda la mama con o sin irradiación ganglionar. Eventualmente, se considera neoadyuvancia según perfil molecular (Her 2 positivo o triple negativo).

Si bien algunos grupos recomiendan la mastectomía con linfadenectomía axilar, la tendencia actual es el tratamiento quirúrgico con linfadenectomía axilar y resección de prolongación axilar mamaria en caso de que esté presente.

La quimioterapia sistémica, la terapia endocrina o terapia anti Her2 se administran de acuerdo con las recomendaciones para la enfermedad en estadio II o III. La quimioterapia neoadyuvante, la hormonoterapia y terapia anti Her2 deben considerarse para pacientes con enfermedad T0, N2-N3, M0 seguida de mastectomía con linfadenectomía axilar.

A continuación, se expone un resumido algoritmo diagnóstico y de tratamiento del cáncer de mama oculto.

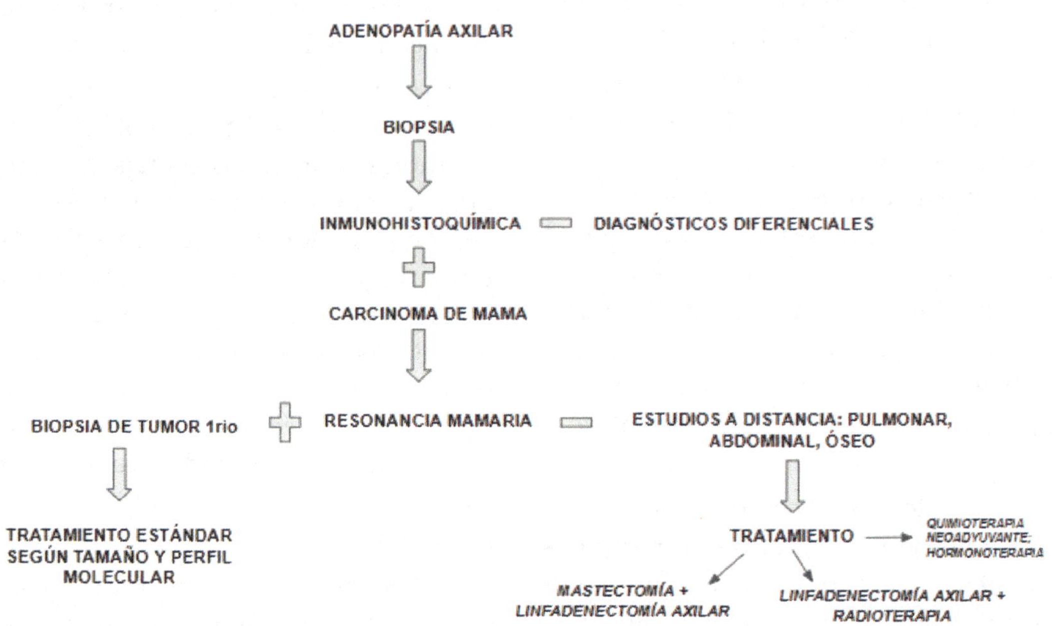

Antes, las pacientes con diagnóstico de carcinoma oculto de mama eran tratadas mediante mastectomía. Se hallan en cierta proporción de casos en la pieza quirúrgica, un carcinoma que no había sido detectado mediante los métodos por imágenes empleados. Actualmente, con la mejora de la sensibilidad y más aún con el advenimiento de la RM ha disminuido la probabilidad de que exista un foco de carcinoma previamente inadvertido, por lo cual se ha impuesto como tratamiento usual la linfadenectomía axilar, con eventual resección de la cola axilar de la glándula con posterior radioterapia del volumen mamario.

Cáncer de mama en pacientes añosas

Introducción

Con el aumento de la esperanza de vida, los métodos de screening y los tratamientos disponibles, la incidencia de cáncer de mama en pacientes añosas se encuentra en ascenso. En la actualidad, alrededor del 25-30 % de los casos se presentan después de los 70 años.

Aunque no hay una edad de corte especificada en ninguna guía, se considera cáncer de mama en pacientes añosas aquel que ocurre en pacientes a partir de los 70 años por ser la edad en la que la mayoría de los cribados mundiales finalizan; entonces implica todo un paradigma en la atención. Se debe considerar también el estado de fragilidad dado por la presencia de comorbilidades y no sólo el factor etario de forma aislada.

Siguiendo las recomendaciones actualizadas sobre la gestión de pacientes mayores con cáncer de mama: un documento conjunto de la Sociedad Europea de Especialistas en Cáncer de Mama (EUSOMA) y la Sociedad Internacional de Oncología Geriátrica (SIOG), de reciente publicación, se podrían estratificar a las pacientes mayores de 70 años de edad en: aptas, susceptibles, y frágiles. De este modo, podríamos identificar a aquellas pacientes con más riesgo de presentar efectos adversos y evitar disparidades injustificadas en los tratamientos.

Las pacientes frágiles requieren un tratamiento a medida con asesoramiento geriátrico focalizando en las medidas de soporte. Las pacientes aptas podrían soportar los mismos tratamientos que las pacientes jóvenes. Las pacientes susceptibles pueden requerir ajustes de tratamiento e intervenciones geriátricas. Los riesgos de mortalidad concurrentes pueden justificar enfoques menos agresivos.

Las guías de la National Comprehensive Cancer Network (NCCN) y la American Society of Clinical Oncology (ASCO) recomiendan evaluar la esperanza de vida. Calculadoras como ePrognosis pueden evaluar si el cáncer es probable que acorte la expectativa de vida.

A pesar de presentar, en general, tumores con características biológicas más favorables (mayor porcentaje de receptores hormonales, menor expresión de Her2neu, menor invasión vascular peri tumoral) que las pacientes jóvenes, las mujeres mayores de 75 años presentan bajas tasas de supervivencia. Se debe, principalmente, a su diagnóstico tardío, la presencia de comorbilidades que contribuyen a la mortalidad y mayores toxicidades y al mayor incumplimiento del tratamiento.

Todas las pacientes deben someterse a una evaluación clínica exhaustiva previo a iniciar el tratamiento con el fin de estimar expectativa de vida, evaluar estado funcional y predecir el desarrollo de toxicidad de este. También, es importante mencionar que la mayoría de los ensayos clínicos publicados se realizan en poblaciones más jóvenes, obteniendo pocos datos sobre el tratamiento óptimo en pacientes mayores de 75 años, ya que este suele ser el punto de corte superior de los criterios de inclusión de los ensayos clínicos.

El manejo en esta población es un desafío y requiere un abordaje multidisciplinario, debido a su heterogeneidad.

Cribado del cáncer de mama

Las distintas sociedades internacionales tienen diferentes recomendaciones con respecto a la finalización del cribado del cáncer de mama en la población general:

1. La American Cancer Society recomienda continuar con el screening para cáncer de mama mientras la expectativa de vida sea de diez años o más.
2. La US Preventive Services Task Force recomienda realizar el screening con mamografía bienal entre los 50 y los 74 años. En el caso de las mujeres mayores de 75 años, concluye que la evidencia actual es insuficiente y no pueden evaluarse los daños y beneficios.
3. La American College of Obstetricians and Gynecologists recomienda realizar el screening hasta los 75 años. Luego, la decisión de continuar el screening dependerá del estatus funcional de cada paciente.
4. En nuestro medio, el Instituto Nacional del Cáncer (INC) recomienda continuar al cribado hasta los 69 años de edad en pacientes que no hayan tenido enfermedades mamarias.
5. Otra recomendación dada por un consenso intersociedades (Consenso Nacional Inter-Sociedades sobre Tamizaje en Cáncer de Mama 2021 Sociedad Argentina de Mastología, Sociedad Argentina de Radiología, Federación Argentina de Asociaciones de Radiología, Diagnóstico por imágenes y terapia radiante, Sociedad Argentina de Genética, Sociedad Argentina de Obstetricia y Ginecología de Buenos Aires, Asociación Médica Argentina, Sociedad Argentina de Terapia Radiante Oncológica, Instituto de Oncología Ángel H. Roffo, Asociación Argentina de Ginecología Oncológica, Asociación Argentina de Oncología Clínica, Sociedad Argentina de Cancerología) no sugiere punto de corte del estudio de cribado mientras la expectativa de vida supere los 5 años.

Tanto la American College of Radiology como la American Geriatrics Society recomiendan individualizar la continuidad del screening para cáncer de mama. Debido que no parece correcto decidir la continuidad o discontinuidad del cribado de cáncer de mama simplemente por la edad cronológica, dado que hay una gran heterogeneidad en cuanto al estado general de estas pacientes. Pues, no será lo mismo una paciente de 80 años deportista, con hábitos saludables y sin comorbilidades asociadas, que una señora de la misma edad con varias patologías asociadas. Ésta última sociedad recomienda no establecer una edad límite para el fin del cribado, sino que se debe realizar hasta que la paciente tenga menos de 4 años de expectativa de vida.

Es por ello, que tenemos a disposición cuestionarios para evaluar si una paciente se beneficiaría de una mamografía, o si hay poca probabilidad de que una mamografía la ayude a vivir más tiempo (Anexo 1, el estudio de ePrognosis de la Universidad Católica de San Francisco constituye una herramienta valiosa).

La mayoría de los programas de detección se amplían para incluir a personas de entre 69 y 70 años y a una minoría hasta los 74 a 75 años. La Iniciativa de la Comisión Europea sobre el cáncer de mama y el Grupo de Trabajo de Servicios Preventivos de los Estados Unidos recomiendan la mamografía de detección para mujeres de 70 a 74 años de edad, a pesar del riesgo de sobrediagnóstico.

Un metaanálisis encontró una reducción relativa del riesgo de mortalidad por cáncer de mama de 0 a 80 para las mujeres de 70 a 74 años, aunque también hay pruebas contradictorias en pacientes más jóvenes. Se considera que los exámenes de detección cada 2-3 años proporcionan el mejor equilibrio.

En el caso del carcinoma ductal in situ, la detección oportunista en pacientes mayores podría conducir a sobrediagnóstico potencial y sobretratamiento del carcinoma ductal in situ. Los ensayos de no intervención en curso definirán la opción de expectativa armada en estos casos, sobre todo en los de bajo grado.

Evaluación geriátrica y expectativa de vida

Previo a realizar cualquier tratamiento, se recomienda una evaluación geriátrica. A pesar de que hasta la fecha se mencionaba el performance status como la principal característica para la toma de decisiones, en un estudio se evidenció que la escala de Karnofsky (Tabla 1) era inadecuada, ya que más del 73 % de las pacientes con buenos valores, en dicha escala, presentaban un déficit mayor, y el 20 %, por lo menos dos déficits que podrían modificar la tolerancia al tratamiento.

No tenemos en la actualidad una metodología estándar para realizar el asesoramiento geriátrico. Sin embargo, el CGA (comprehensive geriatric assessment) incluye medición de funcionalidad, comorbilidades, nutrición, medicación, problemas socioeconómicos y síndromes geriátricos. No obstante, no hay evidencia fuerte para su utilización en pacientes con cáncer de mama. La realización de esta evaluación toma aproximadamente 45 minutos para ser completada; es por ello que han aparecido algunas otras metodologías abreviadas como el G8 (validado como método de preferencia en los estudios clínicos del EORTC) o el CGA abreviado (aCGA). También tenemos disponibles algunas herramientas francamente prácticas como aquella para el asesoramiento geriátrico y evaluación de toxicidad a quimioterapia de la "Cancer and Aging Research Group". disponible en www.mycarg.org.

Tenemos también disponibles herramientas para evaluar la idoneidad frente a un procedimiento quirúrgico, como el PACE (preoperative assessment of cancer in the elderly).

Es importante mencionar que se deben evaluar las comorbilidades en una paciente para realizar una estimación de

Tabla 1. Escala de Karnofsky: se expresa de 0 a 100, representando a mayor número, mejor calidad de vida.

Puntuación	Situación clínico-funcional
100	Normal, sin quejas ni evidencia de enfermedad
90	Capaz de llevar a cabo actividad normal, pero con signos o síntomas leves
80	Actividad normal con esfuerzo, algunos signos y síntomas de enfermedad
70	Capaz de cuidarse, pero incapaz de llevar a cabo actividad normal o trabajo activo
60	Requiere atención ocasional, pero es capaz de satisfacer la mayoría de sus necesidades
50	Necesita ayuda importante y asistencia médica frecuente
40	Incapaz, necesita ayuda y asistencia especiales
30	Totalmente incapaz, necesita hospitalización y tratamiento de soporte activo
20	Muy gravemente enfermo, necesita tratamiento activo
10	Moribundo irreversible
0	Muerto

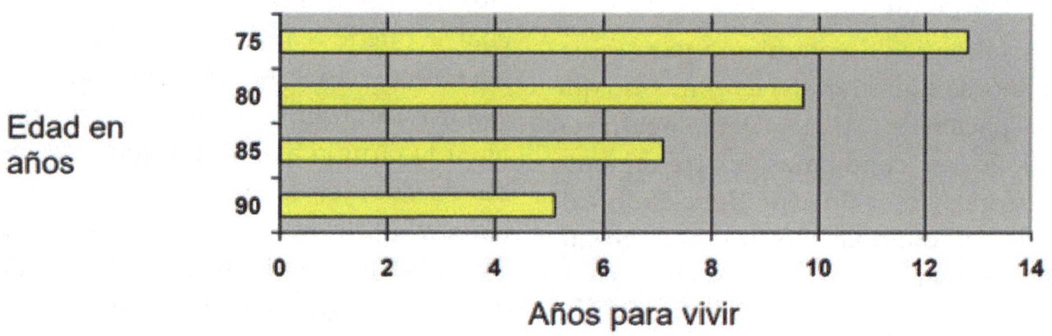

Fuente: ePrognosis de la Universidad de California de San Francisco.

la expectativa de vida. A pesar de las creencias generales, las pacientes de 80 años con una comorbilidad leve/moderada, tienen una expectativa de vida ≥5 años.

Detección genética y sus consecuencias

La prevalencia de variantes patogénicas asociadas a mutaciones germinales que aumenten el riesgo de cáncer de mama es casi tres veces menos frecuente después de los 65 años de edad (5-6 % vs. 14-2 %). Se ha encontrado que las mutaciones en BRCA2 y CHEK2 son relativamente prevalentes en mujeres con cáncer de mama mayores de 65 años. Sin embargo, es poco probable que estas pacientes sean testeadas, ya que, en general, estos tests se focalizan en pacientes más jóvenes, aunque podrían ser de utilidad y costo efectivos. La selección de personas adecuadas para la detección debe considerarse de acuerdo con las directrices locales o nacionales vigentes.

En la instancia curativa, las portadoras de variantes patológicas de la línea germinal pueden beneficiarse de intervenciones de vigilancia de alto riesgo o de reducción de riesgos en el contexto de una esperanza de vida adecuada.

También, a las portadoras de alteraciones genéticas (por ejemplo, en BRCA1, BRCA2, PALB2, CHEK2) deben ofrecerse pruebas en cascada (o más recientemente paneles multitemáticos) y evaluación de sus familiares.

El estado mutado de BRCA 1-2 constituye un factor predictivo para la terapéutica adyuvante con olaparib (un fármaco inhibidor de la PARP) en tumores de alto riesgo.

Tratamiento

El enfoque de tratamiento para mujeres añosas sanas (aptas) es el mismo que para pacientes jóvenes. Debe incluir, en caso de ser candidatas, el tratamiento quirúrgico, la evaluación del estado axilar, la radioterapia y el tratamiento adyuvante sistémico.

Cirugía

El estándar de tratamiento para el cáncer de mama operable es la cirugía conservadora seguido de radioterapia del volumen mamario o la mastectomía, eventualmente con el agregado de radioterapia en determinadas circunstancias. Como ya conocemos y ha sido mencionado previamente, se recomienda realizar la técnica de ganglio centinela o la linfadenectomía axilar en pacientes sin o con compromiso ganglionar axilar, respectivamente. Sin embargo, estudios recientes sugieren que en este grupo poblacional podría evitarse la realización de linfadenectomía posterior a un ganglio centinela positivo e inclusive también evitar la realización de la biopsia de éste. Se ha evidenciado que la omisión de la linfadenectomía en pacientes añosas con tumores luminales que realizaron cirugía acompañado de tamoxifeno por 5 años no modifica la sobrevida global, y presenta bajas tasas de recurrencia axilar.

Aunque no hay demasiada evidencia con respecto a la calidad de vida en pacientes que omiten la linfadenectomía axilar, el estudio IBCSG demostró que, en estos casos, las pacientes presentan mejor calidad de vida.

Sin embargo, la omisión en la realización de estudio axilar o linfadenectomía en esta población puede aumentar la recurrencia locorregional, motivo por el cual se puede realizar una segunda cirugía en esos casos. También, la irradiación axilar podría ser una alternativa razonable a la cirugía axilar, aunque se carece de los debidos ensayos clínicos controlados y aleatorizados para que esta conducta sea adecuadamente validada. Por otro lado, es un precepto clásico no privar a una paciente del mejor tratamiento validado solamente por su edad sino por la fragilidad dada por las comorbilidades presentes. Esto también puede ser cuestionable, ya que estas conductas han sido validadas en ensayos clínicos controlados aleatorizados en los cuales estas pacientes no han sido representadas. Para resolver estos dilemas, debe primar el criterio clínico y la experiencia de un buen equipo multidisciplinario.

Radioterapia

La omisión de la radioterapia posterior a una cuadrantectomía en pacientes añosas es controversial.

Sin embargo, el estudio CALGB 9343 aleatorizó 636 pacientes mayores de 70 años portadoras de canceres de mama estadio I a la realización u omisión del tratamiento radiante luego de la cuadrantectomía ambos grupos recibieron tamoxifeno como adyuvancia. En el año 2013, se presentaron los resultados luego de una mediana de seguimiento de 12.6 años (el reclutamiento fue entre 1994-1999). Luego de 10 años de seguimiento, el 98 % de los pacientes que habían recibido tamoxifeno y radioterapia (95 % CI, 96 % - 99 %), comparado con el 90 % de las que habían recibido tamoxifeno solo (95 % CI, 85% -93 %), estaban libres de recaídas locales y regionales. No hubo diferencias significativas en el tiempo de mastectomía, tiempo de metástasis a distancia, supervivencia específica del cáncer de mama o SG entre los dos grupos. La SG a diez años fue del 67 % (IC 95 %, 62 % a 72 %) y del 66 % (IC 95 %, 61 % a 71 %) en los grupos TamRT y Tam.

El seguimiento a largo plazo del CALGB 9343 confirma y amplía el informe anterior de que en mujeres de 70 años con cáncer de mama en estadio clínico I, con RE positivo, tratadas con cuadrantectomía seguida de tamoxifeno, la irradiación no aporta ningún beneficio significativo en términos de supervivencia, tiempo de metástasis a distancia, o máxima preservación de la mama, a pesar de que proporciona una pequeña disminución de recaída mamaria y axilar ipsilateral.

A medida que la conservación de la mama se convirtió en un enfoque aceptado en la década de 1980, se pensó que había subgrupos de mujeres en las que la RT podría eliminarse de forma segura. Se iniciaron varios ensayos aleatorizados que compararon la eficacia de Tam versus TamRT después de la lumpectomía.

El estudio PRIME II fue un estudio Fase III aleatorizado que evaluó también la omisión del tratamiento radiante en pacientes de 65 o más años con tumores hormonosensibles, axila negativa y tumores primarios de mama T1 o T2 (tumores menores de 3 centímetros en su diámetro mayor) tratadas con cirugía conservadora con márgenes de resección libres y tratamiento adyuvante hormonal (preferentemente tamoxifeno), siendo randomizadas a recibir o no radioterapia del volumen mamario de 40 a 50 Gy. El objetivo primario fue la recurrencia local y regional, y la sobrevida especifica por cáncer de mama. La recaída a distancia y la sobrevida global también fueron considerados.

Se enrolaron un total de 1326 entre los años 2003 y 2009 pacientes, 658 rama control y 668 en el estudio. La mediana de seguimiento fue de 9.1 años. La incidencia acumulada de recidiva local de cáncer de mama en 10 años fue de 9,5 % (intervalo de confianza [IC] 95 %, 6,8 a 12,3) en el grupo sin radioterapia y de 0,9 % (IC 95 %, 0,1 a 1,7) en el grupo de radioterapia (hazard ratio, 10,4; IC 95 %, 4,1 a 26,1; P<0,001). Aunque la recidiva local fue más común en el grupo que no recibió radioterapia, la incidencia a 10 años de recidiva a distancia como primer evento no fue mayor en el grupo sin radioterapia que en el grupo de radioterapia, al 1,6% (IC 95 %, 0,4 a 2,8) y al 3,0 % (IC del 95 %, 1,4 a 4,5), respectivamente. La supervivencia general a los 10 años fue casi idéntica en los dos grupos, 80,8% (IC 95%, 77,2 a 84,3) sin radioterapia y 80,7% (IC 95%, 76,9 a 84,3) con radioterapia. La incidencia de recidiva regional y supervivencia específica del cáncer de mama tampoco difirió sustancialmente entre los dos grupos. La conclusión de este estudio fue que la omisión de la radioterapia se asoció con un aumento de la incidencia de recidiva local, pero no tuvo ningún efecto perjudicial en la recidiva a distancia como primer evento o supervivencia general entre mujeres de 65 años de edad o mayores con cáncer de mama temprano positivo para receptores hormonales de bajo riesgo.

Panel: recomendaciones publicadas sobre la omisión de la radioterapia después de la cirugía de conservación de senos en pacientes de bajo riesgo

Directrices del NCCN (2017)
· Mujeres de 70 años con cáncer de mama invasivo, axila clínicamente negativa, que recibirá adyuvante
terapia endocrina (inhibidor de la aromatasa o tamoxifeno)

Otro estudio, el Prime I, valoró como objetivo primario la afectación de la calidad de vida utilizando como instrumento de medición la escala de calidad de vida de la EORTC, sin mostrar diferencias significativas entre ambos grupos luego de 60 meses de seguimiento. Sin embargo, las pacientes manifestaban la dificultad para trasladarse a los centros.

Como se ha mencionado previamente, el tratamiento en estas pacientes debe ser individualizado. No se deben subestimar los efectos de la recurrencia local sobre esta y, sobre todo, de la regional axilar, ya que puede afectar considerablemente la calidad de vida de las pacientes. Sin embargo, hacen falta más estudios para evaluar el verdadero impacto en la salud de estas pacientes de la omisión o no del tratamiento radiante.

a. Hipofraccionamiento

Los estudios que evaluaron el control local comparando el tratamiento con hipofraccionamiento contra fraccionamiento estándar han tenido una buena representación de pacientes añosas, lo que ha permitido sacar conclusiones sobre ello.

Se han evidenciado resultados similares de sobrevida libre de recurrencia y de metástasis entre los dos tipos. El hipofraccionamiento es una buena opción terapéutica para estas pacientes por presentar menos efectos secundarios (siempre y cuando los parámetros dosimétricos fueran los adecuados). Sobre todo, posibilita acortar la duración del tratamiento.

b. Irradiación parcial mamaria (PBI)

No hay evidencia que respalde la utilización de PBI en pacientes añosas. La radioterapia constituye una herramienta valiosa en el control local de los tumores localmente avanzados irresecables, ulcerados y sangrantes.

Tratamiento neoadyuvante

La terapia neoadyuvante debe ser ofrecida a pacientes con tumores localmente avanzados o de gran tamaño no pasibles de cirugía conservadora para ofrecer la posibilidad de una cirugía posterior o un desescalamiento de la misma.

Como hemos mencionado previamente, estas pacientes suelen tener tumores luminales, que puede ofrecer neoadyuvancia con endocrinoterapia.

Se debe considerar, en los tumores Her 2 Neu positivos y en los triples negativos, la terapia sistémica primaria aún en estadíos tempranos. Como se mencionó previamente la respuesta patológica completa, en estos tumores trae aparejada una clara mejoría en términos de sobrevida global; en los primeros, con terapias anti HER 2/neu y quimioterapia (evaluar esquemas sin antraciclinas), y en los segundos, quimioterapia o mejor aún más recientemente esquemas con pembrolizumab. Se debe recordar siempre que el tratamiento debe ser individualizado en cada caso en particular, ya que estas pacientes no han estado representadas en los ensayos clínicos; se debe ser muy cauto a la hora de extrapolar una conducta.

Terapia hormonal primaria

La mayoría de pacientes añosas son portadoras de tumores luminales que se han de beneficiar con la hormonoterapia. En general, los inhibidores de la aromatasa (el más testeado en esta circunstancia el letrozol) han demostrado superioridad en términos de respuesta al ser comparado con el tamoxifeno.

Por un lado, se indicará en pacientes con una expectativa de vida corta (menos a 2-3 años); por otro lado, será el tratamiento de elección en pacientes no consideradas para tratamiento quirúrgico primario por presentar enfermedad local avanzada o no pasibles de cirugía conservadora de inicio. Se obtiene luego las condiciones para un tratamiento quirúrgico o para un desescalamiento de este sin los efectos adversos del tratamiento citotóxico. En la actualidad, en tumores irresecables también se cuenta otros fármacos hormonoterápicos, como ser el fulvestrant y los inhibidores de las CDK (Palbociclib, Ribociclib o abemaciclib)

Tanto el tamoxifeno como el letrozol son alternativas válidas por su bajo costo, sobre todo el tamoxifeno, y su baja tasa de efectos adversos severos.

A pesar de que la cirugía continúa siendo el tratamiento de elección en el cáncer de mama, la hormonoterapia es un tratamiento óptimo en pacientes no candidatas a cirugía, que no desean operarse o cuya expectativa de vida es corta.

Se recomienda incluir un geriatra para la evaluación de la expectativa de vida y control o modificación de comorbilidades asociadas previo al inicio del tratamiento.

Cirugía versus terapia endocrina: dos revisiones sistemáticas muestran un beneficio local de control y supervivencia con cirugía sobre la terapia endocrina primaria en pacientes con una esperanza de vida de 5 años o más. Sin embargo, en un estudio de cohorte representativo, no se notificaron diferencias de supervivencia específicas entre la cirugía y la terapia endocrina primaria en la enfermedad con receptores hormonales fuertes (es decir, Allred score 6 o superior).

Según el consenso de Sociedad Europea de Especialistas en Cáncer de Mama (EUSOMA) y la Sociedad Internacional de Oncología Geriátrica (SIOG), de reciente publicación, en enfermedad HER 2 positiva con receptores hormonales positivos en pacientes frágiles, la hormonoterapia agregada al trastuzumab con o sin pertuzumab sería una alternativa válida al agregado de la quimioterapia (evaluando la función cardiaca). En el caso de enfermedad Her 2 positiva con receptores hormonales negativos, a la terapia anti HER se le puede agregar agentes citotóxicos menos agresivos como ser Vinorelbine (oral o endovenoso) o Capecitabine.

Terapia hormonal adyuvante

La endocrinoterapia adyuvante disminuye la mortalidad por cáncer de mama en pacientes añosas de forma similar a las pacientes jóvenes. Sin embargo, son más vulnerables a presentar efectos adversos.

Se puede recomendar la omisión de la terapia hormonal adyuvante en pacientes añosas con enfermedad de bajo riesgo, es decir, tumores pequeños (menor o igual a 10mm), con ganglios axilares negativos, carcinoma ductal grado 1 o lobulillar grado 1 o 2. En este grupo de pacientes, no presenta aumento de la mortalidad dicha intervención.

Hay poca evidencia a largo plazo al evaluar la eficacia de la terapia hormonal adyuvante en pacientes añosas, aunque el estudio MA.17 evidenció beneficios del letrozol en terapia extendida posterior a 5 años de tamoxifeno, pero únicamente en menores de 60 años.

A pesar de que los inhibidores de la aromatasa se prefieren sobre el tamoxifeno en estas pacientes, uno de los grandes efectos secundarios de esta terapia es la pérdida de la densidad mineral ósea, partiendo de la base que muchas pacientes ya cuentan con alteraciones densitométricas previas. Por ello, es importante solicitar una densitometría mineral ósea previo a la elección de terapia hormonal. Además, se recomienda la suplementación con calcio y vitamina D asociado con terapias antiresortivas en aquellas pacientes con osteoporosis.

Quimioterapia

La quimioterapia es una opción razonable en la mayoría de pacientes mayores a 70 años, sin embargo, es importante individualizar este tratamiento según edad, funcionalidad, comorbilidades asociadas. Hay que tener especial precaución con la toxicidad, ya que algunos estudios mencionan la toxicidad relacionada con la edad.

La elección del esquema va a depender de las comorbilidades. El esquema CMF es bien tolerado y hay que tener precaución con las antraciclinas por su cardiotoxicidad. Los regímenes con taxanos podrían reemplazar las antraciclinas para disminuir el riesgo cardiológico. Se han evidenciado ventajas del docetaxel con ciclofosfamida en comparación con doxorubicina y ciclofosfamida en la sobrevida global y libre de enfermedad en pacientes añosas.

A pesar de que los taxanos son una buena opción de tratamiento en estas pacientes, puede generar mayor número de efectos adversos en comparación con pacientes jóvenes. Los más relevantes son las alteraciones hematológicas, mucositis, pérdida de apetito y cansancio.

No hay estudios que validen la utilización de antraciclinas seguido de taxanos en pacientes añosas. Se recomienda su utilización en forma específica en aquellas pacientes sanas con tumores agresivos.

Terapia anti-Her2

Las pacientes con tumores Her2neu positivos deberán recibir terapia target y quimioterapia. Si la quimioterapia está contraindicada, la terapia anti-HER2 puede combinarse con terapia hormonal o de forma individual si el tumor no presenta receptores hormonales.

Enfermedad metastásica

La enfermedad metastásica es más frecuente en pacientes añosas que en jóvenes. Es importante priorizar la calidad de vida sin realizar tratamientos fútiles.

Se indica quimioterapia a pacientes con tumores receptores hormonales negativos, refractarios a hormonoterapia o que progresan rápidamente. Los beneficios de la quimioterapia en tumores metastásicos son similares en pacientes añosas que jóvenes. La recomendación es de esquemas individuales, con drogas que presenten mejores perfiles de seguridad como taxanos, doxorubicina liposomal, capecitabine y vinorelbine.

La quimioterapia oral (capecitabina y vinorelbine) parece prometedora en estas pacientes ya que disminuye los riesgos de la terapia parenteral, aunque puede haber interferencias con la alimentación u otras medicaciones. Se debe tener en cuenta que muchos pacientes añosos son polimedicados.

Los agentes anti-Her2 presentan similar efectividad en cáncer de mama metastásico en pacientes añosas que jóvenes. La deshidratación por diarrea en pacientes añosos suele ser frecuente. Es por ello que hay que monitorizar de cerca a las pacientes en tratamiento con lapatinib.

Aquellas pacientes con tumores receptores hormonales y Her2neu positivo se beneficiarían de la terapia combinada entre un agente anti-her2 con endocrinoterapia. Aumentará la sobrevida libre de progresión, pero también su toxicidad y costo.

La adición de Bevacizumab a la quimioterapia sistémica ha evidenciado un aumento en la sobrevida libre de progresión, pero no de la sobrevida global. Se demuestra también mayor riesgo de efectos adversos grado 3-4 en la población añosa en comparación con jóvenes.

Farmacoseguridad

Previo a la indicación de cualquier tratamiento farmacológico, se debe realizar una correcta evaluación sobre comorbilidades asociadas, polifarmacia y alteraciones fisiológicas relacionadas con la edad. Esta última genera modificaciones sobre mecanismos fisiológicos como la absorción, la metabolización y la depuración, que afectan la eficacia y aumentan la toxicidad.

Debe realizarse un adecuado asesoramiento sobre hidratación y evaluación de la función renal (Clearance de creatinina) de forma obligatoria en todo paciente a la que se considera indicar un tratamiento con metabolismo o excreción renal.

Las comorbilidades son uno de los principales factores que pueden modificar nuestra conducta con respecto a la indicación de ciertos tratamientos. Y es que, en pacientes con cardiomiopatía, evitaremos drogas cardiotóxicas como antraciclinas y trastuzumab, o tamoxifeno en pacientes con antecedente de tromboembolismo.

La polimedicación es un elemento importante a tener en cuenta y debe ser interrogado siempre. Las interacciones medicamentosas pueden generar complicaciones serias y deben conocerse. La warfarina genera interacción con el fluorouracilo y los AINES pueden empeorar la nefrotoxicidad si son concomitantemente administrados con metotrexate.

Conclusiones

No existe un consenso a la hora de determinar hasta qué edad realizar el screening para cáncer de mama. La decisión de realizarlo dependerá de múltiples factores, entre ellos, la expectativa de vida de la paciente, sus comorbilidades y la posibilidad de realizar un tratamiento.

Los tratamientos indicados en pacientes añosas sanas son los mismos que para pacientes jóvenes. En el caso de pacientes con comorbilidades, se deberá adaptar el tratamiento con el fin de mejorar su calidad de vida.

Cáncer de mama en hombres

El cáncer de mama en los hombres (CMH) representa menos del 1% de todos los cánceres de mama diagnosticados en el mundo. En EEUU se encuentran 2800 casos anuales de cáncer de mama en hombres. La edad promedio al diagnóstico es entre los 65-75 años. En muchos casos, se encuentra en estadios avanzados.

Etiología

Al evaluar posibles etiologías para el CMH, debe tenerse presente la predisposición genética y los factores ambientales. Sin embargo, en la mayoría de casos no se encuentran factores de riesgo aparte de la edad.

Los factores de riesgo asociados con el cáncer de mama en hombres son:

1. Familiares de primer o segundo grado con cáncer de mama.
2. Síndrome de Klinefelter: aumenta el riesgo hasta 50 veces.
3. Síndrome de Cowden (gen supresor PTEN).
4. Síndrome de Li-Fraumeni (TP53).
5. Sindrome de Lynch (PALB2 y otros genes de reparación).
6. Etnia: los afroamericanos presentan mayor riesgo de desarrollar cáncer de mama.
7. Mutaciones de BRCA1: aumenta el riesgo de padecer la enfermedad en un 4%.
8. Mutaciones de BRCA2 (más frecuente): aumenta el riesgo en un 6%.
9. Mutaciones de CHEK2.
10. Obesidad.
11. Exposición a radiación.
12. Cirrosis, alcoholismo.

Una de las teorías que explicarían la mutagénesis producida en el CMH sería el disbalance hormonal entre estrógenos y andrógenos. Los estrógenos estimularían la proliferación ductal. Es por ello que el Síndrome de Klinefelter aumenta el riesgo de padecer esta enfermedad por una hiperestimulación estrogénica. Así también, toda patología que produzca una disminución de andrógenos, como el criptorquidismo, orquitis y orquiectomía aumenta el riesgo de padecer esta patología.

Se ha demostrado que la utilización de radioterapia para la ginecomastia aumenta 7 veces el riesgo de producir un CMH.

También se ha evidenciado que ciertos oficios presentan un mayor riesgo. Un estudio realizado en 8 ciudades europeas en 2010 demostró una mayor incidencia de cáncer de mama en pacientes trabajando en industria automotriz (dosis-efecto dependiente del tiempo del trabajo), así como también en aquellos que trabajaban en industrias del papel y pintura, explotación forestal y fabricación de muebles. Se concluye que la exposición a compuestos alquil fenólicos, gasolina o solventes de petróleo podrían ser los causantes de la carcinogénesis.

Histopatología

El cáncer de mama más frecuente asociado al hombre es el carcinoma ductal invasor, que constituye el 90% de los casos. El carcinoma papilar es el segundo subtipo histológico más común, representando el 2.6% de los casos. También se pueden encontrar otros tipos, presentándose el lobular en sólo un 1% de los casos por el pobre desarrollo de los lobulillos en la mama masculina. La mayoría corresponde molecularmente a tumores receptores hormonales positivos, aproximadamente el 90% expresa receptores estrogénicos y el 81% receptores de progesterona.

Dentro de los subtipos moleculares, el luminal A, representa el 83-98% de los casos, el luminal B el 17 % y los triple negativos entre el 0-2 %.

Clínica

Se presenta comúnmente como una masa unilateral. Otras veces pueden presentar retracción del pezón, secreción por pezón, ulceración o dolor. En el 40-55% de los casos presentan adenopatías axilares palpables.

Los hombres demoran entre 6 a 10 meses en consultar desde el inicio de la sintomatología, motivo por el cual más del 40% se diagnostican en estadios III o IV.

Diagnóstico por imágenes

Como en el cáncer de mama de la mujer, el estudio debe realizarse con tres pilares: examen físico, imagenológico (mamografía, ecografía mamaria) y biopsia histológica.

Debido a su volumen limitado, la mama masculina no es fácil de examinar con mamografía. Sin embargo, es un método efectivo presentando una sensibilidad del 92 % y especificidad del 90 %. La ecografía es el método que más nos va a ayudar para evaluar las lesiones en los hombres, y también para realizar las biopsias bajo esta metodología.

La resonancia magnética nuclear no tendría un rol predominante en estos casos, dado que la mayoría son tratados con mastectomía. No modificaría la conducta quirúrgica.

Tratamiento

Cirugía

En estadios tempranos, el tratamiento es la cirugía. Se opta por realizar mastectomía simple por el tamaño de la mama del hombre y porque, en la mayoría de los casos, los tumores son centrales con compromiso del pezón. En algunos casos seleccionados puede realizarse conservación del complejo aréola-pezón. Si el tumor se encuentra cercano o compromete parcialmente al pectoral mayor, se puede extraer en conjunto con una porción de dicho músculo.

Un estudio publicado en 2022 que realizó una encuesta a un total de 63 pacientes tratados con mastectomía evidenció que, con frecuencia, estos no quedan conformes con los resultados estéticos y que previamente, en la mayoría de los casos, no se les había ofrecido opciones de reconstrucción. También se describió sensación negativa respecto a la imagen corporal y a la cicatriz quirúrgica. Las opciones reconstructivas para el hombre con cáncer de mama son los basados en colgajos del músculo recto abdominal transverso (TRAM) o el perforante de la arteria epigástrica inferior profunda (DIEP), que reemplazan no sólo la piel, sino también el vello que recubre la zona. Los colgajos también pueden realizarse a partir del músculo dorsal ancho o deltopectoral. Por otro lado, se puede optar por los expansores de tejido o prótesis.

El estudio axilar tiene la misma especificidad que en la mujer. Por ello en pacientes con axila clínicamente negativa debe realizarse técnica de ganglio centinela.

En casos de cáncer de mama localmente avanzad,o se optará por realizar neoadyuvancia para poder realizar la cirugía. En los casos no respondedores, el cierre de la piel posterior a la mastectomía puede resultar dificultoso y puede requerir injertos.

Terapia endocrina

Como la mayoría tienen receptores de estrógenos positivos, la terapia con tamoxifeno está recomendada por 5-10 años, ya que en los estudios se reporta una sobrevida libre de enfermedad significativa con su uso a los 2 años. El rol de los inhibidores de la aromatasa no está determinado.

Radioterapia

Hay pocos estudios publicados sobre el rol de la radioterapia en el CMH. Sin embargo, se debería recomendar en forma de adyuvancia en los pocos casos a los que se le realiza cirugía conservadora. También, a aquellos tumores con pobre pronóstico, es decir tumores T3, alto grado histológico, invasión linfovascular, con enfermedad local avanzada, márgenes positivos y/o compromiso axilar extensivo posterior a la mastectomía.

Quimioterapia

En pacientes con enfermedad localmente avanzada o con receptores hormonales negativos, se deben utilizar los mismos esquemas de quimioterapia utilizados en el cáncer de mama en la mujer.

Tratamiento de enfermedad avanzada

En el caso de enfermedad metastásica, la terapia hormonal con tamoxifeno es el tratamiento de primera línea. También se podría utilizar quimioterapia; sin embargo, estudios retrospectivos demostraron mayor beneficio del tamoxifeno sobre esta. Otras opciones terapéuticas podrían considerarse, tales como los inhibidores de la aromatasa o el fulvestrant, aunque su evidencia es limitada. En tumores con receptores hormonales negativos, se debe realizar quimioterapia, al igual que en tumores con compromiso ganglionar mayor a 1 cm.

Pronóstico

Debido a la demora en el diagnóstico, y como se ha mencionado previamente, un alto porcentaje de los casos se diagnostican en estadios avanzados. La supervivencia a 5 años es entre un 40 a 65%, pero será dependiente del estadio al diagnóstico:

1) Estadio I: 75-100 %.
2) Estadio II: 50-80 %.
3) Estadio III: 30-60 %.
4) Estadio IV: 20-30 %.

La mortalidad acorde al estadio no varía entre hombres y mujeres.

Seguimiento

Se deben realizar seguimientos estrictos dado que en los hombres tienen un alto riesgo de recidiva ipsilateral o contralateral.

Anexo 1. Cuestionario para toma de decisión de mamografía en pacientes añosas.

Puntos:

1. ¿Cuántos años tiene?
75 – 79 0 puntos
80 – 84 2 puntos escriba sus puntos aquí------------------------------→ ______
85+ 4 puntos

2. ¿Cuánto pesa?
Si pesa más de 130 libras 0 puntos escriba sus puntos aquí-----------→ ______
Si pesa menos de 130 libras 2 puntos

3. Diría usted que su salud es:
Excelente (0 puntos) Muy buena (0 puntos) Buena (1 punto) Regular (2 puntos) Mala (2 puntos)--→ ______

4. ¿Alguna vez le ha dicho un médico o profesional de la salud que tuvo enfisema o bronquitis crónica o EPOC?
No (0 puntos) Sí (2 puntos) escriba sus puntos aquí ----------------------→ ______

5. ¿Alguna vez le ha dicho un médico o profesional de la salud que tuvo un cáncer? (No incluya cáncer de piel a menos que haya sido melanoma)
No (0 puntos) Sí (2 puntos) escriba sus puntos aquí ----------------------→ ______

6. ¿Alguna vez le ha dicho un médico o profesional de la salud que tenía diabetes? (incluyendo en el límite o pre-diabetes)
No (0 puntos) Sí (2 puntos) escriba sus puntos aquí ----------------------→ ______

7. Debido a un problema físico, mental o emocional, ¿necesita ayuda de otras personas con tareas domésticas o para ir de compras?
No (0 puntos) Sí (2 puntos) escriba sus puntos aquí ----------------------→ ______

8. Sola y sin usar ningún equipo especial, ¿qué tan difícil es para usted caminar un cuarto de milla (aproximadamente 3 cuadras de la ciudad)?
No es nada difícil (0 puntos)
Un poco difícil hasta muy difícil (3 puntos) --→ ______
Sólo puedo hacerlo con un bastón o andador (3 puntos)

9. ¿Cuál describe mejor su consumo de cigarrillos?
Nunca fumé o fumó menos de 100 cigarrillos en su vida (0 puntos)
Antes fumaba (1 punto) --→ ______
Actualmente fumadora (3 puntos)

10. Durante los últimos 12 meses, ¿cuántas veces fue hospitalizada durante la noche?
Nunca (0 puntos)
Una vez (1 punto) escriba sus puntos aquí ------------------------→ ______
Dos o mas (3 puntos)

Ahora sume todos sus puntos de las preguntas 1-10 de AMBAS páginas: ______

Encierre en un círculo su puntuación y lea el comentario directamente debajo de su puntuación para saber qué significa:

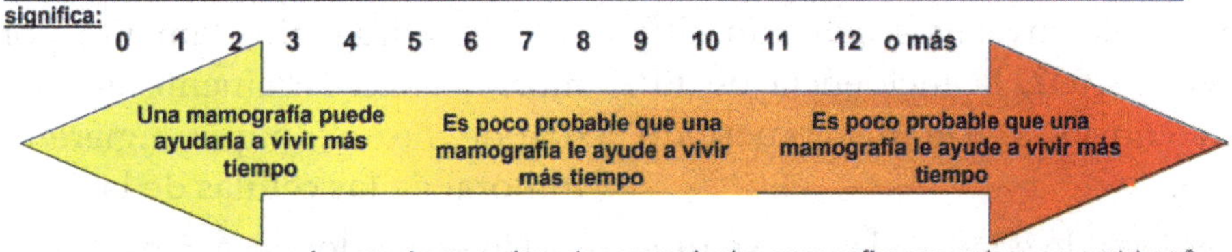

Los expertos generalemente no recomiendan mamografías para mujeres con puntajes >6

Fuente: ePrognosis de la Universidad de California de San Francisco.

Enfermedad de Paget de la mama

Introducción

La enfermedad de Paget (EP) se define histológicamente como la presencia de células neoplásicas con diferenciación glandular, intercaladas entre queratinocitos de la epidermis del pezón. La mayoría de las veces se presenta como una lesión del pezón de aspecto similar al eczema.

Más del 90 % de los casos está relacionado con un carcinoma de mama subyacente in situ o invasivo, diagnosticado antes, simultáneamente o después del diagnóstico de EP.

En 1840, Velpau fue el primero en describir la lesión costrosa del pezón y la aréola, pero fue en 1874 cuando Sir James Paget relacionó esta lesión con un carcinoma subyacente, considerándola una entidad pre o para neoplásica anterior a la aparición del carcinoma de mama.

En 1904, Jacobaeus describió la histopatología de la EP y propuso que representaba la propagación de las células carcinomatosas de la epidermis del pezón a partir de una neoplasia subyacente.

La EP constituye, aproximadamente, el 1 % de los casos de carcinoma de mama diagnosticados en los Estados Unidos. Según datos publicados del registro Surveillance, Epidemiology and End Results (SEER) del National Cancer Institute, a pesar del aumento del 10 % en la incidencia de carcinomas ductales de mama tanto invasivos como in situ entre 1988 y 2002, la incidencia de EP disminuyó un 45 % en el mismo período de tiempo.

La mediana de edad en la que se presenta la EP en Estados Unidos es de 62 años.

En nuestro país, en el Hospital Roffo se llevó a cabo un estudio retrospectivo observacional, donde se reclutaron todas las pacientes que consultaron a la institución entre los años 1984 y 2004 a las que se le realizó diagnóstico histológico de EP, en el cual se arribó a un número total de 30 pacientes. Dicha información muestra la poca frecuencia de la patología en cuestión.

Patogénesis

La explicación más aceptada para el desarrollo de la EP es la "epidermotrópica", en la cual las células neoplásicas (conocidas como células Enfermedad de Paget) resultan de la migración de células del adenocarcinoma subyacente a través del sistema de conductos y a la epidermis. Esta teoría se apoya en la existencia de un carcinoma subyacente en aproximadamente el 90 % de los casos de EP, que, por lo general, comparte similitudes fenotípicas con las células de la EP. Suma apoyo para esta teoría la observación de una disminución en la incidencia de EP a pesar del aumento en la incidencia de cáncer de mama, lo que sugiere que el primero es el resultado de la detección temprana de tumores en un punto anterior a la propagación de células malignas en la epidermis.

La aparición de EP secundaria también se apoya en un mecanismo epidermotrópico. En estos casos, se observa EP alrededor de un área de la piel que ha sido invadida directamente por un tumor, no necesariamente en la proximidad del pezón, lo que sugiere un origen tumoral de las células de la EP.

Un segundo mecanismo molecular ha sido propuesto para explicar las capacidades de migración de las células de la

EP. Según este modelo, la heregulina alfa es producida por los queratinocitos, según lo demostrado por la presencia de ARN mensajero de dicha proteína en queratinocitos de la piel. Este factor induce la diseminación, motilidad y quimiotaxis de las células cancerosas de mama cultivadas, un fenómeno probablemente mediado a través de su unión a los receptores HER3 o HER4. A su vez, se dimerizan a HER2, la cual se encuentra altamente sobreexpresada. La capacidad de migración en células de cultivo se inhibió al ser sometidas a un anticuerpo anti dominio extracelular del HER 2.

La expresión de la vimentina en las líneas celulares del cáncer de mama también se asoció a un aumento de la motilidad e invasividad in vitro. En un estudio, la vimentina se encontró elevada en un 44,7 % de los casos de EP mamaria, lo cual sugiere un papel potencial de esta proteína estructural en la motilidad y en la migración celular. La p16, una molécula involucrada en la motilidad celular, se expresa a niveles similares en la EP y en el carcinoma ductal subyacente in situ (CDIS), lo que sugiere un papel para esta molécula en la diseminación intraepitelial de las células de la EP.

Casi un 10 % de los casos de EP no están asociados con un cáncer de mama subyacente. Esto podría corresponder a la limitación del método para hallar un pequeño carcinoma en una gran pieza quirúrgica. Aun así, algunos datos sugieren la posibilidad de un proceso neoplásico primario focalizado en el epitelio del complejo areola-pezón. Algunos estudios han mostrado diferencias genotípicas entre las células de Paget y las células de carcinoma subyacente, mientras que otros han demostrado que algunos casos de EP asociados con CDIS subyacente contienen áreas sustanciales de conductos de apariencia normal entre los dos procesos neoplásicos (es decir, áreas omitidas). Estos hallazgos han dado lugar a una explicación alternativa de la histogénesis de la EP, que comúnmente se conoce como la teoría de la "transformación intraepidérmica". Esta hipótesis sostiene que las células de Paget se originarían in situ a partir de la transformación de células multipotenciales en la epidermis o desde la porción terminal del conducto galactóforo en su unión con la epidermis.

La presencia de EP extramamaria (es decir, presencia de hallazgos histológicos similares en otros sitios del cuerpo) da más apoyo a esta teoría, particularmente porque la EP extramamaria se asocia con mucha menos frecuencia con una neoplasia maligna subyacente.

En el centro de esta teoría se encuentran las células de Toker, las cuales son consideradas por varios autores como las precursoras de la enfermedad de Paget. Las células Toker son células claras discretas que se encuentran predominantemente en la piel del complejo areola- pezón. Se detectan en el 10 % de los pezones con histología de rutina, pero en hasta el 83 % de los casos cuando se utilizan tinciones inmunohistoquímicas. Están distribuidas de manera dispersa dentro de la epidermis, principalmente como células individuales dispersas. Su aspecto citológico es benigno.

Estructuralmente, las células de Toker son globoides con proyecciones citoplasmáticas dendríticas y son distintas de los queratinocitos circundantes, células de

Langerhans, melanocitos, y células Merkel. Las células Toker son inmunofenotípicamente similares a las células Paget en la expresión compartida de citoqueratina 7 y CAM 5.2, pero carecen de citoqueratina de alto peso molecular, expresión S100 y HMB45, CD138, HER2, y antígeno epitelial de la membrana. No expresan receptores hormonales. En cuanto a la pregunta sobre si las células de Toker son el resultado de la migración hacia arriba de células ductales en la epidermis, o si son originarias en las glándulas sebáceas o si se desarrollan a través de la transformación in situ de queratinocitos, es una cuestión aún no resuelta.

Independientemente del origen, las similitudes entre las células de Toker y Paget han propuesto que la primera puede representar la célula que sufre una transformación maligna en las fases iniciales de la EP.

Sin embargo, algunos autores han sugerido que las células de Paget derivan directamente de queratinocitos alterados, una teoría apoyada por el hallazgo de desmosomas entre las células de Paget y los queratinocitos adyacentes.

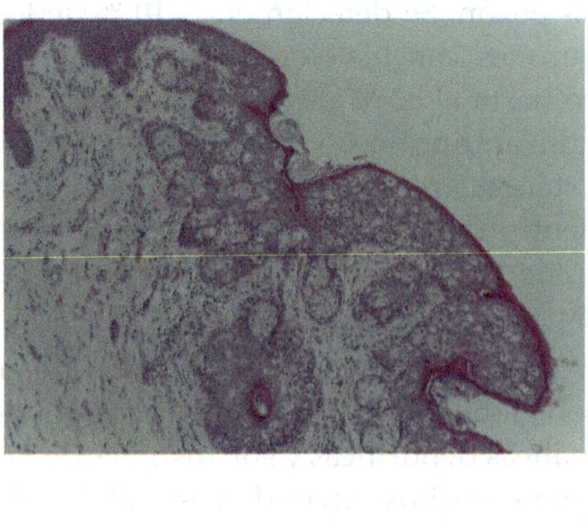

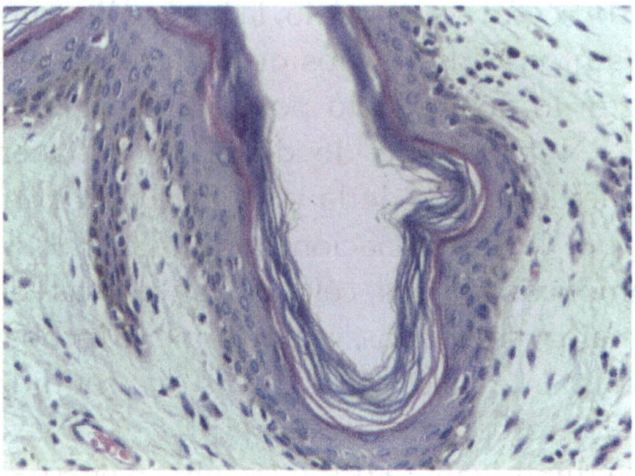

Histopatología

La característica principal de la EP es la presencia de células neoplásicas con abundante citoplasma claro o pálido, situadas individualmente o en pequeños racimos entre queratinocitos epidérmicos nativos. Estas células se pueden situar en cualquier capa de la epidermis. Son, generalmente, más numerosas en los estratos basales e inferiores espinosos y pueden formar agregados intraepidérmicos e incluso estructuras glandulares. Frecuentemente, son más grandes que los queratinocitos circundantes, son pleomórficas, muestran nucleolos prominentes y mitosis frecuentes y vacuolas intracitoplasmáticas llenas de mucina en hasta un 25 % a 50 % de los casos, que se destacan con una tinción de ácido peryódico de Schiff o mucicarmina.

La epidermis puede mostrar hiperqueratosis con paraqueratosis, hiperplasia con papilomatosis o ulceración con costra. La dermis subyacente generalmente muestra cambios reactivos, incluyendo un infiltrado linfoplasmocitario prominente e hipervascularidad.

Las células de Paget, a menudo, se pueden identificar dentro de los galactóforos subyacentes, a veces fusionándose de forma no perceptiva con el carcinoma in situ subyacente, que es más a menudo de alto grado nuclear, sólido o tipo comedo. Se ha reportado asociación con carcinoma lobulillar in situ, aunque es extremadamente raro. En estos casos, la EP bilateral puede estar presente.

Si la EP se presenta con un carcinoma invasivo subyacente, generalmente es de tipo ductal y alto grado histológico. En general, se encuentra en la parte central de la mama, ocasionalmente junto a la dermis, como unidades lobulillares terminales. Se han descrito dentro del pezón en aproximadamente el 25% de los pezones completamente examinados. Se pueden ver tumores periféricos del cuadrante relativamente distantes conectados a la EP a través de conductos comprometidos por el CDIS. La multifocalidad no es infrecuente.

Las células de Paget generalmente presentan inmunomarcación positiva para epitelio de tipo mamario: citoqueratina 7, CAM 5.2 y otras citoqueratinas de bajo peso molecular y negativas para citoqueratinas de alto peso molecular a diferencia de los queratinocitos.

Frecuentemente, muestran expresión de MUC1, antígeno carcinoembrionario, antígeno de la membrana epitelial y, ocasionalmente, proteína de la enfermedad quística del líquido macroscópico. La gran mayoría de los casos mostrará una fuerte sobreexpresión de la proteína HER2 y amplificación de su gen. Esto explicaría por qué la mayoría de las veces se trata de tumores con receptores hormonales negativos.

Hasta el 18 % de las células de Paget expresan proteína S100, de acuerdo con la expresión ocasional de este marcador por carcinomas de mama. Sin embargo, contrariamente a las células del melanoma in situ, Melan-A es consistentemente negativa.

En raras ocasiones (4 a 11 % de los casos) las células intraepiteliales de la EP invaden la dermis subyacente, variedad denominada como enfermedad de Paget invasiva. Esta condición se ha observado en casos de EP asociado con tumores invasores subyacentes, con tumores in situ o incluso sin neoplasia subyacente. Se cree que esto representa un evento tardío en la progresión de la EP en el cual las células de Paget han adquirido capacidades invasivas. No se encontró diferencia significativa en el pronóstico entre los casos con EP invasiva y no invasiva. Sin embargo, se han reportado metástasis en los ganglios linfáticos en casos de EP invasiva en ausencia de un carcinoma de mama invasivo.

Un preciso diagnóstico de esta condición debe evitar la sobreestadificación para no confundirlo con la infiltración de un carcinoma infiltrante (enfermedad pT4b) o como un nódulo satélite.

Dentro de los diagnósticos diferenciales histopatológicos de la EP se incluyen condiciones que pueden mostrar células claras o pálidas intraepidérmicos, que aparecen morfológicamente distintas de los queratinocitos circundantes, un cuadro histológico también conocido como patrón "pagetoide". Estos incluyen afecciones no neoplásicas, procesos patológicos benignos y otras neoplasias malignas.

Expresión de marcadores inmunohistoquímicos en diagnósticos diferenciales de EP						
	Cytokeratina 7	CAM 5.2	HMWCK	S100	Melan A	HER2
EP	+++	+++	-	+/-	-	+++
Células de Toker	+++	+++	-	-	-	-
Melanoma	-	-	-	+++	+++	-
Carcinoma escamoso in situ	• o + débil	-	+++	-	-	-

Un diagnóstico diferencial complejo es el adenoma de pezón, ya que puede presentarse clínicamente como una enfermedad eczematosa y también por presentar, generalmente, hiperplasia de las células de Toker. Son lesiones localizadas que se caracterizan por una proliferación adenomatosa asociada con hiperplasia epitelial florida y de células mioepiteliales, usualmente dentro de un estroma desmoplásico. La complejidad arquitectónica de la lesión puede confundirse con carcinoma invasivo o in situ, lo que lleva a la interpretación errónea de la hiperplasia de células de Toker, asociada como EP. En caso de duda, una tinción de HER2 puede ayudar a determinar la naturaleza exacta de estas células.

Presentación clínica

La enfermedad de Paget se suele presentar como un eczema o simular una lesión psoriásica del pezón. En casos avanzados, el tejido adyacente de la areola o la piel pueden estar comprometidos. Se han reportado raros casos de diseminación más allá de la mama a la piel del tórax. Puede existir escara del pezón, eritema, ulceración, hiperqueratosis, hiperpigmentación, induración, derrame hemático, umbilicación del pezón o distorsión.

La sintomatología es frecuente, particularmente, el prurito del pezón, el dolor o la sensación de ardor.

La enfermedad de Paget puede representar la persistencia o recurrencia del tumor en pacientes con cáncer de mama tratados con mastectomía conservadora del pezón.

En casos raros la sintomatología puede focalizarse en la axila o en un tejido mamario accesorio. Algunos casos se presentan incluso con adenomegalias.

Enfermedad de Paget: nótese lesión eczematosa del pezón

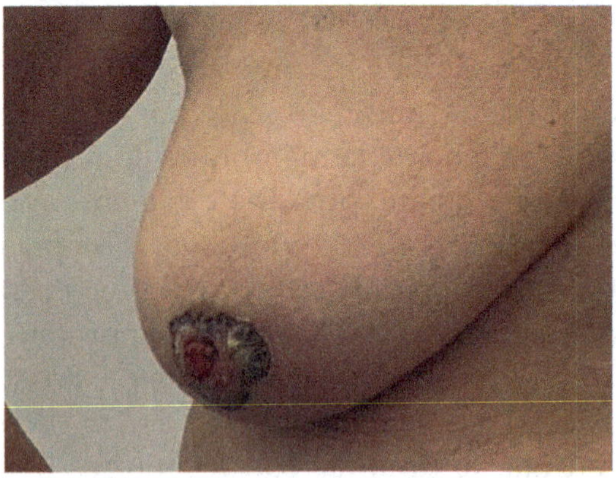

Algunos casos reportados han sido asintomáticos siendo detectados al ser operado el tumor primario.

La presentación bilateral es rara. Sin embargo, se puede presentar varios años después del tratamiento del cáncer de mama unilateral, de modo contralateral sucesivo. Para evitar el diagnóstico erróneo como dermatitis por radiación tardía, es importante tener en cuenta que la EP inicialmente oculta puede presentar anomalías clínicas meses o años después de la escisión local amplia o mastectomía conservadora del pezón de carcinoma de mama ipsilateral.

Varios trastornos benignos o malignos rara vez se presentan con compromiso similar en pezón y/ o areola, se incluye adenoma de pezón erosivo, hiperqueratosis nevoide, pénfigo vulgar, carcinoma sebáceo, carcinoma de células basales y reticulosis pagetoide símil linfoma de células T. Los cambios en la piel asociados con la reconstrucción del pezón y el tatuaje también pueden imitar la EP.

El melanoma primario del pezón es raro, la EP puede imitar el melanoma maligno, ya que la pigmentación de las células de Paget es común. Se efectúa el diagnóstico mediante el estudio anatomopatológico con la debida inmunotipificación.

Muchas veces el diagnóstico de esta entidad se retrasa sea porque se ignora la entidad o es menospreciada por pacientes y médicos iniciándose el tratamiento local con diversas terapéuticas que dilatan el diagnóstico. Simplemente, se efectúa mediante una biopsia en cuña del pezón de no coexistir tumor subyacente. Si la biopsia resultara negativa puede ser necesario repetirla ante la posibilidad de falsos negativos. La biopsia debe ser en cuña, amplia, abarcando toda la epidermis.

Hallazgos radiológicos

Más de dos tercios de los pacientes con enfermedad de Paget se presentan sin una masa palpable en la glándula y con estudios mamográficos normales. Del resto, aproximadamente el 60 % se presentarán con signo sintomatología del complejo areola pezón (engrosamiento o retracción), o una masa retroareolar o calcificaciones retroareolares. Un 40 % se presentará con imágenes sospechosas de malignidad intraparenquimatosa.

Aunque la sensibilidad de la mamografía es tan baja alrededor del 34 %, una mamografía positiva es un predictor relativamente robusto de la extensión de la enfermedad dentro de la mama. Contrariamente, la mayoría de las pacientes (90 %) con enfermedad de Paget y una masa mamaria palpable van a tener subsecuentemente un estudio mamográfico anormal. La mayoría de las pacientes con una mamografía normal y sin tumor clínico tendrán un CDIS asociado.

El ultrasonido se recomienda como complemento de la mamografía. Puede confirmar hallazgos mamográficos y facilitar la biopsia percutánea de diagnóstico de masas parenquimatosas. La ecografía muestra un tumor primario de mama en hasta 67% de los casos y puede identificar una enfermedad multifocal insospechada incluso en pacientes con mamografía negativa.

El hallazgo ultrasonográfico más frecuente es una masa hipoecoica, aunque se pueden observar cambios más sutiles como la heterogeneidad parenquimatosa o la hipoecogenicidad. Los cambios del complejo areola-pezón, en particular el engrosamiento de la piel, son frecuentemente demostrados por ultrasonido.

Las imágenes por resonancia magnética son cada vez más recomendadas, especialmente en los casos en los que no hay resultados en el examen clínico, la mamografía o el ultrasonido. Este estudio puede revelar engrosamiento del complejo pezón-areola, mejor reportado en comparación con el lado contralateral, y puede detectar la enfermedad parenquimatosa subyacente que no es evidente de otra manera.

En la serie de Frei y asociados, ocho de nueve casos de EP con CDIS subyacente se asociaron con hallazgos anormales en la RMN. En el informe de Morrogh y colegas, 7 de 12 cánceres (1 invasivo, 4 DCIS, 2 DCIS con microinvasión) se identificaron en la RMN preoperatoria de mama, una sensibilidad del 54%. Siponen y sus colegas informaron sobre los hallazgos de 14 exámenes de RMN realizados para la EP y encontraron una sensibilidad de 100% para la detección de cáncer invasivo y 44% para la detección de DCIS. La RMN puede ser particularmente útil para establecer la extensión y la centralidad de la enfermedad en pacientes en que la cirugía conservadora de la mama está siendo contemplada.

Por ende, de disponerse de resonancia magnética nuclear (con gadolinio) no puede ser omitido este estudio dentro de la planificación del tratamiento de la enfermedad de Paget, sobre todo si la idea es establecer un tratamiento conservador.

Tratamiento

Históricamente, la EP ha sido tratada mediante la mastectomía radical modificada (extirpación de la glándula con su cubierta cutánea preservando ambos músculos pectorales, antes solo el mayor, y la disección ganglionar completa en sus tres niveles).

Esto forma parte de la historia del tratamiento del cáncer de mama. Al poder diagnosticar con mayor certeza la presencia de enfermedad in situ o infiltrante subyacente, se ha podido progresar en tratamientos conservadores como cuadrantectomías centrales con la remoción del complejo areola pezón y la eventual biopsia del ganglio centinela, con el agregado de radioterapia adyuvante.

La conservación mamaria para la EP fue descrita por primera vez en 1984 por Lagios y colegas, quienes reportaron escisión del complejo areola-pezón parcial o completa en cinco pacientes sin tumor clínicamente evidente ni imagen asociada. Observaron recidiva en las que habían conservado la aréola en una mediana de 12 meses.

Marshall y sus asociados publicaron resultados a 15 años de resección areolar y de pezón parcial o completa seguida de radioterapia para 36 pacientes con EP, con una tasa de recidiva local del 17 % a 10 años.

En nuestro medio Gori, y colaboradores publicaron la primera experiencia local con esta modalidad terapéutica.

Estos datos apoyan la resección completa del complejo areola-pezón junto con toda la enfermedad visible con un margen de piel de sana y confirmación patológica de márgenes negativos (asistencia de patólogo intraoperatorio) para maximizar el control local de la enfermedad.

Pronóstico

El pronóstico de la EP está determinado en gran medida por el tumor mamario subyacente. Como es sabido, estos tumores típicamente son de alto grado histopatológico y axila comprometida.

En el informe de datos del SEER mencionado anteriormente, la supervivencia específica del cáncer a 15 años para la EP sin tumores subyacentes fue de 88 %, en comparación con 94 % para la EP asociada sólo a CDIS, y 61 % para la EP asociada con carcinoma ductal invasivo.

En la misma serie, los pacientes con EP tuvieron más probabilidades de presentar tumores histológicamente de grado alto, ganglios linfáticos positivos, estado de RE negativo y estado de RP negativo, pero sólo el tamaño del tumor y el estado de los ganglios linfáticos fueron factores pronósticos independientes para la supervivencia en el análisis multivariable.

En los tumores invasivos el HER 2 neu se hallaba sobre expresado casi en el 90 % de los casos.

En general, el pronóstico de la enfermedad de Paget parecería ser similar a casos de cáncer de mama, según tamaño tumoral y características pronósticas propias, sin el diagnóstico de EP. Sin embargo, otros autores como Ortiz-Pagan y colaboradores y Ling y asociados encontraron diferencias significativas en la supervivencia entre los casos con y sin EP, incluso cuando controlaban el tamaño del tumor, el estado de los ganglios linfáticos, el estado de los receptores hormonales y el estado de HER2. De esta forma, sugiere que factores aún no identificados que favorecen el desarrollo de la EP pueden afectar el comportamiento tumoral y el pronóstico. Por eso, los datos reportados son contradictorios.

Bibliografía Recidiva de cáncer de mama

1. Clemons, M., Danson, S., Hamilton, T., & Goss, P. (2001). Locoregionally recurrent breast cancer: incidence, risk factors and survival. Cancer treatment reviews, 27(2), 67–82. https://doi.org/10.1053/ctrv.2000.0204
2. Cardoso F., Kataja V., et al. Breast Cancer: Essentials for clinicians. ESMO. 2019
3. Wapnir, I. L., & Khan, A. (2019). Current Strategies for the Management of Locoregional Breast Cancer Recurrence. Oncology (Williston Park, N.Y.), 33(1), 19–25.
4. S. del Castillo, R. Valfré, A. del Castillo, B. Gorostiaga, E. Pierotti, G. Martellotto, S. Zunino, N. Garello, R. del Castillo; Segunda cirugía conservadora ante una recidiva local del cáncer de mama. Revista Argentina de Mastología; 2018; volumen 37; Nº 134
5. Karam A. K. (2011). Breast cancer posttreatment surveillance: diagnosis and management of recurrent disease. Clinical obstetrics and gynecology, 54(1), 157–163. https://doi.org/10.1097/GRF.0b013e318208393b
6. Cardoso, F., Fallowfield, L., Costa, A., Castiglione, M., Senkus, E., & ESMO Guidelines Working Group (2011). Locally recurrent or metastatic breast cancer: ESMO Clinical Practice Guidelines for diagnosis, treatment and follow-up. Annals of oncology : official journal of the European Society for Medical Oncology, 22 Suppl 6, vi25–vi30. https://doi.org/10.1093/annonc/mdr372
7. Sellam, Y., Shahadi, I. D., Gelernter, I., Zippel, D., Sklair-Levy, M., Symon, Z., Galper, S., & Ben-David, M. A. (2019). Local recurrence of breast cancer: Salvage lumpectomy as an option for local treatment. The breast journal, 25(4), 619–624. https://doi.org/10.1111/tbj.13290

8. Gentilini, O., Botteri, E., Veronesi, P., Sangalli, C., Del Castillo, A., Ballardini, B., Galimberti, V., Rietjens, M., Colleoni, M., Luini, A., & Veronesi, U. (2012). Repeating conservative surgery after ipsilateral breast tumor reappearance: criteria for selecting the best candidates. Annals of surgical oncology, 19(12), 3771–3776. https://doi.org/10.1245/s10434-012-2404-5
9. Ishitobi, M., Okumura, Y., Nishimura, R., Nakatsukasa, K., Tanabe, M., Yoshida, A., Masuda, N., Shien, T., Tanaka, S., Komoike, Y., Arima, N., Taguchi, T., Inaji, H., & Collaborative Study Group of Scientific Research of the Japanese Breast Cancer Society (2014). Repeat lumpectomy for ipsilateral breast tumor recurrence (IBTR) after breast-conserving surgery: the impact of radiotherapy on second IBTR. Breast cancer (Tokyo, Japan), 21(6), 754–760. https://doi.org/10.1007/s12282-013-0454-6)
10. Montagne, L., Gal, J., Chand, M. E., Schiappa, R., Falk, A. T., Kinj, R., Gauthier, M., & Hannoun-Levi, J. M. (2019). GEC-ESTRO APBI classification as a decision-making tool for the management of 2nd ipsilateral breast tumor event. Breast cancer research and treatment, 176(1), 149–157. https://doi.org/10.1007/s10549-019-05221-z
11. Harms, W., Budach, W., Dunst, J., Feyer, P., Fietkau, R., Haase, W., Krug, D., Piroth, M. D., Sautter-Bihl, M. L., Sedlmayer, F., Souchon, R., Wenz, F., Sauer, R., & Breast Cancer Expert Panel of the German Society of Radiation Oncology (DEGRO) (2016). DEGRO practical guidelines for radiotherapy of breast cancer VI: therapy of locoregional breast cancer recurrences. Strahlentherapie und Onkologie : Organ der Deutschen Rontgengesellschaft ... [et al], 192(4), 199–208. https://doi.org/10.1007/s00066-015-0939-7
12. Montagne, L., Hannoun, A., & Hannoun-Levi, J. M. (2020). Second conservative treatment for second ipsilateral breast tumor event: A systematic review of the different re-irradiation techniques. Breast (Edinburgh, Scotland), 49, 274–280. https://doi.org/10.1016/j.breast.2020.01.003

Cáncer oculto de mama

1. Crimi G., Ábalo E., Cáncer oculto de mama - Metástasis en ovario. Rev. Arg. Mastol. 2003; 22(76):209-214
2. Ofri, A., & Moore, K. (2020). Occult breast cancer: Where are we at?. Breast (Edinburgh, Scotland), 54, 211–215. https://doi.org/10.1016/j.breast.2020.10.012
3. Navarro, L. C., Falcão-Junior, P. C., de Rezende, A. S. M., & Vieira, R. A. D. C. (2020). Occult breast cancer associated with lymph node microcalcifications. The breast journal, 26(4), 784–785. https://doi.org/10.1111/tbj.13630
4. de Bresser, J., de Vos, B., van der Ent, F., & Hulsewé, K. (2010). Breast MRI in clinically and mammographically occult breast cancer presenting with an axillary metastasis: a systematic review. European journal of surgical oncology : the journal of the European Society of Surgical Oncology and the British Association of Surgical Oncology, 36(2), 114–119. https://doi.org/10.1016/j.ejso.2009.09.007
5. Brill, K. L., & Brenin, D. R. (2001). Occult breast cancer and axillary mass. Current treatment options in oncology, 2(2), 149–155. https://doi.org/10.1007/s11864-001-0057-x
6. Macedo, F. I., Eid, J. J., Flynn, J., Jacobs, M. J., & Mittal, V. K. (2016). Optimal Surgical Management for Occult Breast Carcinoma: A Meta-analysis. Annals of surgical oncology, 23(6), 1838–1844. https://doi.org/10.1245/s10434-016-5104-8
7. Olson JA, Morris EA, Van Zee KJ, et al. Magnetic resonance imaging facilitates breast conservation for occult breast cancer. Ann Surg Oncol. 2000;7:411–415.
8. Bland KI, Copeland EM et al. (2018). The breast comprehensive management of benign and malignant disease.
9. NCCN Clinical Practice Guidelines in Oncology. Breast Cancer. March 2023.

Cáncer de mama en pacientes añosas y cáncer de mama en hombres

1. Early Breast Cancer: ESMO Clinical Practice Guidelines for diagnosis, treatment and follow-up. Ann Oncol. 2019. F. Cardoso, S. Kyriakides, S. Ohno, et. al, on behalf of the ESMO Guidelines Committee.
2. Gucalp, A., Traina, T. A., Eisner, J. R., Parker, J. S., Selitsky, S. R., Park, B. H., Elias, A. D., Baskin-Bey,

E. S., & Cardoso, F. (2019). Male breast cancer: a disease distinct from female breast cancer. Breast Cancer Research and Treatment, 173(1), 37–48. https://doi.org/10.1007/s10549-018-4921-9

3. Kaufman PA, Brufsky AM, Mayer M, Rugo HS, Tripathy D, Yood MU, Feng S, Wang LI, Quah CS, Yardley DA. Treatment patterns and clinical outcomes in elderly patients with HER2-positive metastatic breast cancer from the registHER observational study. Breast Cancer Res Treat. 2012 Oct;135(3):875-83. doi: 10.1007/s10549-012-2209-z. Epub 2012 Aug 26. PMID: 22923238; PMCID: PMC3439611.
4. Khattab A, Kashyap S, Monga DK. Male Breast Cancer. [Updated 2022 Sep 26]. In: StatPearls [Internet]. Treasure Island (FL): StatPearls Publishing; 2023 Jan-. Available from: https://www.ncbi.nlm.nih.gov/books/NBK526036/
5. Kunkler IH, Williams LJ, Jack WJ, Cameron DA, Dixon JM; PRIME II investigators. Breast-conserving surgery with or without irradiation in women aged 65 years or older with early breast cancer (PRIME II): a randomised controlled trial. Lancet Oncol. 2015 Mar;16(3):266-73. doi: 10.1016/S1470-2045(14)71221-5. Epub 2015 Jan 28. Erratum in: Lancet Oncol. 2015 Mar;16(3):e105. PMID: 25637340.
6. Le Saux, O., Ripamonti, B., Bruyas, A., Bonin, O., Freyer, G., Bonnefoy, M., & Falandry, C. (2015). Optimal management of breast cancer in the elderly patient: current perspectives. Clinical Interventions in Aging, 10, 157–174. https://doi.org/10.2147/CIA.S50670
7. Lee, S.-Y., & Seo, J. H. (2018). Current strategies of endocrine therapy in elderly patients with breast cancer. BioMed Research International, 2018, 1–12. https://doi.org/10.1155/2018/6074808
8. Biganzoli L, Wildiers H, Oakman C, Marotti L, Loibl S, Kunkler I, Reed M, Ciatto S, Voogd AC, Brain E, Cutuli B, Terret C, Gosney M, Aapro M, Audisio R. Management of elderly patients with breast cancer: updated recommendations of the International Society of Geriatric Oncology (SIOG) and European Society of Breast Cancer Specialists (EUSOMA). Lancet Oncol. 2012 Apr;13(4):e148-60. doi: 10.1016/S1470-2045(11)70383-7. Epub 2012 Mar 30. PMID: 22469125.
9. Methamem, M., Ghadhab, I., Hidar, S., & Briki, R. (2020). Breast cancer in men: a series of 45 cases and literature review. The Pan African Medical Journal, 36. https://doi.org/10.11604/pamj.2020.36.183.22574
10. Shlomit Strulov Shachar, Arti Hurria, and Hyman B. Muss. Breast Cancer in Women Older Than 80 Years.Journal of Oncology Practice 2016 12:2, 123-132
11. Tesarova, P. (2016). Specific aspects of breast cancer therapy of elderly women. BioMed Research International, 2016, 1381695. https://doi.org/10.1155/2016/1381695
12. Varghese, F., & Wong, J. (2018). Breast cancer in the elderly. The Surgical Clinics of North America, 98(4), 819–833. https://doi.org/10.1016/j.suc.2018.04.002
13. Spring LM, Gupta A, Reynolds KL, Gadd MA, Ellisen LW, Isakoff SJ, Moy B, Bardia A. Neoadjuvant Endocrine Therapy for Estrogen Receptor-Positive Breast Cancer: A Systematic Review and Meta-analysis. JAMA Oncol. 2016 Nov 1;2(11):1477-1486. doi: 10.1001/jamaoncol.2016.1897. PMID: 27367583; PMCID: PMC5738656.
14. Villeneuve S, Cyr D, Lynge E, Orsi L, Sabroe S, Merletti F, Gorini G, Morales-Suarez-Varela M, Ahrens W, Baumgardt-Elms C, Kaerlev L, Eriksson M, Hardell L, Févotte J, Guénel P. Occupation and occupational exposure to endocrine disrupting chemicals in male breast cancer: a case-control study in Europe. Occup Environ Med. 2010 Dec;67(12):837-44. doi: 10.1136/oem.2009.052175. Epub 2010 Aug 25. PMID: 20798010; PMCID: PMC3151527.
15. Biganzoli L, Battisti NML, Wildiers H, McCartney A, Colloca G, Kunkler IH, Cardoso MJ, Cheung KL, de Glas NA, Trimboli RM, Korc-Grodzicki B, Soto-Perez-de-Celis E, Ponti A, Tsang J, Marotti L, Benn K, Aapro MS, Brain EGC. Updated recommendations regarding the management of older patients with breast cancer: a joint paper from the European Society of Breast Cancer Specialists (EUSOMA) and the International Society of Geriatric Oncology (SIOG). Lancet Oncol. 2021 Jul;22(7):e327-e340. doi: 10.1016/S1470-2045(20)30741-5. Epub 2021 May 14. PMID: 34000244.
16. https://www.argentina.gob.ar/salud/cancer/prevencion
17. http://www.samas.org.ar/archivos/consensotamizaje.pdf

18. Ian H. Kunkler, M.B., B.Chir.,Linda J. Williams, Ph.D., Wilma J.L. Jack, M.B., Ch.B., David A. Cameron, M.D., and J. Michael Dixon, M.D. Breast- Conserving Surgery with or without Irradiation in Early Breast Cancer. N Engl J Med 2023; 388:585-594 DOI: 10.1056/NEJMoa2207586
19. Mohile SG, Dale W, Somerfield MR, et al. Practical assessment and management of vulnerabilities in older patients receiving chemotherapy: ASCO guideline for geriatric oncology. J Clin Oncol 2018; 36: 2326–47.
20. Guerard EJ, Deal AM, Chang Y, et al. Frailty index developed from a cancer-specific geriatric assessment and the association with mortality among older adults with cancer. J Natl Compr Canc Netw 2017; 15: 894–902.
21. Nelson HD, Fu R, Cantor A, Pappas M, Daeges M, Humphrey L. Effectiveness of breast cancer screening: systematic review and meta-analysis to update the 2009 US Preventive Services Task Force recommendation. Ann Intern Med 2016; 164: 244–55.
22. Chichura, A., Attai, D.J., Kuchta, K. et al. Male Breast Cancer Patient and Surgeon Experience: The Male WhySurg Study. Ann Surg Oncol 29, 6115–6131 (2022). https://doi.org/10.1245/s10434-022-12135-6
23. ePrognosis de la Universidad de California de San Francisco. Disponible en: https://eprognosis.ucsf.edu/decision_aids/Mammography_85_Spanish.pdf
24. Cancer and Aging Research Group. Disponible en: www.mycarg.org

Enfermedad de Paget de la mama

1. Paget J. On disease of the mammary areola preceding cancer of the mammary . gland. St Bartholomew's Hospital Report. 1874;10:87–89.
2. Frei KA, Bonel HM, Pelte MF, Hylton NM, Kinkel K. Paget disease of the breast: findings at magnetic resonance imaging and histopathologic correlation. Invest Radiol. 2005;40:363–367.
3. The breast comprehensive management of benign and malignant disease. Bland KI, Copeland EM y colaboradores. ELSEVIER 2018
4. Siponen E, Hukkinen K, Heikkila P, Joensuu H, Leidenius M. Surgical treatment in Paget's disease of the breast. Am J Surg. 2010;200:241–246.
5. Morrogh M, Morris EA, Liberman L, et al. MRI identifies otherwise occult disease in select patients with Paget disease of the nipple. J Am Coll Surg. 2008;206:316–321.
6. Cortese, G.,Lange,D Itala, J. y Provenzano, S. (2014). Enfermedades de la glándula mamaria. Ciudad Autónoma de Buenos Aires., Argentina: Médica Panamericana
7. Gori, Jorge; Castaño, Roberto; Toziano, Mariano; Novello, Monica; Fischer, Carlos; Corbella, Osvaldo. Posibilidad de tratamiento conservador en la enfermedad de Paget de la mama y carcinoma invasor con o sin tumor palpable / Possibility of conservative treatment in Paget' disease of breast and carcinoma invader, with or without palpable tumor. Rev. Soc. obstet. ginecol. B.Aires ; 76(924): 41-9, abr. 1997. Ling H, Hu X, Xu XL, Liu ZB, Shao ZM. Patients with nipple-areola Paget's disease and underlying invasive breast carcinoma have very poor survival: a matched cohort study. PLoS ONE. 2013;8:e61455.
8. Ortiz-Pagan S, Cunto-Amesty G, Narayan S, et al. Effect of Paget's disease on survival in breast cancer: an exploratory study. Arch Surg. 2011;146:1267–1270.

CAPÍTULO 31

Radioterapia en el tratamiento de cáncer de mama

Sardi Mabel

Introducción

El manejo del cáncer de mama ha evolucionado desde una perspectiva de enfermedad local hacia sistémica. Sin embargo, una pauta esencial del tratamiento es el control locorregional de la enfermedad. En este escenario, la cirugía y la radioterapia constituyen las armas esenciales. La quimioterapia, la hormonoterapia y las terapias blanco son indispensables en el control de la enfermedad sistémica.

El tratamiento quirúrgico ha evolucionado desde la ultraradicalidad hacia la conservación. Los primeros intentos curativos sin mastectomía, en la década del 40, mostraron igualdad de resultados en supervivencia comparando resección local más radioterapia con mastectomía radical. La década del 70 generó múltiples estudios acerca del tratamiento conservador vs mastectomía radical.

En 1969, la OMS autorizó al Instituto de Tumores de Milán la iniciación del importante estudio aleatorizado multicéntrico, cuyos resultados se publicaron en 1981.

Este ensayo, dirigido por U, Veronesi en Milán y el NSABP B-16 coordinado por B. Fisher, resultó un argumento convincente para la adopción del tratamiento conservador al aceptar que ofrece los mismos resultados en cuanto al control de la enfermedad.

La suma de un adecuado procedimiento quirúrgico más la entrega de un tratamiento radiante a medida, con técnicas de alta calidad, son requisito necesario para la obtención de un efectivo control local.

Criterios de inclusión para el tratamiento conservador.

1) Estadios I y II.
2) Estadios III sometidos a neoadyuvancia que obtuvieron una relación volumen tumoral/volumen mamario adecuado para cuadrantectomía/tumorectomía.
3) Márgenes quirúrgicos histológicamente negativos en la biopsia intraoperatoria o en el estudio diferido.
4) Posibilidad de estricto control de la paciente.

Contraindicaciones para el tratamiento conservador

1) Radioterapia previa de la mama o de la pared torácica. (Relativa)
2) Multicentricidad.
3) Presencia de microcalcificaciones difusas de características atípicas.

4) Primera mitad del embarazo.
5) Retumorectomía con márgenes positivos extensos.
6) Contraindicaciones de la radioterapia.

La evolución de la entrega de los tratamientos radiantes ha estado marcada por la tecnología, la informática y la radiobiología.

El avance tecnológico proveyó la oportunidad de mejorar notoriamente las técnicas. El mejor entendimiento radio biológico de los tejidos mamarios sanos y tumorales fue el inicio de los cambios en el fraccionamiento convencional y la oportunidad de implementar hipofraccionamientos.

Figura 1. Acelerador lineal.

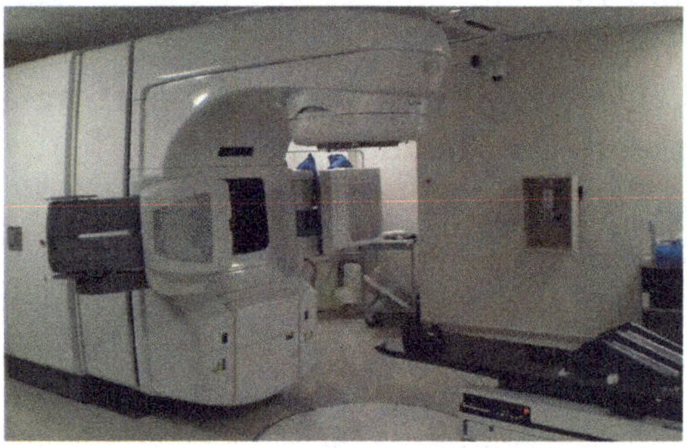

Hitos en la radioterapia

2D

Hasta la década del 80, se dispuso únicamente de la posibilidad de planificación 2D. Esto significaba focalizar el volumen tumoral a partir de radiografías simples y verificar la ubicación de los diferentes campos, en dos dimensiones. Existía la posibilidad de protección de órganos/tejidos sanos cercanos, pero en forma limitada.

3D

A partir de la década de 1980, se implementó la radioterapia tridimensional conformada (RT3DC). El relevamiento anatómico de la paciente se realiza mediante TC del órgano a irradiar. La información obtenida, introducida en un software ad hoc, permite la reconstrucción volumétrica a partir de los cortes tomográficos obtenidos. El cálculo dosimétrico mediante sistemas informáticos ha agregado rapidez y, sobre todo, precisión en el cálculo de la dosis tanto dentro del volumen blanco como en los órganos/tejidos sanos a cuidar.

Caben aquí dos consideraciones de la mayor importancia: la necesidad de un estricto contouring del volumen blanco (VB) y de los órganos a riesgo (OAR), y del adecuado respeto de las dosis de tolerancia específicas para cada OAR. La obtención de estos objetivos es lo que llamamos planificación del tratamiento.

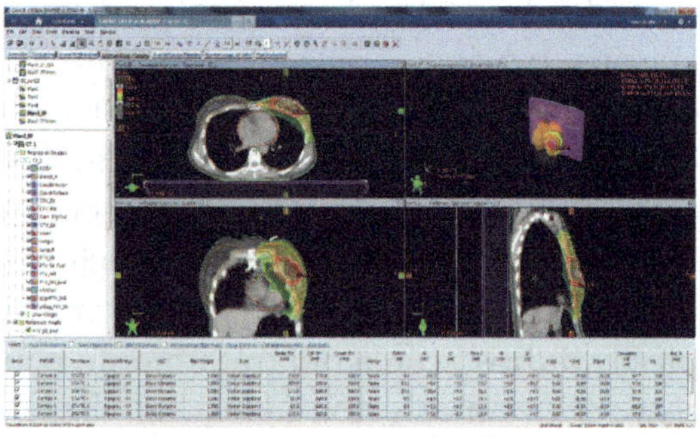

IMRT

El siguiente avance técnico en radioterapia lo constituye el uso de haces de intensidad modulada (IMRT), que agrega a la RT3DC la posibilidad de generar sub haces y graduar la intensidad de ellos de acuerdo con el tejido a atravesar, sus espesores y las superficies a conformar. Provee la posibilidad de conformar haces y dosis. Esta condición permite minimizar la dosis en tejidos sanos, que siempre disminuye la toxicidad (muchas veces, es la única posibilidad de alcanzar dosis óptimas en el VB).

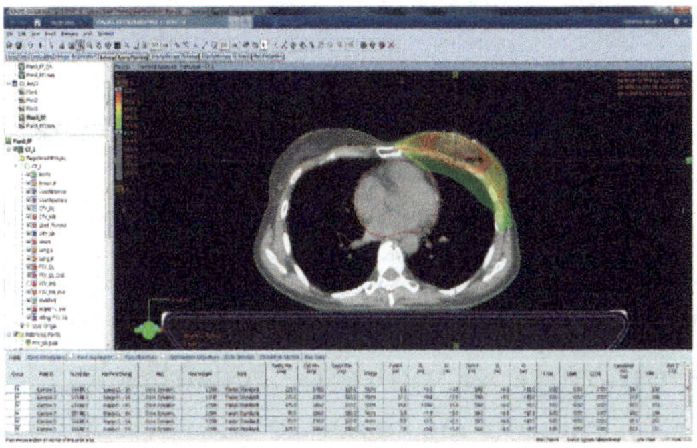

IGRT

La llamamos también radioterapia 4D, que refiere al control del movimiento. Requiere de sistemas complejos que permitan controlar la emisión de radiación según movimientos fisiológicos como la respiración, o también provocados por condiciones del tumor (disminución de volumen con cambios en su forma) o del paciente (adelgazamiento/ cambios posicionales por dolor u otros).

> Tratamiento radiante en la mama - adyuvancia
> Objetivo: disminuir la tasa de Recaída Local (RL), bajar la tasa de muertes por cáncer, aumentar sobrevida de causa específica (SCE), obtener mayor sobrevida global (SG).
> Mecanismo RT adyuvante: erradicación de depósitos tumorales en el volumen mamario o bien en parrilla costal. Vale tanto para pacientes con cirugía conservadora como radical.

Tratamiento radiante como componente del tratamiento conservador

Irradiación total del volumen mamario (WBRT) con o sin boost

En el año 2011, se conocieron los resultados del metaanálisis elaborado por el EBCTCG a partir de 17 estudios que involucraron a 10.000 pacientes mujeres. Los datos de este metaanálisis mostraron:[4]

1) Reducción de riesgo de cualquier recurrencia respecto de cirugía sola del 50% a 10 años (19 vs. 35 %).
2) La ganancia en reducción de riesgo fue más notoria en recurrencia locorregional (RLR) que en enfermedad a distancia.
3) Disminución en el riesgo de muertes por cáncer a 15 años (RR0.82): 21 vs. 25 %.

Una reducción absoluta del 10 % en el riesgo de cualquier recaída a 10 años provista por radioterapia implica disminución en la tasa de mortalidad a 15 años.

¿Se puede obviar el tratamiento radiante en algunas situaciones?

1) En pacientes añosas, ganglios negativos, EI / E II, T primario menor de 3 cms, receptores hormonales positivos, con terapia hormonal y HER 2 negativo, el riesgo de recaída intramamaria (RIM) es relativamente bajo. Excluir a estas pacientes de la indicación de RT podría ser una opción razonable si la indicación condiciona un problema para la paciente. Es importante reconocer que la edad cronológica puede diferir de la edad biológica.
2) Ca lobulillar in situ.
3) Hay otros factores a considerar fuera de la edad y el tamaño tumoral: grado

tumoral alto, invasión linfovascular y baja intensidad de expresión de RE. Todos ellos incrementan las tasas de falla local y pueden hacer muy importante la indicación de RT.

4) La decisión de omitir RT adyuvante reside en las características del tumor que pudieran afectar la supervivencia a largo plazo y en las comorbilidades de la paciente.
5) La paciente debe recibir una explicación clara respecto del aumento de la tasa de recurrencia en la mama sin RT, que subsiste a lo largo del tiempo.

La decisión de omitir RT adyuvante recae en posibles comorbilidades y las características del tumor que pudieran afectar la supervivencia a largo plazo.
La paciente debe entender que, sin RT, la tasa de recurrencia en la mama puede ser mayor a lo largo del tiempo. transformarse en necesario.
Definitivamente: la decisión de omitir RT adyuvante pasa por posibles comorbilidades y las características del tumor que pudieran afectar la supervivencia a largo plazo.
La paciente debe entender que sin RT, la tasa de recurrencia en la mama puede ser mayor a lo largo del tiempo y el requerimiento de mastectomía puede transformarse en necesario.

BOOST (sobreimpresión)

Dosis adicional entregada al volumen de mayor posibilidad de recaída.

La intención de aumentar la dosis en el lecho de la tumorectomía es disminuir la tasa de RLR. Tiene alta recomendación en tratamiento conservador en mujeres jóvenes. Sin embargo, no está tan claro en mujeres mayores.

En E0 a I, con fenotipo luminal y márgenes negativos, podría ser opcional. Vale la discusión con el paciente considerando beneficio y posibilidad de aumento de toxicidad en piel.

Realidad del boost: dos trials lo evaluaron: se demostró menor tasa de mastectomías, sin beneficio apreciable en sobrevida global.

Formas de entrega de la radioterapia: fraccionamiento

Aceptamos que la radioterapia es componente inexcusable de tratamiento conservador en estadíos tempranos. Disminuye el índice de recaídas locales (RL), mejora las tasas de sobrevida libre de enfermedad (SLE) y se esperan fallas locales de entre 0,5 y 1 % por año.

El esquema que proveyó estos resultados con cosmesis aceptable y sin toxicidad cardiopulmonar fue la entrega de 50 Gy al volumen mamario más boost en el lecho de tumorectomía de a 2 Gy/día, y ante indicación y tratamiento de las áreas ganglionares a igual dosis con el mismo esquema. Esta fórmula, por la posibilidad de otorgar a las pacientes buena evolución con bajo costo tóxico, se extendió por varias décadas y se lo llamó "fraccionamiento convencional". Se apoya en la posibilidad de recuperación de los tejidos sanos entre fracciones, sin pérdida de la ganancia terapéutica en células enfermas.

Es con este fraccionamiento aceptado universalmente que se demostró también una reducción relativa del riesgo de muerte del 16 %. Sin embargo, a pesar de todas las razones mencionadas, quedan cirugías conservadoras sin radioterapia. Estas situaciones vienen condicionadas por razones de distancia de la paciente al centro de radiaciones, por factores financieros, condiciones de tiempo disponible, dificultad o imposibilidad de acceso a centros de radioterapia.

Es lógico pensar que esta carencia provocará más fallas e, incluso, que algunas pacientes elegirán mastectomías. Así es que surgió la necesidad de encontrar esquemas en los que acortar el tiempo de tratamiento resultara una alternativa aceptable por la obtención de igual control local con mínima toxicidad. Esta fórmula, menos las fracciones para alcanzar una dosis biológicamente equivalente, es lo que llamamos hipofraccionamiento.

El hipofraccionamiento supone ciertas ventajas: aumento del índice terapéutico (mayor dosis por fracción provoca mayor posibilidad de muertes celulares por cada impacto), conveniencia de la paciente por menos desplazamientos, aumento de la eficiencia operativa del servicio y, también, optimización del costo beneficio.

¿Por qué se pensó en el hipofraccionamiento tan recientemente?

No es una idea nueva. Se han probado regímenes de 3 Gy por fracción hasta una dosis total de 36 Gy en los años 50 y se encontró alta toxicidad. Por lo cual, incrementar el número de fracciones fue la tendencia para explotar la diferencia entre reacciones de tejidos respondedores agudos vs. tardíos.

¿Por qué volvemos ahora a la misma condición?

Por tres razones:

1) Disponemos de mejores técnicas: esto nos permite homogeneizar la dosis dentro del volumen blanco y disminuir la radiación en los órganos o tejidos vecinos que condicionan la toxicidad actínica.
2) Tenemos un mejor entendimiento radio biológico del tejido mamario sano y del tejido tumoral que nos permite manejar dosis más altas por fracción sin salir del rango de seguridad para efectos adversos.
3) Existen buenas herramientas para predecir efectos agudos de radiación (y, también, efectos tardíos).

Básicamente, conocer la expresión de la sensibilidad a la radiación de los diferentes tejidos y disponer de las herramientas adecuadas para medida y uniformidad de la dosis en ellos es lo que nos permite hoy manejar dosis más altas por fracción sin condicionar toxicidad. Los primeros ensayos con hipofraccionamiento datan de 1985 (Arriagada), 1996 (Clark - 8) y se multiplicaron las publicaciones en la primera década de este siglo:

Estas publicaciones pusieron en evidencia la equivalencia clínica de la radioterapia hipofraccionada en el tratamiento WBRT. De este modo, la aceptación de estos esquemas, dentro de las pautas sugeridas por las instituciones internacionales fue importante, ya que supuso una gran ventaja para pacientes y servicios de radioterapia.

Los más usados son los esquemas de hipofraccionamiento moderado: Whelan y START B. Ambos entregan la dosis completa en tres semanas de tratamiento (9-10) (16 y 15 fracciones respectivamente) y admiten la posibilidad de boost en forma integrada.

Autor/ Publicación	Esquema	Dosis	Selección	n Pac(BET)
Whelan	Standard	25 x 2 Gy	T1-2, N0; BET	612
CONSORT	HYPO	16 x 2,66 Gy		622
JNCI 2002				
Owen	Standard	25 x 2 Gy	T1-3; N-/(+ max 1 LK), BET	470
RMH / GOC	HYPO	13 x 3,3 Gy		466
Lancet Oncol 2006	HYPO	13 x 3 Gy		474
Bentzen / Yarnold	Standard	25 x 2 Gy	T1-3; N-/+, R0 (>1mm); BET y ME	749 (631)
START A	HYPO	13 x 3,2 Gy		750 (641)
Lancet Oncol 2008	HYPO	13 x 3 Gy		737 (628)
Bentzen / Yarnold	Standard	25 x 2 Gy	T1-3; N-/+, R0 (>1mm); BET y ME	1105 (1020)
START B	HYPO	15 x 2,66 Gy		1110 (1018)
Lancet 2008				

Es importante recordar que estos modelos terapéuticos tienen requerimientos a cumplir:

1) Selección adecuada de las pacientes (criterios ASTRO – ESTRO)
2) Técnicas muy cuidadas (adecuada delimitación del target – cumplimiento de los parámetros dosis/volumen – de preferencia, IMRT).
3) Disponer de tecnología óptima.

Los efectos adversos alejados no mostraron ser mayores ni más frecuentes que en el fraccionamiento convencional. El esquema START B, 15 fracciones de 2,67 con boost integrado si fuera requisito, tampoco muestra diferencias en la evolución oncológica.

En cuanto a la toxicidad aguda y tardía, ambas son perfectamente aceptables.

La condición necesaria para obtención tanto de buenos resultados oncológicos como baja toxicidad, es el cuidado del histograma dosis/volumen. La interpretación de estas curvas, es lo que nos permite uniformar la dosis de modo de no generar puntos fríos ni calientes, y proteger las estructuras sanas expuestas a radiación por vecindad (Figura 2).

Figura 2.

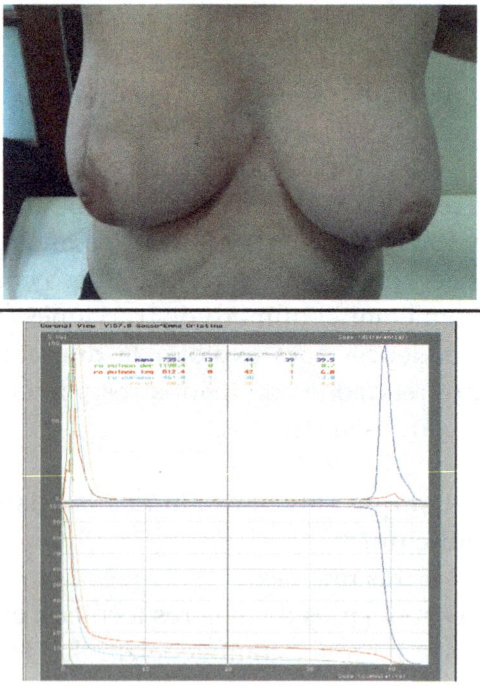

La aceptación del hipofraccionamiento moderado ha ido ganando adeptos. ASTRO ha acompañado estos cambios con la publicación de guías.
Recomendación de ASTRO 2013: en pacientes mayores de 50 años con estadios tempranos de cáncer invasor, considerar siempre un esquema corto de tratamiento radiante (3-4 semanas) antes que fraccionamiento convencional.
Guías ASTRO 2018 para WBRT: la edad no es un condicionante, cualquier estadío que requiera WBRT, con o sin QT, vigilar el volumen de la mama que reciba dosis mayor a 105% de la dosis prescripta (en caso de no poder minimizar dosis, considerar modificación del fraccionamiento.)
Conclusión ASTRO 2018: recomendación fuerte para el uso de hipofraccionamiento en WBRT, independientemente del grado tumoral, lateralidad, terapia sistémica y tamaño de la mama.
Recomendación ASTRO para BOOST en tratamientos hipofraccionados: sin factores de riesgo fuerte para recurrencia local. 10 Gy en 4 o 5 fracciones es estándar para boost en el lecho, sin tener en cuenta fraccionamiento, estadio o histología.

Fraccionamientos ultracortos

Pretenden minimizar el número de concurrencias:

1) Una fracción semanal por 5 semanas – FAST.
2) Una fracción diaria durante una semana – FAST FORWARD.

En ambos, las dosis totales surgen de la equivalencia a fracciones de 2 Gy, teniendo en cuenta el factor tiempo por minimización del tiempo total de tratamiento.

Son regímenes tolerables, en principio, pensados para personas con mucha dificultad en el acceso a centros de radioterapia o imposibilidad de asegurar la continuidad de un tratamiento de 15 fracciones.

La toxicidad aguda es tolerable. La toxicidad tardía no está explorada a más de 10 años.

Conclusiones acerca de hipofraccionamiento en WBRT
Hipofraccionamiento moderado es de preferencia sobre fraccionamiento convencional en casi todas las pacientes con ganglios negativos que requieran RT solo en la mama.
Los resultados de hipofraccionamiento ultracorto son promisorios en pacientes mayores de 50 años, T1N0, sin QT. Aunque podría asociar con mayores cambios cosméticos luego de 10 años.
Para pacientes que requieran boost, la sugerencia fuerte es para boost integrado.

Boost
Cicatriz

Las cirugías actuales priorizan los resultados cosméticos mediante incisiones pequeñas o periareolares.

Considerando el ítem anterior, la delimitación del boost basada en la cicatriz de tumorectomía no constituye un método adecuado por dos motivos fundamentales:

1) Se puede fallar en el target.
2) Pueden irradiarse volúmenes de tejido innecesarios.

Clips
¿Son necesarios?

Los volúmenes delimitados en forma clínica, ya sea por visualización de la cicatriz o palpación del seroma, han demostrado una cobertura inadecuada en un 42-68 % de los pacientes al compararlo con clips.

¿Cuántos clips?

La inserción de clips en el límite profundo del lecho de tumorectomía es lo que reporta más certeza en la delimitación del volumen blanco (VB).

Los clips resultan de gran utilidad para identificar el lecho operatorio

No se recomienda 1 solo clip. 2 clips son insuficientes. Deberían insertarse mínimamente 3 clips.

¿Los clips migran?

A las 3 semanas de la cirugía, es esperable un movimiento promedio de 3 mm en todos los sentidos del eje cartesiano. Varios estudios consideran que la migración de los clips no es significativa.

¿Interfieren con la RNM?

Los clips vasculares hemostáticos como los de titanio no son atraídos por los campos magnéticos del resonador. Por todas las razones expuestas anteriormente, es difícil encontrar argumentos en contra de la utilización de clips.

Boost: ¿simultáneo o secuencial?

De preferencia, simultáneo – SIB (boost integrado simultáneo).

Esta técnica es patrimonio de la IMRT y se realiza una irradiación simultánea en una única fracción. Este esquema de RT reduce los tiempos de tratamiento en 1-2 semanas. Provee la posibilidad de la más adecuada planificación e integración de la radioterapia al volumen mamario y el boost en el lecho.

Irradiación parcial de la mama

Aceptamos que la radioterapia en la mama (WBRT) disminuye la recaída local y aumenta la sobrevida. Sin embargo, 60-70 % de todas las pacientes no desarrollarían recurrencia ipsilateral aún sin radioterapia. Este grupo de pacientes, eventualmente, recibe sobretratamiento.

Deberíamos pensar, entonces, en pasar de WBRT a una radioterapia más individualizada. Por eso, necesitamos seleccionar las pacientes según riesgo de recaída local.

Es conocido que, en pacientes añosas, el efecto positivo de la RT decrece y sabemos el efecto detrimental del alto volumen tumoral. En pacientes mayores de 70 años con T1-2, la comparación Tamoxifeno vs. Tamoxifeno más RT arrojó los siguientes resultados para RL: 4 vs. 1 % a 4 años, de manera que pacientes añosas con bajo volumen tumoral pueden considerarse de bajo riesgo. Mientras tanto, las pacientes jóvenes tienen mayor posibilidad de recaída local, aun con WBRT y boost en el lecho.

Otro dato bien conocido es la localización de las recurrencias: 85 % de ellas ocurren en el lecho de la tumorectomía (o en el cuadrante del T inicial). La probabilidad de microfocos residuales decae con la distancia al T inicial. En piezas de mastectomía, se encontró un 60 % de microfocos tumorales. Dos tercios de ellos se ubicaban dentro de los 3 cms del T inicial (Holland, 1980). Datos más recientes de los mismos investigadores hallaron un 39 % de microfocos dentro de los 2 cms y un 22 % dentro de los 3 cm.

Considerando los datos expuestos, cabe la posibilidad de entregar la dosis de radiación solamente al volumen expuesto a recaída en pacientes de bajo riesgo. Este es el concepto de irradiación parcial de la mama (PBI). El PBI conlleva la ventaja de la certeza en el volumen a irradiar siendo que se entrega la radiación directamente en el lecho tumoral.

La eficacia depende de la distribución de los microfocos residuales o de eventuales células sobrevivientes dispersas en el volumen mamario. La distribución de los microfocos residuales difiere con la histología tumoral. El componente intraductal extensivo aumenta la posibilidad de microfocos a distancia, por lo que se transforma en un factor predictivo desfavorable para RL.

Algunos investigadores plantean la persistencia de focos indetectables en el 63 % de las piezas de mastectomía, y encuentran que el 80 % de ellos estarían por fuera del cuadrante de asiento del T inicial. Sin embargo, estas células en estado "dormant" pueden permanecer así por largo tiempo, por lo que el riesgo de cáncer clínico es bajo.

Puesta esta situación en porcentajes, en pacientes jóvenes (menores de 39 años) la persistencia de células "dormant" es del 20 % y en mayores (50-55 años), 33 %. Pero la frecuencia de recaídas intramamarias en todo el grupo se ubica en el 8% (Vaidya).

Irradiación parcial acelerada. APBI

Tratándose de la irradiación de un volumen relativamente pequeño en el lecho de la tumorectomía, se puede pensar en acortar los tiempos del tratamiento mediante la entrega de la radiación en una o pocas fracciones. Es el concepto de APBI que reconoce varias opciones técnicas:

1) 3DCRT. Mediante delimitación del volumen luego de la cirugía, pero delimitando como volumen blanco solamente el cuadrante de asiento del T. Se puede valorar la entrega de todo el tratamiento en pocas fracciones.
2) Braquiterapia intersticial. Es el método que ha reunido mayor experiencia en número de pacientes y en tiempo transcurrido. Se ha documentado un porcentaje de RL de entre 2 y 5 % a 10 años. Se insertan los catéteres en el quirófano (asegura certeza en el volumen) y se introduce el material radiactivo pasado un tiempo prudencial para la cicatrización (habitualmente, 72 h). El tiempo requerido para depositar la dosis indicada varía de acuerdo al número de fuentes insertadas y se calcula estrictamente para el volumen del lecho. Suelen ser horas.
3) HDR: braquiterapia de alta tasa. La diferencia con LDR (braquiterapia de baja tasa) reside únicamente en la actividad de las fuentes. De este modo, la dosis equivalente se traduce en varios minutos. Se ha documentado una tasa de recaídas de 3,4 % a 5 años.
   Existe una segunda técnica de braquiterapia HDR: es la inserción del balón luego de la resección del T, pero intraoperatoriamente. La distribución de la dosis es esférica por la composición de los catéteres en la superficie del balón.
4) IORT: radioterapia intraoperatoria a partir de máquinas miniaturizadas trasladables al quirófano, que permiten la entrega de la dosis intraoperatoriamente.
   a. IOERT: haces de electrones.
   b. IORT (INTRABEAM): haces de fotones de baja energía. 50 Kv.

Áreas ganglionares

El tratamiento de las cadenas ganglionares, como parte del tratamiento locorregional, y específicamente la irradiación, es actualmente un tema controvertido. La biopsia del ganglio centinela es la conducta estándar para la estadificación de la axila, con tendencia a minimizar el vaciamiento axilar incluso en presencia de ganglio centinela positivo.

El GC negativo ha reemplazado a la linfadenectomía axilar demostrando equivalente en supervivencia.

Hasta unos años atrás se recomendaban completar la linfadenectomía axilar cuando se identifican metástasis en el GC, la cual fue modificándose tras la publicación de diferentes trabajos.

Por un lado, existen nomogramas que estiman la probabilidad de ganglios adicionales afectados en función del tamaño del tumor, grado, histología, RRHH invasión linfovascular, número de GC positivos. En segundo lugar, otros que pueden ayudar a diseñar los campos de tratamiento para la irradiación axilar

El ensayo AMAROS propone el tratamiento con radioterapia axilar a pacientes con GC positivo, como alternativa al VA, con igual control local de la enfermedad y supervivencia y menor morbilidad para la radioterapia.

El ensayo Z0011 propone no realizar vaciamiento axilar a pacientes con enfermedad limitada en el GC y cirugía conservadora.

Conclusiones

- Si el/los ganglios centinela son negativos o presentan células tumorales aisladas en la biopsia, no se requiere tratamiento adicional de la axila.
- Si la biopsia del/los ganglios centinela demuestra micrometástasis (< 2 mm) de biología favorable, no se requiere tratamiento adicional de la axila.
- Si la biopsia del ganglio centinela presentan 1 o 2 ganglios con macrometástasis, podría evitarse el tratamiento adicional de la axila en pacientes con muy bajo riesgo de enfermedad axilar residual, siempre y cuando se irradie el volumen mamario, y reciban tratamiento sistémico. Cierta consideración debe darse, en estos casos, a la cobertura intencional de la axila baja, niveles axilares I y II a incluirse en los campos tangenciales de la mama (tangenciales altos).

En pacientes con biopsia del ganglio centinela positiva, el tratamiento adicional de la axila (cirugía y/o radioterapia) debe evaluarse, en cada caso en particular, en pacientes de alto riesgo de enfermedad ganglionar residual.

No existe, en la actualidad claro, consenso acerca de las indicaciones de radioterapia en pacientes con ganglios axilares clínicamente negativos y 1 a 2 ganglios centinela positivos. Cada radiooncólogo debe decidir cómo manejar mejor la axila en la era del ganglio centinela en un contexto multidisciplinario.

Neoadyuvancia en cáncer de mama, estadios tempranos

El tratamiento sistémico neoadyuvante, originalmente pensado para obtención de dowstaging en pacientes inoperables, ha mostrado eficacia en estadios tempranos.

Los datos publicados en EORTC 10902 y NSABP B-18 no arrojaron diferencias en DFS ni OS respecto del abordaje con cronología convencional (adyuvancia). Debido a que la eficacia es equivalente a adyuvancia en los dos endpoints, habrá coincidencia en la selección de pacientes para una u otra modalidad.

En muchos hospitales de especialidad, hay tendencia a establecerlo como práctica estándar.

La neoadyuvancia reconoce algunas ventajas:

1) Reduce el tamaño tumoral (TT), con lo que se facilita la resección e incrementa la posibilidad de tratamiento conservador. Puede eliminar metástasis axilares o bien pueden detectarse en el examen del ganglio centinela luego de NA.
2) Permite la evaluación objetiva de la eficacia del tratamiento; resulta un test in vivo de la sensibilidad celular. Si no provoca respuesta, puede modificarse la terapia. Se evitan efectos indeseables de un tratamiento ineficaz.
3) La respuesta completa patológica (RCp) se asocia con prolongada sobrevida libre de progresión y sobrevida global, especialmente en tumores triple negativo y HER2 positivo.

Algunas potenciales desventajas:

1) Eventual progresión e inoperabilidad (raro con monitoreo adecuado).
2) Reducción de oportunidad de preservación de fertilidad.
3) Una importante respuesta tumoral puede no bajar las tasas de mastectomías a pesar del downstaging y efectividad del esquema terapéutico.
4) Aumento de RLR en pacientes que deciden no someterse a cirugía luego de NA.
5) Potencial pérdida de información acerca del estadio.
6) Eventual sobretratamiento en decisiones sin completa información.
7) Posible tratamiento insuficiente en caso de tener que discontinuar.
8) Radioterapia adyuvante: ¿hay guías?

La selección de una paciente para neoadyuvancia sistémica debe tomarse en el comité multidisciplinario.

Radioterapia posneoadyuvancia.

La información acerca de los predictores de recurrencia loco-regional (RLR) luego de la quimioterapia neoadyuvante es limitada. Por lo tanto, se ha generado alguna controversia, particularmente basada en el uso óptimo de la radioterapia adyuvante y del timing para biopsia del ganglio centinela.

Del análisis combinado de dos trials coordinados por el NSABP (B-18 y B-27) (22), se obtuvieron datos acerca de patrones y predictores de RLR como primer evento.

Los dos trials incluyeron 3088 pacientes en los que se comparó mastectomía sin RT vs tratamiento conservador con radioterapia sólo en la mama para evaluación de RLR como primer evento en el end point primario.

Los datos aportados por estos trials se detallan en la siguiente tabla:

Incidencia de RLR a 10 años:

Mastectomías	12,3 %	8,9 % local 3,4 % regional
Lumpectomías + Radioterapia	10,3 %	8,1 % local 2,2 % regional

Predictores independientes de RLR:

Mastectomías	Lumpectomías + radioterapia
TT clínico pre NA	Edad
N clínico pre NA	N clínico pre NA
Np	Np
Respuesta tumoral en la mama	Respuesta tumoral en la mama

A partir de los predictores, se pueden establecer tres grupos de riesgo de RLR: bajo, intermedio, alto. De aquí surge el nomograma para optimización del uso de RT adyuvante.[21]

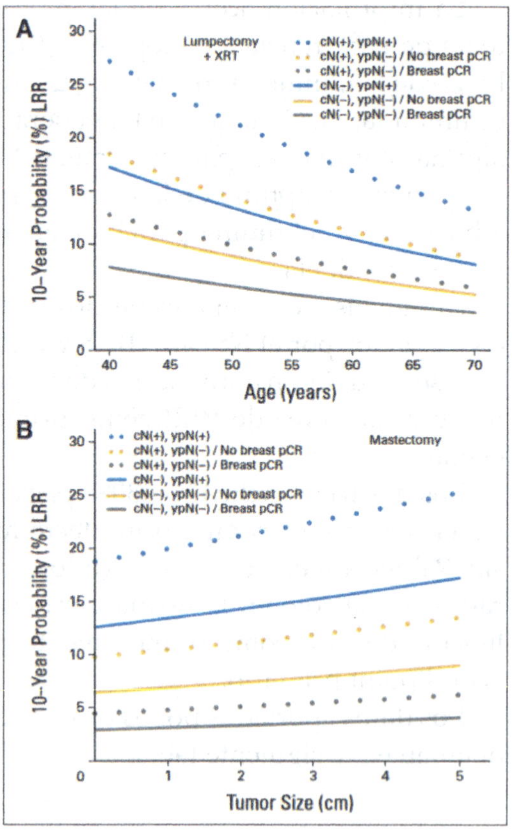

La edad y características del tumor pre QT NA, sumadas a respuesta patológica en la mama y en la axila, tienen el mayor impacto en la tasa y patrones de RLR.

El impacto de la edad, el TT clínico y el status nodal clínico es bajo en la tasa de RLR si se consigue RCp en la mama y la axila.

Este último dato requiere tomarse con cautela por el escaso número de pacientes que obtienen RCp en ambos sitios.

Los resultados de este estudio, solo aplican a tumores operables inicialmente. Se excluyeron pacientes con T4 y/o N2.

El riesgo de RLR se incrementaría con el aumento del n de ganglios positivos residuales. 10% en 1 a 3 g+.

Hay factores adicionales que no se incluyeron en este nomograma: efecto de RH, HER 2/Neu status, efecto terapéutico de Trastuzumab sumado a QT en pacientes Her2 positivos.

¿Cómo manejamos la axila luego de la neoadyuvancia?

Axila clínicamente negativa: cN0 □ ypN0	Observación
Axila clínicamente positiva: cN+ □ ypN+	Irradiación nodal regional
Axila clínicamente positiva: cN2/3 □ ypN0	Irradiación nodal regional
Axila clínicamente positiva: cN1 □ ypN0	Irradiación nodal regional en muchas pacientes Observación, si volumen tumoral pequeño, ypT0, ypT1Luminal, edad avanzada

Para resolver este último escenario, se esperan los resultados del trial NSABP B-51/RTOG 1304.

Es un estudio fase III que incluye pacientes con cáncer de mama T1-3N1M0, axila positiva demostrada patológicamente, con QT neoadyuvante con o sin anti HER2, que se transformaron en ypN0 por VAC o GC, randomizadas a dos brazos

1) Sin RT axilar (RT a la mama en BCT – si RT en mastectomía).
2) Irradiación nodal regional. (RT a la mama en BCT – RT en parrilla y axila en mastectomías).

Efectos adversos del tratamiento multimodal en la mama

Pueden ocurrir síntomas variados luego de un tratamiento dado en adyuvancia. Para su mejor descripción, los dividiremos según los diferentes tejidos.

Mama

1) Una de cada tres pacientes presenta algún grado de edema mamario posterior al tratamiento radiante. Por lo general, es leve; en algunas pocas situaciones, moderado. No suelen requerir tratamientos especiales y casi nunca interrupción del tratamiento radiante.
2) En oportunidades, estas pacientes manifiestan dolor muscular relacionado al movimiento.
3) Con alguna frecuencia, se identifica dolor en el sitio de la incisión. La intensidad del dolor no es importante y por lo general no requiere alivio con analgésicos.
4) Globalmente, el disconfort en la mama lo refieren el 20 % de las pacientes.
5) 1 de cada 10 pacientes suele presentará dolor costal.

Todos los efectos descritos deben relacionarse con factores del huésped, como diabetes, enfermedades que signifiquen daño vascular, obesidad y, también, con factores genéticos. Por ejemplo, las mutaciones ocasionadas en el síndrome ataxia telangiectasia, acrecientan la intensidad de los efectos de la radiación en los tejidos. También, el síndrome de Lynch y el síndrome de Gardner.

Piel

1) La dermatitis actínica está muy relacionada con el contouring del volumen mamario para la planificación y también con la dosis por fracción. Hemos visto que los regímenes hipofraccio-

nados con entrega diaria de más de 3 Gy por fracción dados a toda la mama cambian la tasa de toxicidad.

El uso de Tamoxifeno en concomitancia con la entrega del tratamiento radiante podría aumentar el dolor mamario. Está demostrada la inducción de secreción del TGF beta, implicado en la patogénesis de fibrosis radiante. A pesar de esta afirmación, hay trabajos que no registran diferencias entre el uso o no de tamoxifeno concurrente con RT, tanto en la fibrosis mamaria como del casquete pulmonar subyacente a la mama.

La terapia con oxígeno hiperbárico pareciera ser efectiva en el tratamiento de algunas secuelas tardías de radiación. Se evidencia como disminución significativa del dolor, edema y eritema.

Linfedema

Ante la presencia de linfedema en el brazo de la mama operada, es mandatorio hacer diagnóstico diferencial entre complicación asociada al tratamiento y recurrencia de la enfermedad en los linfáticos regionales.

Esta complicación puede significar un deterioro funcional sustancial a la vez que una morbilidad psicológica importante para la paciente. No existen tratamientos farmacológicos. Drenaje linfático y ejercicios suelen mejorar la situación.

Aumenta con el incremento de sobrevida de las pacientes, por lo cual es muy importante insistir en las estrategias de prevención. Así incide el tipo de cirugía axilar:

1) Clarke et al encontraron cierta tendencia al edema del brazo en pacientes no sometidas a disección axilar (VAC) vs. 80 % en las axilas con disección.
2) Otros estudios (Deward et al) reportan mayor incidencia de edema braquial en pacientes que recibieron VAC más RT 33,7 % vs. 26 % en el grupo RT sola vs. 7 % en VAC como único tratamiento.

Plexo braquial

La disfunción del plexo braquial es una complicación posible cuando se tratan cadenas ganglionares. Es esperable en el 1,8 % de los tratamientos.

1) El mayor impacto para la aparición de disfunción braquial es la técnica de tratamiento
2) El QT concurrente es un factor importante de ocurrencia (no parece impactar la QT secuencial).
3) Son tratamientos posibles para la plexopatía: la estimulación eléctrica transdérmica del nervio, la estimulación a nivel de la columna dorsal, neurolisis / neurolisis con omentoplastia y la terapia física.
4) Medicación con tricíclicos, antiarrítmicos, anticonvulsivantes, AINES, corticoides (todos ellos contribuyen también en la recaída ganglionar).
5) El oxígeno hiperbárico no demostró ser efectivo en la plexopatía.[27]

Pulmón

El riesgo de desarrollo de neumonitis actínica se correlaciona con el volumen de pulmón irradiado, aunque no todos los estudios apoyan esta afirmación.

Son colaboradores la QT concomitante, algunas comorbilidades (diabetes, colagenopatías) y hábitos tóxicos como el tabaco. Se incluyen algunas condiciones genéticas.

1) La neumonitis sintomática es infrecuente.

2) La traducción clínica más frecuente es la tos (88 %), la disnea (45 %) y se documenta fiebre en el 53 % de los pacientes en la fase aguda.
3) Las imágenes muestran infiltrado pulmonar en el volumen irradiado.[30]
4) La aparición de esta complicación ocurre varios meses después de completado el tratamiento.
5) No hay cronicidad de la neumonitis actínica.
6) La posibilidad de ocurrencia aumenta con la irradiación de las cadenas ganglionares. El campo supraclavicular aumenta el riesgo: 0,5 % vs. 1,3 %.

	V20	Probabilidad de neumonitis
Volumen mamario	7%	0.5%
Vol mamario + áreas ganglionares	20%	7.5%
Vol mamario + áreas gangl. + CMI	30%	11%
RT locorregional con CMI en post mastectomía	35 %	11,5 %

La tabla evidencia la posibilidad de ocurrencia de neumonitis según los volúmenes que se hayan requerido tratar.

Corazón

La toxicidad cardíaca por radiación, se ha estudiado extensamente. Mediante trials randomizados, overviews y metaanálisis.

1) El uso de técnicas antiguas se correlacionó con muertes por daño cardíaco, en número que superó el beneficio oncológico del tratamiento.
2) Técnicas que minimizan el volumen cardíaco expuesto a radiación reducen marcadamente la toxicidad.
3) La injuria radiante sobre los vasos cardíacos se ha estudiado más recientemente.
4) La correlación de los campos de radiación con angiograma coronario, mostró diferencias en la producción de estenosis arterial G 3-5 según arterias incluidas en el campo.

> La minimización del efecto detrimental de la radiación sobre el corazón reside en la calidad de la técnica: contouring y planificación.

Efectos sistémicos

Es bien conocida la fatiga y la sensación de disconfort durante un tratamiento radiante. Por lo general, la intensidad es muy moderada; puede estar presente todo el día, pero lo esperable es que se presente por momentos.

La génesis de este síntoma no está bien determinada, pero puede atribuirse a:

- Efecto abscopal de la radioterapia (respuesta al tratamiento en órganos/tejidos distantes del sitio de aplicación del tratamiento).
- Anemia (provocada por la enfermedad o tratamientos previos a la radioterapia).
- Depresión/ansiedad/insomnio.
- Se propone el reordenamiento de actividades como primera acción en el alivio del efecto sistémico: aerobismo más dieta equilibrada, hidratación adecuada y, en ocasiones, apoyo especializado (clínico y psicológico).
- El síntoma es transitorio y, habitualmente, no demasiado prolongado.

QUANTEC

Análisis cuantitativo del efecto de la radiación sobre tejidos normales en la clínica. Resume los datos que estiman probabilidad de daño. Provee herramientas para estimar el daño y optimizar la distribución de la dosis en un rango de aceptabilidad.
DVH: es cuantitativo, no cualitativo.

El uso del QUANTEC, a pesar de no ser la herramienta ideal, permite trabajar dentro de límites pequeños de incerteza.

Para la aceptación de un plan de buena calidad, hace falta, además, tener en cuenta:

1) La relación dosis/volumen.
2) Factores que afectan el riesgo de toxicidad: comorbilidades y fraccionamiento de la dosis.
3) Recordar que los modelos biológico-matemáticos para relevamiento de datos conllevan limitaciones e incertezas.
4) Se debe respetar un score de toxicidad.

Bibliografía

1. Veronesi U, Saccozzi R, Del Vecchio M, et al. Comparing radical mastectomy with quadrantectomy, axillar dissection and radiotherapy in patients with small cancers of the breast. N engl J Med 1981;305(1):6-11.
2. Fisher B, Anderson S, Bryant J, Margolese RG, Deutsch M, Fisher ER, et al. Twenty year follow up of a randomized trial comparing total mastectomy, lumpectomy and lumpectomy plus radiation for the treatment of invasive breast cancer. N Engl J Med. 2002;347(16):1233-1241
3. Breast-conserving surgery with or without radiotherapy: pooled-analysis for risks of ipsilateral breast tumor recurrence and mortality V Vinh-Hung, C Verschraegen - Journal of the National Cancer 2004
4. Early Breast Cancer Trialists' Collaborative G, Darby S, McGale P et al. Effect of radiotherapy after breast-conserving surgery on 10-year recurrence and 15-year breast cancer death: meta-analysis of individual patient data for 10,801 women in 17 randomised trials. Lancet 378(9804), 1707–1716 (2011).
5. EBCTCG, Mcgale P, Taylor C et al. Effect of radiotherapy after mastectomy and axillary surgery on 10-year recurrence and 20-year breast cancer mortality: meta-analysis of individual patient data for 8135 women in 22 randomised trials. Lancet 383(9935), 2127–2135 (2014)
6. Early Breast Cancer Trialists' Collaborative Group (EBCTCG). Lancet 2011; 378: 1707-16
7. Fisher ER, Costantino JP, Fisher B, et al. Pathologic finding from the National Surgical Adyuvant Breast Project (NSABP) Protocol B-17: five-years observations concerning lobular carcionoma in situ. Cancer 1996; 78: 1403-1416.
8. Hussain M, Cunnick GH. Management of lobular carcinoma in-situ and atypical lobular hyperplasia of the breast—a review. Eur J Surg Oncol.
9. Whelan TJ1, Pignol JP, Levine MN, et al. Long-term results of hypofractionated radiation therapy for breast cancer. N Engl J Med. 2010 Feb 11;362(6):513-20.

10. The START Trialists' Group The UK Standardisation of Breast Radiotherapy (START) Trial A of radiotherapy hypofractionation for treatment of early breast cancer: a randomised trial. Lancet Oncol. 2008 published online March 19. [PMC free article] [PubMed]
11. Shah C, Al-Hilli Z, Vicini F. Advances in Breast Cancer Radiotherapy: Implications for Current and Future Practice. JCO Oncol Pract. 2021 Dec;17(12):697-706. doi: 10.1200/OP.21.00635. Epub 2021 Oct 15. PMID: 34652952.
12. B.D. Smith, S.M. Bentzen, C.R. Correa, C.A. Hahn, P.H. Hardenbergh, G.S. Ibbott, et al. Fractionation for whole breast irradiation: an American Society for Radiation Oncology (ASTRO) evidence-based guideline
13. A.M. Brunt, J.S. Haviland, M. Sydenham, R.K. Agrawal, H. Algurafi, A. Alhasso, et al. Ten-Year results of FAST: A randomized controlled trial of 5-fraction whole-breast radiotherapy for early breast cancer.
14. A.M. Brunt, J.S. Haviland, D.A. Wheatley, M.A. Sydenham, A. Alhasso, D.J. Bloomfield, et al. FAST-Forward Trial Management Group. Hypofractionated breast radiotherapy for 1 week versus 3 weeks (FAST-Forward): 5-year efficacy and late normal tissue effects results from a multicentre, non-inferiority, randomised, phase 3 trial
15. Krug D, Baumann R, Combs SE, Duma MN, Dunst J, Feyer P, Fietkau R, Haase W, Harms W, Hehr T, Piroth MD, Sedlmayer F, Souchon R, Strnad V, Budach W; Breast Cancer Expert Panel of the German Society of Radiation Oncology (DEGRO). Moderate hypofractionation remains the standard of care for whole-breast radiotherapy in breast cancer: Considerations regarding FAST and FAST-Forward. Strahlenther Onkol. 2021 Apr;197(4):269-280. doi: 10.1007/s00066-020-01744-3. Epub 2021 Jan 28. PMID: 33507331; PMCID: PMC7841378.
16. Harrington K et al, surgical clips in planning the electron boost in breast cancer: A qualitative and quantitative evaluation. IJROBP 1996; 3: 579-584.
17. Fein D, et al, Does the placement of surgical clips within the excision cavity influence local control for patients treated with conserving surgery and irradiation? IJROBP 1996; 34:1009-1017.
18. Vaidya JS, Baum M, Tobias JS, D'Souza DP, Naidu SV, Morgan S, Metaxas M, Harte KJ, Sliski AP, Thomson E. Targeted intra-operative radiotherapy (Targit): an innovative method of treatment for early breast cancer. Ann Oncol 2001 Aug; 12(8):1075-80
19. Radiotherapy or surgery of the axilla after a positive sentinel node in breast cancer (EORTC 10981-22023 AMAROS): a randomised, multicentre, open-label, phase 3 non-inferiority trial
20. Radiotherapy or surgery of the axilla after a positive sentinel node in breast cancer (EORTC 10981-22023 AMAROS): a randomised, multicentre, open-label, phase 3 non-inferiority trial
21. Preoperative chemotherapy is safe in early breast cancer, even after 10 years of follow-up; Clinical and translational results from the EORTC trial 10902
22. Preoperative Chemotherapy: Updates of National Surgical Adjuvant Breast and Bowel Project Protocols B-18 and B-27
23. Standard or Comprehensive Radiation Therapy in Treating Patients With Early-Stage Breast Cancer Previously Treated With Chemotherapy and Surgery
24. Clarke D, Newcombe RG, Mansel RE. The learning curve in sentinel node biopsy: the ALMANAC experience. Ann Surg Oncol
25. Management of the axilla in conservatively treated breast cancer: 592 Patients treated at institut Gustave-Roussy- International Journal of Radiation Oncology*Biology*Physics-Volume 13, Issue 4, April 1987, Pages 475-481
26. Warze DE Lowther D, Boyle T. et al. clinacally evidet fat necrosis in womantreated with high-dose-rate brachytherapy alone for early-stage breast cancer. ONT J RADIAT ONCOL BIOL PHYS 2001;50:107-11
27. Hack TF, Cohen L, Katz J, et al. Physical and psychological morbidity after axillary lymph node dissection for breast cancer. J Clin Oncol 1999;17(1):143–149.
28. Verhoog LC, Brekelmans CT, Seynaeve C, et al. Survival and tumour characteristics of breast-cancer

patients with germline mutations of BRCA1. Lancet 1998;351(9099):316–321.
29. Sener SF, Winchester DJ, Martz CH, et al. Lymphedema after sentinel lymphadenectomy for breast carcinoma. Cancer 2001;92(4):748–752
30. Verhoog LC, Brekelmans CT, Seynaeve C, et al. Survival and tumour characteristics of breast-cancer patients with germline mutations of BRCA1. Lancet 1998;351(9099):316–321.
31. Carl UM, Feldmeier JJ, Schmitt G, et al. Hyperbaric oxygen therapy for late sequelae in women receiving radiation after breast-conserving surgery. Int J Radiat Oncol Biol Phys 2001;49(4):1029–1031. 831.
32. Pierce SM, Recht A, Lingos TI, et al. Long-term radiation complications following conservative surgery (CS) and radiation therapy (RT) in patients with early stage breast cancer. Int J Radiat Oncol Biol Phys 1992;23(5):915–923.
33. Gagliardi G, Bjohle J, Lax I, et al. Radiation pneumonitis after breast cancer irradiation: analysis of the complication probability using the relative seriality model. Int J Radiat Oncol Biol Phys 2000;46(2):373–381.

CAPÍTULO 32

Seguimiento de los pacientes tratados por cáncer de mama

Maite Anahí Adauto

Introducción

El cáncer de mama es el tumor maligno más frecuente en mujeres en todo el mundo, representando el 31 % de todos los tumores de la población femenina. En los últimos años, se ha mantenido una tendencia con un aumento progresivo de la incidencia de casos en contraste con un descenso en las tasas de mortalidad. Esto mismo ha dado lugar a un mayor número de pacientes que son sobrevivientes de cáncer de mama, de manera que estas pueden presentar una vida condicionada a las secuelas y/o morbilidades físicas, psíquicas o psicosociales secundarias al tratamiento primario. Pueden manifestarse de inmediato y persistir incluso años después de haber finalizado el tratamiento.

El "seguimiento" es la etapa de controles posteriores al tratamiento primario y tiene como principales ejes:

1) Detección de las recidivas o de la aparición de un segundo tumor primario de mama.
2) Minimizar el impacto de morbilidad derivadas del diagnóstico y tratamiento del cáncer de mama.

La meta debe centrarse en mejorar la calidad de vida de nuestras pacientes y lograr, de esta manera, que se puedan reincorporar a los distintos ámbitos de su vida social, familiar y laboral de la forma más completa posible.

Desde hace un tiempo, se ha discutido si esta tarea debe ser desempeñada por la atención hospitalaria especializada específica (unidad de mastología) y la atención primaria (médico clínico, médico ginecólogo) concluyendo que debe garantizarse una coordinación efectiva de ambas. Sin embargo, la paciente con cáncer de mama continúa beneficiándose de la atención por parte de especialistas, sobre todo durante los primeros cinco años de seguimiento.

Seguimiento imagenológico luego del tratamiento primario del cáncer de mama

La finalidad del seguimiento es el diagnóstico de recidivas locales para, de esta forma, mejorar la sobrevida de las pacientes mediante el tratamiento precoz. Es diferente el caso para las recidivas sistémicas, en cuanto a que su detección no modifica la sobrevida global.

La realización de seguimiento con pruebas radiológicas (radiografías, tomografías o gammagrafías óseas) y laboratorios (marcadores tumorales) en pacientes asintomáticas aumenta la detección de metástasis. Sin embargo, en contraparte representa un alto costo económico y no presenta beneficio en la supervivencia y calidad de vida.

Las técnicas imagenológicas más utilizadas son la mamografía, la ecografía, la resonancia magnética y, en caso de ser necesaria la realización de una punción biopsia.

Los estudios mamográficos y ecográficos se realizan a los 6 meses de finalizada la radioterapia. La mamografía se hace siempre y cuando persista alguna cantidad de tejido mamario después de la cirugía.

Si bien la resonancia magnética es el método que mejor evalúa a la mama operada e irradiada, permite el diagnóstico diferencial entre fibrosis y recidiva en la cicatriz, y la evaluación de los implantes en las mamas reconstruidas. No debe solicitarse antes de los 6 meses luego de la cirugía ni antes de los 9-18 meses luego de la radioterapia.

En pacientes con mutaciones genéticas, el seguimiento debe realizarse con resonancia magnética dado el riesgo aumentado de cáncer de mama contralateral respecto de la población general. También deberá realizarse ecografía transvaginal y dosaje de carcinoma 125 por el riesgo aumentado de cáncer de ovario.

En pacientes con cirugía reconstructiva, el método de imágenes elegido para el seguimiento dependerá del procedimiento quirúrgico que se haya efectuado:

1) Con colocación de prótesis: ecografía, resonancia magnética, biopsia por punción aguja gruesa (core biopsy).
2) Con colocación de expansor: solamente ecografía, evitando la mamografía (puede comprimir el expansor al ejercer presión para realizar el estudio) y la resonancia magnética (por la presencia de válvulas de metal; sólo los expansores con válvulas de titanio pueden realizarla).
3) Lipofilling: se puede emplear la mamografía, la ecografía, resonancia magnética y core biopsy
4) Con colocación de injertos (miocutáneos o dermograsos): mamografía, ecografía, resonancia magnética, core biopsy.

Hallazgos en la mama operada

Hallazgos tempranos: distorsión de la arquitectura, edema y engrosamiento del tejido celular subcutáneo, colecciones (seroma-hematoma).[1] El edema se resuelve usualmente en 4 semanas, pero puede persistir por más tiempo. El engrosamiento de la piel en el área de incisión nunca termina de desaparecer completamente. Los hematomas se resuelven, generalmente, en 2 a 4 semanas, pero pueden persistir hasta 8 semanas. Ocasionalmente, puede formar pseudoquistes, imitando la apariencia de un carcinoma

Hallazgos tardíos: las calcificaciones, la cicatriz y distorsión, los granulomas, las recidivas, la necrosis grasa.

El tipo de calcificación más característico de la mama operada es la presencia de un quiste oleoso, siendo el resultado de la transformación del tejido graso, con la formación de una cápsula fibrosa, usualmente calcificada da la apariencia de calcificación en anillo. Esta se puede observar en los primeros 6 meses o puede no visibilizarse por años.

La cicatriz debe de permanecer estable o involucionar. El desafío del imagenólogo se basa en poder diferenciar entre una recurrencia del tumor, una necrosis grasa y una cicatriz posquirúrgica.

Aquí, la importancia de la resonancia magnética como método diagnóstico de elección, ya que el Valor Predictivo Positivo de esta en diferenciar una fibrosis de una recidiva es de un 99 %.

Hallazgos en la mama irradiada

Se observa de forma precoz la presencia de edema. La mamografía demuestra edema en la piel, en el tejido celular subcutáneo y en el parénquima mamario. El edema es más pronunciado en una mama irradiada que en una solamente operada. En lo que respecta al incremento generalizado de la densidad mamaria, este resuelve dentro del año

Este hallazgo es más pronunciado a los 6 meses de haber iniciado la radioterapia, y resuelve usualmente dentro de los 18-24 meses. El edema de la piel (más acentuado en el sitio de la incisión quirúrgica y en la región peri areolar) es mayor a los 6 meses y decae gradualmente.

Indicaciones y utilidad de la mamografía en la mama operada e irradiada

Permite detectar el carcinoma intraductal y su representación más característica: las microcalcificaciones.

Una gran desventaja de este método es la poca habilidad que presenta en demostrar la presencia de un tumor en una mama irradiada. Esto se debe fundamentalmente al aumento de la densidad del tejido y a la deformidad quirúrgica que se presenta en este tipo de pacientes. En programas de *screening*, se observó que la sensibilidad decae a un 64-71 %. Estos valores indican la importancia de un correcto examen físico.

Con la ecografía mamaria, se puede evaluar la pared torácica y las regiones axilares, las cuales no pueden ser fácilmente evaluadas con la mamografía y no se ve afectada por la superposición de los implantes, como le ocurre a la mamografía. Detecta una recurrencia ipsilateral o contralateral con más sensibilidad (91-97%) que la palpación o la mamografía.

Indicaciones y utilidad de la resonancia magnética en la mama operada e irradiada

Este estudio es considerado el más sensible (superior al 95 %) para la detección del carcinoma infiltrante de mama, ya sea primario o debido a recidiva. Como ya se ha mencionado, la resonancia magnética de mama es de elección para diferenciar fibrosis secuelar de recidiva, y para el seguimiento de la mama reconstruida con prótesis o expansor sin válvula de metal. Para evaluar la integridad de los implantes mamarios, no es necesaria la administración de contraste intravenoso, de no ser que, además, queramos descartar la existencia de tumor o recidivas.

La utilidad de la tomografía por emisión de positrones (pet tc) en una mama operada e irradiada

El pet tc es útil en pacientes con sospecha de recurrencia en el examen físico o hallada en los estudios de imágenes convencionales. Debido a su alta sensibilidad para detectar lesiones y determinar si la recurrencia es solitaria o diseminada, tiene un impacto significativo en la decisión del tratamiento a elegir y en la evaluación postratamiento. La sensibilidad del pet tc para detectar recurrencias loco regionales o metástasis en pacientes con cáncer de mama es de, aproximadamente, del 97 %. Sin embargo, los pequeños tumores de mama no son visibles con esta técnica. Falta evidencia aún para demostrar la eficacia y el costo beneficio de este estudio, teniendo en cuenta la alta exposición a la radiación que conlleva y la ausencia de indicaciones clínicas específicas.

La elastosonografía es una técnica que evalúa objetivamente la consistencia o dureza de los tejidos brindando mejores resultados de especificidad, ya que en todos los estudios publicados las lesiones malignas muestran dureza significativamente superior a las lesiones benignas. Su aplicación clínica fundamental se centra en las lesiones bi-rads3. En este grupo de lesiones, probablemente benignas, la elastosonografía permite detectar aquellas que se beneficiarán de una biopsia precoz por sus características elastográficas.

La mastografía por emisión de positrones (pem)

Es un estudio innovador que utiliza un radiotrazador endovenoso al igual que el pet tc. El resultado de la imagen pem es un conjunto de 12 cortes cada uno en las posiciones cráneo-caudal y medio lateral oblicuo, análogo a la mamografía. El conjunto de imágenes tomográficas tridimensionales proporciona una localización detallada de normal y anormal absorción del radiotrazador, así como de las características o patrones arquitectónicos de cualquier absorción anormal. Posee una mayor resolución espacial que el pet tc (de 1,5-2,5 mm), ya que los detectores se encuentran más próximos a la glándula, facilitando la detección de tumores más pequeños. También minimiza la dosis de radiación, pero siguen siendo mucho mayor que las de una mamografía.

La pem puede realizarse en pacientes en los cuales está contraindicado realizarse una resonancia magnética, que presenta una sensibilidad similar en la detección del carcinoma ductal *in situ* y del carcinoma invasor, pero una mejor especificidad, que va del 92 a 97 % para pem versus 85-92 % para la resonancia magnética, también permite realizar biopsias asistidas por vacío. Si bien, como se señaló anteriormente, la pem tiene una alta sensibilidad de imagen para las lesiones de mama, su utilidad clínica requiere aún investigación adicional.

Las principales entidades científicas (ASCO, ESMO, NCCN) y el consenso intersociedades de nuestro país propician el seguimiento de las pacientes de la siguiente forma

1) Historia clínica y examen físico cada 3 a 6 meses los 3 primeros años; cada 6 a 12 meses, los 2 años siguientes; luego, anual. El interrogatorio debe estar dirigido a pesquisar síntomas y signos indicativos de progresión local o diseminación de la enfermedad: nuevos bultos, dolor óseo, dolor en el pecho, disnea, dolor abdominal o dolores de cabeza persistentes. tos persistente,

erupción cutánea en la mama y secreción en el pezón.

2) Mamografía anual para las tratadas en forma conservadora; la primera, 6 meses después de terminada la radioterapia.
3) Examen ginecológico anual, en especial en pacientes que reciben tamoxifeno. Los intervalos de seguimiento pueden ser más largos en mujeres que han tenido una histerectomía total y ooforectomía.

   Las pacientes que reciben terapia con tamoxifeno tienen un mayor riesgo de desarrollar cáncer de endometrio y se les debe aconsejar que informen cualquier sangrado vaginal a sus médicos. La ecografía ginecológica transvaginal solamente se va a solicitar si hay presencia de metrorragia, y anual asociada a determinación de Ca 125 en las pacientes de alto riesgo de desarrollar cáncer heredofamiliar.
4) Las mujeres con alto riesgo de síndromes familiares de cáncer de mama deben ser derivadas para asesoramiento genético de acuerdo con las pautas clínicas recomendadas por el Grupo de Trabajo de Servicios Preventivos de los Estados Unidos.
5) Autoexamen mamario mensual.
6) Instruir a las pacientes sobre síntomas y signos de una recaída. "La mayoría de las recurrencias (70 %) son detectadas por la propia paciente en el intervalo entre controles" (Grünfeld). En el caso de las pacientes con mastectomía, la mayoría de las recurrencias locales son detectadas clínicamente

La American Society of Clinical Oncology no recomiendan las siguientes pruebas, ya que no se ha demostrado que prolonguen la vida de la persona con cáncer de mama:

- Laboratorios.
- marcadores tumorales, CA *15-3 o CA 27.29* o CEA.
- radiografía de tórax.
- ecografía abdominal o tomografía.
- centellograma óseo o pet.
- No hay evidencias suficientes hasta el momento que fundamenten la indicación de resonancia magnética.

Las pautas de seguimiento de la NCCN VERSION 2.2022, que no difiere, sino más bien resumen la buena práctica médica e incentivan a la no realización de gastos innecesarios al sistema de salud. Se solicitan estudios que no van a modificar la calidad de vida de las pacientes ni lograr una mayor supervivencia.

Secuelas patológicas postratamiento del cáncer de mama

Realizar una buena anamnesis para evaluar si la paciente presenta comorbilidades secundarias al tratamiento para realizar un adecuado tratamiento de estas.

A) Linfedema: es más frecuente en pacientes en las que se realizó vaciamiento ganglionar (10-30 %), pero también en las que se realizó biopsia de ganglio centinela (3-10 %). Puede presentarse a largo plazo tras una irradiación axilar, consecuencia de la reducción en movilidad de la articulación escapulo-humeral del lado irradiado.

Se recomiendan medidas preventivas como evitar cargar peso, cuidar las heridas en la extremidad afectada, hidratar la piel, evitar el sobrepeso-obesidad, protección solar, evitar la toma de la tensión arterial y evitar las venopunciones en el brazo afectado. Medidas de tratamiento: realizar ejercicio activo específico de la extremidad afectada.

Derivar a un Servicio de Rehabilitación que disponga de una Unidad de Fisioterapia especializada para efectuar drenaje linfático manual y presoterapia.

B) Síntomas relacionados con la menospausia: en los últimos años se ha incrementado el número de pacientes que no han cumplido su deseo de fertilidad en el momento del diagnóstico del cáncer de mama. Además, entre un 20 % y el 80 % de las mujeres pueden presentar una amenorrea secundaria a la quimioterapia, que puede llegar a ser permanente. El riesgo depende del esquema administrado y de la edad en que la paciente reciba la quimioterapia. Es importante ofrecer métodos de preservación de la fertilidad antes del inicio del tratamiento a toda mujer joven mediante la derivación a fertilidad para criopreservación de ovocitos y/o corteza ovárica previamente del comienzo de la terapia sistémica.

En las consultas de seguimiento, se debe aconsejar no concebir un embarazo hasta transcurridos entre los tres y seis meses de la finalización del tratamiento sistémico y recomendar que la gestación ocurra tras un intervalo libre de enfermedad razonable de 3 a 5 años si la edad de la paciente lo permite.

Si la paciente está recibiendo tamoxifeno y desea tener un embarazo, se debe suspender la terapia hormonal entre tres y seis meses antes de permitir la concepción. Una vez cumplido su deseo de fertilidad se puede considerar reiniciar la terapia hormonal hasta completar un mínimo de 5 años de terapia, si bien no existe evidencia sólida para esta recomendación.

Sofocos: deben tratarse con Inhibidores de serotonina, gabapentina o venlafaxina.

C. Densidad mineral ósea: tanto la menopausia ya sea espontánea o inducida como la hormonoterapia (especialmente inhibidores de aromatas) conllevan a una disminución de la densidad mineral ósea. Se recomienda disponer de una densitometría basal al iniciar el tratamiento con una terapia de deprivación hormonal en presencia de amenorrea. De acuerdo con las recomendaciones de la Sociedad Americana de Oncología Clínica (ASCO) y de la Sociedad Europea de Oncología Médica (ESMO), todas las pacientes tratadas con inhibidores de la aromatasa deben ser complementadas con la administración de suplementos de calcio y vitamina D y cambios en estilo de vida (dejar el tabaco, por ejemplo), con fomento en el inicio de actividad física (aeróbicos) y a partir de unos valores densitométricos de T-Score de <-2. Además de las anteriores medidas, se deberá iniciar bisfosfonatos orales, o bien ácido zoledrónico cada seis meses; en algunos casos, puede considerarse la administración de denosumab.

D) Cardiotoxicidad y otras toxicidades vasculares: la incidencia de cardiotoxicidad varía según la edad de tratamiento y la presencia de factores de riesgo. La mayoría de disfunciones ventriculares secundarias a antraciclinas se pueden diagnosticar en el primer año en fase asintomática, si bien, en muchas ocasiones, la toxicidad por antraciclinas se detecta de forma tardía, siendo más grave y, a menudo, irreversible frente a la toxicidad por trastuzumab, que suele ser reversible. En pacientes que reciben o han recibido radioterapia sobre el hemitórax izquierdo se ha descrito un incremento del riesgo de su aparición, si bien con las técnicas de dosimetría y la intensidad modulada de dosis, es posible reducir dicho riesgo.

Es importante controlar las comorbilidades que puedan incrementar el riesgo de cardiotoxicidad como: hipertensión arterial, obesidad, evitar el consumo tabaco, moderar el consumo de alcohol y potenciar el ejercicio físico durante y después del tratamiento. Derivar al Servicio de Cardiología a cualquier paciente que tras quimioterapia presente clínica de insuficiencia cardiaca congestiva. El tratamiento farmacológico precoz se relaciona con un mejor pronóstico.

La Trombosis venosa profunda o tromboembolismo pulmonar puede ser un efecto secundario de tamoxifeno y con menor frecuencia de los inhibidores de la aromatasa. Si ocurre un episodio de TVP se recomienda suspender el tamoxifeno y valorar un cambio de tratamiento.

D) Toxicidad ocular:_aunque es poco frecuente, el tamoxifeno puede aumentar el riesgo de cataratas. Si el paciente refiere la presencia de visión borrosa, es de buena práctica realizar interconsulta con el servicio de oftalmología.

E) Actividad sexual: existe un deterioro de la actividad sexual condicionado por la modificación de la imagen corporal y el estado menopáusico. Se recomienda el apoyo psicológico y el uso de lubricantes. El uso de óvulos de estrógenos es una alternativa controvertida.

Bibliografía

1. Consenso Nacional Inter-Sociedades sobre Cáncer de Mama: Pautas para el Seguimiento de Pacientes Asintomáticas luego del Tratamiento Primario con Intención Curativa
2. Breast Cancer Follow-Up and Management After Primary Treatment: American Society of Clinical Oncology Clinical Practice Guideline Update James L. Khatcheressian, Patricia Hurley , Elissa Bantug , Laura J. Esserman , Eva Grunfeld , Francine Halberg Alexander Hantel , N. Lynn Henry , Hyman B. Muss , Thomas J. Smith , Victor G. Vogel , Antonio C. Wolff , Mark R. Somerfield , Nancy E. Davidson
3. Recomendaciones para el seguimiento de las mujeres supervivientes de Cáncer de Mama, © 2017. Sociedad Española de Oncología Médica (SEOM)
4. Tellez de Peralta FJ. Seguimiento y control del cáncer de mama operado. Guías clínicas de la Asociación Española de Cirujanos, Cirugía de la Mama. Ediciones Arán; Madrid 2006: 326-333.
5. Khatcheressian JL, Hurley P, Bantug E, Esserman LJ, Grunfeld E, Halberg F et al. Breast cancer follow-up and management after primary treatment: American Society of Clinical Oncology clinical practice guideline update. J Clin Oncol. 2013; 31:961-5.
6. A, Liberati , El ensayo GIVIO sobre el impacto de la atención de seguimiento en la supervivencia y la calidad de vida en pacientes con cáncer de mama. Grupo Interdisciplinario para la Evaluación de la Atención del Cáncer. Revisión Ana Oncol . 1995;6 Suppl 2:41-6.

7. M. Rosselli Del Turco, D Palli . Ensayo clínico JAMA. 1994 Mayo 25;271(20):1593-7. DOI: 10.1001/JAMA.271.20.1593. Seguimiento diagnóstico intensivo tras el tratamiento del cáncer primario de mama. Un ensayo aleatorizado. Proyecto del Consejo Nacional de Investigación sobre el seguimiento del cáncer de mama
8. Arbona Rovira A, Martínez Lorenzo M, Fierro Barrabés G, Aguinaga Aizcorreta Ma T. Enfermería Oncológica. Unidad de Mama. Hospital de Día. Investigación Oncológica.. Manual de Práctica Clínica en Senología 2012. 2ª edición revisada y ampliada. Edición: Fundación Española de Senología y Patología Mamaria. Madrid 2012:120-123.
9. Ferro T, Prades J. Necesidades de información en el cáncer de mama y de atención en la supervivencia. Primera edición. Federación Española de Cáncer de mama. Barcelona, 2013.. Disponible en: http:// fecma.vinagrero.es/documentos/LIBRONEC.pdf
10. Feliu J, Virizuela JA. El seguimiento en los supervivientes de cáncer: una responsabilidad compartida. Med Clin (Barcelona) 2011; 137: 163-165.
11. Plan integral de atención a los largos supervivientes de cáncer. Sociedad Española de Oncología Médica (SEOM). Mares Ideas Publicitarias SL. Madrid 2013: 77-82.
12. Guía. Ca de Mama.nccn.org. nccn.versión 1-2014.
13. Instituto Ángel Roffo. Pautas en diagnóstico y tratamiento. 2015, pp. 115, 119, 62-63, 130 y 131.
14. MonogRafía ; revista aRgentina de Mastología I 2018 I voluMen 37 I nº 134
15. D'Orsy C, Sickles E., Mendelson E. bi-rAds 5ta edición. Ediciones Journal 2016. Seguimiento y vigilancia de resultados, página 15.
16. Kim SM, Park JM. Normal and abnormal US findings at the mastectomy site. *Radiographics* 2004; 24: 357-365.
17. S. Glass S and Shah Z. Clinical utility of positron emission mammography.Proc (Bayl Univ Med Cent). 2013 Jul; 26 (3): 314-319. PMCID: PMC3684309.
18. Parmar AD, Sheffield KM, Vargas GM, Han Y, Chao C, Riall TS. Quality of post-treatment surveillance of early stage breast cancer in Texas. *Surgery* 2013; 154: 214-225.
19. J. Camps J, Sentis C. Elastosonografia mamaria. *Revista Chilena de Radiología.* 2008; 14 (3); 122-127.

CAPÍTULO 33

Sarcomas mamarios

Trama Figueras Desirée

Introducción

Los sarcomas de la mama son un grupo heterogéneo de neoplasias no epiteliales. A pesar de ser tumores de poca frecuencia, han ganado mucho interés en los últimos años, por un lado, por su alta agresividad y poca sobrevida global, y, por otro lado, porque se espera que su incidencia aumente en los próximos años a consecuencia de la radioterapia mamaria secundaria a las cirugías conservadoras. Es de suma importancia conocerlos y diagnosticarlos, dado que su tratamiento difiere al de los carcinomas mamarios.

Epidemiología y factores de riesgo

La incidencia es menor al 1 % de todos los tumores mamarios y corresponde a menos del 5 % del total de los sarcomas del organismo. Se presentan más frecuentemente en mujeres; sin embargo, un 1,5 % de los casos se diagnostican en hombres. Presenta una incidencia de 45 cada 10 millones de mujeres, motivo por el cual se la considera una patología rara. La edad promedio de aparición es en la quinta década de la vida.

Los sarcomas se dividen en primarios y secundarios. Se denominan primarios aquellos que aparecen de novo del parénquima mamario. A pesar de que no hay factores de riesgo específicos, hay mayor asociación de aparición en algunos síndromes genéticos como Li-Fraumeni y el retinoblastoma hereditario, o en personas que han sido expuestas a altas dosis de ciertos herbicidas que contienen derivados del ácido fenoxiacético. Por otro lado, los sarcomas secundarios son aquellos que aparecen posterior al tratamiento radiante torácico o mamario o sobre la base de linfedema crónico, es decir, muchas son pacientes que han tenido cirugías conservadoras mamarias previas en contexto de un CDIS o un carcinoma invasor. Para que un tumor se considere secundario a radioterapia, debe cumplir algunos criterios:

- Debe aparecer en el campo de la radioterapia previa.
- Debe ser de un tipo histológico diferente al que presentaba inicialmente.
- Debe ser posterior a un tiempo de latencia (de entre 2 a 4 años dependiendo de las distintas definiciones).

Algunas series informan un riesgo de desarrollar sarcoma del 0,3 % a los 15 años de la radioterapia, que implica que 1 de cada 300 mujeres presentará un sarcoma a los 15 años de la finalización de esta. Se ha visto que el riesgo aumenta a partir de los 5 años y que hay ciertos factores que lo aumentarían como la dosis recibida, haberla realizado en la infancia, haber realizado concurrentemente con quimioterapia y/o la presencia de mutación BRCA o ataxia telangiectasia. Los sarcomas secundarios a radioterapia más frecuentes son: angiosarcoma, sarcoma pleomórfico indiferenciado, leiomiosarcoma y liposarcoma.

El angiosarcoma se encuentra específicamente asociado al linfedema crónico. Los primeros estudios que publicaron esta asociación datan de los años 50, que se da en contexto de pacientes que tenían linfedema posterior a mastectomías radicales.

Los sarcomas secundarios son los más frecuentes y los que aparecen en edad más tardía. Por otro lado, los primarios, y al estar asociados más frecuentemente con síndromes hereditarios, presentan una edad de aparición más temprana. Son más frecuentes el phyllodes maligno, el sarcoma estromal, el angiosarcoma y algunas series mencionan el fibrohistiocitoma maligno.

Los tumores desmoides son tumores mesenquimáticos extremadamente raros, con una incidencia de 1 a 4 cada 1 millón de personas, que también pueden presentarse en la mama. Son tumores localmente agresivos, frecuentemente asociados a poliposis adenomatosa familiar, embarazo, traumatismo e inclusive cirugía mamaria previa. Alrededor del 44 % de los casos de tumor desmoide, ha tenido previamente una cirugía mamaria, lo que implica que el trauma podría participar en el desarrollo tumoral.

Manifestaciones clínicas

Los sarcomas primarios mamarios suelen debutar como grandes masas tumorales, con tamaños promedio al momento del diagnóstico de entre 5 a 6 cm. Muchas veces presentan un crecimiento local tan rápido que resulta dificultoso, imagenologicamente, evaluar el sitio primario (si pared torácica o mamario).

El angiosarcoma secundario se suele presentar con eritema local, muchas veces confundiéndose con trauma o celulitis. También, como hematoma indoloro, generalmente multifocal, pero también puede presentarse como masa. Se suele ignorar inicialmente por su aparición inocente.

El angiosarcoma primario se presenta más frecuentemente como una masa palpable de crecimiento rápido. Las grandes masas pueden generar secuestro plaquetario, con sangrados secundarios, denominado Síndrome de Kasabach Merrit.

Estudios complementarios

El gold standard para el estudio de un sarcoma mamario es la RMN por su capacidad de delimitar la invasión a la piel o tejidos circundantes; de este modo, realiza un buen planeamiento quirúrgico y radiante. En la RMN, los sarcomas se ven hiperintensos en T2, que se visualizan como masas ovaladas con bordes irregulares y heterogéneas con rápida captación del contraste. La necrosis central se puede visualizar como hipointensidad en T1.

En la imagen mamográfica, los sarcomas se evidencian como grandes masas ovaladas o redondeadas con bordes poco distinguibles y sin microcalcificaciones internas (las dos características más importantes).

La ecografía resulta de mayor utilidad que la mamografía al momento de evaluar este tipo de lesiones, y es que el sarcoma se presenta como una masa ovalada, con márgenes poco distinguibles, ecoestructura hipoecoica, con sombra acústica posterior y vascularización interna al Doppler. No se suele visualizar engrosamiento cutáneo ni adenopatías axilares.

Diagnóstico

El diagnóstico histológico se realizará a través de una biopsia core. El grado histológico se obtiene según los hallazgos de la clasificación de la FNCLCC (Fédération Nationale des Centres de Lutte Contre Le Cancer):

Tabla 1. Sistema de graduación histológica de sarcomas de la FNCLCC. PDQ Pediatric Treatment Editorial Board. Childhood Soft Tissue Sarcoma Treatment (PDQ®): Health Professional Version. 2022 Oct 24. In: PDQ Cancer Information Summaries [Internet]. Bethesda (MD): National Cancer Institute (US); 2002-. [Table], Table 9. FNCLCC Histological Grading System.

Puntaje	Diferenciación	Conteo mitótico	Necrosis
1	Similar al tejido normal	0-9 mitosis / 10 campos de gran aumento	Sin necrosis
2	Tipificación certera	10-19 mitosis/10 campos de gran aumento	<50% de necrosis
3	Sarcoma indiferenciado o embrionario	≥20 mitosis/ 10 campos de gran aumento	≥50% de necrosis
Grado Histológico			
1		Score 2-3	
2		Score 4-5	
3		Score 6,7,8	

Realizar un correcto diagnóstico con el respectivo grado histológico es de suma importancia en los sarcomas, dado que se incluye dentro de su estadificación.

La inmunohistoquímica tiene un rol fundamental para diagnosticar y diferenciar los distintos sarcomas. Microscópicamente, se caracterizan por presentar núcleos pleomórficos, actividad mitótica. En la inmunohistoquímica, suelen presentar positividad para vimentina y CD10 y negatividad para CD34.

Tabla 2. Shruti et al (2019).

Tipo de sarcoma	Inmunohistoquímica
Sarcoma estromal	Vimentina +, CD10 +, CD34 -, SMA -
Phyllodes maligno	Vimentina +, CD 34 +/-, SMA +/-
Carcinoma metaplásico	CK +, Vimentina +
Rabdomiosarcoma pleomórfico	Desmina+, miogenina +, MyoD1+, CD10-
Leiomiosarcoma pleomófico	SMA y Dsmina +, CD10 -

El angiosarcoma mamario suele presentar positividad de:

1) CD31 y ERG de forma intensa y difusa.
2) CD34, D2-40, Factor VIII y FL1: de forma variable, frecuentemente intensa y difusa.
3) Citoqueratinas y EMA: expresión focal en variantes epitelioides.
4) MYC: Positividad nuclear de forma intensa y difusa en los angiosarcomas secundarios a radiación.

Estadificación

Los sarcomas mamarios no se estadifican de la misma forma que los carcinomas de mama, sino que lo hacen como el resto de los sarcomas de tejidos blandos, acorde a la AJCC y la Union for International Cancer Control. Acorde a esta estadificación, los sarcomas de tejidos blandos se dividen según localización (tronco y extremidades tienen una estadificación y el retroperitoneo, otra).

La estadificación se basa en el estadio patológico (o quirúrgico) determinado mediante el estudio del tejido extraído durante la cirugía. Sin embargo, si no se puede realizar la cirugía se puede estadificar clínicamente mediante examen físico, resultado de biopsia y de estudios de imágenes.

Tabla 3. American Joint Committee on Cancer, 2017.

Estadio AJCC	Grupo de estadio	Descripción
IA	T1 N0 M0 G1 o Gx	Tumor de 5 cm o menos (T1). Sin compromiso ganglionar (N0) o metástasis a distancia (M0). Es grado histológico 1 (G1) o no puede ser determinado (GX).
IB	T2,T3,T4 N0 M0 G1 o GX	El tumor es: -Mayor de 5 cm pero menor de 10 cm (T2) o -Mayor de 10 cm pero menor de 15 cm (T3) o -Mayor de 15 cm (T4) Sin compromiso ganglionar (N0) o metástasis a distancia (M0). Es grado histológico 1 (G1) o no puede ser determinado (GX)
II	T1 N0 M0 G2 o G3	El cáncer mide 5 cm o menos (T1). Sin compromiso ganglionar (N0) o metástasis a distancia (M0). Es grado histológico 2 (G2) o 3 (G3).
IIIA	T2 N0 M0 G2 o GE	El tumor es mayor de 5 cm pero no mayor a 10 cm (T2). Sin compromiso ganglionar (N0) o metástasis a distancia (M0). Es grado histológico 2 (G2) o 3 (G3).
IIIB	T3 o T4 N0 M0 G2 o G3	El tumor es: -Mayor a 10 cm pero menor a 15 cm (T3) -Mayor de 15 cm (T4) Sin compromiso ganglionar (N0) o metástasis a distancia (M0). Es grado histológico 2 (G2) o 3 (G3).

IV	Cualquier T N1 M0 Cualquier G	Tumor de cualquier tamaño con compromiso de ganglios linfáticos cercanos (N1). Sin metástasis a distancia (M0). De cualquier grado histológico.
	Cualquier T Cualquier N M1 Cualquier G	El tumor es de cualquier tamaño con o sin compromiso ganglionar con metástasis a distancia (M1). De cualquier grado histológico.

Los sarcomas no suelen realizar metástasis ganglionar axilar. Es por ello que, en caso de presentarse, se consideran estadio IV.

Tratamiento

El tratamiento de los sarcomas mamarios será el mismo que el de los sarcomas de tejidos blandos en general.

El tratamiento primario en los sarcomas localizados en la mama es la cirugía. La recurrencia local es altamente dependiente del estado de los márgenes quirúrgicos; es por ello que se debe realizar una escisión amplia del tumor. La decisión de mastectomía o cirugía conservadora será dependiente del tamaño tumoral, cosmesis posterior y antecedente de radioterapia previa, pero en caso de poder realizar la tumorectomía con márgenes, presenta los mismos resultados con respecto a la recurrencia local que la mastectomía. Esto no aplica para los angiosarcomas, en los que la recomendación es la mastectomía.

No se recomienda realizar linfadenectomía, excepto en aquellos casos en los que haya diagnóstico de metástasis a dicho nivel o haya crecimiento hacia región axilar. Hay algunos tipos de sarcomas con mayor capacidad de metástasis ganglionar como el angiosarcoma, rabdomiosarcoma, sarcoma de células claras, sinovial y epitelioide; en estos tipos, se recomienda realizar evaluación axilar imagenológica previo a la cirugía para definir conducta con respecto a la axila. En caso de negatividad en los estudios por imágenes, no se recomienda realizar linfadenectomía ni biopsia de ganglio centinela.

Algunas series como Crosby et al recomiendan la reconstrucción mamaria diferida con tejido autólogo por presentar mejores resultados en pacientes operadas por sarcoma mamario.

La adyuvancia con radioterapia se puede utilizar en sarcomas primarios de la mama para disminuir la recurrencia a nivel local. Los estudios son controvertidos con respecto a los resultados, y no hay consenso con respecto a dicha conducta. Algunos estudios recomiendan la utilización de radioterapia en sarcomas de alto grado, angiosarcomas primarios, márgenes cercanos o positivos y tumores ≥ 5 cm, por el beneficio de esta conducta en la recaída local. En caso de los angiosarcomas, y por presentar tasas muy altas de recaída local (hasta 60 %), se podría encontrar beneficio de reirradiación en caso de ser secundario a la misma.

La utilización de radioterapia o quimioterapia neoadyuvante para reducir el tamaño de tumores irresecables de inicio por su gran compromiso locorregional es controvertida. Son decisiones que se deben tomar en conjunto con un equipo multidisciplinario, evaluando el performance status de la paciente.

No hay estudios prospectivos que recomienden la quimioterapia adyuvante en este tipo de tumores. Sin embargo, estudios retrospectivos informan beneficios en la sobrevida libre de enfermedad, que se puede recomendar en tumores grandes de alto grado.

En los estadios metastásicos se recomienda quimioterapia con doxorrubicina, pudiendo combinarlo con ifosfamida. A pesar de que la combinación de ambas no mejora la sobrevida global, sí presenta beneficios en sobrevida libre de progresión. Hay que tener precaución con el uso de doxorrubicina en pacientes ya tratadas con la misma por carcinoma de mama previo, por su cardiotoxicidad. Otras drogas de elección histológico-específicas son gemcitabina y docetaxel, pazopanib, trabectedin (leiomiosarcoma y liposarcoma), taxanos (angiosarcoma) y eribulin (liposarcoma).

Pronóstico

En los casos de sarcoma mamario localizado, la sobrevida libre de enfermedad a 10 años es de entre un 40 a un 50 %, mientras que la sobrevida global es de aproximadamente un 60%. Los principales factores pronósticos son el grado histológico y el tamaño tumoral (muchos estudios informan peor pronóstico en tumores ≥5 cm).

Los angiosarcomas se asocian específicamente con un peor pronóstico en comparación con otros subtipos histológicos. Por otro lado, los phyllodes malignos presentan tasas de sobrevida global a 5 años de entre un 60 a un 80 %.

Los sarcomas secundarios, específicamente los radioterapia inducidos, parecerían ser más agresivos que los primarios, presentando peores tasas de sobrevida global (promedio de 3 años). Puede estar relacionado también a su diagnóstico en estadios más avanzados.

Bibliografía

1. Matsumoto RAEK, Hsieh SJK, Chala LF, de Mello GGN, de Barros N. Sarcomas of the breast: findings on mammography, ultrasound, and magnetic resonance imaging. Radiol Bras. 2018 Nov-Dec;51(6):401-406. doi: 10.1590/0100-3984.2016.0141. PMID: 30559558; PMCID: PMC6290740.
2. Lim SZ, Ong KW, Tan BK, Selvarajan S, Tan PH. Sarcoma of the breast: an update on a rare entity. J Clin Pathol. 2016 May;69(5):373-81. doi: 10.1136/jclinpath-2015-203545. Epub 2016 Jan 4. PMID: 26729013.
3. Yin M, Mackley HB, Drabick JJ, Harvey HA. Primary female breast sarcoma: clinicopathological features, treatment and prognosis. Sci Rep. 2016 Aug 11;6:31497. doi: 10.1038/srep31497. PMID: 27510467; PMCID: PMC4980597.
4. Ioannis A. Voutsadakis, Khalil Zaman, Serge Leyvraz, Breast sarcomas: Current and future perspectives, The Breast,Volume 20, Issue 3,2011,Pages 199-204,ISSN 0960-9776,https://doi.org/10.1016/j.breast.2011.02.016.(https://www.sciencedirect.com/science/article/pii/S096097761100052X)
5. Lim, S. Z., Ong, K. W., Tan, B. K. T., Selvarajan, S., & Tan, P. H. (2016). Sarcoma of the breast: an update on a rare entity. Journal of Clinical Pathology, 69(5), 373–381. doi:10.1136/jclinpath-2015-203545
6. Greene FL, Fritz AG, Balch CM (2002) AJCC cancer staging manual. Soft tissue sarcoma. Springer-Verlag, New York
7. Shruti S, Gupta P, Malik A, Bhatnagar A, Siraj F. Cluster of Differentiation 10 Positive Stromal Sar-

coma of Breast: A Diagnostic Challenge. Cureus. 2019 Jul 15;11(7):e5143. doi: 10.7759/cureus.5143. PMID: 31523571; PMCID: PMC6741398.

8. Howlader N, Noone AM, Krapcho M, et al. SEER Cancer Statistics Review, 1975-2017. https://seer.cancer.gov/csr/1975_2017
9. Breast Sarcomas, Phyllodes Tumors, and Desmoid Tumors: Epidemiology, Diagnosis, Staging, and Histology-Specific Management Considerations George Z. Li, Chandrajit P. Raut, Kelly K. Hunt, Mary Feng, and Rashmi Chugh, American Society of Clinical Oncology Educational Book 2021 :41, 390-404
10. PDQ Pediatric Treatment Editorial Board. Childhood Soft Tissue Sarcoma Treatment (PDQ®): Health Professional Version. 2022 Oct 24. In: PDQ Cancer Information Summaries [Internet]. Bethesda (MD): National Cancer Institute (US); 2002-. [Table], Table 9. FNCLCC Histological Grading System. Available from: https://www.ncbi.nlm.nih.gov/books/NBK65923/table/CDR0000062934__749/
11. Sarcoma & GIST plus cancer of unknown primary site: essentials for clinicians, Iwona Lugowska, Jean-Yves Blay, Hans Gelderblom, ESMO, 2020. En: https://oncologypro.esmo.org/education-library/essentials-for-clinicians/sarcoma-gist-plus-cup/chapter-1-pathology-and-classification
12. Al-Benna S, Poggemann K, Steinau HU, Steinstraesse L. Diagnosis and management of primary breast sarcoma. Breast Cancer Res Treat 2010; 122(3): 619-626.
13. Kaklamanos IG, Birbas K, Syrigos KN, Vlachodimitropoulos D, Goutas N, Bonatsos G. Breast angiosarcoma that is not related to radiation exposure: a comprehensive review of the literature. Surg Today 2011; 41(2):163-168.
14. Crosby MA, Chike-Obi CJ, Baumann DP, et al. Reconstructive outcomes in patients with sarcoma of the breast. Plast Reconstr Surg 2010;126:1805–14.
15. Billings SD, McKenney JK, Folpe AL, et al. Cutaneous angiosarcoma following breast-conserving surgery and radiation: an analysis of 27 cases. Am J Surg Pathol 2004;28:781–8.
16. Seinen JM, Styring E, Verstappen V, et al. Radiation-associated angiosarcoma after breast cancer: high recurrence rate and poor survival despite surgical treatment with R0 resection. Ann Surg Oncol 2012;19:2700–6.
17. Cary Hsu, Susan A. McCloskey, Parvin F. Peddi,Management of Breast Sarcoma,Surgical Clinics of North America,Volume 96, Issue 5,2016, Pages 1047-1058, https://doi.org/10.1016/j.suc.2016.05.004.
18. American Joint Committee on Cancer. Soft Tissue Sarcoma of the Trunk and Extremities. In: AJCC Cancer Staging Manual. 8th ed. New York, NY: Springer; 2017:507.
19. Shruti S, Gupta P, Malik A, et al. (July 15, 2019) Cluster of Differentiation 10 Positive Stromal Sarcoma of Breast: A Diagnostic Challenge . Cureus 11(7): e5143. doi:10.7759/cureus.5143
20. Lérias S, Lerwill M. Angiosarcoma. PathologyOutlines.com website. https://www.pathologyoutlines.com/topic/breastmalignantangiosarcoma.html. Accessed June 2nd, 2023.

CAPÍTULO 34

Linfoma primario de la mama

Chaparro Flavia

Introducción

El linfoma primario de la mama (LPM) es una rara presentación de los linfomas extraganglionares que puede afectar a una o ambas glándulas mamarias con o sin afectación ganglionar axilar ipsilateral. Fue descrito por primera vez como entidad independiente por Wiseman y Liao en el año 1972. De este primer trabajo, deriva la definición del linfoma primario de la mama como la infiltración por linfoma del tejido mamario que puede estar o no asociada a compromiso ganglionar local ipsilateral. Posteriormente, estos criterios fueron modificados en 1990 por Judith Hugh y colaboradores, que proponen la demostración de la infiltración del tejido mamario por linfoma, no haber afectación sistémica ni de otros órganos extraganglionares, ni tener historia de linfoma previo.

Incidencia

El linfoma primario de la mama constituye una forma infrecuente de presentación de los linfomas extraganglionares. Representa el 0,04-1 % de las neoplasias malignas de la mama, 1,7-3 % de los linfomas extraganglionares y sólo el 1% de los LNH. Los datos disponibles actualmente proceden de bases de datos de tumores y reportes aislados de series y/o casos, lo cual no nos permite conocer la incidencia real del LPM, así como tampoco las diferencias que pueden existir en las diversas áreas geográficas del mundo.

Clínica

En general, la media de edad de presentación se sitúa entre los 60-64 años en los países occidentales, mientras que en Oriente es más temprana (45-53 años), aunque el rango de presentación es muy amplio. Se manifiesta habitualmente como nódulo mamario palpable de crecimiento progresivo, no doloroso, que puede o no acompañarse de adenopatías axilares ipsilaterales lo cual le hace clínicamente indistinguible de un carcinoma de mama. La media de diámetro al diagnóstico es de 4-5 cm; sin embargo, se han descrito tumores muy voluminosos de hasta 20 cm. Es poco habitual que se asocie a síntomas B, retracción cutánea o telorrea. El tiempo de evolución de la enfermedad dependerá del tipo histológico, siendo los linfomas de histología agresiva, como es el caso del LDCGB y del linfoma de Burkitt, de rápida evolución clínica en contraste con los de histología indolente como el linfoma folicular cuya evolución tiende a ser más larga y los síntomas más larvados. Es evidente, como toda enfermedad neoplásica sin tratamiento, que la evolución natural de la neoplasia le confiere potencial metastásico que según algunos autores muestra predilección por el sistema nervioso central (SNC), aunque no hay datos suficientemente sólidos que apoyen dicha afirmación.

Diagnóstico y estadificación

Dadas las características clínicas de la enfermedad y su similitud en forma de presentación con las neoplasias primarias de mama de origen epitelial, generalmente las pruebas iniciales que se realizan incluyen la mamografía y ecografía mamarias. De hecho, hasta el 20 % de los casos de LPM se diagnostican en el cribado de cáncer de mama tras la identificación de una lesión sospechosa de malignidad. Sin embargo, a pesar del esfuerzo por parte de los radiólogos, no existen datos imagenológicos patognomónicos en el linfoma primario de la mama. Autores como Sabaté han analizado múltiples casos de linfomas de la mama tanto primarios como con afectación secundaria basados en imágenes de mamografías y plantean como datos sugestivos de esta patología la presencia de lesiones tumorales mayores de 4 cm, ausencia de espiculaciones, calcificaciones y de distorsión arquitectural. Sucede de igual manera con las imágenes de resonancia magnética y ecografía, que no tienen un patrón determinado que diferencie de forma clara un linfoma mamario de un carcinoma. El estudio histológico se realiza, habitualmente, mediante una biopsia con aguja gruesa, aunque en algunos casos el escaso material para estudio de inmunohistoquímica (IHQ) no permite llegar a un diagnóstico definitivo, por lo que un subgrupo de pacientes debe ser intervenidos quirúrgicamente para la realización de una biopsia escisional. La estadificación se realiza mediante la clasificación de Ann Arbor. Para ello, el estudio de extensión como todo proceso neoplásico linfoide, debe incluir una tomografía axial computarizada (TAC) que incluya cuello, tórax, abdomen y pelvis o bien la realización de una tomografía por emisión de positrones (PET/TC). Según el tipo histológico y el estadio, se deberá considerar igualmente la realización de biopsia de médula ósea (BMO) y citología de líquido cefalorraquídeo. En el caso de la BMO, no está indicada de rutina dado que no existen datos consistentes que apoyen que en el LPM existe un riesgo incrementado de afectación metastásica a nivel del SNC. Hay que tener algunas consideraciones especiales al momento de aplicar la clasificación de Ann Arbor a los pacientes con LPM.

Los estadios localizados (IE y IIE) que son los que realmente se ajustan a la definición de Wiseman y Liao se diferencian en si existe o no afectación ganglionar axilar. Algunos autores aceptan igualmente la afectación supraclavicular axilar ipsilateral; sin embargo, el principal motivo de controversia está en los casos de afectación de la mama contralateral la cual es considerada por unos autores como estadio IIE y por otros estadios IVE.

La mayor parte de las series publicadas muestran que existe una mayor afectación de la mama derecha (52-60%), aunque no se conoce la causa probable de esta diferencia. Entre el 60 y 70 % de los casos debutan siendo estadio IE y

CLASIFICACIÓN ANN ARBOR

Estadio I: afectación de una única región ganglionar (I) o de un único sitio u órgano extraganglionar (I_E)

Estadio II: afectación de dos o más regiones ganglionares en el mismo lado del diafragma (II) o afectación localizada de un sitio extraganglionar u órgano (II_E) y una o más regiones ganglionares en el mismo lado del diafragma.

Estadio III: afectación de regiones linfáticas ganglionares a ambos lados del diafragma (III), que pueden estar acompañadas por afectación localizada de un sitio u órgano extraganglionar (III_E) o esplénica (III_S) o de ambas (III_{ES})

Estadio IV: afectación difusa o diseminada de uno o más órganos extraganglionares distantes, con o sin afectación asociada de los ganglios linfáticos.

A: Sin síntomas B.
B: Con síntomas B (fiebre, sudoración nocturna y/o pérdida de más de peso >10 %).

ESTADIO I_E | **ESTADIO II_E** | **ESTADIO II_E**

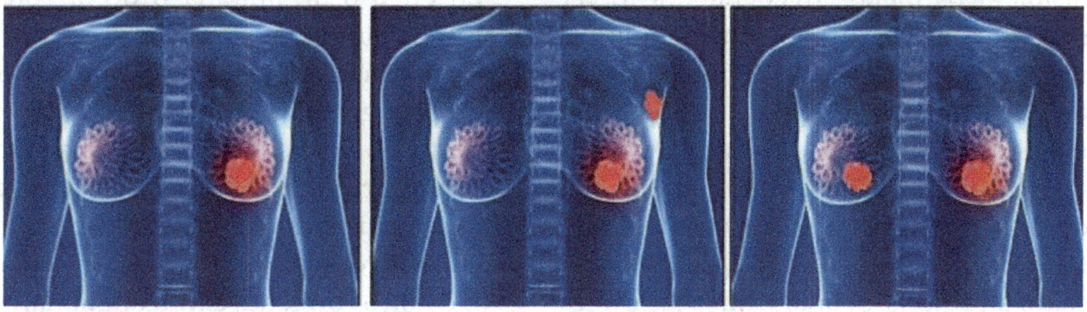

hasta un 15 % tienen compromiso bilateral. A diferencia de lo que ocurre en el linfoma primario testicular, la afectación bilateral en el LPM parece tener un comportamiento clínico más agresivo y por tanto un peor pronóstico. Por su parte, la clasificación histológica del LPM sigue la de la OMS para linfomas de origen ganglionar descrita previamente.

Factores de riesgo asociados

La escasez de datos disponibles actualmente no ha permitido determinar claramente los posibles factores de riesgo implicados en el desarrollo del LPM. El hecho de que sea una enfermedad que en su gran mayoría afecte a mujeres (>90% de los casos), sugiere que puede existir un componente de hormonas sexuales implicado. Sin embargo, a pesar de que diferentes estudios han buscado evaluar la probable asociación de hormonas sexuales y el desarrollo de linfomas no Hodgkin, no se ha logrado evidenciar tal hipótesis dado que los resultados son discrepantes y cuestionables. Otro de los factores que parece asociarse a un mayor riesgo de desarrollar un LPM son las enfermedades autoinmunes como la enfermedad de Sjogren y la tiroiditis de Hashimoto, como lo han planteado autores como Domchek en su serie publicada sobre linfomas de mama primarios y secundarios, y Nicola Avenia, que describió el antecedente de tiroiditis autoinmune en 7 de 23 casos de pacientes con LPM.

Anatomía patológica

La clasificación histológica del linfoma primario de la mama, se corresponde con la propuesta por la OMS actualizada en 2016. El tipo histológico más frecuentemente diagnosticado es el LDCGB, el cual representa entre el 68-84 % de los casos seguido por el linfoma B de la zona marginal entre el 10-30 %, el linfoma folicular del 10 al 20 % y el linfoma de Burkitt en menos del 6 % de los casos. Tipos histológicos menos frecuentes de LNH primarios de la mama incluyen el linfoma anaplásico CD30+, el linfoma linfocítico de célula pequeña y el linfoma del manto, entre otros. Merece una mención importante el LH que representa menos del 1 % de los casos y el denominado linfoma anaplásico de células grandes asociado a prótesis. Si analizamos las características de los subtipos más frecuentes, podemos evidenciar que el LDCGB que comprende más del 60 % de todos los casos de LPM, es en su mayoría de tipo de células B activadas (en inglés activated B-cell - ABC), según la célula de origen lo cual constituye entre el 57 y el 95 % de estos casos. Es cierto que estas clasificaciones en la mayor parte de los casos están basadas en estudios de IHQ y los datos son muy limitados. En un estudio publicado en 2014 de un total de 76 pacientes con LDCGB primario de la mama (LDCGB-PM), hubo disponibilidad para estudio de IHQ en 41 casos, de los cuales 83 % tenían positividad para BCL-2, 30 % para CD10, 92 % para BCL-6 y 84 % para MUM1, datos que hacen parte del algoritmo de Hans para determinar el tipo de célula de origen del tumor. Por otra parte, en un grupo de 14 pacientes se realizó un estudio similar basado en técnicas de IHQ que permitió determinar igualmente que el tipo de célula de origen más frecuentemente identificado en el LPM es el non-GCB. La información del tipo de célula de origen adquiere relevancia clínica al determinar un pronóstico menos favorable en pacientes con fenotipo ABC en aquellos pacientes con LDCGB de origen primario ganglionar y que podrían igualmente ser pronósticos en este mismo tipo de linfomas de extraganglionares.

En el caso de linfoma B de la zona marginal primario de mama (LBZM-PM), se caracteriza por ser un tumor que afecta generalmente a mujeres ligeramente mayores, sin haberse llegado a identificar hasta ahora ningún agente infeccioso implicado en la fisiopatología como ocurre en linfomas de este tipo, pero de otros orígenes extraganglionares como el caso del Helicobacter pylori en el gástrico o el de la Chlamydia psittaci en el tejido anexial ocular. En un estudio realizado por el IELSG de los 278 pacientes diagnosticados de LPM, 24 casos (9%) corresponden a LBZM-PM. Según el mencionado estudio, se comporta como una entidad indolente, de curso lento y supervivencias a 10 años cercanas al 50 %. De forma similar ocurre en el caso de los linfomas foliculares primarios de mama (LF-PM) que comparten características clínicas con el LBZM-PM pero que tienen un peor pronóstico, con una supervivencia a 10 años de solo el 28 % según los datos del IELSG. Linfoma de Burkitt raramente afecta de forma primaria a la mama; sin embargo, sí se han descrito casos que generalmente afectan a mujeres jóvenes, durante el embarazo o durante el periodo de lactancia. La media de edad de presentación son los 30 años, y el hecho que se presente en periodos de importantes cambios hormonales como la gravidez y la lactancia pueden sugerir que las hormonas tengan un cierto papel en su patogénesis. Se caracteriza por ser un tumor muy agresivo, con una alta tasa de crecimiento y una gran capacidad de diseminación precoz. La mayor parte de los casos tienen afectación bilateral. Las biopsias muestran el tejido mamario infiltrado por una neoplasia con el típico patrón de cielo estrellado característico de este linfoma. El estudio de IHQ muestra fuerte positividad para CD20 y CD10, así como un alto índice de actividad mitótica. Característicamente muestra la translocación t (8; 14) (q24; q32) en el tejido tumoral. En el trabajo realizado por Horowitz y colaboradores en el que se analizan un total de 101 casos de linfomas en pacientes en mujeres embarazadas, 39 de ellas fueron diagnosticadas de linfoma de Burkitt; es decir, el 38,6% de los casos con una tasa de mortalidad en este grupo a los 6 meses del 61,5 %. A pesar de que más del 90 % de los LPM se originan en células B, existe un nuevo subtipo que se asocia a implantes mamarios cuya célula originaria es de fenotipo T y se denomina linfoma anaplásico de células grandes asociado a implantes mamarios (en inglés, *breast implant associated anaplastic large cell lymphoma* - BIA-ALCL). El primer caso se describió en 1997 y a partir de allí, se han publicado varias series y se han planteado estudios celulares para definir los mecanismos implicados en el desarrollo de este tipo de linfomas. Existen dos variantes clínicas del BIA-ALCL: el tipo más común que se presenta como un seroma y es indolente, en el cual se acumulan fluidos malignos de linfocitos T entre el implante y la cápsula circundante y un tipo menos frecuente que se presenta como una tumoración nacida del tejido mamario que está en contacto con la prótesis y que puede o no estar acompañada líquido maligno circundante. Los estudios de IHQ revelan que la célula tumoral es fuertemente positiva para CD30, mientras que es ALK negativo.

La mediana de tiempo desde la colocación de la prótesis mamaria y el desarrollo del BIA-ALCL fue de 9 meses y más del 90 % de los casos se diagnostican en estadios localizados. La supervivencia a 3 años es del 100 % en los casos del BIA-ALCL tipo seroma y del 85 % para los casos tipo masa. Estudios en líneas celulares establecidas a partir de tumores primarios de este tipo demuestran que existe una dependencia de la IL-2 para la supervivencia y la proliferación, lo cual hace plantear que la inflamación crónica puede ser el principal potencial mecanismo.

Factores pronósticos

Los índices pronósticos que realmente se están utilizando a día de hoy, propios de cada tumor y con las limitaciones clínicas que ello implica, son el International Prognostic Index – IPI para el LDCGB y el Follicular Lymphoma International Prognostic Index – FLIPI para el LF. Cuando nos referimos específicamente a los factores que se han intentado determinar como propios del LPM, encontramos autores que proponen como principal factor el estadio de la enfermedad, siendo de peor pronóstico el estadio IIE frente al IE. Otros factores de mal pronóstico descritos incluyen el tamaño tumoral mayor de 4-5 cm y la afectación mamaria bilateral. Existen, igualmente, descripciones de parámetros que podrían estar asociados a un mal pronóstico que consideramos menos relevantes dada la escasa muestra en las que se han analizado como son el aumento de la velocidad de sedimentación globular > 30 mm/hora o niveles séricos de IL2 soluble mayores de 1000 U/ml.

Tratamiento

Cirugía

Al tratarse de una patología poco prevalente, no existe actualmente un consenso para el tratamiento del LPM. Desde que fuera descrito por primera vez en 1972, esta entidad ha sido manejada de forma diversa. En muchos casos, el tratamiento inicial hace parte en realidad del diagnóstico de la lesión, dado que al ser confundido con un posible carcinoma de mama las técnicas diagnósticas empleadas son la biopsia con aguja gruesa (BAG) o la punción aspiración con aguja fina (PAAF) que son insuficientes para establecer con certeza la etiología del tumor y por ello es necesaria la resección quirúrgica de la masa. Las técnicas quirúrgicas utilizadas varían desde la tumorectomía hasta la mastectomía simple o radical, pasando por cuadrantectomía y el recambio o retirada de las prótesis mamarias. Sin embargo, está más que demostrado que este tipo de intervención no tiene ningún impacto en términos de supervivencia de los pacientes. Caso aparte es el concerniente al tratamiento del BIA-ALCL, en el cual la retirada de la prótesis es el primer manejo a realizarse.

Quimioterapia

El tratamiento sistémico de QT ha demostrado disminuir significativamente las tasas de recaída local y a distancia, así como una mejora tanto en la SLP como en la SG en pacientes con LPM. La mayor parte de los estudios hacen referencia al LDCGB y es por tanto donde centraremos nuestro comentario de la QT. Como ocurre en el manejo del linfoma B de origen ganglionar, el tratamiento de elección tradicional y más estudiado es el esquema CHOP (Ciclofosfamida, doxorrubicina, vincristina, prednisona), asociado, actualmente, a rituximab. Sin embargo, no es el único esquema utilizado y lo que parece ser importante es que el esquema contenga una antraciclina. En el estudio del IELSG con 204 pacientes con LDCGB-PM, sólo el 70 % recibió un esquema de QT, que incluyó antraciclina y se ha podido evidenciar que los pacientes que no recibieron antraciclinas tienen peores tasas de SLP y SG (Ryan et al, 2008). Existen otros esquemas de QT utilizados pero con mucha menor representación en los estudios que en la actualidad se usan en combinación con rituximab, como CVP (ciclofosfamida, vincristina, prednisona), COMP (ciclofosfamida, doxorrubicina liposomal, vincristina, prednisona), MVP (mitomicina, vinblastina, cisplatino), BACOP (bleomicina, epirrubicina, ciclofosfamida, vincristina, prednisona), ESHAP (etopósido, metilprednisolona, citarabina, cisplatino) y el ABVD (doxorrubicina, bleomicina, vinblastina, dacarbazina) en el caso de los LH primarios de mama. En el caso del linfoma Burkitt, sólo disponemos de reportes de casos en los que evidentemente se han empleado diversos esquemas de QT de alta intensidad como el hiper-CVAD (ciclofosfamida, vincristina, doxorrubicina, dexametasona e intratecales con metotrexato y citarabina), CODOX-M/IVAC (ciclofosfamida, vincristina, doxorrubicina, altas dosis de metotrexato/ifosfamida, etoposido y altas dosis de citarabina) y el régimen del CALGB-9251. Rituximab es un anticuerpo monoclonal anti-CD20 que ha demostrado que en combinación con QT mejora de forma significativa las tasas de respuesta y la supervivencia en pacientes con LNH. El CD20 es un antígeno de membrana, una fosfoproteína no glucosilada localizada en los linfocitos pre-B y B maduros, tanto en células normales como en malignas, pero no en células progenitoras hematopoyéticas pro-células-B, células plasmáticas u otros tejidos normales. Este antígeno se expresa en la gran mayoría de los LNH de estirpe B (casi en el 95 % de los casos).

El dominio Fab del rituximab se une al antígeno (Ag) CD20 y restablece funciones efectoras inmunes para mediar la lisis de las células B vía dominio Fc. Se ha demostrado que el efecto apoptótico está determinado por la capacidad del anticuerpo de generar citotoxicidad complemento-dependiente como resultado de la unión de C1q y la citotoxicidad celular anticuerpo-dependiente mediada por uno o más receptores Fcγ de la superficie de células inmunes como los granulocitos, macrófagos y células citotóxicas naturales. Igualmente, el rituximab actúa sobre la proliferación y diferenciación de las células linfoides malignas, regulando el ciclo celular e induciendo la apoptosis a través de los canales de calcio, la activación de proteínas tirosina cinasas, principalmente, LYK y FYN, y la activación de la caspasa 3. Dada la importante mejora que ha supuesto rituximab en los pacientes con LNH CD20+ de origen nodal, se ha introducido igualmente al tratamiento de los pacientes con LPM CD20+; sin embargo, los estudios en los que se ha analizado el impacto de este anticuerpo monoclonal en la supervivencia de los pacientes no parece que exista beneficio ni en términos de supervivencia ni de disminución de tasas de recaída en el SNC. No obstante, estos resultados no se pueden generalizar dado que las muestras de pacientes son pequeñas y el poder estadístico limitado. En contraste, un estudio retrospectivo que analiza un grupo de 24 pacientes realizado en China, todas diagnosticadas de LDCGBPM y tratadas con esquema CHOP con o sin rituximab, sugiere que la adición de rituximab al tratamiento puede tener impacto en términos de supervivencia frente a las que no lo reciben. La escasa muestra y el hecho de que sólo el 41 % de las pacientes recibió el anti-CD20 hacen que el estudio no tenga un poder estadístico que confirme los resultados. Aun así, la hipótesis queda abierta para futuras investigaciones.

Radioterapia

La radioterapia (RT) es un tratamiento oncológico a valorar en los casos de LPM como consolidación a la QT. No todos los casos requerirán esta modalidad de tratamiento, pero sí es necesario plantear en casos seleccionados. Se han publicado muchas series en las que la RT hace parte del tratamiento multimodal del LPM; sin embargo, menos de la mitad especifica el tipo de RT, los volúmenes y la dosis. Independientemente de ello, el análisis realizado por Jennings y colaboradores sobre un total de 465 pacientes, demostró que la adición de radioterapia dio como resultado una mejoría en la SG (47,9% versus 37,1 %, P = 0,07) especialmente en pacientes sin afectación ganglionar axilar. En el estudio del IELSG, el 64 % de los pacientes (130 de los 204) recibieron RT sobre el volumen mamario con o sin campo ganglionar, lo cual se asoció a mejoría en la SG mas no en la SLP. Estos resultados podrían estar justificados por el hecho de que más del 70 % de los pacientes solo tenían afectación glandular mamaria y no ganglionar y el impacto en SG podría haber sido efecto del tratamiento multimodal en este subgrupo. En el caso de los pacientes con afectación ganglionar, no hubo impacto en SLP. En resumen, si bien parece que la RT puede tener un importante papel en el tratamiento del LPM, no existen datos suficientemente sólidos para recomendarla en todos los casos y por tanto su uso debe ser individualizado

Tratamiento en la recaída

Si consideramos que el LPM es una entidad rara en la que no tenemos datos prospectivos y comparativos de tipos de tratamiento en primera línea, el caso del manejo de la enfermedad en recaída se constituye en un terreno aún menos claro. Sin embargo, la experiencia en el manejo de la enfermedad en recaída o refractaria de los linfomas de origen ganglionar, nos ha permitido abordar de forma segura los casos y alcanzar tasas de respuestas completas similares a las que se logran en primera línea. El primer aspecto a tener en cuenta es el patrón de recaída, si se trata de una recaída local, en mama contralateral o sistémica, y si tiene o no compromiso del sistema nervioso central. En el caso de los linfomas de bajo grado, se puede plantear el uso de la RT local como tratamiento radical en aquellas pacientes que previamente no han recibido tratamiento de irradiación consolidativa tras el tratamiento sistémico de QT, con buenas tasas de respuesta. El caso particular en el que existe recaída con afectación del SNC debe abordarse de forma multidisciplinar. En primera instancia, es fundamental el control de la enfermedad tanto a nivel central como sistémico y por lo tanto el tratamiento de elección es de QT, salvo casos concretos que comentaremos posteriormente. El uso de la RT no es sistemático; se debe ajustar a las condiciones de cada paciente y se puede utilizar desde el inicio en aquellos pacientes con grandes masas o con lesiones que condicionen obstrucción del flujo normal del líquido cefalorraquídeo (LCR), y, por lo tanto, amenacen a muy corto plazo la vida del paciente. La técnica utilizada dependerá del caso, reservando el tratamiento holocraneal como terapia de salvamento.

Conclusiones

- No existen factores clínicos pronósticos que permitan estratificar a los pacientes con linfoma primario de mama en grupos de riesgo.
- El uso de antraciclinas como parte del esquema de tratamiento de primera línea del linfoma primario

de mama mejora la supervivencia libre de progresión y la supervivencia global a 5 años.

- La radioterapia puede considerarse como tratamiento exclusivo en pacientes seleccionados con linfoma primario de mama indolente.
- La determinación de la célula de origen en el linfoma difuso de célula grande B primario de mama muestra que en esta es heterogénea; es el más frecuente en nuestra serie el subtipo GCB.
- El índice de proliferación celular medido con el Ki67 mayor del 90 % podría constituir un factor pronóstico independiente de recaída. Los genes mutados en esta serie de linfoma difuso de célula grande B primario de mama son PIM1, MYD88, KMT2D, CARD11, CD79B, PRDM1, ATM, BRAF, CREBBP, TNFAIP3, CCND3, PLCG2, TCF3 y STAT3.
- Existe una frecuencia especialmente alta para PIM1, MYD88, CD79B, PRDM1 y CARD11, lo que sugiere que la activación de la vía constitutiva NFκB puede ser importante en la patogénesis del linfoma difuso de célula grande B primario de mama. Deberían ser considerados potenciales dianas terapéuticas a explorar en futuros ensayos clínicos.
- La alta frecuencia de mutaciones en PIM1, probablemente determinadas al menos en parte por el fenómeno de hipermutación somática aberrante es el hallazgo más relevante en pacientes con linfoma difuso de célula grande B primario de mama.

Bibliografía

1. Avenia N, Sanguinetti A, Cirocchi R, et al. Primary breast lymphomas: a multicentric experience. World J Surg Oncol. 2010;8:53.
2. Au WY, Chan AC, Chow LW, Liang R. Lymphoma of the breast in Hong Kong Chinese. Hematol Oncol. 1997;15(1):33–8.
3. Aviv A, Tadmor T, Polliack A. Primary diffuse large B-cell lymphoma of the breast: looking at pathogenesis, clinical issues and therapeutic options. Ann Oncol. 2013;24(9):2236–44.
4. Baimpa E, Dahabreh IJ, Voulgarelis M, Moutsopoulos HM. Hematologic manifestations and predictors of lymphoma development in primary Sjögren syndrome: clinical and pathophysiologic aspects. Medicine (Baltimore) 2009;88(5):284-93.
5. Caon J, Wai E, Hart J et al. Treatment and Outcomes of Primary Breast Lymphoma. Clinical Breast Cancer. 2012;12:412-9.
6. Cheah CY, Campbell BA, Seymour JF. Primary breast lymphoma. Cancer Treat Rev. 2014;40(8):900–8.
7. Fruchart C, Denoux Y, Chasle J, et al. High grade primary breast lymphoma: is it a different clinical entity?. Breast Cancer Res Treat. 2005;93(3):191-8.
8. Fukuhara S, Watanabe T, Munakata W, et al. Bulky disease has an impact on outcomes in primary diffuse large B-cell lymphoma of the breast: a retrospective analysis at a single institution. Eur J Haematol. 2011;87(5):434–40.

CAPÍTULO 35

Cáncer de mama y embarazo

Bayas Cajape Karla - Pedro Ana María

Introducción

El cáncer de mama asociado al embarazo (PABC, *pregnancy-associated to breast cancer* por sus siglas en inglés) impacta a la mujer, pues el momento que era de alegría con la llegada del bebé, se torna una mezcla de sentimientos: una situación desafiante de manejo delicado cuya condición genera frecuentemente dificultades y angustia para la gestante, para la familia y para el personal de salud.

Se define como cáncer asociado al embarazo a cualquier tipo de neoplasia diagnosticada en la fase gestacional y puerperal hasta un año después del parto. Las neoplasias más frecuentes durante el periodo gestacional son el cáncer de cuello uterino y ovario, melanoma, neoplasias hematológicas, y cáncer de mama.

El diagnóstico de cáncer de mama en este período particular de la vida de una mujer representa un reto en términos de manejo clínico, debido a la necesidad de garantizar la seguridad materna y asegurar el estado de gestación. El aplazamiento del tratamiento de la enfermedad cuando se considera proteger al feto puede comprometer la salud materna.

El índice de prevalencia de esta patología va en ascenso en los últimos años. Ocurre principalmente en países desarrollados, porque las mujeres están prolongando la edad "ideal" para la gestación por numerosos factores; esto coincide con el que las mujeres jóvenes están siendo afectadas por el riesgo de padecer cáncer de mama. El PABC es diagnosticado frecuentemente en el segundo trimestre en un 30 % y, en postparto, en un 42 %. Las transformaciones fisiológicas de la mama durante la gestación pueden ser uno de los factores que llevan al diagnóstico tardío.

Epidemiología

El cáncer de mama es la segunda neoplasia más común y letal alrededor del mundo. El 7 % de los casos se identifica antes de los 40 años. El diagnóstico de cáncer de mama asociado al embarazo no es frecuente con una incidencia de 1:3000-10000 mujeres embarazadas, con una edad media de 33 años. La tasa de PACB entre las mujeres embarazadas menores de 45 años ha variado del 2,6 % al 6,9 %. Por el contrario, en las menores de 35 años, la tasa ha sido 15,6 % de todos los casos de CM. Se ha demostrado que el riesgo de PABC es mayor para las mujeres mayores de 35 años en la primera gestación, y este riesgo seguirá siendo alto durante los próximos 5 años. Por lo tanto, la incidencia podría aumentar más en el futuro debido a que la mayoría de las mujeres actualmente retrasan su primer embarazo. El diagnóstico de CM en mujeres más jóvenes se ha relacionado con antecedentes familiares positivos en el 50 % y con riesgo de mutación del gen BRCA1/BRCA2 en el 30 %.

Las características patológicas del cáncer de mama asociado al embarazo no difieren de los tumores de mama de mujeres. En el 71-100 %, el tipo histológico más común es el ductal infiltrante, la mayoría son tumores de alto grado, asociados a invasión linfovascular en el 40-95%, y receptores hormonales para estrógeno y progesterona negativos. Un 42% son positivos para HER2/neu. Se sabe que todos estos factores patológicos están determinados por la edad joven de las pacientes y no por el embarazo. A pesar de estas características biológicas, la supervivencia global no cambia al comparar PABC y en no embarazadas.

Fisiopatología

Cambios relevantes ocurren en la glándula mamaria durante el embarazo. Los ciclos de proliferación, diferenciación y muerte celular programada guían a la mama hacia una remodelación arquitectónica glandular relevante. La regulación al alza de varios genes parece promover procesos biológicos que implican la diferenciación y el desarrollo celular, la unión de las células epiteliales a la membrana basal y la adhesión intercelular. La inactivación de otros genes parece promover procesos biológicos relacionados con la proliferación celular, la regulación de la señalización del receptor del factor de crecimiento similar a la insulina (IGF), el mantenimiento de las células somáticas, y la disminución de los receptores de estrógeno, receptores de progesterona y ERBB2 (receptor de factor 2 de crecimiento epidérmico humano HER2).

La primera teoría que explicaría el desarrollo del PABC, se refiere a los cambios hormonales que ocurren durante el embarazo y la lactancia. Los altos niveles circulantes de estrógenos, progesterona, IGF-1 y otros factores de crecimiento conducen a la proliferación de células mamarias. Al mismo tiempo, podrían promover la carcinogénesis o estimular la progresión de lesiones precancerosas a cáncer invasivo. Lo que se sabe es el potencial carcinogénico del estradiol y sus metabolitos en cultivos celulares y la inhibición de las señales de ER e IGF-1 lo que impide el crecimiento de las células del tejido mamario. La mayoría de los casos de PABC no expresan ER ni PR. Los altos niveles de estrógenos y progesterona promueven la iniciación y progresión de receptores de estrógenos negativos en CM. Por lo tanto, los altos niveles hormonales durante el embarazo podrían promover la carcinogénesis al actuar sobre el estroma en lugar del tejido mamario.

La segunda teoría se refiere a los cambios inmunológicos que ocurren durante el embarazo que se caracterizan por una combinación de inmunosupresión celular, tolerancia inmune y una mejor respuesta proinflamatoria. Este trasfondo inmunológico podría conducir a la tolerancia inmunológica de las células cancerosas, que promueve la proliferación y supervivencia de PABC.

La tercera teoría se refiere a la involución del tejido mamario que ocurre después del parto y al final de la lactancia. Durante este periodo, la glándula mamaria sufre cambios complejos que involucran la apoptosis de las células epiteliales, la remodelación del estroma, la adipogénesis y la infiltración de macrófagos. Estos cambios son similares a los ocurridos con la cicatrización de heridas y los microambientes inflamatorios, que han demostrado ser prooncogénicos. Esta hipótesis se ha sustentado por el hallazgo de que, después del parto, el tejido mamario mostrará una regulación de los procesos inflamatorios y genes relacionados con el sistema inmunitario, que aseguran un entorno carcinogénico.

Factores de riesgo y factores protectores

Los factores de riesgo para cáncer de mama gestacional aún no están definidos, pero los podemos dividir en factores genéticos-hereditarios, edad del primer embarazo y lactancia materna. Estos dos últimos factores son protectores para el cáncer de mama.

Antecedentes familiares y mutación BRCA

Una historia familiar de CM es uno de los factores de riesgo más conocidos para el desarrollo de CM. Actualmente, está establecido que las mutaciones en genes BRCA1 y BRCA2 están asociados con alto riesgo de padecer cáncer de mama y de ovario a una edad temprana. Sabemos que la edad temprana de embarazo puede producir un efecto protector para desarrollo de cáncer de mama, pero este efecto es menos pronunciado o incluso insignificante en mujeres con edades tempranas de primer embarazo cuando se encuentran presente las mutaciones BRCA1 y BRCA2. La epigenética puede jugar un papel importante en ciertas situaciones como por ejemplo la asociación entre multiparidad y riesgo de cáncer de mama podría ser modificado. En un estudio de cohorte retrospectivo de 1601 mutaciones BRCA, Andrieu et al reportaron que el riesgo de PABC no fue estadísticamente diferente entre las nulíparas y multíparas; sin embargo, dentro de las portadoras de la mutación aproximadamente disminuyó cerca de un 14 % por cada nacimiento adicional. Durante las primeras semanas de embarazo, el gen BRCA1 tiene alta expresividad, quizás para equilibrar el estado de proliferación y diferenciación en los alvéolos maduros de la mama. Incluso si estos datos son ciertos podría sugerir un papel potencial para la mutación BRCA durante el embarazo. En la actualidad, no se pueden sacar conclusiones debido a la poco y controvertida evidencia de los estudios informados.

Edad de primer embarazo

El embarazo a edad temprana, la multiparidad y la lactancia disminuyen el riesgo de cáncer de mama en algunos subtipos histológicos, y cada embarazo adicional puede proteger aproximadamente entre un 10-13 %. Datos epidemiológicos de subtipos moleculares muestran que la paridad es un factor protector contra el cáncer de mama en quienes expresan receptores hormonales, pero ni la paridad ni la edad del primer parto afecta el riesgo de cáncer de mama en el grupo de mujeres que no expresan receptores hormonales. A pesar de los efectos protectores que el embarazo puede producir en algunos subtipos histológicos, se ha observado que el embarazo a término produce un incremento de riesgo de desarrollar cáncer de mama a corto plazo, con un descenso de éste a largo plazo.

La edad del primer parto y la nuliparidad es un factor que juega un papel muy importante en el desarrollo de cáncer de mama y que, al desplazar la maternidad a edades mayores, también implica un incremento de riesgo. La explicación para que el primer embarazo a edad tardía sea un factor de riesgo para CM son las concentraciones de estrógeno aumentadas que se asocian positivamente con el riesgo de CM antes de los 40 años, colaborando con la teoría de que las alteraciones hormonales que ocurren en la gestación tienen un papel importante en su desarrollo.

Lactancia materna

Los mecanismos de acción protectora de la lactancia en el CM aún son inciertos. La principal hipótesis sustenta que la lactancia promueve la diferenciación del tejido mamario a causa de alteraciones hormonales prolongadas, probablemente por la disminución de los niveles de estrógenos y el aumento de prolactina, suprimiendo la ovulación. Consiste en uno de los pocos factores protectores potencialmente modificables en que pueden ser utilizados a favor de las mujeres con riesgo.

Diferentes estudios mostraron un fuerte efecto protector contra los tumores de tipo basal. La lactancia materna también parece reducir el riesgo de tumores luminales A después del primer parto tardío. Ambrosone et al también evidenciaron que el riesgo de ambos CM ER+ y ER negativo se ha asociado con un largo intervalo entre la menarca y la edad de la mujer en el primer parto, y fue menor entre las mujeres que habían amamantado en comparación con las que no.

Diagnóstico

Los cambios histológicos de la glándula mamaria durante el embarazo son producidos por cambios fisiológicos. La estructura de la glándula mamaria experimenta cambios celulares (división, diferenciación y crecimiento) durante los distintos periodos fisiológicos de la mujer (pubertad, inicio de la actividad sexual, embarazo, postparto y menopausia). Debido a las modificaciones fisiológicas durante el embarazo, como la proliferación de tejido ductal y glandular, la autopalpación de un nuevo nódulo puede enmascararse y existir un retraso de 1 a 3 meses para establecer el diagnóstico de cáncer de mama.

Los síntomas más frecuentes son nódulo palpable (90 %), masa con dolor y úlcera (15%), enrojecimiento de la piel y engrosamiento (25 %), retracción del pezón (30 %), y secreción por pezón (14 %). Es importante la exploración mamaria minuciosa en la primera visita prenatal, pues el examen físico se dificulta con los cambios fisiológicos de la mama durante el desarrollo del embarazo. Se realizará segundo examen de mama en la semana 30; un tercer y cuarto examen a los 3 y 6 meses del parto, respectivamente; y, por último, al año de puerperio.

En el diagnóstico de PABC, son importantes la anamnesis (historia familiar, cáncer de mama previo, evolución actual, anamnesis de lactancia), el examen físico (de la mama y ganglios linfáticos regionales), las imágenes, la biopsia que contenga inmunohistoquímica y, adicionalmente, los exámenes de extensión para realizar una estadificación de la enfermedad.

Técnicas imagenológicas durante el embarazo

Ecografía

La ecografía mamaria deber ser la primera técnica de imagen utilizada para la evaluación de una masa mamaria durante el embarazo, porque no se producirá exposición del feto a la radiación y ésta nos permite distinguir entre masas quísticas y sólidas o entre lesiones benignas y malignas. No sólo nos da información sobre la mama, sino que nos permite la evaluación de metástasis (axila, cuello o hígado). La ultrasonografía tiene buena sensibilidad para detección de CM, siendo el 90 % para la detección de ganglios axilares.

Mamografía

La mamografía se debe solicitar cuando se tenga alta sospecha de malignidad y se debe realizar con protección abdominal adecuada. Es menos precisa debido a que durante el embarazo existe una mayor proliferación del parénquima mamario. Es útil para evaluar la extensión de la enfermedad, identificar calcificaciones atípicas y evaluar la mama contralateral, aunque su sensibilidad es de 78 % menor que la ecografía y la tasa de falsos negativos ha sido del 25 %. La exposición a la radiación es mínima (rango 0,001- 0,01 mGy). Las posibles malformaciones se han relacionado con un umbral de radiación de 100 a 200 mGy y se han asociado típicamente con problemas del sistema nervioso central.

Todas las modalidades radiológicas utilizadas para la detección del CM son seguras durante la lactancia. La mama lactante tiene una apariencia radiográfica única. Se recomienda amamantar o extraer leche materna antes de un estudio de detección para reducir la densidad y mejorar la sensibilidad del examen.

Resonancia magnética nuclear (RMN)

El uso de la resonancia magnética (RM) ha sido controvertido debido a la falta de capacidad para discernir entre hipervascularización inducida por el cáncer y la inducida por la hiperplasia glandular del periodo gestacional, y, posteriormente, por la lactancia. Además, el gadolinio puede cruzar la barrera placentaria y ser teratogénico. En mujeres lactantes se puede realizar una resonancia magnética, ya que un porcentaje muy pequeño del medio de contraste se excreta en la leche materna. Por lo tanto, el Colegio Americano de Radiología (2020) recomienda amamantar o extraer la leche antes del estudio y abstenerse de la lactancia desde el momento de la administración del contraste por un periodo de 12 a 24 horas.

Fuera del embarazo, se considera la RM con contraste en los casos de cáncer de mama familiar asociado con mutaciones BRCA, tejido mamario denso y sospecha de multicentricidad/multifocalidad antes de la terapia neoadyuvante o cuando los resultados no son concluyentes o controvertido.

Tomografía axial y gammagrafía ósea

Las técnicas utilizadas para rastreo óseo no son consideradas estudios indispensables como estudio de extensión o estratificación del cáncer de mama en el embarazo. Sólo se recomendaría en casos en los que se deba modificar el tratamiento. Son técnicas de radiación ionizante. La dosis de radiación debe mantenerse tan baja como sea posible con el objetivo de evitar la exposición fetal a radiación superior a 100mGy.

Tomografía por emisión de positrones (PET/CT)

Estudio con alta radiación ionizante. Su uso es controvertido durante el embarazo; se puede realizar de forma selectiva en casos cuando el beneficio para la madre supera el riesgo para el feto y cuando los resultados cambiarían en manejo clínico y no se puede posponer hasta después del parto.

Efectos de la radiación, como aborto espontáneo, restricción del crecimiento, malformaciones, microcefalia o deterioro del desarrollo fetal, pueden ocurrir cuando la exposición fetal excede una dosis de 100-200mGy. El retraso madurativo inducido por radiación de las 8-15 SG el feto es más susceptible con una reducción de 21 puntos de coeficiente intelectual (CI) por 1GY por encima del umbral (0.05Gy). De las 16-25SG reducción de 13 puntos de CI por 1GY por encima del umbral (0.05Gy). Después de las 25 semanas, no se describe una relación clara.

Biopsia

La biopsia histológica es, sin duda, el estudio estándar y definitivo para confirmación diagnóstica. Es importante que se realice biopsia histológica, ya que el tejido obtenido es útil para el estudio de biomarcadores por inmunohistoquímica como receptores hormonales para estrógeno y progesterona, HER2/neu y Ki67. Asimismo, el estudio proporciona factores pronósticos como el grado de diferenciación y afectación vasculolinfática. Se debe informar al patólogo sobre el estado del embarazo de la paciente, porque la presencia de células hiperplásicas podría simular atipia, lo que daría lugar a un aumento de los falsos positivos.

Tratamiento

El estudio y tratamiento del PABC debe ser llevado por un grupo multidisciplinario y transdisciplinario con las especialidades básicas: ginecooncología u oncología quirúrgica, oncología médica, genética, médicos especializados en medicina materno-fetal, anestesiología, imagenología y neonatología. El objetivo del tratamiento es un resultado oncológico óptimo para la paciente embarazada. Por lo tanto, los médicos deben adherirse al estándar de atención para pacientes no embarazadas siempre que sea posible. Deben ser consideradas las características de la paciente y el tumor, estadío, edad gestacional, estado de la paciente y deseos sobre el embarazo o embarazos futuros. Debe quedar claro si el tratamiento es curativo o paliativo y que modalidad de tratamiento es la más adecuada para priorizar. La paciente y su pareja deben recibir asesoramiento sobre las opciones de tratamiento, la atención materna y el riesgo fetal. No se ha demostrado que la interrupción del embarazo mejore el resultado; por lo tanto, se debe evitar la demora innecesaria en el diagnóstico o el tratamiento. La prematuridad se puede minimizar al comenzar el tratamiento del cáncer durante el embarazo.

Cirugía

La cirugía es el tratamiento de primera línea asociado al cáncer de mama en el embarazo; puede ser realizada en cualquier trimestre del embarazo. En pacientes que tienen enfermedad localizada y menos avanzada que se encuentran cursando el primer trimestre del embarazo, es recomendada la mastectomía más resección de ganglios axilares ipsilaterales, ya que en estos casos la radioterapia adyuvante no debe ser administrada, pues la radicación ofrece riesgos para el feto. El momento más seguro para la realización de cirugía es en el segundo trimestre del embarazo dado que en el tercer trimestre existe riesgo de parto prematuro por el estrés producido por la cirugía.

Tanto en el segundo como en el tercer trimestre se puede realizar cirugía conservadora siempre y cuando se pueda garantizar radioterapia posparto.

La biopsia de ganglio centinela puede ser realizada de forma segura durante el embarazo con tecnecio radioactivo 99 debido a que múltiples estudios han demostrado que la utilización de colorantes azules está contraindicada por el alto riesgo teratogénico. En la década de 1980 se utilizó azul de metileno en inyecciones intraamnióticas como herramienta diagnóstica observándose atresia intestinal fetal.

En las pacientes puérperas que requieran biopsia de ganglio centinela se debe suspender la lactancia 24 horas antes del procedimiento. Se debe descartar la leche extraída en ese periodo de tiempo para mantener la producción de leche.

En cuanto a cirugía reconstructiva con colocación de implantes o expansores se podría tomar en cuenta considerando un enfoque basado en un equipo multidisciplinario al inicio de la planificación del tratamiento, evitando colgajos libres debido al alto riesgo tromboembólico y a la duración de los procedimientos.

Radioterapia

El embarazo es considerado una de las pocas contraindicaciones absolutas para el uso de radioterapia, debido a los potenciales efectos teratogénicos y letales para el feto. Esto hace que su utilización se difiera al post parto siendo imperativo el inicio de manera oportuna del tratamiento en pacientes con cirugías conservadoras para disminuir el riesgo de recurrencia local dentro de las subsiguientes 8 a 12 semanas.

Durante la radioterapia, está contraindicada la lactancia debido a que la succión puede aumentar la toxicidad para el bebé asociado con riesgo elevado de leucemia en la infancia.

Quimioterapia

En la actualidad, hay suficientes datos que avalan el uso seguro de quimioterapia durante el embarazo. Sin embargo, los efectos citotóxicos dependen de la edad gestacional en que se aplique. Por protección al feto, la quimioterapia está estrictamente contraindicada hasta las 12-14 semanas del embarazo debido al proceso de organogénesis, que ocurre entre las 3 a 12 semanas de gestación.

En cuanto al tipo de quimioterapia, los regímenes basados en antraciclinas representan la primera opción de tratamiento. Existen distintos esquemas y combinaciones con ciclos cada 3 semanas: FAC (5-fluororacilo, Doxorrubicina, Ciclofosfamida), FEC (5-fluororacilo, Epirubicina, Ciclofosfamida), AC (Doxorrubicina, Ciclofosfamida), EC (Epirubicina, Ciclofosfamida) o Epirubicina semanal como monoterapia. Aunque no se ha llegado a un consenso sobre un régimen de quimioterapia específico, el régimen AC o EC son considerados como la primera opción de tratamiento. Debido a la escasez de datos sobre la utilización de factores estimulantes de colonias de granulocitos durante el embarazo, el programa de dosis densa debe ser evitado. A pesar de tener estudios limitados sobre el uso de taxanos en PABC, una opción válida para embarazadas que no son candidatas para regímenes con antraciclinas podrían ser los taxanos. Por no contar con estudios en embarazadas, la utilización de platino y alcaloides de la vinca es restringido.

La quimioterapia se debe suspender y/o contraindicar a partir de las 35 semanas de gestación, con la finalidad de prevenir la mielosupresión transitoria neonatal, complicaciones adicionales (sepsis o muerte), trombocitopenia y neutropenia materna.

Hormonoterapia

El tamoxifeno e inhibidores de la aromatasa están contraindicados en el embarazo (categoría D). Su utilización en el embarazo se asocia a genitales ambiguos, malformaciones craneofaciales, aborto espontáneo y muerte fetal. En el posparto puede retrasar la producción de leche y son limitados los datos de seguridad con respecto a su uso en la lactancia.

Bifosfonatos

La combinación de bifosfonatos, particularmente el ácido zoledrónico, con tratamiento hormonal es altamente efectiva para el tratamiento de las metástasis óseas por cáncer de mama, aunque su uso durante el embarazo no ha sido aprobado.

Terapia biológica

Las terapias anti Her2/neu (Trastuzumab, Pertuzumab y Trastuzumab- emtansina) están contraindicadas durante el embarazo, debido al riesgo de oligo y/o anhidramnios y alteraciones de la función renal y pulmonar fetal. La administración de Trastuzumab parece segura durante el primer trimestre del embarazo. Si ocurre un embarazo no intencional durante el uso de Trastuzumab, el agente debe discontinuarse de inmediato pero el embarazo del primer trimestre no necesita ser interrumpido.

En casos seleccionados con urgencia de terapia dirigida contra Her2, se puede considerar la administración de Trastuzumab por un breve periodo de tiempo con control fetal cuidadoso de líquido amniótico, crecimiento y con función renal.

Pronóstico

Históricamente, el cáncer de mama diagnosticado en el embarazo durante el primer trimestre era motivo para interrupción de éste para mitigar los posibles efectos teratogénicos del tratamiento. Sin embargo, en la actualidad se han realizado estudios en los que no se mostraron beneficios de la interrupción del embarazo. La mayoría de los datos sobre el pronóstico de las pacientes con PABC están limitados por la naturaleza retrospectiva y los regímenes de tratamientos heterogéneos. Aunque el embarazo en sí mismo alguna vez se consideró un factor de riesgo independiente para un peor resultado, el pronóstico de estas pacientes no es significativamente diferente al de las no embarazadas de una edad similar. Los diagnósticos en el periodo posparto pueden presagiar un peor pronóstico.

La evidencia actual sugiere que el embarazo luego de un cáncer de mama no aumenta la recaída. El mejor momento para lograr un embarazo luego de su diagnóstico continúa siendo motivo de controversia, aunque los expertos sugieren esperar dos años luego del diagnóstico para iniciar la búsqueda.

TRATAMIENTO DEL CÁNCER DE MAMA ASOCIADO AL EMBARAZO POR TRIMESTRES

Primer trimestre 1-12 semanas de gestación	La cirugía probablemente sea segura después de 9 semanas con cinética cardíaca positiva. La quimioterapia, radioterapia, terapia anti her2 y terapia endocrina están contraindicadas.
Segundo trimestre 13-26 semanas de gestación	Ventana quirúrgica más segura: 12-24 semanas. La quimioterapia con Antraciclinas es la más segura (limitación de taxanos). Ecografías fetales seriadas para el crecimiento fetal. Radiación, terapia anti Her2 y terapia endocrina contraindicada.
Tercer Trimestre 27-40 Semanas de gestación	Cirugía segura: con monitoreo fetal intraoperatorio. Radioterapia, anti her2 y terapia endocrina contraindicada.
Parto	Parto programado: suspender las terapias mielosupresoras dentro de las 3 semanas antes del parto Evitar la prematuridad iatrogénica en ausencia de un beneficio materno claro Parto por indicaciones obstétricas Equipo neonatal disponible Anticoncepción
Postparto 1-12 Semanas	Se recomienda la lactancia materna a menos que su tratamiento adicional lo contraindique. Se puede administrar radiación.
Contraindicaciones en embarazo y periodo de lactancia	Terapia anti Her2 Terapia endocrina Radiación (en caso de utilizar este tratamiento se suspende la lactancia)

Conclusiones

El cáncer de mama asociado al embarazo es poco frecuente pero la mujer gestante debe conocer la posibilidad de padecerlo. El aumento en el diagnóstico de neoplasias malignas asociadas al embarazo se explica por la progresiva tendencia de los países desarrollados a postergar la maternidad, que aumenta, de esta forma, la edad de la primera gestación y el riesgo de presentar cáncer de mama.

Aunque los tratamientos existentes representen riesgos para el bienestar del feto, las metas del tratamiento asociado al embarazo son las mismas que en la mujer no embarazada: control local de la enfermedad y evitar la diseminación a distancia.

El tratamiento del cáncer de mama y embarazo requiere una importante individualización, y una especial consideración de las necesidades madre y los riesgos para el feto durante todas las etapas. Ante la complejidad del escenario que presenta la asociación del cáncer de mama y embarazo es importante el abordaje con un equipo multidisciplinario (mastólogo, oncólogos, obstetras, anatomopatólogo, radiólogo, neonatólogo, psicólogo) y un control obstétrico muy estricto con el fin de evaluar el desarrollo del feto para programar el momento más adecuado para finalizar la gestación.

Bibliografía

1. Batista Pedrosa A, das Graças Gomes de Oliveira M, Amaral Toledo Coelho Doutora Autor parar correspondência V, Santos Bigatello C. MÉTODOS TERAPÊUTICOS INDICADOS NO TRATAMENTO DO CÂNCER DE MAMA GESTACIONAL THERAPEUTIC METHODS INDICATED IN THE TREATMENT OF GESTATIONAL BREAST CANCER. *Revista Multidisciplinar do Nordeste Mineiro*. Published online 2020.
2. Bezerra NC, Martins VH da S, Guisande TCCA, Santos T das V, Carvalho MAB, Belfort LRM. Câncer gestacional: uma revisão bibliográfica. *Research, Society and Development*. 2019;8(6):e40861075. doi:10.33448/rsd-v8i6.1075
3. Leite Maia Monteiroa D, Trajano AJB, Menezes DCS, et al. Breast cancer during pregnancy and chemotherapy: A systematic review. *Revista da Associacao Medica Brasileira*. 2013;59(2):174-180. doi:10.1016/j.ramb.2012.10.003
4. Estrada Zaldaña Erick, Lau de la Vega Julio. Cancer de mama asociado a embarazo. *Revista Centroamericana de Obstetricia y Ginecología*. 2015;20(1):17-20
5. Salas-González E, Mejía-Bautista J de J, Leyva-Perea JG, et al. Pregnancy associated breast cancer. *Gaceta Mexicana de Oncologia*. 2020;19(2):63-69. doi:10.24875/j.gamo.19000249
6. Alvarez-Tapias C, Cifuentes-Borrero R, José Mosquera-Luna R, et al. Actualización del manejo clínico del cáncer mamario asociado al embarazo. Revisión de la literatura. *Revista Facultad Ciencias de la Salud Universidad del Cauca*. 2018;20(1):24-32.
7. Paris I, di Giorgio D, Carbognin L, et al. Pregnancy-Associated Breast Cancer: A Multidisciplinary Approach. *Clinical Breast Cancer*. 2021;21(1):e120-e127. doi:10.1016/j.clbc.2020.07.007
8. Gomez-Hidalgo NR, Mendizabal E, Joigneau L, Pintado P, de Leon-Luis J. Breast cancer during pregnancy: results of maternal and perinatal outcomes in a single institution and systematic review of the literature. *Journal of Obstetrics and Gynaecology*. 2019;39(1):27-35. doi:10.1080/01443615.2018.1457631
9. Mallmann Silva K, Rockenbach BF, Enderle De Moura J, Borba A, de Souza A. CÂNCER DE MAMA NA GESTAÇÃO: ABORDAGEM DIAGNÓSTICA E TERAPÊUTICA BREAST CANCER IN PREG-

NANCY: DIAGNOSTIC AND THERAPEUTIC APPROACH. Acta Med. 2018;39(2):61-69.
10. Rodrigues Peixoto Eduarda Goldani, Priesnitx Friedrich Eduardo, dos Santos Kessler Igor Luiz, et al. Cancer de mama e gravidez: da epidemiologia ao prognóstico. *CESGO - Centro de Estudos do Servico de Ginecologia e Obstetricia/HCPA*. Published online 2021:135-156.
11. Sánchez G, Cm D, Gallardo B, et al. Tratamiento neoayuvante en el cáncer de mama gestacional. *Revista Oficial de la Sociedad Española de Ginecología y Obstetricia* . 2017;60(6):594-596.
12. Pérez-Quintanilla M, Romo RV, Isela R, Casas N, Abraham Barquet Muñoz S. Cáncer de mama y embarazo: experiencia del Instituto Nacional de Cancerología, México. *Revista Mexicana de Mastología*. 2014;4(3):87-90. www.medigraphic.org.mxhttp://www.medigraphic.com/revmexmastol
13. Monteiro DLM, Nunes CL, Rodrigues NCP, et al. Factors associated with gestational breast cancer: Case-control study. *Ciencia e Saude Coletiva*. 2019;24(6):2361-2369. doi:10.1590/1413-81232018245.18392017
14. Boere I, Lok C, Poortmans P, et al. Breast cancer during pregnancy: epidemiology, phenotypes, presentation during pregnancy and therapeutic modalities. *Best Practice & Research Clinical Obstetrics & Gynaecology*. Published online May 2022. doi:10.1016/j.bpobgyn.2022.05.001
15. Macdonald HR. Pregnancy associated breast cancer. *Breast Journal*. 2020;26(1):81-85. doi:10.1111/tbj.13714
16. Berwart DJ. Cáncer de mama y embarazo. Estudio restrospectivo y descriptivo en la ciudad de Rosario. *Revista de la Sociedad Argentina de Mastología*. 2021;40(146):65-86.
17. Slepicka PF, Cyrill SL, dos Santos CO. Pregnancy and Breast Cancer: Pathways to Understand Risk and Prevention. *Trends in Molecular Medicine*. 2019;25(10):866-881. doi:10.1016/j.molmed.2019.06.003
18. Rodríguez López R, Soriano García JL, Díaz Mitjans D. *Cáncer de Mama y Embarazo*. Vol 33.; 2007.
19. Octavi Córdoba i Cardona. *Cáncer de Mama y Embarazo*. 2013.
20. Migliavacca Zucchetti B, Peccatori FA, Codacci-Pisanelli G. Pregnancy and lactation: Risk or protective factors for breast cancer? In: *Advances in Experimental Medicine and Biology*. Vol 1252. Springer; 2020:195-197. doi:10.1007/978-3-030-41596-9_27
21. Monteiro DLM, Nunes CL, Rodrigues NCP, et al. Factors associated with gestational breast cancer: Case-control study. *Ciencia e Saude Coletiva*. 2019;24(6):2361-2369. doi:10.1590/1413-81232018245.18392017
22. Rojas KE, Bilbro N, Manasseh DM, Borgen PI. A Review of Pregnancy-Associated Breast Cancer: Diagnosis, Local and Systemic Treatment, and Prognosis. *Journal of Women's Health*. 2019;28(6):778-784. doi:10.1089/jwh.2018.7264
23. Knabben L, Mueller MD. Breast cancer and pregnancy. In: *Hormone Molecular Biology and Clinical Investigation*. Vol 32. Walter de Gruyter GmbH; 2017. doi:10.1515/hmbci-2017-0026
24. Montaño-Serrano María, Rojo-Novo Sara, Albalat-Fernández Rosa, Novo-Cabrera Juan, la Calle-Marco Manolo. Tratamiento de cáncer de mama en la mujer embrazada: caso clínico. *Ginecologia y Obstetricia de Mexico*. 2020;88(2):127-129. doi:10.24245/gom
25. Johnson HM, Mitchell KB. ABM Clinical Protocol #34: Breast Cancer and Breastfeeding. *Breastfeeding Medicine*. 2020;15(7):429-434. doi:10.1089/bfm.2020.29157.hmj
26. Schad A, Slostad J, Rao R. Gestational breast cancer: Current challenges in staging and treatment of breast cancer. *BMJ Case Reports*. 2020;13(11). doi:10.1136/bcr-2020-235308
27. Alkhashnam H, Rimareix F, Mazouni C, et al. Pregnancy after breast reconstruction. In: *Advances in Experimental Medicine and Biology*. Vol 1252. Springer; 2020:189-193. doi:10.1007/978-3-030-41596-9_26
28. Shao C, Yu Z, Xiao J, et al. Prognosis of pregnancy-associated breast cancer: A meta-analysis. *BMC Cancer*. 2020;20(1). doi:10.1186/s12885-020-07248-8
29. García DA, Candás DG, Bemi DA, Vuoto DHD. Conocimientos y prácticas actuales sobre cáncer de mama, preservación de la fertilidad y embarazo. Encuesta a los miembros de la Sociedad Argentina de mastología. *Revista Argentina de Mastología*. 2021;40(146):22-42.

CAPÍTULO 36

Anticoncepción hormonal y cáncer de mama

Lamas Majek Eugenia - Peri Cruzado Samanta

Introducción

La etiología del cáncer de mama es multifactorial. La literatura sugiere una compleja interacción entre diferentes factores de riesgo externos y características individuales.

El riesgo relativo (RR) se utiliza para comparar la magnitud del riesgo entre los diferentes factores de riesgo. La edad de la mujer es el factor de riesgo más importante para cáncer de mama, ya que mujeres mayores tienen un RR mayor a 10 comparadas con mujeres jóvenes. Asimismo, mujeres con historia familiar de cáncer de mama en un familiar de primer grado (especialmente si este es menor de 50 años) tienen un RR mayor a 2.

Los factores de riesgo reproductivos asociados a cáncer de mama incluyen menarca antes de los 11 años (RR 2), menopausia luego de los 54 años (RR 3) y edad mayor a 40 años al momento del primer embarazo a término (RR 3). Además de la predisposición genética, el uso de hormonas exógenas (estrógenos y progestágenos) es un factor de riesgo modificable; el uso de terapia de reemplazo hormonal (TRH) por más de 10 años (RR 1.35) y el uso actual de anticonceptivos orales (RR 1.24) estarían ambos asociados a un mayor riesgo. También, factores ambientales como la dieta de alto valor energético, la ganancia de peso, la inactividad física y el consumo de alcohol. Todos ellos interactúan en mujeres con distintos grados de susceptibilidad. De hecho, se estima que el 21% de todas las muertes por cáncer de mama registradas en el mundo son atribuibles al consumo de alcohol, el sobrepeso y la obesidad, y la falta de actividad física.

Fisiopatología

La glándula mamaria se encuentra bajo la influencia de estrógenos y progesterona a lo largo de la vida de la mujer. Los estrógenos actúan sobre la mama estimulando la proliferación celular, la síntesis de ADN y la actividad de la aromatasa y favoreciendo la síntesis de receptores de estrógeno y progesterona. Tienen, por lo tanto, una marcada acción mitogénica sobre la mama. Por su parte, la progesterona actúa también incrementando la síntesis de receptores hormonales y ADN, tiene la capacidad de estimular la actividad de la enzima 17 beta hidroxiesteroide deshidrogenasa, que convierte estrona (E1) en estradiol (E2) e inhibir a la enzima sulfotransferasa que convierte el estradiol en su metabolito inactivo. De este modo, la progesterona presenta una acción proliferativa sobre la glándula mamaria. Además, tanto los componentes estrogénicos como progestágenos de los anticonceptivos orales modifican los valores séricos de la hormona ligadora de andrógenos y estrógenos (GLAE), con lo que se modifica la biodisponibilidad de estrógenos. La mayoría de los cánceres de mama presentan receptores hormonales y sabemos que la prevalencia de los tumores hormonodependientes aumenta con la edad, y se vuelve más evidente luego de los 40 años, influyendo en ello tanto las hormonas endógenas como las exógenas. Surge entonces la inquietud respecto al impacto que los tratamientos hormonales -de nuestro interés en particular, la anticoncepción hormonal- podrían tener en el desarrollo del cáncer de mama. De ello nos ocuparemos a lo largo de este capítulo.

Anticoncepción

Sabemos que 140 millones de mujeres en todo el mundo son actualmente usuarias de métodos anticonceptivos hormonales. Esto significa que el 13% de las mujeres entre 15 y 49 años están expuestas a hormonas exógenas. A pesar de que los efectos adversos de los anticonceptivos hormonales han sido minimizados con las nuevas formulaciones, algunas contraindicaciones relativas y absolutas aún persisten.

Está demostrado que los estrógenos promueven el desarrollo del cáncer de mama mientras que el rol de los progestágenos continúa siendo más complejo. Dicho todo ello, vale la pena preguntarse si entonces existe una relación causal entre la exposición a hormonas en la edad fértil y el posterior diagnóstico de cáncer de mama.

Riesgo de cáncer de mama en usuarias de anticoncepción hormonal

Desde la introducción de los anticonceptivos orales (ACO) hace más de 50 años, sus componentes estrogénicos y progestágenos fueron modificados sustancialmente, disminuyendo sus efectos adversos y riesgos. Los beneficios de los nuevos componentes incluyen: menor androgenicidad y menores efectos adversos progestacionales, como acné o cambios en el estado de ánimo, mientras que sus efectos en el metabolismo lipídico y glucídico son neutros. El componente etinilestradiol (EE) en los ACO modificó su dosis de 150 μg en 1960, para la actual dosis que oscila entre 15 a 30 μg. Los beneficios clínicos de las formulaciones con baja dosis incluyen: menor riesgo tromboembólico y reducción de efectos adversos estrogénicos como náuseas, cefaleas y mastalgia.

Es importante recordar que no todos los estrógenos exógenos son biológicamente comparables. El grupo etinilo del EE aumenta la potencia de este de 4 a 18 veces y prolonga su vida media. La terapia de reemplazo hormonal (TRH) utiliza, en general, estrógenos conjugados equinos (ECE) o 17-βestradiol. Por lo tanto, los efectos adversos atribuidos a los anticonceptivos pueden no ocurrir con la TRH y viceversa. De forma similar, la mayoría de los progestágenos usados en anticoncepción no son los mismos que en TRH, por lo que sus efectos y potenciales riesgos no pueden ser comparados.

Anticonceptivos orales combinados

Los anticonceptivos orales son los agentes contraceptivos más prescritos a nivel mundial. Los estudios sobre riesgo de cáncer de mama en usuarias de anticoncepción hormonal muestran hallazgos inconsistentes: algunos no encontraron asociación, mientras que otros reportaron 20 a 30% de incremento del riesgo. La mayoría convoca pacientes que reciben en la actualidad, que recibieron recientemente o que utilizaron en el pasado anticonceptivos orales. Originalmente, varios estudios de casos y controles mostraron una asociación positiva entre el riesgo de cáncer de mama y el uso de anticonceptivos orales, pero estas investigaciones incluían anticonceptivos combinados con una dosis de estrógeno superior a la empleada hoy en día y progestágenos de las primeras generaciones.

En diciembre de 2017, Lina S. Mørch y col. publicaron un estudio de cohorte que en la actualidad continúa siendo central y de referencia en el tema. Entre 1995 y 2012, incluyeron 1.8 millones de mujeres que estuvieron en seguimiento en el promedio de 10.9 años y en las que ocurrieron 11.517 casos de cáncer de mama en mujeres entre 15 y 49 años. Dicho estudio arrojó que el uso actual o reciente de anticoncepción hormonal se asoció a un incremento del 20% del riesgo de cáncer de mama en comparación con mujeres que nunca habían sido usuarias. Tal incremento, aunque pequeño, resultó estadísticamente significativo. Sin embargo, el número absoluto de incremento fue de 13 casos adicionales cada 100.000 mujeres/años (de 55 a 68 casos), o de aproximadamente 1 caso adicional de cáncer de mama por cada 7.690 mujeres que usan anticoncepción hormonal por un año. En usuarias menores de 35 años el riesgo fue de 2 casos adicionales cada 100.000 mujeres usuarias/año. Asimismo, el estudio danés informó que el riesgo aumentaba en relación con la cantidad de años de empleo del método, pasando de 1.09 en aquellas usuarias de menos de un año a 1.38 con más de 10 años de uso. Es decir, luego de 10 años de uso, el riesgo de cáncer de mama en usuarias de anticoncepción hormonal alcanzó un 38%. Se observó que, luego de la discontinuación de la anticoncepción hormonal, el riesgo aumentado desapareció si el uso había sido inferior a 5 años, aunque permaneció elevado en mujeres que lo habían empleado durante 5 años o más, versus aquellas no usuarias. Concluyeron entonces que existe un riesgo incrementado de desarrollar cáncer de mama en usuarias de anticoncepción hormonal actual o reciente en comparación con aquellas mujeres que nunca la usaron y dicho riesgo se incrementó con la duración de uso. Sin embargo, el riesgo absoluto es pequeño.

Pero esta no es la primera vez que se estudia la asociación entre anticoncepción hormonal y el riesgo de desarrollar cáncer de mama. Existen múltiples estudios que abordaron el tema y arrojaron resultados dispares.

En 1996, los resultados del estudio de Oxford, que incluyó 54 estudios epidemiológicos con más de 50.000 casos de mujeres con cáncer de mama y más de 100.000 controles (la mayoría de los cuales eran estudios de casos y controles), mostró una asociación significativa entre el uso de ACO y cáncer de mama (RR 1.07, IC 95%). Sus hallazgos mostraron un aumento del 24% del riesgo de cáncer de mama en usuarias actuales de ACO (RR 1.24, IC 95%), pero no hubo incremento del riesgo 10 años o más luego de haber discontinuado el ACO (RR 1.01, IC 95%). El riesgo era, asimismo, mayor en mujeres que habían iniciado ACO antes de los 20 años o antes del nacimiento de su primer hijo. A pesar de que también encontraron asociación entre ACO y cáncer de mama, el RR es bajo y el riesgo absoluto muy pequeño. Se debe tener en cuenta también que, en el tiempo de realización de estos estudios, se usaban mayores dosis de estrógenos y otras formulaciones de progestágenos.

Una investigación publicada en 2002 evaluó a más de 4500 pacientes con cáncer de mama y 4500 controles, de 35 a 64 años, en los Estados Unidos, entre 1994 y 1998. No evidenciaron aumento del cáncer de mama entre usuarias actuales (RR 1.0, IC 95%), o que habían abandonado los anticonceptivos (RR 0.9, IC 95%), tampoco se demostró relación con el tiempo de uso de estrógenos.

Un estudio publicado en 2006 que incluyó prescripciones de anticoncepción hormonal previas al 2010 describió un leve incremento del riesgo, en especial en usuarias nulíparas.

En el año 2010 un estudio analizó el riesgo de mortalidad por todas las causas en 46000 mujeres usuarias de anticoncepción vs no usuarias que fueron seguidas a lo largo de 39 años, sin encontrar diferencias significativas.

Un metaanálisis realizado en 2012, que incluía 13 estudios de cohorte y cerca de 860000 pacientes, mostró una asociación entre ACO y cáncer de mama, que, sin embargo, no fue significativa, con un aumento del riesgo del 8% (IC 95%: 0.99 – 1.17). Además, se vio que el riesgo aumentaba significativamente con el tiempo de uso, un 7% (RR 1.07, IC 95%: 1.03 – 1.11) y un 14% (IC 95%: 1.05 – 1.23) cada 5 o 10 años de uso de anticonceptivos, respectivamente.

En 2014 otro estudio, que analizó el riesgo de muerte por cáncer de mama luego de 36 años de seguimiento en 121.000 mujeres usuarias versus no usuarias, no encontró diferencias estadísticamente significativas.

Por su parte, un estudio japonés publicado en 2015 que incluyó más de 12000 mujeres entre 20 y 69 años que realizaron sus controles mamarios entre 2007 y 2013 describió que luego de ajustar por paridad, historia familiar de cáncer de mama y lactancia el riesgo de cáncer de mama era incluso menor en usuarias de anticoncepción hormonal que en no usuarias.

En general, los metaanálisis no sugieren un aumento en el cáncer o la mortalidad totales en mujeres que usan anticonceptivos hormonales, en su lugar destacan la poca evidencia para distinguir el efecto de las diferentes formulaciones de ACO. Los pacientes tienden a usar más de un tipo de ACO a lo largo de sus vidas y faltan estudios que evalúen la "dosis acumulada" en la vida del componente hormonal de los anticonceptivos estudiados.

Progestágenos

Si nos adentramos en el uso de píldoras de solo progestágeno y el riesgo de cáncer de mama, encontramos que la literatura es también limitada. En 2016, Samson y col. publicaron una revisión sistemática en la que hallaron que cinco de los seis trabajos publicados sobre el tema entre 2000 y 2015 no encontraron un incremento estadísticamente significativo del riesgo en usuarias. Estos estudios incluyeron métodos orales, inyectables, implantes y DIU con levonorgestrel (DIU-LNG).

Es poca la información que poseemos sobre el impacto en usuarias de píldoras con progestágenos solamente o anticoncepción hormonal combinada no oral. Asimismo, la mayoría de la evidencia está limitada a pacientes postmenopáusicas, aunque existe información limitada que sugeriría que el uso a edades tempranas podría implicar un mayor riesgo que el que presentan usuarias a edades tardías. En su investigación, Lina S. Mørch y col. no encontraron aumento del riesgo con la anticoncepción de solo progestágenos (desogestrel oral).

En otro estudio en el que los anticonceptivos fueron divididos entre ACO y los de progestágenos solos, los resultados sugirieron que era el tratamiento con ACO el que estaba asociado a mayor riesgo de cáncer de mama (RR 1.3, IC 95%: 1.1 – 1.6).

Medroxiprogesterona Acetato de depósito

Pocos estudios evaluaron la relación entre el uso de Medroxiprogesterona Acetato (MPA) y el riesgo de cáncer de mama.

El estudio controlado y randomizado WHI (Womens' Health Initiative) estudió el uso de hormonas en la postmenopausia, sugiriendo que los progestágenos, y particularmente MPA, aumentaban el riesgo de cáncer de mama en las mujeres. Especialmente sucedía cuando esta se combinaba con estrógenos conjugados equinos (ECE) el riesgo aumentaba en un 24%.

En cuanto a su uso en anticoncepción, un estudio de 2018 mostró que usuarias recientes de MPA tenían un RR de 2.2 de padecer cáncer de mama. Esto es coincidente con otros estudios realizados previamente al año 2000, que mostraban un aumento del riesgo del 1.5 a 1.65 veces. Sin embargo, investigaciones más recientes no encontraron asociación. En un estudio de casos y controles llevado a cabo en Nueva Zelanda, no se encontró asociación entre uso de MPA y cáncer de mama (RR 1.0; IC 95%: 0.8 - 1.3) ni tampoco relación entre el riesgo y la duración de uso. Otra investigación halló un mayor riesgo (RR 1.17) en usuarias recientes de este método (dentro de los 5 años de uso de MPA), aunque estadísticamente no fue significativo (Chesang). Mørch y col. tampoco encontraron aumento del riesgo.

Implantes subdérmicos de progestágenos

Mørch y col. no encontraron aumento del riesgo. El riesgo relativo de cáncer de mama en usuarias de este método fue de 0.9 (0.5-1.8). [5] Al respecto la bibliografía es muy limitada.

DIU con Levonorgestrel

En relación con el riesgo de cáncer de mama en usuarias de DIU-LNG, la bibliografía es escasa e inconcluyente. En este sentido, en el estudio de Backman y col. publicado en 2005 y en el de Dinger y col. del año 2011 no se observó un incremento del riesgo en usuarias de DIU-LNG. En contrapartida, el estudio finlandés de Soini y col. mostró un aumento del riesgo relativo de aproximadamente un 20% en usuarias versus no usuarias; y el estudio danés encontró que las usuarias tuvieron un 21% más de riesgo de desarrollar un cáncer de mama. Sin embargo, los resultados parecen sesgados dado que no pudieron ajustar por variables como el uso concomitante de estrogenoterapia. Concluimos, entonces, que el uso de DIU-LNG resulta seguro.

Anticoncepción en mujeres con mutaciones BRCA

El BRCA1 y el BRCA2 son genes que producen proteínas que reparan daños en el ácido desoxirribonucleico (ADN). Cada persona hereda dos copias de cada uno de estos genes: una de la madre y una del padre. El BRCA1 y el BRCA2 a veces se conocen como genes supresores de tumores porque cuando tienen mutaciones patógenas es posible que aparezca el cáncer.

Las personas que heredan variantes mutadas de uno de estos genes tienen aumentado el riesgo de padecer varios tipos de cáncer, en especial de cáncer de mama y de cáncer de ovario. Quienes heredan una variante mutada en BRCA1 y en BRCA2 tienden a presentar cáncer a una edad más temprana. La prevalencia de mutaciones en la población general es de 0.3 a 0.8%.

Es posible afirmar entonces que las mutaciones en los genes BRCA1 y BRCA2 constituyen un factor de riesgo significativo para el cáncer de mama. Un estudio prospectivo reciente sugiere que el riesgo acumulado a los 80 años de mujeres portadoras de una mutación BRCA1 asciende a 72% para el cáncer de mama, mientras que en portadoras de mutaciones BRCA2 es del 69%. Asimismo, es conocido que tienen más probabilidad de presentar un cáncer de mama contralateral. Dicho riesgo aumenta con los años transcurridos desde el diagnóstico del carcinoma primario.

Ante la pregunta sobre si la anticoncepción hormonal incrementa el riesgo de desarrollar cáncer de mama en pacientes portadoras de mutaciones BRCA, la respuesta que arroja la literatura es francamente heterogénea y, por tanto, poco concluyente.

Cibula y col. publicaron en 2010 una revisión sistemática que incluyó estudios de cohorte y casos y controles publicados en inglés hasta diciembre de 2008. La mayoría de ellos presentó información conflictiva sobre el riesgo relativo en usuarias de anticoncepción oral combinada que fueran portadoras de mutación. La información recabada fue dispar, en algunos casos se incluyeron como controles pacientes que no portaban mutación y varios carecían de fuerza estadística por el bajo número de controles. Además, una proporción de las pacientes se sometieron a una mastectomía profiláctica durante el seguimiento.

En la mayoría de los estudios publicados se registró un incremento de leve a moderado del riesgo relativo en usuarias de anticonceptivos orales combinados, pero su poder estadístico resultó limitado. En un estudio publicado por Narod y col. en 2002 el aumento del riesgo relativo se observó únicamente en portadoras de mutación BRCA1 y solo para cáncer de mama a edades tempranas. Brohet y col describieron un mayor riesgo en mujeres que hubieran empleado anticoncepción oral al menos 4 años antes de su primer embarazo. Sin embargo, el riesgo relativo no fue dramáticamente diferente al observado en mujeres sin ningún antecedente familiar de cáncer de mama.

Cibula y col concluyeron que el riesgo relativo de cáncer de mama fue débilmente incrementado y no resultó significativo. Asimismo, el balance riesgo/beneficio en mujeres con mutación BRCA fue positivo, dado el conocido efecto protector de la anticoncepción oral combinada en relación al riesgo de cáncer de ovario.

Por su parte, Kotsopulos y col incluyeron 2492 pares de casos y controles con mutación BRCA1 y encontraron un incremento del riesgo de cáncer de mama en portadoras que hubiesen comenzado a usar anticonceptivos orales combinados antes de los 20 años (RR 1.45, IC 95%: 1.20 – 1.75; $p = 0.0001$) y un aumento no significativo en aquellas que los iniciaron entre los 20 y los 25 años. Al ajustarlo por edad, encontraron que el efecto se observaba únicamente en pacientes diagnosticadas con cáncer de mama antes de los 40 años. Registraron una fuerte asociación entre usuarias de anticoncepción hormonal y el cáncer de mama temprano en usuarias antes de los 20 años y, en usuarias de comienzo de entre 20 y 25 años, también fue significativa. En cuanto al tiempo de uso del anticonceptivo, observaron que luego de 5 años de suspensión el riesgo continuaba siendo más alto. En esta misma línea, Rieder y col. encontraron una asociación entre el uso pasado o actual de anticoncepción oral combinada y el diagnóstico de cáncer de mama a edades tempranas en pacientes portadoras de mutación BRCA1/2 (HR 1.7; IC 95%: 1.1 – 2.05; $p = 0.006$).

Un estudio más reciente publicado en 2018 por Schrijver y col. incluyó 6030 BRCA1 y 3809 BRCA2 mutadas y constituye el único estudio con una rama prospectiva que encontramos en la actualidad sobre esta temática. En pacientes con mutación BRCA1 no encontraron asociación entre el uso de anticoncepción oral combinada y el cáncer de mama. En contraparte, la rama prospectiva mostró un aumento de riesgo en portadoras de mutación BRCA2.

Concluimos entonces que la información sobre anticoncepción oral combinada en portadoras de mutaciones BRCA y su asociación con el cáncer de mama es heterogénea y contradictoria. La mayoría de los estudios son retrospectivos -con las limitaciones que ello implica- y en especial para las portadoras de mutaciones BRCA, las poblaciones estudiadas son pequeñas. Asimismo, el diseño de los estudios es dispar, las pruebas genéticas empleadas no siempre están completas e incluyen mujeres que optaron por mastectomía de reducción de riesgo durante el seguimiento. Se precisa realizarlos de manera prospectivas con poblaciones más grandes y seguimientos más prolongados, capaces de estratificar acorde a edad, tiempo de uso y tiempo entre el diagnóstico y la discontinuación del ACO. Mientras tanto, la literatura disponible no permite contraindicar la anticoncepción oral combinada en portadoras mutaciones BRCA1/2. A la fecha no existen estudios sobre otras formas de anticoncepción hormonal.

Anticoncepción y antecedente familiar de cáncer de mama

El antecedente familiar de cáncer de mama es un factor de riesgo ya conocido para su desarrollo. Las mujeres con historia familiar de cáncer de mama tienen 2 a 3 veces más riesgo de padecerla en comparación con mujeres sin antecedentes familiares.

En el año 2000, Grabrick y col. realizaron un estudio de cohorte histórico en 426 familias con historia de cáncer de mama diagnosticado entre 1944 y 1952, con un seguimiento mediante entrevista telefónica entre 1991 y 1996. Se evaluaron 394 hijas o hermanas y 3002 nietas de los casos. El uso de ACO se asoció a un aumento significativo del riesgo de cáncer de mama entre las hijas y hermanas (RR 3.3, IC 95%: 1.6 – 6.7), pero no entre las nietas (RR 1.2, IC 95%: 0.8 – 2.0). El riesgo elevado entre mujeres con antecedente de cáncer de mama en familiares de primer grado fue más evidente para el uso de ACO antes o durante 1975, cuando las formulaciones tenían mayores dosis de estrógenos y progestágenos (RR 3.3, IC 95%: 1.5 – 7.2). A finales de 1960 e inicios de 1970, las dosis de ACO contenían altas dosis de estrógenos (150 mcg), mientras que, desde mediados de 1970 en adelante, las dosis de estosfueron reducidas a 35-50 mcg o menos.

Una revisión de 2009 realizó un análisis de la literatura publicada entre 1966 y 2008, y sus hallazgos fueron variados: algunos estudios sugirieron que el uso de ACO estaba asociado a un aumento significativo de cáncer de mama, otros no encontraron esta asociación. Una revisión de 54 estudios se identificó un aumento del riesgo de 2.5 en mujeres menores de 50 años que habían usado ACO en los 10 años previos y tenían 1 o más familiares de primer grado con cáncer de mama, comparadas con las pacientes sin antecedentes. Sin embargo, mujeres del mismo rango etario no usuarias de ACO, pero con el mismo antecedente familiar también tenían 2 veces más riesgo de padecer cáncer de mama, comparadas con no usuarias sin antecedentes familiares. En conjunto, estos estudios no detectaron una modificación significativa sobre el uso de ACO en pacientes con antecedentes familiares. Los estudios que demostraron mayor riesgo pueden atribuirse al uso de ACO con mayores dosis de estrógenos. Cabe destacar que no todos los estudios precisaron las formulaciones utilizadas, y tampoco si se trataba de ACO o anticonceptivos de progestágenos solos.

La OMS estableció un grupo de trabajo de expertos en Suiza para revisar los criterios médicos de elegibilidad. Allí, se determinó que no deberían existir restricciones en el uso de ACO en mujeres con historia familiar de cáncer de mama. Un trabajo publicado en 2018 que estudió a 2527 mujeres usuarias de ACO con antecedentes familiares o con mutación BRCA, encontró que solo el 2% de las mujeres fueron usuarias de formulaciones con EE mayor a 50 microgramos y que el uso de ACO no se asoció a mayor riesgo de cáncer, sin importar la duración de su empleo. Las dosis de EE actuales no mostraron diferencias, mientras que el tipo de progestágenos usados podrían tener cierta influencia en el riesgo, con algunas como el gestodeno y la ciproterona, relacionadas con incluso una disminución del riesgo. Otro estudio, que incluyó a 17032 mujeres, no encontró diferencias en la asociación entre uso de ACO y cáncer de mama de acuerdo con los antecedentes familiares.

Anticoncepción en pacientes con antecedente de cáncer de mama

El método contraceptivo ideal para este grupo de pacientes debería no ser hormonal y además tener buena eficacia y tolerabilidad. El DIU de cobre (DIU-Cu) no interfiere con ninguna medicación, y el principal efecto adverso es el riesgo de aumento del sangrado, que podría representar una complicación durante el tratamiento con quimioterapia (QT) en estas pacientes. La OMS en sus recomendaciones contraindica el uso de cualquier método anticonceptivo hormonal durante el tratamiento de cáncer de mama, ya sean ACO, parches, anillo vaginal, como así también anticonceptivos solo de progestágenos (orales, inyectables, implantes y el DIU con levonorgestrel). Sin embargo, en mujeres que tienen más de 5 años luego del diagnóstico, estos últimos son clasificados como categoría 3.

Existe escasa información sobre la recurrencia de cáncer de mama en mujeres usuarias del DIU-LNG. Un estudio de Cochrane mostró que su uso en mujeres con cáncer de mama tratadas con tamoxifeno llevó a una reducción de la incidencia de pólipos endometriales a corto y largo plazo (controles entre 12 y 60 meses), como así también de hiperplasia endometrial. En dicho estudio no hubo diferencias significativas en la recurrencia del cáncer entre usuarias del método y los controles. No existe evidencia que soporte el uso seguro de DIU-LNG en cáncer de mama, sin embargo, la recomendación de expertos es que podría ser utilizado en casos específicos y de acuerdo al criterio médico. No se tiene información concerniente a los dispositivos con menores dosis.

Los métodos de barrera pueden ser utilizados. La ligadura tubaria o vasectomía deberían ser discutidas en el caso de parejas que no desean otro embarazo. La anticoncepción hormonal de emergencia puede ser utilizada en cualquier caso.

Una encuesta a 150 supervivientes de cáncer de mama mostró que el 70% eran sexualmente activas durante el tratamiento de su patología (RT, QT y/o cirugía). De ellas, el 90% dijo utilizar alguna forma de anticoncepción, de la cual la más común fue el preservativo (52%). Un 62% dijo haber recibido asesoramiento sobre el método a elegir, por parte de su oncólogo. Sin embargo, un 49% no recibieron asesoramiento alguno. De las que fueron asesoradas, un 44% dijo que se les recomendó un DIU de cobre como método.

Conclusiones

En primer lugar, debemos tener en cuenta que la frecuencia de cáncer de mama en mujeres menores de 40 años, aunque en aumento, continúa siendo baja y ello es independiente del método anticonceptivo que utilicen. Existe evidencia que demuestra que los anticonceptivos hormonales aumentan el riesgo de cáncer cervical, posiblemente de carcinoma hepatocelular y definitivamente el riesgo de enfermedad tromboembólica e infarto de miocardio. Por todo esto, en 2005, el Centro Internacional de Investigaciones sobre el Cáncer clasificó a los ACO como un agente carcinogénico del grupo 1 (la mayor puntuación), indicando que existe suficiente evidencia para concluir que estos agentes son carcinogénicos para el ser humano. Por el contrario, es conocida la protección que la anticoncepción hormonal combinada le conferiría a mujeres usuarias contra el riesgo de desarrollar cáncer de colon, endometrio y ovario.

Por todo lo antes mencionado, los hallazgos de las diferentes investigaciones deben ser analizados de forma cautelosa y crítica, dado que presentan muchas veces limitaciones metodológicas; muchos de ellos estiman un aumento del riesgo absoluto de cáncer de mama muy pequeño, con acotado impacto clínico. Las limitaciones suelen deberse a la falta de información sobre otros factores conocidos de cáncer de mama u otros factores de confusión. Además, no se hace referencia al cribado del cáncer de mama, ya sea autoexamen o mamografía. Con respecto a esto último, las políticas de vigilancia pueden ser diferentes para las mujeres que están en un sistema de registros médicos y que reciben tratamientos hormonales prescritos en comparación con las que no.

En general, los metaanálisis no sugieren un incremento en el riesgo de desarrollar cáncer de mama ni en la mortalidad específica. Cabe aclarar también que las pacientes tienden a emplear más de un anticonceptivo hormonal combinado a lo largo de su vida y aún no existe ningún trabajo que evalúe la dosis acumulada de los diferentes componentes. Es así que los criterios de elegibilidad para el uso de anticonceptivos de la OMS continúan clasificando el uso de anticoncepción hormonal en esta población en riesgo como categoría 1.

Bibliografía

1. Huddart R. Faculty Opinions recommendation of Global cancer statistics 2018: GLOBOCAN estimates of incidence and mortality worldwide for 36 cancers in 185 countries. Faculty Opinions – Post-Publication Peer Review of the Biomedical Literature. 2021. doi:10.3410/f.734004835.793587632
2. Casey PM, Cerhan JR, Pruthi S. Oral Contraceptive Use and the Risk of Breast Cancer. Mayo Clinic Proceedings. 2008. pp. 86–91. doi:10.4065/83.1.86
3. Bray GA, Heisel WE, Afshin A, Jensen MD, Dietz WH, Long M, et al. The Science of Obesity Management: An Endocrine Society Scientific Statement. Endocr Rev. 2018;39: 79–132.
4. Pichard C, Plu-Bureau G, Neves-E Castro M, Gompel A. Insulin resistance, obesity and breast cancer risk. Maturitas. 2008;60: 19–30.
5. Mørch LS, Skovlund CW, Hannaford PC, Iversen L, Fielding S, Lidegaard Ø. Contemporary Hormonal Contraception and the Risk of Breast Cancer. N Engl J Med. 2017;377: 2228–2239.
6. Collaborative Group on Hormonal Factors in Breast Cancer. Breast cancer and hormonal contraceptives: collaborative reanalysis of individual data on 53 297 women with breast cancer and 100 239 women without breast cancer from 54 epidemiological studies. Lancet. 1996;347: 1713–1727.
7. Marchbanks PA, McDonald JA, Wilson HG, Folger SG, Mandel MG, Daling JR, et al. Oral Contraceptives and the Risk of Breast Cancer. New England Journal of Medicine. 2002. pp. 2025–2032. doi:10.1056/nejmoa013202
8. Kahlenborn C, Modugno F, Potter DM, Severs WB. Oral Contraceptive Use as a Risk Factor for Premenopausal Breast Cancer: A Meta-analysis. Mayo Clinic Proceedings. 2006. pp. 1290–1302. doi:10.4065/81.10.1290

9. Hannaford PC, Iversen L, Macfarlane TV, Elliott AM, Angus V, Lee AJ. Mortality among contraceptive pill users: cohort evidence from Royal College of General Practitioners' Oral Contraception Study. BMJ. 2010;340: c927.
10. Zhu H, Lei X, Feng J, Wang Y. Oral contraceptive use and risk of breast cancer: A meta-analysis of prospective cohort studies. The European Journal of Contraception & Reproductive Health Care. 2012. pp. 402–414. doi:10.3109/13625187.2012.715357
11. Charlton BM, Rich-Edwards JW, Colditz GA, Missmer SA, Rosner BA, Hankinson SE, et al. Oral contraceptive use and mortality after 36 years of follow-up in the Nurses' Health Study: prospective cohort study. BMJ. 2014;349: g6356.
12. Ichida M, Kataoka A, Tsushima R, Taguchi T. No Increase in Breast Cancer Risk in Japanese Women Taking Oral Contraceptives: a Case-Control Study Investigating Reproductive, Menstrual and Familial Risk Factors for Breast Cancer. Asian Pacific Journal of Cancer Prevention. 2015. pp. 3685–3690. doi:10.7314/apjcp.2015.16.9.3685
13. Samson M, Porter N, Orekoya O, Hebert JR, Adams SA, Bennett CL, et al. Progestin and breast cancer risk: a systematic review. Breast Cancer Res Treat. 2016;155: 3–12.
14. Kumle M, Weiderpass E, Braaten T, Persson I, Adami H-O, Lund E. Use of oral contraceptives and breast cancer risk: The Norwegian-Swedish Women's Lifestyle and Health Cohort Study. Cancer Epidemiol Biomarkers Prev. 2002;11: 1375–1381.
15. Chlebowski RT, Hendrix SL, Langer RD, Stefanick ML, Gass M, Lane D, et al. Influence of estrogen plus progestin on breast cancer and mammography in healthy postmenopausal women: the Women's Health Initiative Randomized Trial. JAMA. 2003;289: 3243–3253.
16. Breast cancer and depot-medroxyprogesterone acetate: a multinational study. The Lancet. 1991. pp. 833–838. doi:10.1016/0140-6736(91)91498-j
17. Paul C, Skegg DC, Spears GF. Depot medroxyprogesterone (Depo-Provera) and risk of breast cancer. BMJ. 1989. pp. 759–762. doi:10.1136/bmj.299.6702.759
18. Shapiro S, Rosenberg L, Hoffman M, Truter H, Cooper D, Rao S, et al. Risk of Breast Cancer in Relation to the Use of Injectable Progestogen Contraceptives and Combined Estrogen/Progestogen Contraceptives. American Journal of Epidemiology. 2000. pp. 396–403. doi:10.1093/oxfordjournals.aje.a010219
19. Backman T, Rauramo I, Jaakkola K, Inki P, Vaahtera K, Launonen A, et al. Use of the levonorgestrel-releasing intrauterine system and breast cancer. Obstet Gynecol. 2005;106: 813–817.
20. Dinger J, Bardenheuer K, Minh TD. Levonorgestrel-releasing and copper intrauterine devices and the risk of breast cancer. Contraception. 2011;83: 211–217.
21. Soini T, Hurskainen R, Grénman S, Mäenpää J, Paavonen J, Pukkala E. Cancer risk in women using the levonorgestrel-releasing intrauterine system in Finland. Obstet Gynecol. 2014;124: 292–299.
22. Huber D, Seitz S, Kast K, Emons G, Ortmann O. Use of oral contraceptives in BRCA mutation carriers and risk for ovarian and breast cancer: a systematic review. Arch Gynecol Obstet. 2020;301: 875–884.
23. Cibula D, Gompel A, Mueck AO, La Vecchia C, Hannaford PC, Skouby SO, et al. Hormonal contraception and risk of cancer. Hum Reprod Update. 2010;16: 631–650.
24. Narod SA. Oral Contraceptives and the Risk of Breast Cancer in BRCA1 and BRCA2 Mutation Carriers. CancerSpectrum Knowledge Environment. 2002. pp. 1773–1779. doi:10.1093/jnci/94.23.1773
25. Brohet RM, Goldgar DE, Easton DF, Antoniou AC, Andrieu N, Chang-Claude J, et al. Oral contraceptives and breast cancer risk in the international BRCA1/2 carrier cohort study: a report from EMBRACE, GENEPSO, GEO-HEBON, and the IBCCS Collaborating Group. J Clin Oncol. 2007;25: 3831–3836.
26. Kotsopoulos J, Lubinski J, Moller P, Lynch HT, Singer CF, Eng C, et al. Timing of oral contraceptive use and the risk of breast cancer in BRCA1 mutation carriers. Breast Cancer Res Treat. 2014;143: 579–586.
27. Rieder V, Salama M, Glöckner L, Muhr D, Berger A, Tea M-K, et al. Effect of lifestyle and repro-

ductive factors on the onset of breast cancer in female BRCA 1 and 2 mutation carriers. Mol Genet Genomic Med. 2016;4: 172–177.
28. Schrijver LH, Olsson H, Phillips K-A, Terry MB, Goldgar DE, Kast K, et al. Oral Contraceptive Use and Breast Cancer Risk: Retrospective and Prospective Analyses From a BRCA1 and BRCA2 Mutation Carrier Cohort Study. JNCI Cancer Spectr. 2018;2: ky023.
29. Grabrick DM, Hartmann LC, Cerhan JR, Vierkant RA, Therneau TM, Vachon CM, et al. Risk of breast cancer with oral contraceptive use in women with a family history of breast cancer. JAMA. 2000;284: 1791–1798.
30. Smrekar K, Lodise NM. Combined Oral Contraceptive Use and Breast Cancer Risk: Select Considerations for Clinicians. Nurs Womens Health. 2022;26: 242–249.
31. Gaffield ME, Culwell KR, Ravi A. Oral contraceptives and family history of breast cancer. Contraception. 2009;80: 372–380.
32. World Health Organization. Medical Eligibility Criteria for Contraceptive Use. World Health Organization; 2010.
33. Grandi G, Toss A, Cagnacci A, Marcheselli L, Pavesi S, Facchinetti F, et al. Combined Hormonal Contraceptive Use and Risk of Breast Cancer in a Population of Women With a Family History. Clin Breast Cancer. 2018;18: e15–e24.
34. Vessey M, Yeates D. Oral contraceptive use and cancer: final report from the Oxford-Family Planning Association contraceptive study. Contraception. 2013;88: 678–683.
35. Dominick S, Hickey M, Chin J, Su HI. Levonorgestrel intrauterine system for endometrial protection in women with breast cancer on adjuvant tamoxifen. Cochrane Database Syst Rev. 2015; CD007245.
36. Medica ACO, Stark SS, Hadnott TN, Dietz AC, Romero SAD, Natarajan L, et al. Use of emergency contraception among female young adult cancer survivors. Fertil Steril. 2018;109: 1114–1120.e1.
37. Mody SK, Gorman JR, Oakley LP, Layton T, Parker BA, Panelli D. Contraceptive utilization and counseling among breast cancer survivors. J Cancer Surviv. 2019;13: 438–446.
38. Wingo PA, Austin H, Marchbanks PA, Whiteman MK, Hsia J, Mandel MG, et al. Oral contraceptives and the risk of death from breast cancer. Obstet Gynecol. 2007;110: 793–800.

CAPÍTULO 37

Fertilidad y cáncer de mama

Haus Cecilia, Monsalvo Valeria, Zeitler Elena

Introducción

El cáncer de mama es la enfermedad oncológica más frecuente en mujeres a nivel mundial y va en ascenso con los años. Aunque la prevalencia en mujeres en edad reproductiva es cada vez mayor, en Argentina, en el año 2020, un 11% de los casos de cáncer de mama ocurrió en mujeres menores a 40 años. (Global Cancer Observatory).

En este grupo de mujeres, el cáncer de mama debe ser analizado desde distintas perspectivas. Las pacientes pueden requerir tratamientos gonadotóxicos o prolongados que puedan afectar la fertilidad. Así también, el cáncer de mama puede ser diagnosticado durante el embarazo o el embarazo debe ser postergado al finalizar los tratamientos oncológicos.

En este capítulo analizaremos estas distintas situaciones donde el cáncer de mama puede afectar la fertilidad de la mujer joven.

Preservación de la fertilidad en la mujer con cáncer de mama

En las mujeres jóvenes con cáncer de mama se requiere la utilización de distintas estrategias terapéuticas que pueden afectar la reserva ovárica o cantidad de ovocitos disponibles en un momento determinado. Asimismo, dichos tratamientos pueden ser indicados por un período prolongado, por lo que la paciente podría planificar un embarazo a mayor edad con la consecuente afectación de la calidad ovocitaria.

Sumado a lo anterior, muchas mujeres planifican su maternidad a edades más avanzadas, por lo que es probable que estas pacientes jóvenes con diagnóstico con cáncer de mama no hayan tenido hijos y estén interesadas en preservar su fertilidad futura.

Además, los tratamientos oncológicos son cada vez más efectivos, por lo que la expectativa de vida es mayor y es probable que personas que antes no pensaban en tener hijos ahora pueden hacerlo. Es por ello que es importante ofrecer esta oportunidad a las personas que lo requieran.

En este sentido, toda paciente que requiera un tratamiento que afecte su fertilidad, debe ser derivada a una Unidad de Medicina Reproductiva para su correcto asesoramiento.

La preservación de la fertilidad es una práctica dentro de la Medicina Reproductiva que ofrece a la población la posibilidad de planificar su futuro reproductivo más allá de la patología o situación médica que lo lleve a perder su potencial reproductivo.

Varias son las técnicas que se utilizan para la preservación de la fertilidad:

- uso de análogos de la hormona liberadora de gonadotrofinas (GnRHa),
- crio preservación de gametas (ovocitos o espermatozoides),
- preservación de tejidos reproductivos (tejido ovárico o testicular),
- trasplante de tejido ovárico y
- crio preservación de embriones.

Estas técnicas difieren en la complejidad, así como en los resultados que se logran al momento de la búsqueda de la descendencia.

En nuestro país se encuentran enmarcadas por la ley 26.862, que en su artículo 8, establece:

"quedan comprendidos en la cobertura prevista en este artículo, los servicios de guarda de gametos o tejidos reproductivos, según la mejor tecnología disponible y habilitada a tal fin por la autoridad de aplicación, para aquellas personas, incluso menores de dieciocho (18) años que, aún no queriendo llevar adelante la inmediata consecución de un embarazo, por problemas de salud o por tratamientos médicos o intervenciones quirúrgicas puedan ver comprometidas su capacidad de procrear en el futuro, siendo la autoridad de aplicación el Ministerio de Salud de la Nación. (Ministerio de Justicia y derechos humanos, 2022)."

Amenorrea inducida por tratamiento oncológico en cáncer de mama

Existen distintas drogas empleadas en cáncer de mama que pueden afectar la función ovárica. Entre ellas disponemos de quimioterápicos, anticuerpos monoclonales, agentes inmunológicos y hormonoterapia; todos ellos con distintos efectos, tanto beneficiosos como adversos.

Dentro de los efectos adversos, la amenorrea posterior a la administración de estos fármacos está relacionada con el deterioro de la función ovárica endócrina y reproductiva.

Dicha amenorrea puede producirse por diversos mecanismos. Se conoce que la quimioterapia genera injuria de vasos ováricos y fibrosis cortical, lugar donde se encuentran los folículos primordiales. Así también produce efectos tóxicos directos sobre los ovocitos (Meirow D, 2007 y Morgan S, 2012). No obstante, los distintos quimioterápicos no generan estos efectos con la misma intensidad.

También se debe tener en cuenta que los ciclos menstruales comienzan a retomarse alrededor de 1 año luego de la finalización del tratamiento, aunque en algunos casos puede extenderse hasta los dos años y, si no se realiza la preservación, la reserva ovárica puede encontrarse seriamente alterada. (Jacobson MH, 2016).

Aún no está claro el mecanismo y la toxicidad de los anticuerpos monoclonales y los agentes inmunológicos, aunque la evidencia sugiere que no existe un riesgo incrementado de amenorrea al año de tratamiento.

En cuanto a la hormonoterapia, el tamoxifeno parecería aumentar el riesgo de amenorrea, pero sin disminuir la Hormona Antimulleriana. Los inhibidores de la aromatasa solos mejorarían la función ovárica. No obstante, los análogos de GnRH sí la disminuyen. (Anderson RA, 2020)

Por todos estos motivos, se recomienda que para estimar el riesgo de toxicidad gonadal debe considerarse el tratamiento propuesto para cada paciente.

En la siguiente tabla se muestran las distintas terapias utilizadas para cáncer de mama y el riesgo de producir amenorrea de cada una.

Tabla 1. Categoría de riesgo según el agente gonadotóxico en cáncer de mama

Alto riesgo (>80% de riesgo de inducir amenorrea)	Ciclofosfamida (con Antraciclinas y/o Taxanos: (F)EC/(F)AC solos o seguidos de T o P, TC) en Ca mama ≥ 40 años
Moderado riesgo (40-60% de riesgo de inducir amenorrea)	Ciclofosfamida (con Antraciclinas y/o Taxanos: (F)EC/(F)AC solos o seguidos de T o P, TC) en Ca mama 30-39 años
Bajo riesgo (<20% de riesgo de inducir amenorrea)	Ciclofosfamida (con Antraciclinas y/o Taxanos: (F)EC/(F)AC solos o seguidos de T o P, TC) en Ca mama ≤ 30 años
Riesgo muy bajo o nulo	Trastuzumab, Rituximab, Lapatinib Tamoxifeno, análogos de GNRH
Riesgo desconocido	Anticuerpos monoclonales, Agentes inmunológicos

Ca: cáncer; (F)EC/(F)AC: 5-fluorouracilo, epirrubicina, doxorrubicina, ciclofosfamida; T: docetaxel; P: Paclitaxel.

Tratamiento médico con análogo de GnRH

El mecanismo de protección gonadal durante la quimioterapia producido por la supresión ovárica temporal con el análogo de la hormona liberadora de gonadotrofina (GnRHa) continúa hoy en día sin aclararse.

Sin embargo, se establecen hipótesis sobre efectos tanto directos como indirectos sobre los ovarios, por los cuales se generaría la inhibición de la maduración de los folículos primordiales, disminución de la perfusión ovárica, disminución de las moléculas pro apoptóticas y la protección de las células madre ováricas. La acción de GnRHa llevaría a un estado hipogonadotrófico prepuberal. (Lambertini M, 2019).

Este método se puede utilizar en aquellas mujeres sin deseo de fertilidad para la preservación de la función ovárica. En cambio, en aquellas pacientes que tienen deseo de fertilidad se recomienda que la utilización de GnRHa sea durante la quimioterapia posterior a la criopreservación de ovocitos y/o embriones y durante todo el tiempo que esta dure.

Además, la implementación del GnRHa es útil en pacientes que no tienen acceso a una Unidad de Medicina Reproductiva. (Oktay K, 2018).

El GnRHa debe iniciarse al día 1 del ciclo, al menos una semana antes del inicio de la terapia y prolongarse hasta después de la administración del último ciclo de quimioterapia.

Las presentaciones disponibles en la actualidad en Argentina y su frecuencia de aplicación se encuentran en la siguiente tabla.

Tabla 2. Presentaciones de análogos de GnRHa disponibles en Argentina

Análogo de GnRHa	Presentación	Aplicación
Acetato de leuprolide	3,75 mg	Mensual
Acetato de leuprolide	7,5 mg	Trimestral
Triptorelina	3,75 mg	Mensual
Triptorelina	11,25 mg	Trimestral

Criopreservación de ovocitos

La criopreservación de ovocitos se debe ofrecer como una opción para la preservación de la fertilidad en pacientes post puberales con cáncer de mama, que van a recibir tratamiento gonadotóxico de riesgo moderado/alto.

Para la estimulación y recuperación ovocitaria se necesita un período de aproximadamente 14 días. Se debe considerar este lapso entre el diagnóstico y el inicio del tratamiento en el caso de las pacientes oncológicas. Además, se debe tener en cuenta que el tratamiento de la enfermedad tenga una intención curativa o buena sobrevida a largo plazo y que el tiempo de estimulación y recolección de ovocitos no comprometa el pronóstico de la enfermedad. (Yasmin E, 2018)

Con el conocimiento de la presencia de distintas oleadas de reclutamiento folicular en un mismo ciclo sexual femenino y la posibilidad de iniciar la estimulación en la fase lútea, se ha acortado el tiempo necesario para este procedimiento y se ha mejorado la cantidad de ovocitos recuperados

Los resultados de embarazo con los ovocitos vitrificados dependen del número y la calidad de los ovocitos criopreservados y la edad de la mujer. (Doyle J, 2016)

Criopreservación de embriones

Esta técnica se encuentra indicada en pacientes post puberales, con pareja y que van a recibir tratamiento gonadotóxico de riesgo moderado/alto. Requiere de un período de aproximadamente 14 días, al igual que el método anterior, ya que el desarrollo embrionario se realiza en el laboratorio.

La diferencia entre la criopreservación de embriones y ovocitos es que los ovocitos criopreservados tienen menor tasa de sobrevida luego de la desvitrificación. Sin embargo, pueden ser fertilizados con el semen que la paciente decida y ser descartados dentro del marco legal argentino actual.

En lo que respecta a los embriones, presentan una mejor tasa de éxito que la criopreservación de ovocitos. Como son propiedad de la pareja, es necesaria la autorización de ambas partes para poder utilizarlos. En nuestro medio, aún no hay disposición que habilite su descarte.

En este sentido, es importante que la paciente reciba la información sobre las cuestiones legales. También se puede plantear dividir los ovocitos con el objetivo de realizar ambos métodos de criopreservación. (Jacobson MH, 2016).

Esquemas de estimulación ovárica controlada

Existen ciertos factores para tener en cuenta cuando se debe decidir la medicación para la estimulación ovárica:

- **Tipo de tumor**: debido a que el cáncer de mama es hormono dependiente, se prefieren elegir los protocolos con Letrozol asociado a Hormona folículo estimulante (FSH) con esquema de antagonistas de la GnRH.
- **Edad y reserva ovárica**: siguen el esquema tradicional de estimulación
- **Fase del ciclo:**

a. Convencional o en Fase folicular temprana: es el esquema tradicional.

b. Comienzo aleatorio (random start) en fase folicular tardía o lútea: usado en los casos donde la paciente debe comenzar la quimioterapia a la brevedad. Se basa en que existen distintas oleadas de reclutamiento folicular a lo largo del ciclo menstrual. Sigue el esquema tradicional, solo que no se espera a que la paciente menstrúe, lo que acorta los tiempos para la recuperación de los ovocitos.

Esquema con antagonista de GnRH concomitante con letrozol

En pacientes con cáncer de mama que van a realizar preservación de la fertilidad se recomienda el protocolo de antagonista de la GnRH por su utilidad en situaciones de urgencia, corto tiempo y seguridad. (Anderson RA, 2020).

No se evidencian diferencias en la tasa de nacidos vivos al comparar con ciclos con agonistas de GnRH. También se encontró un riesgo menor de síndrome de hiperestimulación ovárica (SHEO) con la implementación de antagonistas de GnRH. (Lambalk CB, 2017).

En el primer o segundo día del ciclo se realiza una ecografía para conteo de folículos antrales y un dosaje de estradiol plasmático y se comienza la estimulación cuando en el examen ecográfico se observan folículos de <11 mm de diámetro en cada ovario y un dosaje de Estradiol < 80 pg/ml. Si hubiera una imagen líquida entre 11 y 15 mm con estradiol ≤ 80 pg/ml, se puede comenzar la estimulación. Con una ecografía basal normal puede obviarse la determinación de estradiol rápido inicial.

Se inicia el estímulo con gonadotrofinas a partir del día 2 o 3 del ciclo, junto a la administración de Letrozol 5mg por día. Se aplica la primera dosis de antagonista (0.25 mg) en día 6 de estimulación (esquema fijo), o cuando se alcance un diámetro folicular >14 mm o un Estradiol ≥ 300 pg./ml (esquema flexible).

Las ecografías siguientes se realizan día por medio, o diariamente, según la respuesta. Una vez que se alcanzan diámetros medios de al menos 18 mm en 1 folículo y >16 mm en 2 folículos, se interrumpe la aplicación de gonadotrofinas y del antagonista diario y se indica la maduración ovocitaria. Esta maduración se puede realizar administrando un bolo de hCG, sea recombinante o urinaria, o un bolo de agonista de GnRH o ambas, indicándose 35 a 36 horas antes de programar la aspiración folicular. La utilización del agonista de GnRH brinda la ventaja de reducir aún más los niveles de estradiol y evitar la posibilidad de producir un SHEO.

El Letrozol se puede suspender posterior a la punción ovárica o se puede mantener hasta la menstruación para evitar un pico de estradiol

La dosis de gonadotrofinas será establecida según: la edad, el valor de FSH basal, el recuento de folículos antrales en la ecografía basal, el índice de masa corporal y la respuesta a la estimulación ovárica controlada previa.

Se utilizarán las siguientes dosis:

Tabla 3. Dosis de gonadotrofinas

	Dosis gonadotrofinas	
150 UI		225UI
30 años		>30 años
IMC <25		IMC >25
FSH <10		FSH >10
CFA >10		CFA <10

Tabla 4. Esquema con antagonista de GnRH concomitante con letrozol

Día ciclo	1	2	3	4	5	6	7	8	9	10	11	12
Gonadotrofinas												
Letrozol												
Antagonista												
Agonista GnRH												
Eco TV	X						X		X	X		
E2 rápido	X						X			X		

Gonadotrofinas: dosis según tabla 1

Letrozol 5 mg

Antagonista 0,25 mg/día

Agonista de GnRH

Criopreservación de tejido ovárico

Esta técnica tiene la ventaja de poder realizarse en un corto período de tiempo y no requiere tratamiento farmacológico previo.

Las indicaciones de criopreservación de tejido ovárico son:

- Pacientes pre púberes que van a recibir tratamiento gonadotóxico de riesgo moderado/alto.
- Pacientes que van a recibir tratamiento gonadotóxico de riesgo moderado/alto donde la criopreservación de ovocitos y/o embriones no se puede realizar porque requiere comenzar el tratamiento a la brevedad.

No se recomienda este método en pacientes con Hormona anti Mülleriana

(HAM) menor a 0,5 ng/ml y conteo de folículos antrales menor a 5. Además, no está comprobada la eficacia del procedimiento en pacientes mayores a 36 años.

El beneficio que presenta es que hay posibilidad de embarazos naturales y restauración de los ciclos, luego del autotrasplante posterior.

La recuperación se puede realizar en cualquier momento del ciclo, se debe obtener una biopsia de la corteza ovárica que es donde se ubican los folículos primordiales o un ovario completo. Luego, en el laboratorio se cortan fragmentos de corteza de aproximadamente un milímetro de espesor y un centímetro por un centímetro, que posteriormente se vitrifican.

Cuando se desee el trasplante, se puede realizar de forma heterotópica u ortotópica. Este último es el más habitual y se realiza en el ovario restante, ligamento ancho o bolsillo peritoneal ovárico con embarazos evolutivos reportados, que hacen que ya no se considere una técnica experimental. (Anderson RA, 2020).

Embarazo luego del tratamiento por cáncer de mama

Conocer los riesgos del embarazo luego del tratamiento del cáncer de mama se ha vuelto un capítulo importante dentro del estudio de la patología, ya que cada vez más mujeres deciden posponer la maternidad, lo que hace más frecuente el diagnóstico de cáncer de mama en pacientes que aún no completaron su proyecto de familia.

Existe mucha evidencia que demuestra que el embarazo en sobrevivientes de cáncer de mama no empeora el pronóstico ni aumenta el riesgo de recurrencia de la enfermedad. En efecto, algunos estudios han demostrado una reducción del riesgo de muerte en mujeres que llevaron a término un embarazo luego de 2 años posteriores al tratamiento del cáncer de mama en comparación con aquellas que nunca han tenido un embarazo. Sin embargo, una gran cantidad de pacientes ha sido aconsejada a no buscar embarazo, o a interrumpir la gestación en el contexto de esta patología. (Anderson RA, 2020 y Lambertini M. A.-J.-S.-F., 2020)

Con respecto al tiempo que se recomienda debe pasar luego del diagnóstico del cáncer hasta la búsqueda de embarazo, los estudios publicados muestran resultados alentadores para los embarazos que ocurren más de dos años después del diagnóstico.

La evidencia biológica sugiere que el embarazo podría servir como un terreno fértil para las lesiones incipientes en la mama a corto plazo. Algunos estudios demostraron que la supervivencia era peor para pacientes que quedaron embarazadas dentro de los 6 meses posteriores al diagnóstico, en comparación con las que quedaron embarazadas entre los 6 y los 24 meses, mientras que otros mostraron un riesgo de mortalidad significativamente mayor para las mujeres con nacidos vivos en los primeros 3 meses después del diagnóstico del cáncer de mama. (A. Valachis, 2011).

Es sabido que durante los dos primeros años la incidencia de recidiva tumoral es alta, por lo que esperar ese periodo de tiempo permitiría que las recurrencias tempranas se manifiesten. También parece aconsejable esperar 6 a 12 meses después de finalizar el tratamiento para planificar el embarazo, con el fin de evitar el efecto adverso de la terapia adyuvante sobre el resultado del nacimiento. Por otro lado, también podría permitir a las pacientes recuperarse de la toxicidad ovárica inducida por la quimioterapia. (E. De Bree, 2010)

En cuanto a las pacientes con compromiso ganglionar, algunos sugieren que se debe considerar aplazar el embarazo por al menos 5 años después del tratamiento. Aquellas con metástasis a distancia no deberían considerar la concepción en absoluto debido a la intensidad del tratamiento y el mal pronóstico.

Con respecto a las mujeres con cáncer de mama con receptores hormonales positivos, el estándar de tratamiento adyuvante de 5 años debería ser respetado, y se aconseja no buscar embarazo hasta cumplido el mismo. (J. Raphael, 2015).

Tendremos que esperar los resultados del estudio Positive que investiga el impacto de la supresión temporaria de la hormonoterapia para permitir la búsqueda de embarazo. (Partridge AH, 2021)

Los tratamientos de reproducción asistida y su relación con el cáncer de mama

Debido a la postergación de la maternidad y a mayor prevalencia de infertilidad, cada vez son más las parejas candidatas a realizar tratamientos de fertilización asistida de baja y alta complejidad.

Se conoce que la exposición prolongada de estrógenos es un factor de riesgo para el desarrollo del cáncer de mama. (Collaborative Group on Hormonal Factors in Breast Cancer., 2019).

Como la estimulación ovárica produce niveles altos de estradiol, se ha sospechado que esta estrategia podría aumentar el riesgo a padecer cáncer de mama hormono dependiente. De esta forma, continúa siendo un tema controversial.

En un reciente metaanálisis realizado sobre trabajos publicados en los últimos 20 años no se encontró una asociación significativa entre los tratamientos de fertilidad y el aumento del riesgo del cáncer de mama. (Cullinane, 2022)

Conclusiones

Cada vez es más prevalente el cáncer de mama en mujeres en edad reproductiva. Frente a esta situación, el médico tratante debe derivar a la paciente a una Unidad de Medicina Reproductiva para el correcto asesoramiento.

Afortunadamente, tenemos a disposición técnicas de probada eficacia para poder planificar el embarazo luego del tratamiento del cáncer de mama.

A la fecha, no existe evidencia de que ni las drogas utilizadas para la estimulación ovárica ni el embarazo empeoran el pronóstico de la enfermedad. Más aún, existe evidencia de que el embarazo tendría un efecto protector en mujeres que llevaron a término un embarazo luego de 2 años del tratamiento del cáncer de mama.

Con una oportuna derivación y un correcto asesoramiento, daremos las herramientas necesarias para que las pacientes jóvenes con cáncer de mama puedan definir qué conductas desean tomar para poder planear su futuro reproductivo.

Bibliografía

1. A. Valachis, L. T. (2011). Safety of Pregnancy After Primary Breast Carcinoma in Young Women: A Meta-Analysis to Overcome Bias of Healthy Mother Effect Studies. *Obstetrical and Gynecological Survey*.
2. Anderson RA, A. F.-R.-W. (14 de nov de 2020). ESHRE guideline: female fertility preservation. *Hum Reprod Open., 2020*(4). doi:10.1093/hropen/hoaa052
3. Collaborative Group on Hormonal Factors in Breast Cancer. (2019). Type and timing of menopausal hormone therapy and breast cancer risk: individual participant metaanalysis of the worldwide epidemiological evidence. *Lancet (London, England), 394*, 10204.
4. Cullinane, C. G.-c.-a. (2022). Fertility treatment and breast-cancer incidence: metaanalysis . *BJS open, 6*(1). doi:10.1093/bjsopen/zrab149
5. Doyle J, R. K. (Feb de 2016). Successful elective and medically indicated oocyte vitrification and warming for autologous in vitro fertilization, with predicted birth probabilities for fertility preservation according to number of cryopreserved oocytes and age at retrieval. *Fertil Steril, 105*(2), 459-66. doi:10.1016/j.fertnstert.2015.10.026.
6. E. De Bree, A. M. (2010). Pregnancy After Breast Cancer. A Comprehensive Review.
7. *Journal of Surgical Oncology*.
8. Global Cancer Observatory . (s.f.). *international Agency for Research on Cancer*.
9. Recuperado el 20 de 09 de 2022, de https://gco.iarc.fr/
10. J. Raphael, M. T. (2015). Outcome of patients with pregnancy during or after breast cancer: a review of the recent literature. *Current Oncology*.
11. Jacobson MH, M. A. (2016). Menses resumption after cancer treatment-induced amenorrhea occurs early or not at all. *Fertil Steril, 105*, 765-772.e764.
12. Lambalk CB, B. F. (2017). GnRH antagonist versus long agonist protocols in IVF: a systematic review and meta-analysis accounting for patient type. . *Hum Reprod Update, 23*, 560.
13. Lambertini M, H. F. (2019). Ovarian protection with gonadotropinreleasing hormone agonists during chemotherapy in cancer patients: From biological evidence to clinical application. . *Cancer Treat Rev, 72*, 65-77.

14. Lambertini, M. A.-J.-S.-F. (2020). Pregnancy After Breast Cancer in Patients With Germline BRCA Mutations. . *Journal of clinical oncology : official journal of the American Society of Clinical Oncology, 38*(26), 3012-3023. doi:10.1200/JCO.19.02399
15. Lambertini, M., Ameye, L., A-S Hamy, M., Zingarello, A., & Poorvu, P. D. (2020). Pregnancy After Breast Cancer in Patients With Germline BRCA Mutations. *Journal of Clinical Oncology*.
16. Meirow D, D. J. (Junio de 2007). Cortical fibrosis and blood-vessels damage in human ovaries exposed to chemotherapy. Potential mechanisms of ovarian injury. *Human Reproduction, 22*(6), 1626-33. doi:10.1093/humrep/dem027.
17. Ministerio de Justicia y derechos humanos. (2022). *Infoleg*. Recuperado el 20 de 09 de
18. 2022, de
http://servicios.infoleg.gob.ar/infolegInternet/anexos/215000-
19. 219999/216700/norma.htm
20. Morgan S, A. R. (2012). How do chemotherapeutic agents damage the ovary? *Human Reproduction Update, 18*(5), 525-535. doi:10.1093/humupd/dms022
21. Oktay K, H. B. (2018). Fertility Preservation in Patients With Cancer: ASCO Clinical Practice Guideline Update. . *Journal of Clinical Oncology*.
22. Partridge AH, N. S.-J. (2021). Who are the women who enrolled in the POSITIVE trial: A global study to support young hormone receptor positive breast cancer survivors desiring pregnancy. *Breast, 59*, 327-338. doi:10.1016/j.breast.2021.07.021.
23. Roser, M., & Ritchie, H. (2015). *OurWorldInData.org*. Recuperado el 12 de 9 de 2022, de http://ourworldindata.org/cancer
24. Yasmin E, B. N. (2018). Fertility preservation for medical reasons in girls and women:
25. British fertility society policy and practice guideline. . *Hum Fertil (Camb)* , 21.

CAPÍTULO 38

Oncoplastia en el tratamiento del cáncer de mama

Rancati Alberto - Angrigiani Claudio - Dorr Julio - Butto Carlos - Bou Marcelo

Introducción

El cáncer de mama, con una incidencia mundial de 135 casos por 100.000 por año, es el tipo de cáncer más común que afecta a las mujeres. Su tratamiento implica generalmente una mastectomía total o parcial, acompañado en ocasiones de radioterapia, quimioterapia o terapia hormonal sistémica. Los avances científicos y los nuevos tratamientos han conducido a un aumento en el número de sobrevivientes, por lo cual el interés por satisfacer las necesidades de este grupo ha crecido cada vez más.

Se denomina Cirugía Oncoplástica al conjunto de soluciones quirúrgicas que permiten realizar la cirugía ablativa mamaria y su restitución estética, combinando tras una mastectomía o cirugía conservadora la corrección de las secuelas mediante técnicas de cirugía plástica. Este concepto incluye diversas técnicas de mamoplastia, reducciones, mastopexias, y colgajos, lo que le brinda a la paciente la mejor solución estética sin poner en riesgo la seguridad oncológica.

Para un adecuado plan en la reconstrucción postmastectomía (RPM), es necesario, además de una estadificación prequirúrgica de la enfermedad, un conocimiento teórico y práctico de las técnicas quirúrgicas que se pueden ofrecer y la adyuvancia con tratamiento radioterápico. También debe ser evaluada la mama contralateral, que puede influir sobre el tipo de reconstrucción necesaria para obtener un adecuado resultado estético.

La reconstrucción adecuada debe cumplir los siguientes objetivos: recrear una buena cobertura cutánea, crear un volumen y forma de la mama adecuados, reconstruir la aréola y el pezón y lograr simetría con la mama contralateral.

El plan de RPM es una decisión que deben tomar, en conjunto, los cirujanos oncólogo y plástico.

Reconstrucción mamaria post mastectomía

La reconstrucción mamaria post mastectomía (RPM) puede clasificarse según diferentes criterios:

A) De acuerdo al momento en que se realiza la reconstrucción

Dependiendo del momento en que se lleva a cabo la reconstrucción, se clasifica la RPM en:

1- Reconstrucción mamaria inmediata

2- Reconstrucción mamaria diferida

Se denomina reconstrucción diferida cuando se realiza la mastectomía en un momento y la reconstrucción se efectúa con posterioridad. La reconstrucción se comienza entre 3 y 9 meses después de la mastectomía. Dependiendo del tipo de tejido o material que se utilice, este tipo de reconstrucción necesita de dos o tres tiempos quirúrgicos. Tiene la ventaja de permitir la realización de cualquier tratamiento adyuvante sin aumento del riesgo de complicaciones. La desventaja se encuentra en el tiempo en que la paciente debe convivir con la amputación, con todos los trastornos que conlleva.

Se denomina inmediata la reconstrucción que se realiza en el mismo momento de la mastectomía. Es importante que el cirujano plástico trabaje en estrecha colaboración con el cirujano oncólogo al planificar la reconstrucción inmediata. Las incisiones deben incluir correctamente el área de la biopsia de mama y muchas veces la areola y pezón; no se debe sacrificar ningún otro exceso de piel, ya que será útil para la reconstrucción.

B) De acuerdo al tipo de material a utilizar en la reconstrucción

De acuerdo con el tipo de material que se emplee en la reconstrucción, se clasifica la RPM en:

1- Reconstrucción con material autólogo

2- Reconstrucción con material heterólogo

El material autólogo consiste en la utilización de tejidos de la misma paciente, específicamente la utilización de colgajos. Para la elección del tipo de colgajo a utilizar se deben tener en cuenta qué elementos se necesitan para la reconstrucción, la cobertura miocutánea y/o el volumen. Los colgajos pueden ser pediculados o de transferencia microquirúrgica. Entre los pediculados se encuentran, entre otros, el colgajo miocutáneo transversal de recto mayor del abdomen (TRAM) y el dorsal ancho.

En la actualidad existen un gran número de colgajos microquirúrgicos de perforantes, pero los que más se utilizan para reconstrucción mamaria por la cantidad de tejido que aportan son: el **TRAM** microquirúrgico, el **DIEP** (*Deep Inferior Epigastric Perforator*), **SGAP** (*Superior Gluteal Artery Perforator*), **ALT** (*Anterolateral Thigh Perforator*). **SIEA,** basado en el sistema Epigasrtrico Inferior Superficial, y **SCIP**, basado en la Arteria Circunfleja Iliaca Superficial.

El material heterólogo consiste en la utilización de materiales sintéticos, como pueden ser prótesis de silicona, expansores, etc. El uso de estos materiales tiene como ventaja que vuelve la cirugía más sencilla y más predecible el resultado. La reconstrucción se realiza a través de la cicatriz de la mastectomía, no se genera ninguna otra y no encubre recidivas locales.

Hay situaciones en las que se deben utilizar los dos tipos de materiales debido a que con uno solo no se lograrían los objetivos.

Técnicas de reconstrucción con tejido autólogo

Colgajo TRAM

El colgajo musculocutáneo recto abdominal transverso (*transverse rectus abdominis musculocutaneous* o TRAM) pediculado consiste en transferir un bloque de tejido dermograso de la región abdominal infraumbilical con pedículo de la arteria epigástrica inferior con toda la extensión de uno de los músculos recto abdominal a la región mamaria a reconstruir, escondiendo la cicatriz de la zona donante en la región suprapúbica.

El colgajo TRAM pediculado se convirtió en la reconstrucción mamaria por excelencia en la década de los 80 del siglo pasado. Esta técnica supuso un importante paso adelante para las mujeres mastectomizadas, ya que evitaba la colocación de prótesis para incrementar el volumen mamario y mejoraba el aspecto estético del abdomen. Mc Craw y col. fueron los que describieron la utilización del músculo recto abdominal como unidad músculo-cutánea, aunque fueron Dreve y posteriormente Hartrampf quienes popularizaron la técnica para la reconstrucción mamaria.

Simultáneamente, en nuestro país, el Dr. E. Gandolfo presentaba este colgajo. La principal desventaja del colgajo TRAM pediculado es que, al sacrificar un recto abdominal junto con su vaina anterior, deja secuelas en la pared abdominal aumentando la posibilidad de aparición de debilidades y eventraciones.

En 1979 Holmström describió el colgajo libre de recto abdominal, basado en la arteria epigástrica inferior profunda, que incluía una pequeña pastilla de músculo minimizando la morbilidad de la zona donante. En ese momento no se prestó atención a esa técnica innovadora, pero a medida que pasó el tiempo y, con el asentamiento de las técnicas microquirúrgicas, el colgajo libre de recto abdominal tomó auge en la década de los 90. En la figura 1 se presentan los pasos de la técnica con colgajo TRAM.

Figura1. Pasos del diseño del colgajo TRAM.

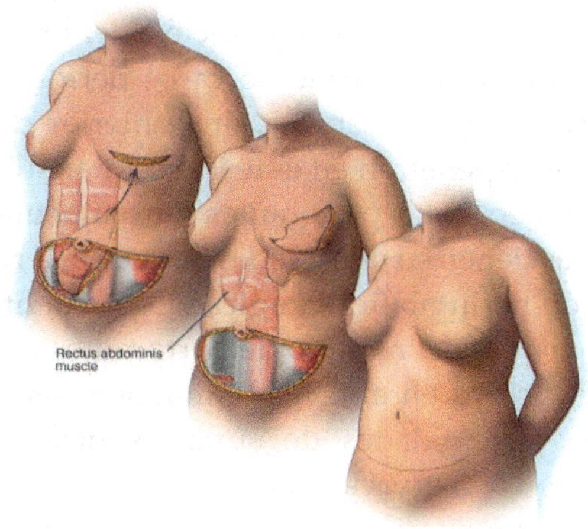

Descripción de la técnica

Anatomía muscular: el *rectus abdominis* es uno de los principales músculos de la pared abdominal, flexiona la columna vertebral y contrae dicha pared. Tiene su origen en los cartílagos de la 5ª, 6ª y 7ª costillas y apófisis xifoides y se inserta en la sínfisis y cresta pubiana. Por encima de la línea arcuata, el recto se sitúa entre una vaina aponeurótica cuya cara anterior está formada por las aponeurosis del músculo oblicuo mayor y músculo oblicuo menor. La cara posterior la forman las aponeurosis del oblicuo menor y del músculo transverso del abdomen. Por debajo de la línea arcuata, la vaina anterior del recto está formada por la confluencia de las aponeurosis de los músculos oblicuo mayor, oblicuo menor y transverso del abdomen y la cara posterior del recto se encuentra en contacto con la *fascia transversalis*. Posee una doble vascularización, lo que permite elevarlo tanto superior como inferiormente. Su pedículo superior proviene de la arteria epigástrica superior, rama directa de la arteria mamaria interna. Su pedículo inferior procede de la arteria epigástrica inferior profunda, rama de la arteria ilíaca externa. La vascularización del tejido dermograso procede de vasos perforantes que atraviesan la vaina anterior del recto y penetran en el tejido celular subcutáneo. Estas perforantes musculocutáneas tienen su densidad máxima en la región periumbilical. Lógicamente, cuanto mayor sea el número de perforantes que se incluya en el colgajo, mayores serán las posibilidades de supervivencia de este. La inervación del *rectus abdominis* es segmentaria, procedente del 7º al 12º nervio intercostal.

Diseño y disección del colgajo

Se tiene que diseñar el tamaño y forma de la isla de piel con el objeto que se asemeje a la mama sana y decidir su ubicación en la pared abdominal. La localización más frecuente del músculo es la hemiabdominal, con disposición horizontal de la isla cutánea (Figura 2.1), cuya vascularización puede depender tanto del recto ipsilateral como del contralateral. La elección de uno u otro recto no tiene una regla absoluta. Anteriormente se elegía el recto contralateral, en la actualidad se prefieren los ipsilaterales por la menor torsión del pedículo y mejor vascularización, aunque tiene como inconveniente un mayor abultamiento subcutáneo de la zona del reborde costal. En ocasiones se puede utilizar un doble pedículo, pero se reserva para reconstrucciones de gran volumen o con presencia de cicatrices abdominales múltiples, ya que deja una gran morbilidad de la pared y complica la intervención. La isla de piel suele medir, como máximo, alrededor de 30 x 15 cm (Figura 2).

Figura 2. TRAM ipsilateral.

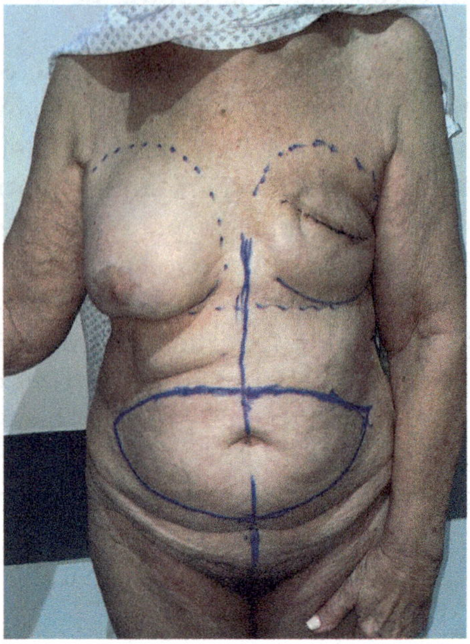

Una vez diseñado el colgajo, se incide la piel abdominal con la grasa biselada hacia arriba con el fin de conservar el máximo número de perforantes periumbilicales. Desde allí se expone la vaina anterior del recto, línea alba y oblicuo mayor hasta el xifoides, creando un túnel subcutáneo lo suficientemente amplio para que pueda pasar el pedículo. Se realiza una incisión lateral en la fascia del recto, paralela a la línea alba y a 5 cm de ella, que incluya ramas de la arteria epigástrica superior como pedículo del colgajo. Se procede a localizar, inferiormente, a la arteria epigástrica inferior profunda y se la liga. Luego de ello se secciona el músculo recto anterior.

Cierre de la pared abdominal

En principio se procedía a reconstruir el defecto músculofascial de la pared abdominal mediante el cierre directo con suturas irreabsorbibles, pero el índice de complicaciones locales como el dolor postoperatorio por aumento del tono muscular, hernias y eventraciones era alto. Por lo tanto, se optó por la colocación de una malla de polipropileno que permitía el cierre sin tensión, evitando también el desplazamiento del ombligo. Se realiza una sutura continua con puntos irreabsorbibles que distribuye mejor la tensión que los puntos discontinuos. Se inicia el proceso de sutura en la línea alba, desde el xifoides hasta la zona inferior. Se recorta la malla con un ancho aproximado de 4 cm, 1 cm. más estrecha que la tira de fascia extraída con el pedículo muscular. A continuación, se sutura el borde lateral. La sutura de la piel se realiza con la paciente semiflexionada, como en una dermolipectomía convencional. Se exterioriza el ombligo con el cuidado de no lateralizarlo. Finalmente, se coloca una faja abdominal que la paciente deberá llevar durante dos meses.

Reconstrucción de la nueva mama

Una vez que se ha disecado y se observa una buena perfusión del colgajo, se procede al paso más difícil e importante de la intervención, reconstruir la mama. Al diseñar la nueva mama se tendrá que tener en cuenta la cantidad de tejido necesario, el tipo de mastectomía practicada, el estado del pectoral mayor, la existencia o no de pliegue axilar anterior, posibles lesiones por irradiación y, además, la forma, tamaño y ptosis de la mama contralateral, así como los deseos expresos de la paciente. Habitualmente, se procede a resecar la zona IV por su mala perfusión y riesgo de necrosis cutánea inmediata o necrosis grasa tardía. Se remodela el colgajo de tal forma que se obtenga un surco submamario bien definido, una transición suave desde la clavícula hasta la futura ubicación del complejo areola-pezón, y una proyección adecuada con la mayor simetría posible con respecto a la mama contralateral. Tras esperar alrededor de 6 meses luego de la intervención y observar el resultado obtenido, es habitual realizar refinamientos del colgajo.

Complicaciones

La debilidad de la pared abdominal es la secuela más importante de esta intervención. Aunque se produce una mejoría estética de la zona por la dermolipectomía practicada, el abultamiento localizado de la región infraumbilical, correspondiente al defecto muscular, suele ser la norma. La incidencia de eventraciones de la pared ha disminuido significativamente desde que se abandonó el cierre directo y se coloca la malla de polipropileno.

La esteatonecrosis o necrosis grasa es una complicación que puede aparecer a mediano plazo y suele afectar a las zonas III y IV (Figura 2.2). La sintomatología suele ser variada, aunque generalmente incluye enrojecimiento e induración de la herida, que suelen ir seguidos de un exudado compuesto por grasa en licuefacción. Se trata de forma conservadora, hasta que el tejido necrótico se delimite y se desbrida no comprometiendo el resultado estético, ya que generalmente este tipo de reconstrucción mamaria requiere una revisión secundaria.

Colgajo del músculo dorsal ancho

La utilización de colgajos miocutáneos, en la reconstrucción de mama se da cuando, con materiales sintéticos, no se obtiene los objetivos de cobertura, volumen y, por ende, simetría con la otra mama. Según Schneider y col., cuando se requiere piel o músculo adicional para la reconstrucción, el colgajo de dorsal ancho es una fuente de tejido de lo más versátil y confiable. Las limitaciones de esta técnica se deben a la mayor duración y complejidad de la intervención.

Descripción de la técnica

El colgajo miocutáneo de dorsal ancho facilita la reconstrucción mamaria por aporte de piel de la espalda, a fines de reemplazar la piel perdida y para suplir déficit muscular, si lo hubiera. El músculo puede contribuir con la blandura de la mama y la apariencia natural. En muchos casos en los que se realiza reconstrucción con dorsal ancho, se acompañan también con prótesis de siliconas (Figura 3).

Figura 3. Diseño del colgajo dorsal ancho.

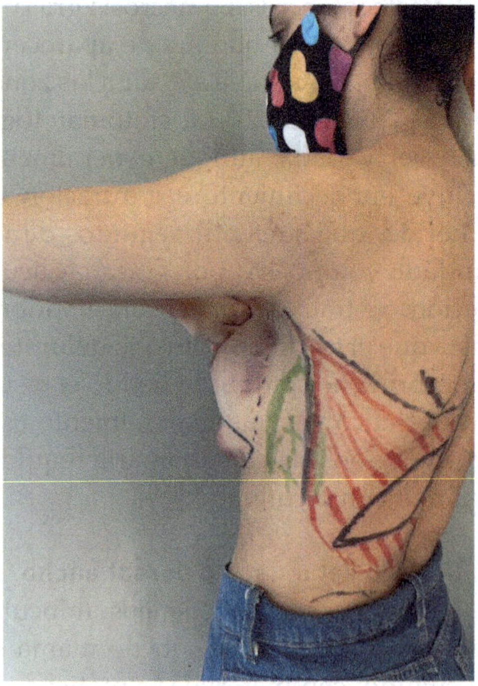

Anatomía muscular

El dorsal ancho es un músculo ancho y aplanado que cubre la parte inferior del dorso. Se inserta por medio de una aponeurosis triangular de base inferior en las apófisis espinosas y en los ligamentos interespinosos correspondientes a las seis últimas dorsales y de las cinco vértebras lumbares, en la cresta sacra y en el tercio posterior de la cresta ilíaca. También se inserta en la cara externa de las cuatro últimas costillas, por cuatro lengüetas carnosas. Desde estas diferentes inserciones las fibras más elevadas se dirigen horizontalmente hacia fuera, se reúnen en un grueso fascículo muscular que cubre el ángulo del omóplato y termina en un tendón aplanado en el fondo de la corredera bicipital por delante de la inserción humeral del redondo mayor.

Su pedículo primario es la arteria toracodorsal, de aproximadamente diez centímetros de largo, que deriva de los vasos axilares. Sobre toda la superficie del músculo hay numerosas perforantes que pueden nutrir islas de piel. Este atributo se añade a la versatilidad del colgajo. El conjunto más consistente de perforantes que sustentan al colgajo se halla a lo largo del margen lateral del músculo, bajo la arteria intramuscular primaria. Está inervado por el nervio toracodorsal que es análogo en todo su recorrido al pedículo vascular.

Diseño y disección del colgajo

En la planificación para la reconstrucción mamaria con colgajo de dorsal ancho hay que tener en cuenta los requerimientos de piel y músculo. La versatilidad del colgajo nos permite realizar diseños a medida para satisfacer necesidades específicas.

Cuando se necesita piel para la porción inferior de la reconstrucción, la isla de piel se puede diseñar siguiendo el borde externo del músculo o en las líneas transversales de la espalda, por debajo del corpiño.

Cuando hay necesidad de reconstruir la mama después de una mastectomía radical, la isla cutánea se diseña bajo el corpiño o siguiendo el borde lateral del músculo.

La cantidad de piel requerida puede estimarse con la medición de la piel de la otra mama. La marcación preoperatoria debe definir con claridad la isla de piel, la extensión de músculo dorsal ancho a disecar.

Luego de realizada la marcación, se coloca al paciente en posición decúbito lateral, para comenzar el acto quirúrgico. Se incide la isla cutánea y se expone también la cantidad de músculo a transferir, el músculo se incide y se levanta hacia la axila, seccionando sus inserciones en la columna vertebral y en la cresta iliaca. La unidad músculocutanea se mantiene elevada de la manera lo menos traumática posible y se procede a esqueletizar la parte axilar del músculo. Después de identificar el pedículo toracodorsal y notarlo intacto, se puede dividir la inserción del dorsal ancho en el húmero, si ello fuese necesario, para reconstruir el pliegue axilar anterior del defecto de la mastectomía. En la parte alta de la axila se prepara un túnel y se traspone el colgajo sobre su pedículo, hasta el defecto de la mastectomía. El túnel axilar alto permite que el pedículo del colgajo llene el defecto axilar, evidente tras el vaciamiento axilar. La incisión dorsal se cierra y se deja un drenaje espirativo, pues tiende a acumularse líquido seroso.

Con el colgajo de dorsal ancho en el lecho de la mastectomía, se sutura el músculo al margen inferior de músculo pectoral mayor y a lo largo de una línea que va por encima del surco submamario. Se verifica que la isla cutánea cubra el déficit de piel y, en caso de sobrar, se desepiteliza la piel sobrante; la sutura de piel se realiza con intradérmica.

En los casos en los que se realizan prótesis de siliconas para dar más volumen a la reconstrucción con dorsal ancho, el implante de silicona se coloca debajo del músculo dorsal ancho.

Complicaciones

Las complicaciones de este tipo de reconstrucción son las mismas de cualquier otro procedimiento con colgajos. La incidencia de necrosis total es menor al 1% y la de necrosis parcial es del 5%. La complicación más frecuente es la colección serosa en la zona donante.

Colgajos perforantes

La reconstrucción mamaria evoluciona con el tiempo, pero sus pretensiones siguen siendo las mismas, conseguir una nueva mama lo más natural posible, con una técnica segura, resultados duraderos en el tiempo y una mínima morbilidad funcional de la zona donante. El colgajo musculocutáneo TRAM, debido a la facilidad de su técnica y rapidez de ejecución, es el método más popular en reconstrucción mamaria autógena. El avance logrado con la microcirugía ha permitido mejorar su vascularización y minimizar la morbilidad de la pared abdominal con el desarrollo del colgajo TRAM libre, donde se observa menor número de hernias postquirúrgicas y menos días de hospitalización con una pronta recuperación por parte de la paciente. En la actualidad, se ha dado un gran paso adelante en la disminución de las secuelas de la zona donante con el desarrollo de los colgajos de perforantes.

Los colgajos perforantes cubren un territorio anatómico cutáneo por medio de una arteria perforante, que emerge del tronco vascular principal, atravesando una región muscular determinada, pero con total independencia de esta.

Koshima y Soeda publican en 1989 los dos primeros casos de colgajos cutáneos nutridos por perforantes de la arteria epigástrica inferior profunda, sin músculo recto abdominal para la reconstrucción de una ingle y un defecto intraoral, respectivamente. Allen y Treece en 1990 comienzan a aplicar estos principios para la reconstrucción mamaria. Posteriormente, Blondeel y Boeckx, Kroll, Hamdi, Allen y Angrigiani popularizaron los colgajos de perforantes.

Descripción de la técnica con colgajo DIEP

Preparación de la paciente

Los días previos a la cirugía se realiza una marcación de las principales perforantes en la región abdominal con doppler con sonda de 8 mHz, tanto en decúbito supino como en bipedestación, que generalmente se sitúan en la región medial y periumbilical

Además, se remite a la paciente al banco de sangre para autotransfusión programada.

Elevación del colgajo

Se coloca a la paciente en decúbito supino con los brazos unidos al cuerpo. Lo ideal es trabajar con dos equipos quirúrgicos simultáneos, uno que se encarga de la extracción del colgajo abdominal, y otro que prepara los vasos receptores. Tras dibujar la elipse cutáneo-grasa abdominal, que generalmente tiene una y es de disposición horizontal, de superficie aproximada de 30 x 15 cm, se procede a realizar la disección de lateral a medial, identificando las perforantes que emergen de la vaina del recto abdominal. Dicha disección se debe realizar con métodos de magnificación óptica, con el fin de preservar la mayor cantidad de perforantes y poder elegir la de mayor tamaño. Previamente se ha localizado la vena epigástrica superficial en la región caudal del colgajo, que puede servir de rescate si existe compromiso venoso tras la anastomosis microquirúrgica. Una vez que se ha despegado la totalidad del colgajo de la fascia subyacente se procede a seleccionar la perforante según el tamaño y la localización. Cuanto mayor sea su tamaño, mayor será su vascularización. Cuanto más lateral e inferior esté localizada, menor cantidad de músculo se tendrá que disecar y el colgajo será más sencillo de llevar a cabo. Una vez elegida la perforante se procede a incidir un ojal de fascia de 5 mm de diámetro alrededor de la perforante y a partir de ella, una incisión vertical en dirección caudal hacia la entrada de la epigástrica inferior en el músculo recto abdominal. Si el colgajo es de un tamaño considerable se pueden incluir dos o tres perforantes. Se refleja la fascia lateralmente y se procede a la disección intramuscular de la perforante, electro coagulando con bisturí bipolar todas las ramas musculares encontradas. Se deben respetar todos los nervios segmentarios motores que atraviesan el músculo en orden a prevenir atrofias futuras. Si la perforante se encuentra situada superior y medialmente, la cantidad de músculo diseccionado será mayor y su vascularización e inervación motora se pueden ver comprometidas.

Una vez que la disección intramuscular ha terminado los pasos siguientes son similares a los del colgajo TRAM libre. Se prefiere disecar la arteria epigástrica inferior profunda hasta su origen en la ilíaca externa para poder obtener la mayor longitud posible del pedículo. Se pueden obtener pedículos que oscilan de 9 a 14 cm de longitud. Esta mayor medida puede traer problemas de torsión, por lo que debe manejarse con extremada precaución.

Los vasos receptores de elección, al igual que para el TRAM libre, son el eje de la arteria mamaria interna para reconstrucciones diferidas, y el eje vascular de la toracodorsal para reconstrucciones inmediatas. La arteria mamaria interna para reconstrucciones diferidas, ya que sufre menor afectación por parte de la radioterapia, permite una mejor colocación del colgajo y la situación del cirujano ayudante es más cómoda; y la arteria toracodorsal para reconstrucciones inmediatas, ya que habitualmente está disecado tras la linfadenectomía axilar.

Las suturas microvasculares se realizan de la misma forma. Tras comprobar la correcta vascularización del colgajo se procede a desechar la zona IV para prevenir compromisos vasculares o necrosis grasa tardía. Otra posibilidad de este colgajo es la reinervación. Se puede realizar una neurorrafia del nervio sensitivo segmentario con las ramas cutáneas laterales de los nervios intercostales. Sobre todo, si se realiza una reconstrucción inmediata. La remodelación de la mama se puede realizar con mayor facilidad respecto a la técnica pediculada, ya que se puede manejar el colgajo y colocarlo sin ningún tipo de tensiones que puedan comprometerlo.

Cierre de la pared abdominal

El cierre de la pared abdominal se realiza con sutura continua de nylon monofilamento de la vaina anterior del recto, sin colocar malla de polipropileno, lo que lo diferencia del TRAM libre. Este cierre es mucho más sencillo, no desplaza el ombligo y el riesgo de hernias y eventraciones es mínimo.

Complicaciones

La necrosis total del colgajo se debe a un fallo de la sutura vascular, por trombosis arterial o venosa. Tras realizar la curva de aprendizaje en microcirugía este fallo no debe ser superior al 5%. En ocasiones, pueden aparecer necrosis parciales del colgajo, que generalmente se relaciona a la elección de una perforante principal inadecuada o a la falta de comunicación de la red venosa superficial. Si existe congestión venosa que pueda comprometer el colgajo se puede recurrir a la vena epigástrica superficial.

La necrosis grasa tiene una incidencia menor del 8% y se relaciona con el mantenimiento de la zona IV y a basar el colgajo en una perforante con bajo flujo.

Las hernias y eventraciones abdominales son prácticamente inexistentes, ya que se preserva la totalidad de la vaina anterior del recto y su cierre se realiza sin tensión.

En ocasiones, se observa debilidad de la pared abdominal en el plazo de un año, cierto abombamiento de la pared con una repercusión exclusivamente estética y relacionada con atrofia muscular. La atrofia del músculo se puede deber a la falta de una disección adecuada con sección de los nervios segmentarios motores o al sacrificio de la vascularización principal proporcionada por la arteria epigástrica inferior profunda.

Técnicas de reconstrucción mamaria

Las técnicas de reconstrucción a utilizar se pueden dividir en procedimientos autólogos, heterólogos y mixtos.

Indicaciones específicas

Independientemente del momento de realizar la reconstrucción respecto a la cirugía oncológica, es posible utilizar cualquiera de las técnicas que a continuación se enumeran, con las características, ventajas y desventajas que se mencionan en cada caso.

RMPM con Materiales Heterólogos (Protésicos)

En la actualidad disponemos de los siguientes dispositivos implantables:

1. Prótesis expansoras tisulares: son implantes protésicos que presentan una cubierta de elastómero de siliconas de varias capas y que se inflan para que puedan tomar forma y expandir los tejidos, a través de una válvula por la que se inyecta solución isotónica de Cloruro de Sodio.

Según su forma pueden ser:

- Redondos.
- Anatómicos.

Según donde tengan la válvula pueden ser:

- Con válvula incorporada de material metálico que permite ubicarla en el postoperatorio con un imán externo para realizar el proceso de inflado (no permite la realización de Resonancia Nuclear Magnética).
- Con válvula remota de material metálico no imantable (titanio) que puede ser removible o no y que para la expansión se debe localizar por palpación (permite la realización de Resonancia Nuclear Magnética).

Según su superficie pueden ser:

- De superficie lisa.
- De superficie texturada de siliconas (esta superficie disminuye la incidencia de contractura capsular periprotésica con relación a la superficie lisa).

Según su función pueden ser:

- Transitorios. Solo sirven para expandir la piel, dar forma a la mama y deben ser reemplazados por una prótesis definitiva.
- Permanentes o definitivos (expansor-prótesis). Dan forma y volumen a la mama reconstruida y no deben ser retirados una vez terminada la expansión.

2. Prótesis de Siliconas: son implantes protésicos que presentan una cubierta de elastómero de siliconas de varias capas, rellenos con gel de siliconas de diferentes características según la época de su fabricación y la empresa que los diseñó.

Según su forma pueden ser:
- Redondos
- Anatómicos.

Según su superficie pueden ser:
- De superficie lisa.
- De superficie texturada de siliconas (esta superficie disminuye la incidencia de contractura capsular periprotésica en relación a la superficie lisa).
- De superficie texturizada de poliuretano (esta superficie disminuye la incidencia de contractura capsular periprotésica con relación a la superficie texturada de siliconas).

Indicaciones

En todo este tipo de materiales existe variadas medidas con diferentes formas y volúmenes que permiten que la reconstrucción mamaria sea un procedimiento artesanal y se puedan reconstruir mamas de aspecto muy similar a la mama normal.

La RMPM con expansores tisulares y prótesis es en la actualidad la técnica más utilizada (alrededor del 75%). En varios grupos con experiencia en RM hay casi un consenso unánime en utilizar expansores anatómicos de superficie texturizada, transitorios y con válvula incorporada.

Los expansores definitivos que tienen el objetivo de hacer una RM en un tiempo necesitan en algunas oportunidades retoques secundarios y solo son utilizados por cirujanos con una amplia curva de aprendizaje previa con expansores transitorios. Estos expansores son a menudo indicados en reconstrucciones bilaterales simultáneas. En ellas no hay dificultad con la obtención de la simetría y, también se recomiendan en situaciones especiales como reconstrucciones secundarias para obtener buenos resultados disminuyendo el número de tiempos quirúrgicos

La RMPM con prótesis o expansores es la inserción de un implante protésico de alguna de estas variantes en la zona de la mastectomía cuando falta la mama o en la zona de resección en una reconstrucción mamaria inmediata. Se prefieren indicar en pacientes con buena calidad de la piel de cobertura (irradiada o no) y del tejido celular subcutáneo e Integridad de la musculatura pectoral (Pectoral Mayor).

La elección de expansor tisular o prótesis dependerá de las características anatómicas de cada paciente, indicándose el expansor cuando se necesita estirar la piel para formar un bolsillo de forma natural (anatómica) y posteriormente ser reemplazado por una prótesis que de preferencia debe tener la misma forma para dar volumen. En situaciones particulares (ej: RMI con conservación de piel y mamas pequeñas o medianas), es factible obtener buenos resultados con prótesis prescindiendo de los expansores.

Indicaciones de los Expansores y Prótesis en Reconstrucción Mamaria Inmediata

Las mastectomías con conservación de piel y RMI son la indicación más frecuente de expansores tisulares transitorios anatómicos con válvula incorporada. Es necesario ser cuidadosos con la disección de los colgajos de la mastectomía y la confección de un bolsillo muscular completo de elección (conformado por pectoral mayor, serrato mayor y aponeurosis del recto anterior del abdomen) o parcial de necesidad ante la imposibilidad de realizar el anterior solo suturando el borde del pectoral mayor a colgajo inferior de la mastectomía.

Es factible también utilizar para obtener una correcta protección protésica completa cuando no hay posibilidad de buena cobertura muscular, las mallas de dermis acelular permiten resolver este inconveniente.

Mastectomías con conservación de piel y RMI y uso de expansores definitivos. Estos son a menudo indicados en reconstrucciones bilaterales simultáneas donde no hay dificultad con la obtención de la simetría o en pacientes con mamas de buena estructura cosmética que pueden ser imitadas con el expansor seleccionado.

Indicaciones de los Expansores y Prótesis en Reconstrucción Mamaria Diferida

- Pacientes con lechos de mastectomía de buena calidad de partes blandas y músculo pectoral sin radioterapia previa (en la reconstrucción diferida no es imprescindible la cobertura muscular completa y solo la utilización del músculo pectoral mayor para cubrir la incisión cutánea y proteger el implante de una posible extrusión es lo sugerido).
- Pacientes con lechos de mastectomía de buena calidad de partes blandas y músculo pectoral con radioterapia previa. (Contraindicaciones absolutas del pasado, en la actualidad si el lecho es trófico y elástico se puede indicar directamente el expansor y, en caso de dudas, se puede indicar previamente uno o dos procedimientos de lipotransferencia para mejorar el lecho previo a la colocación del expansor).
- En las indicaciones anteriores se puede utilizar de rutina expansores transitorios salvo en situaciones de reconstrucción diferida bilateral simultánea o en RMD unilaterales en pacientes con mamas de buena estructura cosmética contralateral donde se pueden reconstruir las dos mamas o imitar la mama opuesta con expansores definitivos. (Expansor-prótesis).
- En reconstrucción mamaria secundaria con malos resultados debido a prótesis encapsuladas, lechos mal expandidos, asimetrías a expensa de mala forma de la mama reconstruida es factible si los lechos a expandir son de buena calidad, indicar nuevos procedimientos reconstructivos con expansores en uno o dos tiempos.

Contraindicaciones

- Negativa de la paciente al uso de implantes.
- Radioterapia previa con mala calidad de la piel de la zona a expandir (relativa porque hoy se puede mejorar esa piel con lipotransferencia e indicar el expansor).
- Colgajos de piel muy fina o a tensión (relativa porque hoy se puede mejorar esa piel con lipotransferencia e indicar el expansor).
- Enfermedades del colágeno (relativa de acuerdo a la patología pre-existente sugiriendo previa consulta con médico inmunólogo).
- Pérdida de la integridad del músculo pectoral mayor o pérdida del músculo en sí (Mastectomía de Halsted), en donde puede ser necesario el comple-

mento con un Colgajo de Dorsal ancho o directamente indicar un colgajo variedad Tram Flap.
- En situaciones particulares puede ser una contraindicación relativa la presencia de mama contralateral grande e hipertrófica que, a pesar de su reducción, no permita que la utilización de expansores y/o prótesis consigan una forma, volumen y simetría adecuada y duradera.

Complicaciones
- Desinflado espontáneo (accidental o por pérdida de la válvula).
- Malposición (rotación, descenso, ascenso, desplazamiento axilar, etc).
- Contractura capsular.
- Infección.
- Seroma.
- Extrusión.
- Necrosis de la piel del colgajo de la mastectomía. (RMI y conservación de piel).
- Necrosis de la piel del colgajo de la mastectomía o del Complejo Aréola-pezón

RMI y conservación del Complejo aréola-pezón. Inconvenientes:
- Frialdad de la piel.
- Falta de evolución armónica con los cambios corporales a lo largo del tiempo.Dificultad en obtener una mama con ptosis suficiente en pacientes con piel de poca elasticidad.

Reconstrucción mamaria post cirugía conservadora

Reconstrucción mamaria con colgajos locales

La aplicación de colgajos locales es otra herramienta con la cual el cirujano puede contar frente a los defectos mamarios resultantes de una cirugía oncológica conservadora. Estos defectos forman parte de un amplio espectro y pueden ser grandes o pequeños y afectar tanto la piel como el CAP. Es por eso que en los últimos años se han descripto técnicas diversas para su tratamiento, desde aquellas orientadas a una reacomodación del remanente mamario hasta las técnicas de reposición volumétrica. Las técnicas de modelado glandular denominados "colgajos glandulares locales" se definen cuando en la reconstrucción de un defecto parcial de la mama se aplican colgajos contenidos en la propia mama. Existen distintas técnicas para la reparación de defectos pequeños a moderados. La característica común entre estos procedimientos es el avance o la rotación de tejido mamario para rellenar el área de la resección. En su variante más simple, se avanza el espesor total del tejido mamario para recubrir el defecto.

Técnicas de reposición volumétrica

La reposición volumétrica es utilizada cuando el defecto resultante de la resección es reconstruido con tejidos de origen extramamario, lo que permite una restauración del volumen mamario sin la necesidad de procedimientos de simetrización con la mama opuesta. Para justificar la aplicación de colgajos debe haber una falta importante de tejido mamario para la reconstrucción. Esto ocurre con mayor frecuencia en pacientes con mamas pequeñas, con o sin ptosis, y en aquellas sometidas a resecciones mayores. Se describieron distintos colgajos locales. Fundamentalmente, se trata de los colgajos toracodorsales y toracoepigástricos. Por lo general, el colgajo toracodorsal lateral se utiliza en pacientes con mamas pequeñas o medianas y defectos grandes, que no son buenas candidatas para procedimientos de redistribución tisular. Otros colgajos proveen mejores resultados en la reconstrucción de defectos menores.

1. Colgajo romboidal de Limberg: se trata de un colgajo de transposición para la reparación de defectos pequeños localizados en los cuadrantes inferiores de la mama. El diseño más común es el creado por Limberg que se utiliza generalmente en el rostro. Su nutrición depende del plexo dérmico-subdérmico.
2. Colgajo subaxilar: esta técnica fue introducida por Kroll y cols y utiliza tejido de la región subaxilar como colgajo de avance o rotación la región. Puede estar compuesto por piel y tejido celular subcutáneo o, en caso de necesidad, incorporar tejido mamario del cuadrante superoexterno de la mama. Se aplica a la reparación de defectos superolaterales moderados.
3. Colgajo LICAP: su indicación es en pacientes con mamas pequeñas o medianas, sin ptosis, con presencia de defectos cutáneos glandulares laterales. Las pacientes portadoras de exceso tisular en la región lateral del tórax son las mejores candidatas, ya que la técnica solo es posible debido al excedente cutáneo y graso en la región. Depende de la 5ta perforante intercostal lateral.
4. Colgajo AICAP: se trata de un colgajo dermograso de vecindad. Su aplicación se centra en las complicaciones del polo inferior mamario después de una cirugía conservadora y su vascularización depende de la 5ta perforante intercostal anterior

Secuelas del tratamiento quirúrgico conservador

Muchas pacientes tratadas con cirugía conservadora obtienen un buen resultado cosmético; sin embargo, entre el 20-30% de las mujeres presentan secuelas cosméticas considerables y requerirán una cirugía adicional para su corrección. Varios autores han intentado clasificar las secuelas del tratamiento conservador. Ninguna clasificación incluye todos los tipos de secuelas. No obstante, la clasificación de Clough y col. tiene la ventaja de ser reproducible y funcionar como guía para decidir la planificación de la reparación.

Se describen dos tipos de secuelas:

- Secuelas glandulares: respecto del grado de fibrosis, asimetrías y deformidades.
- Secuelas cutáneas: antiestéticas (hipertróficas o retráctiles), también se consideran las telangiectasias, hiperpigmentación o hipopigmentación.

De acuerdo con su localización, se las agrupa en: cap, lecho quirúrgico o sector interno. La reconstrucción mamaria diferida de estas deformidades se encuentra limitada por cinco factores determinantes: el déficit de piel, el déficit de tejido glandular, la retracción cicatrizal, la radiodermitis y la fibrosis. En las secuelas mayores –que van de deformidades medianas a secuelas severas con esclerosis de toda la mama e, incluso, con necesidad de mastectomía– se incluyen la mayoría de las pacientes "problema", y las indicaciones de corrección van desde tratamientos sencillos como un lipofilling hasta mastectomías con reconstrucción inmediata con flaps (pediculados o microquirúrgicos), asociados o no a material protésico.

Es coincidente en varias publicaciones la descripción de una tasa superior de complicaciones en la reconstrucción mamaria diferida al tratamiento conservador en relación con los procedimientos inmediatos. Estos altos porcentajes (entre el 40% y 60%) son, probablemente, consecuencia de los cambios secundarios producidos por la radioterapia (retracción cicatrizal, radiodermitis y fibrosis) que dificultan los procedimientos e interfieren con los resultados cosméticos. Es interesante mencionar que, actualmente, este porcentaje disminuyó significativamente en relación con el cambio de las indicaciones, a expensas del aumento de pacientes reconstruidas con Lipofilling, procedimiento que presenta menos morbilidad que las técnicas convencionales.

Conclusiones

El tratamiento conservador del cáncer de mama ha probado ser un procedimiento seguro en el control de la enfermedad comparado con la mastectomía en tumores de hasta 5 cm. Este tratamiento incluye la resección tumoral con un margen oncológico satisfactorio, la investigación de la axila (biopsia de ganglio centinela o vaciamiento axilar) y la radioterapia de volumen mamario con o sin boost del lecho tumoral. Por definición, la conservación mamaria no solo implica el control oncológico loco-regional de la enfermedad, sino que también es fundamental preservar la mama con un buen resultado estético.

Si bien este tipo de cirugía se ha convertido en una alternativa bien establecida, en el caso de lesiones grandes o mamas pequeñas, la eliminación de los volúmenes adecuados de tejido mamario para lograr márgenes libres de tumor y reducir el riesgo de recidiva local muchas veces –hasta en un 30% de las pacientes– puede comprometer el resultado estético y producir secuelas desagradables. Para resolver esta problemática, se han introducido técnicas oncoplásticas con el fin de optimizar la cirugía conservadora de la mama, tanto en términos de control local de la enfermedad como en resultados cosméticos.

Al momento de planificar la cirugía, existe una amplia variedad de técnicas de resección y reconstrucción de la mama. Pero el centro de la toma de decisiones debe girar en torno a factores esenciales que el cirujano habrá de incorporar al proceso de planificación: volumen mamario, tamaño y localización del tumor. Los mismos serán considerados con la misma jerarquía que el deseo de la paciente.

Los tiempos de la cirugía oncoplástica también son particulares para cada caso y deberá analizarse si es factible realizar o no la reconstrucción en el mismo acto operatorio o si deberá hacerse en forma diferida.

Bibliografía

1. Casso D, Buist D, Taplin S. Quality of life of 5-10 year breast cancer survivors diagnosed between age 40 and 49. Health and Quality of Life Outcomes. 2004; 2: 25.
2. Mc Craw JM, Dibbell DG, Carraway JH. Clinical definition of independent myocutaneous vascular territories. Plast Reconstr Surg 1977; 60: 341-352.
3. Drever JM. The epigastric island flap. Plast Reconstr Surg 1977; 59: 343-346.
4. Hartrampf CR, Scheflan M, Black PW. Breast reconstruction with a transverse abdominal island flap. Plast Reconstr Surg 1982; 69: 216-225.
5. Gandolfo E. Nueva técnica para reconstrucción de mama. 17. Rev Arg Cir Plast 1982;6:54.
6. Holmström H. The free abdominoplasty flap and its use in breast reconstruction. An experimental study and clinical case report. Scand J Plast Reconstr Surg 1979; 13: 423-427.
7. Schneider WJ, Hill HL Jr, Brown RG. Latissimus dorsi myocutàneous flap for breast reconstruction. Br J Plast Surg. Oct 1977; 30(4):277-81.
8. Koshima I, Soeda S. Inferior epigastric artery skin flap without rectus abdominis muscle. Br J Plast Surg 1989; 42: 645-648.
9. Allen RJ, Treece P. Deep inferior epigastric perforator flap for breast reconstruction. Ann Plast Surg 1994; 32: 32-38.
10. Blondeel N, Boeckx WD. Refinements in free flap breast reconstruction: the free bilateral deep inferior epigastric perforator flap anastomosed to the internal mammary artery. Br J Plast Surg 1994; 47: 495-501.
11. Kroll SS, Reece GP, Miller MJ, Robb GL, Langstein HN, Butler CE et al. Comparison of cost for DIEP and free TRAM flap breast reconstructions. Plast Reconstr Surg 2001; 107: 1413-1416.
12. Hamdi M, Weiler-Mithoff EM, Webster MH. Deep inferior epigastric perforator flap in breast reconstruction: experience with the first 50 flaps. Plast Reconstr Surg 1999; 103: 86-95.
13. Claragh Healy, Robert J Allen Sr The evolution of perforator flap breast reconstruction: twenty years after the first DIEP flap J Reconstr Microsurg. 2014 Feb;30(2):121-5. doi: 10.1055/s-0033-1357272.
14. Angrigiani C, Grilli D, Siebert J. Latissimus dorsi musculocutaneous flap without muscle. Plast Reconstr Surg 1995;96:1608-14.
15. Woerdeman L., Van Schijndel, Anne W, Hage JJ, Smeulders MJC. Verifying surgical results and risk factors of the lateral toracodorsal flap. Plast Reconstr Surg 2004; 113: 204.
16. Rainsbury RM, Paramanathan N. UK survey of partial mastectomy and reconstruction. Breast 2007; 4: 657-64.
17. Clough K, Cuminet J, Fitoussi A, Nos C, Mosseri V. Cosmetic sequelae after conservative treatment for breast cancer: classification and results of surgical correction. Ann Plast Surg 1998; 41: 471-481.
18. Berrino P. Postquadrantectomy breast deformities: classification and techniques of surgical correction. Plast Reconstr Surg 1987 Apr; 79 (4): 567-72.
19. Fitoussi A et al. Management of the post-breast-conserving therapy defect: extended follow-up and reclassification. Plast Reconstr Surg. 2010; 125 (3): 783-91.

CAPÍTULO 39

Identificando nuevas estrategias de tratamiento para el cáncer de mama

Alfie Margarita

La identificación de biomarcadores como los receptores hormonales de estrógenos y progesterona y Her2neu, junto con las diferentes opciones de tratamiento, han sido fundamentales para el logro del aumento de periodo libre de enfermedad y mejoría en la sobrevida en el cáncer de mama.

Los mecanismos de resistencia que se generan ante un tratamiento pueden ser primarios o intrínsecos: falta de respuesta dentro de los 2 años del inicio del tratamiento adyuvante o dentro de los 6 meses en la enfermedad metastásica o adquiridos/secundaria.

Los mecanismos de resistencia endocrina incluyen aberraciones en la vía ER/PgR (desregulación de la expresión de ER, coactivadores y correpresores), alteraciones genómicas y epigenéticas de ERS1, expresión de isoformas truncadas de ER, modificación postraduccional, aumento del receptor tirosina quinasa señalización y alteración de la regulación del ciclo celular. Además, las desregulaciones genéticas y/o epigenéticas afectan la captación, el metabolismo y las respuestas celulares de los agentes endocrinos.

Los receptores de tirosin quinasas (RTK) son una familia de receptores unidos a la membrana celular cuyo dominio intracelular contiene una tirosina quinasa que fosforila los residuos de tirosina de las proteínas diana.

Tras la unión, se inician las vías de transducción de señales intracelulares, que incluyen las vías de la proteína quinasa activada por mitógenos (MAPK) y la fosfoinositida 3-quinasa (PI3K) / AKT). Estas vías pueden activar la actividad transcripcional de ER en ausencia de señalización de estrógeno. Además, los RTK pueden reducir la dependencia de los estrógenos al disminuir la expresión de ER.

Años de investigación sobre modelos de enfermedad de cáncer de mama ER+ resistentes a la terapia endocrina identificaron la activación de las vías del factor de crecimiento como un mecanismo de resistencia.

Se ha demostrado que la inhibición de CDK4/6, mTOR y PI3K mejora la eficacia del tratamiento endocrino. Además, actualmente se están desarrollando nuevos fármacos prometedores que se dirigen a otros componentes de vías clave como la vía PI3K/AKT/mTOR.

La terapia endocrina es la terapia de elección en el cáncer de mama ER positivo. Es de gran relevancia clínica mantener el tratamiento de base endocrina el mayor tiempo posible y superar o retrasar la resistencia endocrina.

La utilización de los inhibidores de ciclinas quinasas, la determinación de la presencia de mutación de PI3K ante la progresión de enfermedad y/o la utilización de inhibidores de mTOR en combinación con inhibidores de aromatasas son las estrategias utilizadas hasta el momento.

Dado que los mecanismos moleculares de la resistencia endocrina son múltiples, es necesario desarrollar estrategias óptimas de combinación y secuenciación. Para este propósito, los biomarcadores (circulantes) son prometedores para guiar las decisiones de terapia individual.

Los registros prospectivos de cáncer que recopilan prospectivamente varios biomarcadores en múltiples momentos durante la progresión del cáncer y los combinan con datos clínicos sobre el pronóstico, la tolerabilidad y la eficacia de diferentes tratamientos endocrinos son vitales para enfrentar estos desafíos.

Bibliografía

1. Andreas D. Hartkopf. et al.Endocrine-Resistant Breast Cancer: Mechanisms abd Treatment.Breast Care. Breast Care (Basel). 2020 Aug; 15(4): 347–354.
2. Arora, Shalabh; Gogia, Ajay.Recent updates in systemic therapy of breast cancer.Cancer Research, Statistics, and Treatment 4(1):p 99-109, Jan–Mar 2021.
3. Belachew et al .Molecular Mechanisms of endocrine resistance in estrogen-receptor positive breast cancer .review article. Front. Endocrinol., 25 March 2021Sec. Cancer Endocrinology.Volume 12 - 2021
4. Cardoso F, Senkus E, Costa A, Papadopoulos E, Aapro M, André F, et al. 4th ESO-ESMO International Consensus Guidelines for Advanced Breast Cancer (ABC 4) Ann Oncol. 2018 Aug;29((8)):1634–57
5. Fox EM, Arteaga CL, Miller TW. Abrogating endocrine resistance by targeting ERα and PI3K in breast cancer. Front Oncol. 2012 Oct;2:145
6. Jonathan T. Lei et al. Endocrine theraphy resistance : new insights. Breast. 2019 Nov; 48(Suppl 1): S26–S30.
7. Kine et al.Targeted Therapy and mechanisms of drug resistance in breast cancer.Cancers 2023, 15(4), 1320;
8. Murphy CG, Dickler MN. Endocrine resistance in hormone-responsive breast cancer: mechanisms and therapeutic strategies. Endocr Relat Cancer. 2016 Aug;23((8)):R337–52
9. Presti D, Quaquarini E. The PI3K/AKT/mTOR and CDK4/6 Pathways in Endocrine Resistant HR+/HER2- Metastatic Breast Cancer: Biological Mechanisms and New Treatments. Cancers (Basel) 2019 Aug;11((9)):11
10. Vasan N, Toska E, Scaltriti M. Overview of the relevance of PI3K pathway in HR-positive breast cancer. Ann Oncol. 2019;30(Suppl 10):x3–11.

CAPÍTULO 40

Medicina alternativa y complementaria en cáncer de mama

Trama Figueras Desirée

¨La mente es como un paracaídas... sólo funciona si está abierta¨

Albert Einstein

Introducción

El uso de medicina alternativa y complementaria (MAC) se ha visto incrementada en los últimos 30 años, y tuvo su auge a partir del año 2000. Actualmente, se considera que alrededor del 40% de los pacientes oncológicos la han utilizado alguna vez. Este claro aumento en el interés por la MAC debe hacernos reflexionar sobre el manejo de nuestros pacientes oncológicos, dado que cada vez con mayor frecuencia buscan una medicina distinta a la que convencionalmente otorgamos y aprendemos.

En EEUU se está evidenciando mayor cantidad de derivaciones desde médicos tradicionales a especialistas en MAC, con frecuencia desde ortopedistas y médicos cardiovasculares, para el tratamiento de enfermedades y dolor crónico.

La OMS publicó en el año 2014 la "Estrategia de la OMS sobre la medicina tradicional 2014-2023" (utilizando el término medicina tradicional como sinónimo de complementaria), con el objetivo de estimular la investigación y, eventualmente, incorporar estas disciplinas a los sistemas de salud.

La gran pregunta es, ¿a qué se debe este aumento en la consulta por terapias no convencionales en occidente? La OMS postula que la gente recurre a ellos por haber una mayor demanda en servicios de salud, para obtener más información sobre opciones disponibles para cierto tratamiento y por la creciente insatisfacción con los servicios de salud existentes, además de la búsqueda de una "atención integral de la persona" y prevención de enfermedades. Se debe tener en cuenta que la MAC no se focaliza únicamente en el tratamiento, sino también en la prevención y en la calidad de vida cuando no hay curación.

En 2021, el *National Centre for complementary and integrative health* (NCCIH), publicó las nuevas estrategias para el 2021-2025 (*Strategic plan fiscal years 2021-2025)*, que presenta numerosos objetivos para el desarrollo de la salud integrativa y comprende, entre estos, "mejorar la investigación en salud complementaria e integrativa", "expandir el conocimiento sobre cómo el manejo complementario de la salud puede mejorar la misma o manejar sintomatología a corto o largo plazo" y "búsqueda de la persona como un todo y la integración de cuidados convencionales y complementarios".

La utilización de este tipo de medicina es frecuente en oriente, y ha sido utilizada mundialmente por siglos. Y, aunque hasta hace poco tiempo no se llevaban a cabo estudios rigurosos sobre su uso, por desconocer sus beneficios o potenciales riesgos, en los últimos años se está evidenciando un aumento del interés en esta área desde el punto de vista científico, motivo por el cual en el siguiente capítulo mencionaremos los distintos tipos y evidencias disponibles en la actualidad.

Definiciones

A pesar de que muchas veces se las nombra sin diferencias, hay conceptos básicos que tenemos que conocer para poder diferenciar la medicina alternativa de la integrativa y complementaria.

Denominamos medicina alternativa a toda aquella terapia no convencional que se utiliza en reemplazo de la medicina convencional, mientras que la medicina complementaria es aquella que se utiliza en conjunto. Sin embargo, en la literatura muchas veces figura como medicina alternativa y complementaria, y es por este motivo que en el presente capítulo lo mencionaremos de esta forma, aunque el enfoque es el de la medicina integrativa. Esta es en la que, de forma multimodal, se van a utilizar técnicas complementarias (por ejemplo, yoga, acupuntura, fitoterapia) en conjunto con la medicina convencional (medicación, psicoterapia, etc.), con el objetivo de no tratar únicamente un órgano, sino al paciente en su totalidad, comprendiendo que la salud integral de una persona incluye la comunidad, familia y ambiente, además de la biología. La medicina integrativa tiene como finalidad encontrar el equilibrio entre cuerpo-mente-espíritu entendiendo la salud como un equilibrio entre estos.

Clasificación

El *National Center for Complementary and Alternative Medicine* (NCCAM) ha clasificado las MAC en cinco categorías esenciales:

1. Sistemas de Medicina tradicional
2. Intervenciones mente-cuerpo
3. Prácticas basadas en sustancias biológicas
4. Prácticas basadas en manipulación corporal
5. Medicina energética

Homeopatía

La homeopatía es una disciplina creada a fines del siglo XVIII por el Dr. Samuel Hahnemann. Su nombre proviene del griego "*homoios*" que significa similar y "*pathos*" que significa sufrimiento, y uno de sus principios es la "ley de la semejanza". A diferencia del concepto de la alopatía, en la que se indican medicamentos que generan el efecto opuesto al síntoma que se presenta, la homeopatía busca curar indicando remedios que generarían dicho síntoma en un individuo sano en mínimas dosis ("*Similia, Similibus, Curantur*"). Para Hahnemann, la etiología de la enfermedad no era relevante, sino la sintomatología presentada.

Fig.1. Lakshmanaswamy R. Complementary and Alternative Medicine and Breast Cancer. Prog Mol Biol Transl Sci. 2017; 151:231-274. doi: 10.1016/bs.pmbts.2017.07.008. Epub 2017 Sep 11. PMID: 29096896.

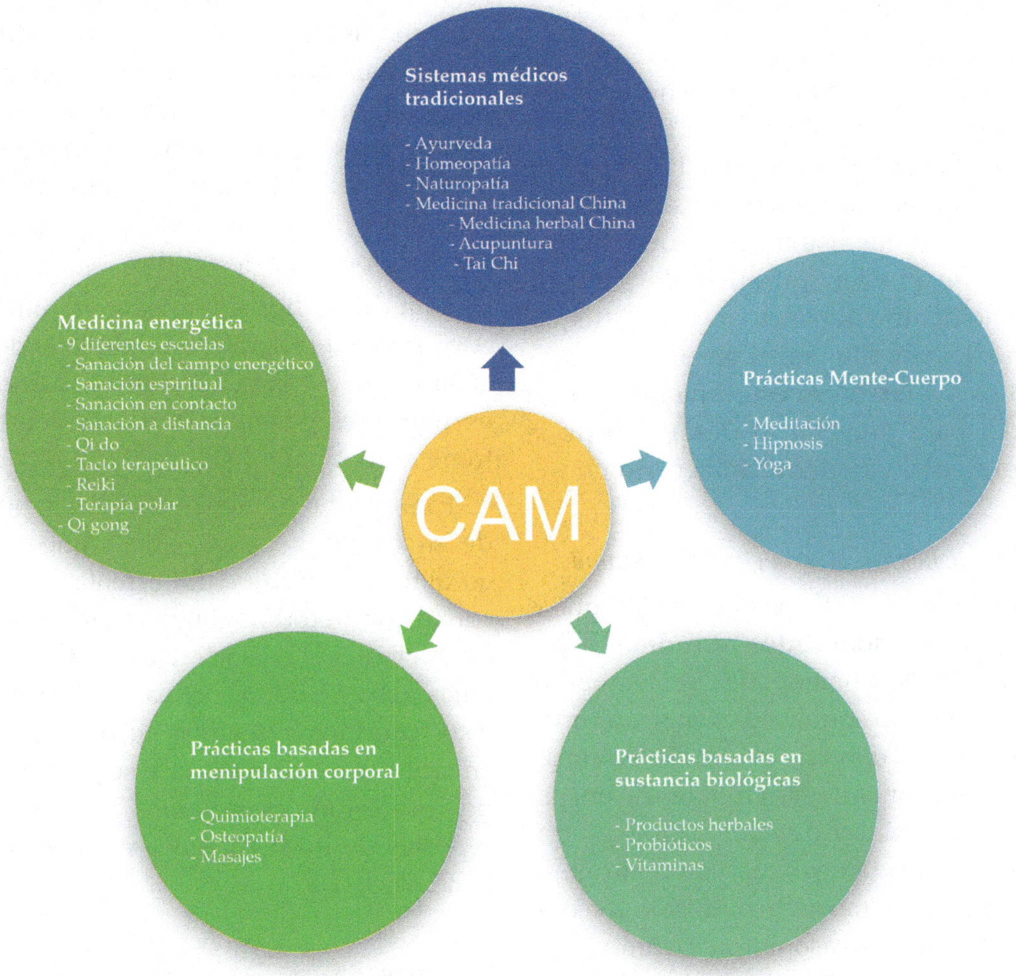

La homeopatía se basa en 3 principios:

1. Ley de Semejanza

Es conocido que la ingesta de cualquier planta, mineral o químico en forma de sobredosis en un individuo sano, genera síntomas particulares a nivel físico, mental y general. La Ley de semejanza plantea que una sustancia que puede causar una enfermedad en un individuo sano, cuando es administrada a un enfermo con sintomatología similar, puede curarlo.

2. Individualidad

A pesar de presentar la misma sintomatología, dos individuos nunca son iguales, por lo tanto, se evaluará, además de la clínica, su temperamento, personalidad y respuesta emocional y física.

3. Dosis mínimas

Se basa en la dilución seriada de una

sustancia con el objetivo de fortalecer su efecto y disminuir sus efectos adversos.

Concepto de salud y enfermedad en homeopatía

La salud desde la filosofía homeopática implica el equilibrio de la fuerza vital o energía vital. Es decir, que las enfermedades son producidas por desequilibrios en este sistema. Esto implica que los síntomas se pueden producir después de mucho tiempo del inicio de este desequilibrio. Es por ello que el objetivo primordial es actuar sobre este nivel de forma inicial para prevenir el desarrollo de la enfermedad y poder restablecerlo.

Rol de homeopatía en cáncer de mama

En la bibliografía se encuentran pocos estudios randomizados estudiando los efectos de la homeopatía. Sin embargo, existen algunos publicados en los últimos años que encuentran evidencia de mejoría de sintomatología climatérica en pacientes con cáncer de mama, tanto en tratamiento con tamoxifeno como sin él. El tratamiento homeopático no solo mejoraría los síntomas vasomotores, cambios de ánimo y alteraciones del sueño, sino que también aliviaría sintomatología ansiosa y depresiva, que muchas veces se encuentra presente en pacientes oncológicos.

La homeopatía también sería efectiva para reducir el prurito secundario al tratamiento con radioterapia, ya que se han reportado mejoras de este síntoma en un 84%. Otros estudios evidencian buena respuesta en dermatitis secundaria a radioterapia, principalmente cuando se presenta mayor hiperemia y edema menos severo.

Un estudio randomizado con más de 400 personas publicado en 2015 demostró mayor bienestar global y bienestar subjetivo en pacientes oncológicos (pulmón, mama, gastrointestinal, SNC y otros) realizando tratamiento homeopático. También se evidenció beneficio a favor de este grupo como complemento en pacientes realizando tratamiento quimioterápico, mejorando la fatiga, constipación y pérdida de apetito.

Una droga homeopática denominada *Árnica montana* demostró reducir el débito sanguíneo y la generación de seromas en pacientes postoperatorias de mastectomía unilateral.

Es importante mencionar que, a pesar de encontrar beneficios de homeopatía en algunos estudios, falta realizar otros con mejor metodología y mayor cantidad de pacientes. Las sociedades internacionales recomiendan, en caso de utilizar estos productos, realizar su preparación en sitios con experiencia y ser prescritos por profesionales avalados, ya que hay reportes de intoxicaciones y alergias secundarias.

Ayurveda

El Ayurveda es uno de los grandes sistemas de medicina que se emplea en India hace más de cuatro milenios. Utiliza la combinación de nutrición y forma de vida positiva para mantener el equilibrio entre cuerpo y mente, con el objetivo en la prevención del desarrollo de enfermedades.

La etimología de la palabra Ayurveda proviene del sánscrito "*Ayur*", proviene de vida y "*Veda*" significa ciencia o conocimiento, es decir "Ciencia de la Vida".

La Organización Mundial de la Salud (OMS) reconoció la Medicina Ayurvédica como una medicina integral y de aplicación actual.

Los doshas

En la filosofía ayurvédica existen distintas energías que forman parte de cada organismo denominados *doshas*. Cada *dosha* está encargado de una función en la fisiología de nuestro organismo. Los enumeramos a continuación:

1. *Vata*: es la energía que realiza las funciones asociadas al movimiento. Mantiene el transporte celular, el balance hidroelectrolítico, la eliminación de productos, la circulación y los latidos cardíacos. En equilibrio es la creatividad y vitalidad, y en desequilibrio puede producir miedo y ansiedad.
2. *Pitta:* regula la temperatura corporal, el hambre y sed, digestión y nutrición. En equilibrio manifiesta alegría y en desequilibrio ira y úlceras.
3. *Kapha:* controla la hidratación del organismo, genera lubricación de articulaciones, hidrata la piel y estimula el sistema inmune. En equilibrio se expresa como amor y perdón y en desequilibrio genera apatía y envidia.

Se considera que *Vata* regula el catabolismo, *Pitta* el metabolismo y *Kapha* el anabolismo. La constitución de cada persona depende de la cantidad que tengamos de estos *doshas*, denominado *prakiti*. Es decir, la susceptibilidad a ciertas enfermedades depende del *prakiti*.

Cuando los *doshas* se modifican, se genera acúmulo de tóxicos denominado "*ama*", que es el que provoca el deterioro del organismo y genera patologías a largo plazo.

Evaluación del paciente en Medicina Ayurvédica

El objetivo de esta medicina es mantener el equilibrio cuerpo-mente-consciencia basándose en un plan alimentario, de actividad física, de salud mental y espiritualidad, con la ayuda de hierbas medicinales y algunas técnicas de desintoxicación del organismo.

Para poder evaluar el desequilibrio, se realizará una adecuada anamnesis y un examen físico exhaustivo, evaluando signo-sintomatología actual, toma de pulso arterial en distintos niveles, evaluación de la lengua (si seborreica, con capa blanquecina), evaluación de heces, orina y sudoración, piel, uñas y pelo y estado emocional del paciente.

La Medicina Ayurvédica considera que el origen de muchos desequilibrios se encuentra en la mente. Es decir, en nuestros pensamientos, y que estos generarían modificaciones neuroendocrinas.

Alimentación ayurvédica

La comida, *Ahara*, es considerada uno de los pilares esenciales en esta medicina, los otros dos son la actividad sexual regulada y el buen dormir. Los antiguos libros de Ayurveda que remontan de 300-400 a.C., ya clasificaban los alimentos de acuerdo a color, sabores y funciones terapéuticas. Según la Medicina Ayurvédica, las personas estamos compuestas por 5 elementos: tierra, aire, agua, fuego y espacio. Cada sabor (*rasa*) representa alguno o varios de estos, y es por esto que nuestra alimentación será equilibrada cuando incluimos estos 6 sabores.

Sabor	Elemento
Dulce (Madhura)	Tierra y Agua
Agrio (Amla)	Tierra y Fuego
Salado (Lavana)	Agua y Fuego
Picante (Katu)	Fuego y Aire
Amargo (Tikta)	Aire y éter
Astringente (Kashaya)	Aire y Tierra

Fuente: Vasant Lad: Text book of Ayurveda. Fundamental Principles of Ayurveda. The Ayurvedic Press. 2002. Vol 1. Chapter 8: Digestion and nutrition; pg. 285-273

Dependiendo el *prakiti* (la materia básica de la que se compone el universo), se produce la tendencia al deseo de ciertos alimentos. En otras palabras, *vata* tiene afinidad por el dulce, amargo y salado; *pitta* por el dulce, amargo y astringente y *kapha* por el picante, amargo y astringente. La ingesta de estos gustos, dependiendo de la constitución, puede mermar efectos negativos, sin embargo, si una persona con una constitución se alimenta de otros sabores, esto puede favorecer al envejecimiento prematuro y la degeneración del organismo.

Ayurveda y cáncer de mama

A pesar de ser un sistema medicinal milenario, la utilización del Ayurveda continúa siendo de mayor prevalencia en Oriente. Sin embargo, y como mencionamos previamente, es cada vez mayor la cantidad de pacientes oncológicos en occidente que concurren a las MAC.

Una revisión bibliográfica publicada en 2021 evaluó los distintos beneficios que podía brindar el Ayurveda en el cáncer de mama, proporcionando información sobre cómo los distintos preparados herbales tendrían efectos directos sobre moléculas encargadas para prevenir el desarrollo del cáncer de mama, estimulando procesos anti inflamatorios, activadores del sistema inmune, supresores endocrinos y tumorales e inhibidores de aromatasa. Se presentan a continuación:

Targets moleculares de distintas plantas con potencial anti-inflamatorio en cáncer de mama:

Target molecular	Nombre botánico	Actividad en cáncer de mama
↓NF-κB	Commiphoramukul Brassicacampestris L. Brassica juncea Foeniculumvulgare Mill. Gmeliana arborea Curcuma longa L. Boswelliaserrata Citrullus colocynthis Vitis vinifera L. Withaniasomnifera Semecarpusanacardium	Inhibe activación carcinogénica
↓IAP1	Commiphora mukul Vitis vinifera L. Zingiber officinale Roscoe	Inhibe daño intracelular
↓Bcl-2 (proteína anti-apoptótica)	Commiphora mukul Brassica compestris Brassica juncea Gmeliana arborea Curcuma longa Vitis vinifera Zingiber officinale Roscoe	Controla muerte celular (apoptosis)
↓CyclinD1	Curcuma longa Vitis vinifera Glycyrrhiza glabra Foeniculumvulgare Mill. Coriandrum sativum	Controla diferenciación, proliferación y apoptosis
↓HER2	Curcuma longa Aloe vera	Reduce la progresión en cáncer de mama agresivos

Targets moleculares de distintas plantas que estimulan el sistema inmune en cáncer de mama:

Target molecular	Nombre botánico	Actividad en cáncer de mama
↑ SOD, ↑ CAT, ↑GPX	Emblica officinalis	Reduce la frecuencia de roturas cromosómicas, gaps y rearreglos
↑Malondialdehído	Aegle marmelos	Actividad en citoprotección y daño de membrana
↑ MAPK	Emblica officinalis	Comunica señal desde receptor de membrana a ADN
↑ STAT3	Piper longum Linn	Controla la expresión genes inflamatorios

Targets moleculares de distintas plantas con potencial endócrino en cáncer de mama:

Target molecular	Nombre botánico	Actividad en cáncer de mama
↓EGFR	Citrullus colocynthis Withania somnifera	Suprime proliferación del cáncer de mama
↓ER-α	Aloe Vera	
↓BCL2	Elettaria caramomum	Previene e inhibe el crecimiento del cáncer de mama
↓cyclin D1		

Targets moleculares de distintas plantas con potencial supresor tumoral en cáncer de mama:

Target molecular	Nombre botánico	Actividad en cáncer de mama
↓NF-κB, ↓AP-1,↓Egr-1;↓COX-2, ↓LOX, ↓iNOS, ↓MMP-9, uPA, ↓TNF, ↓chemokines; ↓cyclin D1; ↓EGFR, ↓HER2	Brassica juncea	Efectos antitumorales
	Linium ussitasium	Reduce proliferación célular
	Curcuma longa	Inhibe carcinogénesis mamaria
	Vitis vinifera	Induce arresto del ciclo celular
	Zingiber officinale	Suprime crecimiento del cáncer de mama
	Withania somnifera	Induce muerte celular
	Abrus precatorius	Reduce viabilidad celular

Targets moleculares de distintas plantas con potencial inhibidor de aromatasa en cáncer de mama:

Target molecular	Nombre botánico	Actividad en cáncer de mama
Aromatasa	Vitis vinifera	Disminuye carga tumoral
	Asparagus officinalis	Disminuye el crecimiento y efecto estimulante de los estrógenos
	Brassica compestris	
	Brassica juncea	
	Citrus limon	
	Curcuma longa	
	Glycyrrhiza glabra	
	Musa paradisiaca var. sapientum	
	Punica granatum	
	Zingiber officinale	

Fuente: Manoj Kumar Dash, Namrata Joshi, D.N.S Gautam, Remya Jayakumar, Y.B. Tripathi, Ayurvedic supportive therapy in the management of breast cancer, Journal of Herbal Medicine, Volume 29, 2021,100490, ISSN 2210-8033, https://doi.org/10.1016/j.hermed.2021.100490.

Además, hay bibliografía que demuestra que complementar con preparados herbales a pacientes en tratamiento con quimioterapia generaría disminución en los efectos adversos de las drogas. Se ha estudiado la utilización del compuesto ayurvédico producido por numerosas plantas con propiedades antioxidantes, denominado Maharishi Amrit Kalash (MAK), como complemento en pacientes con cáncer de mama realizando tanto adyuvancia como neoadyuvancia con ciclofosfamida, 5 fluorouracilo (5-FU) y metotrexate (esquema CMF) y ciclofosfamida, adriamicina y 5-FU (esquema CAF), con lo que se ha evidenciado que el preparado herbal producía una disminución en la cantidad de emesis, anorexia y mejoraba el bienestar general de estas pacientes.[17]

La Medicina Ayurvédica también sería útil en pacientes sobrevivientes de cáncer de mama. Cuatro meses de tratamiento con enfoque en terapias nutricionales, yoga, cambios de hábitos y marma (similar a acupresión) mejora la calidad de vida de pacientes que han completado ya su tratamiento para el cáncer de mama, además de beneficios a nivel de funcionamiento emocional y cognitivo y bienestar espiritual, encontrando paz. También el tratamiento multimodal con Ayurveda mejora la sintomatología residual de aquellas pacientes que han realizado tratamiento quimioterápico, como fatiga, ansiedad, estrés y trastornos del sueño. Todos estos beneficios que proporciona esta medicina generan una alta tasa de adherencia al tratamiento, cercana al 100% en pacientes sobrevivientes de cáncer de mama.

Medicina Tradicional China

La Medicina Tradicional China (MTC) fue creada hace más de dos mil años y está fundamentada en la existencia del *Qi*, que es la energía vital que fluye a través de todo en la naturaleza. El hombre está determinado por una dimensión física, mental y espiritual. Para la MTC, cuando el *Qi* se encuentra en equilibrio, tiene el poder de fortalecer y sanar el cuerpo. La terapéutica de la MTC se enfoca en equilibrarlo para recuperar o mantener la homeostasis y prevenir el desarrollo de enfermedades. La filosofía fundacional de la MTC proviene del taoísmo, y explica la ley divina de los opuestos entrelazados, denominados *Yin y Yang*. Cuando hay desproporción en el *Yin y Yang*, es decir, hay exceso de uno y disminución del otro, es cuando se producen las patologías para la MTC, ya que genera disturbios en el flujo del *Qi*. El *Qi* fluye por el organismo a través de caminos energéticos denominados meridianos, que movilizan esta energía desde nuestros órganos internos hacia la superficie de la piel. Dentro de la MTC tenemos diversas prácticas como la acupuntura, moxibustión, Tai Chi, Qi gong y medicina herbal china.

Se estima que alrededor de 100 millones de europeos acuden a este tipo de medicina, aunque los números son mayores en África, Australia, Asia y América del Norte. El 90% de las instituciones hospitalarias en China cuentan con departamentos especializados en MTC. Suiza fue el primer estado europeo en incorporar la MTC al sistema de salud público, debido a que el 50% de la población es usuaria de ella.

Medicina Herbal China

La Medicina Herbal China (MHC) implica todos los sustratos de origen herbal, mineral o animal utilizados para el tratamiento de patologías. La MHC no se centra únicamente en el componente anatómico o físico, sino que tiene una filosofía única. Los primeros escritos sobre MHC datan del 25-220 d.C., sin embargo, el primer libro publicado, considerada la Farmacopea China y aprobado por las entidades gubernamentales, data del 659 d.C. Estos compilados han ido ampliándose con la adición de nuevas drogas y, a pesar de que el primero contenía 365 compuestos, en la actualidad ya se encuentran recolectados más de 5 mil. Actualmente se está trabajando para realizar uno que incluya la información científica recolectada en el último siglo.

Las primeras universidades donde se formaban médicos para MTC datan de 625 DC. En el siglo XIX, los europeos introdujeron la medicina occidental y fundaron universidades con currículas occidentales, motivo por el cual la MTC empezó a ser ignorada. Con la llegada del gobierno comunista en 1949, la MTC volvió a estar en auge y con ello la utilización de la MHC, desplazando la farmacoterapia occidental, que se consideraba cara en ese momento. Mencionaremos en la sección de fitoterapia algunos compuestos también utilizados en MHC.

Acupuntura: principios y usos en cáncer de mama

En nuestro organismo se encuentran 365 puntos, denominados acupuntos, en el transcurso de los meridianos, que al ser estimulados ayudan a restablecer el balance de energía vital. La Acupuntura es la práctica en la que se estimulan estos puntos mediante finas agujas que atraviesan la piel, y se activan mediante movimientos del profesional actuante o electricidad. Se considera que la estimulación de estos puntos generaría modificaciones con respecto a liberación de ciertos neurotransmisores, modulando la analgesia.

Distintos estudios del National Institute of Health (NIH) han demostrado que la acupuntura resulta beneficiosa, tanto sola como en combinación con otras terapias para distintas patologías, como por ejemplo dolores cervicales y lumbares, gastritis, migraña, fibromialgia, dolores menstruales, adicciones, y otras más. También, menciona, resultaría beneficiosa en trastornos digestivos (gastritis, hepatitis, hemorroides), emocionales (ansiedad, depresión, insomnio), rinitis o sinusitis, dismenorrea e infertilidad, Parkinson y dolor postoperatorio.

Estudios comparando diosmina con acupuntura en caliente en pacientes con linfedema evidenció beneficios en cuanto a movilidad y circunferencia, además de en calidad de vida en pacientes que realizaron tratamiento con éste último. La acupuntura también generaría beneficios en sintomatología asociada al cáncer de mama como ansiedad, alteraciones del sueño, sofocos y cansancio.

Naturopatía

La Naturopatía fue creada en EEUU en 1958 por Benedict Lust, es una disciplina que busca la salud reconociendo el potencial curativo de cada organismo, realizando énfasis en la prevención de las enfermedades y estimulando la responsabilidad personal para obtener la salud. Presenta distintas modalidades de tratamiento, mediante dieta, cambios en el comportamiento, homeopatía, fitoterapia, hidroterapia, ejercicios, psicoterapia, consejería y reducción del estrés.

Actualmente, en América del Norte se encuentran 7 instituciones acreditadas para la formación de especialistas, dirigida a médicos de atención médica primaria.

El profesional especializado tiene el objetivo de encontrar la causa de la sintomatología, primero evaluando posibles eventos disruptores y secundariamente realizando tratamientos naturales para recuperar el estado de bienestar.

Hay estudios que han evidenciado una demora en el tratamiento en cáncer de mama en pacientes que acudían a la naturopatía.

Fitoterapia

La fitoterapia, cuya etimología proviene del griego *phyton* (planta) y *therapeia* (tratamiento), se refiere al tratamiento de la enfermedad mediante el uso de plantas. Actualmente, la fitoterapia se define como "la utilización de productos de origen vegetal con finalidad terapéutica, para prevenir, aliviar o curar un estado patológico, o con el objetivo de mantener la salud". La fitoterapia es hoy en día una herramienta fundamental para la industria farmacéutica, ya que en la actualidad encontramos en la bibliografía numerosos estudios describiendo las funciones medicinales de los distintos preparados herbales. La Agencia Europea de Medicamento ha presentado 160 monografías sobre hierbas con indicaciones terapéuticas aprobadas. Sin embargo, con el avance de la industria farmacéutica, muchos medicamentos que encontramos son derivados sintéticos, aunque el origen es natural y los medicamentos mayormente prescritos tienen este origen y eran previamente utilizados en otras culturas. Algunos ejemplos de estos son la galantamina (alcaloide extraído de *Galanthus nivalis*) utilizado para el Alzheimer, los Ginkgólidos (provenientes del *Gingko biloba*) utilizado para el deterioro cognitivo y mejorar la circulación cerebral, cuyo uso tradicional era como agente antibacteriano y para el asma, y la Vinblastina (cuyo origen botánico proviene del *Catharanthus roseus*), utilizada como antidiabético, actualmente indicado terapéuticamente como antitumoral.

Por otro lado, tenemos los medicamentos a base de plantas, algunos complementos nutricionales que utilizan drogas vegetales como ingrediente activo, (los frecuentemente denominados fitoterapia o fitofarmacia), frecuentemente criticada por la medicina occidental y no financiados por los sistemas públicos. Hay numerosos ingredientes fitoterápicos utilizados en farmacia que provienen de la medicina tradicional, como, por ejemplo, la lavanda (*Lavandula angustifolia*), indicada como sedante, ansiolítico y para el insomnio; árbol de té (Aceite esencial de *Melaleuca alternifolia*), utilizado en afecciones cutáneas (acné y forúnculos); o manzanilla (Flor de *Matricaria recutita*), con uso descongestivo y sedante.

En los países occidentales se encuentra en aumento el consumo de productos medicinales basados en plantas. En Europa, este mercado y el de los complementos nutricionales a base de plantas es un negocio de seis billones de euros, siendo Francia y Alemania los países donde se concentra en mayor proporción. El Estudio INFINITO publicado en 2007 demostró que el 33% de la población española consume dichos productos. En EEUU, casi el 18% de la población utiliza suplementación de minerales/vitaminas o consume productos naturales de forma complementaria.

Es importante mencionar que los preparados herbales pueden tener efectos adversos o interacciones con terapias endocrinas adyuvantes (tamoxifeno, anastrozol, exemestano y letrozol), con terapias contra blancos moleculares, o drogas quimioterápicas, por sus componentes activos. Por lo cual se debe ser muy cautos a la hora de su prescripción y no subestimar ni sus efectos terapéuticos como tampoco su potencial adverso. Valga también como ejemplo que pacientes medicadas con aloe vera vía oral, pueden omitir su consumo durante la anamnesis, como este vegetal tiene propiedades anticoagulantes y, por lo tanto, puede producir hematomas o sangrados en el post operatorio, debe ser suspendido antes de una intervención quirúrgica.

1. *Echinacea.*

De la familia Asteraceae, cultivada en el este y norte de Norte América y Europa. Son principalmente tres especies las que se suelen utilizar con fines fitoterápicos: *Echinacea purpurea, Echinacea angustifolia* y *Echinacea pallida.* Es uno de los tres productos naturales más utilizados entre las pacientes sobrevivientes de cáncer de mama, según el *black women's health study*, publicado en 2011, la primera es el ajo, utilizado en un 21% de las pacientes. La *Echinacea* es considerada por algunos autores como agente antitumoral por presentar alto contenido de flavonoides, con propiedades antiinflamatorias, antioxidantes e inmunoestimulantes. Este último efecto estaría producido por la estimulación fagocitaria, de células natural killer y producción de interferón. Un estudio publicado recientemente, en 2021, demostró que el equinacósido (obtenido de la *Echinacea angustifolia* y *purpurea,* en menor cantidad de la *pallida* y del *Cistanche spp.)* produce la inhibición de la proliferación y migración celular y aumento de apoptosis de células tumorales por vías mitocondriales, mediante la regulación de miR-4306 y miR-4508. Otro estudio evaluó efectos de este agente sobre caspasa 3, Bcl, y Bax en adenocarcinoma pancreático. El equinacósido también tendría efectos suprimiendo la vía Wnt/b catenina y, de esta forma, inhibiría las células tumorales en mama. Es importante mencionar que todos los estudios donde se evidenciaron los mecanismos de acción de dicho agente fueron realizados en ratones, y no hay evidencia de su mecanismo en cáncer de mama en humanos.

Sin embargo, es importante mencionar que los componentes activos de la *Echinacea* parecen tener interacciones con otros medicamentos, principalmente, porque hay estudios que informan que alrededor del 21% de los pacientes oncológicos utiliza esta fitoterapia. Se menciona la interacción de las raíces de *Echinacea angustifolia* con doxorrubicina, que producen disminución de su actividad y promueve, de este modo, la proliferación celular, a pesar del tratamiento quimioterápico. Sin embargo, un estudio mexicano recientemente publicado, objetivó el sinergismo de la *Echinacea angustifolia* con el paclitaxel en algunas líneas celulares de cáncer de mama humano. Por otro lado, la *Echinacea* induce el citocromo P450 3A4, enzima que participa en el metabolismo de múltiples drogas quimioterápicas. Un estudio publicado por Goey et al. demostró que un preparado herbal con *Echinacea purpurea* (A. Vogel Echinaforce®), utilizado en las dosis indicadas, no interactúa con docetaxel. Hay algunos casos reportados de hepatotoxicidad asociada a la *Echinacea*, por dicho motivo es importante no recomendar en pacientes con trastornos hepáticos o que consumen drogas hepatotóxicas. Un 36% de las pacientes en tratamiento con endocrinoterapia también consumen preparados herbales. Por la interacción de la *Echinacea* con el citocromo P450 3A4 podría realizar interacciones medicamentosas con tamoxifeno, exemestane y letrozol. Por otro lado, el anastrozol no se vería afectado ya que su metabolismo depende de la vía N-desalquilación, hidroxilación y glucuronidación.

Como conclusión, todavía se presentan varios interrogantes con respecto a la utilización de la *Echinacea* en pacientes oncológicos. Por un lado, existe evidencia que informa que dicho preparado tiene un efecto antitumoral y se han evidenciado los mecanismos de acción por el cual ocurre, pero, por el otro lado, faltan estudios en humanos y evaluar interacciones medicamentosas.

2. *Lapacho.*

También denominado Pao d'arco, es un árbol originario del Amazonas y el sur de América. En Argentina lo encontramos al noroeste del país, siendo característico en Chaco. Su nombre es *Tabebuia impetiginosa*, de la familia Bignoniaceae. Es un fitoterápico frecuentemente utilizado por poblaciones indígenas y habitantes de la región donde crece por presentar acciones fungicidas, antibacteriales, antivirales, antiinflamatorias y antitumorales. El componente activo por el cual tendría acción tumoral es mediante la β-lapachone (β -lap), con efecto inhibidor sobre la topoisomerasa I y II. Un estudio publicado en 2017 evidenció mayor expresión de NQ01 en cáncer de mama, y esta sobreexpresión se correlaciona con progresión de la enfermedad. Es decir, metástasis ganglionares y mayor invasión. En dicho estudio se pudo evidenciar que β -lap inhibe el crecimiento celular tanto en vivo como in vitro en células con sobreexpresión de NQ01. Otro estudio comprobó el efecto de β -lap al inhibir la proliferación celular en cáncer de pulmón mediante la vía PI3K/Akt/ERK. En medios de cultivo se ha evidenciado sinergismo de este compuesto activo con taxol. También genera sinergismo con sustancias que generan daño en el ADN, aumentando la letalidad. Así mismo, se considera un radiosensibilizador, ya que aumenta la sensibilidad de las células tumorales a los rayos X.

El lapacho se consume en forma de decocción (no en té o infusión), en dosis de media a una taza 2-3 veces al día. Es importante mencionar que no hay estudios oficiales que recomienden posología de dicho fitoterápico.

La interacción más importante estudiada del *lapacho* es su efecto sobre el ciclo biológico de la vitamina K, que afecta la cascada de coagulación. Es por ello que es importante averiguar su consumo y discontinuar si la paciente se encuentra en plan quirúrgico, ya que aumenta el riesgo de sangrado. El consumo de más de una taza al día podría causar molestias gastrointestinales o náuseas.

3. *Salvia.*

Es la hierba más conocida de la familia Labiatae. Presenta numerosos metabolitos: flavonoides, diterpenos, ácidos volátiles y taninas y es por este motivo que este compuesto presenta numerosos efectos en el organismo. Un estudio evidenció que el etanol extraído de tres especies de Salvia (*S. syriaca, S. fruticosa,* y *S. horminum*), presentaba efectos antiproliferativos en líneas celulares con receptores estrogénicos (RE) positivos. *S. triloba* y *S. dominica* mostraron efectos antiproliferativos en líneas celulares de adenocarcinoma de mama con receptores estrogénicos positivos, y carcinoma ductal, mediante mecanismos proapoptóticos y citotóxicos.

Una de las especies más utilizadas en MTC es la *S. miltiorrhiza* (también denominada Danshen). Esta variedad también demostró un potente efecto inhibidor de la proliferación celular mediante fosforilación de Akt y p27. *In vivo* se ha evidenciado inhibición de la proliferación celular en tumores RE negativos, en ratones. Sus mecanismos de acción serían mediante la *up-regulation* y *down-regulation* de genes que regulan ciclo celular, proliferación celular, apoptosis, transcripción de señales, angiogénesis, potencial metastásico e invasor.

Uno de los agentes activos más estudiados son las tanshinonas de la *S. miltiorrhiza,* que presenta:

a. Efectos antioxidantes.

b. Efectos antiinflamatorios.

c. Efectos antitumorales:

i. Tanshinona IIA:

1. Inhibe crecimiento y proliferación de células tumorales.
2. Induce apoptosis.
3. Induce detención del ciclo celular.
4. Inhibe invasión, migración y metástasis de células tumorales.

ii. Cryptotanshinona

1. Inhibe proteína E6 del HPV en cáncer cervical.
2. Aumenta expresión de proteínas p53 y p21.
3. Inhibe la transición epitelial-mesenquimal de las células del cáncer de mama inhibiendo la actividad transcripcional de NF-κB.

iii. Tanshinona IA:

1. Puede inducir expresión de BCL2 asociado a agonista de muerte celular.

iv. Neo-tanshin lactona:

1. Efecto inhibitorio sobre líneas celulares de cáncer de mama RE positivos (10 veces mayor a tamoxifeno).
2. Activación de CHK2 y p53, causando lisis del ADN mediante apoptosis en células de cáncer de mama.

Otro componente prometedor de la *S. miltiorrhiza* es el ácido salvinolico B (Sal-B). Este compuesto parece tener propiedades antitumorales mediante la inducción de la acumulación de ceramidas y la apoptosis mediada de estas, por la inhibición de la expresión de glucosilceramida sintetasa (GCS) y GM3 sintetasa. Las ceramidas son unos esfingolípidos involucrados en la regulación de la proliferación, diferenciación y progresión de las células tumorales. La acumulación intracelular de las ceramidas está directamente relacionada con la apoptosis de las células tumorales. Por otro lado, la GCS es la encargada de glicosilar la ceramida y dicho producto se asocia con mayor resistencia a drogas antitumorales. Por lo tanto, el Sal-B impresiona ser un prometedor agente anti tumoral, principalmente estudiado en tumores triple negativos in vitro.

Un estudio de J. Chen publicado en 2010,[65] con 90 pacientes randomizados, ha evidenciado que la administración de *S. miltiorrhiza* endovenosa posterior a mastectomía reduciría el riesgo de necrosis de los flaps posterior al procedimiento.

El Danshen tiene interacciones medicamentosas mediante la estimulación o inhibición de distintas isoenzimas del citocromo P450. A pesar de que faltan numerosos estudios para poder evaluar específicamente sus interacciones, está comprobado que disminuye la metabolización de la warfarina, aumentando sus niveles sanguíneos en aproximadamente un 23%, y disminuye el nivel sérico de midazolam.

4. *Uncaria.*

Conocida folclóricamente como uña de gato, presenta principalmente dos especies: *Uncaria guianensis* y *Uncaria tomentosa*, ambas originarias de Sudamérica. Pertenecientes a la familia Rubiaceae, esta hierba ha sido utilizada por sus potentes propiedades antitumorales, antioxidantes y estimulantes del sistema inmune durante muchos años. Las distintas acciones de este fitoterápico están dadas por sus más de 17 compuestos entre alcaloides, glucósidos del ácido quinóvico, taninos, flavonoides, fracciones de esterol, entre otros. Contiene alcaloides oxindólicos pentacíclicos (POA), considerados los principales compuestos activos y responsables de la mayoría de efectos beneficiosos.

Estudios in vitro han demostrado efectos antimutagénicos y antiproliferativos de la *U.tomentosa* sobre líneas celulares de cáncer de mama. Un estudio clínico llevado a cabo en Brasil, publicado en 2012 por M. Santos Araújo,[73] buscó evidenciar beneficios de la administración de *U.tomentosa* como adyuvante en pacientes que se encontraban bajo tratamiento quimioterápico (con esquema FAC) por cáncer de mama. La conclusión de dicha investigaciónfue que este fitoterápico reduce la neutropenia producida por FAC y restablece el daño del ADN celular en dosis de 300 mg/día por 8 semanas. *U.tomentosa* aumenta todas las fracciones leucocitarias, a diferencia del Neupogen, que tiene predilección por aumento de neutrófilos, insinuando que este agente activo podría ser extremadamente beneficioso como coadyuvante. Dicha hierba tiene un potente efecto inhibidor sobre TNFα y se puede considerar un protector de la citotoxicidad producida por irradiación UV.

Con el uso inicial se pueden evidenciar deposiciones blandas o diarrea, que ceden con el uso prolongado. Un estudio publicado en 2020, indicó *U.tomentosa* a pacientes con cáncer avanzado sin opciones terapéuticas. Se presentaron pocos efectos adversos grado 3 o 4, asociados con sintomatología gastrointestinal. No se presentaron modificaciones en parámetros renales o hepáticos. Los pacientes en dicho estudio refirieron mejora de la fatiga y de la calidad de vida global con el consumo de *U.tomentosa.* No hay dosis recomendadas de forma oficial, pero en preparaciones tradicionales se recomienda, para obtener beneficios en sistema inmune y prevención de patologías, una dosis diaria de aproximadamente 1 gr/día. Sin embargo, sus dosis terapéuticas pueden alcanzar hasta 20 gr, y en promedio deberían ser de 2-3 gr dos a tres veces al día.

No se recomienda la utilización de *U. tomentosa* en pacientes a los que se les ha realizado recientemente un trasplante de órgano sólido, médula ósea o injerto de piel, ya que estimula el sistema inmunológico. Del mismo modo, no se recomienda su utilización en conjunto con medicación inmunosupresora, como, por ejemplo, ciclosporina, aunque no se han realizado suficientes estudios al respecto.

También tiene la capacidad de disminuir la agregación plaquetaria y potenciar los efectos de los cumarínicos, motivo por el cual es importante su suspensión de 7 a 10 días previo a cualquier procedimiento quirúrgico. Para la metabolización de la *Uncaria* se requiere suficiente cantidad de ácido gástrico, y es por ello que no se recomienda su ingesta en conjunto con antiácidos. Finalmente, la *Uncaria* disminuiría el daño gástrico producido por los AINES.

5. Allium sativum.

Conocido comúnmente como ajo, ha tomado relevancia en los últimos años por sus propiedades antioxidantes y antitumorales, atribuidas a sus componentes con alto contenido de azufre y selenio, flavonoides y arginina. De entre estos, los compuestos sulfurados parecen ser los responsables de propiedades antitumorales, involucrando la metabolización de enzimas que detoxifican agentes carcinogénicos, inhibiendo las aberraciones del ADN, suprimiendo los ROS, induciendo apoptosis y regulando señales del ciclo celular.

Uno de los compuestos más estudiados es el dialil trisulfuro (DATS), ya que numerosos estudios han buscado evaluar el mecanismo de acción de este compuesto para inhibir el cáncer de mama. En la bibliografía se encuentran distintas vías por las que genera su acción: por un lado, inhibe la proliferación e induce la apoptosis generando *down regulation* de Wnt/β-catenina, por otro lado, inhibe la expresión y la actividad de los RE-α en las células tumorales de mama y, más allá de encontrarse sobreexpresado, DATS es efectivo en ejecutar la apoptosis de las células tumorales. Por otro lado, estudios más recientes han evaluado la capacidad del DATS en inhibir la progresión y metástasis del cáncer de mama triple negativo, acción que realiza mediante la *down regulation* de la actividad transcripcional de NF-κB y ERK/MAPK. Uno de los principales carcinogénicos que conocemos es la leptina (adipoquina con rol oncogénico en cáncer de mama, que relaciona la obesidad con dicha patología), que presenta capacidad proliferativa, de migración e invasión de las células tumorales. DATS inhibe tanto la activación como translocación de STAT3 (oncogen generalmente sobreexpresado en cáncer de mama) estimulada por la leptina y modifica los niveles de mRNA de Bcl-2, Bcl-xL y de ciclina D1.

En la población general es frecuente el consumo de ajo para "prevenir" el cáncer. En los estudios publicados no hay evidencia de que el DATS presente eficacia en la prevención del cáncer de mama quimio-inducido en modelos con ratas.

Las dosis diarias generalmente recomendadas son de 4 gr (es decir 1-2 dientes) de ajo crudo, 300 mg de comprimido de polvo de ajo 2 a 3 veces por día, o 7.2 gr de extracto de ajo añejado por día.

A pesar de inhibir numerosas isoenzimas CYP como CYP2C9, CYP2C19 y CYP3A4, no hay evidencia científica de interacciones medicamentosas. Sí es importante mencionar que el ajo tiene efecto antiplaquetario y podría potenciar la acción de la warfarina.

6. Cúrcuma longa.

La cúrcuma es una planta de la familia de las zingiberáceas. De origen indio, es frecuentemente utilizada en esta etnia en la preparación de alimentos. Folclóricamente se usa para el tratamiento de diabetes y patologías hepáticas. La curcumina, su componente activo, es un polifenol hidrofóbico con propiedades antioxidantes y antiinflamatorias. Desde la clínica oncológica es conocido por sus efectos en quimioprevención, antiproliferación y pro apoptosis. Dichos efectos son regulados por: factores de transcripción (STAT3, NF-κB), receptores (HER2, IL-8), quinasas (EGFR, ERK y JAK), citoquinas (TNF, IL), y factores de crecimiento (EGF, NGF y HGF).

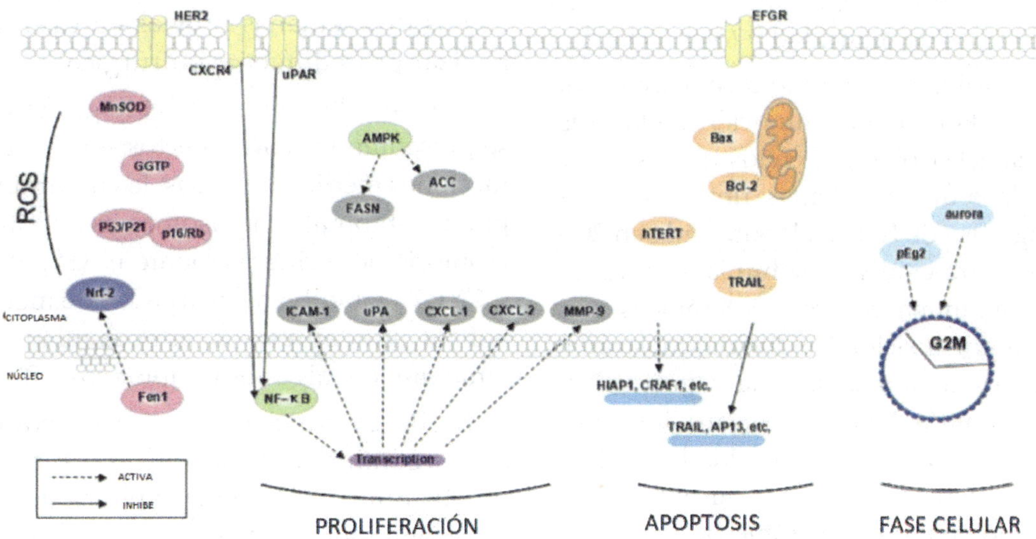

Fuente: Wang Y, Yu J, Cui R, Lin J, Ding X. Curcumin in Treating Breast Cancer: A Review. J Lab Autom. 2016 Dec;21(6):723-731. doi: 10.1177/2211068216655524. Epub 2016 Jun 20. PMID: 27325106.

La curcumina ha presentado efectos quimiopreventivos en estudios que evalúan las líneas celulares mamarias, tanto en su administración única como en conjunto con otras drogas.

Sin embargo, y a pesar de presentar efectos prometedores, la curcumina tiene baja biodisponibilidad y absorción, motivo por el cual muchos estudios se han enfocado en la utilización de análogos, que han evidenciado mayor potencia inhibiendo STAT3 y Akt o bloqueando la translocación nuclear de NF-κB.

La curcumina presenta también un efecto quimio sensibilizante, dado que bloquea los mecanismos que generan resistencia a ciertos quimioterápicos, los estudiados son el 5-fluorouracilo y la doxorrubicina. La combinación de docetaxel en dosis habituales con 6 gr/día de curcumina por 7 días cada 3 semanas ha demostrado ser más eficaz en el tratamiento del cáncer de mama que el docetaxel en monoterapia, además de presentar un buen nivel de seguridad y tolerancia.

Estudios recientes también demuestran efectividad en la disminución de la resistencia del cisplatino y en los efectos adversos de la droga. Además, una revisión bibliográfica de Liu et. al, publicada en 2018 demuestra evidencia sobre la adyuvancia de curcumina con quimioterápicos para disminuir toxicidad inducida, mostrando que la curcumina tiene la capacidad de disminuir la toxicidad gastro intestinal, nefrotoxicidad, hepatotoxicidad, genotoxicidad, neurotoxicidad y cardiotoxicidad mediada por quimioterápicos.

Se recomienda consumir la cúrcuma con pimienta negra, que contiene piperina y aumenta su absorción y biodisponibilidad.

La curcumina es considerada un fitoterápico seguro, tanto por la JECFA (*Joint United Nations and World Health Organization Expert Committee on Food Additives*) y la EFSA (*European Food Safety Authority*) y recomiendan una dosis diaria de 0-3 mg/kg de peso corporal. Otros estudios la consideran segura en una dosis de 6 gr diarios por 4 a 7 semanas, sin embargo, hacen falta más estudios para definir ajuste de dosis para cada efecto potencial.

Hay pocos reportes de efectos adversos, entre ellos, cefalea, materia fecal amarillenta, náuseas o diarrea al utilizar altas dosis por periodos prolongados. La curcumina parece tener efecto quelante del hierro si se consume por largos periodos de tiempo.

Por otro lado, en estudios con ratones se ha evidenciado que afecta la farmacocinética tanto de la warfarina como del clopidogrel, motivo por el cual se recomienda suspender la curcumina por lo menos dos semanas previas en caso de realizar procedimiento quirúrgico.

A pesar de que en la bibliografía no se presentan mayores efectos sobre interacciones medicamentosas, la curcumina puede inhibir algunas isoformas del citocromo P450, principalmente el CYP2C9 y CYP3A4, también encargadas de metabolizar antidepresivos, anticoagulantes, tamoxifeno y algunos antibióticos.

Se ha evidenciado que el consumo de curcumina, asociado o no a piperina, disminuye la farmacocinética de tamoxifeno y endoxifeno, pudiendo afectar la dosis efectiva para el tratamiento. Es decir, se debería recomendar discontinuar en pacientes en tratamiento con esta droga.

Sin embargo, y por sus numerosos beneficios, es uno de los fitoterápicos con mayor interés en la clínica oncológica.

7. Ginseng.

El ginseng se obtiene de diversas especies del género *Panax: Panax ginseng* y *Panax japonicus* corresponden al ginseng asiático, y *Panax quinquefolius* al ginseng de origen americano. Es uno de los fitoterápicos que más relevancia ha ganado en los últimos años, a causa de que ya forma parte de la farmacopea de diversos países europeos y en EEUU es uno de los suplementos que más se vende, a pesar de no encontrarse todavía aprobado por la FDA.

Los compuestos activos del ginseng son las saponinas triterpenoides, también denominados ginsenósidos, que se extraen de la raíz de la planta.

A pesar de ser un fitoterápico que ha sido ampliamente relacionado por presentar beneficios en el cáncer de mama, no hay estudios clínicos en la literatura que confirmen dicha teoría. Sin embargo, y desde el punto teórico, tanto el ginseng como sus metabolitos activos realizarían sus efectos antiproliferativos mediando distintas señales celulares asociadas con la inflamación, estrés oxidativo, angiogénesis, capacidad de metástasis y proliferación de progenitores de células tumorales. El ginsenoside Rp1 inhibe el factor de crecimiento insulino-like 1(IGF1), y su vía con la Akt en las células de cáncer de mama. También se ha demostrado que presenta efecto apoptótico. Otros metabolitos activos del ginseng parecen actuar similar al taxol, y estimulan apoptosis dependiente de caspasas. Otra de las cualidades estudiadas en líneas celulares del cáncer de mama es la capacidad del ginseng de quimio de sensibilizar las células a ciertas drogas quimioterápicas como gemcitabina, paclitaxel, cisplatino y epirrubicina.

Por otro lado, el ginseng parece mejorar la calidad de vida global en pacientes supervivientes de cáncer de mama, aunque hay estudios contradictorios al respecto.

Es importante mencionar que este compuesto puede presentar interacciones medicamentosas con warfarina y otras drogas anticoagulantes, antihipertensivos, ciertas hormonas e insulina. También se han informado efectos adversos, principalmente asociados a un consumo superior a los 3 gr diarios, como insomnio, excitación y dolores de cabeza.

Debe ser cauteloso su uso en tumores hormonosensibles, dado que podría afectar la esteroideogénesis.

Prácticas basadas en sustancias biológicas

Representa una de las MAC más utilizadas por las pacientes con cáncer de mama. Las prácticas basadas en sustancias biológicas implican el consumo de vitaminas y minerales. Hay numerosos estudios en la bibliografía que dan cuenta de los beneficios de la suplementación con diversos compuestos con acción antioxidante, antiinflamatoria y antitumoral.

Vitamina C y cáncer de mama

Una de las vitaminas más suplementadas por las pacientes oncológicas es la vitamina C. La vitamina C tiene un potente efecto antioxidante, además de estimular el sistema inmunológico. Es una de las vitaminas más estudiadas en su relación con la clínica oncológica, se han publicados estudios que informan disminución del riesgo del cáncer colorrectal, gástrico y mamario en pacientes que consumen mayores dosis de vitamina C.

Por otro lado, un estudio concluyó una disminución del riesgo de cáncer de endometrio de un 15% por cada 5 mg/1000 kcal de aumento de la ingesta de la vitamina C. Su interés en oncología no es algo nuevo, sino que viene de larga data, y es que hace aproximadamente 50 años, el ganador del premio Nobel, Pauling, junto al químico Prize, publicaron una serie de estudios clínicos en el que evidenciaron que la suplementación endovenosa de 10gr/día de vitamina C por 10 semanas y, posteriormente, vía oral en pacientes terminales aumentaba su tasa de supervivencia. De esta forma, aumentaría el efecto citotóxico a nivel tumoral de ciertas drogas quimioterápicas como adriamicina, cisplatino y paclitaxel, además de aumentar la radiosensibilidad tumoral protegiendo los tejidos sanos. También un estudio demuestra que potencia el efecto de la inmunoterapia mediante el aumento de la infiltración de células del sistema inmune, retrasando el crecimiento tumoral, mediante vía de linfocitos T. Las dosis altas de vitamina C han demostrado en líneas celulares, disminuir el potencial invasor y de metástasis en cáncer de mama. A pesar de que algunos estudios han informado que no habría relación entre el consumo de vitamina C y la disminución del riesgo del cáncer de mama, un metaanálisis de estudios observacionales publicado por Zhang y col. en 2020 quiso dilucidar su efectividad, concluyendo que el consumo de vitamina C (no a través de la suplementación) reducía tanto la incidencia como la mortalidad por cáncer de mama.

Sin embargo, las organizaciones refieren que faltan más estudios para realizar una sugerencia sólida en aumentar el consumo de vitamina C para la prevención de esta patología.

Es importante mencionar que el consumo de más de 2 gr/día puede generar alteraciones gastrointestinales leves y se han reportado casos de migrañas con el uso EV en consumo de más de 6 gr/día. Hay que tener precaución en pacientes que consumen warfarina, ya que puede interactuar aumentando el riesgo de sangrado. Se contraindica su suplementación en pacientes con trastornos sanguíneos como talasemia, deficiencia de glucosa-6 fosfato-deshidrogenasa, anemia de células falciformes y hemocromatosis. Utilizarlo con precaución en pacientes diabéticos ya que podría aumentar la glucemia.

Vitamina D y cáncer de mama

El rol de la vitamina D en la función del sistema osteo-cálcico era globalmente conocido, sin embargo, numerosos estudios publicados en los últimos años evalúan beneficios antitumorales de esta vitamina en distintos tipos de cánceres como colorrectal, próstata y mama.

Algunos estudios han demostrado menor riesgo de cáncer de mama en pacientes con mayor exposición solar. En estudios in vitro se ha evidenciado que la forma activa de la vitamina D (1,25-dihidroxivitamina D) tiene potencial antitumoral inhibiendo la proliferación celular y la angiogénesis. Esto se produciría por la presencia del receptor de vitamina D en tumores luminales, así como en la glándula mamaria normal. La unión de la vitamina D a su receptor induce la autofagia, que provoca muerte celular en células tumorales y controla el crecimiento en la glándula.

Un estudio publicado en 2004, realizado en Noruega con más de 115.000 pacientes con cáncer de mama, colon y próstata evaluó la exposición solar con los niveles de vitamina D y el pronóstico de estos pacientes, concluyó que los pacientes con diagnóstico en meses con mayor exposición solar (verano y otoño) y con niveles óptimos de vitamina D séricos durante el tratamiento, tienen mejor pronóstico de la enfermedad. Un meta-análisis publicado en 2014 incluyendo 30 estudios prospectivos concluyó que obtener niveles óptimos de vitamina D, o suplementarla, no disminuye la incidencia de cáncer de mama, pero mejoraría el pronóstico de la enfermedad, disminuyendo la mortalidad.

Finalmente, numerosos estudios mencionan los bajos niveles séricos de vitamina D que tienen los pacientes oncológicos, que se evidencia en algunos hasta casi un 37% de deficiencia en pacientes con cáncer de mama. Se recomienda la suplementación oral para obtener valores óptimos (30-50 ng/ml).

Una revisión bibliográfica publicada en 2013 asocia los bajos niveles de vitamina D con mayor mortalidad y recurrencia de la enfermedad en pacientes con cáncer de mama en estadios iniciales, en un estudio se evidencia que dicha asociación ocurre únicamente en tumores luminales. Debemos conocer que por cada 100 UI de vitamina D consumida, los niveles de 25 hidroxivitamina D incrementan 1 ng, motivo por el cual expertos recomiendan un consumo mínimo de 1000 UI/día para mantener los niveles recomendados en sangre, los cuales son difíciles de mantener sin suplementación. La suplementación de dicha vitamina se asocia con mayor calidad de vida en pacientes en tratamiento oncológico, tanto durante el mismo como posteriormente.

Potenciales interacciones de fitoterapia y suplementos dietarios con terapia hormonal

Aunque no hay demasiados estudios publicados con respecto a las interacciones, se han evidenciado algunas. En la mayoría de las publicadas en la Natural Medicines Data base, las interacciones son moderadas. Sin embargo, se ha evidenciado una potente interacción de la hormonoterapia con el extracto de pomelo.

Fitoterápico/ suplemento dietario	Interacciones con hormonoterapia
Black Cohosh	Tamoxifeno (2)(3)(4) Exemestano (4) Letrozol (4) Anastrozol (4)
Manzanilla	Tamoxifeno (1)(2)(4)(6) Exemestano (1)(4) Letrozol (1)(4) Anastrozol (4)
Canela	Tamoxifeno (3)
Extracto de arándanos	Tamoxifeno (1) Exemestano (1) Letrozol (1)
Echinacea	Tamoxifeno (1) Exemestano (1) Letrozol (1)
Extracto de ajo	Tamoxifeno (1) Exemestano (1) Letrozol (1)
Gingko biloba	Tamoxifeno (1)(5)(6) Exemestano (1) Letrozol (1)
Ginseng	Tamoxifeno (1)(2)(4)(6)(7) Exemestano (1)(4) Letrozol (1)(4) Anastrozol (4)
Extracto de pomelo **	Tamoxifeno (1**) (4)(6)(7**) Exemestano (1**)(4) Letrozol (1**)(4) Anastrozol (4)
Extracto de té verde	Tamoxifeno (1)
Raíz de Maca	Tamoxifeno (4) Exemestano (4) Letrozol (4) Anastrozol (4)
Resveratrol	Tamoxifeno (1)(4) Exemestano (1)(4) Letrozol (1)(4) Anastrozol (1)(4)
Semilla de sésamo	Tamoxifeno (6)(8)
Extracto de cúrcuma	Tamoxifeno (1)(3)(4) Exemestano (1)(4) Letrozol (1)(4) Anastrozol (4)
Vitamina A	Tamoxifeno (3)
Vitamina D Vitamina E	Tamoxifeno (1) Exemestano (1) Letrozol (1)

**: interacción mayor. (1) CYP3A4. (2) CYP2D6 (3) Farmacodinamia: hepatotoxicidad. (4) Farmacodinamia: actividad estrogénica. (5) Sustratos P-glicoproteinas. (6) CYP2D9 (7) Puede aumentar el efecto de la droga (8) Farmacodinamia: disminuye el efecto inhibitorio del tumor del tamoxifeno.

Fuente: Harrigan M, McGowan C, Hood A, Ferrucci LM, Nguyen T, Cartmel B, Li FY, Irwin ML, Sanft T. Dietary Supplement Use and Interactions with Tamoxifen and Aromatase Inhibitors in Breast Cancer Survivors Enrolled in Lifestyle Interventions. Nutrients. 2021 Oct 22;13(11):3730. doi: 10.3390/nu13113730. PMID: 34835986; PMCID: PMC8621720.

Medicina Bioenergética: Reiki

La Medicina Bioenergética es aquella que comprende que los seres humanos estamos compuestos de energía que debe fluir para el correcto funcionamiento de nuestro organismo. Para dicha medicina, los bloqueos energéticos son los responsables de los síntomas y patologías secundarias. Mencionaremos en este apartado el Reiki, disciplina que ha obtenido mayor popularidad en los últimos años, y que ha presentado numerosos beneficios en pacientes oncológicos.

El Reiki, cuya etimología significa energía universal en japonés, fue descubierto por el Dr. Mikao Usui en Japón a comienzos de 1900. Se le han otorgado al Reiki propiedades para reducir la ansiedad, la fatiga y el dolor.

Etimológicamente, en japonés "Rei" significa universal, aunque desde el punto de vista espiritual, los practicantes de Reiki la definen como sabiduría superior. Por otro lado, *ki* significa lo mismo que *prana* en sánscrito, y se refiere a energía vital. Ésta es la energía que fluye en toda materia viviente. El objetivo primordial del Reiki es, a través de una persona iniciada en ellay con la imposición de manos, hacer fluir la energía que cada uno tiene internamente a través de los distintos *chakras*, que son vórtices energéticos. Siete *chakras* son los comúnmente descritos, sin embargo, se cree que hay alrededor de 32. Cada uno de los *chakras* se encuentra en un área distinta, y se encuentran todos distribuidos a lo largo de nuestra columna espinal. Cada uno de ellos se relaciona con los distintos órganos y sus funciones. Las manos del practicante de Reiki tomarán distintas posiciones para poder trabajar con los *chakras* principales.

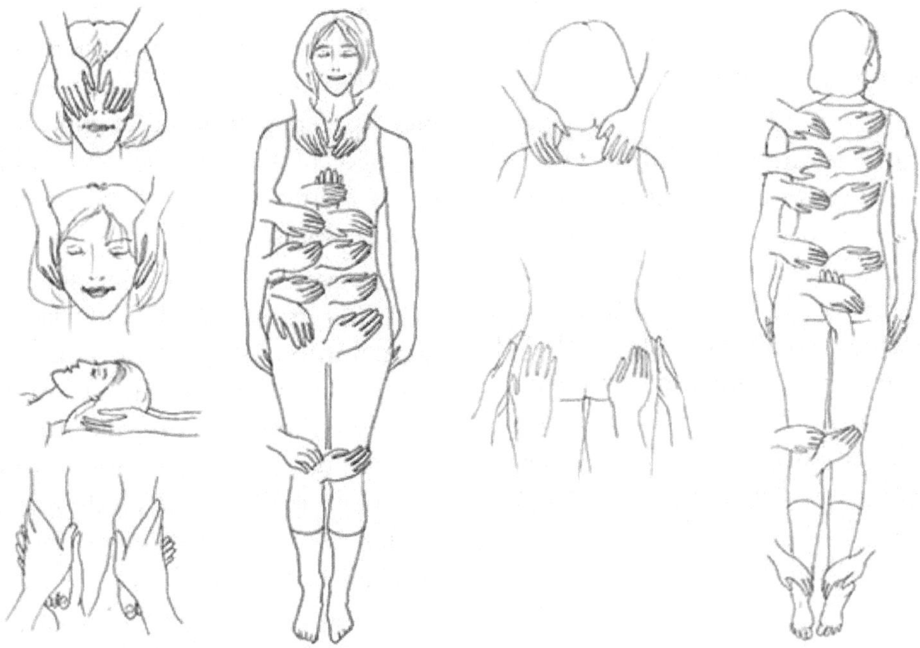

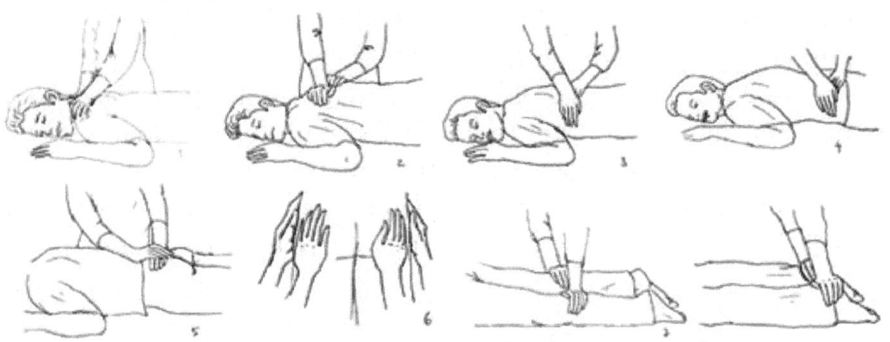

Fuente: Asociación de Reiki Mikao Usui. En: https://www.reiki.org.ar/reiki/terapia-de-reiki/

Existen diversos estudios publicados evaluando la intervención del Reiki en pacientes con cáncer de mama. Por un lado, el Reiki asociado al tratamiento quimioterápico genera mejora en la calidad de vida y disminución de la fatiga. También, un estudio publicado en 2016 evaluó la intervención del yoga, Reiki y masajes en pacientes con cáncer de mama realizando quimioterapia. Se evidenció que las 3 intervenciones generaban un beneficio disminuyendo la ansiedad, el dolor y aumentaba la percepción de bienestar de las pacientes, siendo el Reiki la intervención que disminuye en mayor tasa el dolor.

Más allá de que en hay numerosos estudios publicados que demuestran beneficios de esta intervención, una revisión bibliográfica concluyó que los estudios realizados hasta la fecha son de baja calidad científica. A causa de esto, la NCCIH reporta que la evidencia con respecto a los beneficios del reiki es aún inconsistente. Sin embargo, también menciona que esta práctica no puede generar ningún daño.

Yoga

El yoga es una disciplina originada en la India que implica una práctica física, mental y espiritual. Forma parte de una de las disciplinas del hinduismo. En un principio, el yoga formaba parte de una disciplina espiritual, sin embargo y con la occidentalización del mismo, hoy en día se lo considera una práctica física con el objetivo de mantenerse saludable y estimular la relajación.

El yoga comprende tres prácticas esencialmente: los asanas, que son distintas posturas, las *pranayamas*, que son ejercicios respiratorios y la *dyana*, que es la meditación.

La *American Cancer Society* es una de las muchas organizaciones que recomienda el yoga en pacientes con cáncer de mama. Y es que hay numerosas publicaciones demostrando los beneficios del yoga. Por un lado, mejora la calidad de vida en pacientes con cáncer de mama, ayuda a regular los cambios de humor y el dolor articular en pacientes en tratamiento con endocrinoterapia. También, y especialmente la meditación en el yoga, es beneficioso para mejorar el dolor crónico en pacientes con cáncer de mama metastásico.

Los beneficios del yoga se dan en las distintas etapas de la enfermedad por igual, tanto postoperatorio, como durante el tratamiento radiante o quimioterápico. Finalmente, es importante mencionar que hay revisiones bibliográficas que demuestran la buena evidencia a favor de los beneficios del yoga en pacientes con cáncer de mama.

Es importante mencionar que el yoga puede producir lesiones por la mala realización de los asanas, es por ello que se recomienda siempre asistir a clases con personas especializadas para evitar accidentes.

La *American Cancer Society* recomienda 150 minutos semanales de esta práctica, que incluya dos días por semana de ejercicios de estiramiento para pacientes que hayan tenido cáncer de mama.

Bibliografía

1. Scott R, Nahin RL, Sussman BJ, Feinberg T. Physician Office Visits That Included Complementary Health Approaches in U.S. Adults: 2005-2015. J Integr Complement Med. 2022 May 13. doi: 10.1089/jicm.2021.0331. Epub ahead of print. PMID: 35559729.
2. Horneber M, Bueschel G, Dennert G, Less D, Ritter E, Zwahlen M. How Many Cancer Patients Use Complementary and Alternative Medicine: A Systematic Review and Metaanalysis. Integrative Cancer Therapies. September 2012:187-203. doi:10.1177/1534735411423920
3. Organización Mundial de la Salud. Estrategia de la OMS sobre medicina tradicional 2014-2023. Ginebra: OMS; 2013. Disponible en: https://apps.who.int/medicinedocs/pdf/s2299s /s2299s.pdf (acceso: 16/06/2022).
4. Subramani R, Lakshmanaswamy R. Complementary and Alternative Medicine and Breast Cancer. Prog Mol Biol Transl Sci. 2017;151:231-274. doi: 10.1016/bs.pmbts.2017.07.008. Epub 2017 Sep 11. PMID: 29096896.
5. NAHLEH, Z., & TABBARA, I. A. (2003). Complementary and alternative medicine in breast cancer patients. Palliative & Supportive Care, 1(03). doi:10.1017/s1478951503030256
6. Thompson, E., & Reilly, D. (2003). The homeopathic approach to the treatment of symptoms of oestrogen withdrawal in breast cancer patients. A prospective observational study. Homeopathy, 92(3), 131–134. doi:10.1016/s1475-4916(03)00035-3
7. Ahmet Unlu, Onder Kirca, Mustafa Ozdogan,Homeopathy and cancer,Journal of Oncological Sciences, Volume 3, Issue 2,2017,Pages 77-80,ISSN 2452-3364, https://doi.org/10.1016/j.jons.2017.05.006.
8. Schlappack, O. (2004). *Homeopathic treatment of radiation-induced itching in breast cancer patients. A prospective observational study. Homeopathy, 93(4), 210–215.* doi:10.1016/j.homp.2004.06.004
9. Balzarini, A., Felisi, E., Martini, A., & De Conno, F. (2000). Efficacy of homeopathic treatment of skin reactions during radiotherapy for breast cancer: a randomised, double-blind clinical trial. British Homoeopathic Journal, 89(1), 8–12. doi:10.1054/homp.1999.0328
10. Frass, M., Friehs, H., Thallinger, C., Sohal, N. K., Marosi, C., Muchitsch, I., … Oberbaum, M. (2015). *Influence of adjunctive classical homeopathy on global health status and subjective wellbeing in cancer patients – A pragmatic randomized controlled trial. Complementary Therapies in Medicine, 23(3), 309–317.* doi:10.1016/j.ctim.2015.03.004
11. Sorrentino L, Piraneo S, Riggio E, Basilicò S, Sartani A, Bossi D, Corsi F. Is there a role for homeopathy in breast cancer surgery? A first randomized clinical trial on treatment with *Arnica montana* to reduce post-operative seroma and bleeding in patients undergoing total mastectomy. J Intercult Ethnopharmacol. 2017 Jan 3;6(1):1-8. doi: 10.5455/jice.20161229055245. PMID: 28163953; PMCID: PMC5289077.
12. WHO Library Cataloguing-in-Publication Data. Safety issues in the preparation of homeopathic medicines. Available at:: http://www.who.int/medicines/ areas/traditional/Homeopathy.pdf; 2009
13. 13. Posadzki, P., Alotaibi, A., & Ernst, E. (2012). *Adverse effects of homeopathy: a systematic review of published case reports and case series. International Journal of Clinical Practice, 66(12), 1178–1188.* doi:10.1111/ijcp.12026
14. Jaiswal YS, Williams LL. A glimpse of Ayurveda - The forgotten history and principles of Indian traditional medicine. J Tradit Complement Med. 2016 Feb 28;7(1):50-53. doi: 10.1016/j.jtcme.2016.02.002. PMID: 28053888; PMCID: PMC5198827.
15. Payyappallimana U, Venkatasubramanian P. Exploring Ayurvedic Knowledge on Food and Health for Providing Innovative Solutions to Contemporary Healthcare. Front Public Health. 2016 Mar 31;4:57. doi: 10.3389/fpubh.2016.00057. PMID: 27066472; PMCID: PMC4815005.
16. Manoj Kumar Dash, Namrata Joshi, D.N.S Gautam, Remya Jayakumar, Y.B. Tripathi, Ayurvedic supportive therapy in the management of breast cancer, Journal of Herbal Medicine, Volume 29, 2021,100490, ISSN 2210-8033, https://doi.org/10.1016/j.hermed.2021.100490.
17. Srivastava, Anurag & Saxena, Abha & Dixit, Smita & Aggarwal, Sandeep & Seenu, Vuthaluru & Pra-

shad, Rajinder & Bhushan, SM & Varna, Taranikanti & Misra, Mahesh. (2008). An Ayurvedic Herbal Compound to reduce Toxicity to Cancer chemotherapy: A Randomized Controlled Trial. Indian Journal of Medical and Paediatric Oncology. 29. 10.4103/0971-5851.51426.

18. Dhruva A, Wu C, Miaskowski C, Hartogensis W, Rugo HS, Adler SR, Kaptchuk TJ, Kelkar R, Agarawal S, Vadodaria A, Garris E, Hecht FM. A 4-Month Whole-Systems Ayurvedic Medicine Nutrition and Lifestyle Intervention Is Feasible and Acceptable for Breast Cancer Survivors: Results of a Single-Arm Pilot Clinical Trial. Glob Adv Health Med. 2020 Dec 1;9:2164956120964712. doi: 10.1177/2164956120964712. PMID: 33312762; PMCID: PMC7716077.
19. Ardila-Jaimes CP. La Medicina Tradicional China en la prevención de la enfermedad. Rev Cienc Salud. 2015;13(2): 275-281. doi: dx.doi.org/10.12804/revsalud13.02.2015.15
20. Wong Kiew Kit, El gran libro de la medicina tradicional china, Ed. Urano, 2002, Barcelona.
21. Yang, J.-W., Li, Q.-Q., Li, F., Fu, Q.-N., Zeng, X.-H., & Liu, C.-Z. (2014). The Holistic Effects of Acupuncture Treatment. Evidence-Based Complementary and Alternative Medicine, *2014, 1–10.* doi:10.1155/2014/739708
22. John Hopkins Medicine, Health Home, Wellness and Prevention, Acupuncture. En: https://www.hopkinsmedicine.org/health/wellness-and-prevention/acupuncture#:~:text=Acupuncture%20points%20are%20believed%20to,physical%20and%20emotional%20well%2Dbeing. (Visitado el 10/7/22)
23. National Centre for Complementary and Integrative Health, Acupuncture. En: https://www.nccih.nih.gov/health/acupuncture-in-depth (Visitado el 10/7/22).
24. Yao C, Xu Y, Chen L, Jiang H, Ki CS, Byun JS, Bian W. Effects of warm acupuncture on breast cancer-related chronic lymphedema: a randomized controlled trial. Curr Oncol. 2016 Feb;23(1):e27-34. doi: 10.3747/co.23.2788. Epub 2016 Feb 18. PMID: 26966410; PMCID: PMC4754066.
25. Zhang Y, Sun Y, Li D, Liu X, Fang C, Yang C, Luo T, Lu H, Li H, Zhang H, Liang Q, Wu J, Huang L, Xu R, Ren L and Chen Q (2021) Acupuncture for Breast Cancer: A Systematic Review and Meta-Analysis of Patient-Reported Outcomes.Front. Oncol. 11:646315.doi: 10.3389/fonc.2021.646315
26. Ramadevi Subramani, Rajkumar Lakshmanaswamy, Chapter Nine - Complementary and Alternative Medicine and Breast Cancer, Editor(s): Rajkumar Lakshmanaswamy, Progress in Molecular Biology and Translational Science, Academic Press, Volume 151, 2017, Pages 231-274, ISSN 1877-1173, ISBN 9780128127728, https://doi.org/10.1016/bs.pmbts.2017.07.008.
27. Razieh Behzadmehr, Neda Dastyar, Mahdieh Poodineh Moghadam, Mahnaz Abavisani, Mandana Moradi, Effect of complementary and alternative medicine interventions on cancer related pain among breast cancer patients: A systematic review, Complementary Therapies in Medicine, Volume 49, 2020, 102318, ISSN 0965-2299, https://doi.org/10.1016/j.ctim.2020.102318.
28. Snider P, Zeff J. Unifying Principles of Naturopathic Medicine *Origins and Definitions*. Integr Med (Encinitas). 2019 Aug;18(4):36-39. PMID: 32549831; PMCID: PMC7219457.
29. Fleming SA, Gutknecht NC. Naturopathy and the primary care practice. Prim Care. 2010 Mar;37(1):119-36. doi: 10.1016/j.pop.2009.09.002. PMID: 20189002; PMCID: PMC2883816.
30. Eisenberg DM, Davis RB, Ettner SL, Appel S, Wilkey S, Van Rompay M, Kessler RC. Trends in alternative medicine use in the United States, 1990-1997: results of a follow-up national survey. JAMA. 1998; 280: 1569-1575.
31. Confederación Suiza (2011). Fünf Methoden der Komplementärmedizin werden unter bestimmten Bedingungen während sechs Jahren provisorisch vergütet (Five CAM methods eligible for reimbursement under specific conditions for a provisional period of six years). Ministerio de Salud (comunicado de prensa), Confederación Suiza, 12 de enero de 2011. www.bag.admin.ch/aktuell/00718/01220/index.html?lang=de&msgid=37173.
32. Víctor López Ramos. Interés de los productos naturales y su aportación a la farmacología y la terapéutica. Revista de Fitoterapia 2021; 19 (2): 101-117.
33. Organización Mundial de la Salud (1999-2010). WHO monographs on selected medicinal plants. https://apps.who.int/medicinedocs/es/d/Js2200e/

34. SEFIT (2020). Sociedad Española de Fitoterapia: ¿Qué es Fitoterapia? http://www.sefit.es/que-es-fitoterapia/
35. Cañigueral S. Vila R, Vanaclocha B. La Fitoterapia racional. En: Vanaclocha B, Cañigueral S. Fitoterapia, Vademécum de Prescripción. 5ª ed. Barcelona: Elsevier, 2019. 830 páginas. ISBN: 978-84-9113-299-8.
36. Lopes, C. M., Dourado, A., & Oliveira, R. (2017). Phytotherapy and Nutritional Supplements on Breast Cancer. BioMed Research International, 2017, 1–42. doi:10.1155/2017/7207983 10.1155/2017/7207983
37. Giovannucci E. The epidemiology of vitamin D and cancer incidence and mortality: a review (United States). Cancer Causes Control. 2005 Mar;16(2):83-95. doi: 10.1007/s10552-004-1661-4. PMID: 15868450.
38. Gandini S, Boniol M, Haukka J, Byrnes G, Cox B, Sneyd MJ, Mullie P, Autier P. Meta-analysis of observational studies of serum 25-hydroxyvitamin D levels and colorectal, breast and prostate cancer and colorectal adenoma. Int J Cancer. 2011 Mar 15;128(6):1414-24. doi: 10.1002/ijc.25439. PMID: 20473927.
39. Anderson LN, Cotterchio M, Kirsh VA, Knight JA (2011) Ultraviolet sunlight exposure during adolescence and adulthood and breast cancer risk: a population-based case-control study among Ontario women. Am J Epidemiol 174 (3): 293–304
40. Krishnan AV, Swami S, Feldman D (2012) The potential therapeutic benefits of vitamin D in the treatment of estrogen receptor positive breast cancer. Steroids 77 (11): 1107–1112.
41. Lopes N, Paredes J, Costa JL, Ylstra B, Schmitt F (2012) Vitamin D and the mammary gland: a review on its role in normal development and breast cancer. Breast Cancer Res 14 (3): 211.
42. Robsahm, T. E., Tretli, S., Dahlback, A., & Moan, J. (2004). Vitamin D3from sunlight may improve the prognosis of breast-, colon- and prostate cancer (Norway). Cancer Causes & Control, 15(2), 149–158. doi:10.1023/b:caco.0000019494.
43. Heaney RP, Davies KM, Chen TC, Holick MF, Barger-Lux MJ (2003) Human serum 25-hydroxycholecalciferol response to extended oral dosing with cholecalciferol. Am J Clin Nutr 77 (1): 204–210
44. Rose, A.A.N., Elser, C., Ennis, M. et al. Blood levels of vitamin D and early stage breast cancer prognosis: a systematic review and meta-analysis. Breast Cancer Res Treat 141, 331–339 (2013). https://doi.org/10.1007/s10549-013-2713-9
45. Andersen MR, Sweet E, Hager S, Gaul M, Dowd F, Standish LJ. Effects of Vitamin D Use on Health-Related Quality of Life of Breast Cancer Patients in Early Survivorship. Integrative Cancer Therapies. January 2019. doi:10.1177/1534735418822056
46. Kim, Y., Je, Y. Vitamin D intake, blood 25(OH)D levels, and breast cancer risk or mortality: a meta-analysis. Br J Cancer 110, 2772–2784 (2014). https://doi.org/10.1038/bjc.2014.175
47. Kim, H.J., Lee, Y.M., Ko, B.S. et al. Vitamin D Deficiency is Correlated with Poor Outcomes in Patients with Luminal-type Breast Cancer. Ann Surg Oncol 18, 1830–1836 (2011). https://doi.org/10.1245/s10434-010-1465-6
48. Tavera-Mendoza, L. E., Westerling, T., Libby, E., Marusyk, A., Cato, L., Cassani, R., … Brown, M. (2017). Vitamin D receptor regulates autophagy in the normal mammary gland and in luminal breast cancer cells. Proceedings of the National Academy of Sciences, 114(11), E2186–E2194. doi:10.1073/pnas.16150151
49. Bian P, Liu C, Hu W, Ding Y, Qiu S, Li L. Echinacoside Suppresses the Progression of Breast Cancer by Downregulating the Expression of miR-4306 and miR-4508. Integr Cancer Ther. 2021 Jan-Dec;20:15347354211062639. doi: 10.1177/15347354211062639. PMID: 34903085; PMCID: PMC8679057.
50. Tang, C., Gong, L., lvzi Xu, Qiu, K., Zhang, Z., & Wan, L. (2020). *Echinacoside inhibits breast cancer cells by suppressing the Wnt/β-catenin signaling pathway. Biochemical and Biophysical Research Communications.* doi:10.1016/j.bbrc.2020.03.050
51. Huntimer ED, Halaweish FT, Chase CC. Proliferative activity of Echinacea angustifolia root extracts on cancer cells: Interference with doxorubicin cytotoxicity. Chem Biodivers. 2006 Jun;3(6):695-703. doi: 10.1002/cbdv.200690071. PMID: 17193302.

52. Tafazoli A: Echinacea for Cancer Patients: To Give or Not to Give. Complement Med Res 2020;27:112-116. doi: 10.1159/000503025
53. Barnes PM, Bloom B, Nahin RL. Complementary and alternative medicine use among adults and children: United States, 2007. Natl Health Stat Report. 2008 Dec 10;(12):1-23. PMID: 19361005.
54. Bright-Gbebry, M., Makambi, K.H., Rohan, J.P. *et al.* Use of multivitamins, folic acid and herbal supplements among breast cancer survivors: the black women's health study. *BMC Complement Altern Med* 11, 30 (2011). https://doi.org/10.1186/1472-6882-11-30
55. McGrowder DA, Miller FG, Nwokocha CR, Anderson MS, Wilson-Clarke C, Vaz K, Anderson-Jackson L, Brown J. Medicinal Herbs Used in Traditional Management of Breast Cancer: Mechanisms of Action. Medicines (Basel). 2020 Aug 14;7(8):47. doi: 10.3390/medicines7080047. PMID: 32823812; PMCID: PMC7460502.
56. Werneke U, Earl J, Seydel C, Horn O, Crichton P, Fannon D. Potential health risks of complementary alternative medicines in cancer patients. Br J Cancer. 2004 Jan 26;90(2):408-13. doi: 10.1038/sj.bjc.6601560. PMID: 14735185; PMCID: PMC2410154.
57. Espinosa-Paredes DA, Cornejo-Garrido J, Moreno-Eutimio MA, Martínez-Rodríguez OP, Jaramillo-Flores ME, Ordaz-Pichardo C. Echinacea Angustifolia DC Extract Induces Apoptosis and Cell Cycle Arrest and Synergizes with Paclitaxel in the MDA-MB-231 and MCF-7 Human Breast Cancer Cell Lines. Nutr Cancer. 2021;73(11-12):2287-2305. doi: 10.1080/01635581.2020.1817956. Epub 2020 Sep 22. PMID: 32959676.
58. González, C. G., Abad, M. N., Aparisi, F. D. A. A., Fariñas, S. C., de Bremond, M. C. G. S., González-Cruz, V. I., & Herrero, C. C. (2022). Hepatotoxicity Secondary to Ribociclib and Echinacea: Case Report.
59. McLay, J. S., Stewart, D., George, J., Rore, C., & Heys, S. D. (2011). Complementary and alternative medicines use by Scottish women with breast cancer. What, why and the potential for drug interactions? European Journal of Clinical Pharmacology, 68(5), 811–819. doi:10.1007/s00228-011-1181-6
60. Pardee, A., Li, Y., & Li, C. (2002). *Cancer Therapy with ß-Lapachone. Current Cancer Drug Targets, 2(3), 227–242.* doi:10.2174/1568009023333854
61. Yang, Yang & Zhou, Xianchun & Xu, Ming & Piao, Junjie & Zhang, Yuan & Lin, Zhenhua & Chen, Liyan. (2017). β-Lapachone suppresses tumour progression by inhibiting epithelial-to-mesenchymal transition in NQO1-positive breast cancers. Scientific Reports. 7. 10.1038/s41598-017-02937-0.
62. Gómez Castellanos, J. R., Prieto, J. M., & Heinrich, M. (2009). *Red Lapacho (Tabebuia impetiginosa)—A global ethnopharmacological commodity? Journal of Ethnopharmacology, 121(1), 1–13.* doi:10.1016/j.jep.2008.10.004
63. Tropical Plant Database: Pau d'arco: https://www.rain-tree.com/paudarco.htm, Visitado el 22/8/22.
64. Wang, X., Yang, Y., Liu, X., & Gao, X. (2020). *Pharmacological properties of tanshinones, the natural products from Salvia miltiorrhiza. Advances in Pharmacology.* doi:10.1016/bs.apha.2019.10.001
65. Chen J, Lv Q, Yu M, Zhang X, Gou J. Randomized clinical trial of Chinese herbal medications to reduce wound complications after mastectomy for breast carcinoma. Br J Surg. 2010 Dec;97(12):1798-804. doi: 10.1002/bjs.7227. PMID: 20862715.
66. Sha W, Zhou Y, Ling ZQ, Xie G, Pang X, Wang P, Gu X. Antitumor properties of Salvianolic acid B against triple-negative and hormone receptor-positive breast cancer cells via ceramide-mediated apoptosis. Oncotarget. 2018 Nov 20;9(91):36331-36343. doi: 10.18632/oncotarget.26348. PMID: 30555632; PMCID: PMC6284743.
67. Che J, Huang Y, Xu C, Zhang P. Increased ceramide production sensitizes breast cancer cell response to chemotherapy. *Cancer Chemother Pharmacol.* 2017;79:933–941.
68. Separovic D, Kelekar A, Nayak AK, Tarca AL, Hanada K, Pierce JS, Bielawski J. Increased ceramide accumulation correlates with downregulation of the autophagy protein ATG-7 in MCF-7 cells sensitized to photodamage. *Arch Biochem Biophys.* 2010;494:101–105
69. Reynolds CP, Maurer BJ, Kolesnick RN. Ceramide synthesis and metabolism as a target for cancer therapy. *Cancer Lett.* 2004;206:169–180.

70. Zhou X, Chan K, Yeung JH. Herb-drug interactions with Danshen (Salvia miltiorrhiza): a review on the role of cytochrome P450 enzymes. Drug Metabol Drug Interact. 2012 Mar 2;27(1):9-18. doi: 10.1515/dmdi-2011-0038. PMID: 22718621.
71. Chen F, Li L, Tian DD. *Salvia miltiorrhiza* Roots against Cardiovascular Disease: Consideration of Herb-Drug Interactions. Biomed Res Int. 2017;2017:9868694. doi: 10.1155/2017/9868694. Epub 2017 Apr 3. PMID: 28473993; PMCID: PMC5394393.
72. Wu WW, Yeung JH. Inhibition of warfarin hydroxylation by major tanshinones of Danshen (Salvia miltiorrhiza) in the rat in vitro and in vivo. Phytomedicine. 2010 Mar;17(3-4):219-26. doi: 10.1016/j.phymed.2009.05.005. Epub 2009 Jul 3. PMID: 19577456.
73. Riva L, Coradini D, Di Fronzo G, De Feo V, De Tommasi N, De Simone F, Pizza C. The antiproliferative effects of Uncaria tomentosa extracts and fractions on the growth of breast cancer cell line. Anticancer Res. 2001 Jul-Aug;21(4A):2457-61. PMID: 11724307.
74. Santos Araújo Mdo C, Farias IL, Gutierres J, Dalmora SL, Flores N, Farias J, de Cruz I, Chiesa J, Morsch VM, Chitolina Schetinger MR. Uncaria tomentosa-Adjuvant Treatment for Breast Cancer: Clinical Trial. Evid Based Complement Alternat Med. 2012;2012:676984. doi: 10.1155/2012/676984. Epub 2012 Jun 28. PMID: 22811748; PMCID: PMC3395261.
75. Sheng Y, Pero RW, Wagner H. Treatment of chemotherapy-induced leukopenia in a rat model with aqueous extract from Uncaria tomentosa. Phytomedicine. 2000 Apr;7(2):137-43. doi: 10.1016/S0944-7113(00)80086-0. PMID: 10839217.
76. Farias I, Araújo MDC, Zimmermann ES, et al. *Uncaria tomentosa* stimulates the proliferation of myeloid progenitor cells. *Journal of Ethnopharmacology*. 2011;137(1):856–863.
77. Sandoval M, Charbonnet RM, Okuhama NN, Roberts J, Krenova Z, Trentacosti AM, Miller MJ. Cat's claw inhibits TNFalpha production and scavenges free radicals: role in cytoprotection. Free Radic Biol Med. 2000 Jul 1;29(1):71-8. doi: 10.1016/s0891-5849(00)00327-0. PMID: 10962207.
78. de Paula LC, Fonseca F, Perazzo F, Cruz FM, Cubero D, Trufelli DC, Martins SP, Santi PX, da Silva EA, Del Giglio A. Uncaria tomentosa (cat's claw) improves quality of life in patients with advanced solid tumors. J Altern Complement Med. 2015;21(1):22-30
79. Tropical Plant Database: Cat's Claw (Uncaria tomentosa): https://rain-tree.com/catclaw.htm, Visitado el 25/8/22.
80. Keplinger , et al.; United States Patent 4,940,725 "Oxindole alkaloids having properties stimulating the immunologic system and preparation containing the same.", July 10, 1990 .
81. Li X, Meng Y, Xie C, Zhu J, Wang X, Li Y, Geng S, Wu J, Zhong C, Li M. Diallyl Trisulfide inhibits breast cancer stem cells via suppression of Wnt/β-catenin pathway. J Cell Biochem. 2018 May;119(5):4134-4141. doi: 10.1002/jcb.26613. Epub 2018 Jan 22. PMID: 29243835.
82. Hahm ER, Singh SV. Diallyl trisulfide inhibits estrogen receptor-α activity in human breast cancer cells. Breast Cancer Res Treat. 2014 Feb;144(1):47-57. doi: 10.1007/s10549-014-2841-x. Epub 2014 Feb 1. PMID: 24487688; PMCID: PMC3941172.
83. Liu Y, Zhu P, Wang Y, Wei Z, Tao L, Zhu Z, et al. (2015) Antimetastatic Therapies of the Polysulfide Diallyl Trisulfide against Triple-Negative Breast Cancer (TNBC) via Suppressing MMP2/9 by Blocking NF-κB and ERK/MAPK Signaling Pathways. PLoS ONE 10(4): e0123781. https://doi.org/10.1371/journal.pone.0123781
84. Hahm ER, Singh SV. Gene Expression Changes by Diallyl Trisulfide Administration in Chemically-induced Mammary Tumors in Rats. J Cancer Prev. 2022 Mar 30;27(1):22-30. doi: 10.15430/JCP.2022.27.1.22. PMID: 35419300; PMCID: PMC8984650.
85. 85. Kim SH, Hahm ER, Singh KB, Singh SV. Diallyl Trisulfide Inhibits Leptin-induced Oncogenic Signaling in Human Breast Cancer Cells but Fails to Prevent Chemically-induced Luminal-type Cancer in Rats. J Cancer Prev. 2020 Mar 30;25(1):1-12. doi: 10.15430/JCP.2020.25.1.1. PMID: 32266174; PMCID: PMC7113410.
86. Wanwimolruk S, Phopin K, Prachayasittikul V. Cytochrome P450 enzyme mediated herbal drug interactions (Part 2). EXCLI J. 2014 Aug 20;13:869-96. PMID: 26417310; PMCID: PMC4464477.

87. Wanwimolruk S, Prachayasittikul V. Cytochrome P450 enzyme mediated herbal drug interactions (Part 1). EXCLI J. 2014 Apr 2;13:347-91. PMID: 26417265; PMCID: PMC4463967.
88. Borrelli, F., Capasso, R., & Izzo, A. A. (2007). Garlic (Allium sativumL.): Adverse effects and drug interactions in humans. Molecular Nutrition & Food Research, 51(11), 1386–1397. doi:10.1002/mnfr.200700072
89. Wang Y, Yu J, Cui R, Lin J, Ding X. Curcumin in Treating Breast Cancer: A Review. J Lab Autom. 2016 Dec;21(6):723-731. doi: 10.1177/2211068216655524. Epub 2016 Jun 20. PMID: 27325106.
90. Banik U, Parasuraman S, Adhikary AK, Othman NH. Curcumin: the spicy modulator of breast carcinogenesis. J Exp Clin Cancer Res. 2017 Jul 19;36(1):98. doi: 10.1186/s13046-017-0566-5. PMID: 28724427; PMCID: PMC5517797.
91. Zhu, Y.-P., & Woerdenbag, H. J. (1995). Traditional Chinese herbal medicine. Pharmacy World & Science, 17(4), 103–112. doi:10.1007/bf01872386
92. Luo, H., Vong, C.T., Chen, H. et al. Naturally occurring anti-cancer compounds: shining from Chinese herbal medicine. Chin Med 14, 48 (2019). https://doi.org/10.1186/s13020-019-0270-9
93. McPherson L, Cochrane S, Zhu X. Current Usage of Traditional Chinese Medicine in the Management of Breast Cancer: A Practitioner's Perspective. Integrative Cancer Therapies. September 2016:335-342. doi:10.1177/1534735415607656
94. Song, X., Zhang, M., Dai, E., & Luo, Y. (2019). Molecular targets of curcumin in breast cancer (Review). Molecular Medicine Reports, 19, 23-29. https://doi.org/10.3892/mmr.2018.9665
95. Wang Y, Yu J, Cui R, Lin J, Ding X. Curcumin in Treating Breast Cancer: A Review. Journal of Laboratory Automation. 2016;21(6):723-731. doi:10.1177/2211068216655524
96. Andersen MR, Sweet E, Zhou M, Standish LJ. Complementary and Alternative Medicine Use by Breast Cancer Patients at Time of Surgery Which Increases the Potential for Excessive Bleeding. Integrative Cancer Therapies. March 2015:119-124. doi:10.1177/1534735414555808
97. Lyman, G. H., Greenlee, H., Bohlke, K., Bao, T., DeMichele, A. M., Deng, G. E. & Cohen, L. (2018). Integrative therapies during and after breast cancer treatment: ASCO endorsement of the SIO clinical practice guideline. Journal of Clinical Oncology, 36(25), 2647-2655.
98. *Strategic plan fiscal years 2021-2025, National Centre for complementary and integrative health* (NCCIH), en: https://files.nccih.nih.gov/nccih-strategic-plan-2021-2025.pdf. Visitado el 28/8/2022
99. Ashrafizadeh, M., Zarrabi, A., Hashemi, F., Moghadam, E. R., Hashemi, F., Entezari, M., ... & Najafi, M. (2020). Curcumin in cancer therapy: A novel adjunct for combination chemotherapy with paclitaxel and alleviation of its adverse effects. *Life sciences, 256*, 117984.
100. Hussain, Y., Islam, L., Khan, H., Filosa, R., Aschner, M., & Javed, S. (2021). Curcumin–cisplatin chemotherapy: A novel strategy in promoting chemotherapy efficacy and reducing side effects. *Phytotherapy Research, 35*(12), 6514-6529.
101. Liu Z, Huang P, Law S, Tian H, Leung W, Xu C. Preventive Effect of Curcumin Against Chemotherapy-Induced Side-Effects. Front Pharmacol. 2018 Nov 27;9:1374. doi: 10.3389/fphar.2018.01374. PMID: 30538634; PMCID: PMC6277549.
102. Hewlings SJ, Kalman DS. Curcumin: A Review of Its Effects on Human Health. Foods. 2017 Oct 22;6(10):92. doi: 10.3390/foods6100092. PMID: 29065496; PMCID: PMC5664031.
103. Soleimani, V., Sahebkar, A., & Hosseinzadeh, H. (2018). Turmeric (Curcuma longa) and its major constituent (curcumin) as nontoxic and safe substances. *Phytotherapy Research, 32*(6), 985-995.
104. Medicina complementaria y alternativa, Instituto Nacional del Cáncer. En: https://www.cancer.gov/espanol/cancer/tratamiento/mca#:~:text=En%20la%20terapia%20bioenerg%C3%A9tica%2C%20que,pas%C3%A1ndolas%20a%20trav%C3%A9s%20de%20estos. Visitado: 28/8/22
105. Vadiraja SH, Rao MR, Nagendra RH, Nagarathna R, Rekha M, Vanitha N, Gopinath SK, Srinath B, Vishweshwara M, Madhavi Y, S Ajaikumar B, Ramesh SB, Rao N. Effects of yoga on symptom management in breast cancer patients: A randomized controlled trial. Int J Yoga. 2009 Jul;2(2):73-9. doi: 10.4103/0973-6131.60048. PMID: 20842268; PMCID: PMC2933732.
106. Harder, H., Parlour, L., & Jenkins, V. (2012). *Randomised controlled trials of yoga interventions for*

women with breast cancer: a systematic literature review. Supportive Care in Cancer, 20(12), 3055–3064. doi:10.1007/s00520-012-1611-8

107. Asociación de Reiki Mikao Usui, terapia de Reiki. En: https://www.reiki.org.ar/reiki/terapia-de-reiki/
108. Zoi, V., Galani, V., Lianos, G. D., Voulgaris, S., Kyritsis, A. P., & Alexiou, G. A. (2021). The Role of Curcumin in Cancer Treatment. *Biomedicines*, *9*(9), 1086.
109. Rosenbaum MS, Velde J. The Effects of Yoga, Massage, and Reiki on Patient Well-Being at a Cancer Resource Center. Clin J Oncol Nurs. 2016 Jun 1;20(3):E77-81. doi: 10.1188/16.CJON.E77-E81. PMID: 27206308.
110. Zeng LH, Wang QM, Feng LY, Ke YD, Xu QZ, Wei AY, Zhang C, Ying RB. High-dose vitamin C suppresses the invasion and metastasis of breast cancer cells via inhibiting epithelial-mesenchymal transition. *Onco Targets Ther*. 2019;12:7405-7413 https://doi.org/10.2147/OTT.S222702
111. Zhang D, Xu P, Li Y, Wei B, Yang S, Zheng Y, Lyu L, Deng Y, Zhai Z, Li N, Wang N, Lyu J, Dai Z. Association of vitamin C intake with breast cancer risk and mortality: a meta-analysis of observational studies. Aging (Albany NY). 2020 Sep 29;12(18):18415-18435. doi: 10.18632/aging.103769. Epub ahead of print. PMID: 32991322; PMCID: PMC7585084.
112. Cameron E, Pauling L. Supplemental ascorbate in the supportive treatment of cancer: reevaluation of prolongation of survival times in terminal human cancer. Proc Natl Acad Sci. 1978;75(9):4538–42.
113. Böttger, F., Vallés-Martí, A., Cahn, L. *et al.* High-dose intravenous vitamin C, a promising multi-targeting agent in the treatment of cancer. *J Exp Clin Cancer Res* 40, 343 (2021). https://doi.org/10.1186/s13046-021-02134-y
114. Abdullah M, Jamil RT, Attia FN. Vitamin C (Ascorbic Acid) [Updated 2022 May 8]. In: StatPearls [Internet]. Treasure Island (FL): StatPearls Publishing; 2022 Jan-. Available from: https://www.ncbi.nlm.nih.gov/books/NBK499877/
115. Siedentopf F, Utz-Billing I, Gairing S, Schoenegg W, Kentenich H, Kollak I. Yoga for Patients with Early Breast Cancer and its Impact on Quality of Life - a Randomized Controlled Trial. Geburtshilfe Frauenheilkd. 2013 Apr;73(4):311-317. doi: 10.1055/s-0032-1328438. PMID: 24771916; PMCID: PMC3864467.
116. Carson JW, Carson KM, Olsen M, Sanders L, Westbrook K, Keefe FJ, Porter LS. Yoga Practice Predicts Improvements in Day-to-Day Pain in Women With Metastatic Breast Cancer. J Pain Symptom Manage. 2021 Jun;61(6):1227-1233. doi: 10.1016/j.jpainsymman.2020.10.009. Epub 2020 Oct 14. PMID: 33065208; PMCID: PMC8044267.
117. Harder H, Parlour L, Jenkins V. Randomised controlled trials of yoga interventions for women with breast cancer: a systematic literature review. Support Care Cancer. 2012 Dec;20(12):3055-64. doi: 10.1007/s00520-012-1611-8. Epub 2012 Oct 6. PMID: 23052917.
118. Hussaarts KGAM, Hurkmans DP, Oomen-de Hoop E, van Harten LJ, Berghuis S, van Alphen RJ, Spierings LEA, van Rossum-Schornagel QC, Vastbinder MB, van Schaik RHN, van Gelder T, Jager A, van Leeuwen RWF, Mathijssen RHJ. Impact of Curcumin (with or without Piperine) on the Pharmacokinetics of Tamoxifen. Cancers (Basel). 2019 Mar 22;11(3):403. doi: 10.3390/cancers11030403. PMID: 30909366; PMCID: PMC6468355.)
119. Harrigan M, McGowan C, Hood A, Ferrucci LM, Nguyen T, Cartmel B, Li FY, Irwin ML, Sanft T. Dietary Supplement Use and Interactions with Tamoxifen and Aromatase Inhibitors in Breast Cancer Survivors Enrolled in Lifestyle Interventions. Nutrients. 2021 Oct 22;13(11):3730. doi: 10.3390/nu13113730. PMID: 34835986; PMCID: PMC8621720.
120. TRC Natural Medicines™, Interaction Checker: Food, Herbs, Supplements, Drugs. Disponible online: naturalmedicines.therapeuticresearch.com

EDITORIAL
ASCUNE

Made in the USA
Monee, IL
09 October 2026

65325877R00326